Pathophysiologie/ Pathobiochemie

systematisch

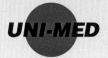

UNI-MED Verlag AG

Prof. Dr. U. Till
Klinikum der Friedrich-Schiller-Universität Jena
Institut für Pathobiochemie
Nonnenplan 2
07743 Jena

CIP-Titelaufnahme der Deutschen Bibliothek

Till, Uwe:
Pathophysiologie/Pathobiochemie systematisch/Uwe Till.-
1. Auflage - Bremen: UNI-MED, 1999
ISBN 3-89599-137-6

© 1999   by UNI-MED Verlag AG, D-28323 Bremen,
          Bundesrepublik Deutschland
          International Medical Publishers

Gesamtherstellung in der Bundesrepublik Deutschland

Das Werk ist urheberrechtlich geschützt. Alle dadurch begründeten Rechte, insbesondere des Nachdrucks, der Entnahme von Abbildungen, der Übersetzung sowie der Wiedergabe auf photomechanischem oder ähnlichem Weg bleiben, auch bei nur auszugsweiser Verwertung, vorbehalten.

Die Erkenntnisse der Medizin unterliegen einem ständigen Wandel durch Forschung und klinische Erfahrungen. Der Autor dieses Werkes hat große Sorgfalt darauf verwendet, daß die gemachten Angaben dem derzeitigen Wissensstand entsprechen. Das entbindet den Benutzer aber nicht von der Verpflichtung, seine Diagnostik und Therapie in eigener Verantwortung zu bestimmen.

Geschützte Warennamen (Warenzeichen) werden nicht besonders kenntlich gemacht. Aus dem Fehlen eines solchen Hinweises kann also nicht geschlossen werden, daß es sich um einen freien Warennamen handele.

UNI-MED. Die beste Medizin.

Die Klinische Lehrbuchreihe des UNI-MED Verlags ist die Lehrbuchreihe zur neuen Approbationsordnung. Die Stoffgebiete werden fächerübergreifend und gegenstandsbezogen in ihrer gesamten medizinischen Breite dargestellt. Klare Systematik und enger Praxisbezug sind die wichtigsten Charakteristika unseres didaktischen Konzepts. Durch die komprimierte Darstellung sind alle Zusammenhänge in Kürze erfaßbar. Zahlreiche Abbildungen, Schemata und Tabellen sorgen für größtmögliche Übersichtlichkeit. Die Lehrbuchreihe besticht durch ein ebenso ansprechendes wie didaktisch ausgefeiltes Layout.

Die Lehrbücher vermitteln dem Medizinstudenten ärztliche Urteilsbildung und examensgerechte Information, denn sie sind Lehrbücher und Lernbücher zugleich. Auf der Station und in der Ambulanz geben sie dem Kliniker den notwendigen Rückhalt. Aktuelle Standards in Diagnostik und Therapie machen die Bücher für niedergelassene Ärzte zu idealen Nachschlagewerken.

Vorwort und Danksagung

...vor Gebrauch zu lesen

Pathophysiologie und Pathobiochemie unterscheiden sich historisch in ihren methodischen Zugängen. Bei der funktionell orientierten Aufklärung der Pathogenese von Erkrankungen - bis hin zum molekularen Niveau - bilden sie eine Einheit.

Die Gliederung dieses Buches folgt weder einer überwiegenden Aufteilung nach Organen oder Stoffklassen, noch entspricht sie klinischen Lehrbüchern im Sinne einer pathophysiologischen Ergänzung einzelner Erkrankungen. Relativ ausführlich behandelt sind vielmehr häufige pathologische Grundprozesse, auf deren Boden zahlreiche verschiedene Erkrankungen entstehen. Einzelerkrankungen werden hier schon einbezogen oder in der zweiten Hälfte des Buches system- oder organbezogen betrachtet - oft scheinbar knapp, weil sie auf die Grundprozesse rückführbar sind. Für die häufigen Grundprozesse und Erkrankungen werden, wenn ätiopathogenetische Beziehungen und Kausalketten noch lückenhaft sind, die derzeit diskutierten Erklärungsvarianten vorgestellt, bis hin zur Trendanalyse (Redaktionsschluß Anfang 1997) - im Sinne einer Ausbildung zur Weiterbildung. Auf therapeutische Prinzipien wird eingegangen, wenn ihr Verständnis durch die Beziehung zur Pathogenese erleichtert wird oder sie molekularbiologische Ansätze verwirklichen.

Da die Vermittlung der Pathogenese von Erkrankungen Hauptanliegen des Fachgebietes ist, berührt es fast alle Teilgebiete der klinischen Medizin. Um den Umfang des Buches dennoch möglichst gering zu halten, ergeben sich einige Besonderheiten, auf die sich der Leser einstellen muß:

- Hohe Informationsdichte - jeder Satz ist zu "verdauen"
- Umfängliche Wiederholungen mußten vermieden werden, statt dessen stehen Kapitelverweise. Sind die Kapitel relativ lang, folgt dem Verweis ein Stichwort in Anführungszeichen, das in dem entsprechenden Kapitel fettgedruckt und daher leicht auffindbar ist. "Quereinsteiger" werden so zu allen themenrelevanten Informationen hingeführt. Häufig sollen die Bezüge aber auch Assoziationen vermitteln, die gerade in der Medizin so wichtig sind. Die Anzahl solcher Verweise ist daher hoch, aber letztlich sind sie gezielter, als wenn dafür der aufwendige Weg über das Sachwortregister benutzt wird
- Der Begriff "systematisch" im Titel des Buches bezieht sich auf die Gliederung der Kapitel in überschaubare Abschnitte und die Hervorhebung einzelner Fakten oder Sachverhalte durch Symbole bei Aufzählungen, wie eben hier
- Kleingedruckte Abschnitte dienen der Wissensvertiefung, enthalten (oft tierexperimentelle) Beweisführungen oder betreffen (meist molekularbiologische) Methoden. Sie können "in erster Lesung" ignoriert werden, wenn zunächst eine Übersicht gewonnen werden soll

Die Arbeit am Manuskript hatte einen hohen Bedarf an Zeit. Sie mußte z.T. der Familie und den Mitarbeitern vorenthalten werden. Für ihr großes Verständnis sei herzlich gedankt. Spezieller Dank gilt Frau C. Kreitel und Frau R. Winzer für Reinzeichnungen bzw. Literaturverwaltung und dem Verlag für Geduld, einfühlsames Eingehen auf spezielle Wünsche und sachgerechte Umsetzung.

Jena, im Juli 1999   *U. Till*

Inhaltsverzeichnis

1. Pathobiochemie genetischer Prozesse ... 15
1.1. Mutation ... 15
1.1.1. Genmutationen und Auswirkungen auf das kodierte Protein ... 16
1.1.2. Mutationsursachen und ihre Wirkungen ... 16
1.1.2.1. Spontane Mutationen ... 16
1.1.2.2. Chemische Mutagene ... 17
1.1.2.3. Ultraviolette Strahlung ... 17
1.1.2.4. Ionisierende Strahlung ... 18
1.1.3. Spontane Reparatur von Mutationen ... 18
1.1.4. Defekte und Störungen der Reparatursysteme ... 20
1.2. Genetischer Polymorphismus - medizinische Konsequenzen ... 21
1.2.1. Krankheitsdisposition ... 21
1.2.2. Transplantation ... 25
1.2.3. Pharmakogenetik ... 26
1.3. Genetische Defekte - Allgemeines ... 27
1.3.1. Häufigkeit ... 29
1.3.2. Pathogenetische Mechanismen ... 29
1.3.3. Diagnostik ... 30
1.3.4. Prophylaxe ... 35
1.3.4.1. Kontrolle und Ausschaltung von Mutagenen ... 35
1.3.4.2. Erfassung von Gefährdungen und daraus abzuleitende Konsequenzen ... 36
1.3.5. Therapie ... 37
1.3.5.1. Symptomatisch auf Substratniveau ... 37
1.3.5.2. Symptomatisch auf Proteinniveau ... 37
1.3.5.3. Zell-, Gewebs- und Organtransplantation ... 38
1.3.5.4. Kausal durch genetische Reparatur ... 38
1.4. Beispiele genetischer Defekte ... 41
1.4.1. α_1-Proteinaseinhibitor-Mangel ... 42
1.4.2. Hämoglobinopathien ... 44
1.4.2.1. Sichelzellanämie ... 44
1.4.2.2. Thalassämien ... 46
1.4.3. Defekte im Glycogenstoffwechsel - Glycogenosen ... 47
1.4.4. Glucose-6-Phosphat-Dehydrogenase-Defizienz (G6PD-D) ... 48
1.4.5. Galactosämie ... 50
1.4.6. Phenylketonurie (PKU) ... 52
1.4.7. Cystinurie ... 53
1.4.8. Polyzystische Nierenerkrankung ... 54
1.4.9. Angeborenes adrenogenitales Syndrom ... 56
1.4.10. Mukoviszidose ... 58
1.4.11. Defekte im Purinnucleotidstoffwechsel ... 60
1.4.11.1. Angeborene kombinierte Immundefizienz ... 60
1.4.11.2. LESCH-NYHAN-Syndrom ... 62
1.4.11.3. Hyperurikämie und Gicht ... 63
1.4.12. Defekte im Pyrimidinnucleotidstoffwechsel - hereditäre Orotazidurie ... 66
1.4.13. Lysosomale Speicherkrankheiten ... 66
1.4.13.1. Mucopolysaccharidosen ... 67
1.4.13.2. Lipidspeicherkrankheiten ... 69
1.4.14. Fragiles X-Syndrom ... 70
1.5. Gentechnologie ... 71
1.5.1. Methodische Prinzipien ... 71
1.5.2. Anwendungen in der Medizin ... 72
1.5.2.1. Struktur und Funktion menschlicher Gene ... 73
1.5.2.2. Rekombinante Genprodukte mit medizinischer Relevanz ... 74
1.5.2.3. Aufklärung der Pathogenese von Erkrankungen ... 75
1.5.2.4. Antibiotikaresistenz - Mechanismen und Konsequenzen ... 76
1.5.2.5. Anwendung in der Diagnostik ... 77
1.5.2.6. Therapie mit antisense-Oligonucleotiden ... 78

2. Pathophysiologie der Perinatalphase ... 80
2.1. Hypoxie ... 81
2.1.1. Idiopathisches Atemnotsyndrom ... 81
2.1.2. Frühgeborenenretinopathie ... 83
2.2. Azidose ... 83
2.3. Hypothermie ... 83

2.4. Pathologische Hypoglycämie ... 84
2.5. Hyperbilirubinämie ... 85

3. Maligne Tumoren ... 87

3.1. Allgemeine biologische Merkmale ... 87
3.2. Pathogenese - Onkogene ... 89
   3.2.1. Ursachen für den Übergang von Proto-Onkogenen zu Onkogenen ... 91
      3.2.1.1. Mutation des Proto-Onkogens ... 91
      3.2.1.2. Amplifikation des Proto-Onkogens ... 91
      3.2.1.3. Fehlexpression des Proto-Onkogens ... 92
      3.2.1.4. Chromosomenaberrationen ... 92
      3.2.1.5. Verlust oder Veränderung von Tumorsuppressorgenen ... 92
   3.2.2. Produkte dominanter Onkogene ... 97
      3.2.2.1. Wachstumsfaktoren ... 97
      3.2.2.2. Rezeptoren für Wachstumsfaktoren ... 98
      3.2.2.3. Tyrosinspezifische Proteinkinasen ... 98
      3.2.2.4. GTP-bindende Proteine ... 99
      3.2.2.5. Proteine mit Wirkung auf den Zellkern ... 99
3.3. Ätiologie ... 100
   3.3.1. Physikalische kanzerogene Noxen ... 101
      3.3.1.1. Ultraviolette Strahlung ... 101
      3.3.1.2. Ionisierende Strahlung ... 102
      3.3.1.3. Mineralfasern - Asbest ... 102
   3.3.2. Chemische Kanzerogene ... 103
      3.3.2.1. Kanzerogenentstehung durch metabolische Umwandlung ... 103
      3.3.2.2. Interaktion mit Proto-Onkogenen und Tumorsuppressorgenen ... 106
      3.3.2.3. Kokanzerogen (Tumorpromotoren) ... 106
      3.3.2.4. Tumoren beim Menschen ... 107
   3.3.3. Viren ... 108
      3.3.3.1. DNA-Tumorviren ... 109
      3.3.3.2. RNA-Tumorviren = Onkorna-Viren (Onkogene RNA-Viren) ... 109
      3.3.3.3. Virusbeteiligung bei der Entstehung menschlicher Tumoren ... 109
   3.3.4. Ätiologische Kombinationen ... 112
3.4. Biochemische und immunologische Besonderheiten mit klinischer und diagnostischer Bedeutung ... 112
   3.4.1. Energiestoffwechsel - Tumorkachexie ... 113
   3.4.2. Hormone - paraneoplastische Endokrinopathien ... 113
   3.4.3. Störungen der Hämostase ... 114
      3.4.3.1. Thrombembolische Komplikationen ... 114
      3.4.3.2. Verbrauchskoagulopathie ... 115
      3.4.3.3. Hämorrhagische Diathese ... 115
   3.4.4. Zytoskelett ... 115
   3.4.5. Enzymausstattung ... 116
   3.4.6. Diagnostisch nutzbare Veränderungen - Tumormarker ... 116
      3.4.6.1. Molekulargenetisch oder -biologisch erfaßbare Marker ... 116
      3.4.6.2. Primäre, tumorassoziierte Marker = Antigene ... 119
      3.4.6.3. Sekundäre, tumorproduzierte Marker ... 124
      3.4.6.4. Tertiäre, tumorinduzierte Marker ... 125
3.5. Krebsprävention durch Änderung von Ernährungsgewohnheiten ... 125
3.6. Therapieprinzipien ... 127
   3.6.1. Operative Therapie ... 127
   3.6.2. Strahlentherapie ... 127
   3.6.3. Chemotherapie mit Zytostatika ... 128
   3.6.4. Hormontherapie ... 132
   3.6.5. Natürliche Tumorabwehr ... 132
   3.6.6. Therapeutische Unterstützung der Immunabwehr ... 134
      3.6.6.1. Interferone ... 134
      3.6.6.2. IL-2 (Interleukin-2) ... 135
      3.6.6.3. Monoklonale Antikörper (mAK) ... 135
   3.6.7. Einsatz oder Beeinflussung von Wachstumsfaktoren und ihren Rezeptoren ... 138
      3.6.7.1. Transforming growth factor-β (TGF-β) ... 138
      3.6.7.2. Onkotoxine ... 139
      3.6.7.3. Hemmung der Tumorvaskularisierung ... 140
   3.6.8. Tumor-Nekrosefaktor-α (TNF-α) ... 140
   3.6.9. Retinoide ... 141
   3.6.10. Hyperthermie ... 142
   3.6.11. Gentherapeutische Ansätze ... 143
      3.6.11.1. Gentransfer in Tumor-infiltrierende Lymphozyten ... 143
      3.6.11.2. Gentransfer in Tumorzellen ... 144
      3.6.11.3. Gentransfer in Knochenmarkstammzellen ... 145

4. Zelluläre Schädigungsreaktion 146
4.1. Aktivierte O_2-Stufen, Radikale und Lipidperoxidation 146
- 4.1.1. Physiologische Quellen hochreaktiver O_2-Spezies 147
- 4.1.2. Physiologische Schutzmechanismen 147
- 4.1.3. Pathologische Wirkungen hochreaktiver O_2-Spezies 149
  - 4.1.3.1. Lipidperoxidation 149
  - 4.1.3.2. Reaktionen von Lipidperoxidationsprodukten mit anderen Molekülen 150
  - 4.1.3.3. Strukturelle Folgen für Biomembranen 150
  - 4.1.3.4. Folgen für basale Stoffwechselreaktionen 152

4.2. Hypoxische Schädigung 153
- 4.2.1. Verminderung der oxidativen Phosphorylierung 153
- 4.2.2. Radikalmechanismen 155
  - 4.2.2.1. Xanthinoxidase 155
  - 4.2.2.2. Leukozyten/Endothelzell-Interaktionen 155

4.3. Spezifische Mechanismen von Noxen - Auswahl 156

4.4. Freisetzung zellulärer Inhaltsstoffe - Basis der Enzymdiagnostik 159
- 4.4.1. Freisetzungsmechanismen 159
- 4.4.2. Faktoren mit Einfluß auf die Enzymaktivität im Serum 160
- 4.4.3. Mögliche pathologische Auswirkungen freigesetzter Enzyme 160

5. Entzündung 161
5.1. Reaktion der kleinen Gefäße = Exsudatphase 161
- 5.1.1. Vasodilatation 161
- 5.1.2. Zunahme der Gefäßpermeabilität 161

5.2. Einwanderung weißer Blutzellen = Infiltrationsphase 162
- 5.2.1. Chemotaktische Stoffe 163
- 5.2.2. Zell/Zell- und Zell/Matrix-Adhäsion 164
  - 5.2.2.1. Adhäsionsproteine 164
  - 5.2.2.2. Regulation der Adhäsivität 168
  - 5.2.2.3. Ablauf der Margination und Diapedese neutrophiler Granulozyten 168
  - 5.2.2.4. Auswanderung anderer weißer Zellen 170
  - 5.2.2.5. Pathologische Konsequenzen abweichender Adhäsivität 170
  - 5.2.2.6. Diagnostische Nutzung 171
  - 5.2.2.7. Therapeutische Beeinflussung 171
- 5.2.3. Zytokine 172
  - 5.2.3.1. Akute-Phase-Reaktion - IL-1, IL-6 und TNF-α 173
  - 5.2.3.2. T-Zell-Proliferation und -Differenzierung - IL-2 175
  - 5.2.3.3. Entwicklung myeloischer Zellen - IL-3 und CSF-Gruppe 178
  - 5.2.3.4. Eosinophilie - IL-5 178
  - 5.2.3.5. Chemotaxis und Aktivierung neutrophiler Granulozyten - IL-8 178
- 5.2.4. Phagozytose 179
  - 5.2.4.1. Bindung an die Phagozyten 179
  - 5.2.4.2. Internalisierung 180
  - 5.2.4.3. Oxidative Attacke - respiratory burst 180
  - 5.2.4.4. Enzymatischer Abbau und bakterizide Proteine 181
  - 5.2.4.5. Pathologische Auswirkungen gestörter Phagozytose 183
  - 5.2.4.6. Diagnostische Prinzipien 184
  - 5.2.4.7. Therapeutische Zugänge 184

5.3. Histamin und andere Mediatoren aus Mastzellen 184
- 5.3.1. Histaminmetabolismus 184
- 5.3.2. Histaminwirkungen 184
- 5.3.3. Bestandteile oder Syntheseprodukte mit Mediatorfunktion 185
- 5.3.4. Mastzellaktivierung 186

5.4. Kininsystem 186
- 5.4.1. Wirkungen 187
- 5.4.2. Mechanismen der Kininfreisetzung 187
- 5.4.3. Inaktivierung der Kinine 188

5.5. Oxidationsprodukte polyungesättigter Fettsäuren 188
- 5.5.1. Freisetzung polyungesättigter Fettsäuren 189
- 5.5.2. Synthese der Oxidationsprodukte 190
- 5.5.3. Inaktivierung und Abbau 190
- 5.5.4. Wirkungen im Entzündungsablauf 190
- 5.5.5. Antientzündliche Pharmaka 192
- 5.5.6. Andere Wirkungen dieser Mediatoren mit medizinischer Relevanz 193

5.6.		Etherlipide - Prototyp PAF (platelet activating factor)	194
	5.6.1.	PAF-Metabolismus	194
	5.6.2.	Wirkungen	194
	5.6.3.	Pharmakologische Hemmung der PAF-Wirkung	196
5.7.		Komplementaktivierung	197
	5.7.1.	Normaler Ablauf bei der Entzündung	197
	5.7.2.	Abweichungen	197

6. Gewebsersatz 199

6.1.		Auslösende Faktoren		199
	6.1.1.	Wachstumsfaktoren (WF)		200
		6.1.1.1.	PDGF (platelet-derived growth factor)	200
		6.1.1.2.	EGF (epidermal growth factor)	201
		6.1.1.3.	IGF (insulin-like growth factor)	201
		6.1.1.4.	FGF (fibroblast growth factor)	201
		6.1.1.5.	TGF-β (transforming growth factor-β)	202
	6.1.2.	Chalone		203
6.2.		Wundheilung		204
	6.2.1.	Normalverlauf		204
	6.2.2.	Spezielle Formen		206
		6.2.2.1.	Granulationsgewebe	206
		6.2.2.2.	Knochenheilung	207
		6.2.2.3.	Fibrosierende Erkrankungen	207

7. Allgemeinreaktionen auf Schädigung und Entzündung 208

7.1.		Fieber und Hyperthermie		209
7.2.		Hypothermie		211
7.3.		Schock		213
	7.3.1.	Pathogenese		213
		7.3.1.1.	Zuordnung möglicher Ursachen zu 3 pathogenetischen Grundvorgängen	214
		7.3.1.2.	Mediatoren	216
		7.3.1.3.	Gestörtes Gleichgewicht zwischen Proteinasen und -inhibitoren	217
	7.3.2.	Volumensubstitution zur Therapie hämodynamischer Veränderungen		220
	7.3.3.	Stoffwechselveränderungen		221
	7.3.4.	Hämostasestörungen und Multiorganversagen		222
	7.3.5.	Schweres Trauma		224
7.4.		Lungenfunktionsstörungen		225
	7.4.1.	ARDS (acute respiratory distress syndrome)		225
	7.4.2.	Asthma bronchiale		226
		7.4.2.1.	Funktionsmessungen bei obstruktiven Ventilationsstörungen	227
		7.4.2.2.	Pathogenese	228
		7.4.2.3.	Ätiologie	230
		7.4.2.4.	Aus den Pathomechanismen ableitbare therapeutische Prinzipien	231

8. Blutstillungs-, Gerinnungs- und Fibrinolysestörungen 232

8.1.		Plasmatisches System - Koagulopathien		232
	8.1.1.	Genetisch bedingte Störungen		232
		8.1.1.1.	Hämophilie A	233
		8.1.1.2.	Andere, seltene Defekte	234
	8.1.2.	Erworbene Störungen		234
		8.1.2.1.	Immunkoagulopathien	234
		8.1.2.2.	Leberparenchymschäden	234
		8.1.2.3.	Vitamin K-Mangel	234
		8.1.2.4.	Verbrauchskoagulopathie	235
8.2.		Thrombozytär bedingte Störungen		237
	8.2.1.	Thrombozytopenien		238
	8.2.2.	Thrombozytopathien		240
		8.2.2.1.	VON WILLEBRAND-JÜRGENS-Syndrom	240
		8.2.2.2.	Andere, seltene Defekte	241
		8.2.2.3.	Thrombozytenfunktionshemmung durch Medikamente	241
8.3.		Vasopathien		241
	8.3.1.	Genetisch bedingte Gefäßveränderungen		243
	8.3.2.	Erworbene Störungen		243

8.4.	Thrombose		243
	8.4.1.	Ätiopathogenese	244
		8.4.1.1. Gefäßwandschäden	245
		8.4.1.2. Veränderte Hämodynamik	246
		8.4.1.3. Beschleunigte Gerinnung und/oder verminderte Fibrinolyse	247
	8.4.2.	Diagnostik	249
	8.4.3.	Prophylaktisch-therapeutische Prinzipien	250
		8.4.3.1. Antikoagulation	250
		8.4.3.2. Thrombolyse	251
		8.4.3.3. Thrombozytenfunktionshemmung	252
8.5.	Lungenembolie		254

9. Atheroklerose 255

9.1.	Zelluläre Prozesse der Atherogenese		257
	9.1.1.	Schädigung oder Ablösung von Endothelzellen	257
	9.1.2.	Adhäsion und Einwanderung von Monozyt-Makrophagen	259
	9.1.3.	T-Lymphozyten	260
	9.1.4.	Adhäsion und Aggregation von Thrombozyten	260
	9.1.5.	Proliferation glatter Muskelzellen und Bindegewebsbildung	261
9.2.	Beteiligung der Plasmalipoproteine an der Atherogenese		262
	9.2.1.	Atherogene Lipoproteine und ihre Wirkungen	264
		9.2.1.1. LDL	264
		9.2.1.2. Modifizierte LDL	264
		9.2.1.3. Lipoprotein (a) (Lp(a))	265
		9.2.1.4. Remnants	265
	9.2.2.	HDL als "antiatherogene" Lipoproteine	265
	9.2.3.	Genetisch bedingte Abweichungen	266
		9.2.3.1. Familiäre Hypercholesterolämie (FH)	267
		9.2.3.2. Apo B100-Defekt	268
		9.2.3.3. Apo E-Polymorphismus	268
		9.2.3.4. Familiäre kombinierte Hyperlipidämie (FCHL)	269
		9.2.3.5. Kombination aus Hypertriglyceridämie und HDL-Verminderung	270
		9.2.3.6. Isolierte HDL-Veränderungen	270
		9.2.3.7. Erhöhter Lp(a)-Spiegel	271
	9.2.4.	Erworbene Abweichungen	271
		9.2.4.1. Metabolisches Syndrom	271
		9.2.4.2. Weitere sekundäre, atherogene Dyslipoproteinämien	273
	9.2.5.	Diagnostische Parameter zur Risikoeinschätzung	274
9.3.	Bedeutung essentieller Fettsäuren		275
9.4.	Risikofaktoren		276
	9.4.1.	Hypercholesterolämie	277
	9.4.2.	Lipoprotein (a)	277
	9.4.3.	Homocysteinämie	277
		9.4.3.1. Ursachen für einen Anstieg des Homocysteinspiegels im Blut	277
		9.4.3.2. Pathogenetische Mechanismen	279
	9.4.4.	Hypertonie	280
	9.4.5.	Rauchen	280
	9.4.6.	Hyperfibrinogenämie	281
	9.4.7.	Insulinresistenz, Stress	281
9.5.	Prinzipien der Prävention und Therapie		281
	9.5.1.	Nicht-medikamentöse Prävention	281
	9.5.2.	Vitamintherapie	282
	9.5.3.	Medikamentöse Therapie	282
	9.5.4.	Extrakorporale LDL-Apherese	284
9.6.	Restenosierung		284

10. Endokrinopathien 286

10.1.	Prinzipielle Störmöglichkeiten		286
10.2.	Adenohypophyse - Hypothalamus		287
	10.2.1.	Panhypopituitarismus	288
	10.2.2.	Somatotropin (STH)	288
		10.2.2.1. STH-Überproduktion	288
		10.2.2.2. STH-Mangel	290
	10.2.3.	Nebennierenrinde (NNR)	291
		10.2.3.1. CUSHING-Syndrom	292
		10.2.3.2. Hyperaldosteronismus	292
		10.2.3.3. Morbus ADDISON	294

10.2.4.	Gonadale Steroidhormone	295
10.2.4.1.	Sexuelle Differenzierungsstörungen und Verhaltensmodifikationen	296
10.2.4.2.	Hypogonadismus beim männlichen Geschlecht	297
10.2.4.3.	Hypogonadismus beim weiblichen Geschlecht	297
10.2.4.4.	Hypergonadismus	298
10.2.4.5.	Hyperprolactinämie	298
10.2.4.6.	Erhöhte Choriongonadotropinkonzentration	298
10.2.5.	Schilddrüse	299
10.2.5.1.	Pathogenetische Grundmechanismen	300
10.2.5.2.	Hyperthyreose	301
10.2.5.3.	Hypothyreose	302
10.2.5.4.	Jodmangelstruma	303
10.3.	Neurohypophyse - Diabetes insipidus	304
10.3.1.	ADH-Defizit = zentraler Diabetes insipidus	304
10.3.2.	ADH-Wirkungsverlust = renaler Diabetes insipidus	305
10.4.	Nebennierenmark - Phäochromozytom	305
10.5.	Diabetes mellitus	305
10.5.1.	Disposition, Manifestation, Verlauf	307
10.5.1.1.	Typ I	307
10.5.1.2.	Typ II	309
10.5.2.	Spätkomplikationen	310
10.5.2.1.	Makroangiopathie	310
10.5.2.2.	Mikroangiopathie u.a. Spätschäden durch gleiche Mechanismen	311
10.5.3.	Labordiagnostik	314
10.5.4.	Therapeutische Prinzipien	314
10.6.	Endokrin bedingte Mineralisationsstörungen	315
10.6.1.	Mangel- oder Fehlernährung	316
10.6.2.	Störungen der Parathormonbildung	316
10.6.2.1.	Primärer Hyperparathyreoidismus	316
10.6.2.2.	Sekundärer Hyperparathyreoidismus	317
10.6.2.3.	Hypoparathyreoidismus	317
10.6.3.	Störungen im Vitamin-D-Metabolismus	317
10.6.3.1.	D-Hormon-Mangel	317
10.6.3.2.	Vitamin-D-Hypervitaminose	318
10.6.4.	Störungen der Calcitoninbildung	318
10.6.5.	Tetanisches Syndrom	318
10.6.6.	Synopsis der Mineralisationsstörungen auf der Hartsubstanzebene	319

11. Anämien 323

11.1.	Blutverluste	323
11.2.	Hämolytische Anämien	324
11.2.1.	Toxisch bedingte hämolytische Anämien	324
11.2.2.	Immunologisch bedingte hämolytische Anämien	324
11.2.2.1.	Isoimmunhämolytische Anämien	324
11.2.2.2.	Autoimmunhämolytische Anämie	325
11.2.3.	Enzymopenische hämolytische Anämien	325
11.2.4.	Hämolytische Anämien durch Globinsynthesestörungen	326
11.2.5.	Hämolytische Anämien durch primäre Membrandefekte	326
11.3.	Hämsynthesestörungen	326
11.3.1.	Eisenmangel	326
11.3.2.	Sideroachrestische Anämien	327
11.3.3.	Vitamin-B_6-Mangel	328
11.3.4.	Bleivergiftung	328
11.4.	Erythrozyten-Reifungsstörungen	328
11.4.1.	Vitamin-B_{12}-Mangel	328
11.4.2.	Folsäuremangel	328

12. Porphyrien..330

12.1.	Hepatische Porphyrien	330
12.1.1.	Akute Formen	330
12.1.2.	Chronische Form - Porphyria cutanea tarda	331
12.2.	Erythropoetische Porphyrien	331

13. Störungen im Wasser/Elektrolyt- und Säure/Basen-Haushalt 333

- 13.1. Störungen im Wasser/Elektrolyt-Haushalt 333
  - 13.1.1. Volumen- und Osmolaritätsverschiebungen 333
    - 13.1.1.1. Dehydratation = Wasserdefizit 333
    - 13.1.1.2. Hyperhydratation = Wasserüberschuß 334
    - 13.1.1.3. Labordiagnostik 334
    - 13.1.1.4. Therapieprinzipien 336
  - 13.1.2. Ödeme 336
  - 13.1.3. Störungen des Natriumhaushaltes 337
  - 13.1.4. Störungen des Kaliumhaushaltes 338
    - 13.1.4.1. K^+-Konzentration im Plasma als Indikator für den K^+-Bestand 338
    - 13.1.4.2. Hypokaliämie 339
    - 13.1.4.3. Hyperkaliämie 339
- 13.2. Störungen im Säure/Basen-Haushalt 340
  - 13.2.1. Klinische Zustände 340
    - 13.2.1.1. Metabolische Azidose 340
    - 13.2.1.2. Metabolische Alkalose 342
    - 13.2.1.3. Respiratorische Azidose 342
    - 13.2.1.4. Respiratorische Alkalose 342
    - 13.2.1.5. Kombinierte Störungen 342
  - 13.2.2. Therapieprinzipien 343
- 13.3. Postoperative Störungen 343
  - 13.3.1. Einfluß der Narkose 343
  - 13.3.2. Einfluß des Operationsstreß 343

14. Störungen der Nierenfunktionen 344

- 14.1. Immunologisch bedingte Nierenerkrankungen 344
  - 14.1.1. Glomerulonephritis 344
  - 14.1.2. Angiitis und interstitielle Nephritis 345
- 14.2. Akutes Nierenversagen 345
- 14.3. Chronische Niereninsuffizienz - Urämiesyndrom 346
  - 14.3.1. Akkumulation toxischer Metabolite durch Ausscheidungsinsuffizienz 347
    - 14.3.1.1. Zytotoxische Wirkungen 347
    - 14.3.1.2. Endokrine Auswirkungen 348
    - 14.3.1.3. Auswirkungen auf Hauptstoffwechselwege 349
  - 14.3.2. Gesamtzustand und Wasser/Elektrolyt/pH-Verschiebungen 350
  - 14.3.3. Therapieprinzipien 350
- 14.4. Nephrotisches Syndrom 351
- 14.5. Störungen proximaler Tubulusfunktionen - FANCONI-Syndrom 352
- 14.6. Harnkonkremente 353

15. Störungen der Herzfunktionen 357

- 15.1. Angeborene Mißbildungen 357
- 15.2. Erworbene Herzfehler 357
- 15.3. Störungen der Erregungsbildung und -leitung 359
  - 15.3.1. Nomotope Störungen der Erregungsbildung 361
    - 15.3.1.1. Sinustachykardie 361
    - 15.3.1.2. Sinusbradykardie 363
    - 15.3.1.3. Automatiestörungen - Sinusknotensyndrom (*sick sinus syndrome*) 363
  - 15.3.2. Heterotope Störungen der Erregungsbildung 363
    - 15.3.2.1. Ersatzsystolen oder -rhythmen 364
    - 15.3.2.2. Supraventrikuläre Extrasystolen 365
    - 15.3.2.3. Supraventrikuläre paroxysmale Tachykardie 365
    - 15.3.2.4. Vorhofflattern oder -flimmern 365
    - 15.3.2.5. Ventrikuläre Extrasystolen 367
    - 15.3.2.6. Ventrikuläre Tachykardie, Kammerflattern oder -flimmern 368
  - 15.3.3. Störungen der Erregungsleitung 369
    - 15.3.3.1. Sinu-atrialer Block (SA-Block) 369
    - 15.3.3.2. Atrio-ventrikulärer Block (AV-Block) 370
    - 15.3.3.3. Schenkel- oder Faszikelblock 371
    - 15.3.3.4. Präexzitationssyndrome 371
  - 15.3.4. Therapeutische Prinzipien 371
- 15.4. Reaktion auf Mehrbelastung und ihre Störungen 373
  - 15.4.1. Anpassung an akute Mehrbelastung 374
  - 15.4.2. Chronische Mehrbelastung - Hypertrophie 375
    - 15.4.2.1. Ursachen 375
    - 15.4.2.2. Formen 375

	15.4.2.3.	Mechanismen	375
	15.4.2.4.	Folgen	376
	15.4.2.5.	Therapieprinzipien	377
15.4.3.		Langsam anwachsende, periodische Belastung - Training	378
15.4.4.		Herzinsuffizienz	379
	15.4.4.1.	Ursachen	379
	15.4.4.2.	Hämodynamische Mechanismen und Folgen	380
	15.4.4.3.	Neurohumorale Mechanismen	382
	15.4.4.4.	Therapeutische Prinzipien	383

15.5. Kardiomyopathien 385
15.6. Ischämische Herzkrankheit (IHK) 386
    15.6.1. Ursachen 386
    15.6.2. Schädigungsmechanismen und Folgen 389
    15.6.3. Therapieprinzipien 390

16. Störungen der Blutdruckregulation 392

16.1. Arterielle Hypertonie (*Hypertension*) 392
    16.1.1. Primäre (= essentielle) Hypertonie 393
    16.1.2. Sekundäre Hypertonien 395
        16.1.2.1. Renale Hypertonien 395
        16.1.2.2. Sonstige sekundäre Hypertonien 396
    16.1.3. Folgen der arteriellen Hypertonie 397
    16.1.4. Therapeutische Prinzipien 398
16.2. Pulmonale Hypertonie 398
    16.2.1. Ätiopathogenese 399
    16.2.2. Folgen 400
16.3. Portale Hypertonie 400
16.4. Arterielle Hypotonie 401

17. Atmungs- und Lungenfunktionsstörungen 404

17.1. Obstruktive Ventilationsstörungen 404
    17.1.1. Grundmechanismen 404
    17.1.2. Krankheitsbilder 404
17.2. Restriktive Ventilationsstörungen 406
    17.2.1. Funktionsmessungen und -veränderungen 406
    17.2.2. Krankheitsbilder und Mechanismen 407
        17.2.2.1. Extrapulmonale Störungen 407
        17.2.2.2. Pulmonale Störungen 408
17.3. Störungen der Lungendurchblutung 409
17.4. Störungen der Atmungsregulation 410
17.5. Konsequenzen für die O_2-Versorgung und CO_2-Abgabe 413
    17.5.1. Diffusionsstörungen 414
    17.5.2. Verteilungsstörungen 416

18. Störungen der Leberfunktionen 417

18.1. Störungen des Kohlenhydratstoffwechsels 421
    18.1.1. Homöostatische Blutzuckerregulation 421
    18.1.2. Verwertung von Nicht-Glucose-Monosacchariden 422
18.2. Störungen des Lipidstoffwechsels 422
    18.2.1. Leberverfettung 423
    18.2.2. Alkoholbedingte Schäden der Leber und anderer Organe 424
        18.2.2.1. Hepatische Wirkungen 424
        18.2.2.2. Extrahepatische Wirkungen 426
    18.2.3. Ketogenese 429
    18.2.4. Cholesterolstoffwechsel bei Lebererkrankungen 430
18.3. Störungen der Gallenbildung und -ausscheidung 430
    18.3.1. Cholestase 430
    18.3.2. Gallensteine 432
18.4. Störungen der Ausscheidungsfunktion 433
    18.4.1. Störungen der Harnstoffsynthese 434
    18.4.2. Hepatogene Enzephalopathie 435
    18.4.3. Hämoglobinabbau und Bilirubinstoffwechsel → Ikterus 437
        18.4.3.1. Prähepatischer Ikterus 438
        18.4.3.2. Hepatischer Ikterus 438
        18.4.3.3. Posthepatischer Ikterus 440

18.5. Störungen von Synthesen für den "Export" 440
    18.5.1. Albumin und Globuline → hepatisches Ödem 440
    18.5.2. Haptoglobin (Hp) → Nierenschädigung 440
    18.5.3. Coeruloplasmin (Cp) → Morbus WILSON 441
    18.5.4. Pseudocholinesterase → Wirkverlängerung von Muskelrelaxantien 441
    18.5.5. Vitamin A → Hemeralopie (Nachtblindheit) 442
    18.5.6. Serum-Amyloid A, Transthyretin → Amyloidose 442
18.6. Biotransformation: Entgiftung/Giftung 443
    18.6.1. Konsequenzen normaler oder gestörter Biotransformation 444
    18.6.2. Diagnostik 446

19. Funktionsstörungen des Gastrointestinaltrakts 447

19.1. Störungen von Passage und Motilität 447
    19.1.1. Schluckstörungen und Tonusabweichungen im Ösophagus 447
    19.1.2. Störungen der Magenentleerung 447
    19.1.3. Dünndarmmotilitätsstörungen 448
    19.1.4. Dickdarmmotilitätsstörungen 450
19.2. Verdauungsstörungen = Maldigestion 452
    19.2.1. Reduzierung oder Ausfall der Verdauungsfunktion des Magens 452
    19.2.2. Reduzierung oder Ausfall der exokrinen Pankreasfunktion 452
    19.2.3. Reduzierung oder Ausfall der Gallensäurenwirkung 453
19.3. Verminderte Resorption - Malabsorption 453
    19.3.1. Generalisierte Malabsorption 454
        19.3.1.1. Zöliakie (= einheimische Sprue oder Glutenenteropathie) 454
        19.3.1.2. Kurzdarmsyndrom 455
        19.3.1.3. Bakterielle Überbesiedlung des Dünndarms 455
        19.3.1.4. Vaskuläre Störungen 456
    19.3.2. Selektive Malabsorption 456
    19.3.3. Aus der Pathogenese ableitbare labordiagnostische Prinzipien 457
19.4. Resorption von Makromolekülen 458
19.5. Gesteigerte Resorption - Eisen 458
19.6. Typische entzündliche Erkrankungen des Intestinaltrakts 459
    19.6.1. Chronische Gastritis 459
    19.6.2. Ulcus ventriculi und duodeni 461
        19.6.2.1. Pathogenese 461
        19.6.2.2. Begünstigende Bedingungen 462
        19.6.2.3. Therapeutische Prinzipien 462
    19.6.3. Pankreatitis 462
    19.6.4. Morbus CROHN 464
    19.6.5. Colitis ulcerosa 465
19.7. Klinische Bedeutung gastrointestinaler Hormone 465
    19.7.1. Gastrointestinale hormonaktive Tumoren 465
    19.7.2. Funktionelle Störungen 467
    19.7.3. Diagnostische und therapeutische Anwendung 467

20. Zentralnervöse, neurologische und muskuläre Störungen 468

20.1. Zerebrale Durchblutungsstörungen - Schlaganfall 468
    20.1.1. Ursachen 469
    20.1.2. Folgen 470
    20.1.3. Pathogenetischer Ablauf 471
    20.1.4. Therapieprinzipien 473
20.2. Hirnödem 473
20.3. Periphere Neuropathie 474
    20.3.1. Klassifizierung nach strukturellen und mechanistischen Kriterien 474
    20.3.2. Ätiologische Klassifizierung - Beispiele für Polyneuropathien 475
20.4. Sensibilitätsstörungen 478
    20.4.1. Periphere Sensibilitätsstörungen 478
    20.4.2. Spinale Sensibilitätsstörungen 479
    20.4.3. Zerebrale Sensibilitätsstörungen 479
20.5. Motorische Störungen 480
    20.5.1. Myopathien 480
        20.5.1.1. Myasthenia gravis 483
        20.5.1.2. Myotone Dystrophie 485
        20.5.1.3. Progressive Muskeldystrophien 486
    20.5.2. Schädigung peripherer motorischer Nerven 487

- 20.5.3. Spinale motorische Störungen 487
    - 20.5.3.1. Vollständige Unterbrechung - Querschnittssyndrom 487
    - 20.5.3.2. Unvollständige Unterbrechung durch partielle Läsionen 488
    - 20.5.3.3. Degenerative motoneuronale Erkrankungen 488
- 20.5.4. Zentrale motorische Störungen 489
    - 20.5.4.1. Überwiegend pyramidal bedingte Störungen 489
    - 20.5.4.2. Extrapyramidale Störungen 490
    - 20.5.4.3. Zerebellare Störungen 493
- 20.6. Schmerz 495
    - 20.6.1. Überwiegend peripher ausgelöste Schmerzen 496
    - 20.6.2. Zentrale Schmerzen 497
    - 20.6.3. Viszeral-vegetativ ausgelöste Schmerzen und Reflexe 497
    - 20.6.4. Kopfschmerz 497
    - 20.6.5. Verminderte Schmerzempfindung, Prinzipien der Schmerztherapie 498
- 20.7. Epilepsie 499
- 20.8. Demyelinisierung im ZNS - multiple Sklerose 502
- 20.9. Demenz - Morbus ALZHEIMER 503
- 20.10. Psychosen 506
    - 20.10.1. Depressionen 507
    - 20.10.2. Schizophrenien 509
- 20.11. Drogenabhängigkeit 510
- 20.12. Schlafstörungen 512
    - 20.12.1. Synchronisationsstörungen 512
    - 20.12.2. Hyposomnie 513
    - 20.12.3. Hypersomnie 513
    - 20.12.4. Parasomnien 514

21. Ernährungsstörungen 515

- 21.1. Überernährung - Adipositas 515
    - 21.1.1. Ätiologie und Pathogenese 515
    - 21.1.2. Energieverwertung und Stoffwechsel 518
    - 21.1.3. Prophylaxe und Therapie 519
        - 21.1.3.1. Ermittlung der Normwerte, die therapeutisch erreicht werden sollen 520
        - 21.1.3.2. Reduktionsdiät 521
        - 21.1.3.3. Nulldiät 521
        - 21.1.3.4. Bewegungstherapie 523
        - 21.1.3.5. Medikamentöse Therapie 523
- 21.2. Mangelernährung 523
    - 21.2.1. Protein-Energieträger- Mangelernährung 523
    - 21.2.2. Formen der Fehl- und Mangelernährung in Industrieländern 524
    - 21.2.3. Mangel oder Fehlverwertung von Spurenelementen 526
- 21.3. Grundelemente der parenteralen Ernährung 529
    - 21.3.1. Kohlenhydrate 529
    - 21.3.2. Fette 530
    - 21.3.3. Aminosäuren 530
    - 21.3.4. Vitamine und Spurenelemente 530
    - 21.3.5. Infusionsprogramm 530
    - 21.3.6. Zu beachtende Besonderheiten einzelner Krankheitszustände 531

Index 534

1. Pathobiochemie genetischer Prozesse

Trotz prinzipiell einheitlichen Aufbaus weisen die einzelnen Organismen einer biologischen Spezies im Ergebnis von **Mutationen** eine weitreichende biochemische Individualität auf. Durch Kombination unterschiedlicher Allele entstehen genetische Muster von großer Vielfalt. So unterscheidet sich die DNA-Sequenz bei zwei Menschen etwa an jeder 100. Base. Die genetisch bedingte Variation innerhalb einer Population wird als **genetischer Polymorphismus** bezeichnet. Funktionsunterschiede varianter Genprodukte sind für Konstitution und Verhaltensweise eines Menschen in seiner Umwelt von Bedeutung. Im Wechselverhältnis zwischen genetischer Konstitution und Umwelt kann im Einzelfall **Krankheitsdisposition** entstehen. Erhebliche Abweichungen lösen relativ unabhängig von Umweltbedingungen Krankheit aus und werden als **genetische Defekte** bezeichnet.

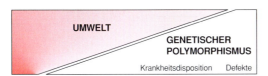

Abb. 1.1: Medizinische Konsequenzen des genetischen Polymorphismus und relativer Einfluß von Umweltfaktoren.

Mutation, medizinische Konsequenzen des genetischen Polymorphismus und genetische Defekte werden in dieser Reihenfolge in Kap. 1. behandelt. Den Abschluß bildet eine kurze Betrachtung der Bedeutung gentechnologischer Methoden für die Medizin.

1.1. Mutation

- *Genommutationen* betreffen den gesamten Genbestand und äußern sich überwiegend in numerischen Chromosomenaberrationen mit Überzahl (z.B. KLINEFELTER-Syndrom = XXY) oder Fehlen von Chromosomen (z.B. ULLRICH-TURNER-Syndrom = X0)
- *Chromosomenaberrationen* betreffen die Struktur von Chromosomen
  - *Translokation* eines Chromosomenabschnitts an eine andere Stelle des gleichen oder eines anderen Chromosoms
  - *Deletion*: Verlust eines Chromosomenteils
  - *Insertion:* Einbau eines zusätzlichen DNA-Stückes in ein Chromosom
  - *Inversion:* Drehung eines Chromosomenabschnittes um 180°
- *Genmutationen* sind Veränderungen innerhalb eines einzelnen Gens, die meist nur eine (*Punktmutation*) oder wenige Basen betreffen

Diese historisch entstandene und geläufige Einteilung berücksichtigt nicht, daß durch hochauflösende Techniken der Genlokalisierung auf Chromosomen eine strenge Trennung zwischen Chromosomenaberration und Genmutation nicht mehr möglich ist (☞ Kap. 1.3.3., "3. Chromosomenaberrationen-in situ-Hybridisierung").

Da Genommutationen und Chromosomenaberrationen Lehrgegenstand von Humangenetik und Pathologie sind, werden im folgenden überwiegend **Genmutationen** besprochen.

Stabile, d.h. nicht reparable Mutationen brauchen den Informationsinhalt der betroffenen DNA nicht zu verändern, wenn sie z.B. die 3. Base eines Tripletts betreffen und der Code für die entsprechende Aminosäure dadurch nicht geändert wird = *neutrale Mutation*. **Änderung der Information** hat folgende **Auswirkungen**:

- Weitergabe der veränderten Information an Tochterzellen nach Replikation
- verändertes Genprodukt bei Umsetzung der Information über Transkription und Translation
  - bei Somazellen → Funktionsänderung oder Absterben der Zelle; wenn ein Proto-Onkogen betroffen ist → Möglichkeit der Tumorentstehung (☞ Kap. 3.2.1.1.)
  - bei Keimzellen → biochemische Individualität, genetische Defekte

Notwendige Erweiterungen:

1. Auch Replikation, Transkription, processing und Translation können durch Mutationen an regulatorisch wichtigen DNA-Regionen verändert werden.

2. Auch Mutationen an Keimzellen können an der Entstehung von Tumoren beteiligt sein. An ca. 200 Genlocus führen Mutationen zu einem überdurchschnittlich hohen Risiko für bestimmte Tumoren, Beispiele: DNA-Reparaturdefekte - *Xeroderma pigmentosum* (☞ Kap. 1.1.4.), Defekte von Tumorsuppressorgenen - verschiedene Tumoren (☞ *Tab. 3.3*, Kap. 3.2.1.5.).

1.1.1. Genmutationen und Auswirkungen auf das kodierte Protein

Abb. 1.2 veranschaulicht die prinzipiellen Möglichkeiten, die nachfolgend näher erläutert sind.

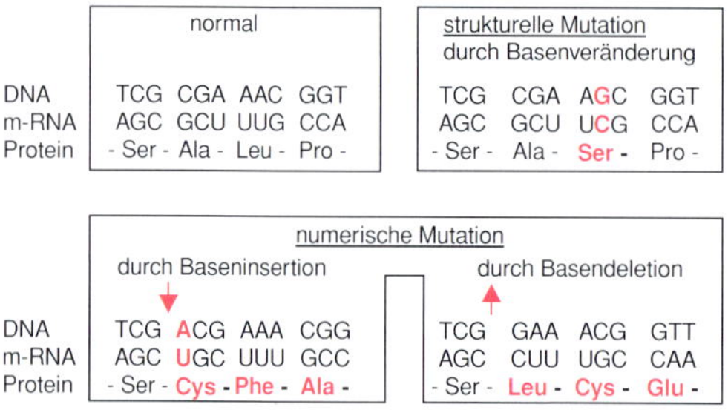

	normal	strukturelle Mutation durch Basenveränderung
DNA	TCG CGA AAC GGT	TCG CGA AGC GGT
m-RNA	AGC GCU UUG CCA	AGC GCU UCG CCA
Protein	- Ser - Ala - Leu - Pro -	- Ser - Ala - Ser - Pro -

	numerische Mutation	
	durch Baseninsertion	durch Basendeletion
DNA	TCG ACG AAA CGG	TCG GAA ACG GTT
m-RNA	AGC UGC UUU GCC	AGC CUU UGC CAA
Protein	- Ser - Cys - Phe - Ala -	- Ser - Leu - Cys - Glu -

Abb. 1.2: Eine Base betreffende Mutationsmöglichkeiten und ihre Konsequenzen.

Strukturelle Genmutation:
Sie kann durch **homologen Basenaustausch** erfolgen = *Transition*, wobei Purinbasen (Adenin, Guanin) oder Pyrimidinbasen (Cytosin, Thymin) untereinander ausgetauscht werden, oder durch **heterologen Basenaustausch** = *Transversion*, wobei Purin gegen Pyrimidinbasen, bzw. umgekehrt, ausgewechselt werden. Der eigentliche Austausch der Basen erfolgt dabei meist erst durch die DNA-Replikation, indem die primär veränderte Base andere Paarungseigenschaften aufweist - Bsp. ☞ *Abb. 1.3, Kap. 1.1.2.2.*.

Verändert sich der Informationsinhalt des betroffenen, einem Exon angehörigen Tripletts, so wird im kodierten Protein **eine** Aminosäure durch eine andere ersetzt. Liegt diese Aminosäure an einer funktionell wichtigen Stelle des Proteins, so hängen die Folgen davon ab, ob die Mutation a) ein Strukturgen betrifft → z.B. Enzym mit veränderten kinetischen Eigenschaften = *missense-Mutation*, oder b) ein Kontrollgen → Regulationsfähigkeit der angeschlossenen Strukturgene geht verloren, d.h. entweder keine oder maximal stimulierte Synthese der zugehörigen Proteine (für den Menschen nicht gesichert). Ein Triplett kann durch die Basenveränderung aber auch in ein Stopp-Codon umgewandelt werden → Freisetzung des bis dahin gebildeten Peptidfragments = *nonsense-Mutation*.

Numerische Genmutationen:
Sie führen sowohl bei *Insertion* als auch bei *Deletion* einer oder mehrerer Basen zu einer "Rasterverschiebung" der Triplettanordnung = *frame shift* → in Ableserichtung ändert sich vom Ort der Mutation an die **gesamte Aminosäuresequenz** des kodierten Proteins. Die Folgen hängen davon ab, wie groß der veränderte Anteil des Proteins ist.

Da die Übertragung einer Mutation durch Replikation der DNA erfolgt, ist es unerheblich, ob primär der kodogene oder nichtkodogene Strang betroffen ist.

1.1.2. Mutationsursachen und ihre Wirkungen

1.1.2.1. Spontane Mutationen

Es sind Mutationen, die ohne erkennbaren Einfluß von außen zugeführter Mutagene (☞ Kap. 1.1.2.2.-4.) in einer für bestimmte Organismen typischen Rate auftreten.

Als Ursachen kommen in Frage:

- **seltene tautomere Formen von Basen**, z.B. die Enolform von Thymin oder die Iminoform von Cytosin, die in wäßriger Lösung einen Anteil von ca. 10^{-4} haben und mit Guanin (statt Adenin) bzw. mit Adenin (statt Guanin) paaren

- chemische **Desaminierung** von Adenin → Hypoxanthin, das sich wie Guanin paart, oder von Cytosin → Uracil, das sich wie Thymin paart

- Durch Temperaturerhöhung und pH-Senkung können N-glycosidische Bindungen zwischen Purinbasen und Desoxyribose gelöst werden. Solche **Depurinierungen** kommen auch unter physiologischen Bedingungen vor

- Das höchste Ausmaß spontaner Mutationen kommt wahrscheinlich durch **oxidative DNA-Schädigung** über die in zahlreichen physiologischen Reaktionen immer gebildeten sog. *hochreaktiven Sauerstoffspezies* zustande - ☞ Kap. 4.1.1. Sie verursachen hauptsächlich C→T-Transitionen, aber auch G→C- und G→T-Transversionen. Ihre Wirkung entspricht der für das Hydroxylradikal (nach Einwirkung ionisierender Strahlung) in Kap. 1.1.2.4. besprochenen. Schätzung: 10^4 oxidative DNA-Schäden/Somazelle/Tag x 10^{13} Zellen/Mensch = 10^{17} Schäden/Mensch/Tag

Der **weitaus überwiegende Anteil** solcher Mutationen wird **spontan repariert** (☞ Kap. 1.1.3.), so daß die verbleibenden Abweichungen eher durch Fehler der Reparatursysteme (☞ Kap. 1.1.4.) als durch die Rate spontaner Mutationen determiniert werden.

1.1.2.2. Chemische Mutagene

Bezüglich klassischer Mutagene der mikrobiellen Genetik, wie z.B. salpetriger Säure, sei auf entsprechende Lehrbücher verwiesen. Hier sind wenige Substanzen ausgewählt, die sich in ihren Wirkungsmechanismen unterscheiden und Bedeutung für höhere Organismen haben.

- **Alkylanzien** kommen u.a. in Insektiziden, Abgasen (Industrie, Verbrennungsmotoren) und Zytostatika vor. Durch Übertragung von Alkylresten (-CH$_3$, -C$_2$H$_5$) auf N$_7$ von Purin- oder (seltener) auf N$_3$ von Pyrimidinbasen können **Transitionen** entstehen. Wie *Abb. 1.3* zeigt, paart sich Guanin nach Alkylierung durch so induzierte Verschiebung des Tautomeriegleichgewichts mit Thymin anstatt mit Cytosin.

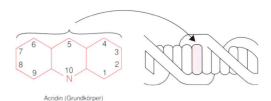

Acridin (Grundkörper)

Abb. 1.4: Interkalation eines Acridinkörpers zwischen zwei benachbarte Basenpaare innerhalb der DNA-Doppelhelix.

- Für die große Gruppe der **polyzyklischen Kohlenwasserstoffe** sind mutagene Vertreter meist auch kanzerogen (☞ *Tab. 3.4*, Kap. 3.3.2.). Sie werden erst durch *Biotransformation* in die wirksame Form gebracht (☞ Kap. 3.3.2.1.) und gehen vor allem kovalente Verbindungen mit Basen ein, wodurch **unterschiedliche Mutationen** entstehen können

1.1.2.3. Ultraviolette Strahlung

Auf Grund der geringen Durchdringungsfähigkeit dieser Strahlen wirken sie vorwiegend auf Mikroorganismen und werden hier zur Mutationserzeugung im Experiment oder zur Abtötung von Keimen (Operationsräume, Krankenzimmer, keimarme Labors) genutzt. Beim Menschen treten somatische Mutationen an lichtexponierten Stellen der Haut auf und können zur Entstehung maligner Tumoren führen (☞ Kap. 1.1.4. und 3.3.1.1.).

Mechanismen:

UV-Strahlen können kovalente Bindungen besonders zwischen benachbarten Pyrimidinbasen erzeugen. Folgen von Pyrimidinnucleotiden sind daher bevozugte Orte für UV-bedingte Mutationen = *"hot spots"*.

- *Abb. 1.5* zeigt ein Beispiel für die Entstehung sog. *Cyclobutanderivate*

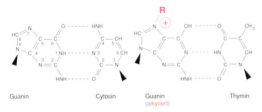

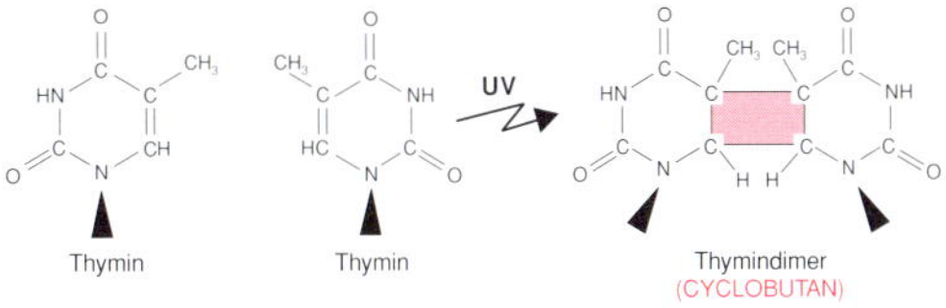

Guanin — Cytosin — Guanin (alkyliert) — Thymin

Abb. 1.3: Wirkung eines Alkylrestes auf die Paarungseigenschaften von Guanin.

Mehrfunktionelle Alkylanzien können zu Vernetzungen zwischen den beiden komplementären DNA-Strängen oder von DNA mit chromosomalen Proteinen führen → **Deletionen**

- **5-Bromuracil** und **2-Aminopurin** fungieren als unnatürliche Basen, werden statt Thymin bzw. Adenin eingebaut und verursachen **Transitionen**

- **Acridinfarbstoffe** führen über den in *Abb. 1.4* dargestellten Mechanismus bei der Replikation zu Fehlern, meist **Rasterverschiebungen** = "stotternde Informationsübertragung"

Thymin — Thymin — Thymindimer (CYCLOBUTAN)

Abb. 1.5: Durch ultraviolette Strahlung bedingte kovalente Verbindung zwischen zwei auf einem DNA-Strang benachbarten Thyminbasen = **Thymindimerisierung**.

- Seltener entstehen Verbindungen zwischen Position 6 eines Thymins und Position 4 eines benachbarten Cytosins = **TC(6-4)-Produkt**

Folgen solcher Verzerrungen sind meist **DNA-Strangbrüche** bei der Replikation oder **Insertionen** an der neugebildeten DNA.

1.1.2.4. Ionisierende Strahlung

Die Wirkung kommt durch **direkte** Treffer der Makromoleküle zustande, oder auf **indirektem** Wege, überwiegend durch Freisetzung von Elektronen aus Wasserstoffatomen, die ihrerseits Hydroxylradikale aus Wassermolekülen freisetzen (vgl. Kap. 4.1.1., "Ionisierende Strahlung"). Der therapeutische Einsatz von Radikalfängern nach akuter Strahleneinwirkung findet in letzterem seine Berechtigung. Röntgen- und γ-Strahlen dringen tief in das Gewebe ein und wirken relativ gering ionisierend. Dagegen dringt korpuskuläre Strahlung (α- und β-Strahlung) weniger tief ein, ionisiert aber stärker.

An der DNA können mannigfaltige Schäden entstehen, von denen ein Teil in *Abb. 1.6* dargestellt ist.

Als unmittelbar mutagenes Agenz hat das **Hydroxylradikal** ($\dot{O}H$) umfassendere Bedeutung, weil es a) nicht nur durch Strahlung sondern auch bei zahlreichen anderen pathologischen Grundprozessen gebildet wird (☞ Kap. 4.1.3.) und b) wegen seiner hohen Reaktivität viele der in *Abb. 1.6* dargestellten DNA-Veränderungen erzeugen kann:

- Einlagerung des $\dot{O}H$ in Pyrimidinbasen führt zu Cytosin- oder Thymin-Glycolen (= Hydratbildung) u.a. Veränderungen. Über diese Verbindungen entstehen auch leicht Transitionen und (durch Replikation) Transversionen (☞ "oxidative DNA-Schädigung", Kap. 1.1.2.1.)
- Abspaltung von Wasserstoff aus Makromolekülen überführt diese selbst in Radikale:
  $R-H + \dot{O}H \rightarrow \dot{R} + H_2O$ (☞ Kap. 4.1.3.1., Reaktion 1.)
  Sind Desoxyribose-Reste betroffen, können sie fragmentieren → Ablösung von Basen oder Strangbrüche
- Einlagerung des $\dot{O}H$ in Purinbasen (Positionen C_4, C_5 oder C_8 von Guanin oder Adenin) führt über unterschiedliche Reaktionen (Oxidation, Reduktion oder Ringöffnung) zur Veränderung oder Zerstörung der Basen

Die Empfindlichkeit verschiedener DNA-Abschnitte gegenüber Mutagenen ist sehr unterschiedlich. Ursachen dafür sind Unterschiede im Gehalt besonders empfindlicher Basen (*hot spots*) oder in der Zugänglichkeit der DNA-Abschnitte für Reparaturenzyme (☞ nachf. Kap.).

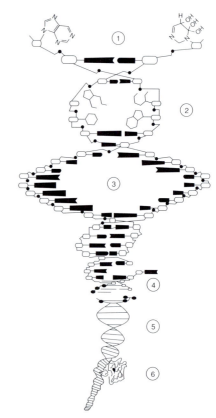

Abb. 1.6: Mögliche Folgen der Einwirkung ionisierender Strahlung auf die DNA:
① = Hydratbildung an Basen, z.B. Cytosin oder Thymin, ② = Zerstörung von Basen, ③ = partielle Denaturierung der DNA, ④ = Ein- und Zweistrangbrüche, ⑤ = abweichende intra- oder intermolekulare Vernetzungen, ⑥ = Vernetzung der DNA mit Proteinmolekülen.

1.1.3. Spontane Reparatur von Mutationen

Mutationen sind viel häufiger, als aus phänotypisch erfaßbaren Veränderungen geschlossen werden kann. Ursache dafür ist neben stummen Mutationen vor allem die Wiederherstellung mutierter DNA-Abschnitte durch Reparatursysteme. Die reale Rate an stabilen Punktmutationen liegt daher nur bei 10^{-10} bis 10^{-9} pro Base und Zellgeneration.

Unmittelbare Rückführung der Basenveränderungen:

Das **photoreaktivierende Enzym** kann Thymindimere (☞ *Abb. 1.5, Kap. 1.1.2.3.*), nicht aber das TC(6-4)-Produkt, in Gegenwart von weißem Licht wieder spalten.

Die **Alkyltransferase** beseitigt Alkylgruppen, die an Guanin angeheftet sind (☞ *Abb. 1.3, Kap. 1.1.2.2.*).

Exzisionsreparatur:
Das Enzymsystem erkennt alle Mutationen, die mit einer Verformung der DNA-Doppelhelix einhergehen, z.B. durch polyzyklische Kohlenwasserstoffe oder UV-Strahlung (☞ *Kap. 1.1.2.2.-3.*) und ersetzen diesen Abschnitt in einer mehrstufigen Reaktion wieder durch die normale Basensequenz - ☞ *Abb. 1.7*.

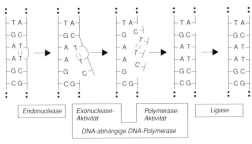

Abb. 1.7: Ungefährer Ablauf einer Exzisionsreparatur am Beispiel dimerisierten Thymins.

Auch für Mutationen ohne Doppelhelixverformungen gibt es Erkennungs- und Exzisionssysteme. So werden Stellen mit Depurinierungen (☞ Kap. 1.1.2.1.) durch sog. **AP-Endonucleasen** (von *apurin*) über Spaltungen der Phosphodiesterbindungen ausgeschnitten und dann durch Polymerase und Ligasen wieder repariert. **DNA-Glycosylasen** entfernen veränderte Basen durch Lösung der N-glycosidischen Bindung zwischen Base und Desoxyribose → Entstehung einer depurinierten oder depyrimidierten Stelle, die beide dann weiter von den AP-Endonucleasen gespalten werden können.

Postreplikative Reparatur:
Fehlpaarungen während der Replikation können durch Basenmodifikationen erkannt und beseitigt werden. Diese Systeme sind bei eukarionten Zellen vorhanden aber bezüglich ihrer Mechanismen noch ungenügend geklärt.

Ähnliches gilt für **Reparatur während der Transkription** veränderter DNA. Sie wird durch die *RNA-Polymerase* initiiert, die an veränderten DNA-Bereichen die Transkription unterbricht und zur Anlagerung von Reparaturenzymen führt.

Arretierung des Zellzyklus:
In den Ablauf des Zellzyklus ($\rightarrow G_1 \rightarrow S \rightarrow G_2 \rightarrow M$) sind Kontrollmechanismen eingefügt, die bei Vorliegen von DNA-Schäden den Zyklus entweder in der G_1- oder in der G_2-Phase arretieren und verzögern. Auf diese Weise wird entweder vor der DNA-Replikation oder vor der Chromosomentrennung Zeit gewonnen, und es werden Reparaturmechanismen aktiviert, durch die der Schaden behoben werden kann. Bei schweren, irreparablen Schäden kann ein Programm in Gang gesetzt werden, das zum Zelltod führt = *Apoptose* → keine Weitergabe der Mutation. Diesem Mechanismus kommt eine hohe Bedeutung zu, weshalb eines der beteiligten Gene - das *p53-Gen* (s.u.) - auch als "guardian of the genome" bezeichnet wird.

In die (noch nicht in allen Details geklärte) Steuerung dieser Prozesse sind zahlreiche Gene einbezogen, von denen die wichtigsten hier kurz aufgeführt werden - auch, weil in anderen Kapiteln auf sie zurückgekommen wird.

- Die **Arretierung in der G_1-Phase** wird wahrscheinlich durch das *AT-Gen* initiiert (von *Ataxia teleangiectatica*, einer Erkrankung, bei der das Gen mutiert ist - ☞ Kap. 20.5.4.3.). Sein Genprodukt kann zur Expression des *p53-Gens* führen aber auch wie dessen Genprodukt wirken. Das p53-Gen kodiert ein **Protein** von **53** kDa, dessen Strukturdiagramm in *Abb. 3.3, Kap. 3.2.1.5.* gezeigt ist. Da es die Tumorentstehung hemmt (das p53-Gen ist ein *Tumorsuppressorgen*), werden in Kap. 3.2.1.5. alle diesbezüglichen Eigenschaften behandelt. Als Transkriptionsfaktor führt das *p53* an anderen DNA-Stellen zur Transkription weiterer Gene, von denen 3 durch die von ihnen kodierten Proteine in unmittelbarem Zusammenhang mit der Zellzyklusarretierung stehen:

- *CIP1* (*cyclin interacting protein 1*), auch mit *p21* bezeichnet, hemmt Komplexe aus *Cyclinen* und *cdk* (*cyclin dependent kinases*). Es unterbleibt so die Phosphorylierung eines Proteins, das von einem weiteren Tumorsuppressorgen - dem *RB1* - kodiert wird, mit der Folge der Arretierung in G_1 (Details s. Kap. 3.2.1.5., "Retinoblastom")

- Gruppe der *GADD-Gene* (*growth-arrest and DNA-damage inducible*); ungenügend geklärte Wirkmechanismen der von ihnen kodierten Proteine

- *MDM2* - s. Kap. 3.2.1.5., "p53". Durch Bindung an p53 begrenzt es dessen Wirkung im Sinne einer feedback-Kontrolle → Beendigung der Zyklusarretierung

- Die **Arretierung in der G$_2$-Phase** erfolgt durch Hemmung der Synthese von *Cyclin B* und seiner Aktivatorproteine → kein Eintritt in die M-Phase
- **Apoptose** scheint überwiegend auch von p53 auszugehen. Durch Synthesesteigerung von *Bax* und -hemmung von *Bcl-2* erhöht es das Konzentrationsverhältnis dieser beiden Proteine intrazellulärer Membranen (☞ nachfolg. Kap.). Die Konsequenz ist Ca^{2+}-Freisetzung aus zellulären Speichern und Ca^{2+}-Einstrom von außen → Anstieg der zytosolischen Ca^{2+}-Konzentration, die über Aktivierung von Proteinasen u.a. Enzymen zur Apoptose führt. Beteiligt ist z.B. die Cystein-Proteinase *ICE* (*interleukin-1β converting enzyme*).
Der Ablauf der Apoptose (Kondensation von Chromatin und Zytoplasma → Fragmentierung des Zellkerns → Zerfall in Partikel aus Zellkernfragmenten, die von Zytoplasma und Membranen umgeben sind) unterscheidet sich deutlich vom Zelltod durch *Nekrose* (Ausfließen des z.T. degradierten Zellinhalts infolge Zerstörung der Plasmamembran, *vgl. Abb. 4.5, Kap. 4.1.3.4.*).
Apoptose dient nicht nur der Beseitigung irreparabler Mutationen, sondern **ist ein universeller Prozeß**: Beteiligung an Differenzierungsvorgängen, z.B. zur Verminderung der Anzahl bestimmter Zelltypen in der Embryogenese, Hämopoese u.a.; Regulation des Umsatzes ausdifferenzierter Gewebe durch Eliminierung überalterter Zellen; Vermittlung der Zytotoxizität von T-Zellen (vgl. Kap. 3.6.5., "zelluläre Immunabwehr"), Zytokinen (z.B. TNF-α ☞ Kap. 3.6.8.) oder viralen Infektionen

1.1.4. Defekte und Störungen der Reparatursysteme

Genetische Defekte von Reparaturenzymen führen bei den Trägern zu erhöhter Inzidenz für bestimmte Tumoren. Dies verweist auf die prinzipielle Gleichartigkeit von Mutagenese und Kanzerogenese.

Am besten untersuchte Erkrankung ist das *Xeroderma pigmentosum*, mit autosomal rezessivem Erbgang. An Hautpartien, die dem UV-Licht ausgesetzt sind, entstehen Überpigmentierungen, Entzündungen, Geschwüre und Karzinome. Die Inzidenz für Hautkarzinome ist mehr als 1.000fach höher als bei Normalen. Sie führen oft vor dem 30. Lebensjahr zum Tode, wenn nicht von früher Kindheit an die UV-Einstrahlung vermieden wird. Die Defekte können verschiedene Reparatursysteme betreffen, die in die Beseitigung von UV-vermittelten DNA-Schäden einbezogen sind: am häufigsten Enzyme der Exzisionsreparatur, aber auch photoreaktive Enzyme und die postreplikative Reparatur.

Ein in die postreplikative Reparatur einbezogenes Gen - *MSH* (*MutS homolog*, so bezeichnet nach dem bakteriellen Gen *MutS*) - scheint heterozygot häufig mutiert vorzuliegen → Prädisposition zu kolorektalen Karzinomen, die nicht auf der Grundlage von Polypen entstehen (☞ dazu Kap. 3.2.1.5., "Polyposis coli") = *HNPCC* (*hereditary nonpolyposis colorectal cancer*). Im Tumorgewebe sind immer beide Allele des MSH-Gens mutiert → Notwendigkeit einer zweiten, somatischen Mutation für die Tumorentstehung. Homozygote Defektträger sind bislang nicht gefunden worden. Möglicherweise ist dann bereits die Embryonalentwicklung gestört (= *Letalfaktor*).

Zu den Erkrankungen mit Defekten in Reparatursystemen zählen ebenfalls das *BLOOM-Syndrom* (erhöhte Empfindlichkeit gegenüber UV-Licht und chemischen Mutagenen; multiple Tumoren), die *FANCONI-Anämie* (erhöhte Empfindlichkeit gegenüber DNA-vernetzenden Alkylanzien; Leukämien) und das COCKAYNE-Syndrom (erhöhte Empfindlichkeit gegenüber UV-Licht; Hauttumoren).

Bei der *Ataxia teleangiectatica* entstehen bei homozygotem Vorliegen von Mutationen des AT-Gens vermehrt Leukämien und Lymphome, und bei Heterozygotie besteht bereits eine erhöhte Empfindlichkeit gegenüber ionisierender Strahlung - ☞ Kap. 20.5.4.3.

Schließlich können Ausfälle oder Veränderungen aller *Tumorsuppressorgene*, zu denen auch das p53-Gen gehört, hier eingeordnet werden, da sie an der Beseitigung von Mutationen oder ihrer Auswirkungen beteiligt sind. Sie führen ebenfalls zu Tumoren. Eine Übersicht gibt *Tab. 3.3*, Kap. 3.2.1.5.

Eine Überexpression des *Bcl-2-Gen* (***B**-**c**ell-**l**ymphoma/**l**eukemia-**2**-Gen*) wird bei zahlreichen häufigen Tumoren gefunden (*Bronchialkarzinome, Leukämien, Melanome, multiple Myelome, Neuroblastome, Non-HODGKIN-Lymphome, Prostatakarzinom, Zervixkarzinom*). Dies ist Ausdruck einer verminderten Apoptoserate, denn Bcl-2 ist Gegenspieler des *Bax-Protein* (***B**cl2 **a**ssociated **x** protein*), daß den zytosolischen Ca^{2+}-Spiegel erhöht und so zur Apoptose führt - ☞ voranst. Kap., "Apoptose". Unklar ist noch, inwieweit dies

Folge oder Mitursache der Tumortransformation ist.

Zur Beurteilung des Verlaufs von Tumorerkrankungen ist die Bestimmung des Bcl-2 mittels ELISA in Blut- oder Zellproben möglich. Bei Erkrankungen mit pathologisch gesteigerter Apoptose wird eine Therapie mit Bcl-2 erwogen.

1.2. Genetischer Polymorphismus - medizinische Konsequenzen

Im Ergebnis der phylogenetischen Entwicklung ist im genetischen Material eines jeden Menschen eine große Zahl von Mutationen akkumuliert, die im hetero- oder auch homozygoten Zustand mit dem Leben vereinbar sind, jedoch individuelle Unterschiede in Stoffwechselmustern oder Verhalten bedingen. Daraus ergibt sich ein hochgradiger **genetischer Polymorphismus** als Grundlage einer ausgeprägten biochemischen Individualität:

- Der unmittelbare Nachweis auf DNA-Ebene gelang mit molekulargenetischer Methodik durch Auffindung des *Restriktionsfragment-Längenpolymorphismus (RFLP)*: Nach Einwirkung von Restriktionsenzymen, die DNA nur an spezifischen Sequenzen "zerschneiden" können, entstehen DNA-Fragmente. Durch mutationsbedingte Variationen der Basensequenz unterscheiden sich bei verschiedenen Individuen diese Fragmente in ihrer Länge (☞ Kap. 1.3.3., "SOUTHERN-blotting"). Als polymorph wird ein DNA-Ort definiert, wenn er bei mindestens 1 % der Individuen einer Population Abweichungen zeigt. Da sich diese Variationen auf die gesamte DNA und damit auch nicht-exprimierte Regionen beziehen, haben nicht alle phänotypische Konsequenzen

- Auf das menschliche Genom (mit 50.000-100.000 Genen) bezogen, wird geschätzt, daß etwa 30 % der Gene durch unterschiedliche Allele repräsentiert werden. Dabei kann eines überwiegend vorkommen = *Standard-Allel*, als Ausgangsmaterial für seltene, mutationsbedingte Abweichungen (z.B. β-Kette des Hämoglobins), oder die unterschiedlichen Allele sind etwa gleichgewichtig verteilt (z.B. α-Kette des Haptoglobins)

- Aus der Analyse der Variabilität bislang untersuchter Genprodukte (Enzyme und andere Proteine), ergibt sich, daß jeder Mensch an ca. 20 % seiner Genlocus heterozygot ist, d.h. 2 unterschiedliche Allele hat. Auf eine Population bezogen, wird ein Genlocus als polymorph bezeichnet, wenn mindestens 2 % der Individuen dort heterozygot sind

1.2.1. Krankheitsdisposition

Aus statistischen Erhebungen ergeben sich Korrelationen zwischen genetischen Merkmalen und Krankheitsdisposition. Aus methodischen Gründen sind sie am besten bei polymorphen Zelloberflächenantigenen untersucht. Indirekte Zusammenhänge ergeben sich auf Grund multifaktorieller Genkopplung mit den verschiedenen Blutgruppensystemen. Die Beziehungen sind jedoch schwach. Wesentlich stärker sind sie zum *HLA-System* (historisch: *human leukocyte antigens*) = *MHC* (*major histocompatibility complex*). Die einzelnen Genlocus des Systems (☞ *Abb. 1.8*) sind hochgradig polymorph: Mit konventionellen serologischen Techniken lassen sich 24 HLA-A-, 52 HLA-B-, 11 HLA-C-, 6 HLA-DP-, 9 HLA-DQ- und 20 HLA-DR-Antigene differenzieren (WHO Terminology Committee, 1987). Feinauflösende Techniken erlauben noch weitergehende Differenzierungen *(Tab. 1.1)*.

Tab. 1.1 gibt die Anzahl von Allelen wieder, die sich bei Anwendung der DNA-Sequenzanalyse ergeben.

ABC-Region		D-Region	
locus	Allele	locus	Allele
HLA-A	67	HLA-DM	9
HLA-B	149	HLA-DP	77
HLA-C	39	HLA-DQ	47
HLA-E	5	HLA-DR	181
HLA-G	6		

Tab. 1.1: Anzahl der durch DNA-Sequenzierung unterscheidbaren Allele für die einzelnen HLA-locus - Stand Anfang 1996. Bezüglich der Zuordnung der locus zu Regionen - ☞ *Abb. 1.8*.

Abb. 1.8 zeigt die chromosomale Zuordnung der HLA-locus, auf die nachfolgend eingegangen wird.

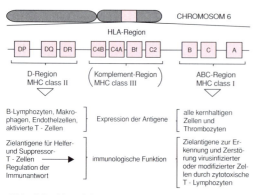

Abb. 1.8: Ungefähre Anordnung einiger wichtiger Genlocus des HLA-(=MHC-)Systems, Zellarten, die sie exprimieren und grobe funktionelle Zuordnung.

In *Tab. 1.2* sind verschiedene Erkrankungen den mit konventionellen Techniken differenzierbaren HLA-Subtypen zugeordnet, weil nur für diese genügend Daten für die Berechnung der relativen Risiken vorliegen. Mit feinerer Auflösung ist in Zukunft eine weitere Einengung der Risikogruppen mit stärkeren Assoziationen zu erwarten.

Da die meisten der in *Tab. 1.2* aufgelisteten Erkrankungen polygen determiniert sind und Umweltfaktoren eine Rolle spielen, sind die Zuordnungen nicht absolut prädiktiv - **relatives Risiko**. Hinweise auf die Bedeutung der genetischen Prädisposition können sich aus **Untersuchungen an Zwillingen** ergeben. Für einige der in *Tab. 1.2* aufgeführten Erkrankungen sind entsprechende Daten verfügbar (☞ *Tab. 1.3*). Da monozygote Zwillinge obligat dieselbe HLA-Konstellation haben, weist eine hohe Erkrankungskonkordanz auf einen wesentlichen Einfluß dieser Konstellation hin.

HLA-assoziierte Erkrankung	mZ	dZ
systemischer Lupus erythematodes	67	13
Myasthenia gravis	41	0
Diabetes mellitus Typ I	40	7
multiple Sklerose	24	8
rheumatoide Arthritis	22	6

Tab. 1.3: Prozentsatz an monozygoten (mZ) oder dizygoten Zwillingspaaren (dZ), bei denen im Falle einer Erkrankung an einer der aufgeführten HLA-assoziierten Krankheiten **beide** Partner betroffen sind = *Konkordanzrate* (aus einer Übersicht von THEILE und KESSLER).

Andererseits können auch bei kleinem relativen Risiko die von der Krankheit betroffenen Patienten den entsprechenden HLA-Subtyp obligat haben - anders ausgedrückt: der Subtyp ist für die Ausprägung der Krankheit notwendig, aber ebenso weitere genetische Faktoren, die bei der Majorität der Träger dieses Subtyps nicht gegeben sind. Das wirft die Frage auf, ob die Zuordnung zum HLA-System nur durch (zufällige) Genkopplungen zustandekommt, oder eine **direkte Einbeziehung der HLA-Antigene in die Pathogenese** vorliegt. Beides trifft zu und soll am Beispiel einer häufigen Erkrankung - **Diabetes mellitus Typ I** (*IDDM = insulin-dependent diabetes mellitus*) - erläutert werden:

- Umweltfaktoren sind mindestens im gleichen Umfang an der Ausprägung der Erkrankung beteiligt, wie z.B. aus der Konkordanzrate von 40 % bei monozygoten Zwillingen hervorgeht (☞ *Tab. 1.3*)
- Der genetische Anteil ist polygen, wobei die HLA-D-Region (☞ *Tab. 1.2*) zu etwa 50 % beteiligt ist
- Wie bei den meisten mit der HLA-D-Region assoziierten Erkrankungen, handelt es sich um eine **Autoimmunerkrankung**, die hier zur selektiven Zerstörung der insulinproduzierenden Inselzellen des Pankreas führt - Evidenzen:
  - Infiltration der LANGERHANS'schen-Inseln mit mononukleären Zellen (*Insulitis*) bei neu diagnostizierter Erkrankung
  - Auftreten von Autoantikörpern gegen Inselzellantigene und gegen Insulin im Plasma, das der klinischen Symptomatik vorausgeht
  - Bei neu diagnostizierter Erkrankung gelingen Remissionen durch Therapie mit immunsuppressiven Pharmaka
  - Tierexperimentell: Übertragung der Erkrankung durch T-Zell-Transfusion oder Verhütung des Kranheitsausbruchs durch Gabe monoklonaler Antikörper gegen immunkompetente Antigene von T-Zellen

Erkrankung	HLA	RR
chronische Autoimmunhepatitis	A1 oder B8 oder DR3	3
idiopathische Hämochromatose	A3 oder B7 oder B14	4
Morbus BECHTEREW	B27	90
Morbus REITER	B27	36
Salmonellenarthritis	B27	18
akute Uveitis anterior	B27	9
juvenile rheumatische Arthritis	B27 oder DR5	5
subakute Thyreoiditis	B35	15
adrenogenitales Syndrom	B47	15
Psoriasis	C6 oder DR7	4
Narkolepsie	DR2 oder DQ1	34
systemischer Lupus erythematodes	DR2 oder DR3	4
multiple Sklerose	DR2 oder DQ1	4
Diabetes mellitus Typ I	DR3/DR4(heterozygot)	33
	DR3	3
	DR4	6
	DQ8	2
Zöliakie	DR3 oder DR7	17
Dermatitis herpetiformis	DR3	15
idiopathische membranöse Nephropathie	DR3 oder DR7	12
Morbus ADDISON	DR3	6
Morbus BASEDOW	DR3 oder B8	3
Myasthenia gravis	DR3 oder DQ2 oder B8	3
Pemphigus	DR4	15
perniziöse Anämie	DR5	5

Tab. 1.2: Krankheitsdisposition bei Trägern bestimmter HLA-Merkmale (mit konventionell-serologischen Methoden ermittelbare Subtypen der in *Abb. 1.8* dargestellten Genlocus).

$$RR = relatives\ Risiko = \frac{(n\ Patienten\ -\ antigenpositiv)\ x\ (n\ Kontrollen\ -\ antigennegativ)}{(n\ Patienten\ -\ antigennegativ)\ x\ (n\ Kontrollen\ -\ antigenpoitiv)}$$

Für die angegebenen RR-Werte ist einschränkend zu beachten, daß zwischen verschiedenen Populationen erhebliche Unterschiede in der Verteilung der HLA-Subtypen und damit auch in der Assoziation mit den aufgeführten Erkrankungen bestehen. Außerdem sind weit mehr Krankheiten mit HLA assoziiert, aber bislang nicht mit verläßlichen RR-Werten belegbar.

- Als Auslöser der Autoimmunreaktion werden Infektionen mit Viren diskutiert (= Umweltfaktor): *Rubella-*, *Zytomegalie-* und *Coxsackie B4-Viren*. Dabei könnten nachgewiesene Teilhomologien zwischen diesen Viren und den HLA-Antigenen den Viruseintritt in die Zellen fördern. Weiter klärungsbedürftig, aber wahrscheinlich, sind auch Inselzellschädigungen durch Toxine aus Schädlingsbekämpfungsmitteln und Nahrungsmittelzusätzen
- Für den weiteren Ablauf der Autoimmunreaktion kommen verschiedene Möglichkeiten in Frage, deren relativer Anteil noch nicht klar differenziert werden kann:
  - Durch Virusinfektion bedingte Expression von Antigenen der HLA-D-Region auf den In-

selzellen, die diese Antigene normalerweise nicht tragen = **Fehlexpression**; oder **Überexpression** von Antigenen der HLA-ABC-Region → Überschießen der primär gegen die Viren gerichteten Abwehrreaktion

- Makrophagen mit DR3-, DR4- oder (noch stärker) heterozygot vorliegenden DR3/DR4-Antigenen sind besonders effektiv bei der Kopplung und Präsentation der Virusantigene für die Helfer-T-Zellen → starke Aktivierung zytotoxischer T-Lymphozyten, die virusinfizierte Zellen zerstören

- Die HLA-D-Region ist gekoppelt mit anderen, für die Immunantwort verantwortlichen Genen, z.B. dem für *TNF-α* (*tumor necrosis factor*, ☞ Kap. 3.6.8.): DR4-Individuen (disponiert für Diabetes) produzieren viel und DR2-Individuen (unterrepräsentiert bei Diabetikern) wenig TNF-α

- Die Disposition des DQ8-Subtyps für Diabetes (☞ *Tab. 1.2*) ergibt sich aus der Tatsache, daß bei DQ8 häufiger als bei anderen DQ-Subtypen im Antigen das *Asp* in Position 57 der β-Kette gegen eine andere Aminosäure ausgetauscht ist. In den bislang untersuchten Populationen haben 90 % der Erkrankten homozygot das "Asp-57-negative" Allel → fast obligate genetische Konstellation, aber - wie weiter vorn bereits erörtert - nicht hinreichend für den Ausbruch der Erkrankung (☞ *Tab. 1.2*: relativ gering erhöhtes Risiko für DQ8-Träger). Homozygotes Vorliegen des "Asp-57-positiven" Allels im DQ-locus dürfte dagegen mit einer Resistenz gegenüber Typ I-Diabetes verbunden sein. Die zugrundeliegenden Mechanismen sind noch wenig klar, haben aber etwas damit zu tun, ob die veränderten Zellen von der Immunabwehr noch als körpereigen ("Selbst") oder als fremd ("Nicht-Selbst") betrachtet werden (☞ Kap. 1.2.2.).

Die Untersuchung der vom **DQ-locus** kodierten Subtypen bezüglich Asp oder Nicht-Asp läßt für die Zukunft sicher entscheidende Informationen über die generelle **Disposition zu Autoimmunerkrankungen** erwarten

Weitere Mechanismen der Einbeziehung von HLA-Antigenen in die Pathogenese:

- Ähnlich wie beim Typ I-Diabetes bewirken bestimmte Konstellationen von HLA-Antigenen verstärkte (meist Helfer-T-Zell-vermittelte) Immunantwort → **Autoimmunreaktion**: *Morbus ADDISON* (☞ Kap. 10.2.3.3.), *Myasthenia gravis* (☞ Kap. 20.5.1.1.), *Zöliakie* (☞ Kap. 19.3.1.1.), *Dermatitis herpetiformis*. Die Disposition des B27-Subtyps zu einer ganzen Reihe von entzündlichen Erkrankungen (☞ *Tab. 1.2*) lassen auf einen gemeinsamen Mechanismus schließen. Bislang unbestätigt ist die Annahme von Homologien des Antigens mit Rezeptoren für Bakterien oder Viren oder mit den Erregern selbst (*molecular mimicry*), so daß die Zellen leichter penetrabel sind und stärker geschädigt werden. Wahrscheinlicher erscheinen daher auch hier Autoimmunreaktionen gegen das B27-Antigen

- Da die initiale, Helfer-T-Zell-vermittelte Immunantwort sich auch auf die Produktion von Immunglobulinen auswirkt, sind einige HLA-DR-Subtypen mit einer **verstärkten IgE-vermittelten Immunantwort auf Umweltallergene** assoziiert = *allergische Sofortreaktion - Typ I* (☞ Kap. 7., "allergische Reaktionen")

- Auftreten von HLA-Antigenen in Zellen, wo sie normalerweise nicht hingehören oder Überexpression vorhandener HLA-Antigene → **Autoimmunreaktion**

  - Bei der *HASHIMOTO-Thyreoiditis* (☞ Kap. 10.2.5.1., "1. Immunthyreopathien") zerstören zytotoxische T-Lymphozyten das Schilddrüsengewebe. Im Unterschied zu normalen Schilddrüsenzellen werden hier Antigene der D-Region exprimiert. Dies ist z.B. durch Interferon-γ möglich, das auf Grund einer (symptomlosen) Virusinfektion der Schilddrüse freigesetzt werden kann

  - Die Abstoßung von Nierentransplantaten geht einher mit der Expression von Antigenen der D-Region in Tubuluszellen, wahrscheinlich als Folge hypoxischer Schädigung von post mortem entnommenen Nieren

  - Expression von Antigenen der D-Region und Überexpression von solchen der ABC-Region bei *primär biliärer Zirrhose* (☞ *Tab. 18.2*, Kap. 18.)

  - Überexpression von Antigenen der ABC-Region in quergestreifter Muskulatur bei *Myositiden* (☞ *Tab. 20.2*, Kap. 20.5.1.), bei X-chromosomal gebundenen Muskeldystrophieformen (☞ Kap. 20.5.1.3.) und in Leberzellen bei Entzündungen, Gallengangsverschluß und nach Lebertransplantation

- Die dichte Nachbarschaft einiger Komplementgene mit dem DR- und dem B-locus (☞ *Abb. 1.8*) führt zur Assoziation bestimmter Subtypen mit **verminderter Komplementwirkung**, z.B. disponiert ein A25-B18-DR2-Haplotyp zu C2-Defizienz

- **Nicht-immunvermittelte Mechanismen:** Die Lokalisation des funktionell entscheidenden Gens der *21β-Hydroxylase* in der Komplementregion erklärt die Assoziation von Enzymvarianten mit verminderter Aktivität mit bestimmten Subtypen des benachbarten B-locus → *adrenogenitales Syndrom* (☞ Kap. 1.4.9.)

1.2.2. Transplantation

Die Bezeichnung *major histocompatibility complex* (MHC) impliziert bereits die überragende Rolle der HLA-Region für das Schicksal eines Transplantates im Empfängerorganismus.

Dabei darf nicht übersehen werden, daß die Mehrzahl der über "Selbst" oder "Nicht-Selbst" entscheidenden Gene sog. *minor histocompatibility antigens* (MiHA) kodiert und ebenfalls stark polymorph ist. Multiple Abweichungen an verschiedenen locus, auf die hier nicht eingegangen werden kann, können zu Abstoßungsreaktionen führen, die mit den durch MHC-Inkompatibilität bedingten vergleichbar sind.

Grundsätzlich gilt, daß die Überlebenszeit eines Transplantates im Empfänger mit dem Grad der Übereinstimmung des MHC korreliert. Abgesehen von der praktischen Schwierigkeit, bei dem ausgeprägten Polymorphismus des MHC weitgehend übereinstimmende Gewebe oder Organe zu finden, hängt das Ergebnis von der zur **Gewebetypisierung** angewendeten Methode ab: konventionell serologische Methoden, Kokultivierung von Spender- und Empfängergewebe oder -zellen und DNA-Analyse durch RFLP-Ermittlung oder PCR (☞ Kap. 1.3.3., "1. SOUTHERN-blotting" bzw. "2. Polymerase-Kettenraktion") verfeinern in dieser Reihenfolge die Auflösung (und erhöhen den Aufwand).

Die Vielzahl theoretisch möglicher varianter Kombinationen läßt sich jedoch aus folgenden Gründen einschränken:

- Die Vererbung des MHC erfolgt in Clustern. Gewöhnlich wird jeder elterliche Haplotyp als komplette Einheit übergeben → wichtig für Transplantationen innerhalb einer Sippe
- Unterschiede in den Antigenen des A- und C-locus wirken sich weniger aus als solche der D-Region und des B-locus
- Die Art des zu transplantierenden Organs entscheidet über das Ausmaß noch tolerierbarer Unterschiede, z.B. relativ groß für Leber und Niere und sehr gering für Knochenmark. Knochenmarktransplantation wird überwiegend zur Behandlung von Leukämien eingesetzt. Um Inkompatibilitäten zu vermeiden, wird hierbei der *allogenen* (griech. *allos* = ein anderer) Transplantation oft die *autologe* (griech. *autos* = selbst) vorgezogen - zur Vorgehensweise ☞ Kap. 3.6.2., "Knochenmarktransplantation".

Bei der Nierentransplantation (zwangsläufig allogen, also Fremdspende) ist die Überlebenszeit der transplantierten Niere am größten bei Übereinstimmung beider MHC-Haplotypen (Familie), weniger gut bei Identität nur eines Haplotypen und am geringsten bei Nicht-Übereinstimmung beider Haplotypen.

Ähnlich sind die Verhältnisse bei der Herztransplantation, auf deren spezielle Problematik in Kap. 15.4.4.4., "Herztransplantation", eingegangen wird

Die **MHC-vermittelte Abstoßungsreaktion** geht primär auf T-Zell-vermittelte Reaktionen zurück (CD4- und CD8-tragende Zellen - ☞ *Tab. 5.2*, Kap. 5.2.2.1.), bezieht aber auch B-Zellen und Monozyten/Makrophagen ein. In *Abb. 1.9* sind Ablauf und Wechselspiel der beteiligten Zellen dargestellt. Class II-vermittelte Reaktionen können initiierend sein (Lymphozyten, Makrophagen oder Endothelzellen des Spendergewebes).

Unterschiede in MHC oder MiHA können bezüglich der Konsequenz der Transplantatunverträglichkeit durch **immunsuppressive Therapie** unterdrückt werden - 3 Prinzipien: Pharmaka, Bestrahlung, Antikörper gegen Lymphozyten. Alle 3 Zugänge zielen auf eine Vermeidung oder Verminderung der T-Zell-vermittelten Immunantwort ab, sind relativ unspezifisch und daher mit erheblichen Nebenwirkungen verbunden: Schädigung von Zellen oder Geweben mit hoher Proliferationsrate, erhöhte Anfälligkeit für Infektionen oder Tumorentstehung (vgl. Kap. 3.3.1.2. "Sekundärtumoren" und 3.6.3., "Nebenwirkungen:")

Die größte praktische Bedeutung hat das seit 1983 klinisch eingesetzte Pharmakon *Cyclosporin A*, ein zyklisches Peptid aus 11 Aminosäuren. Es hemmt hauptsächlich die durch Zytokine vermittelte Immunantwort, besonders die IL-2-Bildung - ☞ *Abb. 1.9* und Kap. 5.2.3.2. Das Dosierungsregime muß darauf gerichtet sein, zunächst die initiale Immunantwort zu verhindern und dann diesen Zustand in niedrigerer Dosierung zu erhalten. Letzteres kann durch *Glucocorticoide* (☞ Kap. 5.5.5.) unterstützt werden. Auf diese Weise sind die Überlebenszeiten von Dünndarm-, Haut-, Herz-, Knochenmark-, Leber-, Lungen-, Nieren- und Pankreastransplantaten deutlich verlängert worden.

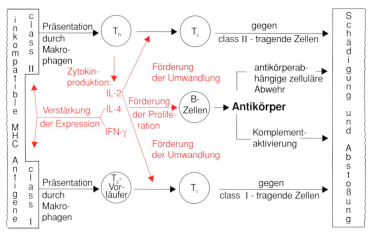

Abb. 1.9: Rolle der MHC-Antigene und Wechselspiel verschiedener immunkompetenter Zellen bei der Transplantatabstoßung. Nicht berücksichtigt sind Suppressor-T-Zellen, Natürliche Killerzellen sowie die IL-1-Produktion durch Makrophagen (☞ Kap. 3.6.5., "zelluläre Immunabwehr").
T_h = Helfer-T-Zellen, T_c = zytotoxische T-Zellen, IL = Interleukin, IFN = Interferon.

Trends:

- Nutzung der immunsuppressiven Wirkung von *TGF-β* - ☞ Kap. 6.1.1.5., "Immunsuppression"
- Zellen aus Hirn- oder Hodengewebe werden auch bei Nichtübereinstimmung des MHC nicht abgestoßen. Im Unterschied zu anderen Zellen haben sie auf ihrer Oberfläche einen Rezeptor für ein Membranprotein zytotoxischer T-Zellen (= *CD95*, zur CD-Nomenklatur ☞ *Tab. 5.2*, Kap. 5.2.2.1.), das diese exprimieren, wenn sie aktiviert werden, was eine Voraussetzung für ihre zytotoxische Wirkung ist. Durch Bindung des CD95 mit dem Rezeptor wird in den T-Zellen Apoptose ausgelöst → sie sterben ab, bevor sie zytotoxisch wirksam werden können. Die Idee ist, transgene Tiere zu züchten, deren Zellen den Rezeptor für CD95 exprimieren (methodisches Prinzip - ☞ Kap. 1.5.2.3.), so daß das Problem des Organersatzes durch *Xenotransplantation* (= Übertragung tierischer Organe oder Gewebe) lösbar wäre

Die notwendige Immunsuppression des Empfängers kann eine **Transplantat-Wirt-Reaktion** (= *graft-versus-host reaction*) fördern: Immunkompetente Zellen aus allogenen Transplantaten, die bezüglich MHC oder MiHA nicht vollständig übereinstimmen, führen im Empfängerorganismus zu Erscheinungen, die einer Autoimmunreaktion ähneln - Atrophie lymphatischer Gewebe, Infiltration von Organen mit Lymphozyten und Makrophagen, Milz- und Lebervergrößerung, Gewichtsverlust, erhöhte Infektanfälligkeit u.a. Die Reaktion ist relativ häufig bei allogener Knochenmarktransplantation - auch bei Übereinstimmung im MHC (→ MiHA-Inkompatibilität). Es wird daher versucht, einen Teil der T-Lymphozyten aus dem zu übertragenden Knochenmark zu entfernen.

In Entwicklung sind neue therapeutische Ansätze zur Blockade der Wirkung immunkompetenter Zellen des Transplantats, z. B. durch Antikörper gegen Rezeptoren von T-Zellen, die bei der Aktivierung dieser Zellen eine Rolle spielen und so für ihre normalen Liganden nicht mehr verfügbar sind.

1.2.3. Pharmakogenetik

In dieses Gebiet fallen genetisch bedingte Abweichungen der Reaktion auf Pharmakotherapie.
Polymorphismen der enzymatischen Umwandlung oder des transmembranalen Transports von Pharmaka können bei Standarddosierung zu Wirkungsabweichungen führen. Besonders relevant sind **bimodale Verteilungen unspezifischer Entgiftungsenzyme der Leber** (☞ Kap. 18.6.) - Zahlenangaben für europäische Populationen:

- *N-Acetyltransferase*: Etwa 45 % der Bevölkerung acetylieren (= inaktivieren) bestimmte Arzneimittel (Isoniazid, verschiedene Sulfonamide, Procainamid u.a.) ca. doppelt so schnell wie die restlichen 55 %. Bei letzteren sind Punktmutationen nachweisbar, die zum Austausch einer Aminosäure im Enzym geführt haben. Bei gleicher Dosierung haben "Langsamacetylierer" höhere Wirkspiegel und damit höheres Intoxikationsrisiko.

Hohe Acetylierungsgeschwindigkeit kann dagegen unter bestimmten Bedingungen auch zur *Giftung* von Pharmaka führen - ☞ Kap. 18.6.1.

- *P-450-System*: 90 % der Bevölkerung hydroxylieren bestimmte Pharmaka normal und 10 % langsam (homozygote Träger des mutierten *CYP2D6-Gen* → Fehlen des Isoenzyms *P4502D6*) → z.B. kardiale Zwischenfälle bei Therapie mit β-Blockern möglich. Unterschiede der Hydroxylierungsraten spielen auch in der Pathogenese des PARKINSON-Syndroms (☞ Kap. 20.5.4.2. "Ätiologie") und bei der Kanzerogenentstehung (☞ Kap. 3.3.2.1. "genetischen Polymorphismus") eine Rolle

Für die Pharmakaentgiftung durch Methylgruppenübertragung ergeben sich oft 3gipflige Aktivitätsverteilungen der daran beteiligten *Methyltransferasen* (☞ *Abb. 1.10*), die Rückschlüsse auf die Verteilung zweier Allele für unterschiedliche Aktivitäten erlauben.

Eine niedrige Rate der durch dieses Enzym katalysierten sog. *S-Methylierung* von Pharmaka mit Thiopurincharakter (6-Mercaptopurin, 6-Thioguanin u.a.) kann mit einer toxischen Hemmung der Hämopoese im Knochenmark einhergehen. Ähnliche Aktivitätsverteilungen finden sich auch für Enzyme der *O-Methylierung* und der *N-Methylierung* - mit entsprechenden Konsequenzen, z.B. für die Methylierung von L-Dopa (das beim PARKINSON-Syndrom eingesetzt wird - ☞ Kap. 20.5.4.2. "Therapie") bzw. von Histamin (☞ Kap. 5.3.1.). Die in den leicht zugänglichen Erythrozyten messbaren Enzymaktivitäten repräsentieren die (für den Abbau entscheidenden) Aktivitäten in Leber und Nieren.

Seltener, aber gelegentlich lebensgefährlich, sind medikamentös bedingte Zwischenfälle bei stark verminderten Aktivitäten extrahepatischer Enzyme, wie *Pseudocholinesterase* im Plasma → Atemstillstand nach Muskelrelaxantien (vgl. Kap. 18.5.4.), oder *Gluc-6-P-Dehydrogenase*-Mangel in Erythrozyten → hämolytische Krisen nach Pharmaka (☞ Kap. 1.4.4.). In anderen Fällen provozieren Medikamente durch Beeinflussung varianter Carriersysteme oder Enzyme den Ausbruch bestimmter Erkrankungen: akute intermittierende Porphyrie (☞ Kap. 12.1.1.), Maligne Hyperthermie (☞ Kap. 7.1.), neonatale Hyperbilirubinämie (☞ Kap. 2.5.).

Für eine moderne Pharmakotherapie gewinnt die Erfassung genetischer Varianten des Medikamentenabbaus durch Einsatz ungefährlicher Testsubstanzen oder direkte Genanalyse zunehmend an Bedeutung.

In diesem Rahmen nicht zu behandeln, aber von erheblichem Wert ist die Ermittlung polymorpher Proteine oder Gene für die **Gerichtsmedizin** zur Täter- oder Opferidentifizierung und Vaterschaftsermittlung.

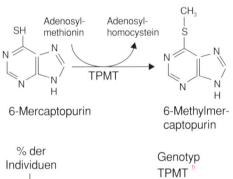
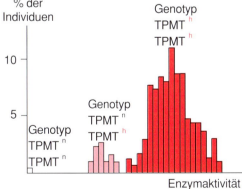

Abb. 1.10: Aktivitätsverteilung der *TPMT* (**T**hio**p**urin **M**ethyl**t**ransferase) in Erythrozyten aus Blutproben von ca. 300 erwachsenen Probanden (nach WEINSHILBOUM).
TPMT^n = Allel für **n**iedrige Enzymaktivität, TPMT^h = Allel für **h**ohe Enzymaktivität.

1.3. Genetische Defekte - Allgemeines

Die Krankheiten dieser Kategorie sind als **Sonderfälle des genetischen Polymorphismus** zu betrachten, bei denen die vorliegenden Genvarianten meist im homozygoten oder heterozygoten Zustand unter normalen Umweltbedingungen bereits Krankheitswert haben: angeborene Krankheiten. Dies schließt nicht ein, daß die Erkrankungen bereits unmittelbar nach der Geburt auch klinisch in Erscheinung treten müssen. Einige, wie z.B. die

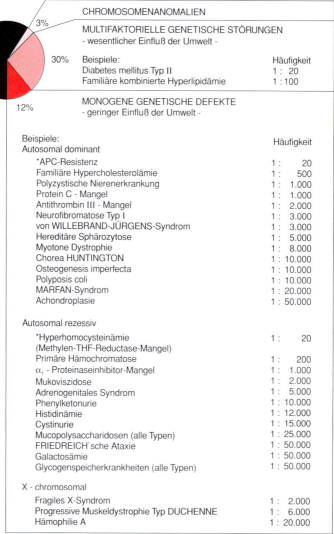

Abb. 1.11: Ungefährer Anteil genetisch bedingter Störungen an der Gesamtmorbidität in Europa, wobei z.T. erhebliche Unterschiede zwischen verschiedenen ethnischen Gruppen und die mit * gekennzeichneten Genvarianten unberücksichtigt sind. Für autosomal dominante monogene Defekte ist die Zahl Heterozygoter angegeben, da bereits ein defektes Allel krankheitswirksam ist - Ausnahmen: APC-Resistenz (*aktiviertes Protein C*), Protein C- und Antithrombin III-Mangel, die nicht obligat zur Erkrankung führen (☞ Kap. 8.4.1.3.). Unter den autosomal rezessiven Defekten (für die die Häufigkeit Homozygoter angegeben ist) führen die beiden Erstgenannten nicht obligat zu Symptomen.

Chorea HUNTINGTON (☞ Kap. 20.5.4.2.), treten erst im mittleren Lebensalter auf.

Monogene Defekte, die in diesem und Kap. 1.4. behandelt werden, sind die Ursache für schätzungsweise 5.000 verschiedene Krankheiten, von denen erst knapp ein Zehntel bezüglich des biochemischen Defekts ausreichend geklärt ist. Betreffen sie regulatorische Proteine wie Enzyme, Hormone, Rezeptoren u.ä., werden sie als *Stoffwechseldefekte* bezeichnet - klassisches Beispiel (und auch am häufigsten) ist der Enzymdefekt. Andere Defekte betreffen Genprodukte, die nicht unmittelbar an Stoffwechselprozessen beteiligt sind, wie z.B. Hämoglobin oder Gerinnungsfaktoren.

1.3.1. Häufigkeit

Wie aus *Abb. 1.11* hervorgeht, haben monogene Defekte trotz der Seltenheit der meisten ihrer Vertreter einen deutlichen Anteil an der Gesamtmorbidität - abgesehen vom Unwert statistischer Zahlen angesichts des Schicksals eines davon betroffenen Patienten und den damit verbundenen Anforderungen an betreuenden Arzt und Familie. Die angegebenen 12 % berücksichtigen außerdem nicht die beiden (mit * gekennzeichneten) häufigsten Genvarianten. Ihr Morbiditätsanteil ist gegenwärtig noch nicht abschätzbar. Aus ihrer Beteiligung an der Pathogenese von Thrombose (☞ Kap. 8.4.1.1.) und Atherosklerose (☞ Kap. 9.4.3.) ist jedoch auf einen beträchtlichen Anteil zu schließen.

Ein gesunder Mensch ist heterozygoter Träger von 4-5 mutierten Genen, die homozygot Krankheitswert haben. Die Gesamtheit dieser genetischen Belastung in einer Population nennt man *genetische Bürde*. Die Gesamthäufigkeit monogener Defekte betrifft etwa 1 % aller Lebendgeburten. Die meisten genetischen Defekte und Chromosomenanomalien sind aber *Letalfaktoren*, d.h die betroffenen Feten werden nicht ausgetragen: etwa 45 % aller Konzeptionen werden spontan abortiert, und bei 40 % dieser Früchte sind Mißbildungen oder Chromosomenanomalien nachweisbar. Hinzu kommen letale Stoffwechseldefekte, die keine sichtbaren Veränderungen verursachen.

1.3.2. Pathogenetische Mechanismen

Bei monogenen Defekten mit **Aktivitätsminderung eines Enzyms** innerhalb eines Stoffwechselweges bestimmen die in *Abb. 1.12* veranschaulichten 3 Mechanismen das Krankheitsgeschehen.

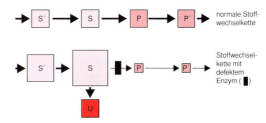

Abb. 1.12: Auswirkungen eines Enzymdefekts innerhalb eines Stoffwechselweges:
- Anhäufung des Substrats (S) oder seiner Vorstufen (S')
- Metabolitanhäufung auf Umgehungsstoffwechselwegen (U)
- Mangel an Produkt (P) oder Nachfolgeprodukten (P')

Die Folgen mangelnder Synthese von P und P' als krankheitsauslösendes Prinzip sind leicht einsehbar. Eine Akkumulation von S und S' oder U hat aber oft noch weittragendere Folgen durch (meist kompetitive) Hemmung anderer enzymatischer Reaktionen, von Transportprozessen an Membranen, oder durch toxische Schädigung der Zellen. Die Pathogenese der meisten in Kap. 1.4. aufgeführten Enzymdefekte ist über diese Mechanismen ableitbar. Bedingt die Mutation praktisch vollständigen Verlust der Enzymaktivität, so ist bei heterozygoten Defektträgern nur ein Allel wirksam (einfache Gen-Dosis-Beziehung). Im allgemeinen können damit die normalen Stoffumsätze aufrechterhalten werden, weshalb heterozygote Defektträger meist klinisch unauffällig bleiben. Ein überdurchschnittliches Substratangebot kann jedoch nicht bewältigt werden - Nutzung: Belastungstest zum Heterozygotennachweis (☞ *Abb. 1.13*).

Für **Nicht-Enzymproteine** lassen sich prinzipielle pathogenetische Mechanismen kaum formulieren. In der Regel sind die Auswirkungen verminderter Proteinmenge oder veränderter Struktur aber unmittelbarer und nicht durch Metabolite vermittelt: Hämoglobin → Störung des O_2-Transports, Collagen → Strukturveränderungen der extrazellulären Matrix, Zytoskelett → zelluläre Gestaltsabwandlungen, Adhäsionsmoleküle → verminderte Zell/Zell-Interaktion.

Von den ca. 1.800 bekannten, genetisch bedingten angeborenen **Mißbildungen** (unfertige oder abweichende Strukturierung und Form) sind zwar die meisten polygen oder durch Genommutationen bedingt, aber eine relativ große Anzahl läßt sich auch auf monogene Defekte zurückführen. Sie finden sich für Proteingruppen mit entscheidender Bedeutung für Entwicklung und Differenzierung: Transkriptionsfaktoren, Wachstumsfaktoren, Rezeptoren für Wachstumsfaktoren oder Hormone, Adhäsionsmoleküle oder Proteine der gap junctions.

- **Transkriptionsfaktoren:** Mutationen von *PAX-Genen* → Mißbildungen an Augen und Nieren; von Genen, die Transkriptionsfaktoren mit *Zink-Finger-Domänen* kodieren, wie *GLI3* (das dem *Krüppelgen* der Taufliege entspricht) → Makrozephalie, Poly- und Syndaktylie; von *SOX9* → Skelettdeformitäten, fehlende Hodenentwicklung; von *MSX2* → vorzeitige Synostose der Schädelknochen
- **Wachstumsfaktoren:** Überexpression von *IGF2* (☞ Kap. 6.1.1.3.) verursacht überproportionales Wachstum, besonders innerer Organe
- **Rezeptoren:** Mutationen des Rezeptors für *FGF3* (☞ Kap. 6.1.1.4.) oder für *Parathormon* führen zu 2 unterschiedlichen Formen von chondrodystrophem Zwergwuchs
- **Adhäsions- und gap junction-Proteine:** *Megacolon congenitum* ☞ Kap. 19.1.4. "verminderter Passage"; Herzmißbildungen ☞ Kap. 15.1., "Ursachen"

1.3.3. Diagnostik

Durch biochemische und immer breitere Anwendung findende molekulargenetische Analysenmethoden ist es möglich, für die häufigsten monogenen Defekte, aber auch für polygen bedingte Erkrankungen, Chromosomenaberrationen oder Genommutationen, a) die klinische Diagnose bei einem Erkrankten zu sichern oder auszuschließen und b) prädiktiv-prophylaktische Voraussagen bei Erwachsenen, Neugeborenen oder Feten zu machen. Im nachfolgenden Schema sind verschiedene diagnostische Prinzipien und die Strategie des Vorgehens aufgezeigt.

Heterozygotentests
Indikation aus Familienanamnese und Kenntnis des Erbgangs.
- Nachweis erniedrigter Enzymaktivität oder abweichender Proteinstruktur in Plasma, repräsentativen Blutzellen oder Organbiopsiematerial
- Belastung des betroffenen Stoffwechselweges durch hohes Substratangebot (☞ *Abb. 1.13*) → Nachweis verzögerter Verwertung des Substrats (persistierender hoher Spiegel im Blut und vermehrte Ausscheidung im Harn) und/oder verminderter Bildung des Produkts = verändertes Substrat/Produkt-Verhältnis
- molekulargenetischer Nachweis des veränderten Gens

Pränatale Diagnostik
erlaubt z.Z. für mehrere Hundert genetische Defekte die Erkennung eines davon betroffenen Feten bis zum letztmöglichen Interruptionstermin. Ab 9. Woche sind durch *transzervikale Chorionbiopsie* fetale Zellen (Chorionzotten) und ab 12. Woche durch *transabdominale Amniozentese* Fruchtwasser und fetale Zellen (Amnionzellen) gewinn- und auswertbar (☞ *Abb. 1.14*)

Diagnosesicherung beim Neugeborenen
erfolgt mit den gleichen Methoden wie bei der Heterozygotentestung, aber bei rezessivem Erbgang mit größerer Sicherheit (beide Allele verändert oder normal)

Screening von Neugeborenen
bei häufigen Defekten, für die bei rechtzeitiger Erkennung gute therapeutische Chancen bestehen, z.B. für *Phenylketonurie*, *Galactosämie*, *congenitale Hypothyreose*, *Mukoviszidose*, α_1-*Proteinaseinhibitor-Mangel*, wenn billige, leicht durchführbare Tests für Nabelschnurblut oder Urin verfügbar sind

1.3. Genetische Defekte - Allgemeines

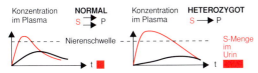

Abb. 1.13: Prinzip des Nachweises einer verminderten Enzymaktivität bei Heterozygoten durch Substratbelastung.

Ergibt sich aus pränataler Diagnostik sicher die Austragung eines kranken Kindes, für das keine Therapiemöglichkeiten bestehen, ist eine Interruptio angezeigt. Durch den weiteren Ausbau molekulargenetischer Methoden und ihrer Anwendung auf Heterozygotentestung und pränatale Diagnostik ist mit einer Verminderung der *genetischen Bürde* zu rechnen.

In *Abb. 1.14* sind die wichtigsten Indikationen zur **pränatalen Diagnostik** sowie die zugehörigen prinzipiellen Untersuchungsmethoden am Beispiel der *Amniozentese* aufgeführt, wobei über monogene Defekte hinausgegangen wird.

Von den in *Abb. 1.14* aufgeführten "Untersuchungen" sind die **molekulargenetischen Methoden** dominierend und werden in Zukunft immer breiteren Raum einnehmen, weshalb auf den nachfolgenden Seiten (bis zum Ende dieses Kap.) auf einige **methodische Prinzipien** und ihre **Anwendung** etwas näher eingegangen wird.

1. SOUTHERN-blotting (SOUTHERN 1975)

1.1. Methodisches Prinzip (☞ *Abb. 1.15*)

Die Methode dient dem Nachweis des in Kap. 1.2. bereits genannten *Restriktionsfragment-Längenpolymorphismus*. Je nach Wahl eines jeweils für bestimmte Basensequenzen spezifischen *Restriktionsenzyms* (vgl. *Abb. 1.41*, Kap. 1.5.1.) und der Art der gentechnologisch gewonnenen *Gensonde* (vgl. *Abb. 1.43*, Kap. 1.5.2.1.) werden aus ca. 10^6 DNA-Fragmenten wenige sichtbar gemacht und ihre Länge (in Kilobasen = kb) aus ihrer Position auf dem Film ermittelt.

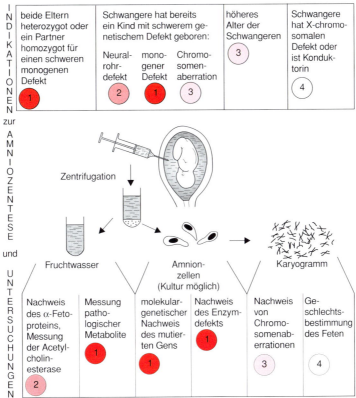

Abb. 1.14: Indikationen zur Amniozentese, Aufarbeitung des gewonnenen Fruchtwassers und durchführbare Untersuchungen. Die Ziffern ①-④ erlauben eine Zuordnung möglicher Untersuchungen zu den entsprechenden Indikationen.

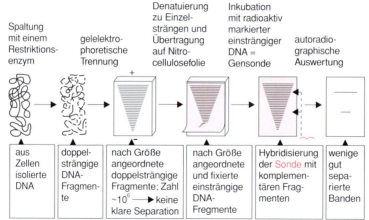

Abb. 1.15: SOUTHERN-blotting: Teilschritte der Isolierung und Längenbestimmung von DNA-Restriktionsfragmenten.

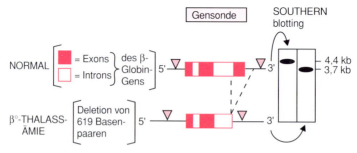

Abb. 1.16: Nachweis der Deletion eines DNA-Abschnitts am Beispiel der β^0-Thalassämie (☞ Kap. 1.4.2.2.).

1.2. Anwendungen

- **direkter Nachweis** des mutierten Gens, sicherstes Verfahren, praktisch ohne "falsch positive" Ergebnisse. Voraussetzung ist, daß das normale Gen bekannt und eine entsprechende einsträngige, markierte Gensonde verfügbar ist
  - **Deletion eines DNA-Abschnitts** (☞ Abb. 1.16)
    Wahl eines Restriktionsenzyms, das den deletierten Abschnitt mit einschließt, Gensonde = β-Globin-Gen → Nachweis eines **verkürzten Fragments**
  - **Punktmutation** (☞ Abb. 1.17)
    Wahl eines Restriktionsenzyms, für das eine Schnittstelle durch die Mutation eliminiert worden ist, Gensonde = Teil des β-Globin-Gens mit flankierender Region → Nachweis eines **verlängerten Fragments**.
    Analog können durch Punktmutationen auch neue Schnittstellen erzeugt werden → Fragmentverkürzung
  - **synthetische Oligonucleotide als Gensonden**
    Ist die Basensequenz des normalen und des mutierten Genabschnitts bekannt, werden einsträngige markierte Oligonucleotide (18-20 Basen) entsprechender Sequenz synthetisiert, die mit Restriktionsfragmenten, die den zu testenden Genabschnitt einschließen, hybridisieren. Dabei wird wegen der Kürze der Gensonden eine Hybridisierung bei Nichtübereinstimmung nur einer Base bereits ausgeschlossen - Beispiel α_1-*Proteinaseinhibitor-Mangel* ☞ Abb. 1.25, Kap. 1.4.1.

- **indirekter Nachweis** des mutierten Gens, am häufigsten eingesetzte Methode. Anwendung, wenn a) das krankheitsauslösende Gen noch nicht analysierbar ist oder b) die Krankheit durch viele verschiedene Mutationen im gleichen Gen ausgelöst werden kann = *allelische Heterogenität:* > 75 für *Phenylketonurie*, > 200 für *Mukoviszidose*, > 200 für *Hämophilie B*.
Nutzung des Restriktionsfragment-Längenpolymorphismus zur Auffindung von **marker-Fragmenten**, die mit dem mutierten Gen assoziiert oder gekoppelt sind. **Einschränkung auf die Untersuchung gefährdeter Familien,** in denen mindestens ein homozygoter Defektträger vorkommt, weil zu klären ist, ob An- oder Abwesenheit des markers den Defekt anzeigt und die Art des markers variieren kann

1.3. Genetische Defekte - Allgemeines

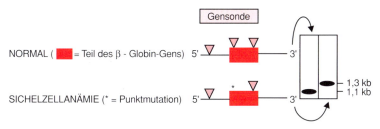

Abb. 1.17: Nachweis einer Punktmutation am Beispiel der *Sichelzellanämie* (☞ Kap. 1.4.2.1.).

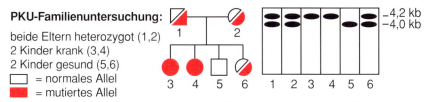

Abb. 1.18: Indirekte marker-Analyse am Beispiel einer Familienuntersuchung bei *Phenylketonurie* (☞ Kap. 1.4.6.). Resultat: Das 4,2 kb-Fragment ist der marker für diese Familie. Von den beiden gesunden Kindern ist eines (6 im Schema) heterozygoter Träger des Defekts.

- Wenn das mutierte Gen nicht sequenziert aber eine Sonde aus der Region des normalen Gens vorhanden ist, lassen sich meist **marker aus der das mutierte Gen flankierenden Region** finden. Vorteile: wegen dichter Nachbarschaft ist *meiotisches crossing-over* zwischen mutiertem Gen und marker, was zu Fehlaussagen führen kann, sehr unwahrscheinlich und das markertragende Allel ist codominant → auch Heterozygote sind klar erkennbar (☞ *Abb. 1.18*)

- Wenn das betroffene Gen nicht bekannt ist, werden **marker-Fragmente aus beliebigen DNA-Regionen** gesucht, die mit der (klinisch gesicherten) Erkrankung assoziiert sind. Die Sicherheit der Diagnose wird hier jedoch stärker durch Rekombinationen während der Meiose eingeschränkt. Werden mehrere marker gefunden, läßt sich aus der Anzahl auftretender Rekombinationen derjenige finden, der dem mutierten Gen am nächsten ist → Möglichkeit zur Auffindung des Gens

2. Polymerase-Kettenreaktion (PCR = *p*olymerase *c*hain *r*eaction, MULLIS 1985)

Aus kleinsten Ausgangsmengen genetischen Materials (theoretisch einer Zelle) gelingt mit der Methode die Vervielfältigung jeweils interessierender DNA-Abschnitte in Größenordnungen, die detaillierte weitere Untersuchungen, wie Elektrophorese, SOUTHERN-blotting oder Sequenzierung, ermöglichen. Sie ist daher von besonderer Bedeutung für die pränatale Diagnostik: Vermeidung langwieriger Kultivierung weniger gewonnener Zellen nach Chorionbiopsie oder Amniozentese. Darüberhinaus gelingen mit Hilfe *monoklonaler Antikörper* (☞ Kap. 3.4.6.2.) der Nachweis und die Isolierung vereinzelt vorkommender fetaler Trophoblastzellen aus dem Blut von Schwangeren, die mittels PCR weiter untersucht werden können → **nicht-invasive pränatale Diagnostik**. Ein weiteres, sich entwickelndes Anwendungsgebiet ist die Untersuchung einzelner Zellen von Embryonen auf genetische Defekte nach in vitro-Fertilisierung (☞ Kap. 1.3.4.2.).

2.1. Methodisches Prinzip (☞ *Abb. 1.19*)

Voraussetzung für die Isolierung eines bestimmten DNA-Abschnitts ist, daß **Teilsequenzen** zumindest aus dessen beiden Randbereichen **bereits bekannt sind.** Für diese werden komplementäre Oligonucleotide aus 20-30 Basen synthetisiert = *primer*. Nach dem Schmelzen der DNA hybridisiert jeder der beiden primer mit einem Einzelstrang. Beide rahmen so die gesuchte DNA-Sequenz ein und dienen als Startpunkte für die Synthese und Vervielfältigung dieser Sequenz.

Die Möglichkeit zu einer weitgehenden Automatisierung der PCR ergab sich aus dem Einsatz einer hitzestabilen *DNA-Polymerase = Taq-Polymerase* aus dem thermophilen Bakterium **T***hermophilus* ***aq****uaticus*. Das Enzym erlaubt Schmelzen der DNA (90°C), Hybridisierung mit den primern (50°C) und DNA-Synthese (70°C) in einem Ansatz und zyklischer Wiederholung.

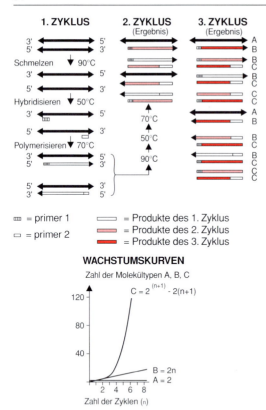

Abb. 1.19: Schematischer Ablauf der Polymerase-Kettenreaktion (PCR). Nicht abgebildet aber im Ansatz enthalten sind die DNA-Polymerase *Taq* und im Überschuß die vier *Desoxyribonucleosidtriphosphate* und die beiden *primer* 1 und 2. Es entstehen einseitig (B) und beidseitig (C) terminierte DNA-Stränge. Nach Durchlaufen von (üblicherweise) 20-30 Zyklen dominiert bei weitem der von beiden primern begrenzte interessierende DNA-Abschnitt (exponentielles Wachstum von C), der deshalb ohne weitere Aufreinigung nachfolgenden Analysen zugeführt werden kann.

Verschiedene **Modifikationen der PCR**, die hier nur erwähnt werden können, erlauben die Bearbeitung von Fragestellungen, die über die Diagnostik hinausgehen - Beispiele: Analyse von RNA nach Übertragung in DNA durch *reverse Transcriptase* → Aufklärung der Expression von Genen; inverse PCR (☞ *Abb. 1.43*, Kap. 1.5.2.1.) → Aufklärung unbekannter DNA-Abschnitte - Genkartierung; Amplifikation einzelsträngiger DNA → Erleichterung der Sequenzierung; Neusynthese von DNA → "Übersetzung" von Peptiden in DNA; Anhängen weiterer Informationen, z.B. von Promotorsequenzen → Möglichkeit zur Transkription der amplifizierten DNA.

2.2. Anwendungen

Wenn primer zur Verfügung stehen, können der PCR grundsätzlich alle mit dem SOUTHERN-blotting durchführbaren Analysen angeschlossen werden. Aus der **Kombination von PCR und Restriktionsfragmentanalyse** ergeben sich große Vorteile bezüglich Geschwindigkeit und Sicherheit der Diagnostik genetischer Defekte und Varianten: Wegfall der Gewinnung größerer Mengen an Zellen, z.B. durch Kultivierung; da durch die primer-Begrenzung nur ein kleiner DNA-Abschnitt amplifiziert wird, entstehen nur wenige Restriktionsfragmente, aber diese in so großer Menge, daß sie bereits nach elektrophoretischer Trennung ohne Gensonden sichtbar gemacht werden können. Zusätzlich ergibt sich die Möglichkeit der **Sequenzierung** der amplifizierten DNA, die anderenfalls mühevoll durch Klonierung vermehrt werden müßte. Dadurch können Genvarianten festgestellt werden, die der Restriktionsfragmentanalyse nicht zugänglich sind (keine Schnittstellen).

Weitere Anwendungsmöglichkeiten der PCR gehen über die Diagnostik genetischer Defekte hinaus und sind z.T. bei den Modifikationen dieser Technik bereits erwähnt worden. Andere Einsatzgebiete sind: gerichtsmedizinische Identifizierungen über DNA-Sequenzen; Diagnostik von Infektionskrankheiten durch Nachweis fremder oder modifizierter DNA oder RNA; HLA-Analytik und Gewebetypisierung bei Transplantationen (☞ Kap. 1.2.2.); Entdeckung von DNA-Sequenzen, die mit der Pathogenese bestimmter Erkrankungen verbunden sind und ihre diagnostische Nutzung, z.B. für maligne Tumoren (☞ Kap. 3.4.6.1., "Polymerase-Kettenreaktion").

Die PCR erleichtert darüberhinaus molekularbiologische und gentechnologische Laborarbeiten: Einschränkung zeitaufwendiger Arbeitsschritte, wie die Anlage von Genbibliotheken oder die DNA-Klonierung.

3. Chromosomenaberrationen - in situ-Hybridisierung

Wie in Kap 1.1. schon erwähnt, ist eine klare Trennung zwischen Chromosomen- und Genmutation kaum noch möglich, wegen **hochauflösender Methoden der Chromosomendarstellung**

- Verschiedene Färbemethoden erlauben eine Untergliederung von Prometaphase- und Metaphasechromosomen in Hunderte konstanter *Banden* pro Chromosom. Eine große Zahl von Genlocus, die für genetisch bedingte Erkrankungen verantwortlich sind, kann bestimmten, durch solche Banden begrenzten Chromosomenabschnitten zugeordnet werden: auf den Autosomen > 2.000 locus für Erbkrankheiten, die nach den MENDEL'schen Regeln vererbt werden und etwa die gleiche Zahl für weniger definiert vererbte Leiden, auf dem X-Chromosom > 150 entsprechende locus (Stand 1990). Die Bandenfärbung macht darüber hinaus die verschiedenen Chromosomenaberrationen (☞ Kap. 1.1. und 3.2.1.4.) erkennbar und ermöglicht z.T. auch eine Erkennung monogen bedingter Leiden. Üblicherweise werden unterschieden: *G-Banden* - dunkel nach **GIEMSA**-Färbung - enthalten bevorzugt Gene, die überwiegend nur in bestimmten Entwicklungsstadien oder speziellen Geweben exprimiert werden; *R-Banden* - hell = *reversed* nach GIEMSA-Färbung - enthalten überwiegend die "housekeeping-genes", die für alle Zellen notwendige elementare Enzyme oder Strukturproteine kodieren; *C-Banden* - nach Spezialfärbung der **Centromere** - enthalten vor allem DNA-Kopien = *hochrepititive DNA*. Nomenklatur der so ermittelbaren Chromosomenaberrationen an einem Beispiel - **46,XY,del,(11,p13)**: Karyotyp mit **46** Chromosomen, davon **X** und **Y** als Geschlechtschromosomen, Chromosom **11** hat eine **Del**etion der Bande **3** in der Region **1** des kurzen Arms (**p** = kurzer Arm, q = langer Arm, cen = Centromer). In *Abb. 3.2*, Kap. 3.2.1.4. sind weitere Beispiele veranschaulicht

- Die in Chromosomen gebundene DNA kann im morphologischen Präparat auf chemischem Wege stabil in Einzelstränge zerlegt werden, so daß Gensonden oder auch markierte m-RNA-Moleküle in situ hybridisieren können → autoradiographische Auswertung analog zum SOUTHERN-blotting (☞ *Abb. 1.15*) oder fluoreszenzmikroskopisch, wenn die Gensonden mit fluoreszierenden markern versehen werden. Auf gleiche Weise können in zytologischen Ausstrichen oder Gewebeschnitten Zellkerne markiert werden, die die gesuchten Genvarianten enthalten → Nachweis von Chromosomen und Genen auch in der Interphase. Die *Fluoreszenz-in-situ-Hybridisierung* (*FISH*) bietet durch Quantifizierbarkeit der Signale und deren rechnergestützte Auswertung, sowie simultanen Einsatz verschiedener Fluorochrome und Gensonden (= *Vielfarben-FISH*) vielfältige Anwendungsmöglichkeiten. Eine besondere Anwendungsform ist die *vergleichende genomische Hybridisierung*. Da sie besonders bei der Tumordiagnostik zur Anwendung kommt, wird sie dort erklärt ☞ Kap. 3.4.6.1., "in situ-Hybridisierung"

1.3.4. Prophylaxe

1.3.4.1. Kontrolle und Ausschaltung von Mutagenen

Das in einer Population vorhandene Gleichgewicht zwischen spontanen Mutationen, ihrer Reparatur oder Elimination durch Selektionsnachteile kann vor allem durch Strahleneinwirkung und chemische Mutagene gestört werden.

Strahlenbelastung ist prinzipiell so niedrig wie möglich zu halten, da die Effekte akkumulieren können und es für Keimzellen keine exakte Toleranzdosis gibt. Die normale, durch gesetzliche Kontrollvorschriften überwachte Belastung ist als relativ gering einzuschätzen.

Schätzungen auf Populationsebene ergeben eine Verdopplung der spontanen Mutationshäufigkeit bei einer Bestrahlung mit ca. 150 rem/Jahr. Die durchschnittliche Belastung der Gonaden liegt bei 100 + 60 = 160 mrem/Jahr aus natürlichen bzw. künstlichen (im Wesentlichen medizinische Diagnostik) Quellen und liegt damit bei etwa 1/1.000 der "Verdopplungsdosis".

Mutagenitätstestung chemischer Stoffe:

Neu entwickelete Pharmaka, Zusatzstoffe zu Nahrungsmitteln u.a. müssen vor ihrer Zulassung auf mutagene und - meist gleichbedeutend - kanzerogene Wirkung getestet werden. Suchtestung mit Bakterien, die wegen ihrer hohen Teilungsrate das Ergebnis in kurzer Zeit liefern. Ökonomisch günstig ist die Verwendung bereits definiert mutierter Keime, an denen die Anzahl der *Rückmutationen* gezählt wird. Viele Substanzen werden jedoch in höheren Organismen durch *Biotransformation* erst in die eigentlich mutagenen Stoffe umgewandelt, vorwiegend im EPR der Leber (☞ Kap. 3.3.2.1. und 18.6.). Im zweiten Schritt läßt man daher vor dem Zusatz zur Bakterienkultur EPR-Membranen (aus Rattenleber) auf die Substanz einwirken (= *AMES-Test*). Der Nachteil liegt einmal in der Speziesspezifität der Biotransformation und zum anderen darin, daß mit der Isolierung der membrangebundenen Enzyme aus dem Zellverband deren Eigenschaften erheblich verändert werden können. Letzteres ist vermeidbar durch die aufwendigere "*intraanimale Kultur*": Kultivierung der Keime im Peritonealraum von Säugetieren, denen die Testsubstanz peroral verabreicht wird → Passage des "Stoffwechsels". Die Mutagenitätstestung an Säugetieren selbst hat ethische und ökonomische Grenzen. Eine wichtige Ergänzung zur Bakterientestung ist aber der Nachweis von Chromosomenmutationen in kultivierten tierischen oder menschlichen Zellen: morphologischer Nachweis von Aberrationen oder Schwesternstrangaustausch in Metaphase-Chromosomen. Die Kombination beider Methoden erlaubt die Identifizierung vieler mutagener Substanzen. Negative Ergebnisse der

Mutagenitätstestung sind aber keine absolute Garantie für die diesbezügliche Unschädlichkeit einer Substanz.

1.3.4.2. Erfassung von Gefährdungen und daraus abzuleitende Konsequenzen

Genetische Beratung beschränkt sich im wesentlichen auf Familien, für die das Vorkommen eines Defekts bekannt ist. Bei den Trägern des Defekts ist zunächst die Diagnose zu sichern, klinisch und gegebenenfalls molekulargenetisch. Kommen mehrere Erbmodus in Frage, sind die entsprechenden genetischen Anlagen zumindest bei den Eltern zu ermitteln, z.B. durch Heterozygotentestung. Aus dem Erbmodus läßt sich dann die statistische Wahrscheinlichkeit für die Geburt eines kranken Kindes berechnen.

Zusammenfassung einiger wichtiger Vererbungsprinzipien genetischer Defekte

Die *Abb. 1.20* und *1.21* sind Kreuzungsschemata, die die theoretisch möglichen Allelenkombinationen veranschaulichen sollen. Es wurde daher von der für Stammbaumdarstellungen üblichen Symbolik abgewichen.

1. Autosomale Defekte

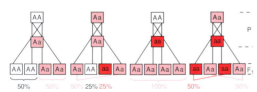

Abb. 1.20: Kreuzungsschemata für die Vererbung autosomaler Defekte bei verschiedenen Konstellationen.
A = normales Allel, a = mutiertes Allel.
weiß = gesund, rosa = heterozygoter Träger des Defekts, rot = homozygoter Träger des Defekts.
P = Eltern, F_1 = Kinder.

Bei **dominantem** Erbgang eines Defekts und vollständiger Penetranz sind homo- und heterozygote Träger krank, bei **rezessivem** Erbgang nur homozygote Träger.

Nach der HARDY-WEINBERG-Beziehung liegt in einer idealen Population ein definiertes Zahlenverhältnis zwischen Homozygoten und Heterozygoten vor: $p^2 + 2pq + q^2 = 1$.

p = Genfrequenz des normalen Allels, q = Genfrequnz des mutierten Allels, p^2 = Homozygotenfrequenz für Gesunde, q^2 = Homozygotenfrequenz für Kranke, 2pq = Heterozygotenfrequenz.

Für praktische Belange sind Vereinfachungen möglich, da bei den meisten genetischen Defekten q << p. Dann gilt für Heterozygotenfrequenz = 2q.

2. X-chromosomale Defekte

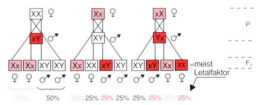

Abb. 1.21: Kreuzungsschemata für die Vererbung X-chromosomaler Defekte bei verschiedenen Konstellationen.
X = X-Chromosom mit normalem Allel, Y = Y-Chromosom, x = X-Chromosom mit mutiertem Allel.
weiß = gesund, rosa = Konduktorin, rot = krank.
P = Eltern, F_1 = Kinder.

Der Defekt manifestiert sich beim männlichen Geschlecht. Heterozygote Frauen sind auf Grund eines normalen X-Chromosoms symptomarme bis -freie Konduktorinnen. Ihre Zellen weisen ein genetisches Mosaik auf ☞ Kap. 1.4.4. Bei (seltenem) dominanten Erbgang sind auch heterozygote Frauen krank.

Relativ viele Erbkonstellationen machen im Falle einer Schwangerschaft die pränatale Diagnostik notwendig, wenn über die Konsequenz der Interruptio bei Vorliegen der Krankheit Einvernehmen herrscht. Weitere Indikationen zur pränatalen Diagnostik ☞ *Abb. 1.14*, Kap.1.3.3.

Eine andere Möglichkeit, bei der Risiken der pränatalen Diagnostik und Interruptiones vermeidbar sind, ergibt sich aus der **in vitro-Fertilisierung**. Sowohl die von Oozyten abgeteilten Polkörperchen als auch Einzelzellen aus frühen Embryonalstadien können mittels PCR auf genetische Defekte untersucht werden, so daß sich gesunde Embryonen selektieren und implantieren lassen. Obwohl die angewandten Techniken noch optimiert werden müssen und bislang nur 10-20 % der so erreichten Schwangerschaften auch ausgetragen werden, wurden bei belasteten Familien mit schwerwiegenden Defekten, z.B. bei *Mukoviszidose* auf Grund von ΔF508-Mutation (☞ Kap. 1.4.10.), mit dieser Methode bereits gesunde Kinder geboren.

Weitere prophylaktische Möglichkeiten ergeben sich aus dem Ausbau von **Screeningmethoden**, sowohl für Neugeborene (☞ Kap. 1.3.3.) → frühzeitig mögliche Behandlung, als auch auf dem Populationsniveau, als Grundlage einer gezielten genetischen Beratung.

1.3.5. Therapie

Nachfolgende Übersicht weist die Vielfalt therapeutischer Prinzipien aus. Praktisch dominierend ist die symptomatische Therapie, mit der bei wenigen Erkrankungen gute und bei der Überzahl mäßige Erfolge erzielt werden.

Eine 1985 in den USA publizierte Studie belegt für ca. 350 monogen bedingte Erkrankungen die Therapieerfolge im Sinne einer Normalisierung bezüglich Lebenserwartung, Fortpflanzungsfähigkeit und sozialer Eingliederung mit 15, 11 bzw. 6 % der Patienten.

Zur Veränderung dieser Situation können die weitere Entwicklung kausaler Therapiemöglichkeiten und vor allem der Ausbau prophylaktischer Maßnahmen beitragen.

1.3.5.1. Symptomatisch auf Substratniveau

Die Therapieprinzipien ergeben sich aus den 3 pathogenetischen Mechanismen monogener Enzymdefekte ☞ *Abb. 1.12*, Kap. 1.3.2.

- **Maßnahmen gegen den Anstau von Substrat** (S) oder -vorstufen (S') und die damit verbundene Anhäufung von Metaboliten auf Umgehungsstoffwechselwegen (U)
  - diätetische Beschränkung des nicht umsetzbaren Substrats.
    Lactosefreie Nahrung bei Galactosämie (☞ Kap. 1.4.5.), Phe-arme Ernährung bei PKU (☞ Kap. 1.4.6.)
  - Abführung von Substraten oder Umgehungsstoffwechselmetaboliten über alternative Stoffwechselwege.
    Kupferentfernung durch Penicillamin beim Morbus WILSON (☞ Kap. 18.5.3.), Cysteinentfernung durch Penicillamin bei Cystinurie (☞ Kap. 1.4.7.), Glycin- und Glutaminentfernung durch Benzoesäure und Phenylacetat bei Störungen der Harnstoffsynthese (☞ Kap. 18.4.1.) → Überführung der beiden Stickstoffträger in leicht ausscheidbare Hippursäure bzw. Phenylacetylglutamin
  - medikamentöse Hemmung der endogenen Bildung des nicht umsetzbaren Substrats.
    Hemmung der Xanthinoxidase durch Allopurinol bei Hyperurikämie → Senkung des Harnsäurespiegels (☞ Kap. 1.4.11.3.), Hemmung der Cholesterolsynthese durch HMG-CoA-Reductase-Inhibitoren bei Familiärer Hypercholesterolämie → Senkung des Plasma-Cholesterolspiegels (☞ Kap. 9.5.3., "Hemmung der Cholesterolsynthese")

- **Substitution von Produkt** (P) oder Folgeprodukten (P'), deren Bildung durch den Defekt vermindert ist.
  Glucose bei Glycogenose Typ I (☞ Kap. 1.4.3.), Glucocorticoide bei adrenogenitalem Syndrom (☞ Kap. 1.4.9.), Schilddrüsenhormon bei konnataler Hypothyreose (☞ Kap. 10.2.5.3.)

1.3.5.2. Symptomatisch auf Proteinniveau

Die aufgeführten Prinzipien treffen z.T. auch auf Nicht-Enzym-Proteine zu.

- **Aktivierung** des betroffenen Enzyms durch Megavitamindosen
  - bei primär gestörter Bindung des sich aus dem Vitamin ableitenden Coenzyms an das Enzym oder zur Steigerung noch vorhandener Restaktivität des Enzyms durch Coenzymsättigung.
    Steigerung der Cystathionin-β-Synthetaseaktivität durch Pyridoxin oder der Methylentetrahydrofolat-Reductaseaktivität durch Folsäure bei Homocystinurie bzw. Hyperhomocysteinämie (☞ Kap. 9.4.3.1.), Steigerung der Alanin-Glyoxylsäure-Aminotransferaseaktivität bei Hyperoxalurie durch Pyridoxin (☞ Kap. 14.6., "primäre Hyperoxalurie")
  - bei primär gestörter Resorption oder Verwertung des Vitamins und damit verbundenem Mangel an Coenzymen für bestimmte Enzyme (die nicht selbst defekt sind).
    Biotingabe bei Defizienz der Biotinidase, einem Enzym, das Biotin von biotinylierten Proteinen abspaltet (Wiederverwertung)

- **Induktion** von Enzymen durch Pharmaka - vorwiegend bei solchen des Biotransformationssystems.
  Induktion der Glucuronyltransferase durch Phenobarbital bei neonataler Hyperbilirubinämie (☞ Kap. 2.5.)

- **Substitution** von Proteinen durch **direkte** Applikation ist wegen ungesteuerter und eingeschränkter Verteilung (intrazellulärer Wirkort wird nicht erreicht), raschem Abbau durch proteolytische Enzyme des Plasma und RES sowie immunologischen Reaktionen auf wenige Erkrankungen beschränkt
  - perorale Gabe von Verdauungsenzymen, z.B. zur Linderung der Folgen mangelnder exokri-

ner Sekretion des Pankreas bei Mukoviszidose (☞ Kap. 1.4.10.)
- parenterale Applikation von Proteinen, die aus menschlichem Material isoliert oder gentechnologisch produziert wurden und die im Blut fehlen oder klein genug sind, die Gefäßwand zu passieren.
Faktor VIII bei Hämophilie A (☞ Kap. 8.1.1.1.), α_1-Proteinaseinhibitor bei gleichnamigem Mangel (☞ Kap. 1.4.1.), STH bei Nanosomie (☞ Kap. 10.2.2.2.), β-Glucosidase beim Morbus GAUCHER (☞ Kap. 1.4.13.2.)

- Für **indirekte Substitutionen**, durch die die o.g. Mechanismen umgangen werden, gibt es verschiedene Ansätze (Einschluß von Enzymen in *Liposomen*, Mikrokapseln oder Erythrozytenmembranen), die über das experimentelle Stadium und wenige Einzelerfolge noch nicht hinausgegangen sind. Zu letzterem - und vom Prinzip her ausbaufähig - zählt die erfolgreiche Behandlung der angeborenen kombinierten Immundefizienz (☞ Kap. 1.4.11.1.) durch Injektion von Adenosindesaminase, die in Polyethylenglycol eingeschlossen ist → Schutz vor Abbau und immunologischen Reaktionen bei Gewährleistung der Permeabilität für Substrate und Produkte des Enzyms. Die Anwendung solcher Methoden ist auf Defekte von Enzymen eingeschränkt, deren Substrate und Produkte sich zwischen intra- und extrazellulärem Raum verteilen

1.3.5.3. Zell-, Gewebs- und Organtransplantation

Diese Therapieform liegt zwischen Proteinsubstitution und kausaler genetischer Reparatur.

- **Fibroblastentransplantation** bei Erkrankungen durch Defekte im Abbau von Mucopolysacchariden (☞ Kap. 1.4.13.1.). Die transplantierten Fibroblasten versorgen das Gewebe mit den notwendigen Enzymen, die eine Korrektur des gestörten Abbaus ermöglichen
- **Nierentransplantation** bewahrt Patienten mit Cystinose (☞ Kap. 1.4.7.) oder Morbus FABRY (☞ Kap. 1.4.13.2.) zumindest vor dem Nierenversagen
- **Lebertransplantation** führt zu beträchtlicher Besserung bei Glycogenosen Typ I und IV (☞ Kap. 1.4.3.), homozygoter Form der Familiären Hypercholesterolämie (☞ Kap. 9.2.3.1.), schwerem α_1-Proteinaseinhibitor-Mangel (☞ Kap. 1.4.1.), Morbus WILSON (☞ Kap. 18.5.3.), familiären Amyloidosen (☞ Kap. 18.5.6.).
Liegt das Ziel der Transplantation überwiegend im Ersatz eines defizienten Proteins, ist in Zukunft die (weit weniger invasive) **Applikation von Hepatozyten**, z.B. intraperitoneal, zu bevorzugen. Die ausgewählten histokompatiblen Zellen können außerdem eingefroren über lange Zeiträume aufbewahrt werden. Aus Lebern von Patienten isolierte Hepatozyten sind auch zur Genübertragung in vitro geeignet (☞ Ende des nachf. Kap.)

- **Knochenmarktransplantation** ist indiziert bei Defekten in hämopoetischen Stammzellen, z.B. bei schwerer Sichelzellanämie und β-Thalassämie (☞ Kap. 1.4.2.).
Sie wird **umfassendere Bedeutung** erlangen, weil die verschiedenen hämopoetischen Stammzellen ein breites metabolisches Spektrum haben, die ausgereiften Zellen mit normaler Enzymausstattung über das Blut in alle Organe gelangen, dort zur Entfernung angestauter Substrate oder toxischer Metabolite beitragen und defekte Zellen des RES ersetzen. Dafür sprechen Erfolge bei angeborener kombinierter Immundefizienz (☞ Kap. 1.4.11.1.), lysosomalen Speicherkrankheiten (☞ Kap. 1.4.13.), WISKOTT-ALDRICH-Erkrankung und Osteopetrose. Darüber hinaus sind Zellen des Knochenmarks Zielzellen für die kausale genetische Reparatur (☞ nachf. Kap.).

Zur Attraktivität der Knochenmarktransplantation trägt bei, daß es genügt, die Zellen intravenös zu applizieren. Die Stammzellen finden ihren Weg in das Knochenmark, adhärieren dort und proliferieren. Das Phänomen kommt durch "homing molecules" auf der Oberfläche der Stammzellen zustande. Zu ihnen gehört ein *C-Typ-Lectin*, das an Glycoproteine der Knochenmark-Stromazellen über spezifische Zuckerreste bindet. Mit zunehmender Differenzierung der Stammzellen wird das Lectin nicht mehr exprimiert → Freisetzung der Zellen in die Blutbahn

1.3.5.4. Kausal durch genetische Reparatur

1972 gelang MERRIN und Mitarbeitern mit der Übertragung des Gal-1-P-Uridyltransferase-Gens auf Fibroblasten eines Galactosämiepatienten die erste gentechnologische Korrektur menschlicher

Zellen, und 1990 fand in den USA mit der Einschleusung des Adenosindesaminase-Gens in Leukozyten einer Patientin mit angeborener kombinierter Immundefizienz durch BLAESE, ANDERSON und Mitarbeiter der erste genehmigte klinische Versuch einer Gentherapie beim Menschen statt. Inzwischen sind > 100 klinische Versuche bekannt, allerdings nicht nur zur Therapie genetischer Defekte, sondern auch zur Behandlung von Tumoren (☞ Kap. 3.6.11.) und pathologischer Gefäßveränderungen (☞ Kap. 8.4.3.1., 9.5.3. und 9.6., "Trends:"). Vielfach sind die Erfolge noch unbefriedigend, überwiegend durch nur kurzzeitige Wirksamkeit der übertragenen Gene oder durch immunologische Reaktionen gegenüber den verwendeten Vektoren (s.u.).

Alle gentherapeutischen Bemühungen werden unter folgenden **Prämissen** durchgeführt:

- **keine Genübertragung auf Keimzellen**, etwa auf befruchtete Eizellen oder in frühe embryonale Stadien, aus methodischen Gründen - Austausch des defekten durch das gesunde Gen am richtigen Platz unter Erhaltung der normalen Steuermechanismen der Genexpression und ohne Beeinträchtigung anderer Gene ist nicht zu sichern - und aus ethischen Gründen, die sich z.T. aus den methodischen ergeben - die in ihrer Wirkung nicht sicher absehbaren genetischen Veränderungen würden an die nachfolgenden Generationen weitergegeben. Damit erfolgt eine **Beschränkung auf Somazelltherapie**, die nur den betroffenen Patienten betrifft, mit Risiken, die nicht größer sind, als etwa die der Organtransplantation

- überwiegende Orientierung auf **monogene Defekte oder Fehlfunktionen**, für die intakte Gene verfügbar und einschleusbar sind und die leichter korrigierbar sind als polygen verursachte Erkrankungen oder Chromosomenaberrationen

- Der Austausch des defekten Gens durch das eingeschleuste normale an der entsprechenden Stelle des Genoms ist methodisch noch nicht gesichert. Bis dahin werden **Genadditionen** durchgeführt, d.h. durch ein zusätzliches normales Gen wird das entsprechende Protein beigesteuert. Damit erstreckt sich die Therapie auf (die meisten) Defekte, deren Pathomechanismus in einer unzureichenden Funktion besteht,

und bei denen die nach der Addition weiterbestehende Produktion des unzureichenden Proteins irrelevant ist. Das ist anders bei Defekten, die zu Produkten mit schädigender Wirkung führen, z.B. dem HbS bei der Sichelzellanämie (☞ Kap. 1.4.2.1.)

- Obwohl alle Zellen des Patienten das defekte Gen aufweisen, können und müssen nicht alle repariert werden → **Auswahl von Zellen zur Reparatur**, in denen das Gen exprimiert wird und bei denen eine Korrektur die größtmöglichsten Rückwirkungen auf den Gesamtorganismus hat

- in situ-Reparatur der ausgesuchten Zellen im Organismus durch zielfindende Trägermoleküle ist bislang nur in bescheidenem Umfang möglich → überwiegend daher **Entnahme** von Zellen, Einschleusung des intakten Gens **und Reimplantation**

Methodische Prinzipien

Voraussetzung ist, daß das **normale Gen** bekannt ist und **isoliert** wurde, mit gentechnologischen Methoden, auf die in Kap. 1.5.1. näher eingegangen ist.

Für die **Übertragung** in die Zielzellen sind anfangs physikalische Methoden verwendet worden: Zusatz geladener Verbindungen, wie Calciumphosphat, die die Membranen durchgängig machen, sowie Elektroporation oder Mikroinjektion. Ihre Effektivität ist sehr gering. Eine noch praktizierte Kombination aus physikalischen und biologischen Methoden sind Liposomen, in die Plasmide mit dem zu übertragenden Gen eingeschlossen sind (☞ Kap. 1.5.1.). Da sie keine Proteine enthalten, sind sie nicht immunogen, aber ihre Effektivität ist ebenfalls sehr niedrig, da die Masse der von den Zellen übernommenen Komplexe endosomal abgebaut wird.

Am besten geeignet sind **Retroviren als Vektoren**: Sie können relativ viel fremdes genetisches Material aufnehmen (bis zu 10 kB), und auf vielen Zellarten finden sich Rezeptoren, über die die Viren eindringen können. Wie in *Abb. 3.11*, Kap. 3.3.3.2. gezeigt, setzen sie ihr in RNA verschlüsseltes Genom über *reverse Transcriptase* in DNA um, die dann in das Wirtsgenom integriert wird = *Provirus*. Nachteile: a) Das zu übertragende Gen müßte in RNA übersetzt und in das Virusgenom eingebracht werden und b) die infizierten Empfängerzellen produzieren Viren, die sich im Körper ausbreiten könnten. Obwohl die ausgewählten Viren nicht pathogen sind und keine Onkogene enthalten, ist doch nicht sicher auszuschließen, daß sie durch Aktivierung zellulärer Onkogene zur Tumortransformation beitragen könnten (☞ *Abb. 3.13*, Kap. 3.3.3.2.).

Beide Nachteile werden durch das in *Abb. 1.22* veranschaulichte Prinzip überwunden, bei dem die zu verpflanzende DNA als Provirus einer "Verpackungszelle" übergeben wird, von der aus sie über nicht vermehrungsfähig gemachte **Helfer-Retroviren** in die Empfängerzellen übertragen wird.

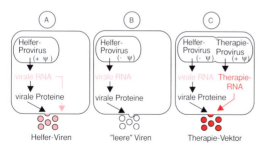

Abb. 1.22: Konstruktion einer "Verpackungszelle" zur Produktion sicherer retroviraler Therapie-Vektoren.
ψ = Region im Virusgenom, die für die Verpackung der in der Zelle gebildeten Virus-RNA in das Viruspartikel notwendig ist.
A: Helfer-Retrovirus-infizierte Zelle, die virale RNA und Proteine macht und infektiöse, vermehrungsfähige Helfer-Viren produziert.
B: Wie A, nur kann die synthetisierte RNA nicht in die Viruspartikel verpackt werden (fehlende ψ-Region). Es werden infektiöse, aber nicht vermehrungsfähige Viren gebildet.
C: Aus einem Retro-Provirus werden die Gene für virale Proteine entfernt und durch das therapeutische Gen ersetzt → Therapie-Provirus, das in die DNA der Zelle verbracht wird. Die Zelle macht daraus Therapie-RNA und verpackt sie (das Therapie-Provirus hat die ψ-Region) in die Helfer-Virus-Partikel. Es werden infektiöse, aber nicht vermehrungsfähige Therapie-Vektoren gebildet.

In der Empfängerzelle wird die Therapie-RNA mit Hilfe von Enzymen des Helfer-Virus in DNA umgeschrieben und **in die zelluläre DNA integriert**. Diese Enzyme werden später abgebaut. Es bleiben das neue Gen und Nucleotidsequenzen des Therapie-Provirus, die die Expression dieses Gens erleichtern. Der Einbau in das Wirtsgenom erfolgt allerdings nur in proliferierenden Zellen.
Adenoviren als Vektoren werden über spezifische Rezeptoren sowohl von ruhenden als auch proliferierenden Zellen aufgenommen (überwiegend von Epithelzellen). Ihr Nachteil ist, daß das übertragene Gen **nicht stabil in das Wirtsgenom eingebaut** wird → nur temporäre Effekte.
Ein anderer Weg ist die Einschleusung proteinverpackter DNA über geeignete **zelluläre Rezeptoren** (= *receptor targeting*), die mit den gebundenen Partikeln internalisiert werden. Auch hier erfolgt **kein stabiler Einbau**

und darüberhinaus wird ein erheblicher Teil des internalisierten Materials in den Lysosomen zerstört.

Sind die Gene auf diese Weise übernommen, werden sie in den Empfängerzellen **konstitutiv exprimiert**. Die Produktion der Genprodukte kann nicht bedarfsgerecht reguliert werden. Für einige Erkrankungen, wie Hämophilien (☞ Kap. 8.1.1.) ist das unkritisch, nicht aber, wenn z.B. Peptidhormone entsprechend den metabolischen Signalen produziert werden müssen. Die angestrebte Lösung für diese Fälle besteht in der Kopplung und Mitübertragung von Regulatorgenen aus Mikroorganismen (Hefen, Bakterien), die so adaptiert sind, daß sie in menschlichen Zellen funktionieren. Sie induzieren auf entsprechende Signale hin nur die Transkription des eingebauten Gens, ohne Einfluß auf die primär vorhandenen Gene der Wirtszelle nehmen zu können.

Zur Reparatur verwendete oder vorgesehene **Zielzellen** und damit therapierbare *monogene Defekte*; da auch *erworbene Erkrankungen* Zielpunkte der Gentherapie sind, werden sie mit erwähnt:

- Auf die therapeutische Potenz von **Knochenmarkzellen** wurde bereits bei der Transplantation hingewiesen (☞ Kap. 1.3.5.3.). Es liegt nahe, in hämopoetische Stammzellen Gene einzuführen, die die daraus entstehenden peripheren Zellen normalisieren - *angeborene kombinierte Immundefizienz* (☞ Kap. 1.4.11.1.), *β-Thalassämien* (☞ Kap. 1.4.2.2.), *chronische Granulomatose* (autosomale Form, s. Kap. 5.2.4.5.), *FANCONI-Anämie* (☞ Kap. 1.1.4.) *Morbus GAUCHER* (☞ Kap. 1.4.13.2.). Problem ist die Identifizierung dieser Stammzellen und im Falle der β-Thalassämien die genaue Steuerung der β-Globinproduktion (s.o.), die der von α-Globin entsprechen muß, weil Überschuß an einer der beiden Ketten zellschädigend wirkt. Für die anderen genannten Erkrankungen ist die Gentherapie in klinischer Erprobung

- Die Korrektur von **T-Zellen** als Alternative zu der von Knochenmarkzellen ist zur Behandlung der *angeborenen kombinierten Immundefizienz* bereits beschritten worden. Die T-Zellen werden transfundiert, und entsprechend ihrer Halbwertszeit muß die Behandlung wiederholt werden. Im klinischen Versuch ist auch die Korrektur von Lymphozyten beim *Morbus HUNTER* (☞ Kap. 1.4.13.1.)

- Korrektur und Expression von Genen in **Fibroblasten** oder anderen Zellen der Haut hätte nicht primär den Zweck, diese Zellen zu reparieren, sondern sie als Produzenten für Proteine zu nutzen, die im oder über das Blut zur Wirkung kommen. Verglichen mit den Zellen, die diese Proteine normalerweise synthetisieren, sind Fibroblasten leichter gewinnbar, lassen sich in Kultur vermehren, sind einfach implantierbar und nötigenfalls wieder entfernbar. Gute Aussichten bestehen für die Behandlung der **Hämophilie A** oder **B** (☞ Kap. 8.1.1.).

Im Experimentierstadium befinden sich weitere Projekte, wie die Verpflanzung von Genen für Peptidhormone in Fibroblasten, etwa zur Behandlung der **Nanosomie** (☞ Kap. 10.2.2.2.), oder die Implantation gentechnologisch veränderter Fibroblasten in das Hirn, wo sie Stoffe produzieren, die bei anderen Therapieformen die Blut-Hirn-Schranke nicht passieren würden - neuronale Wachstumsfaktoren oder konstitutive Acetylcholinfreisetzung bei **Morbus ALZHEIMER** (☞ Kap. 20.9., "Trends"), Tyrosinhydroxylase beim **Morbus PARKINSON** (☞ Kap. 20.5.4.2., "Trends")

- **Myoblasten** sind ebenfalls leicht isolierbar, nehmen Gene über Retroviren oder durch direkte Injektion von Plasmid-DNA auf, exprimieren sie und führen sogar posttranslationale Modifikationen aus (z.B. γ-Carboxylierung von Gerinnungsfaktoren). Nach Injektion dieser Myoblasten in quergestreifte Muskulatur fusionieren sie mit den Muskelfasern und sind an die Blutzirkulation angeschlossen → Produktion von Peptidhormonen, Gerinnungsfaktoren, Wachstumsfaktoren, Apolipoproteinen u.a. Analog wie mit Fibroblasten sind so auch erworbene Erkrankungen, wie verschiedene *Endokrinopathien*, *Atherosklerose* und *ischämische Herzkrankheit* (z.B. Applikation von Myoblasten in die Herzmuskulatur, die Wachstumsfaktoren für Gefäße produzieren → Förderung der Kollateralenbildung) therapeutische Zielpunkte. Die für Fibroblasten genannten *zerebralen Erkrankungen* kommen ebenfalls in Frage.
Durch Injektion von Myoblasten in die Skelettmuskulatur wurde bereits die Korrektur der *Muskeldystrophie vom Typ DUCHENNE* versucht (☞ Kap. 20.5.1.3.).

- Mit **Hepatozyten** sind klinische Versuche zur Behandlung der *Familiären Hypercholesterolämie* (☞ Kap. 9.2.3.1.) durchgeführt worden: In vitro-Transfer des Gens für den normalen LDL-Rezeptor in isolierte Hepatozyten und Rückinfusion führte zur Senkung des Cholesterolspiegels im Plasma

- Zur Behandlung der *Mukoviszidose* (☞ Kap. 1.4.10., "Trends:") wird versucht, Retro- oder Adenoviren mit dem intakten Gen über Aerosol in das **Atemwegsepithel**, einer lebensbegrenzenden Prädilektionsstelle der Erkrankung, zu bringen

- **Endothelzellen** sind geeignete Zielzellen zur Reparatur von *Defekten mit hämostaseologischer Auswirkung*. Sie können über Ballonkatheter gezielt in begrenzten Gefäßabschnitten erreicht werden. Ihre genetische Manipulation wird aber vor allem zur Therapie *erworbener Gefäßerkrankungen* versucht - ☞ Kap. 9.6., "lokalen Prävention und Therapie"

Gentherapie maligner Tumoren - ☞ Kap. 3.6.11.

1.4. Beispiele genetischer Defekte

Die Mehrzahl der in diesem Buch betrachteten genetischen Defekte ist den verschiedenen Spezialkapiteln zugeordnet und wird dort gemeinsam mit erworbenen Störungen besprochen. Ausgenommen sind die nachfolgend ausführlicher behandelten Beispiele von Einzelerkrankungen oder Krankheitsgruppen, die im wesentlichen nach zwei Gesichtspunkten ausgewählt sind:

- verschiedene, gut aufgeklärte pathogenetische Mechanismen, aus denen sich Krankheitssymptome, diagnostische und therapeutische Zugänge ableiten lassen und deren exemplarische Besprechung für das Verständnis analoger Erkrankungen nützlich sein könnte

- häufige Defekte, die wegen übergreifender Symptomatik den speziellen Kapiteln schwierig zuzuordnen sind und deren Früherkennung und Therapie von erheblicher sozialer und gesundheitspolitischer Bedeutung sind

Gliederung nach 3 Schwerpunkten, die durch ■ gekennzeichnet sind:

- ■ Art des molekularen Defekts, Erbgang und Häufigkeit
- ■ Pathogenetische Mechanismen
- ■ Symptomatik, labordiagnostische und therapeutische Prinzipien

1.4.1. α_1-Proteinaseinhibitor-Mangel

-Beispiel für die quantitative Abstufung polymorpher Formen von gesund nach krank-

α_1-*Proteinaseinhibitor* = $\alpha_1 PI$ = α_1-*Antitrypsin* gehört zu den Akute-Phase-Proteinen (☞ *Tab. 5.3*, Kap. 5.2.3.1.) und ist wichtigster Inhibitor der aus phagozytierenden Zellen freigesetzten lysosomalen Proteinasen, vor allem der *Elastase* (☞ *Abb. 7.4*, Kap. 7.3.1.3.). Überwiegend von Hepatozyten in einer Rate von ca. 40 mg/kg Körpergewicht/die synthetisiertes Glycoprotein (52 kDa), das im Serum der α_1-Globulinfraktion angehört (ca. 80 %), in Gewebe diffundiert, Elastase im 1+1-Komplex bindet und vollständig hemmt → **gewebeständige Proteinaseinhibition**.

■ **Art des molekularen Defekts, Erbgang und Häufigkeit**

Genlokalisation: 14q32.1 (Chromosom 14, langer Arm, Region 3, Bande 2.1). **Ausgeprägter Polymorphismus** mit > 75 verschiedenen Allelen (A-Z u.a. Bezeichnungen), die **autosomal-codominant** vererbt werden. Die wichtigsten Allele sind **M** (mit einigen Subtypen), **S** und **Z**.

Die exakte Bezeichnung der Allele ist PI*M usw. Für heterozygotes Vorliegen von M und S stünde PI*M/PI*S. In diesem Kapitel wird vereinfacht M bzw. MS geschrieben.

Die daraus resultierenden α_1-PI-Phänotypen sind im Serum differenzierbar und unterscheiden sich in der Gesamtkonzentration (*Abb. 1.23*).

In Europa sind ca. 90 % der Bevölkerung homozygote Träger des M-Allels. Sie haben eine normale α_1PI-Konzentration von 2,5 (1,9-3,5) g/l Serum. Relativer Mangel ist möglich bei homo- und heterozygotem Auftreten von "Mangelallelen": I, M_{malton}, P, S, Z; absoluter Mangel bei komplettem Fehlen (Typ Null). Die häufigsten Mangelallele sind S und Z (je etwa 2 % der Bevölkerung, mit erheblichen regionalen und rassischen Differenzen). Beide gehen auf Punktmutationen zurück:

S = **G**AA→**GT**A = Glu→Val in Position 264
Z = **G**AG→**A**AG = Glu→Lys in Position 342

Kritische α_1PI-Konzentration im Serum, unterhalb der erhöhtes Krankheitsrisiko (Emphysem, s.u.) besteht = **35 % der Norm → ZZ-Träger stellen das Gros der Erkrankten**, gefolgt von SZ Trägern (☞ *Abb. 1.23*).

■ **Pathogenetische Mechanismen**

Grundmechanismus ist eine **Störung des Proteinase/Proteinaseinhibitor-Gleichgewichts** zugunsten ersterer (☞ Kap. 7.3.1.3.). Der Glu→Lys-Austausch im α_1PI des Z-Allels führt zum Verlust einer stabilisierenden Salzbindung im Molekül → Tendenz zur Aggregation des Proteins → verminderte Sekretion durch die Leber → Mangel im Plasma. Verstärkung durch Entzündungszellen, die bei ihrer Aktivierung neben lysosomalen Proteinasen auch reaktionsfreudige Radikale, wie $\dot{O}_2^-$ und $\dot{O}H$ sowie H_2O_2 und Myeloperoxidase freisetzen (☞ Kap. 5.2.4.3.), die α_1PI durch Oxidation ei-

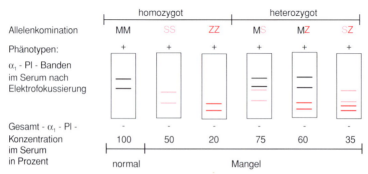

Abb. 1.23: Phänotypische Differenzierung verschiedener Kombinationen der Allele M, S und Z für α_1PI durch Elektrofokussierung, wobei die Darstellung auf die beiden stärksten Banden beschränkt ist. Zugeordnet sind die durchschnittlichen α_1PI-Spiegel im Serum.

nes Methioninrestes im aktiven Zentrum zu Methioninsulfoxid inaktivieren.

Prädilektionsstellen:

- **Lunge:** Relatives Überwiegen von Elastase (vorwiegend aus neutrophilen Granulozyten) über α_1PI → Elastinabbau im Alveolarsystem → **Emphysem** (☞ Kap. 17.1.2., "Lungenemphysem"). Rauchen verstärkt durch erhöhte oxidative Inaktivierung des α_1-PI und durch Akkumulation von neutrophilen Granulozyten und Makrophagen und deren erhöhten Umsatz
- **Leber:** Relatives Überwiegen verschiedener Proteinasen → Hepatozytenschädigung, Entzündungen, z.T. mit verstärkter Bindegewebsbildung, intrahepatische Cholestase. Bei Z-Allel-Trägern Anstau des schwerer transportierbaren Inhibitorproteins in der Zelle → Nachweis sog. *Z-Globuli* in periportalen Hepatozyten ab 4. Lebensmonat

■ **Symptomatik, labordiagnostische und therapeutische Prinzipien**

Bei 10-20 % der ZZ-Träger tritt eine *neonatale Hepatitis* auf, mit Zunahme der Aminotransferasen-Aktivitäten im Serum und Hyperbilirubinämie, die im Unterschied zu anderen Ursachen neonataler Hyperbilirubinämien (☞ Kap. 2.5.) konjugiertes Bilirubin betrifft. Bei etwa 15 % dieser Neugeborenen Entwicklung frühkindlicher Zirrhose mit schlechter Prognose. Im Erwachsenenalter ist der α_1PI-Mangel verstärkender Faktor für das Entstehen von Virushepatitis, alkoholinduzierter Zirrhose und primärem Leberzellkarzinom.

Für die meisten ZZ-Träger ist die im frühen Erwachsenenalter beginnende Entwicklung eines (überwiegend in basalen Lungenregionen lokalisierten) Emphysems mit begleitenden chronisch-obstruktiven Lungenerkrankungen und Ausbildung eines Cor pulmonale lebensbegrenzend (☞ *Abb. 1.24*).

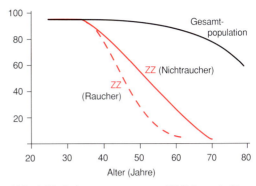

Abb. 1.24: Lebenserwartung von ZZ-Trägern im Vergleich zur Gesamtpopulation, wobei die unterschiedlichen Verläufe wichtiger sind als die konkreten Zahlen, die je nach Quelle stark variieren.

Bei Auftreten eindeutiger klinischer Zeichen sind die Funktionsparameter für obstruktive Ventilationsstörungen (☞ Kap. 7.4.2.1.) bereits drastisch verändert: R_t (= **t**otale **R**esistance) meist > 0,5 kPa/l x s und FEV_1 (**f**orciertes **e**xpiratorisches **V**olumen in **1** s) = 30-60 % der Norm, mit einem Abfall von >100 ml/Jahr.

Labordiagnostik: elektrophoretische α_1-Globulinbestimmung, direkte immunologische oder amidolytische (= Trypsinbindungskapazität) α_1PI-Messung, Phänotypisierung durch isoelektrische Fokussierung (☞ *Abb. 1.23*).

Pränatale Diagnostik: Zur Klärung der Z-Allel-Konstellation (wenn es z.B. bei beiden Eltern vorkommt) sind Gensonden aus synthetischen Oligonucleotiden (☞ Kap. 1.3.3., "synthetische Oligonucleotide als Gensonden") am besten geeignet (☞ *Abb. 1.25*) → Sicherung oder Ausschluß der Kombination ZZ.

Andere allelische Kombinationen können durch RFLP-Analyse - meist indirekt über marker - analysiert werden. Zunehmend ist auch die PCR (☞ Kap. 1.3.3.) einsetzbar, da viele Allele kloniert und sequenziert sind → Vorteil geringer Zellmengen. Screening auf Populationsebene oder bei Neugeborenen möglich, z.B. durch α_1-Globulinbestimmung.

Therapie: Lebertransplantation bei frühkindlicher Zirrhose. Zur Prävention und Therapie des Emphysems außer den bei dieser Erkrankung üblichen Maßnahmen Substitutionstherapie mit α_1PI-

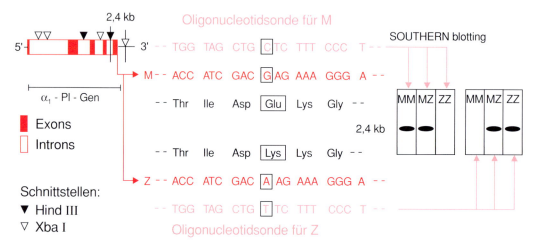

Abb. 1.25: Anwendung von 2 markierten synthetischen Oligonucleotidsonden aus je 19 Basen zur Klärung der M- und Z-Allel-Konstellation mittels SOUTHERN-blotting (☞ Kap. 1.3.3.). Durch Verwendung von 2 verschiedenen Restriktionsenzymen (Hind III und Xba I) entsteht ein kleines Fragment (2,4 kb), in dem das Exon mit der für Z verantwortlichen Punktmutation enthalten ist. Da Oligonucleotidsonden nur bei vollständiger Übereinstimmung hybridisieren, können die Genotypen exakt bestimmt werden.

Konzentraten aus Serum. Trend: gentechnologisch erzeugter α_1PI sowie "maßgeschneiderte" Proteinaseinhibitoren, z.B. Ersatz von Met durch Val im aktiven Zentrum → Resistenz gegen Oxidation. Bei ZZ-Trägern können synthetische anabole Steroide (z.B. 17-Ethinyl-Testosteron) den Transport von α_1PI aus der Leber fördern.

1.4.2. Hämoglobinopathien

Als Gruppe betrachtet und auf Weltpopulation bezogen, **häufigste monogen bedingte Störungen** - WHO-Schätzung: ca. 5 % der Weltbevölkerung sind Träger erblicher pathologischer Hb-Varianten, und etwa 300.000 schwer betroffene homozygote Defektträger werden jährlich geboren. Einwanderungen aus Gebieten mit hoher Prävalenz lassen diese Erkrankungen auch in Mitteleuropa zunehmend relevant werden, weshalb die beiden häufigsten Krankheitstypen hier behandelt werden.

Genlokalisation: α-Globincluster = 16p13.1, β-Globincluster = 11p14.

Alle 4 Ketten des Hb (α, β, γ, δ) können betroffen sein von:

- Strukturanomalien (> 400 Varianten)
  - mit Veränderung einer Aminosäure durch strukturelle Genmutation (☞ Kap. 1.1.1.) - am häufigsten
  - als Kettenverlängerung durch strukturelle oder numerische Genmutation, wenn dadurch ein Stop-Codon in ein Aminosäure-determinierendes Triplett umgewandelt wird
  - als Kettenverkürzung infolge Deletion eines oder mehrerer Tripletts oder durch nonsense-Mutation (☞ Kap. 1.1.1.)
  - als Kettenhybridisierung (Fusion von Teilen verschiedener Ketten in einem Globinmolekül) als Folge eines nicht-homologen crossing over während der Meiose
- fehlender oder reduzierter Synthese = *Thalassämien*

Darüberhinaus kann die Umschaltung der Synthese von HbF zu HbA$_1$ defekt sein → persistierende Bildung von fetalem Hämoglobin - ohne wesentliche klinische Relevanz.

1.4.2.1. Sichelzellanämie

■ **Art des molekularen Defekts, Erbgang und Häufigkeit**

Punktmutation infolge Transversion von Thymin zu Adenin: CTT→CAT = Glu→Val in Position 6 der β-Kette = **HbS** = $\alpha_2\beta_2 6\ Val$; autosomal rezessiv.

Schreibweise für den Genotyp bei homozygotem Vorliegen des mutierten Allels: $\alpha\alpha/\alpha\alpha\ \beta^S\beta^S$ (doppelte Anlage des α-Globingens).

Häufig in früheren Malariagebieten (höchste Konzentration in Westafrika) infolge *Heterosis*.

Der Begriff bezeichnet einen Selektionsvorteil für heterozygote Träger einer Genvariante. Im Zusammenhang mit Malaria trifft dies außer auf die Sichelzellanämie auch auf die Glc-6-P-Dehydrogenase-Defizienz (☞ Kap. 1.4.4.) zu. Beide führen über verminderte Erythrozytenstabilität zur hämolytischen Anämie (Nachteil) jedoch auch zu erhöter Resistenz gegenüber Malariaerregern (Vorteil). In Malariagebieten erlagen homozygote "Gesunde" mehr der Malaria und homozygote Defektträger hämolytischen Krisen, so daß die Heterozygotenfrequenz dort um Größenordnungen höher ist, als in malariafreien Regionen. In Nigeria sind z.B. ca. 25 % der Neugeborenen heterozygote HbS-Träger, und erst etwa 50 Generationen nach Beseitigung der Malaria wird eine Normalisierung der Heterozygotenfrequenz vorliegen.

Relativ häufig ist die Sichelzellanämie mit α-Thalassämie kombiniert.

■ Pathogenetische Mechanismen

Der Austausch Glu→Val bedeutet den Verlust freier Carboxylgruppen mit den Folgen:

- Erhöhung des isoelektrischen Punktes des Hb in Richtung des zellulären *p*H-Wertes → verringerte Löslichkeit
- Bei O_2-Abgabe erscheinen hydrophobe Bezirke an der Moleküloberfläche → Interaktion mit Val → Polymerisation von Hb-Molekülen

Beide Folgen führen bei Desoxygenierung des Hb, *p*H- und Temperatursenkung zur **Ausbildung von unlöslichen Hb-Fasern**, die über noch unzureichend geklärte Mechanismen zur **Sichelung** der Erythrozyten führen ☞ Abb. 1.26. Der mit der Faserbildung verbundene Übergang vom Sol- zum Gelzustand (mit der Konsequenz der Sichelung) hat eine lag-Phase, die in der gleichen Größenordnung liegt, wie die Passagezeit von Erythrozyten in der Mikrozirkulation. Geringfügige Verringerung der Hb-Konzentration im Erythrozyten führt zu beträchtlicher Verlängerung der lag-Phase.

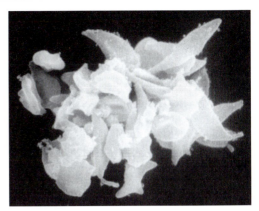

Abb. 1.26: Scanningelektronenmikroskopische Aufnahme (x1.380) einer Blutprobe eines Patienten mit Sichelzellanämie bei akuten Beschwerden (freundlicherweise überlassen von D.C. DOLL, Columbia).

Verminderte Deformierbarkeit der Erythrozyten und gesteigerte Adhäsion an Endothelzellen → **Passagehemmung in Kapillaren**. Alternierende Polymerisation und Depolymerisation des Hb und damit verbundener Formwechsel führt über verschiedene Mechanismen (Umorientierung von Phospholipiden, gesteigerte Lipidperoxidation - ☞ Kap. 4.1.3.1.) zur Membrandestabilisierung und gesteigerter Phagozytose der Erythrozyten durch Makrophagen → **Hämolyseneigung und verkürzte Lebensdauer**.

■ Symptomatik, labordiagnostische und therapeutische Prinzipien

Homozygote haben eine chronische **hämolytische Anämie** mit gelegentlichen akuten Krisen, die mit erheblichen Schmerzen einhergehen und lebensbedrohlich sind, wenn größere Blutmengen in der Milz sequestriert werden (verbunden mit akuter Splenomegalie). Erythropoesehemmung (Virusinfekte, Medikamente) kann lebensbedrohliche Verstärkung der Anämie verursachen. Störungen der Mikrozirkulation durch Kapillarverstopfung verursachen **Organschäden**. Häufig betroffen sind Nieren (verminderte Markdurchblutung, wo in den vasa recta eine osmotisch bedingte Hb-Konzentrierung erfolgt), Knochen (Femurkopfnekrosen), Haut im Unterschenkelbereich (Ulzerationen, Stase des Blutes verlängert die Kontaktzeit → Förderung der Sichelung) und Hirn (neurologische Ausfälle).

Bei Heterozygoten nur wenig Erscheinungen wegen des noch vorhandenen *HbA$_1$* ($\alpha_2\beta_2$) und Teilkompensation durch Produktion von Hb ohne β-Ketten: *HbA₂* ($\alpha_2\delta_2$), *HbF* ($\alpha_2\gamma_2$). Die Anwesenheit von HbF hemmt außerdem die Polymerisation und Aggregation von HbS → Wiedereröffnung der HbF-Synthese als Therapiemaßnahme.

Heterozygotentestung und pränatale Diagnostik mit molekulargenetischen Methoden - ☞ *Abb. 1.17* , Kap. 1.3.3.; weitere Möglichkeit mittels PCR (☞ Kap. 1.3.3.). **Screening** auf HbS im Nabelschnurblut über monoklonale Antikörper mittels ELISA.

Die **Therapie** ist überwiegend ausgerichtet auf Bekämpfung von Hypoxie, Azidose, Dehydratation (die die Sichelung fördern) und Infekten (die zur Erythropoesehemmung führen können). Bluttransfusion bei akuten Krisen. In schweren Fällen Knochenmarktransplantation. Erste erfolgreiche Versuche zur Wiedereröffnung der HbF-Synthese - ☞ nachf. Kap., "Therapie:".

1.4.2.2. Thalassämien

■ **Art des molekularen Defekts, Erbgang und Häufigkeit**

Es liegen quantitative Verminderungen einer oder mehrerer Ketten vor. Klinisch relevant sind α-, β- und δβ-Thalassämie, entweder infolge Fehlens ($\alpha^0, \beta^0, \delta\beta^0$) oder durch reduzierte Synthese ($\alpha^+, \beta^+, \delta\beta^+$) der Ketten. α-Thalassämie überwiegend durch verschiedene Deletionen des doppelt angelegten α-Globin-Gens bei der meiotischen Rekombination (5 mögl. Genotypen bei Genverlust: -α/αα, -α/-α, --/αα, --/-α, --/--). β-Thalassämie kann viele Ursachen haben: Deletionen; Punktmutationen mit Folgen für Transkription, processing, splicing; nonsense- und frame shift-Mutationen (> 40 verschiedene Allele).

Autosomal rezessiv. Nach klinischem Schweregrad kann unterschieden werden: *Thalassaemia major* (meist homozygot) und *Thalassaemia minor* (meist heterozygot).

Vorkommen: Mittelmeerraum, Nordafrika, Mittlerer Osten, Indien, Südost-Asien.

■ **Pathogenetische Mechanismen**

Entscheidendes pathogenetisches Element ist das **Ungleichgewicht in der Synthese der verschiedenen Globinketten**. Sowohl der Mangel eines Kettentyps als auch der dadurch bedingte relative Überschuß des anderen, haben mannigfaltige Konsequenzen, deren kausale Verknüpfung in *Abb. 1.27* am Beispiel der **β-Thalassämie** schematisiert ist.

Ungepaartes α-Globin kann kein stabiles Hb-Tetramer bilden und präzipitiert daher in den Hb-bildenden Zellen → *Einschlußkörper* → Zerstörung von erythroiden Vorläuferzellen im Knochenmark sowie frühzeitige Elimination reifer Erythrozyten aus dem Blut = **Anämie**.

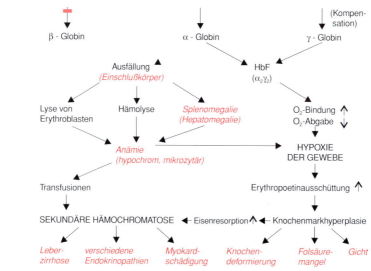

Abb. 1.27: Folgen aufgehobener oder verminderter β-Globin-Synthese und pathogenetische Mechanismen für die Entstehung der wichtigsten klinischen Erscheinungen (rot) der β-Thalassämie.

Lysemechanismen: Präzipitiertes Hb autooxidiert leicht zu *Methämoglobin*, das a) Sauerstoffradikale freisetzt und sich b) in *Hämichrome* umwandelt (direkte Verbindung des Globins mit dem Häm-Eisen). Beides steigert die Lipidperoxidationsrate (☞ Kap. 4.1.3.1.) → Membranschädigung, K^+-Verlust, ATP ↓ → Lyse.

3 Mechanismen verursachen die Anämie: verminderte Erythropoese, Hämolyse und Hb-Synthesehemmung → *mikrozytäre hypochrome Anämie* (vgl. Kap. 11.). Die Persistenz der Bildung einer gewissen Menge von fetalem Hb über die Geburt hinaus und auch ein höherer Anteil an HbA_2 ($\alpha_2\delta_2$, normal ~ 3 %) sind als Kompensationsmechanismen zu werten.

Die chronische **hypoxische Schädigung** (Mechanismen ☞ Kap. 4.2.) hat Anteil an Entwicklungs- und Gedeihstörungen von Kindern und Jugendlichen, während die **sekundäre Hämochromatose** später stärkeren Einfluß gewinnt - ☞ Kap. 19.5. Die durch Eisenablagerung verursachten Endokrinopathien sind überwiegend Diabetes mellitus, Hypogonadismus und Hyperparathyreoidismus.

Die Pathogenese der α-**Thalassämie** ist prinzipiell gleich, mit folgenden Modifikationen:

Sie betrifft die HbA_1- und HbF-Bildung, da für beide α-Globin notwendig ist. Die überschüssigen Ketten bilden Homotetramere: $\beta_4 = HbH$ bzw. $\gamma_4 = Hb\ Bart's$. Diese sind im Unterschied zu Assoziationen aus α-Ketten besser löslich → keine Präzipitation in Erythroblasten. Erythropoesehemmung als Anämieursache hat daher geringere Bedeutung. HbH fällt jedoch in reifen Erythrozyten auch zunehmend aus → Einschlußkörperbildung → Hämolyse und verkürzte Lebenszeit → Anämie. Auch die hypoxische Gewebsschädigung ist beträchtlich, weil HbH und Hb Bart's hyperbole O_2-Dissoziationskurven haben → O_2-Bindung ↑, O_2-Abgabe ↓. Bei homozygoter α^0-Thalassämie daher meist Kindstod in der Spätschwangerschaft = *Hb Bart's hydrops fetalis* (hypoxische Kapillarschädigung).

■ **Symptomatik, labordiagnostische und therapeutische Prinzipien**

Bei heterozygoter β-Thalassämie geringe bis mittelschwere Erscheinungen. Die Ausprägung vielschichtiger Krankheitserscheinungen (☞ *Abb. 1.27*) bei homozygoter Form hängt stark von der Therapieführung ab - trotzdem hohe Letalität in 2. bis 3. Dekade.

Bei α-Thalassämie, wenn nicht Letalfaktor (homozygot α^0), keine bis schwere Erscheinungen je nach Genotyp. Mittelschwere Formen mit hohem HbH-Anteil (bis 30 %) als *HbH-Krankheit* bezeichnet (meist Kombination aus α^0 und α^+).

Labordiagnostik mit den zur Anämieerfassung üblichen Parametern (☞ Kap. 11.) - bei homozygoter β-Thalassämie: Hb < 5 mmol/l; MCV/Erythrozytenzahl < 13; MCH ↓; MCHC ↓; Aniso-, Mikro-, Poikilozytose, Retikulozyten ↑ und Erythroblasten im Blutausstrich. Diagnosesicherung durch Analyse des Hb-Musters und Nachweis der abnormen Hb-Typen. **Heterozygotentestung** und **pränatale Diagnostik** mit molekulargenetischen Methoden - Beispiel ☞ *Abb. 1.16*, Kap. 1.3.3.

Therapie: Heterozygote meist ohne. Homozygote β-Thalassämie durch Transfusionen mit Erythrozytenkonzentraten. Konsequente Eisenbindung, z.B. durch Chelatoren (☞ Kap. 19.5., "Therapeutisch") ab etwa 2. Lebensjahr, läßt Prognoseverbesserung erwarten (Langzeitstudien noch ausstehend). Versuche mit Knochenmarktransplantation.

Trends:

a) Versuche zur Steigerung der HbF-Synthese

Die DNA des γ-Globin-Gens und seiner Umgebung hat in Zellen, die kein HbF produzieren, einen sehr hohen Methylierungsgrad. Das Zytostatikum *5-Azacytidin* hemmt DNA-methylierende Enzyme → Knochenmarkstammzellen von Erwachsenen beginnen unter dieser Bedingung nach der Teilung wieder HbF zu produzieren. *Hydroxy-Harnstoff*, der auch zytostatisch wirkt, führt ebenfalls zur Wiedereröffnung der HbF-Synthese. Mit beiden Substanzen sind klinisch bereits Erfolge erzielt worden.

b) Genetische Reparatur ☞ Kap. 1.3.5.4., "Knochenmarkzellen".

1.4.3. Defekte im Glycogenstoffwechsel - Glycogenosen

■ **Art des molekularen Defekts, Erbgang und Häufigkeit**

Für fast alle Glycogen-synthetisierenden und -abbauenden Enzyme sind Defekte bekannt. Die wichtigsten sind in *Abb. 1.28* lokalisiert. Stark verminderte oder fehlende Enzymaktivitäten, überwiegend autosomal rezessive Erbgänge.

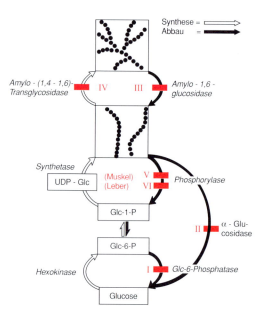

Abb. 1.28: Lokalisation der Defekte im Glycogenstoffwechsel für die häufigsten 6 Glycogenosetypen. Namen der Erstbeschreiber, nach denen die Defekte benannt sind: I = VON GIERKE, II = POMPE, III = FORBES, IV = ANDERSEN, V = MC ARDLE, VI = HERS.

■ **Pathogenetische Mechanismen**

Bei allen Typen, außer IV, ist die Synthese von normalem Glycogen möglich, jedoch der **Abbau behindert → Glycogenspeicherung in Leber u./o. Muskulatur**, je nach Lokalisation des Enzyms. Leitsymptome, wie *Hypoglycämie* (Leber) oder rasche Ermüdbarkeit (Muskulatur) erklären sich aus dem Unvermögen zu kurzfristiger Glucosebereitstellung aus Glycogen. Bei I ist darüber hinaus die Gluconeogenese vermindert → *Lactatazidose* (☞ Kap. 13.2.1.1. "Additionsazidosen:") und der glycolytische Durchsatz in der Leber erhöht →verstärkte Bildung von Vorläufern für die Triglyceridsynthese.

Bei IV wirkt extrem langkettiges, unverzweigtes Glycogen leberschädigend → *Zirrhose* (☞ Kap. 18., "Leberzirrhose").

Bei II wird Glycogen in den Lysosomen abgelagert. Stark betroffen ist die Muskulatur → Herzvergrößerung (Typ IIa) oder Muskelschwäche (Typ IIb).

■ **Symptomatik, labordiagnostische und therapeutische Prinzipien**

Typ	Leber-ver-größe-rung	Hypo-glyc-ämie	Muskel-schwä-che	Herz-ver-größe-rung	Lac-tat-azi-dose	Hyper-trigly-cerid-ämie
I	+	+			+	+
II			+	+		
III	+	+	+			+
IV	+	+				
V			+			
VI	+	+				+

Tab. 1.4: Wichtigste klinische Erscheinungen und Laborbefunde bei den Glycogenosen I-VI.

Labordiagnose am sichersten durch Untersuchung von Leber- oder Muskelbiopsiematerial auf entsprechende Enzymaktivitäten, Glycogengehalt und -struktur. Pränatale Diagnostik überwiegend durch Enzymaktivitätsmessung.

Therapie: Glucosegabe bei Säuglingen über Sonde oder durch Aufnahme roher Stärke (verzögerte Resorption) zur Vermeidung der Hypoglykämie und damit verbunder Stoffwechselveränderungen - essentiell bei I, weniger bei III, seltener bei V und VI. Lebertransplantation bei I und IV. Bei Typ II (der einer lysosomalen Speicherkrankheit entspricht - ☞ Kap. 1.4.13.) Versuche mit Fibroblastentransplantation (vgl. Kap. 1.3.5.3.).

1.4.4. Glucose-6-Phosphat-Dehydrogenase-Defizienz (G6PD-D)

Abb. 1.29 zeigt eine Übersicht über **Defekte im Hexosemonophosphatshunt und zugehörigen Redoxreaktionen**. Drei dieser Defekte (1, 4 und 5) kommen überwiegend in Erythrozyten zum Tragen → hämolytische Anämien. Die G6PD-D dominiert bei weitem in der Häufigkeit.

1.4. Beispiele genetischer Defekte

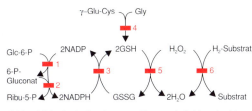

Abb. 1.29: Lokalisation von Enzymdefekten im Hexosemonophosphatshunt und angeschlossenen Redoxreaktionen.

1 = **Glucose-6-Phosphat-Dehydrogenase-Defizienz**
2 = 6-Phosphogluconat-Dehydrogenase-Defizienz
3 = Glutathion-Reductase-Defizienz
4 = Glutathion-Synthetase-Defizienz
5 = Glutathion-Peroxidase-Defizienz
6 = Katalase-Defizienz

■ Art des molekularen Defekts, Erbgang und Häufigkeit

Genlokalisation: Xq28 (großes Gen, ~20 kb, 13 Exons). Verschiedene Punktmutationen, die zu unterschiedlich stark verminderter Aktivität oder Stabilität des Enzyms führen. Das Enzym ist nur als Dimer aktiv, wobei fest gebundenes NADP als Vermittler fungiert. Untersuchungen des Proteins und der Enzymaktivität ergaben >300 Varianten → **höchster Polymorphismusgrad eines Proteins**, der beim Menschen bisher gefunden wurde. Hohe Genfrequenzen (5-25 %) im tropischen Afrika und Asien, Mittleren Osten, Mittelmeerraum (Sardinien, Griechenland) und in Papua Neuguinea - identisch mit (früheren) Malariaregionen → Heterosis (☞ Kap. 1.4.2.1.). Mit ca. 400 Mio. Trägern **verbreitetste Enzymdefizienz** auf der Erde.

Auf Grund X-chromosomaler Lokalisation Manifestation bei Männern und homozygot betroffenen Frauen. Heterozygote Frauen sind symptomarme *Konduktorinnen*; ihre Somazellen weisen ein *genetisches Mosaik* auf.

Bei weiblichen Feten werden in einem frühen embryonalen Stadium die paarig angelegten Allele auf einem X-Chromosom inaktiviert. Dabei wird stochastisch in einem Teil der Stammzellen das normale, im anderen das mutierte G6PD-Gen inaktiviert → Entstehung von 2 verschiedenen Zellinien. Das aktuelle Verhältnis zwischen beiden Zelltypen kann später aber je nach Gewebe von 50/50 abweichen, wenn z.B. eines der Allele vorteilhafter für Proliferations- und Differenzierungsprozesse ist.

■ Pathogenetische Mechanismen

Die Verknüpfung der von der G6PD katalysierten Reaktion mit anderen Redoxreaktionen (☞ *Abb. 1.29*) weist dem Enzym eine Schutzfunktion vor oxidativer Schädigung der Zellen zu (vgl. Kap. 4.1.2.). Obwohl in allen Zellen exprimiert und in höchster Aktivität bislang in Granulozyten nachgewiesen (Schutzfunktion bei Phagozytose - ☞ *Abb. 5.13*, Kap. 5.2.4.3.), wirkt sich eine Defizienz vor allem in **Erythrozyten** aus.

Der Hexosemonophosphatshunt ist einzige Quelle der NADPH-Bildung. Die überwiegende Menge davon wird hier zur Reduktion von Glutathion verbraucht, und dieses ist notwendig zur Erhaltung von SH-Gruppen in Membran-, Zytoskelett- und Enzymproteinen. Außerdem fungiert NADPH als Aktivator der erythrozytären Katalaseaktivität (die ebenfalls vor oxidativer Schädigung schützt).

Verminderte Bereitstellung von reduziertem Glutathion → Oxidation von Protein-SH-Gruppen → Ausbildung intra- oder intermolekularer Disulfidbrücken in Membran und Zytoskelettproteinen → a) verminderte Verformbarkeit in der peripheren Zirkulation → **Hämolyse** und b) veränderte Zelloberfläche im Sinne einer beschleunigten Zellalterung → Phagozytose durch Makrophagen → **Elimination** aus dem Kreislauf.

■ Symptomatik, labordiagnostische und therapeutische Prinzipien

Bei stark verminderter Aktivität:

- pathologische **neonatale Hyperbilirubinämie** mit Gefahr der Ausbildung eines Kernikterus (☞ Kap. 2.5., "Bilirubinenzephalopathie"), verstärkt durch Hypoxie und Azidose
- **chronische hämolytische Anämie**, die sich akut verstärken kann (s.u.)

Die Mehrzahl - bei mäßiger Defizienz, veränderten kinetischen Eigenschaften oder verminderter Stabilität des Enzyms - ist oft über Jahre hinweg symptomfrei. Wird die reduktive Kapazität der Erythrozyten jedoch über das normale Maß gefordert, können schwere **akute hämolytische Krisen** auftreten - Ursachen:

- **Pharmaka**: Malariamittel, Sulfonamide, Antipyretika u.v.a. Die Wirkung hängt von vielen Begleitumständen ab, daher nur begrenzte Möglichkeiten der Testung an isolierten Erythrozyten vor ihrer Applikation
- **Infektionen**: verschiedene Hepatitisformen, virale und bakterielle Infektionen des Bronchial- und Gastrointestinaltrakts überwiegen als Ursachen. Oxidative Belastung der Erythrozyten z.T.

durch Sauerstoffradikale aus phagozytierenden Zellen (☞ Kap. 5.2.4.3.)
- **Nahrungsstoffe**: Am häufigsten (und bei Kindern lebensbedrohlich) nach Genuß von Favabohnen (*Vicia faba*) durch das darin enthaltene *Divicin* (= *Favismus*)

Starker prähepatischer Ikterus (☞ Kap. 18.4.3.1.), Hämoglobinurie, mitunter HEINZ-Körper in Erythrozyten (denaturierte, membranadhärierte Proteine).

Labordiagnostik durch Enzymaktivitätsbestimmung in Erythrozyten (Korrektur für Retikulozyten, die höhere Aktivitäten haben); für Heterozygotentestung (Mosaik) und Screening zytochemische Methoden mit mikroskopischer Auswertung; Diagnosesicherung durch Nachweis der Mutationen in leukozytärer DNA.

Prophylaktische Maßnahmen ergeben sich aus den vorangenannten 3 Punkten (Vermeidung hämolytischer Krisen). Therapeutisch bei schwerer Hämolyse - Transfusion und Austauschtransfusion bei Neugeborenen.

1.4.5. Galactosämie

Abb. 1.30 weist die wichtigsten **Defekte in Glycolyse und Gluconeogenese** aus, einschließlich des Abbaus wichtiger Monosaccharide, die aus der Nahrung anfallen. Zu letzterem gehört mit der **Galactosämie der häufigste Defekt im Kohlenhydratstoffwechsel.**

Defekte glycolytischer Enzyme kommen überwiegend in Erythrozyten zum Tragen, da diese Zellen ihren ATP-Bedarf nur über die Glycolyse decken können → chronische hämolytische Anämien. Darunter könnte die weltweit verbreitete *Pyruvatkinase-Defizienz* praktische Bedeutung erlangen. Sie wurde 1961 erstmalig beschrieben, weshalb ihre Häufigkeit noch nicht sicher belegbar ist.

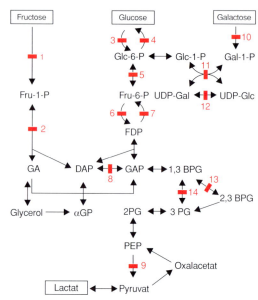

Abb. 1.30: Lokalisation von Enzymdefekten in Glycolyse und Gluconeogenese einschließlich Fructose- und Galactoseabbau. Markiert (*) sind Defekte, die mit chronischer hämolytischer Anämie einhergehen.
1 = *Fructokinase*-Defizienz = essentielle Fructosurie
2 = *Aldolase-B*-Defizienz = hereditäre Fructoseintoleranz
3 = *Hexokinase*-Defizienz*
4 = *Glucose-6-Phosphatase*-Defizienz = Glycogenose Typ I (☞ Kap. 1.4.3.)
5 = *Phosphohexoseisomerase*-Defizienz*
6 = *Phosphofructokinase*-Defizienz*
7 = *Fructose-1,6-Bisphosphatase*-Defizienz
8 = *Triosephosphatisomerase*-Defizienz*
9 = *Pyruvatkinase*-Defizienz*
10 = *Galactokinase*-Defizienz
11 = *Galactose-1-Phosphat-Uridyltransferase*-Defizienz = **Galactosämie**
12 = *UDP-Galactose-4-Epimerase*-Defizienz
13 = *Bisphosphoglyceratmutase*-Defizienz
14 = *Phosphoglyceratkinase*-Defizienz*

■ **Art des molekularen Defekts, Erbgang und Häufigkeit**

Genlokalisation: 9p13. Durch Punktmutation bedingte Veränderung des aktiven Zentrums der *Galactose-1-Phosphat-Uridyltransferase* → Aktivitätsverlust. Autosomal rezessiv, Homozygotenfrequenz in Mitteleuropa ca. 1 : 50.000.

Seltener betroffen sind die beiden anderen Enzyme des Galactoseabbaus (Defekte 10 und 12 in *Abb. 1.30*), mit ähnlichen, meist aber milderen Erscheinungen.

1.4. Beispiele genetischer Defekte

■ Pathogenetische Mechanismen

In *Abb. 1.31* sind die wichtigsten pathogenetischen Abläufe dargestellt. Wie in Kap. 1.3.2. prinzipiell ausgeführt, gehen sie bei diesem Defekt ausschließlich auf die **Akkumulation von Substraten und Metaboliten des Umgehungsstoffwechsels** zurück.

■ Symptomatik, labordiagnostische und therapeutische Prinzipien

Die meisten Symptome sind aus den pathobiochemischen Mechanismen ableitbar.

Bei **Milchfütterung** - infolge Lactosegehalts (= *4-β-Galactosidoglucose*) - verlaufen schwere Fälle unbehandelt innerhalb von Tagen tödlich: pathologische neonatale Hyperbilirubinämie (☞ Kap. 2.5.), Durchfälle, Erbrechen, Dystrophie, Lebervergrößerung und -versagen, Somnolenz und Krämpfe (Hypoglykämie). Bei "leichterem Verlauf" wird die Phase ausschließlicher Milchfütterung überlebt, so daß die anderen Pathomechanismen zur Auswirkung kommen: Wachstumsverzögerung, Bildungsunfähigkeit, Leberzirrhose, Nierenschäden, Katarakte.

Labordiagnostik: Obligates Neugeborenenscreening im Nabelschnurblut mit dem auf Galactose adaptierten Test nach GUTHRIE (☞ nachf. Kap.) oder durch Enzymaktivitätsbestimmung. Diagnosesicherung durch Galactosebestimmung in Harn und Blut (>>0,22 mmol/l) und Enzymaktivitätsbestimmung in Erythrozyten.

Häufig findet sich in Erythrozyten eine auf etwa 50 % verminderte Transferaseaktivität, die nicht mit klinischen Symptomen einhergeht. Es wird ein eigenes Allel angenommen, different vom eigentlichen "Galactosämie-Gen" = DUARTE-Variante.

Pränatale Diagnostik durch Bestimmung von Galactose im Fruchtwasser oder Enzymaktivität in fetalen Zellen.

Therapie: frühzeitig galactosefreie, später -arme Diät zeitlebens. Vermeidung von Milch und -pro-

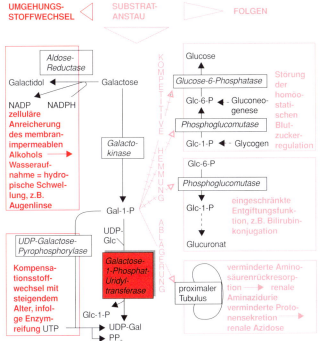

Abb. 1.31: Konsequenzen der Galactose-1-Phosphat-Uridyltransferase-Defizienz durch Anstau von Gal-1-P und Galactose. Sie sind von besonderer Bedeutung für Leber, Nieren und Augenlinsen, deren Schädigung sich etwa in dieser zeitlichen Reihenfolge bemerkbar macht.
Gal-1-P ↑ bindet außerdem Phosphat = *Phosphat-trapping*, das für die Nucleotidphosphorylierung fehlt → Energiemangel, der besonders die Leberschädigung verstärkt (vgl. *Abb. 4.5*, Kap. 4.1.3.4.). Zur Trübung der Augenlinsen (Katarakt) trägt zusätzlich der NADPH-Verbrauch bei → GSH-Oxidation → Bildung intermolekularer Disulfidbrücken mit dem *Kristallin* der Linsen → Ausfällung.

dukten. Zur Säuglingsernährung Spezialpräparate (Caseinhydrolysat, "Milch" aus Sojabohnen). Bei gut geführter Therapie normale Entwicklung möglich. Unklar ist, ob oft beobachtete neurologische und psychische Abweichungen auf Therapiefehler zurückgehen oder in bestimmten Fällen unvermeidbar sind.

1.4.6. Phenylketonurie (PKU)

Synonyme: *Morbus FÖLLING*, *Oligophrenia phenylpyruvica*

Abb. 1.32 zeigt in der Übersicht die wichtigsten **Defekte im Phenylalanin- und Tyrosinstoffwechsel**. Davon ist die PKU der häufigste Defekt. Er betrifft mit Phenylalanin den Stoffwechsel einer essentiellen Aminosäure, die Ausgangspunkt für die Synthese wichtiger Makromoleküle, Transmitter und Hormone ist: Melanin, Dopamin, Noradrenalin, Adrenalin, Thyroxin.

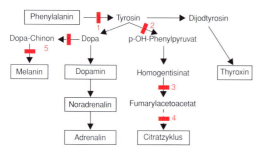

Abb. 1.32: Defekte im Phenylalanin- und Tyrosinstoffwechsel. Ausgenommen sind zahlreiche seltene Defekte der Thyroxinbildung, die in anderem Zusammenhang in *Abb. 10.6*, Kap. 10.2.5. aufgeführt sind.
1 = *Phenylalaninhydroxylase*-Defizienz = **Phenylketonurie**
2 = *Tyrosin-Aminotransferase*-Defizienz = Tyrosinämie II
3 = *Homogentisinat-Oxidase*-Defizienz = Alkaptonurie
4 = *Fumarylacetoacetase*-Defizienz = Tyrosinämie I
5 = *Phenoloxidase*-Defizienz = okulokutaner Albinismus

■ Art des molekularen Defekts, Erbgang und Häufigkeit

Genlokalisation: 12q22-24.1; verschiedene Mutationen (missense- oder splicing-Mutationen sowie Deletionen), die zu vollständigem Ausfall der *Phenylalaninhydroxylase*-Aktivität führen = Ph^0-Phänotyp. Autosomal rezessiv, Homozygotenfrequenz in Mitteleuropa ca. 1:10.000.

Davon abzugrenzen ist eine Aktivitätsminderung des Enzyms = Ph^--Phänotyp, meist als *Nicht-PKU-Hyperphenylalaninämie* oder *atypische PKU* bezeichnet, mit gleichem Erbgang und etwas niedrigerer Homozygotenfrequenz. Sie verläuft wesentlich gutartiger als die PKU und bedarf meist keiner Behandlung.

Zu den durch Screening erfaßbaren Hyperphenylalaninämien gehört außer den voran genannten beiden Gruppen eine dritte mit **normaler** Phenylalaninhydroxylaseaktivität. Hier fehlt der für die Reaktion notwendige Cofaktor *Tetrahydrobiopterin* (BH_4) infolge von (drei verschiedenen) seltenen Defekten der zu seiner Synthese notwendigen Enzyme. Zu den für die PKU typischen Erkrankungserscheinungen addieren sich solche aus dem Mangel weiterer Neurotransmitter, für deren Synthese ebenfalls BH_4 notwendig ist (Dopa, Serotonin).

■ Pathogenetische Mechanismen

Durch Ausfall des normalerweise vor allem in der Leber exprimierten Enzyms ergeben sich die in *Abb. 1.33* dargestellten "Fernwirkungen" auf die Hirnentwicklung, deren prinzipielle Pathogenese (☞ Kap. 1.3.2.) auf **Substratakkumulation und Produktmangel** zurückgeht.

■ Symptomatik, labordiagnostische und therapeutische Prinzipien

Unbehandelt, ab 3.-4. Monat neurologische Auffälligkeiten (Unruhe, Hyperaktivität), denen geistige Retardierung folgt, die in **Bildungsunfähigkeit** mündet. Die neurologische Symptomatik ist dann außerordentlich vielschichtig (Rigor, Tremor, spastische Paresen, Athetose, epileptiforme Erscheinungen u.a.) und damit verbunden sind psychische Abweichungen (aggressives oder autistisches Verhalten). Hinzu kommen geringe Pigmentierung von Haut, Haaren und Iris, verringerte Kopfgröße.

Labordiagnostik: Obligates Neugeborenenscreening durch mikrobiologischen Hemmtest mit Trockenblutproben nach GUTHRIE - ab 5. Lebenstag sicher positiv.

Das Wachstum von *Bac. subtilis* auf einer Agar-Testplatte wird durch Zusatz von β-*Thienylalanin* gehemmt. Nach Auflegen von blutgetränkten getrockneten Filterpapierstückchen diffundieren die Aminosäuren in den Agar. Wenn viel Phenylalanin enthalten ist, hebt es die Hemmung auf → Wachstumshof = positives Ergebnis.

1.4. Beispiele genetischer Defekte

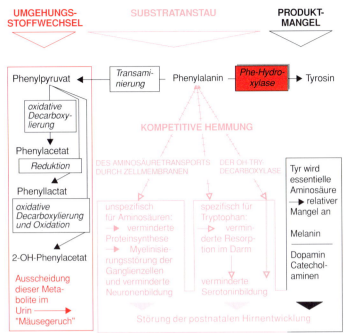

Abb. 1.33: Konsequenzen des Ausfalls der Phenylalaninhydroxylase bei PKU für Proteinsynthese und Neurotransmitterstoffwechsel, die durch Phenylalaninanstau und Tyrosinmangel zustandekommen. Das sich postnatal stark entwickelnde Hirn ergibt sich als Prädilektionsort wegen des hohen Bedarfs an Aminosäuren und der besonderen Empfindlichkeit der Blut/Hirn-Schranke für Aminosäuretransportstörungen. Hier konkurriert zusätzlich Phenylalanin mit Tryptophan um einen gemeinsamen Carrier, was im Schema nur für den Darm ausgewiesen ist. Außerdem kommt die verminderte Melanin-, Dopamin- und Catecholaminbildung nicht nur durch Tyrosinmangel, sondern auch durch kompetitive Hemmung der *Phenoloxidase* bzw. der *Dopadecarboxylase* (vgl. Abb. 1.32) durch Phenylalanin zustande.

Diagnosesicherung durch Phenylalaninmessung im Plasma (normal < 0,12 mmol/l, PKU > 1,2 mmol/l, Nicht-PKU-Hyperphenylalaninämie meist < 1,0 mmol/l).

Bei Verdacht auf Defekt in der BH_4-Synthese (Nicht-Ansprechen auf Therapie) sind weitere Untersuchungen notwendig: BH_4-Belastungstest (bei Defektträgern Absinken des Phe-Spiegels im Plasma), Pteridinmessung im Urin, Enzymbestimmungen in Fibroblastenkulturen.

Heterozygotentestung durch Belastungstest (Prinzip ☞ *Abb. 1.13*, Kap. 1.3.3.) oder molekulargenetisch über marker-Analyse in betroffenen Familien; letztere auch für die pränatale Diagnostik (☞ *Abb. 1.18*, Kap. 1.3.3.).

Therapie: normale Entwicklung möglich, wenn innerhalb der ersten 3 Lebensmonate eine diätetische Behandlung begonnen und bis etwa zum 14. Lebensjahr fortgesetzt wird: proteinarme Ernährung und Ersatz üblicher Nahrungsproteine durch Phe-armes Caseinhydrolysat. **Kriterium ist der Phenylalaninspiegel im Plasma**, der im Bereich von 0,18-0,9 mmol/l zu halten ist. Unterschiedliche Wachstumsphasen der Kinder bedürfen engmaschiger Kontrolle und Variation des Diätregimes. Später Behandlungsbeginn (bis 2. Lebensjahr) beeinflußt den Krankheitsverlauf noch positiv. Bei Frauen mit Kinderwunsch Wiederaufnahme der Behandlung präkonzeptionell und Führung über die Zeit der Schwangerschaft (Gefahr einer Embryo- oder Fetopathie, da fetale Plasma-Phe-Spiegel im Schnitt um den Faktor 1,5 höher sind als die mütterlichen Spiegel).

Bei BH_4-Synthesedefekten Substitution mit BH_4 und Vorstufen von Neurotransmittern (L-Dopa, 5-Hydroxytryptophan).

1.4.7. Cystinurie

Häufigster Defekt aus der Gruppe der die Nieren mitbetreffenden **Störungen von Aminosäuretransportsystemen**:

Cystinose, Cystinurie, Dicarboxyaminazidurie, HARTNUP-Syndrom, Histidinurie, Hyperorni-

thinämie-Homocitrullinurie-Hyperammonämie-Syndrom, *lysinurische Proteinintoleranz* (☞ auch Kap. 19.3.2.).

■ **Art des molekularen Defekts, Erbgang und Häufigkeit**

Autosomal rezessiv, Homozygotenfrequenz in Mitteleuropa ca. 1 : 15.000 (wahrscheinlich höher, starke regionale Unterschiede). Betroffen sind Carriersysteme für Cystin und die dibasischen Aminosäuren Arginin, Lysin und Ornithin in Dünndarm und renalem Tubulussystem. Nach dem Resorptionsverhalten im Dünndarm werden die Typen I-III unterschieden, von denen Typ I (keine Resorption aller 4 Aminosäuren) häufiger als Typ II (keine Resorption von Lys, verringert für Cys) ist. Typ III (leicht verminderte Resorption von Arg, Cys und Lys) könnte auch die heterozygote Form von I u./o. II sein.

■ **Pathogenetische Mechanismen**

Die intestinale Akkumulation der Aminosäuren führt durch bakterielle Decarboxylierung zur Bildung von Aminen: Arg → *Agmatin*, Lys → *Cadaverin*, Orn → *Putrescin*.

Verminderte renale Rückresorption führt zu exzessiver Ausscheidung der genannten und z.T. weiterer Aminosäuren im Urin. Für Cys besteht oberhalb einer Ausscheidungsrate von ca. 1 mmol/l Urin die Gefahr der Auskristallisation.

■ **Symptomatik, labordiagnostische und therapeutische Prinzipien**

Im Vordergrund steht bei der Erkrankung die **rezidivierende Nephrolithiasis** (Cystinsteine - ☞ Kap. 14.6.), deren Erstmanifestation die gesamte Lebenszeitspanne umfassen kann.

Labordiagnostik: Nachweis von Cystinkristallen im Urinsediment, Farbreaktion mit *Cyanid-Nitroprussid* (für Screening geeignet), chromatographische oder elektrophoretische Aminosäuretrennung im Urin. Letztere ist auch zur Heterozygotentestung geeignet. Durch orale Cystinbelastung können sowohl homozygote als auch heterozygote Defektträger ermittelt werden: ausbleibender bzw. verminderter Cys-Anstieg im Serum.

Außer der operativen Entfernung vorhandener Steine ergeben sich folgende **prophylaktische und therapeutische Prinzipien:**

- diätetische Beschränkung der Methioninaufnahme (= Ausgangsaminosäure für die Cystein- und Cystinbildung)
- Senkung der Cystin-Konzentration im Harn durch hohe und gleichmäßige Flüssigkeitszufuhr (3-6 l/die) und Verbesserung der Löslichkeit durch Steigerung des Harn-pH-Wertes auf > 7,5 (Alkalisalze organischer Säuren, schwierig)
- metabolische Überführung von Cystein in besser lösliche gemischte Disulfide anstatt der Cystinbildung, durch die perorale Gabe von *D-Penicillamin* (= ββ-*Dimethylcystein*) oder *2-Mercaptopropionylglycin*, wenn vorangenannte Maßnahmen erfolglos sind (Nebenwirkungen)

1.4.8. Polyzystische Nierenerkrankung

■ **Art des molekularen Defekts, Erbgang und Häufigkeit**

In ca. 85 % der Fälle ist ein Gen betroffen (*PKD1* = *polycystic kidney disease 1*), das in 16p13 lokalisiert ist, sehr groß ist (54 kb) und von dem Teile dupliziert vorliegen → hohe Mutationswahrscheinlichkeit. Aus der Sequenzanalyse des Gens wird auf ein Protein geschlossen (*Polycystin*), das für Zell/Zell- oder Zell/Matrix-Interaktionen (mit) verantwortlich sein könnte. In den restlichen Fällen sind andere Gene betroffen, von denen eines auf Chromosom 4 lokalisiert ist. Autosomal dominanter Erbgang; Häufigkeit in Mitteleuropa ca. 1:1.000 - **einer der häufigsten genetischen Defekte**. Im Kontrast dazu stehen noch unzureichende Kenntnisse über die Veränderungen des Genproduktes und ihrer pathogenetischen Auswirkungen.

■ **Pathogenetische Mechanismen**

Der in *Abb. 1.34* unternommene Versuch einer kausalen Verknüpfung pathogenetischer Mechanismen verweist auf eine **generelle Störung zellulärer Proliferationsprozesse, die in Wechselwirkung mit der extrazellulären Matrix erfolgen**. Sie führen zu verschiedenartigen Abweichungen, von denen die in den Nieren klinisch im Vordergrund stehen.

In den Nieren beginnt die Zystenbildung durch verstärktes Wachstum und Ausstülpung von Tubulusepithel = Bildung von Zysten, die dann wach-

1.4. Beispiele genetischer Defekte

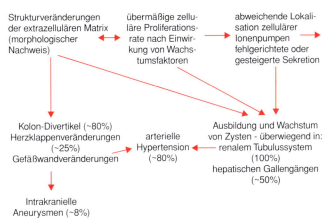

Abb. 1.34: Mit morphologischen und biochemischen Methoden ermittelte Abweichungen extrazellulärer und zellulärer Strukturen bzw. Funktionen, die in die Pathogenese der am häufigsten gefundenen Veränderungen einbezogen sind. Die Prozentangaben beziehen sich auf Häufigkeit des Vorkommens bei Patienten, die auf Grund einer polyzystischen Nierenerkrankung eine dialysepflichtige Niereninsuffizienz erreicht haben.

sen und sich aus dem Verband des Tubulus lösen, unter weiterer Sekretbildung.

Damit in Einklang stehen folgende Befunde an isolierten und kultivierten Nierenepithelzellen von Defektträgern:

- Auftreten von Antigenen auf der Oberfläche, die einem hyperproliferativen Status undifferenzierter Gewebe entsprechen (vgl. Kap. 3.4.6.2., "Veränderungen des Differenzierungsantigenmusters")
- verstärktes Wachstum nach Zusatz von epidermalem Wachstumsfaktor (☞ Kap. 6.1.1.2.)
- Abnahme der Mikrovilli und atypische Lokalisation der Na^+/K^+-ATPase am apikalen Teil der Zellen → Na^+- und H_2O-Transport in den Hohlraum der Zyste. Wahrscheinlich ist auch aktiver Cl^--Transport beteiligt

Obwohl nur ein kleiner Teil der Nephronen diese Veränderungen durchmacht, führen die wachsenden Zysten zu einer starken Vergrößerung der Nieren (bis 40 cm Länge und 8 kg Gewicht) und Verdrängung des funktionell intakten Gewebes → a) Konzentrationsfähigkeit ↓ → **Niereninsuffizienz** und b) Dehnung und Kompression von Gefäßen in Nachbarschaft der Zysten → Reninausschüttung ↑ → **renovaskuläre Hypertonie** - ☞ Kap. 16.1.2.1. Im Einklang mit der gesteigerten Proliferation finden sich bei ca. 20 % der Patienten auch Nierenadenome.

Dieser passiv-mechanische Anteil der Pathogenese der Niereninsuffizienz ist sehr wahrscheinlich durch **aktive Destruktion des Nierenparenchyms** zu ergänzen - Hinweise:

- Die Zysten sind oft von Makrophagen umgeben → Bildung von Faktoren, die die Narbenbildung fördern (☞ Kap. 6.1.1.4.)
- In benachbarten tubulären und glomerulären Zellen finden sich regelmäßige die morphologischen Zeichen der **Apoptose** (☞ Kap. 1.1.3., "Apoptose"). Diese programmierte Form des Zelltodes findet sich <u>nicht</u> bei anderen Nierenerkrankungen.

Die auslösenden Mechanismen sind noch unklar, könnten aber von den Strukturveränderungen der Basalmembranen herrühren, da deren Komponenten Apoptoseprozesse von Epithelzellen regulieren. Tierexperimentell führt die Deletion beider Allele des Bcl-2-Gens (= Steigerung der Apoptoserate - ☞ Kap. 1.1.3.-4.) zur polyzystischen Nierenerkrankung

■ Symptomatik, labordiagnostische und therapeutische Prinzipien

Die **Manifestation** der Nierenerkrankung kann **in jedem Lebensalter** erfolgen (zwischen 2. und 80. Jahr). Sie endet nach jahre- bis jahrzehntelangem Verlauf in der Niereninsuffizienz, von der durchschnittlich etwa die Hälfte der Patienten im 60. Lebensjahr betroffen sind. Etwa 10 % dialysepflichtiger Patienten haben eine polyzystische Nierenerkrankung.

Extrarenale Manifestationen sind in *Abb. 1.34* aufgeführt.

Die Labordiagnostik erlaubt eine Einschätzung der Nierenschädigung; die spezifische Diagnostik wird durch Ultrasonographie und Computertomographie geführt → Nachweis von Zysten in beiden Nieren, unter Einbeziehung der Familienangehörigen (dominanter Erbgang). Pränatale Diagnostik ist durch marker-Analyse möglich, aber von geringem Wert, da sie nicht vorhersagt, ob und wann die Erkrankung sich manifestiert.

Die Therapie ist symptomatisch (Punktion der Zysten, Dialyse, Nierentransplantation) und kausal bislang nicht möglich.

1.4.9. Angeborenes adrenogenitales Syndrom

Synonym: *congenitale adrenale Hyperplasie*

■ Art des molekularen Defekts, Erbgang und Häufigkeit

Verminderte Aktivitäten von Enzymen der Corticoidsynthese in der Nebennierenrinde (☞ *Abb. 1.35*); autosomal rezessiv; Häufigkeit in Mitteleuropa 1:5.000. Leichte, sog. nicht-klassische Verlaufsformen (☞ Ende des Kap.) sind wahrscheinlich wesentlich häufiger.

- In ca. 95 % der Fälle ist *21β-Hydroxylase* (Cytochrom P450-enthaltende mikrosomale Monooxigenase) betroffen. Lokalisation des mit *CYP21* bezeichneten Gens: 6p22 - Kopplung mit HLA-Region ☞ *Tab. 1.2, Kap. 1.2.1.* Unterschiedlich stark verminderte oder fehlende Aktivität, überwiegend infolge von Deletionen
- Der Rest verteilt sich auf Defekte der *11β-Hydroxylase* oder *3β-Dehydrogenase*, Genlokalisation 8q21 (*CYP11B1*-Gen) bzw. unbekannt

■ Pathogenetische Mechanismen

Wie *Abb. 1.35* zeigt, ergibt sich das pathogenetische Prinzip aus dem **Produktmangel** - Gluco- und Mineralocorticoide - **und dem Überwiegen von Hormonen des Umgehungsstoffwechsels** - Androgene.

Der permanent erhöhte ACTH-Spiegel führt zur **Hyperplasie der Nebennierenrinde** (NNR). Wenn noch eine deutliche Restaktivität des betroffenen Enzyms vorhanden ist (ca. 1/4 der Fälle mit *21β-Hydroxylase-Defizienz*), kann dadurch die Hormonsynthese wieder soweit gesteigert werden, daß annähernd normale Spiegel an Cortisol, Corticosteron und Aldosteron erreicht werden = **kom-**

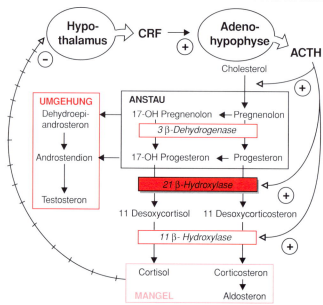

Abb. 1.35: Auswirkungen von Defekten der 3 aufgeführten Enzyme auf die Steroidhormonsynthese der Nebennierenrinde. Anstau von Vorläufermolekülen führt zu vermehrter Androgenbildung, die normalerweise gering ist. Der hormonelle Regelkreis verstärkt die Androgenbildung: Der absinkende Cortisolspiegel bewirkt eine verringerte feedback-Hemmung des Hypothalamus und damit die verstärkte Ausschüttung von Corticoliberin (CRF) und von Corticotropin (ACTH) aus der Adenohypophyse. ACTH steigert die Umwandlung von Cholesterol in Pregnenolon, den geschwindigkeitsbegrenzenden Schritt der gesamten adrenalen Steroidhormonsynthese.

1.4. Beispiele genetischer Defekte

pensierter Typ, mit latenter NNR-Insuffizienz. Bei starker Verminderung oder völligem Ausfall der Enzymaktivität (ca. 3/4 der Fälle mit 21β-Hydroxylase-Defizienz) verursacht der Hormonmangel klinische Erscheinungen. Obwohl Gluco- und Mineralocorticoide vermindert sind, wirkt sich vorwiegend der Aldosteronmangel aus. Grund dafür ist u.a., daß die der 21β-Hydroxylase vorgelagerten und angestauten Hormonvorläufer Aldosteron-antagonistisch wirken. Konsequenzen: a) verminderte renale Na^+-Rückresorption → Hyponatriämie und Hyperkaliämie (vgl. Kap. 13.1.3. bzw. 13.1.4.3.) = **Salzverlusttyp** und b) kompensatorisch Renin ↑ und Angiotensin II ↑ → Neigung zur arteriellen Hypertonie (vgl. Kap. 16.1.2.).

Bei der 11β-Hydroxylase-Defizienz fehlt der Salzverlust, weil das akkumulierte 11Desoxycorticosteron eine Na^+-retinierende Wirkung hat. Bei starker Konzentrationszunahme des 11Desoxycorticosteron kann es zu übermäßiger Na^+- und Wasserretention kommen → Volumenhochdruck (☞ Kap. 16.1.2.1., "renal parenchymatösen Form").

Bei allen Formen aber findet eine **verstärkte Androgenbildung** statt, mit den Folgen:

1. Anabole Wirkung → beschleunigtes Skelett- und Muskelwachstum.

2. Frühzeitige und verstärkte Ausbildung sekundärer männlicher Geschlechtsmerkmale, mit verschiedener Auswirkung bei beiden Geschlechtern.

3. Hemmung der Gonadotropinbildung in der Hypophyse → Hypogonadismus.

■ Symptomatik, labordiagnostische und therapeutische Prinzipien

Vermehrte Androgenproduktion beeinflußt bereits die Fetalentwicklung. Neugeborene **Mädchen** haben oft Mißbildungen der inneren und äußeren Genitalien. Später führt der Hypogonadismus zu primärer Amenorrhoe. Die Brustentwicklung unterbleibt, der erhöhte Androgenspiegel bewirkt Vermännlichung der äußeren Genitalien - *Pseudohermaphroditismus*, *Virilismus*. Neugeborene **Jungen** haben meist normale Genitalien. Sekundäre Geschlechtsmerkmale entwickeln sich vorzeitig, verbunden mit verstärktem Wachstum im Kindesalter, bei gleichzeitig vorliegendem Hypogonadismus - *Pseudopubertas praecox*. Bei beiden Geschlechtern erfolgt frühzeitiger Epiphysenschluß - kurze Statur.

Symptome der **latenten oder manifesten NNR-Insuffizienz** hängen vom Grad der Enzymaktivitätsminderungen ab und entsprechen in etwa dem Morbus ADDISON - ☞ Kap. 10.2.3.3. Die Auswirkungen auf den Kohlenhydratstoffwechsel und Wasser/Elektrolyt-Haushalt können in den ersten Lebenswochen zum Tode führen (Erbrechen → Somnolenz → Koma) und sind auch später bei Therapiefehlern bedrohlich.

Labordiagnostik (*vgl. Abb. 1.35*)**:** In allen Fällen erhöhter 17-OH Progesteronspiegel im Serum. Stimulationstest mit ACTH (17-OH Progesteronspiegel im Serum vor und 60 min nach ACTH-Injektion) erlaubt die Differenzierung verschiedener Schweregrade - unterschiedlich hohe Anstiege. Bei Salzverlusttyp K^+↑, Na^+↓ und Renin↑ im Serum. Zur Ermittlung Heterozygoter in belasteten Familien mit 21β-Hydroxylase-Defizienz eignet sich der ACTH-Stimulationstest, wenn der Quotient 17-OH Progesteron/11 Desoxycorticosteron gemessen wird. Neugeborenen- und Bevölkerungsscreening mit Trockenblutproben (Radioimmunoassay für 17-OH Progesteron). Pränatale Diagnostik durch 17-OH Progesteronmessung im Fruchtwasser. Molekulargenetische Methoden sind verfügbar, aber wegen allelischer Heterogenität nur für spezielle Fragestellungen indiziert.

Therapie: Frühzeitig beginnende Substitution mit Corticosteroiden verhindert oder normalisiert die pathogenetisch wirksamen Kompensationsmechanismen des hormonellen Regelkreises und ermöglicht eine normale Entwicklung - Cortisol als Basis und bei Salzverlust zusätzlich synthetische Cortisol-Analoga mit Mineralocorticoidwirkung. Labordiagnostische Kriterien sind 17OH Progesteron-, Androsteron- und Reninspiegel im Plasma. Bei Risikoschwangerschaft und weiblichen Feten kann Therapie mit (plazentagängigem) *Dexamethason* genitale Fehlbildungen vermindern.

Die sog. **nicht-klassische 21β-Hydroxylase-Defizienz**, zu der besonders die späten Verlaufsformen gehören, bedarf einer gesonderten Betrachtung. Sie ist nicht die heterozygote Form der klassischen Defizienz, sondern entspricht einem eigenen Allel (Punktmutationen, die zum Aus-

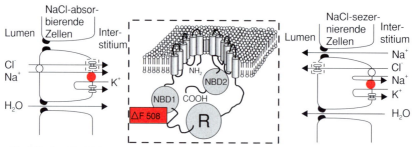

Abb. 1.36: Modellhafte Rückführung des transepithelialen NaCl- und Wassertransports auf die Aktion von 4 Transportsystemen: Na$^+$/K$^+$-ATPase (roter Kreis), Na$^+$+Cl$^-$-Cotransporter (heller Kreis), K$^+$-Kanal und cAMP-regulierten Cl$^-$-Kanal. Treibende Kraft ist die an der Basis der Zellen lokalisierte Na$^+$/K$^+$-ATPase. Unterschiede in der Lokalisation von Na$^+$+Cl$^-$-Cotransporter und Cl$^-$-Kanal determinieren die Flußrichtung und damit den Zelltyp: absorbierend (links) oder sezernierend (rechts). Ein Ausfall des Cl$^-$-Kanals wirkt sich daher zunächst im NaCl-Gehalt der zu absorbierenden Flüssigkeit bzw. des Sekrets und nachfolgend je nach Geschwindigkeit des passiven Wassernachstroms auch im Volumen aus.
Das in der Mitte dargestellte Modell des Cl$^-$-Kanals zeigt die (aufgeklappten) 12 Membran-spannenden Regionen, 2 **N**ucleotid-**b**indende **D**omänen (NBD 1 bindet ATP) und die **R**egulatordomäne (R), die abhängig vom cAMP-regulierten Phosphorylierungsgrad den Kanal von innen verschließt oder öffnet. Die häufigste Mutation (ΔF508) betrifft die ATP-bindende Domäne NBD 1.

tausch einer Aminosäure führen) und hat eine andere HLA-Assoziation (B14, DR1; *vgl. Tab. 1.2, Kap. 1.2.1.*). Autosomal rezessiver Erbgang; Homozygotenfrequenz viel höher als bei klassischer Defizienz, mit großen ethnischen Unterschieden.

Klinisch macht sich meist nur die **Androgenüberproduktion** bemerkbar, bei Mädchen und Frauen als schwere Akne, Hirsutismus, Oligomenorrhoe, sekundäre Amenorrhoe, Infertilität (in dieser Steigerung, wobei jede Stufe auch das Endstadium sein kann).

Schätzung: 10-20 % der Patientinnen mit diesen Krankheitserscheinungen haben den Defekt. Dafür spricht auch das gute Ansprechen auf Therapie mit Cortisol, die in den 60er Jahren empirisch gefunden wurde, bevor die pathogenetischen Zusammenhänge aufgeklärt wurden.

Bei Männern kann Oligospermie und Infertilität auftreten. Im Kindesalter sind bei beiden Geschlechtern Längenwachstum und Gewichtszunahme beschleunigt, mit vorzeitigem Epiphysenschluß.

ACTH-Stimulationstest ermöglicht die Differenzierung von der klassischen Defizienz (geringerer Anstieg von 17-OH Progesteron). Therapie: Cortisol.

1.4.10. Mukoviszidose

Synonym: *Zystische Fibrose*

■ Art des molekularen Defekts, Erbgang und Häufigkeit

Lokalisation des Gens 7q31. Es kodiert den *cystic fibrosis transmembrane conductance regulator = CFTR*. Das Protein gehört zur sog. *ABC-Superfamilie* (= *ATP-binding cassette*, ☞ *Abb. 1.36*) von Membran-Transportproteinen und ist verantwortlich für den cAMP-abhängigen Cl$^-$-Transport in epithelialen Zellen.

Es sind >200 krankheitswirksame Mutationen bekannt (strukturelle und numerische Mutationen); in Mitteleuropa dominiert jedoch mit ca. 70 % der Betroffenen eine Deletion von 3 Basenpaaren in Exon 10, die zum Verlust eines Phenylalaninrestes in Position 508 des Proteins führt = *ΔF508-Mutation*. Die Veränderung betrifft eine ATP-bindende Domäne des Proteins (*NBD 1 in Abb. 1.36*). Sie beeinflußt die Funktion, vermindert aber vor allem den Transport und die regelrechte Einlagerung des Proteins in die Plasmamembran.

Autosomal rezessiv; Homozygotenfrequenz in Mitteleuropa ca. 1:2.000.

■ Pathogenetische Mechanismen

Wie in *Abb. 1.36* veranschaulicht, ist der cAMP-regulierte Cl$^-$-Kanal (es gibt daneben einen Ca^{2+}-regulierten Cl$^-$-Transport, wahrscheinlich über einen anderen Kanal) am transepithelialen NaCl-Transport und den damit verbundenen passiven Wasserbewegungen beteiligt. Beides hat entscheidenden Einfluß auf die Quantität und Zusammensetzung von Sekreten.

Ausfall des Cl⁻-Kanals bewirkt eine **generalisierte Exokrinopathie** mit Veränderungen des Sekrets aller exkretorischen Drüsen, die **mit erhöhter Viskosität** einhergeht. Zusätzlich haben die Glycoproteine des Mukus oft einen erhöhten oder unterschiedlich veränderten Kohlenhydratanteil und einen von der Norm abweichenden Sulfatierungsgrad.

Eine Erklärung der Glycoproteinveränderungen könnte sich aus dem Befund ergeben, daß der Cl⁻-Kanal nicht nur in der Plasmamembran, sondern auch in den subzellulären Membranen des GOLGI-Apparates nachgewiesen wurde → Beteiligung an der Einstellung eines bestimmten pH-Wertes und Ionenmilieus im Innenraum des GOLGI-Apparates, die entscheidend für die Steuerung posttranslationeller Proteinmodifizierungen ist.

Die Sekretveränderungen haben die gravierendsten Auswirkungen in epithelialisierten Gängen kleinen Durchmessers → Obstruktion mit gegebenenfalls nachfolgender Obliteration. Daraus ergeben sich folgende **Prädilektionsstellen** für die Erkrankung - in der Reihenfolge ihrer klinischen Bedeutung:

1. Respirationstrakt: Entsprechend der Ausstattung mit NaCl-sezernierenden Zellen (☞ *Abb. 1.36,* rechts) ist bei homozygoten Defektträgern der transepitheliale, cAMP-abhängige **Cl⁻-Transport** von der Submukosa in das alveoläre und bronchiale Lumen **blockiert**. Seine unter bestimmten Bedingungen notwendige Stimulierbarkeit, z.B. durch β-adrenerge Agonisten oder Leukotrien C_4, bleibt aus. In umgekehrter Richtung ist (aus ungeklärter Ursache) die Na⁺-Aufnahme durch die Mukosazellen auf etwa das Doppelte erhöht. Beides führt zu einem starken Wasserverlust des Sekretes → Eindickung → Viskositätszunahme → Verminderung des ziliaren Transports und der Expektorierbarkeit → **Obstruktion der Bronchiolen, mit begleitender**, überwiegend bakteriell bedingter **Entzündung**. Unter den Keimen überwiegen anfänglich *Staphylococcus aureus, Haemophilus influenzae* und *Pneumokokken*. Diese werden über die Jahre verdrängt und dominiert durch *Pseudomonas aeruginosa*.

Veränderungen des Sekrets und der Zelloberflächen favorisieren seine Adhärenz und die Vermehrung eines Subtyps mit vermehrter polysaccharidhaltiger Schleimhülle → erhöhte Resistenz gegen muköziliare Reinigung, Immunadhärenz und Phagozytose (☞ Kap. 5.2.4.) sowie Antibiotika.

Die mit der permanenten Keimbesiedlung verbundene Akkumulation von Entzündungszellen, besonders neutrophilen Granulozyten, geht mit einer starken **Freisetzung von Elastase** einher, die die lokale Kapazität von $α_1$PI und anderen Proteinaseinhibitoren übersteigt und entscheidenden Anteil an der Destruktion des Lungengewebes hat (vgl. Kap. 1.4.1.).

- proteolytische Spaltung der elastinhaltigen Fasern des Lungengewebes
- Stimulation der Epitheldifferenzierung zugunsten sekretorischer Zellen und der Produktion des (abartigen) Sekrets
- proteolytische Spaltung des C3b-Rezeptors auf neutrophilen Granulozyten und Abspaltung des Fc-Teils von Antikörpern → Blockierung von Komplement- und Antikörper-vermittelter Immunadhärenz und Phagozytose - ☞ Kap. 5.2.4.

Obstruktion, alveoläre Destruktion und fibrosierende Entzündungen verursachen Bronchiektasien, Atelektasen, chronische Bronchitis und interkurrierende Pneumonien.

2. Pankreas: Analoge Veränderungen wie unter 1. führen zu Sekretverhaltung, zystischer Fibrose und Atrophie des exokrinen Anteils (bei erhaltenem Inselapparat) → **Verdauungsinsuffizienz** infolge Mangels an Lipasen, den verschiedenen Proteinasen und α-Amylase. Bei Neugeborenen Mekoniumveränderungen (mangelhafte Spaltung des Darminhalts in utero).

3. Schweißdrüsen: Der Cl⁻-Kanal ist hier in den Epithelien des Ausführungsganges lokalisiert, wo NaCl aus dem isotonen Primärschweiß reabsorbiert wird (☞ *Abb. 1.36,* links). Defektträger haben erhöhte NaCl-Konzentration im Schweiß (> 70 mmol/l) → mangelnde Adaptation an erhöhte Umgebungstemperatur → hypotone Dehydratation (☞ Kap. 13.1.1.1.).

4. Reproduktionssystem: Viskositätszunahme der Sekrete führt zur Obliteration und Atrophie von vas deferens, Epididymis und Samenblasen → Sterilität bei Männern.

■ Symptomatik, labordiagnostische und therapeutische Prinzipien

Neugeborene: Mekoniumileus in 5-10 % der Fälle (pathognomonisch).

Säuglinge: Verdauungsinsuffizienz → Dyspepsien, rezidivierender Husten, retardiertes Wachstum.

Kindesalter: Bei Überwiegen chronischer Lungenveränderungen mit wiederholten Pneumonien und zunehmender Rechtsherzinsuffizienz erheblicher Rückstand in der körperlichen Entwicklung. Lungenfunktionsparameter (☞ Kap. 7.4.2.1. und 17.2.1.) werden pathologisch (Verminderung), etwa in der Reihenfolge: FEV$_1$ (**f**orciertes **e**xspiratorisches **V**olumen in **1** s), FEV$_1$/FVK (**f**orcierte **V**ital**k**apazität), VK (**V**ital**k**apazität), TK (**T**otal**k**apazität). Bei starker Schweißproduktion hypotone Dehydratation und hypochlorämische Alkalose.

Erwachsenenalter: Neben (lebensbegrenzenden) Veränderungen des Respirationstrakts solche des Verdauungstrakts - Obstruktionsileus, Ulcus duodeni, Leberzirrhose.

Die Überlebenszeit ist in hohem Maße von der Therapie abhängig; bis 30 Jahre in den besten Behandlungzentren.

Labordiagnostik: Heterozygotentestung (Frequenz ca. 1:25!), pränatale Diagnostik und Neugeborenenscreening ist nur mit molekulargenetischen Methoden sicher genug (direkte und indirekte Genanalyse). Jedoch: Testung auf ΔF508 erfaßt nur ca. 70 % und auf die 6 häufigsten Allele ca. 85 % der Fälle, da >200 Mutationen bekannt sind. Diagnosesicherung bei klinischem Verdacht meist ausreichend durch NaCl-Bestimmung in dem durch Pilocarpin-Iontophorese gewonnenen Schweiß - >60 mmol/l.

Therapie: Erfassung und Überwachung der Erkrankten in Mukoviszidosezentren. Behandlung der Verdauungsinsuffizienz und damit verbundener Mangelversorgung durch fettarme, protein- und kohlenhydratreiche Diät in Kombination mit Pankreasenzympräparaten. Verzögerung der Lungendestruktion durch Infektionsprophylaxe, Antibiotika (nach Keim- und Resistenzbestimmung im Sputum), Mukolytika (N-Acetylcystein, kurzzeitig, da epithelschädigend) in Aerosolen.

Trends: α$_1$PI-Konzentrate zur Bindung von Elastase (erfolgreiche klinische Studien, vgl. Kap. 1.4.1., "Therapie:"); Hemmung der gesteigerten Na$^+$-Reabsorption in Atemwegsepithelien durch *Amilorid* als Aerosol (erfolgreiche klinische Studien); Applikation von rekombinanter *DNase I* in Aerosolen → Spaltung von DNA und F-Actin aus zerfallenen Leukozyten → Mukolyse; Entwicklung von Pharmaka, die nicht-cAMP-abhängige Cl$^-$-Kanäle stimulieren oder den Transport des ΔF508-Genprodukts zur Plasmamembran verbessern; Gentherapie des Lungenepithels mittels viraler Vektoren über Aerosole (erste klinische Versuche führten nur zu mäßiger und kurzzeitiger Expression des CFTR).

In vitro-Fertilisierung in belasteten Familien - ☞ Kap. 1.3.4.2.

1.4.11. Defekte im Purinnucleotidstoffwechsel

Abb. 1.37 gibt eine Übersicht über die wichtigsten Defekte im Stoffwechsel der Purinnucleotide. Darunter ist auch eine genetische Variante, die im Gegensatz zu den sonst festzustellenden Enzymaktivitätsverminderungen durch eine **Enzymhyperreaktivität** krankheitswirksam wird: *5-Phosphoribosyl-1-Pyrophosphat-Synthetase*.

1.4.11.1. Angeborene kombinierte Immundefizienz

Synonym: *Severe combined immunodeficiency = SCID*

Zu diesem Syndrom gehören **unterschiedliche genetische Defekte**, die phänotypisch aber relativ gleichförmig sind:

- Etwas über die Hälfte aller Fälle geht auf einen X-chromosomalen Defekt zurück - Mutationen des in Xq13 lokalisierten Gens für die γ-Kette des **Interleukin-2-Rezeptors**. Aus der Funktion von IL-2 für die T-Zell-Proliferation und -Differenzierung (☞ Kap. 5.2.3.2.) und der Tatsache, daß die γ-Kette auch Bestandteil anderer Interleukinrezeptoren ist (IL-4, -7, -11, -15), die u.a. für die B-Zell-Entwicklung wichtig sind, erklärt sich die kombinierte Immundefizienz
- Zweithäufigste Ursache ist die **ADA-Defizienz**. Da sie den Purinucleotidstoffwechsel betrifft, wird sie anschließend ausführlicher behandelt
- verminderte oder fehlende Expression der **HLA-D-Region**. Die Defekte betreffen nicht die Gene dieser Region selbst auf Chromosom 6, sondern solche für

1.4. Beispiele genetischer Defekte

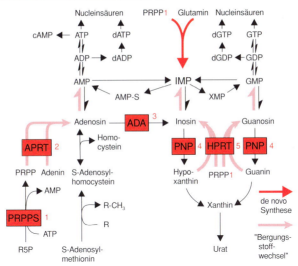

Abb. 1.37: Lokalisation der wichtigsten Enzymdefekte und einer -hyperreaktivität im Purinnucleotidstoffwechsel.
1 = 5-**P**hospho**r**ibosyl-1-**P**yrophosphat-**S**ynthetase-Hyperreaktivität = Gicht
2 = **A**denin-**P**hospho**r**ibosyl**t**ransferase-Defizienz
3 = **A**denosin**des**aminase-Defizienz = angeborene kombinierte Immundefizienz
4 = **P**uri**n**nucleosid**p**hosphorylase-Defizienz = zelluläre Immundefizienz
5 = **H**ypoxanthin-**P**hospho**r**ibosyl**t**ransferase-Defizienz = LESCH-NYHAN-Syndrom

Trans-Aktivatoren auf anderen Chromosomen (2, 15), die für die Transkription der HLA-D-Gene mitverantwortlich sind. Der Ausfall der Funktionen der HLA-D-Antigene (☞ *Abb. 1.8*, Kap. 1.2.1.) erklärt die Immundefizienz. Die klinischen Verläufe sind weniger schwer als bei den beiden vorangenannten Defekten

■ Art des molekularen Defekts, Erbgang und Häufigkeit

Genlokalisation: 20q13.11. Überwiegend (unterschiedliche) Punktmutationen, die jeweils zum Austausch einer Aminosäure in der *Adenosindesaminase* führen; autosomal rezessiv; Häufigkeit nicht sicher ermittelt (ca. 1:1 Mio.). Verminderte oder fehlende Enzymaktivität.

■ Pathogenetische Mechanismen

In *Abb. 1.38* ist die Enzymdefizienz auf die pathogenetischen Prinzipien **Substratanstau und Produktmangel** zurückgeführt.

Die Defizienz des von einem "house-keeping-gene" (☞ Kap. 1.3.3., "3. Chromosomenaberrationen") kodierten Enzyms wirft die Frage auf, warum sich die Erkrankung **vor allem im Immunsystem manifestiert** - Evidenzen:

- Immunzellproliferation ist mit einer Zunahme der ADA-Aktivität auf das Mehrfache des Ausgangswertes verbunden, weshalb Substratanstau und Folgen besonders drastisch sind → Hemmung der DNA-Replikation und Mitose
- hoher Anteil des "Bergungsstoffwechsels" (☞ *Abb. 1.37*) → ausgeprägte Akkumulation von Desoxyadenosin mit entsprechenden Folgen
- Akkumuliertes dATP verursacht in T-Zellen DNA-Strangbrüche
- Methylierungsreaktionen haben große Bedeutung für Proliferation und Differenzierung von Vorläuferzellen bei der Immunantwort

Die genannten Mechanismen lassen sich durch die Wirkung verschiedener immunsuppressiver Zytostatika an isolierten, normalen Lymphozyten oder T- und B-Zell-Kulturen bestätigen: *2'Deoxyformycin* hemmt ADA → dATP↑; es wird daher zur Therapie von T-Zell-Leukämien eingesetzt. *Methotrexat, 5-Fluorouracil* und *5-Fluordesoxyuracil* hemmen Methylierungsreaktionen und sind stark immunsuppressiv (vgl. *Abb. 3.20*, Kap. 3.6.3.).

■ Symptomatik, labordiagnostische und therapeutische Prinzipien

Schwere Fälle haben eine ausgeprägte Insuffizienz der zellulären und humoralen Immunabwehr (= kombinierte Immundefizienz) mit atrophischen Tonsillen, Adenoiden und Thymus sowie beträchtlicher Hypogammaglobulinämie und Lymphope-

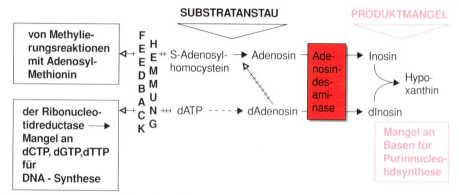

Abb. 1.38: Auswirkungen des Mangels an *Adenosindesaminase* (ADA). Zur Position des Enzyms im gesamten Stoffwechsel der Purinnucleotide vgl. *Abb. 1.37.* Sowohl Adenosin als auch 2'-Desoxyadenosin sind Substrate des Enzyms. Der Anstau von Adenosin und Desoxyadenosin läßt sich in Plasma und Urin und die Hemmung der S-Adenosylhomocystein-Hydrolase in Erythrozyten (< 10 % der Aktivität) nachweisen. Nicht dargestellt ist eine **aktivierende** Wirkung des (akkumulierten) dATP auf die AMP-Desaminase → zellulärer ATP-Mangel.

nie. Im Kindesalter Neigung zu rekurrierenden Infektionen des Respirations-, Gastrointestinaltrakts und der Haut mit Bakterien, Pilzen, Protozoen und Viren. Daraus - und speziell aus Darminfektionen → Diarrhoe (Kap. 19.1.3., "Gesteigerte Sekretion") → Malabsorption (☞ Kap. 19.3.1.) - resultieren allgemeine Gedeihstörungen. Wegen der hohen Proliferationsrate von Knorpelgewebe finden sich auch unspezifische Veränderungen an Knochen/Knorpel-Grenzen des Skeletts. Unbehandelt, Tod durch Sepsis meist vor dem 2. Lebensjahr.

Weniger schwere Fälle überleben länger, entwickeln destruktive Lungenschäden durch rekurrierende Pneumonien und haben ein höheres Risiko für B-Zell-Lymphome, wahrscheinlich durch EPSTEIN-BARR-Virus-Infektionen (☞ Kap. 3.3.3.3., "EBV").

Labordiagnose: Sicherung durch Enzymaktivitätsmessung in Erythrozyten oder mononukleären Blutzellen. Neugeborenenscreening mit gleicher Methodik möglich. In belasteten Familien Heterozygotentestung und pränatale Diagnostik mit molekulargenetischer Methodik. Unabhängig von der Art der Mutation ist pränatale Diagnostik durch Enzymaktivitätsmessung in Amnionzellen möglich.

Therapie: Unspezifisch und symptomatisch durch Infektionsschutz, Antibiotika und Immunglobulingaben. Spezifische Therapiemöglichkeiten sind in vorangehenden Kapiteln bereits ausgeführt worden: Knochenmarktransplantation von histokompatiblen Spendern - ☞ Kap. 1.3.5.3., Injektion des in Polyethylenglycol eingeschlossenen intakten Enzyms - ☞ Kap. 1.3.5.2., "indirekte Substitutionen", **genetische Reparatur** von Knochenmark- oder T-Zellen - ☞ Kap. 1.3.5.4., "Zielzellen".

1.4.11.2. LESCH-NYHAN-Syndrom

■ **Art des molekularen Defekts, Erbgang und Häufigkeit**

Genlokalisation: Xq26-27. Überwiegend Punktmutationen, aber auch vollständige oder partielle Gendeletionen führen zu Verlust (Vollbild der Erkrankung) oder Verminderung (nur Hyperurikämie und Gicht) der *Hypoxanthin-Phosphoribosyltransferase* (HPRT). Krankheit beim männlichen Geschlecht; heterozygote Frauen sind Konduktorinnen (☞ *Abb. 1.21*, Kap. 1.3.4.2.). Selten; ca. 1/3 der Fälle durch Neumutationen.

■ **Pathogenetische Mechanismen**

HPRT und APRT (☞ *Abb. 1.37*) haben für **P**hospho**r**ibosyl-**P**yro**p**hosphat (PRPP) wesentlich niedrigere k_M-Werte als das initiierende Enzym der de-novo-Synthese, die *Glutamin-Phosphoribosylamidotransferase* (GPRAT): 33 und 74 bzw. 480 μmol/l. Da PRPP physiologischerweise eine Konzentration von ca. 13 μmol/l nicht übersteigt, wird es daher vorzugsweise über den "Bergungsstoffwechsel" metabolisiert. Bei HPRT-Ausfall akkumuliert PRPP auf wesentlich höhere Werte und wird zunehmend durch GPRAT umgesetzt. Zusätzlich wird die Aktivität der GPRAT gesteigert: Substrataktivierung durch PRPP und Abnahme der Hemmwirkung durch IMP und GMP, deren Spiegel durch den HPRT-Ausfall absinken. Aus allem resultiert eine gesteigerte de-novo-Synthese mit **Purinnucleotidüberproduktion und Hyperurikämie**. An letzterer ist auch die defektbedingte Akkumulation von Hypoxanthin beteiligt: Übertritt in das Plasma und Metabolisierung zu Harnsäure durch die Xanthinoxidase der Leber. Folgen der Hyperurikämie s.u. und Kap. 1.4.11.3., "Gichtmanifestationen".

Die pathogenetischen Mechanismen für die schweren neurologischen Veränderungen sind ungeklärt.

Hinweise:

- Im menschlichen Hirn haben die Basalganglien die höchste HPRT-Aktivität und sehr niedrige GPRAT-Aktivität → Dominanz des "Bergungsstoffwechsels" und daher erhöhte Empfindlichkeit auf dessen Ausfall. Die neurologischen Symptome entsprechen dieser Region
- An der Reaktion von Dopamin mit seinen Rezeptoren ist GTP beteiligt, dessen Konzentration erniedrigt ist → veränderte Wirkung des Transmitters
- Post-mortem Untersuchungen von Patientenhirnen ergaben in den Basalganglien verminderte Konzentrationen von Dopamin und Homovanilinat sowie verminderte Aktivitäten der Dopadecarboxylase und Tyrosinhydroxylase, was als Resultat einer verminderten Proliferation und Differenzierung dopaminerger Neuronen in der neonatalen Phase der Hirnentwicklung gedeutet werden kann

■ **Symptomatik, labordiagnostische und therapeutische Prinzipien**

In allen Fällen frühkindliche Etablierung einer Hyperurikämie mit bis zu 10fach gesteigerter Uratausscheidung im Urin → Uratsteinbildung in den Nieren und obstruktive **Nephropathie** (☞ Kap. 14.6., "Hyperurikurie"). Jenseits des 13. Lebensjahres in ca. 80 % der Fälle **Gichtarthritis** - ☞ nachf. Kap.

Bei vollständigem Enzymausfall:

- **neurologische Veränderungen** - ab 3.-6. Lebensmonat Rückstand in motorischer Entwicklung, gefolgt von extrapyramidalen Zeichen bis zur Chorea-Athetose (☞ Kap. 20.5.4.2., "Athetose") und später pyramidalen Zeichen, wie Hyperreflexie und Klonus (☞ Kap. 20.5.4.1., "Spastik").

- **Verhaltensstörungen** - in ca. 85 % der Fälle ab 3.-4. Lebensjahr zwanghafter Drang zur Selbstverstümmelung; Neigung zur Aggressivität; geistige Retardierung.

Labordiagnostik: Hinweise durch Uratbestimmung im Plasma und Messung des Urat/Creatinin-Quotienten im Urin (2,0-5,0, höher als bei Hyperurikämien anderer Ursache und als bei Gesunden). Sicherung durch Enzymbestimmung in Erythrozyten oder Fibroblasten. Pränatale Diagnostik durch Enzymbestimmung oder Genanalyse in fetalen Zellen. Ermittlung von Konduktorinnen in belasteten Familien, wenn möglich, durch molekulargenetische Methoden. Enzymaktivitätsbestimmungen sind dafür nur begrenzt aussagefähig: genetisches Mosaik (☞ Kap. 1.4.4.); X-Chromosomen mit mutiertem HPRT-Gen werden vorzugsweise inaktiviert. Möglichkeit: Zellen eines Haarfollikels sind überwiegend monoklonalen Ursprungs, so daß bei Untersuchung einer größeren Anzahl von Follikeln solche mit enzymdefizienten Zellen gefunden werden können.

Therapie: Xanthinoxidasehemmung durch *Allopurinol* (☞ nachf. Kap.) erlaubt eine Kontrolle der mit der Hyperurikämie verbundenen Symptomatik. Die ZNS-Veränderungen sind bislang nicht therapierbar. Trend: genetische Reparatur von Knochenmarkstammzellen oder Fibroblasten (☞ Kap. 1.3.5.4., "Zielzellen").

1.4.11.3. Hyperurikämie und Gicht

Da es sich um Störungen des Purinnucleotidstoffwechsels handelt, werden beide Phänomene hier behandelt, obwohl **sowohl genetische als auch erworbene Ursachen** dafür in Frage kommen. Auf beides wird eingegangen, weshalb die eingangs Kap. 1.4. eingeführte Gliederung in 3 Schwerpunkte hier nicht eingehalten werden kann.

Obwohl das Krankheitsbild der Gicht sehr lange bekannt ist (Erstbeschreibung 5. Jahrhundert v. Chr.), wurde der entscheidende pathogenetische Faktor erst spät entdeckt: 19. Jahrhundert - Nachweis erhöhter Harnsäurekonzentration in Blut und Harn, 20. Jahrhundert - Na-Uratkristalle als Ursache erkannt.

Die Gichterkrankung, von der überwiegend Männer befallen werden (ca. 90 % der Fälle), ist immer mit einem pathologisch erhöhten Harnsäurespiegel im Plasma verbunden. Umgekehrt ist die Kopplung weniger streng: nicht jede Hyperurikämie führt zu allen Erscheinungen der Gicht.

Referenzbereiche für den Harnsäurespiegel im Plasma: Männer = 0,18-0,42, Frauen = 0,14-0,34 mmol/l (in Menopause wie bei Männern - Estrogenabhängigkeit). Im Plasma liegt Harnsäure überwiegend als *Mono-Na-Urat* vor, dessen kritischer Wert für die Löslichkeit bei 37 °C und *pH* 7,4 bei ca. 0,4 mmol/l liegt. **Hyperurikämie**, wenn dieser Wert überschritten wird; **akuter Gichtanfall** bei Anstieg > 0,535 mmol/l.

Ätiologisch sind durch genetische Defekte im Purinstoffwechsel oder in der renalen Uratausscheidung bedingte, **primäre** Formen von erworbenen oder durch metabolische Effekte an anderer Stelle gelagerter Enzymdefekte bewirkten, **sekundären** Formen zu unterscheiden. Bei den genetisch bedingten Formen ist jedoch meist eine purinreiche Ernährung auslösend. Nachfolgende Einteilung und Auflistung verschiedener Ursachen wurde nach **pathogenetischen Gesichtspunkten** vorgenommen.

primäre familiäre Hyperurikämien

genetisch bedingte gesteigerte Purinnucleotid- und damit Uratproduktion (vgl. *Abb. 1.37*, Kap. 1.4.11.)

- **gesteigerte PRPP-Bildung:** *Hypoxanthin-Phosphoribosyltransferase*-Defizienz (= LESCH-NYHAN-Syndrom - ☞ vorang. Kap., Verstärkung durch IMP-Abfall); *PRPP-Synthetase*-**Hyperreaktivität** (Unempfindlichkeit gegenüber feedback-Hemmung, Affinitätssteigerung für das Substrat, erhöhte Umsatzzahl pro Enzymmolekül); *Xanthinoxidase*-**Aktivitätszunahme** (Verstärkung durch IMP-Abfall)
- **erhöhtes Angebot von Vorläufern der PRPP-Synthese: Aktivitätszunahme** einer Variante der *Glutathion-Reductase*; *Glucose-6-Phosphatase*-Defizienz (= Glycogenose Typ I, ☞ Kap. 1.4.3.). In beiden Fällen ergibt sich eine Umsatzsteigerung des Hexosemonophosphatshunts (vgl. *Abb. 1.29*, Kap. 1.4.4. und *Abb. 1.30*, Kap. 1.4.5.). Im letzteren Fall führt die Lactatazidose zusätzlich zu einer Verminderung der renalen Uratausscheidung
- **erhöhtes Angebot an Glutamin:** *Glutaminase*-Defizienz; *Glutamatdehydrogenase*-Defizienz. In beiden Fällen ergibt sich über die durch Glutamin-Phosphoribosyloamidotransferase katalysierte Reaktion eine Steigerung der de-novo-Synthese (vgl. vorang. Kap., "Pathogenetische Mechanismen")

genetisch bedingte verminderte Uratausscheidung durch die Nieren

häufigste Ursache genetisch bedingter Hyperurikämien. Ausscheidung von < 250 mg Urat/24 h bei purinfreier Kost. Wahrscheinlich polygene Ursache. Verminderte Filtration, erhöhte Reabsorption und vor allem verminderte Sekretion von Urat lassen sich nachweisen. Die Erkrankten benötigen einen um ca. 0,1 mmol/l höheren Uratspiegel im Plasma, um die gleiche Ausscheidungsrate wie Gesunde zu erreichen.

sekundäre Hyperurikämien

vermehrte Uratbildung aus exogenen Purinen

Überernährung oder Bevorzugung nucleinsäurereicher (= purinreicher) Lebens- und Genußmittel, z.B. bei Metabolischem Syndrom (☞ Kap. 9.2.4.1.).

vermehrte Uratbildung aus endogenen Purinen

- **gesteigerter Nucleinsäureabbau bei Gewebszerstörung:** Pneumonie; Eklampsie; Tumorzerfall bei Strahlen- und Zytostatikatherapie
- **gesteigerter Nucleinsäureumsatz:** Leukämien; Osteomyelosklerose; Polyzythämien; perniziöse und hämolytische Anämien
- **gesteigerter ATP-Verbrauch und/oder verminderte ATP-Synthese:** gemeinsamer Mechanismus: ATP ↓ → AMP ↑ → Inosin ↑ → Urat ↑. Hypoxische Schädigung (☞ Kap. 4.2.1.); Myopathien (☞ *Tab. 20.2.*, Kap. 20.5.1.); mit Hypoglykämie einhergehende genetische Defekte - ☞ Kap. 18.1.1. (Glucagon ↑ → Glycogenphosphorylaseaktivität ↑ → "Phosphat-trapping" - vgl. Legende zu *Abb. 1.31*, Kap. 1.4.5.); parenterale Ernährung mit Fructose (rasche Phosphorylierung, vgl. Kap. 21.3.1., "Fructose")

1.4. Beispiele genetischer Defekte

verminderte renale Uratausscheidung
- **verminderte glomeruläre Filtration:** Niereninsuffizienz (Urämie) verschiedener Ursachen, jedoch nicht regelmäßig
- **gesteigerte Reabsorption:** Dehydratation durch Wasser- und NaCl-Verluste steigert die Rückresorption von Urat - Diabetes insipidus; isotone Dehydratation; Therapie mit Diuretika (ca. 75 % der Therapierten entwickeln eine Hyperurikämie)
- **verminderte tubuläre Sekretion:** verschiedene, unter pathophysiologischen Bedingungen vermehrt gebildete organische Säuren kompetieren mit Urat bei der tubulären Sekretion: Lactat, β-Hydroxybutyrat, Ketonkörper; von den Pharmaka betrifft es Salicylate. Bei diabetischer Ketoazidose; Fasten (Ketonkörper); Lactatazidose durch hypoxische Schädigung verschiedener Ursachen und durch Alkohol (☞ Kap. 18.2.2.2., "Gicht")
- **ungeklärter Mechanismus:** chronische Blei- oder Berylliumvergiftung; zahlreiche Pharmaka (Pyrazinamid, Nicotinsäure, Methoxyfluran, L-Dopa, Cyclosporin A, Theophyllin, β-Blocker, Warfarin, Indometacin)

Vom Harnsäurebestand des Erwachsenen (Männer = 5,1-9,5, Frauen = 3,3-4,2 mmol) werden 3,0-6,5 mmol/d umgesetzt, wobei 3/4 über die Nieren und 1/4 über den Darm ausgeschieden werden. Bei Gichtkranken ist der Bestand auf das 10-100fache erhöht.

Gichtmanifestationen und ihre Entstehung

- **akuter Gichtanfall - Monarthritis:**
  Bevorzugung des Großzehengrundgelenks (= *Podagra*), starke Schmerzen, lokale und systemische Entzündungszeichen.
  Harnsäurespiegel ↑ → Bindung an Proteoglykane des Knorpels und der Synovia und Ausfällung von Mikrokristallen aus Na-Urat · H_2O → Phagozytose der Kristalle durch Makrophagen und neutrophile Granulozyten → Bildung von Zytokinen (IL-1, TNF-α), die chemotaktisch weitere Granulozyten heranführen und eine *Akute-Phase-Reaktion* erzeugen (☞ Kap. 5.2.3.1.); Freisetzung von Proteinasen, die über Kininbildung Schmerz erzeugen (☞ Kap. 5.4.1.)

- **Bildung von Gichttophi:**
  Chronische Ablagerung von Uraten unter Einlagerung von Bindegewebe in artikulärem und anderem Knorpel, Synovia, Knochenepiphysen, Sehnenscheiden und Subkutis. Hauptfolge sind degenerative Gelenkerkrankungen

- **Urat-Nephropathie:**
  Häufigste Komplikation der Hyperurikämie. Ablagerung von Uratkristallen im Interstitium der Medulla und Pyramiden → Albuminurie; interstitielle Nephritis → Konzentrierungsschwäche; verminderte glomeruläre Filtration → renale Hypertonie, Urämie

- **Nephrolithiasis:**
  Uratsteinbildung korreliert direkt mit dem Plasma-Harnsäurespiegel und wird durch Absinken des *pH*-Wertes im Harn gefördert (geringere Löslichkeit). Hyperurikämie fördert aber auch die Bildung von Oxalatsteinen - ☞ Kap. 14.6., "Hyperurikurie"

Beziehungen zu anderen Stoffwechselstörungen

Bei ca. der Hälfte der Gichtkranken findet sich die Trias: Hyperurikämie, Hypertriglyceridämie (VLDL und Chylomikronen) und latenter Diabetes mellitus. Assoziiert sind auch Übergewicht, Hypertonie und ischämische Herzkrankheit. Soweit die Hypertonie nicht renal bedingt ist, lassen sich alle diese Erscheinungen ursächlich in vielen Fällen auf **Überernährung** (vgl. *Tab. 21.1.*, Kap. 21.1.) zurückführen, besonders, wenn sie purin-, fett- und alkoholreich ist. Diese und weitere Störungen werden auch unter dem Begriff **Metabolisches Syndrom** zusammengefaßt - ☞ Kap. 9.2.4.1. Die Beziehungen der Gicht und anderer Erkrankungen zum Alkohol sind in Kap. 18.2.2.2. behandelt.

Therapeutisch ist eine Normalisierung des Körpergewichts sowie Senkung der Purin- und Alkoholzufuhr außerordentlich wichtig.

Zur **Verminderung der Harnsäuresynthese** wird überwiegend *Allopurinol* eingesetzt - Angriffspunkte (vgl. *Abb. 1.37*, Kap. 1.4.11.):

- kompetitive Hemmung der Xanthindehydrogenase und -oxidase (Strukturähnlichkeit mit Hypoxanthin). Im Harn werden vermehrt Hypoxanthin und Xanthin ausgeschieden, die Ausscheidung von Harnsäure geht zurück
- Hypoxanthin ↑ → IMP ↑ → feedback-Hemmung des initiierenden Enzyms der Purinde-novo-Synthese (**G**lutamin-**P**hosphoribosyl**a**mido**t**ransferase = GPRAT)
- Allopurinol bildet mit PRPP das Allopurinolribotid, das ebenfalls die GPRAT hemmt

Urikosurika (z.B. *Probenecid*) steigern die renale Harnsäureausscheidung durch Hemmung der Reabsorption → Gefahr der Uratausfällung in den Tubuli, daher nur bei Patienten ohne Nierenbeteiligung.

Zur Therapie des akuten Gichtanfalls dient vorzugsweise *Colchicin*, dessen Hemmwirkung auf Chemotaxis und Phagozytose der Entzündungszellen genutzt wird. Hemmstoffe der Cyclooxygenase, wie *Indometacin* (☞ Kap. 5.5.5.), können ebenfalls eingesetzt werden.

1.4.12. Defekte im Pyrimidinnucleotidstoffwechsel - hereditäre Orotazidurie

Im Unterschied zum Purinnucleotidstoffwechsel sind im Pyrimidinnucleotidstoffwechsel nur drei seltene Defekte dokumentiert: *hereditäre Orotazidurie*, *Pyrimidin-5'-Nucleotidase-Defizienz* und *Dihydropyrimidindehydrogenase-Defizienz*. Nur auf erstere sei hier kurz eingegangen.

■ Art des molekularen Defekts, Erbgang und Häufigkeit

Genlokalisation: 3q13; verminderte Aktivität der *UMP-Synthetase*, die **2 Teilaktivitäten** hat: *Orotat-Phosphoribosyltransferase* und *Orotidinmonophosphat-Decarboxylase*, die offenbar unterschiedlich stark vermindert sein können, weshalb historisch zwei Erkrankungstypen unterschieden wurden. Autosomal rezessiv, mit auffallender Differenz zwischen häufigem heterozygotem (ca. 1:50) und sehr seltenem homozygotem Auftreten. Wahrscheinlich ist der homozygote Zustand ein Letalfaktor, und nur die Feten mit geringerer Enzymverminderung werden ausgetragen.

■ Pathogenetische Mechanismen

Entscheidender pathogenetischer Faktor ist der **Mangel an Pyrimidinnucleotiden**, mit besonderer Auswirkung auf stark proliferierende Gewebe, z.B. die erythropoetische Reihe. Aufgehobene Endprodukthemmung (durch UMP) der Defekt-vorgelagerten Enzyme (*Aspartattranscarbamylase* und *Dihydroorotase*) → massiver Anstau von Orotat mit erhöhter Ausscheidung im Harn (> 1 g/die).

■ Symptomatik, labordiagnostische und therapeutische Prinzipien

Ab 0,5. bis 2. Lebensjahr körperliche und geistige Retardierung und starke Gefährdung durch Infekte. **Makrozytäre Anämie**, nicht durch Vitamin B_{12} und Folsäure beeinflußbar und **hypochrom** im Gegensatz zu den durch B_{12}- und Folsäuremangel bedingten Formen (Hemmung von DNA- und RNA-Synthese - vgl. Kap. 11.4.). Orotatausscheidung im Harn ermöglicht Frühdiagnose und führt gelegentlich zur Kristallabscheidung in den Nieren, mit entsprechenden Folgen. Bei **Substitutionstherapie mit Uridin** per os ist eine weitgehend normale Entwicklung möglich.

1.4.13. Lysosomale Speicherkrankheiten

Zu diesen Defekten gehört neben den nachfolgend als Gruppen besprochenen Erkrankungen auch die bereits behandelte Glycogenose Typ II (☞ Kap. 1.4.3.). Allen gemeinsam sind Defekte lysosomaler Enzyme - *Hydrolasen* mit saurem pH-Optimum, die für den Abbau hochmolekularer Substanzen mit Kohlenhydratanteil (Glycoproteine, Glycosaminoglycane, Ganglioside, Glycogen) verantwortlich sind - oder (seltener) Defekte von Komponenten der Lysosomenmembran. Die meisten Gene sind lokalisiert und die Defektbedingenden Mutationen aufgeklärt. Die Erbgänge sind überwiegend autosomal rezessiv, Ausnahmen: Mucopolysaccharidose Typ II (☞ Kap. 1.4.13.1.) und α-Galactosidase-Defizienz (☞ Kap. 1.4.13.2.) sind X-chromosomal.

Die normal synthetisierbaren Substanzen sind in den Lysosomen nicht abbaubar → exzessive Anreicherung in diesen, mit entsprechender Vergrößerung. Letztere überträgt sich auf die Zelle - deren Funktionen dadurch beeinträchtigt werden und die vorzeitig absterben kann - und auf die Organe, in denen die Substanzen vorrangig synthetisiert werden. Meist betroffen sind Neuronen und die Zellen des retikuloendothelialen Systems. Das entscheidende pathogenetische Element ist daher nicht der Mangel, sondern sind **Verdrängungserscheinungen** durch die Speicherung und damit verbundene Wachstums- und Funktionsbeeinträchtigungen.

Gemeinsamkeiten des Verlaufs lysosomaler Speicherkrankheiten: Nach anfänglich weitgehend normaler Entwicklung folgen Hepatosplenomegalie, Retardierung der geistigen Entwicklung, Skelettdeformierungen und disproportionierter Minderwuchs, Hautverdickung und vergröberte Gesichtszüge. Im Biopsiematerial läßt sich oft histologisch die Speicherung erkennen und anhand charakteristischer Musterung bestimmten Krankheiten zuordnen.

1.4.13.1. Mucopolysaccharidosen

Diese Gruppe umfaßt Speicherkrankheiten für *Proteoglycane*, die zusammen mit Glycoproteinen und Proteinen die Grundsubstanz der extrazellulären Matrix bilden, in die Collagen und Elastin eingelagert sind. Die Defekte betreffen lysosomale Enzyme, die schrittweise die *Glycosaminoglycan*-Komponente der Proteoglycane abbauen: *Heparansulfat* (HS), *Dermatansulfat* (DS), *Keratansulfat* (KS), *Chondroitinsulfat* (CS). In *Abb. 1.39* sind die meisten Defekte am Beispiel des Heparansulfatabbaus lokalisiert.

In *Tab. 1.5* sind alle Mucopolysaccharidosen aufgelistet, einschließlich der in *Abb. 1.39* lokalisierten.

Die Homozygotenfrequenz der gesamten Gruppe beträgt ca. 1:25.000.

Die schwerste Form ist die MPS I H, mit vergröberten Gesichtszügen, vergrößerter Zunge, Hornhauttrübung, Hepatosplenomegalie, Kontrakturen, disproportioniertem Minderwuchs, zerebralem Abbau und sehr niedriger Lebenserwartung (< 10 Jahre). Mit Ausnahme der Hornhauttrübung ist die schwere MPS II damit vergleichbar. Etwas größere Lebenserwartung (< 20 Jahre) haben die vier MPS III-Typen; es dominiert der zerebrale Abbau mit verschiedenen neurologischen Ausfällen und Verhaltensstörungen. Bei der MPS IV stehen Deformierungen des Thorax und der Wirbelsäule im Vordergrund. Die MPS VI ist vom Erscheinungsbild her der MPS I H vergleichbar, jedoch mit normaler intellektueller Entwicklung. Von der MPS VII sind nur wenige Fälle bekannt, mit ähnlichem Verlauf wie die MPS I H.

Labordiagnostik: Nachweis der Glycosaminoglycane im Harn, Sicherung durch Enzymaktivitätsmessung in Hautfibroblasten oder Leukozyten; pränatale Diagnodtik überwiegend über Enzymaktivitätsmessung; Heterozygotentestung nur molekulargenetisch möglich.

Therapie: Partielle Besserung durch Fibroblasten- und Knochenmarktransplantation (☞ Kap. 1.3.5.3.). Somatische Gentherapie ist für MPS II im klinischen Versuch (Übertragung der L-Iduronid-Sulfatase auf Lymphozyten) und für MPS VII tierexperimentell gelungen.

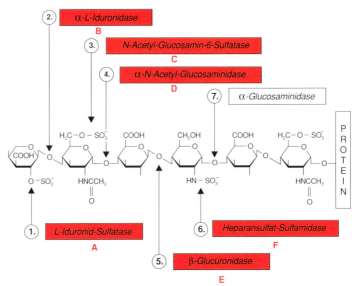

Abb. 1.39: Schema des schrittweisen (1.-7.) Abbaus von *Heparansulfat* (HS) und der darin lokalisierbaren Defekte (A-F). Bezeichnung der Erkrankungen - ☞ *Tab. 1.5*.

MPS-Typ und Bezeichnung des Morbus (M.)		Defekt	GAG
MPS I H	M. HURLER (schwer)	B (Schema)	HS, DS
MPS I H/S	M. HURLER/SCHEIE (mittel)		
MPS I S	M. SCHEIE (leicht)		
MPS II	M. HUNTER (schwer oder leicht)	A (Schema)	HS, DS
MPS III A	M. SANFILIPPO A	F (Schema)	HS, CS
MPS III B	M. SANFILIPPO B	D (Schema)	HS, CS
MPS III C	M. SANFILIPPO C	*N-Acetyl-Transferase*	HS, CS
MPS III D	M. SANFILIPPO D	C (Schema)	HS, CS
MPS IV A	M. MORQUIO A (schwer oder leicht)	*N-Acetylgalactosamin-Sulfatase*	KS, CS
MPS IV B	M. MORQUIO B	*β-Galactosidase*	KS, CS
MPS VI	M. MAROTEAUX-LAMY	*Arylsulfatase B*	HS, DS
MPS VII	M. SLY (schwer oder leicht)	E (Schema)	HS, DS, CS

Tab. 1.5: Auflistung aller **M**uco**p**oly**s**accharidosen (**MPS**) einschließlich derjenigen, die sich nicht im HS-Abbau auswirken, sondern andere Glycosaminoglycane (DS, KS, CS; s.o.) betreffen. Diese **G**lycos**a**mino**g**lycane (**GAG**) sind in der rechten Spalte aufgeführt. Durch die Abbaustörung werden sie in der Regel auch vermehrt im Urin ausgeschieden, was labordiagnostisch verwertbar ist. Soweit die Defekte in *Abb. 1.39* lokalisiert sind, wird auf diese verwiesen (Schema). Klinisch verschiedene Verlaufsformen aufgrund unterschiedlich starker Aktivitätsverminderung des gleichen Enzyms sind in Klammern vermerkt.

Im klinischen Verlauf dem Morbus HURLER sehr ähnlich sind zwei weitere seltene Erkrankungsgruppen:

- **Glycoproteinosen**, bei denen der Glycoproteinabbau behindert ist (defektes Enzym in Klammern): α-Mannosidose (*α-Mannosidase*), β-Mannosidose (*β-Mannosidase*), α-Fucosidose (*α-Fucosidase*), Sialidose (*α-Neuraminidase*), Aspartyl-Glucosaminurie (*N-Aspartyl-Glucosaminidase*). Jeweils spezifische Oligosaccharide werden im Urin ausgeschieden. Diagnosesicherung durch Enzymaktivitätsmessung in Fibroblasten

- Bei den **Mucolipidosen II und III** fehlt lysosomalen Enzymen das *Mannose-6-Phosphat* aufgrund der Defizienz einer Phosphotransferase, weshalb die Enzyme nicht in die Lysosomen aufgenommen werden können, sondern in den extrazellulären Raum abgegeben werden → hohe Enzymaktivitäten im Serum nachweisbar

Da Glycoproteine betroffen sind, sei an dieser Stelle noch auf ein weiteres, seltenes Krankheitsbild verwiesen, das aber nicht zur Gruppe der lysosomalen Speicherkrankheiten gehört - **Glykanose CDG** (*carbohydrate-deficient glycoprotein*):
Im Unterschied zu den vorangenannten Erkrankungen mit Abbaudefekten liegt hier ein **Synthesedefekt für Glycane** vor. Die Störung betrifft den Aufbau der (N-)Glycane durch Verminderung (nicht völligen Ausfall) a) der Übertragung der unfertigen Vorläufer-Glycane von Membranlipiden auf -proteine (Bindung an Asparaginreste) im endoplasmatischen Retikulum und b) der Komplettierung der Glycanstruktur durch Ausbildung von Verzweigungen im GOLGI-Apparat. Konsequenzen der Störungen lassen sich an (diagnostisch erfaßbaren) Plasma-Glycoproteinen nachweisen: a) Konzentrationsverminderungen für Apolipoprotein B100, Gerinnungsfaktoren (IX, XI) und -inhibitoren (Antithrombin III, Protein C), Hormon-bindende Globuline (für Corticosteroide, Thyroxin) und b) verminderter oder unverzweigter Glycananteil an $α_1$-Proteinaseinhibitor, Antithrombin III, saurem $α_1$-Glycoprotein, Transferrin. Abweichungen an weiteren Glycoproteinen, die nicht im Plasma erscheinen, sind sehr wahrscheinlich.

Aus der Bedeutung regelrechter Glycoproteinkonzentrationen und -strukturen für Zell/Zell-Interaktionen, immunologische Mechanismen, Schutz vor proteolytischer Spaltung u.a. erklärt sich das ausgesprochen **vielschichtige klinische Erscheinungsbild** - Auswahl: Mißbildungen (Fingerstellungsanomalien, große Ohren und Zunge), neonatale Hyperbilirubinämie, interkurrierende Infektionen, neurologische Störungen (Hyporeflexie, Muskelhypotonie, Strabismus, zerebellare Ataxie), Verminderung der proteingebundenen Anteile von Cortisol und Thyroxin, Hypogonadismus, Kardiomyopathie, Wachstumsretardierung, verminderter IQ (< 60).
Molekulargenetisch ist der Defekt noch nicht charakterisiert; autosomaler Erbgang.

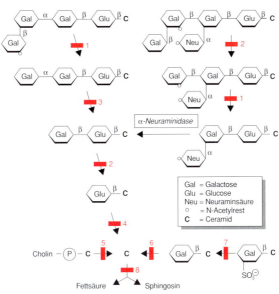

Abb. 1.40: Lokalisation von Enzymdefekten, die zu Lipidspeicherkrankheiten führen, am Beispiel des Abbaus verschiedener Ganglioside.

Gangliosidosen

1 = β-*N-Acetyl-Hexosaminidase*-Defizienz (Isoenzym A) = GM_2-Gangliosidose, Variante B = Morbus TAY-SACHS oder β-*N-Acetyl-Hexosaminidase*-Defizienz (Isoenzyme A + B) = GM_2-Gangliosidose, Variante 0 = Morbus SANDHOFF.

2 = *Gangliosid-β-Galactosidase*-Defizienz = GM_1-Gangliosidose = generalisierte Gangliosidose (infantiler, juveniler und adulter Typ).

Lipidosen

3 = α-*Galactosidase*-Defizienz = Angiokeratoma corporis diffusum = Morbus FABRY.
4 = β-G*lucosidase*-Defizienz = Glucocerebrosidose = Morbus GAUCHER (Typ I, II und III).
5 = *Sphingomyelinase*-Defizienz = Sphingomyelin-Lipidose = Morbus NIEMANN-PICK (Typ A,B und C).

Leukodystrophien

6 = *Galactocerebrosid-β-Galactosidase*-Defizienz = Globoidzell-Leukodystrophie = Morbus KRABBE.
7 = *Arylsulfatase A*-Defizienz = Metachromatische Leukodystrophie = Morbus SCHOLZ.

ohne Gruppenzuordnung

8 = *Ceramidase*-Defizienz = Lipogranulomatose = Morbus FARBER (Typen 1-5).

1.4.13.2. Lipidspeicherkrankheiten

Abb. 1.40 weist die wichtigsten Defekte aus, am Beispiel des Abbaus von *Gangliosiden*: Glycosphingolipide aus Ceramid (= N-Acylsphingosin) und Oligosaccharidketten mit N-Acetylneuraminsäure, als typische Komponenten der äußeren Lamelle der Plasmamembran aller Zellen, aber besonderer Anreicherung im Hirn.

Da die von der Abbaustörung betroffenen Moleküle wichtige Bestandteile des Nervensystems sind, stehen bei den meisten Erkrankungen Hirnschädigung bis zur Idiotie, neurologische Ausfälle und Erblindung (Degeneration des Nervus opticus) im Vordergrund der klinischen Erscheinungen. Bei den Leukodystrophien führen die Defekte sofort zur Entmarkung von Axonen, bei den anderen Gruppen führen die gespeicherten Substanzen zum Untergang der Neuronen. Bei neuroviszeralen Formen sind darüberhinaus Organe mit reichlich RES betroffen: Knochenmark, Milz, Leber; aber auch Nieren - typische Schaumzellen als Ausdruck der Speicherung (Morbus GAUCHER, Morbus NIEMANN-PICK).

Außer beim Morbus FABRY (X-chromosomal), liegen autosomal rezessive Erbgänge vor.

Labordiagnostik analog zu den Mucopolysaccharidosen (zusätzlich Nachweis der Schaumzellen), ebenso das therapeutische Vorgehen.

Für den Morbus GAUCHER (eine der häufigsten Lipidspeicherkrankheiten) wurden bislang die größten therapeutischen Fortschritte erreicht: a) Enzymsubstitution (☞ Kap. 1.3.5.2.) mit aus menschlichen Plazenten aufgereinigter β-Glucosidase, deren Oligosaccharidanteil so verändert wird, daß das Enzym an Makrophagen bindet und in deren Lysosomen eingelagert wird und b) somatische Gentherapie von Knochenmarkstammzellen (☞ Kap. 1.3.5.4., "Knochenmarkzellen").

1.4.14. Fragiles X-Syndrom

Synonyme: *fra (X)-Syndrom*, *MARTIN-BELL-Syndrom*.

Die Störung unterscheided sich grundsätzlich von allen anderen voranstehend behandelten genetischen Defekten. Der "Defekt" besteht aus einer Vergrößerung des Gens durch **tandemartig wiederholte Triplets = repeats**. Weitere, in diesem Buch behandelte Störungen dieser Art sind *Myotone Dystrophie* - ☞ Kap. 20.5.1.2., *Chorea HUNTINGTON* - ☞ Kap. 20.5.4.2., verschiedene Formen *spinozerebellarer Ataxien* und *FRIEDREICH'sche Ataxie* - ☞ Kap. 20.5.4.3. Allen diesen Störungen ist gemeinsam, daß sie ab einer bestimmten Anzahl von repeats auftreten (auch Normale haben bereits repeats) und der Schweregrad der Erkrankung mit der Anzahl vorhandener repeats korreliert.

Da diese Zusammenhänge erst in den letzten Jahren erkannt wurden, ist anzunehmen, daß über die Ende 1996 bekannten 9 Erkrankungen hinaus sehr bald weitere auf solche Mechanismen zurückgeführt werden.

■ Art des molekularen Defekts, Erbgang und Häufigkeit

Genlokalisation: Xq27.3; Name des Gens - *FMR-1* (*fragile X mental retardation*). Die fragile Position, die auf dem X-Chromosom sichtbar gemacht werden kann, liegt in einer nicht translatierten Stelle des Gens und besteht aus tandemartig wiederholten CGG-Sequenzen (*CGG-repeats*): normal 5-54, bei Überträgern der Erkrankung 60-230 (= **Prämutation**) und bei Defektträgern 230-4.000 CGG's (= **vollständige Mutation**). Nur bei Defektträgern sind zusätzlich noch viele Cytosinreste methyliert → keine Expression des Gens.

Der Erbgang ist außerordentlich kompliziert und **weicht vom üblichen X-chromosomalen Vererbungsmodus** (vgl. *Abb. 1.21*, Kap. 1.3.4.2.) **ab**:

- **Sowohl Frauen als auch Männer übertragen den Defekt**, aber nur als Prämutation, unabhängig davon, ob bei ihnen selbst die Prämutation (klinisch gesund) oder die vollständige Mutation (krank) vorliegt, d.h. Keimzellen übernehmen nur die Prämutation

- Nur aus maternal ererbten Prämutationen können vollständige Mutationen in einem frühembryonalen Stadium entstehen, durch CGG-repeat-Expansion und C-Methylierung. Die Wahrscheinlichkeit wächst mit der Anzahl der in der Prämutation bereits vorhandenen CGG-repeats. Daraus folgt:

→ Die Erkrankung hat unterschiedliche Penetranz in den betroffenen Sippen (20-100 %).

→ **Beide Geschlechter können erkranken**, das männliche Geschlecht ist jedoch häufiger betroffen (nur ein X-Chromosom; von Frauen, die bezüglich der vollständigen Mutation heterozygot sind, erkranken ca. 1/3).

→ Aus der Paarung normale Frau plus männlicher Überträger gehen immer gesunde Töchter hervor, die jedoch alle Überträgerinnen sind.

→ Somazellen von Erkrankten zeigen ein genetisches Mosaik: neben denen mit vollständiger Mutation können solche mit Prämutation erhalten bleiben

Angaben zur Inzidenz der Erkrankung schwanken zwischen 1:1.600 und 1:4.000.

■ Pathogenetische Mechanismen

Die Funktion des Genprodukts ist noch weitgehend unbekannt und damit auch die Beziehung des Defekts zum Hauptsymptom, der geistigen Retardierung. Das normale Gen wird in allen Geweben exprimiert, besonders stark in proliferierenden männlichen und weiblichen Keimzellen vor der Meiose. Es ist anzunehmen, daß der Defekt die Transkription oder Translation beeinflußt (vgl. Kap. 20.5.1.2., "molekulargenetischen Verlauf:").

■ Symptomatik, labordiagnostische und therapeutische Prinzipien

Häufigste Form der erblich bedingten geistigen Behinderung: IQ-Werte zwischen 20 und 60. Unterschiedliche neurologische Auffälligkeiten. Betroffene Männer haben oft eine faziale Dysmorphie (längliches Gesicht, lange Nase und Kinn, vorspringende Stirn, große Ohren) und fast immer vergrößerte Hoden.

Entscheidende Diagnostik ist die molekulargenetische Analyse durch SOUTHERN-blotting oder PCR (Fragmentverlängerungen) sowie Bestimmung des Methylierungsgrades; Familien- und Populationsuntersuchungen mit gleicher Methodik.

Eine spezifische Therapie ist bisher nicht möglich.

1.5. Gentechnologie

Unter diesem Begriff (engl. genetic engineering; auch Genchirurgie, -manipulation oder (sachgerechter) *DNA-Rekombinationstechnologie*) sind **Methoden zur Herstellung neuer Kombinationen genetischen Materials** zusammengefaßt. In dieses Gebiet gehören molekulargenetische Methoden, auf die bei der Behandlung der Erfassung genetischer Polymorphismen (☞ Kap. 1.2.), der Diagnostik genetischer Defekte (☞ Kap. 1.3.3., "molekulargenetischen Methoden") und vor allem der genetischen Reparatur (☞ Kap. 1.3.5.4., "Methodische Prinzipien") bereits z.T. eingegangen wurde. Die Gentechnologie beeinflußt jedoch noch weit mehr Teilgebiete der Medizin in Forschung und Praxis, weshalb eine geraffte Zusammenfassung von methodischen Prinzipien, Anwendungsgebieten und sich abzeichnenden Trends an dieser Stelle gerechtfertigt erscheint.

1.5.1. Methodische Prinzipien

Das prinzipielle methodische Vorgehen ist in *Abb. 1.41* veranschaulicht.

Die zu übertragenden DNA-Abschnitte können je nach Fragestellung oder bereits über sie vorhandene Informationen durch 3 unterschiedliche Methoden gewonnen werden:

- Zerschneiden der aus Zellen isolierten DNA durch *Restriktionsenzyme*: ca. 500 verschiedene, aus Mikroorganismen isolierte *Endonucleasen*. Jede spaltet für sie typische Sequenzen, überwiegend mit Palindromcharakter. Es entstehen *Restriktionsfragmente* mit definierten Enden, die späteres Wiederverknüpfen (Rekombination) mit entsprechend spezifischen *Ligasen* (ebenfalls aus Mikroorganismen) ermöglichen. Trennung der Fragmente, z.B. durch Gelelektrophorese (☞ *Abb. 1.15*, Kap. 1.3.3.). Mehrere Ansätze mit je einem anderen Restriktionsenzym erhöhen die Chance, gesuchte Gene wenigstens einmal vollständig (unzerschnitten) in einem der Fragmente zu haben

- Isolierung der m-RNA (gespleißt, d.h. nur die Exons des jeweiligen Gens repräsentierend) → Überschrei-

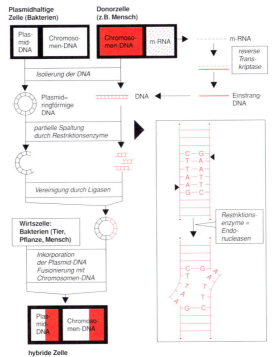

Abb. 1.41: Kurzgefaßte Übersicht der zur Isolierung und Rekombination von DNA benutzten Schritte am Beispiel einer Plasmid-vermittelten DNA-Übertragung. Nähere Erläuterung im kleingedruckten Text.

bung in komplementäre DNA (= cDNA) mit *reverser Transcriptase* aus Retroviren (vgl. *Abb. 3.11*, Kap. 3.3.3.2.). Die so erhaltene **cDNA-Bank** enthält nur die im Ausgangszelltyp exprimierten Gene, aber diese vollständig (unzerschnitten)

- In Kap. 1.3.3., "2. Polymerase-Kettenreaktion" bereits behandelt und daher nicht in *Abb. 1.41* dargestellt, ist die Möglichkeit der Gewinnung eines interessierenden DNA-Abschnitts mittels *PCR*, wenn *primer* dafür vorhanden sind

Die isolierten DNA-Fragmente werden mit *Vektoren* verknüpft, mittels derer sie in die Wirtszellen eingebracht und dort repliziert werden können:

- *Plasmide* aus Bakterien oder Hefen sind ringförmige extrachromosomale DNA-Moleküle, die sich autonom vermehren und in andere Zellen übertragbar sind, wo sie auch mit chromosomaler DNA fusionieren können. Sie haben DNA-Anteile, die für die Replikation verantwortlich sind (= *Replikon*) und oft auch Resistenzgene gegen bestimmte Antibiotika (= *R-Plasmide*). Beides bedingt ihre besondere Eignung als Transportvehikel, vorwiegend für die Übertragung auf Bakterien (ein Beispiel zeigt *Abb. 1.42*), Hefen und Pflanzenzellen

- *Bakteriophagen* enthalten mehr DNA als Plasmide → Insertion größerer Fragmente möglich. Nach Infektion macht eine Bakterienzelle Tausende von Phagen → enorme Vervielfältigungsrate

- *Cosmide* sind künstlich erzeugte Kombinationen aus Phagen- und Plasmid-DNA → Vereinigung der Vorzüge: Infektiosität und Vervielfältigung plus Selektionsmöglichkeit über Antibiotikaresistenzgene

- Genome tierischer *DNA-* oder *RNA-Viren* und deren infektiöse Hüllen sind vorwiegend für die Übertragung auf tierische und menschliche Zellen im Einsatz - Beispiele ☞ Kap. 1.3.5.4., "Methodische Prinzipien"

Zur **Klonierung** der durch *Transfektion* in Mikroorganismen verbrachten DNA-Fragmente müssen die Zellen selektiert werden, die die "fremde" DNA übernommen haben. Ein Beispiel dafür zeigt *Abb. 1.42*.

Da die rekombinanten Wirtszellen DNA-Fragmente unterschiedlichsten Informationsinhaltes aufgenommen haben, ist der Selektionsprozess weiter zu führen bezüglich der Zelle(n) mit dem interessierenden Gen oder -abschnitt. Suspensionen von Mikroorganismen werden dazu auf Nährböden in so hochgradiger Verdünnung verbracht, daß aus jeder Zelle eine isolierte Kolonie heranwachsen kann. Die Identifizierung der gesuchten Kolonie kann dann z.B. autoradiographisch nach Übertragung auf Nitrocellulosefolie erfolgen, wenn eine entsprechende Gensonde bereits verfügbar ist (analog wie beim SOUTHERN-blotting, Abb.1.15, Kap. 1.3.3.). Eine andere Möglichkeit besteht in der Isolierung von m-RNA aus den Einzelklonen (Kolonien) → Translation in einem in-vitro-System → Identifizierung des Proteins durch seine biologische Aktivität oder mit Antikörpern.

Die so gefundene Kolonie kann konserviert und beliebig vermehrt werden. Die Gewinnung des klonierten Gens aus den Zellen erfolgt durch DNA-Isolierung und Spaltung mit dem <u>gleichen</u> Restriktionsenzym, das vor der Insertion in den Vektor angewendet wurde.

Mit dem enorm ansteigenden Kenntnisstand über die Struktur einzelner Gene und die damit verbundene Verfügbarkeit von primern, kann diese aufwendige Form der Klonierung durch Einsatz der **PCR** (☞ Kap. 1.3.3., "2. Polymerase-Kettenreaktion") zunehmend vereinfacht werden. Auch zur Herstellung rekombinanter Proteine durch Mikroorganismen (☞ Kap. 1.5.2.2.) oder zur Gentherapie mittels viraler Vektoren (☞ Kap. 1.3.5.4.) wird das entsprechende Gen aus dem Ausgangsmaterial über PCR isoliert und amplifiziert.

1.5.2. Anwendungen in der Medizin

Dieser Abschnitt kann nur eine **unvollständige und summarische Auflistung** geben. Abgesehen

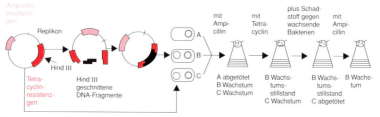

Abb. 1.42: Selektion von Wirtszellen, die DNA-Fragmente übernommen haben, am Beispiel der plasmidvermittelten Übertragung auf Bakterien (nach STEEL). Resistenzgene für 2 verschiedene Antibiotika (rosa und rot) in dem zur Aufnahme und Übertragung von DNA-Fragmenten (schwarz) vorgesehenen Plasmid, erlauben durch entsprechende Gestaltung der Wachstumsbedingungen nur das Überleben der Keime, die das rekombinante Plasmid haben (B), während die mit dem normalen (C) oder ohne Plasmid (A) absterben. *Hind III* ist ein Restriktionsenzym, das die Sequenz A↓AGCT↑T schneidet (vgl. Inset in *Abb.1.41*) und mit dem sowohl die DNA-Fragmente gewonnen wurden, als auch das Plasmid (innerhalb des Tetracyclinresistenzgens) getrennt wurde.

von gelegentlicher exemplarischer Vertiefung (z.B. Kap. 1.5.2.4.) können daher nur Stichworte angeboten werden, die entweder innerhalb dieses Buches zu anderen Kapiteln führen oder von Nachbardisziplinen ausführlicher behandelt werden.

1.5.2.1. Struktur und Funktion menschlicher Gene

- **Genkartierung und -strukturaufklärung** sind von enormer Bedeutung für Verständnis und Beeinflussung genetisch (mit)bedingter Erkrankungen oder Krankheitsdispositionen und in den voranstehenden Kapiteln vielfach belegt. Anfang 1996 waren nach Aussagen der *Human Genome Organization* > 5.000 menschliche Gene oder charakteristische marker kartiert, d.h. bestimmten Chromosomenabschnitten zugeordnet. Für > 400 Gene sind Strukturveränderungen charakterisiert, die (überwiegend monogen bedingte) Erkrankungen bedingen.

Ist ein Gen oder DNA-Abschnitt bereits bekannt, können die Nachbarabschnitte systematisch erschlossen werden - **Durchwandern des Genoms**. Zwei Methoden dafür sind in den *Abb. 1.43* dargestellt.

Die so "erschlossenen" DNA-Bereiche sind dann für notwendige weitere Untersuchungen, wie Sequenzierung u.a., zugänglich

- **Neufassung des Genbegriffs** durch den Nachweis, daß Exons auch als Funktionseinheiten für Proteine betrachtet werden können, die verschieden kombinierbar sind, z.B. beim Genrearrangement in immunkompetenten Zellen

- **Funktionsaufklärung von Genen**, z.B. durch Untersuchung der Produkte von isolierten und amplifizierten DNA-Fragmenten nach *in vitro-Translation* oder durch Erzeugung von *antisense-m-RNA*.

Zu letzterer Methode: Aus klonierten und amplifizierten DNA-Fragmente, deren Funktionen oder Produkte nicht bekannt sind, werden "Spiegelbilder" hergestellt und wieder in den Ausgangszelltyp eingeführt → umgekehrte Orientierung. Der ursprünglich nicht-

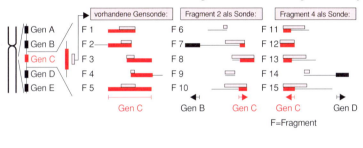

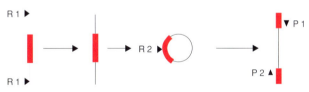

Abb. 1.43: Aufklärung von Genlokalisationen und -strukturen, dargestellt an einem chromosomalen Abschnitt mit den fiktiven Genen A bis E.
Oberer Teil: Ausgehend von einer vorhandenen **Gensonde** für einen Teil des Gen C werden durch Einsatz verschiedener Restriktionsenzyme unterschiedlich große DNA-Fragmente erhalten, in denen ein Teil von Gen C, aber darüberhinaus auch unbekannte benachbarte DNA-Abschnitte enthalten sind. Die jeweils größten davon (hier die Fragmente 2 und 4) werden kloniert und amplifiziert, so daß durch radioaktive oder immunenzymatische Markierung aus ihnen neue Gensonden hergestellt werden können, mit denen die beschriebene Prozedur weitergeführt wird (nach STEEL).
Unterer Teil: Gen C ist soweit aufgeklärt, daß zumindest für die Randregionen primer für die PCR synthetisiert werden können (☞ Kap. 1.3.3., "2.1. Methodisches Prinzip"), die jedoch hier mit ihren 3'-Enden (= Startpunkte für die Verlängerung) in Richtung der unbekannten Abschnitte zeigen (P1 und P2). Mit einem Restriktionsenzym (R1) wird ein großes Fragment gewonnen, das über eine entsprechende Ligase zu einem Ring geschlossen wird. Durch ein anderes Restriktionsenzym (R2) wird dann innerhalb Gen C geschnitten, so daß eine lineare Matrize für die Amplifizierung des unbekannten Abschnitts vorliegt. Die Methode wird als **inverse PCR** bezeichnet.

codogene Strang dieses DNA-Abschnitts wird dadurch codogen → bei Transkription wird antisense-mRNA gebildet, die der aus dem normal angeordneten DNA-Abschnitt ebenfalls gebildeten (sense-)m-RNA komplementär ist → Komplexierung als doppelsträngige RNA → keine Translation → Ausfall bestimmter Funktionen. Vgl. Kap. 1.5.2.6.

Häufig beschrittener tierexperimenteller Weg ist die Erzeugung von *knockout-Tieren* für das fragliche Gen ☞ Kap. 1.5.2.3.

- **Erweiterung der Kenntnisse über die Genexpression**
  - Lokalisation und Funktionsaufklärung von *Enhancern*, z.B. für die Wirkung von Steroidhormonen
  - Auffindung *repetitiver DNA-Sequenzen* in Introns
  - *Genamplifikation* als Möglichkeit zur Sicherung der Versorgung mit bestimmten Genprodukten
  - Auffindung der hochkonservierten *Homöobox* in *homöotischen Genen*, als erster Zugang zum Verständnis der Kontrolle der (Embryonal-)Entwicklung
  - Die **Ermittlung der** jeweils zu einem bestimmten Zeitpunkt von definierten Zellen oder Geweben **exprimierten Gene** ist für das Verständnis von Differenzierungsprozessen oder krankheitsbedingten Abweichungen von großer Bedeutung. Es sind daher Methoden entwickelt worden, mit denen nach Übersetzung der aus Geweben isolierten, gesamten mRNA in die korrespondierenden c-DNA-Moleküle die aktiven Gene erfaßt und auch Aussagen über das Ausmaß der Expression gemacht werden können

1.5.2.2. Rekombinante Genprodukte mit medizinischer Relevanz

Breiteste Anwendung gentechnologischer Methoden, überwiegend zu therapeutischen Zwecken, für Proteine, die nur aus menschlichem Material isoliert werden können, für die tierisches Material ungenügend verfügbar ist oder deren Antigenität bei tierischer Abkunft zu immunologischen Problemen führt.

Die aufgeführten Beispiele sind unvollständig, und es wird nicht zwischen Verfügbarkeit und bereits erfolgter Zulassung als Arzneimittel differenziert, da sich diese Situation schnell ändert.

Methodische Probleme liegen in der Notwendigkeit, den "Produzenten" - überwiegend Bakterien und Hefen - neben der fremden DNA auch Kontrollelemente von Eukarionten mit zu übergeben = *Expressionsvektoren*. Außerdem ist cDNA einzusetzen, da z.B. Bakterien nicht spleißen können. Zum Schutz vor intrazellulärer Proteolyse des Produkts und zur Steigerung der Ausbeute wird oft ein mikrobielles Gen angekoppelt, dessen Produkt von den Zellen in das Medium abgegeben wird. Zwischenschaltung eines Tripletts für eine leicht hydrolysierbare Aminosäure ermöglicht die Trennung des so abgegebenen Fusionsproteins auf chemischem Wege.

Ein anderer Weg zur (ökonomisch wesentlich günstigeren) Produktion rekombinanter Proteine im großen Maßstab wird durch das sog. *transgene pharming* (**phar**maceutical far**ming**) erprobt: Das menschliche Gen wird mit einem Promotor eines Säugetiers fusioniert, der die gewebespezifische Expression von Proteinen in diesem Tier reguliert, z.B. in der Milchdrüse. Dieses *Transgen* wird durch Mikro-Injektion in den Vorkern einer befruchteten Eizelle verbracht, von wo es in das Genom des Wirtstieres an undefinierter Stelle integriert werden kann (☞ Kap. 1.3.4.2., "in vitro-Fertilisierung"). Wo dies erfolgt ist, werden die manipulierten Zygoten in das Tier zurückverbracht → Austragung → Prüfung auf Integration des Transgens bei den Nachkommen (PCR u.a.) → Aufzucht bis zur Laktation → bei Expression des Gens, Gewinnung des Produkts aus der Milch im kg-Bereich.

- Menschliche **Peptidhormone**, wie Insulin, insulin-like growth factor, Somatotropin, -liberin, -statin, Angiotensin, dienen vorwiegend zur Hormonsubstitution bei entsprechenden Endokrinopathien

- Das therapeutische Spektrum von **Proteinen des hämostaseologischen Systems,** wie Faktor VIII, Protein C, Plasminogenaktivatoren, Hirudin, reicht von Koagulopathien bis zu thrombembolischen Störungen

- Von den **Wachstumsfaktoren** sind überwiegend solche für das hämopoetische System im Einsatz, wie Erythropoietin, platelet-derived growth factor oder verschiedene Vertreter der koloniestimulierenden Faktoren. Sie dienen der Behandlung von Anämien, Thrombozytopenien, primär gestörter Knochenmarksfunktionen (Myelodysplasien, Agranulozytose) und sekundär verminderter Stammzellproliferation durch Toxine oder im Verlaufe einer Zytostatika- oder Bestrahlungstherapie.

Fibroblast growth factor und epidermal growth factor sind zur Unterstützung der Wundheilung und Transplantateinheilung und nerve growth factor sowie brain derived neuronal factor zur Behandlung von Polyneuropathien und neurodegenerativen Erkrankungen geeignet

- **Zytokine**, wie Interleukine, Interferone, Tumornekrosefaktor, werden genutzt zur Immunmodulation, Behandlung rheumatisch bedingter Entzündungen und verschiedener Tumorerkrankungen
- **Enzyme** kommen bei unterschiedlichen Erkrankungen zum Einsatz: β-Glucosidase - Morbus GAUCHER, Lysozym - bakterielle Infektionen, DNase - chronische Bronchitis, Superoxiddismutase - radikalvermittelte Schädigungen bei verschiedenen Erkrankungen. Als Proteinasehemmstoff fungiert α_1-Proteinaseinhibitor - Lungenemphysem
- **Transportproteine**, wie Albumin als Plasmaexpander oder Lactoferrin zur Infektabwehr
- **Impfstoffe**: Der zunehmenden Verbreitung von Virusinfektionen stehen nur ungenügende Möglichkeiten der aktiven Immunisierung gegenüber, da Viren für einige häufige Erkrankungen nicht über Zellkulturen vermehrbar sind oder die gewonnene Vakzine wegen des DNA-Gehalts potentiell infektiös ist. Nach Isolierung der Antigen-Gene sind durch Produktion rekombinanter Antigene Impfstoffe gegen zahlreiche Viren, wie Hepatitis-A- und B-, Herpes-simplex-Viren, Influenza-, Papillom-, Picorna-, Rabies-, Rota-, Zytomegalieviren, hergestellt worden.
Auch für bakterielle Infektionen ergeben sich durch Isolierung der Antigen-Gene und damit verbundene Abtrennung der Toxin-Gene gefahrlosere Impfstoffe
- **Produktion und Neuentwicklung von Pharmaka**: Für Stoffgruppen wie Alkaloide, Antibiotika, Fungizide, Vitamine, erfolgt durch rekombinante Mikroorganismen die unmittelbare Produktion oder die Gewinnung von Enzymen, die eine effektivere Herstellung ermöglichen (*Biotechnologie*).
Zugänge für die Entwicklung neuer Pharmaka ergeben sich einmal aus gentechnologisch aufgeklärten Pathomechanismen, wie Acyclovir → Hemmung der virusspezifischen DNA-Polymerase und zum anderen aus der Herstellung rekombinanter Proteine, die mit klassischen biochemischen Methoden schwer gewinnbar sind und zur Testung potentieller Pharmaka dienen können, wie Rezeptor- oder Kanalproteine
- **Konstruktion "neuer" Proteine** - *protein engineering*: Gezielte Veränderungen der Struktur/Aktivitäts-Beziehungen von Proteinen durch Klonierung und Expression ihrer Gene, die durch gezielte Mutation modifiziert wurden. Exemplarisch gelang die Erhöhung der Substrataffinität einer bakteriellen Tyrosyl-RNA-Synthetase. In Arbeit ist die Konstruktion oxidationsresistenter Proteinaseinhibitoren (☞ Kap. 1.4.1., "Therapie:")

1.5.2.3. Aufklärung der Pathogenese von Erkrankungen

Durch Ermittlung von Genen und ihren Produkten werden neue, pathogenetisch interessante Proteine gefunden oder das Studium von Struktur/Pathogenität-Beziehungen auf molekularer Ebene ermöglicht.

- Auf dem Gebiet der **Infektionskrankheiten** sind vor allem Virulenzmechanismen für pathogene Keime ermittelt worden - Beispiele: Lokalisation des Gens zur Bildung von Hämolysin (→ Pyelonephritis, Enzephalitis) in E. coli; Infektiosität von Reoviren für Neuronen (→ Enzephalitis) durch Mutation; Rückführung der Virulenz von Rabiesviren auf eine bestimmte Base im Glycoprotein-codierenden Gen; Übertragbarkeit von Virulenzgenen durch Plasmide
- **Krankheitsdisposition** - ☞ Kap. 1.2.1.
- **genetische Defekte** - die meisten der in Kap. 1.4. behandelten Erkrankungen
- Rolle der **Onkogene** bei der Entstehung maligner Tumoren - ☞ Kap. 3.2.
- Zur **direkten Prüfung** der pathogenetischen Funktion eines Proteins werden 3 **tierexperimentelle Zugänge** beschritten, die auf gentechnologischen Verfahren aufbauen. Als Versuchstiere dienen vorrangig Mäuse, aber auch andere Nager
  - **transgene Tiere:** Das in Frage kommende menschliche Gen wird in befruchtete Eizellen übertragen, so daß es nach Austragung in allen Zellen des Tieres vorhanden ist (entscheidender Unterschied zur genetischen Reparatur beim Menschen - ☞ Kap. 1.3.5.4.).

Die Technik wurde im vorang. Kap. für das *transgene pharming* bereits skizziert. Aus den Tieren, die das Gen übernommen haben (10-20 %), werden die homozygoten Träger des neuen Gens durch Zucht selektiert.

Das an zufälliger Stelle in das Wirtsgenom integrierte fremde Gen wird zwar exprimiert (und kann auch zur Überexpression gebracht werden - Bsp. ☞ Kap. 9.2.2.), aber ohne das entsprechende Wildtyp-Gen außer Kraft zu setzen → beide Produkte werden gebildet, was die Aussagen über deren pathophysiologische Rolle einschränken kann

- **knockout-Tiere:** Der vorgenannte Nachteil wird hier ausgeschlossen, in dem das fragliche Wildtyp-Gen ausgeschaltet oder mutiert wird → keine Expression bzw. Produktion eines veränderten Produkts.

Aus Blastozyten werden (pluripotente) embryonale Stammzellen isoliert und kultiviert. Mit speziellen Vektoren wird diesen Zellen ein (funktionell unwirksames) Bruchstück des Wildtyp-Gens zusammen mit einem marker übertragen. Durch homologe Rekombination werden Genbruchstück plus marker an Stelle des Wildtyp-Gens von einigen wenigen Zellen übernommen. Diese Zellen werden selektiert (über den marker), in normale Blastozyten injiziert, die nach Reimplantation durch Muttertiere ausgetragen werden. Es resultieren chimäre Tiere, bei denen ein Teil der Zellen das Wildtyp-Gen exprimiert, der andere nicht. Dies trifft auf Soma- und Keimzellen zu → durch Zucht sind so heterozygote oder homozygote knockout-Tiere gewinnbar, die das interessierende Genprodukt vermindert bzw. nicht produzieren.

Durch den Ausfall eines oder beider Allele kann bei knockout-Tieren die Beziehung des von diesem Gen kodierten Proteins zu einer bestimmten Krankheit recht genau ermittelt werden. Eine Vielzahl von Störungen ist so untersucht worden und ständig kommen neue Befunde dazu. Besonders bei den multifaktoriell bedingten Herz/Kreislauf-Erkrankungen, wie Atherosklerose oder Hypertonie, hat die Methode wichtige Erkenntnisse erbracht (Bsp. ☞ Kap. 9.2.3.3. bzw. 16.1.1., "Renin/Angiotensin/Aldosteron-System"). Nachteil dieser Methode ist, daß alle Zellen betroffen sind und daher häufig bereits die Embryonalentwicklung durch den Genausfall so stark beeinträchtigt wird, daß er als Letalfaktor wirkt. In Entwicklung ist daher die Erzeugung von "knockouts", die sich nur in spezifischen Zellen auswirken.

Ein bereits erfolgreich beschrittener Weg, bei dem die Manipulation der Keimzellen entfällt, ist die in Kap. 1.5.2.6. betrachtete Anwendung von *antisense-Oligonucleotiden*, durch die das entsprechende Genprodukt ebenfalls nicht gebildet wird. Die Zielzellen werden durch geeignete Vektoren erreicht, die z.B. mit spezifischen Rezeptoren interagieren - ☞ Kap. 1.3.5.4., "zelluläre Rezeptoren"

- **Gen-Kopien:** Als Gegenstück zu den knockout-Tieren wird das fragliche Gen einschließlich zugehöriger Kontrollelemente innerhalb seiner normalen chromosomalen Lokalisation verdoppelt.

Technisch werden den Zellen 2 Fragmente von den jeweiligen Enden des Gens einschließlich der Kontrollelemente übertragen. Bei der homologen Rekombination werden die Fragmente an den komplementären DNA-Strang angelagert und die Lücke an Hand der Sequenz des intakten Gens "repariert" (vgl. *Abb. 1.7*, Kap. 1.1.3.) = *gap repair*. Es resultiert eine tandemartige Genverdopplung.

Durch Kreuzung untereinander und mit knockout-Tieren entstehen Tiere, die 0, 1, 2, 3, oder 4 Anlagen des Wildtyp-Gens tragen (2 Anlagen als Normalfall). Meist resultiert aus der Zahl der Kopien eine lineare Vermehrung des Genprodukts, deren Wirkung auf die Krankheit untersucht werden kann (Bsp. ☞ Kap. 16.1.1., "Renin/Angiotensin/Aldosteron-System")

1.5.2.4. Antibiotikaresistenz - Mechanismen und Konsequenzen

Die umfassende Anwendung von Antibiotika zur Therapie bakterieller Infektionen und ihre Beimischung zu Futtermitteln in der Tierproduktion haben zu einer starken Ausbreitung antibiotikaresistenter Keime geführt. An der Aufklärung der Resistenzmechanismen haben gentechnologische Methoden entscheidenden Anteil.

Mechanismen:

- **verringerte Antibiotikaaufnahme** - Beispiele: verminderte Permeabilität durch Veränderungen von Membranproteinen für β-Lactam-Antibiotika (Carbapeneme, Cephalosporine, Monobactame, Penicilline), Chloramphenicol u.a.; aktiver Austransport durch neue membran-

ständige Transportsysteme für Erythromycin und Tetracyclin
- **Veränderung des Wirkortes** - Beispiele: Auftreten neuer Penicillin-bindender Proteine für β-Lactam-Antibiotika; Veränderung der DNA-Gyrase bei Qinolonen; Methylierung ribosomaler RNA oder Veränderung der RNA-Polymerase bei Erythromycin bzw. Rifampin; Auftreten einer neuen, Pharmaka-unempfindlichen Dihydropteridin-Synthetase bei Sulfonamiden
- **enzymatische Inaktivierung** - Beispiele: Abbau von β-Lactam-Antibiotika durch β-Lactamase, von Chloramphenicol durch Acetyltransferase, von Aminoglycosid-Antibiotika durch Acetyl-, Nucleotidyl- und Phosphotransferasen

Die Vielfalt und "Raffinesse" der Resistenzentwicklung durch Bakterien sei am Beispiel von Breitband-β-Lactam-Antibiotika näher erläutert: Alle gramnegativen Bakterien haben ein chromosomal lokalisiertes Gen für β-Lactamase (*ampC*), das z.B. Cephalosporine und Penicilline hydrolysieren kann. Ein zusätzliches Gen reguliert die Expression des Enzyms, und Punktmutationen innerhalb dieses Gens führen zur Dauerexpression. Spontanmutationen treten in Raten zwischen 10^{-8} und 10^{-10} auf. Bakterielle Populationen bei Infektionen erreichen den dafür notwendigen Umfang: $10^6 - 10^{10}$ Zellen → Bakterienstämme, die ursprünglich empfindlich gegenüber diesen Antibiotika sind, werden unter der Therapie resistent. Viele gramnegative Bakterien haben darüber hinaus R-Plasmid-gekoppelte β-Lactamase-Gene, die stark polymorph sind (> 30 Enzymvarianten) → da diese Gene übertragbar sind (s.u.), können einzelne Bakterienstämme das für das entsprechende Antibiotikum geeignete Enzym "erwerben".

Die Resistenzeigenschaften sind genetisch festgelegt, überwiegend in plasmidlokalisierten Resistenzgenen (= *R-Plasmide*). *Transposomen* können Resistenzgene auf Plasmide anderer Keimspezies übertragen, bevorzugt solche, die bereits R-Plasmide haben → **Resistenzübertragung** und Ausbildung von **Mehrfachresistenzen**. Bakterien mit Resistenzgenen akkumulieren bei Infektionen, weil sie durch den Gebrauch von Antibiotka selektiert werden und durch die extrachromosomale Lokalisation der Gene die normalen Stoffwechselvorgänge in den Keimen nicht beeinträchtigt werden.

Schlußfolgerungen:
- je mehr Antibiotika, desto mehr Selektion resistenter Keime → Einschränkung der Anwendung durch sorgfältige Indikation und spezifische Therapie nach Resistenztestung (ggfls. wiederholte Testung, da Resistenzgene auch verloren gehen können, wie aus langfristiger Kultivierung hervorgeht)
- Wechsel der Therapie, wenn keine Besserung nach 48-72 h erfolgt ist
- Dosis und Therapiezeitraum nur so hoch bzw. lang wie nötig, sonst Prädominanz resistenter Keime
- Antibiotikakombinationen nur bei vitaler Indikation, da die Gefahr der Selektion von Mehrfachresistenzen besteht

Außer dem Zwang zur ständigen Entwicklung neuer Antibiotika, ist die Pharmaindustrie mit der Entwicklung von Agentien befaßt, die Resistenzmechanismen blockieren können, z.B. Inhibitoren für den Austransport von Tetracyclin oder für β-Lactamase.
Gentechnologisch ist daran gedacht, Gene zu isolieren oder zu modifizieren, die für Produkte kodieren, die Resistenzmechanismen inaktivieren. Einbringen dieser Gene in Plasmide verbreiteter apathogener Keime würde diese durch Genübertragung auf Krankheitserreger im Sinne des "trojanischen Pferdes" wirksam werden lassen.

1.5.2.5. Anwendung in der Diagnostik

- **Infektionskrankheiten**: Verbesserung der Diagnostik für apparente oder latente Infektionen mit Viren oder Bakterien durch Klonierung und Expression der Erregergene → Gewinnung von Antigenen für immunologische Teste (RIA, ELISA), z.B. für EPSTEIN-BARR-, Hepatitis-B-Viren und HIV. Von größerer Bedeutung ist der direkte Nachweis der Erregergene in Zellen oder Geweben mit markierten Gensonden oder mittels PCR, z.B. für HIV, Adenoviren, EPSTEIN-BARR-Viren, Hepatitis-B-, Papillom-, Zytomegalieviren, Herpes simplex-Viren, Gonokokken, enterotoxinproduzierende E. coli.

Der Antikörpernachweis für HIV sagt nichts über die klinisch wichtige Frage aus, ob die HIV-Proviren ruhen oder vermehrt werden → die PCR von DNA und von RNA erlaubt diese Differenzierung. Letztere ist auch von Bedeutung für die Verlaufskontrolle unter der Therapie.
Unter den Papillomviren gibt es Typen mit onkogener Potenz (☞ Kap. 3.3.3.3., "HPV"), die nicht kultivierbar und über Antikörper nicht erfassbar sind → Nachweis über Gensonden oder mittels PCR

- **molekulargenetische Epidemiologie**: Auffinden von markern für häufige Erkrankungsgruppen → Populationsscreening, z.B. für Herz/Kreislauf-Erkrankungen, maligne Tumoren, psychiatrische Erkrankungen, Infektionskrankheiten.

  Auf letzterem Gebiet kann z.B. das Auftreten und die Verbreitung hochpathogener Keime oder von Antibiotikaresistenzen ermittelt werden, als Voraussetzung prophylaktischer Maßnahmen

- Verfeinerung der **HLA-Typisierung** (☞ *Tab. 1.1*, Kap. 1.2.1.) zur Ermittlung von Krankheitsdispositionen, Verbesserung von Transplantationsergebnissen und für gerichtsmedizinische Fragestellungen

- **Diagnostik genetischer Defekte** - ☞ Kap. 1.3.3.

- **maligne Tumoren** - ☞ Kap. 3.4.6.1.

1.5.2.6. Therapie mit antisense-Oligonucleotiden

(vgl. Kap. 1.5.2.1.)

Synthetische Oligonucleotide aus 15-20 Basen mit Sequenzen, die komplementär zu entsprechenden Genabschnitten des kodogenen DNA-Strangs oder der m-RNA sind, binden an diese und **blockieren so die Synthese des entsprechenden Proteins**. Voraussetzung ist hier die Kenntnis der Sequenz des Gens oder eines Teils davon. Die Therapieform ist prizipiell indiziert bei Erkrankungen, deren Pathogenese überwiegend auf die Transkription bestimmter Gene zurückgeht, deren Hemmung daher von entscheidender Bedeutung wäre: Virusinfektionen - durch Blockade der Bildung von Virusproteinen (so gelang z.B. an isolierten Zellen die Hemmung der HIV-Vermehrung); maligne Tumoren - durch Hemmung der Bildung von Onkogenprodukten, Wachstumsfaktoren oder deren Rezeptoren (☞ *Abb. 3.24*, Kap. 3.6.7. und Kap. 3.6.11.2., "Antisense-Gene"); atherosklerotische Gefäßveränderungen - durch Hemmung der Bildung von Wachstumsfaktoren oder von vasoagressiven Proteinen (☞ Kap. 9.6., "Therapie"), Herzhypertrophie sowie arterielle Hypertonie - durch Hemmung der Angiotensinogenbildung (☞ Kap. 15.4.2.5. bzw. 16.1.4.). Problematisch ist, die Oligonucleotide in die entscheidenden Zielzellen hinein zu bringen, weshalb zahlreichen tierexperimentellen Erfolgen relativ wenig erfolgreiche klinische Versuche gegenüberstehen.

Nach parenteraler Applikation werden die Oligonucleotide rasch zerstört (DNasen, RNasen) → Versuche, das Phosphodiester-Rückgrat durch Schwefelverbindungen zu ersetzen oder die Oligonucleotide an DNA/Protein-Komplexe zu binden oder in Liposomen einzulagern. Durch Kopplung mit Liganden für zelluläre Rezeptoren oder mit diesen interagierenden Antikörpern sollen spezifische Zelltypen erreicht werden (vgl. Kap.1.3.5.4., "zelluläre Rezeptoren").

Gentherapie ☞ Kap. 1.3.5.4.

Sicherheitsprobleme:

Unbeabsichtigte Schadensfolgen der Anwendung gentechnologischer Verfahren sind bislang nicht beschrieben worden. Risiken, die sich z.B. aus der Klonierung von enhancer-Sequenzen oder Onkogenen ergeben, erscheinen durch entsprechende gesetzliche Sicherheitsvorkehrungen beherrschbar. In der Bundesrepublik Deutschland sind einmal biologische (B0-B2) und zum anderen physikalische Sicherheitskriterien für die Labors (L1-L4) festgelegt, deren Anforderungen mit steigender Ziffer zunehmen.

Die Anwendung der Gentechnologie zur biologischen Kriegsführung ist theoretisch möglich, etwa durch Kombination mehrerer pathogener Eigenschaften oder von Toxingenen mit Antibiotikaresistenzgenen in humanpathogenen Keimen. Die Konvention über das Verbot der Entwicklung, Produktion und Lagerung biologischer Waffen schließt rekombinante DNA und ihre Produkte sinngemäß mit ein. Erfahrungen aus dem Mißbrauch der Kernphysik sollten jedoch zur Wachsamkeit mahnen, zumal biologische Entwicklungen und Tests schwerer erfaßbar sind als jene physikalischen.

Die notwendigen Restriktionen bei der Kausaltherapie genetischer Defekte sind in Kap. 1.3.5.4., "Prämissen", bereits genannt und begründet worden.

Die Klonierung von Organismen, d.h. Herstellung identischer Kopien, ist bei Säugern durch Zellabtrennung in sehr frühen embryonalen Stadien möglich. Umlagerungen von Genen nach dieser Phase scheinen späteren Zellen die Totipotenz zu nehmen. Über den Umweg der Einlagerung des Kerns einer in der G_0-Phase befindlichen Zelle eines erwachsenen Säugetiers in eine unbefruchtete, vom eigenen Kern befreite Eizelle - und Austragung durch ein Muttertier - gelang jedoch tierexperimentell (Schaf) die identische Reproduktion eines voll entwickelten Individuums (WILMUT et al. 1997). Daraus ist zu schließen, daß Zelldifferenzierung nicht mit irreversibler Modifikation des Erbmaterials einhergeht, sondern in der G_0-Phase die Potenz zur vollen Entwicklung erhalten ist. Die mit diesem Experiment aufgezeigte prinzipielle Möglichkeit zur Herstellung von physischen Kopien menschlicher Persönlichkeiten hat Aufsehen erregt. Abgesehen von den im Individualfall nicht kopierbaren Wechselbeziehungen zwischen genetischer Konstellation und konkreten Umweltbedingungen, bedarf die Diskussion über die weitere Entwicklung dieser molekularbiologischen Forschungsrichtung der Einbeziehung zahlreicher weiterer Disziplinen und gesellschaftlicher Institutionen.

Gegen eine genetische Manipulation des Menschen an Keimzellen oder im frühen Embryonalstadium, im Sinne der Erzeugung "erwünschter Eigenschaften", sprechen die gleichen Gründe wie gegen die Gentherapie auf dieser Ebene (☞ Kap. 1.3.5.4.). Abgesehen von weit größeren methodischen Schwierigkeiten als beim Ersatz eines Gens, sind sowohl wissenschaftliche wie ethisch-moralische Kriterien nicht vorhanden: Die meisten "Eigenschaften" sind Produkte (weitgehend unbekannter) multipler Geninteraktionen, deren Entwicklung von der Umgebung abhängt. Was sind die entscheidenden Determinanten der "Umgebung"? - z.T. bereits die Nachbargene eines Gens (☞ Kap. 3.2.1.4., "Translokationen"). Genotyp/Phänotyp-Beziehungen sind mehrheitlich nicht vorhersehbar und damit nicht erzeugbar - kleine Unterschiede können große Bedeutung haben (Mensch und Schimpanse sind kaum zu verwechseln, unterscheiden sich aber nur in 2 % ihrer DNA). Der Mensch wird in seiner weiteren Entwicklung sich ständig wandelnden Umweltbedingungen ausgesetzt sein und diese selbst verändern. Bei der Vielfalt während der Evolution entstandener polymorpher Systeme und damit verbundener differenzierter Anpassung an verschiedene Umweltbedingungen, ist nicht zwischen "besseren" und "schlechteren" Genen zu unterscheiden.

2. Pathophysiologie der Perinatalphase

Krankheit als Ergebnis von Wechselbeziehungen zwischen genetischen Anlagen und Umwelt trifft in hohem Maße für die fetale und frühkindliche Entwicklung zu. Die Wirkung von Umweltfaktoren geht hier weit über unmittelbare Effekte hinaus, indem die Ausprägung der genetischen Anlagen modifiziert und damit morphologische, physiologische und biochemische Strukturen für das spätere Leben festgelegt werden: *epigenetisches Entwicklungsprinzip*. Perinatale Bedingungen beeinflussen stark die spätere Konstitution und Krankheitsdisposition.

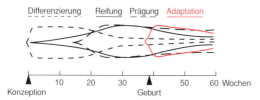

Abb. 2.1: Beteiligung von vier einander überlappenden Prozessen an der fetalen und perinatalen Entwicklung.

Auf Differenzierungsstörungen wird hier nicht eingegangen (☞ Lehrbücher der Embryologie, Pathologie und Pädiatrie); Beispiele für Prägungsstörungen sind in Kap. 10.2.4.1. enthalten.

In der Perinatalperiode dominieren Reifungs- und Adaptationsstörungen, die eng miteinander zusammenhängen.

Reifung ist die endgültige Realisierung der durch Differenzierung ausgewählten genetischen Information → Ausbildung der morphologischen und funktionellen Merkmale der spezialisierten Zellen, u.a. durch Proteinsynthese an stabiler m-RNA.

Biochemische Parameter der Reifung sind das **Auftreten bestimmter Enzymaktivitäten** zu verschiedenen, charakteristischen Zeiten der Entwicklung = **kompetente Phasen**. Häufig treten *Enzymcluster* (cluster = Schwarm) auf = funktionell zusammengehörige Enzymgruppen, z.B.

- spätfetale cluster: Enzyme der Harnstoff- und Glycogensynthese
- neonatale cluster: Enzyme der Gluconeogenese, UDP-Uridyltransferase
- spätneonatale cluster: Aminotransferasen

Das rechtzeitige Auftreten der Enzyme ist für die reibungslose Adaptation des Neugeborenen an die veränderten Umweltbedingungen notwendig. Über ihre Basalaktivität hinaus müssen die Enzyme bei Bedarf aber auch genügend rasch induzierbar sein. **Auch die Prozesse der Enzyminduktion unterliegen der Reifung**, im Sinne der Komplettierung von Signalketten - ☞ Abb. 2.2.

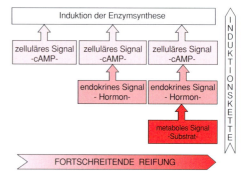

Abb. 2.2: Reifung von Signalketten für die Enzyminduktion.

Innerhalb der Induktionskette ist zu einem frühen Zeitpunkt nur c-AMP als unspezifisches, "primitives", später ein endokrines und erst bei voller Reife das "physiologische" Signal (Änderung eines Metabolitspiegels) wirksam. Die Enzyme eines cluster werden dabei gewöhnlich durch *gruppenspezifische Induktoren* gemeinsam induziert, z.B. bewirken Glucocorticoide die Induktion aller Enzyme der Glycogensynthese. Da Induktion Enzymsynthese (nicht -aktivierung) bedeutet, kommt das Ergebnis erst nach Stunden oder Tagen zur Auswirkung.

Bei verzögerter Reifung oder Frühgeburt bleibt der physiologische Induktionsreiz **ohne Wirkung** auf die zur Anpassung notwendige Enzymbildung → therapeutische Stimulation auf dem Niveau der nachfolgenden Signalstufe, z.B. durch Hormongabe.

Adaptation an veränderte Umweltbedingungen ist lebenslange Notwendigkeit aber bei der Geburt innerhalb kurzer Zeit und in einem später nie wieder erreichten Ausmaß notwendig:

- Ersatz plazentaren Gasaustausches durch Lungenatmung mit entsprechender Kreislaufumstellung (funktioneller Verschluß des Foramen ovale und des Ductus arteriosus BOTALLO)
- Etablierung einer eigenen Temperaturregulation
- Ablösung plazentarer Zufuhr von Nahrungsstoffgemischen durch Mobilisierung eigener Reserven für die Energiegewinnung und danach durch Verdauung und Resorption
- Umstellung plazentarer Elimination der Stoffwechselprodukte auf Entgiftung und Ausscheidung durch

2.1. Hypoxie

Leber und Nieren (Hämoglobinabbau durch Umstellung von HbF auf HbA)

Die mit der Geburt verbundenen Umstellungen setzen die Reifung der dazu notwendigen Enzyme und ihrer Induktionsketten voraus → **Reifungsstörungen führen zu Anpassungsstörungen nach der Geburt**. Bei Frühgeborenen ist dieser Reifungsgrad oft nicht erreicht, aber auch termingerechte Neugeborene haben kaum Reserven für die kritischen Systeme. Neugeborene sind daher **fünf kardinalen Gefahren** ausgesetzt:

Hypoxie - Azidose - Hypothermie - Hypoglycämie - Hyperbilirubinämie

Diese Gefahren führen zu einer relativ hohen Mortalität in der unmittelbaren Postnatalperiode: 2 % Sterbewahrscheinlichkeit, die erst mit 60 Jahren wieder erreicht wird (Europa).

Abb. 2.3 gibt ein Beispiel für die umfassenden und komplexen metabolischen Prozesse während der postnatalen Adaptation.

Ursachen:
- verminderte O_2-Versorgung durch die **Mutter**, z.B. infolge Herz/Kreislauf-Versagen, Narkose
- verminderte **uteroplazentare Durchblutung**, z.B. infolge Gestose, Plazentastörungen, verzögerter Geburt, Nabelschnurunterbrechung
- Ursachen seitens des **Neugeborenen** betreffen den O_2-Transport, z.B. infolge Anämie, Herzfehlern oder respiratorischer Insuffizienz, z.B. infolge pulmonaler Hypoplasie, neuromuskulärer Erkrankungen, Atemnotsyndrom (s.u.)

O_2-Mangel verursacht Umschaltung von oxidativer auf Substrat-Phosphorylierung mit Effektivitätsverlust der ATP-Gewinnung um mehr als eine Größenordnung (☞ Lehrbuch Biochemie) → **Energiemangel** und als Folgen des erhöhten anaeroben Glycolysedurchsatzes **Hypoglycämie** und metabolische **Azidose**; letztere auch respiratorisch, wenn die Atmung primär betroffen ist. Mechanismen der hypoxischen Schädigung auf zellulärem Niveau - ☞ Kap. 4.2.

Akute Folgen betreffen verschiedene Organe: Herz (verminderte Kontraktilität → arterielle Hypotonie), Lunge (persistierende fetale Zirkulation, Blutungen, Atemnotsyndrom), Magen/Darm-Trakt (Nekrosen), Nieren (Nekrosen), Nebennieren (Blutungen), ZNS (Depression des Atemzentrums, Hirnödem, -blutungen), Verbrauchskoagulopathie (☞ Kap. 8.1.2.4.).

Bleibende Funktionsstörungen können sich vorwiegend für das ZNS ergeben (spastische Di- oder Tetraplegie, Chorea-Athetose, Epilepsie, geistige Retardierung).

2.1.1. Idiopathisches Atemnotsyndrom

Synonym: *idiopathic respiratory distress syndrome = IRDS*

"Idiopathisch" kann als Zusatz weggelassen werden. Dann ist das Atemnotsyndrom des Neugeborenen aber abzugrenzen von dem des Erwachsenen (*acute respiratory distress syndrome = ARDS* - ☞ Kap. 7.4.1.).

Häufigste Todesursache innerhalb der Neonatalperiode. Ca. 1 % aller Neugeborenen erkranken an IRDS, und die Inzidenz steigt mit abnehmendem Gestationsalter.

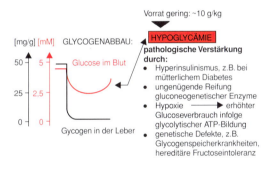

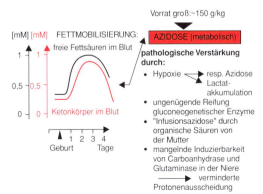

Abb. 2.3: Neigung zur Hypoglycämie und metabolischen Azidose bei Neugeborenen, die mit der Umstellung auf die Nutzung eigener Energiereserven zusammenhängt und Bedingungen, die zu einer pathologischen Verstärkung führen können.

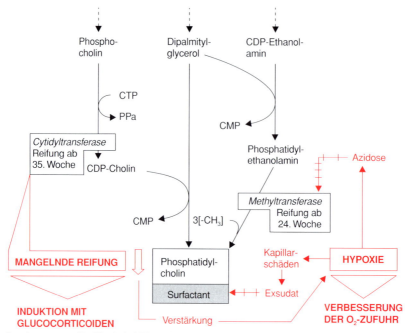

Abb. 2.4: Synthesewege für Dipalmityl-Phosphatidylcholin als wichtigster Surfactantkomponente (schwarz), Ursachen seiner Verminderung und therapeutische Zugänge (rot).
Beide Ursachen (nicht abgeschlossene Reifung des limitierenden Enzyms oder Hypoxie) können auch kombiniert vorliegen und kommen gehäuft bei Frühgeborenen vor. Die Hemmwirkung des nach hypoxischer Kapillarschädigung austretenden Exsudats auf die Surfactantwirkung geht auf Plasmaproteine zurück, die sog. *hyaline Membranen* bilden.

In den Lungenalveolen befinden sich oberflächenaktive Substanzen = *Surfactant*. Sie werden von Typ II-Pneumozyten gebildet, in speziellen Organellen gespeichert (*lamellar bodies*) und durch Exozytose in die Alveolen abgegeben. Sie vermindern die Oberflächenspannung, stabilisieren so den Alveolarfilm und verhindern einen Alveolarkollaps in der Exspirationsphase (daher auch *Antiatelektasefaktor* genannt).

Surfactant besteht zu 60 - 70 % aus *Dipalmityl-Phosphatidylcholin*, das in den Typ II-Pneumozyten zu etwa gleichen Anteilen über zwei Wege synthetisiert wird (☞ *Abb. 2.4*). Die gleichen Zellen produzieren auch 4 **Surfactantp**roteine: *SP-A* und *SP-D* sind hydrophile Glycoproteine, *SP-B* und *SP-C* dagegen hydrophobe Proteine, wobei SP-C noch 2 Palmitylreste fest gebunden hat. SP-A, -B und -C sind notwendig für die Ausbreitung der Phospholipide zu einem Oberflächenfilm. SP-A vermittelt darüberhinaus die Rezyklisierung des Surfactant durch Endozytose und ist an der Steuerung der Surfactantsynthese und -sekretion beteiligt. Die Funktion von SP-D ist ungenügend geklärt. Möglicherweise hat es eine Abwehrfunktion, denn es kann an Bakterien und Alveolarmakrophagen binden.

Beim IRDS ist die Hauptkomponente des Surfactant, das Dipalmityl-Phosphatidylcholin, vermindert. Die beiden häufigsten Ursachen, ihre Auswirkungen und daraus abgeleitete therapeutische Zugänge sind in *Abb. 2.4* dargestellt.

Surfactant↓ → Oberflächenspannung↑ → Retraktion des Alveolarfilms → Flüssigkeitseinstrom in das Lungengewebe, endexspiratorische Atelektasen, Lungencompliance↑ (vgl. Kap. 17.2.1.). Neben überwiegend kollabierten, finden sich vereinzelt auch überblähte Alveolen und Ductus alveolares → Dehnungsrezeptoren signalisieren scheinbar erhöhtes Lungenvolumen an das ZNS (Hemmung des *Apneusiszentrum* - ☞ *Abb. 17.2*, Kap. 17.4.) → verlängerte exspiratorische Apnoe = Circulus vitiosus. Aus der resultierenden **Hypoxie** ergeben sich weitere Folgen, auch im Sinne eines Circulus vitiosus: arterielle Hypotonie (durch Verminderung von Herzkontraktilität und Herzzeitvolumen - ☞ Kap. 15.4.4.1.) sowie Konstriktion pulmonaler Gefäße (☞ Kap. 16.2.1., "EULER-LILJESTRAND-Mechanismus") →

pulmonale Minderperfusion → Ausbildung intrapulmonaler Shunts (☞ Kap. 17.5.2.) und eines Rechts-Links-Shunts über Foramen ovale und/oder Ductus arteriosus BOTALLO → weitere Verminderung der Surfactantsynthese.

Die **pränatale Diagnostik** der Lungenreife ist durch Bestimmung des Verhältnisses von Phosphatidylcholin (= *Lezithin*) und Sphingomyelin (konstanter Bezugswert) im Fruchtwasser möglich: PC/SM bzw. L/S > 2,0 = reif, darunter zunehmende Unreife, sicher bei < 1,5.

Die **Therapie** ist auf die Beseitigung der Ursachen ausgerichtet - ☞ *Abb. 2.4*. Glucocorticoide (*Betamethason*) zur Enzyminduktion erhält die Schwangere 1-2 Tage vor der Geburt; Hypoxiebehandlung durch O_2-Therapie (☞ nachf. Kap.). Darüberhinaus ist die lokale, intrabronchiale Applikation von natürlichem Surfactant (aus Rinderoder Schweinelungen) oder synthetischen Mischungen von Dipalmityl-Phosphatidylcholin mit anderen Lipidkomponenten sehr wirksam.

2.1.2. Frühgeborenenretinopathie

Betroffen sind ca. 15 % der Frühgeborenen unter 1.500 g. Die Erkrankung steht im **Zusammenhang mit der Sauerstofftherapie**:

- 1. *VEGF* (*v*ascular *e*ndothel cell *g*rowth *f*actor - ☞ Kap. 3.1., "Vaskularisierung des Primärtumors" und Kap. 6.2.1., "5. Gefäßneubildung") ist entscheidend an der Steuerung der Gefäßausbildung in der Netzhaut beteiligt. Expression und Stabilität der m-RNA von VEGF werden durch die Sauerstoffversorgung reguliert. Durch Sauerstofftherapie bedingter $pO_2\uparrow$ wirkt hemmend → ungenügende Gefäßversorgung
- 2. Enzyme, die vor O_2-Radikalen schützen (☞ Kap. 4.1.2.), sind noch nicht ausgereift. Bei zu hohem pO_2-Wert verursachen die vermehrt gebildeten Radikale zusätzlich eine Konstriktion und Schädigung der schon vorhandenen Netzhautgefäße
- 3. Nach Absetzen der Sauerstofftherapie entsteht ein vergleichsweise hypoxischer Zustand, der eine starke VEGF-Bildung induziert. Da die Netzhaut aber kaum vaskularisiert ist, erfolgt eine **fehlgeleitete Gefäßeinsprossung vom Netzhautrand her, die auch den Glaskörper mit einschließt** → Gefahr von Blutungen, Netzhautablösung, retinolentaler Fibroplasie und Erblindung. Lichteinfall verstärkt die pathologischen Reaktionen. Bleibende Sehstörungen entwickeln sich bei ca. 10 % der Frühgeborenen mit Retinopathie

Die O_2-Therapie muß daher unter kontinuierlicher Überwachung der Blutgase erfolgen: arterieller pO_2-Wert nicht höher als 80-100 Torr. Unterstützung durch Schutz vor Lichteinfall und Gabe von Tocopherol als Antioxidans (vgl. Kap. 4.1.2.).

2.2. Azidose

Aus *Abb. 2.3* geht die "physiologische" Neigung zur metabolischen Azidose (☞ Kap. 13.2.1.1.) während der ersten 3 Lebenstage hervor. Sie ist bei Frühgeborenen ausgeprägter. Unter den verstärkenden Mechanismen dominiert die Hypoxie:

- zusätzlich respiratorische Azidose, wenn Ateminsuffizienz die Ursache der Hypoxie ist
- Circulus vitiosus durch Konstriktion pulmonaler Gefäße - ☞ Kap. 2.1.1.

Die Folgen entsprechen denen der Hypoxie (☞ Kap. 2.1.).

2.3. Hypothermie

(vgl. Kap. 7.2.)

Die Oberfläche/Masse-Relation bei Erwachsenen: reifen Neugeborenen : Frühgeborenen = 1 : 2,7 : 3,5 → der *Neutraltemperaturbereich* der Umgebung (bei dem keine zusätzliche Wärmeproduktion notwendig ist) ist bei reifen Neugeborenen und Frühgeborenen mit 32 bzw. 35-36 °C sehr viel höher als bei Erwachsenen → Unterschreitung dieses Bereichs durch Abstrahlung, Evaporation, Konduktion und Konvektion ist leicht möglich und beginnt in der Regel unmittelbar nach der Geburt.

Die Einführung des Inkubators für Frühgeborene durch BUDIN um 1900 ging auf den Nachweis zurück, daß die Mortalität von Frühgeborenen mit < 2.000 g Gewicht von 23 % bei normaler Körpertemperatur auf 98 % bei einer Körpertemparatur von < 32 °C anstieg.

Zur Kompensation des Wärmeverlustes benötigt das Neugeborene eine 4fach höhere Wärmeproduktion als Erwachsene, bezogen auf kg Körpergewicht. Es ist aber nur zu einer etwa 2fachen Steigerung in der Lage. Die Thermogenese erfolgt überwiegend chemisch - nicht myogen (Muskelzittern, vgl. *Abb. 7.1*, Kap. 7.1.) - im *braunen Fettgewebe*.

Triglyceridreiche Adipozyten und ein engmaschiges Kapillarnetz sind von sympathischen Nervenendigungen versorgt. Die Adipozyten haben eine hohe Kapazität fettsäureabbauender Enzyme und viele Mitochondrien. Noradrenalin induziert die Synthese eines für dieses Gewebe spezifischen *Entkopplungsproteins*, das den durch Substratoxidation aufgebauten elektrochemischen Protonengradienten für die Wärmeproduktion kurzschließt. Durch Thermogenese steigt der O_2-Verbrauch des braunen Fettgewebes auf > 6fache an.

Unzureichender Schutz vor Wärmeverlusten vergrößert durch die gesteigerte Thermogenese **die anderen Risiken**:

- Dominanz der Fettsäureoxidation → gesteigerter O_2-Verbrauch, z.B. bei 36 °C = 5,4 und bei 26 °C = 9,3 ml/kg·min → **Hypoxie** und **Azidose**
- schnellere Erschöpfung der Glycogenreserven → **Hypoglycämie**

2.4. Pathologische Hypoglycämie

Inzidenz: 2-4 % aller Neugeborenen. Werte: < 1,7 mmol/l während der ersten 3 Tage, < 2,2 mmol/l danach (vgl. *Abb. 2.3*). **Gefahr der Hirnschädigung**, da das Hirn den größten Anteil am basalen Glucosebedarf des Neugeborenen hat und bereits bei kurzfristigem Mangel Schäden davontragen kann (vgl. Kap. 18.1.1., "Hypoglycämie:" und 20.1.3.). Da der Verlauf beim Neugeborenen überwiegend asymptomatisch ist oder nur uncharakteristische Symptome aufweist → Kontrolle des Glucosespiegels im Blut.

Ursachen:

- **Hyperinsulinismus**
Normalerweise sinken mit der Geburt der Quotient des Insulin-/Glucagonspiegels im Blut und der ihrer Rezeptoren in der Leber → Umschaltung von Gluconeverwertung auf Gluconeogenese. Persistierende hohe Insulinspiegel - verbunden mit Hypoglycämie - kommen vor bei Rh-Inkompatibilität mit starker Hämolyse (unbekannte Ursache), Austauschtransfusion (reaktiv), Inselzelladenom (autonome Produktion), Therapie der Schwangeren mit verschiedenen Medikamenten (β-Sympathikomimetika, Diuretika, Salizylate) und Kindern diabetischer Mütter.

Kinder diabetischer Mütter (vgl. Kap. 10.5.1.1., "Schwangerschaften diabetischer Frauen"): Da Glucose die Plazenta diffundiert, verursacht eine mütterliche Hyperglycämie bei den Feten eine Hyperplasie der β-Zellen mit beträchtlichem Hyperinsulinismus → extreme Hypoglycämie nach der Geburt möglich. Bei schlechter Einstellung des Diabetes mellitus der Mutter während der Schwangerschaft entsteht eine *Fetopathia diabetica*: makrosome, hypertrophe Neugeborene mit hohem Geburtsgewicht (gesteigerte Proteinsynthese und Lipogenese) und Hepatomegalie; Kardiomyopathie (Glycogenakkumulation); Polyzythämie mit erhöhter Blutviskosität → Nierenvenenthrombose als Komplikation; verzögerte Surfactantsynthese

- **mangelnde Induzierbarkeit der Phosphoenolpyruvat-Carboxykinase**
Es ist das limitierende Enzym der Gluconeogenese. Die zytosolische Fraktion des Enzyms gehört zum neonatalen cluster, weshalb die in *Abb. 2.5* dargestellte Induktionskette erst zum normalen Geburtstermin funktioniert

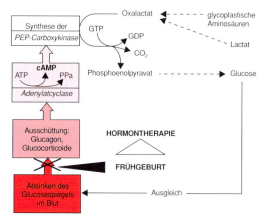

Abb. 2.5: Induktionskette für die *Phosphoenolpyruvat-Carboxykinase* (vgl. *Abb. 2.2*).
Bei Frühgeborenen bleibt der nach der Geburt absinkende Glucosespiegel im Blut ohne wesentliche Wirkung auf die Synthese des Enzyms. Parenterale Gaben von Glucagon, ggfs. unterstützt durch Glucocorticoide, können diese Phase überbrücken.

- **genetische Defekte**
z.B. Glycogenosen (☞ Kap. 1.4.3.), Galactosämie (☞ Kap. 1.4.5.) und hereditäre Fructoseintoleranz (*Aldolase B*-Defekt → Anstau von Fructose-1-Phosphat → Hemmung von Phos-

phorylase und Fructose-1,6-Bisphosphatase → verminderte Glucosebildung → Fructose-induzierte Hypoglycämie)

- **Angeborene Herzfehler**
  wirken sich wahrscheinlich über eine verminderte Leberdurchblutung aus (Hauptort der Gluconeogenese)
- **Hypoxie** und **Hypothermie**
  verstärken die neonatale Hypoglycämie durch gesteigerten Glucoseverbrauch (anaerobe ATP-Bildung → 2 anstatt 36 Mol ATP aus 1 Mol Glucose bzw. Glucoseverbrennung zur Wärmebildung)

Therapeutisch erfolgt anfangs parenterale (Infusion als Bolus und anschließende Erhaltungsdosis) und später orale Glucosesubstitution unter Kontrolle des Blutglucosespiegels.

2.5. Hyperbilirubinämie

(vgl. Kap. 18.4.3.)

Die normale **transitorische Bilirubinämie = physiologischer Neugeborenenikterus** entwickelt sich nach der Geburt, erreicht nach wenigen Tagen seinen Höhepunkt und klingt dann langsam ab. Ausmaß und Verlauf des Gesamtbilirubinspiegels [µmol/l] im Serum variieren innerhalb folgender Referenzbereiche (nach ROUTH):

Alter	termingerechte Neugeborene	Frühgeborene
≤ 24 h	34-103	17-137
≤ 48 h	103-171	103-205
3-5 Tage	68-137	171-239
> 1 Monat	3,4-17	

Ursachen:

- Neugeborene haben eine höhere Hämoglobinkonzentration (10,5-15,5 mmol/l), befinden sich in einer Phase der Umstellung von HbF auf HbA_1 (6.-7. Schwangerschaftsmonat bis 3.-4. Postnatalmonat) und fetale Erythrozyten haben eine kürzere Lebensdauer (70-90 Tage) → erhöhter Hb-Abbau → gesteigerte Bilirubinbildung = **prähepatische Ikterusursache** - ☞ Kap. 18.4.3.1.
- Die Bildung der Transportproteine Y und Z ist noch unreif = **prämikrosomale Ikterusursache** - ☞ Kap. 18.4.3.2.
- Auch die Kapazität der UDP-Glucuronyltransferase ist noch nicht ausgereift = **mikrosomale Ikterusursache** - ☞ Kap. 18.4.3.2.
- gesteigerte enterohepatische Zirkulation des Bilirubins infolge langsamer Darmpassage (Mekonium) und mangelnder Keimbesiedlung des Darms (verminderte Reduktion zu Stercobilinogen) = **postmikrosomale Ikterusursache** - ☞ Kap. 18.4.3.2.

Bei der pathologischen, **neonatalen Hyperbilirubinämie** werden die physiologischen Grenzwerte für Bilirubin (s.o.) überschritten (*Icterus gravis neonatorum*), und auch der zeitliche Verlauf der Ikterusausbildung kann verändert sein (*Icterus praecox* oder *prolongatus*).

Ursachen:

- stark erhöhtes Bilirubinangebot infolge von *Erythroblastosen*: Bei Unverträglichkeit zwischen Mutter und Kind im Rh- oder AB0-System werden bei fetomaternaler Transfusion fetaler Erythrozyten (Geburts- oder Fehlgeburtsphase) mit abweichenden Antigenmerkmalen von der Mutter *IgG-Antierythrozyten-Antikörper* gebildet, die plazentagängig sind. Rh-D hat die stärkste Antigenität → häufigste Ursache des *Morbus haemolyticus neonatorum*. Der Abbau extravasaler Blutansammlungen (z.B. *Kephalhämatom*) oder das Vorliegen genetisch bedingter hämolytischer Anämien (☞ Kap. 1.4.2. und 1.4.4.) kann ebenfalls zu übermäßigem Bilirubinangebot führen
- Hemmung der Bilirubinbindung an Albumin infolge Azidose oder durch Medikamente (Sulfonamide, Salicylate)
- Verminderung der Bilirubinglucuronidierung in der Leber infolge genetischen Defekts der UDP-Glucuronyltransferase (CRIGLER-NAJJAR-Syndrom, ☞ Kap. 18.4.3.2.), Hemmung des Enzyms durch erhöhten Pregnan-3β,20α-diol-Gehalt der Muttermilch (Muttermilchikterus) oder durch spezifische Inhibitoren im Plasma von Mutter und Kind (LUCEY-DRISCOLL-Syndrom), Kompetition mit Medikamenten (vgl. Kap. 18.6.1.) oder **mangelnder Induzierbarkeit der Glucuronyltransferase** durch Bilirubin. Letzteres ist die häufigste Ursache: bei 10 % der Frühgeborenen und 2-3 % der reifen Neugeborenen

Allen Ursachen ist eine **Zunahme des unkonjugierten (=indirekten) Bilirubins** gemeinsam (Ausnahme: $α_1$PI-Mangel - ☞ Kap. 1.4.1.) → Gefahr der Ausbildung einer **Bilirubinenzephalopathie** = *Kernikterus*, wenn die Bindungskapazität des Albumins für Bilirubin überschritten wird (zu hoher Bilirubinspiegel; Hypalbuminurie; Azidose; Verdrängung durch freie Fettsäuren, Gallensäuren oder Medikamente):

Die undissoziierte (Säure-)Fraktion des Bilirubins ist lipophil, lagert sich in zelluläre Membranen ein und hemmt u.a. die oxidative Phosphorylierung. Die zytotoxische Wirkung kommt besonders in den Stammganglien (*Globus pallidus*, *Nucleus caudatus* u.a.) zum Tragen und hinterläßt irreversible Schäden → Apathie, Trinkschwäche, Erbrechen, schwache Reflexe, muskuläre Hypertonie, zerebrale Krampfanfälle, Chorea-Athetose (☞ Kap. 20.5.4.2., "Abnorme unwillkürliche Bewegungen"), Taubheit, geistige Retardierung (etwa in zeitlicher Reihenfolge des Auftretens).

Die **Labordiagnostik** entspricht der Ikteruserfassung (☞ *Abb. 18.9*, Kap. 18.4.3.). Bei Erythroblastosen kann der Schweregrad bereits pränatal durch Messung der Bilirubinkonzentration im Fruchtwasser ermittelt werden (unkonjugiertes Bilirubin geht über) → Vorbereitung therapeutischer Maßnahmen, z.B. Austauschtransfusion.

Therapieprinzipien:
- Teilentfernung des Bilirubins durch Austauschtransfusion
- Überführung des Bilirubins in wasserlösliche Form
  - Phototherapie mit Blaulicht (425-475 nm) → Überführung in ein Isomer mit höherer Polarität
  - als vorübergehende Maßnahme bei Frühgeborenen: medikamentöse Induktion der UDP-Glucuronyltransferase mit *Phenobarbital* (vgl. Kap. 18.6.1.)
- Förderung der Bilirubinbindung an Albumin
  - Behandlung einer evtl. vorliegenden Azidose → Verringerung der undissoziierten (Säure-)Fraktion
  - Senkung des Spiegels an freien Fettsäuren, die mit Bilirubin um die Bindung kompetieren, durch ausreichende Glucosezufuhr
- Verminderung der enterohepatischen Bilirubinzirkulation durch Frühernährung → Bakterienansiedlung im Darm → Reduktion zu Stercobilinogen (vgl. *Abb. 18.9*, Kap.18.4.3.)

3. Maligne Tumoren

Sie sind mit ca. 20 % aller Todesfälle die zweithäufigste Todesursache in industriell entwickelten Ländern. Seit Beginn des 20. Jahrhunderts wird eine lineare Zunahme beobachtet. Zwischen 1900 und 1980 hat sich die Zahl der Tumortodesfälle fast verdreifacht. Für einzelne Tumorarten ist die Situation unterschiedlich, z.B. ist das Magenkarzinom rückläufig, während das Bronchialkarzinom stark zunimmt.

Wichtigste Ursache für die Zunahme an Krebserkrankungen insgesamt ist die (durch Zurückdrängung der Infektionskrankheiten) gestiegene Lebenserwartung (Zunahme der Entstehungsrate mit steigendem Lebensalter). Es folgen die (nur unsicher abschätzbare) Zunahme onkogener (= krebserzeugender) Umweltfaktoren und die verbesserten diagnostischen Möglichkeiten.

Obwohl geschätzt wird, daß etwa 90 % der malignen Tumoren im Prinzip vermeidbar sind, können die praktischen Möglichkeiten ihrer Prävention, Früherkennung und Therapie noch nicht befriedigen. Verbesserungen werden von einem umfassenderen Verständnis der Onkogenese (= Pathogenese des malignen Wachstums) und der immunologischen Abwehrmechanismen erwartet.

3.1. Allgemeine biologische Merkmale

Maligne Tumoren entstehen aus normalen Zellen durch *Tumortransformation*, und die tumorspezifischen Veränderungen werden bei der Zellteilung übertragen, sind also mit dem genetischen Material assoziiert.

Charakteristische Eigenschaften von Tumorzellen:

- **autonomes invasives Wachstum**
  Transformierte Zellen verlieren Regulationsmechanismen zur Erhaltung des normalen Gleichgewichts zwischen Zelltod und -neubildung im Gewebsverband (vgl. Kap. 6.). Aufgehobene Kontakthemmung (bei Kultivierung auf festen Nährböden wachsen normale Zellen ein- und transformierte Zellen mehrschichtig) und *Histolyse* = Sprengung des Zellverbandes der Umgebung, z.B. durch Auflösung von Basalmembranen (s.u.), führen zu infiltrierendem Wachstum in das gesunde Gewebe

Häufig, aber nicht obligat:

- **Metastasierung**
  Vom Primärtumor abgesprengte Zellen können auf dem Blut- oder Lymphwege in andere Gewebe gelangen und dort Tochtergeschwülste bilden. Dieser, für die Prognose des Erkrankten entscheidende Prozess, verläuft in mehreren **Einzelschritten**: Eindringen in Blut- bzw. Lymphgefäße → Ablösung von Tumorzellen → Verteilung und Überleben der Zellen im Kreislauf → Anheftung an Gefäßwände in einem Kapillarbereich → Auflösung der Gefäßwand und Eindringen in den interstitiellen Raum → Resistenzentwicklung gegen Abwehrmechanismen des "Wirts" und Proliferation. Die Vielschichtigkeit dieser *Metastasierungskaskade* hat zur Folge, daß schätzungsweise < 0,01 % der in die Zirkulation gelangten Zellen eines Primärtumors Metastasen bilden, und therapeutisch würde die komplette Hemmung auch nur eines dieser Schritte die Metastasierung unterbinden können

Kenntnisse über die den beiden vorangenannten Eigenschaften zugrundeliegenden **biochemischen Mechanismen** sind noch lückenhaft. Einige sind nachfolgend im Kleindruck aufgeführt, weil sie für die Entwicklung neuer präventiver und therapeutischer Zugänge Bedeutung haben.

- Obwohl für die meisten Tumoren ein monoklonaler Ursprung anzunehmen ist, entstehen im Primärtumor frühzeitig **Subpopulationen** von Zellen mit Unterschieden in Proliferationsrate, Immunogenität, Stoffwechsel, Empfindlichkeit gegenüber Zytostatika u.a. Der relative Anteil von solchen mit der stärksten Invasivität und dem größten Metastasierungspotential wächst mit der Zeit → Malignitätszunahme des Tumors

- An der **Ablösung von Zellen** von einem in die Gefäßbahn eingebrochenen Tumor sind Blutbestandteile beteiligt. Thrombozyten und Leukozyten können auf der Tumoroberfläche Aggregate bilden (vgl. *Abb. 8.4*, Kap. 8.2.), die seitens der Tumorzellen wahrscheinlich überwiegend durch *Integrine* (☞ Kap. 5.2.2.1., "Integrine") vermittelt werden. Prokoagulante Eigenschaften von Tumorzellen (☞ Kap. 3.4.3.) können zur Fibrinablagerung führen. Aggregierte Zellen und Fi-

brin bilden einen Thrombus, der zusammen mit Tumorzellen mechanisch abgelöst und in Kapillargebiete verschleppt werden kann
- Einige Tumorarten metastasieren direkt im nächstgelegenen Kapillargebiet (Lungenkarzinome → Hirn, kolorektale Tumoren → Leber), andere zeigen einen ausgeprägten **Organotropismus** (Mammakarzinome → Ovarien, okuläre Melanome → Leber). Die Ursachen für letzteres sind unzureichend geklärt. Denkbar sind lokale chemotaktische Stoffe oder Wachstumsfaktoren der Organe, für die die Tumorzellen Rezeptoren haben
- Zirkulierende Tumorzellen müssen bei intakten Gefäßwänden zunächst **an Endothelzellen adhärieren**. Einige Tumorarten exprimieren und exponieren dazu das Integrin *CD11b/18* (☞ *Tab. 5.2*, Kap. 5.2.2.1.), ein Adhäsionsprotein, das sonst von Leukozyten exponiert wird, wenn sie sich an Endothelzellen anheften. Auf der anderen Seite exponieren Endothelzellen unter dem Einfluß von Zytokinen, die z.B. bei Entzündungsreaktionen freigesetzt werden, ebenfalls Adhäsionsmoleküle, die außer der Adhärenz von Entzündungszellen auch die bestimmter zirkulierender Tumorzellen vermitteln können, z.B. bindet das Immunglobulin *CD54* auch Melanomzellen und das Selektin *CD62E* auch Kolonkarzinomzellen → mögliche Abhängigkeit der Metastasierung von der Reaktionslage des "Wirts".
Die Adhäsion der Tumorzellen bewirkt eine Endothelzellkontraktion → Entstehung von Lücken, in denen die Basalmembran der Gefäße freigelegt ist (vgl. *Abb. 5.2*, Kap. 5.1.2.)
- Tumorzellen haben **Rezeptoren, über die sie an** einzelne Komponenten der **Basalmembranen adhärieren können**, die 3 Gruppen zuzuordnen sind - und für die (bislang auf experimentellem Niveau) Hemmöglichkeiten existieren
  - *Lamininrezeptoren* (zahlreich z.B. auf Mamma- und Kolonkarzinomzellen), die an die B-Kette von *Laminin* binden und deren Mitwirkung bei der hämatogenen Aussaat gesichert ist - hemmbar durch Fragmente der Laminin-B-Kette, die die Bindungssequenz beinhalten
  - Zahlreiche Rezeptoren aus der Gruppe der β_1-*Integrine* (☞ *Abb. 5.4*, Kap. 5.2.2.1.) vermitteln die Bindung an *Collagen Typ I* und *IV*, *Fibronectin*, *Vitronectin*, *VON WILLEBRAND-Faktor*, *Thrombospondin*, *Fibrin* u.a. - hemmbar durch Oligopeptide, die die Sequenz RGD (= Arg-Gly-Asp) enthalten, die für die Bindung der meisten der genannten Proteine an die Integrine notwendig ist.
  Über die Integrine werden die Proteine der Basalmembran außerdem mit zytoskelettären Proteinen der Tumorzelle, wie *Talin* oder *Actin*, in eine funktionelle Verbindung gebracht, die für weitere Schritte der Metastasierung, wie die für das Eindringen in den interstitiellen Raum notwendigen Gestaltsänderungen, notwendig ist (vgl. *Abb. 3.14*, Kap. 3.4.4.)
  - *Cadherine*, verantwortlich für die Interaktion gleicher Zelltypen miteinander (☞ *Tab. 5.2*, Kap. 5.2.2.1.), <u>hemmen</u> die Invasion, weil sie den Verbleib der Zellen im Verband des Primärtumors vermitteln. Down-Regulation von *E-Cadherin* steigert die Metastasierungsrate
- Die **Spaltung von Proteinen der Basalmembran** erfolgt durch Proteinasen aus Tumorzellen, in geordneter Abfolge, ähnlich wie in der Gerinnungskaskade. Dazu gehören *uPA* (*Plasminogenaktivator vom Urokinasetyp*), der (außer Plasminogen) Laminin, Fibronectin und Fibrin spaltet, sowie *Typ IV-Collagenase* und *Stromelysin* (aus der Gruppe der *Metalloproteinasen*). Die Expression dieser Enzyme korreliert mit dem Metastasierungspotential. Die Wirkung der Proteinasen wird durch *Proteinaseinhibitoren* begrenzt (vgl. *Abb. 7.4*, Kap. 7.3.1.3.), die von "Wirts"-, aber auch den Tumorzellen selbst freigesetzt werden → begrenzte Proteolyse. Dazu gehören *PAI* (*Plasminogenaktivator-Inhibitoren*) und *TIMP* (*tissue inhibitors of metalloproteinases*)
- Metastasierung hängt in hohem Maße vom Ausmaß der **Vaskularisierung des Primärtumors** ab, da die im Tumor gebildeten neuen Gefäße meist leichter infiltrierbar sind. Außerdem ist die Proliferation des Tumors von der Gefäß- und damit Blutversorgung abhängig. Angiogene Faktoren (12 verschiedene Proteine sind bislang diesbezüglich charakterisiert) werden von Tumorzellen und den im Tumor meist akkumulierten Makrophagen abgegeben. Von besonderer Bedeutung für die Tumorangiogenese ist *VEGF* (*vascular endothel cell growth factor*, 46 kDa), der auch an der normalen Angiogenese beteiligt ist (☞ Kap. 6.2.1., "5. Gefäßneubildung"), aber von Zellen vieler menschlicher Tumoren verstärkt gebildet wird. Er bindet an hochaffine Rezeptoren auf Endothelzellen (*KDR* = *kinase insert domain-containing receptor*, *Flt-1* = *FMS-like tyrosine kinase-1* u.a.), die zu den tyrosinspezifischen Proteinkinasen gehören (☞ Kap. 3.2.2.3.). Die Folgen sind Mitosesteigerung, Umorganisation des Zytoskeletts und Steigerung der chemotaktischen Beweglichkeit → Aussprossung neuer Gefäße. Auch die verschiedenen Formen des *FGF* (*fibroblast growth factor*), insbesondere *FGF-2* (☞ Kap. 6.1.1.4.), spielen bei der Tumorvaskularisierung eine Rolle.
Alle Faktoren bewirken, daß aus tumorbenachbarten kleinen Gefäßen Endothelzellen die Basalmembran durchdringen, in das Stroma des Tumors einwachsen und einen Kapillarsproß bilden. Dabei spielen sich die gleichen Prozesse einer begrenzten Proteolyse ab, wie

vorangehend für den Prozess der Tumorzellinfiltration in das gesunde Gewebe aufgeführt. Entscheidender Unterschied ist, daß die Endothelzellproliferation aufhört, wenn der angiogene Stimulus nicht mehr gebildet wird. Da der funktionelle Ablauf von Tumorzellinfiltration und Endothelzellproliferation aber sehr ähnlich ist, wirken Hemmstoffe, die hier angreifen, auch auf beide Vorgänge

- **schnelles Wachstum**
  Hohe Zellteilungsraten sind zwar typisch für die meisten Tumoren, aber nicht spezifisch, da sie auch in normalem Gewebe (Intestinaltrakt, Hämopoese, Spermiogenese u.a.) sowie während der gesamten Embryonalentwicklung vorkommen

- **Fehldifferenzierung**
  Abweichungen in Morphologie und Funktionen von den Ursprungszellen infolge veränderter Genexpression; Ausnahmen: *minimum deviation tumors*. Häufig korrelieren Entdifferenzierung und Malignität

3.2. Pathogenese - Onkogene

Tumortransformation resultiert aus der **Expression zusätzlicher oder veränderter genetischer Information**. Sie verläuft als **Mehrschrittprozess**, sowohl die beteiligten Genorte als auch den zeitlichen Ablauf betreffend.

Die dafür verantwortlichen Gene - **Onkogene** - sind demnach im Genom normaler menschlicher Zellen bereits vorhanden. Die Anzahl verschiedener Onkogene liegt bei > 70. Sie kommen nahezu unverändert bei allen Wirbeltieren und in Vorstufen bis zu den Hefen vor. Eine so starke phylogenetische Konservierung läßt ihre tumorerzeugende Wirkung als (medizinisch zwar bedeutsames, aber evolutionär eigentlich negatives) Randphänomen erscheinen. **Ihre physiologische Bedeutung liegt in der Regulation von Wachstums- und Differenzierungsprozessen.** Dies geht einmal aus den Funktionen der von ihnen kodierten Proteine hervor (☞ Kap. 3.2.2.) und zum anderen aus dem Nachweis ihrer temporären Expression bei Zellproliferationsprozessen, wofür *Abb. 3.1* ein Beispiel gibt, dem weitere im Zusammenhang mit anderen Kapiteln folgen.

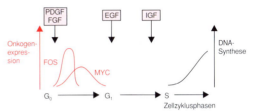

Abb. 3.1: Ruhende Fibroblasten können aus der G_0-Phase nach Einwirkung der Wachstumsfaktoren *FGF* (*fibroblast growth factor*) oder *PDGF* (*platelet derived growth factor*) wieder in den Zellzyklus eintreten.
Dies geht mit einer vorübergehenden Expression der beiden zellulären Onkogene *FOS* und *MYC* (☞ *Tab. 3.1*) einher. Die Zellen werden dadurch "kompetent" für die Wirkung weiterer Wachstumsfaktoren, wie *EGF* (*epidermal growth factor*) und *IGF* (*insulin-like growth factor*), die dann zur DNA-Synthese führen (nach PERKINS und VANDE WOUDE).

Mit dem Begriff *Onkogene* wird nur die transformierende Komponente ihrer Wirkung berücksichtigt, was sich historisch aus der Tatsache ergibt, daß sie in *Onkorna-Viren* (*onkogene RNA-Viren*, ☞ Kap. 3.3.3.2.) entdeckt wurden. Danach gelang ihr Nachweis in menschlichen Zellen und ihre chromosomale Lokalisation.

In *Tab. 3.1* sind die viralen (= *v-onc*) den zellulären Onkogenen (= *c-onc*) gegenübergestellt und zum überwiegenden Teil mit diesen identisch - Erklärung: Übernahme in das Virusgenom aus Wirbeltierzellen während der phylogenetischen Entwicklung. Nicht in der Tabelle aufgeführt ist die Vielzahl zellulärer Onkogene, für die virale Pendants nicht bekannt sind.

Die Bezeichnug *c-onc* wird der zellulären Abkunft gerecht, nicht aber ihrer **dualen Funktion**, an physiologischen oder pathologischen Abläufen beteiligt zu sein. Obwohl in der Literatur nicht durchgängig so gehandhabt, wird daher hier im folgenden der Begriff **Proto-Onkogen** für die physiologische, nicht transformierende und **Onkogen** für die transformierende Form gebraucht, auch wenn sich beide nicht immer in der Basensequenz unterscheiden, wie aus nachfolgendem Kapitel hervorgeht. Die in der Tabelle aufgeführten menschlichen Gene (*c-onc*) sind in diesem Sinne Proto-Onkogene.

Trotz des klonalen Charakters von Tumoren geht aus klinischen Erfahrungen und experimentellen Befunden hervor, daß die Entwicklung einer Tumorerkrankung mit einem auf einen kurzen Zeit-

v-onc	Virus-Stamm	Quelle	c-onc	Lokalisation	Genprodukt	transformierend durch	Tumoren
ABL	ABELSON murine leukemia virus	Maus	ABL	9(q34)	PK	Chromosomenaberration	chronisch myeloische Leukämie
ERB	Avian erythroblastosis virus	Huhn	ERB-A-1	17(p11-q21)	ZKP	Chromosomenaberration	akute nicht-lymphozytäre Leukämie
			ERB-B-1	7(pter-q22)	RWF	Amplifikation	verhornende Karzinome
			ERB-B-2	17(q21)	RWF	Amplifikation, Fehlexpression	Mammakarzinom
ETS	E26 avian leukemia virus	Huhn	ETS	11(q23-q24)	ZKP	Chromosomenaberration	akute monoblastische Leukämie
FMS	MCDONOUGH feline sarcoma virus	Katze	FMS	5(q35)	PK RWF	Chromosomenaberration	akute myeloische Leukämie
FOS	FBJ osteosarcoma virus	Maus	FOS	14(q21-q31)	ZKP	Fehlexpression	Adenokarzinome
MOS	MOLONEY murine sarcoma virus	Maus	MOS	8(q22)	PK	Chromosomenaberration	akute nicht-lymphozytäre Leukämie
MYB	Avian myeloblastosis virus	Huhn	MYB	6(q22-q23)	ZKP	Chromosomenaberration	Ovarialkarzinom
MYC	Avian myelocytomatosis virus	Huhn	MYC	8(q24)	ZKP	Chromosomenaberration Amplifikation oder Fehlexpression	BURKITT-Lymphom Adenokarzinome, Sarkome, kleinzelliges Lungenkarzinom
			N-MYC	2(p23-p24)	ZKP	Amplifikation	Neuroblastom, kleinzelliges Lungenkarzinom
			L-MYC	1(p)	ZKP	Amplifikation	kleinzelliges Lungenkarzinom
RAF	3611-murine sarcoma virus	Maus	RAF-1	3(p25)	PK	Chromosomenaberration	Parotis-Mischtumor
			RAF-2	4	PK	Chromosomenaberration	akute lymphozytäre Leukämie
H-RAS	HARVEY murine sarcoma virus	Ratte	H-RAS	11(p15.5)	GTP	Mutation	bei häufigen Karzinomen - Pankreas (> 70 %), Thyreoidea (> 50 %), Kolon/Rektum (> 40 %), Lunge (25 %) und Leukämien und Lymphomen (ca. 30 %)
K-RAS	KIRSTEN murine sarcoma virus	Ratte	K-RAS	12(p12-pter)	GTP		
			N-RAS	1(cen-p21)	GTP		
SIS	Simian sarcoma virus	Affe	SIS	22(q12-q13)	WF	Chromosomenaberration	myeloproliferative Erkrankungen
SRC	ROUS sarcoma virus	Huhn	SRC	20(q12-q13)	PK	Mutation	Neuroblastom

Tab. 3.1: Auflistung einer Auswahl viraler (*v-onc*) und menschlicher Onkogene (*c-onc*). Ersteren folgt der onkogentragende Virusstamm, aus dessen Namen sich meist (in schöner Unregelmäßigkeit) die Bezeichnung des Onkogens ergibt und die Tierspezies, bei der diese Viren Tumoren erzeugen können. Den menschlichen Genen ist die chromosomale Lokalisation nachgeordnet sowie folgende Abkürzungen für die Gruppenzugehörigkeit der von ihnen kodierten Produkte (☞ Kap. 3.2.2.): **GTP** = **G**TP-bindende und spaltende Proteine, **PK** = **P**rotein**k**inasen, **RWF** = **R**ezeptoren für **W**achstums**f**aktoren, **WF** = **W**achstums**f**aktoren, **ZKP** = auf den **Z**ell**k**ern wirkende **P**roteine. Die beiden letzten Spalten enthalten Angaben zum Mechanismus, durch den die menschlichen Gene an der Tumortransformation beteiligt sind (☞ Kap. 3.2.1.) und Beispiele von Tumoren, an deren Entstehung diese Gene einen besonders häufigen Anteil haben.

raum beschränkten Transformationsereignis nicht erklärt werden kann, sondern ein **Mehr-Schritt-Prozess** ist, der sich innerhalb von Jahren vollzieht: Zunahme mit steigendem Lebensalter, Latenzzeiten zwischen der Einwirkung kanzerogener Noxen (für den Menschen nur in Ausnahmefällen als Primärereignis feststellbar, z.B. bei Strahlenunfällen) und Tumorauftreten, Akkumulation kanzerogener Reize, Zusammenwirken von chemischen Kanzerogenen und Kokanzerogenen (☞ Kap. 3.3.2.3.), Entstehung von Tumoren aus Präkanzerosen, Auftreten heterogener Subpopulationen in einem Tumor, Zunahme von Malignität und Entdifferenzierung mit steigendem Tumoralter - ☞ auch *Abb. 3.6*, Kap. 3.3.

Aus statistischen Berechnungen ergibt sich eine stabile Tumortransformation aus der Wirkung von 3-4 Proto-Onkogen/Onkogen-Übergängen, deren Mechanismen im nachfolgenden Kapitel behandelt werden. Häufig ist die zeitlich versetzte Wirkung verschiedener Onkogengruppen: solche, die zunächst die Lebenserwartung normaler Zellen verlängern (z.B. MYC) und gegenüber einer weiteren Gruppe sensibilisieren, die dann unkontrolliertes Wachstum erzeugen kann (z.B. RAS-Familie). Ebenso kann das transformierende Potential einzelner Proto-Onkogene durch zunehmende Amplifikation und/oder Expression (z.B. N-MYC bei Neuroblastomen) oder das Auftreten weiterer Mutationen (RAS-Familie bei Melanomen) gesteigert werden.

Nach ihrer Wirkung können **zwei verschiedene Klassen von Onkogenen** unterschieden werden:

- **Dominante Onkogene**, zu denen die in *Tab. 3.1* aufgeführten Beispiele gehören, **sind durch Transkription der von ihnen kodierten Proteine direkt an der Transformation beteiligt**
- **Rezessive Onkogene oder** (besser) **Tumorsuppressorgene** - ☞ Kap. 3.2.1.5. - hemmen normalerweise die Tumorentstehung und **sind daher indirekt an der Transformation beteiligt, wenn sie ausfallen oder verändert werden**

3.2.1. Ursachen für den Übergang von Proto-Onkogenen zu Onkogenen

Solche Übergänge bedeuten, daß Proto-Onkogene transformierende Potenz erhalten, entweder durch veränderte Genprodukte oder durch unveränderte, die vermehrt oder zum falschen Zeitpunkt exprimiert werden - **qualitative oder quantitative Veränderungen**. Mit diesen Mechanismen ist die Entstehung von Tumoren beim Menschen verbunden, während eine direkte Übernahme von Virus-Onkogenen als Transformationsursache überwiegend bei bestimmten tierischen Tumoren eine Rolle spielt (☞ Kap. 3.3.3.).

3.2.1.1. Mutation des Proto-Onkogens

In einem hohen Prozentsatz häufiger menschlicher Tumoren (☞ *Tab. 3.1*, Kap. 3.2.) und insgesamt in ca. 15-20 % aller menschlichen Tumoren werden Onkogene der **RAS-Familie** nachgewiesen. Ihre transformierende Funktion wurde in *Transfektionsexperimenten* nachgewiesen: Übertragung auf kultivierte Normalzellen (einschichtiges Wachstum) führt bei einem Teil dieser Zellen zur Transformation (mehrschichtiges Wachstum). Sie unterscheiden sich von den Proto-Onkogenen durch Punktmutation nur in einer Base, die in den kodierten Proteinen - $p21^{ras}$ - entweder in Position 12 oder 61 zum Aminosäureaustausch führt.

Z.B. findet sich beim Blasenkarzinom eine G→T-Transversion (☞ Kap. 1.1.1.) im Proto-Onkogen *H-RAS* → Gly→Val-Austausch in Position 12 des Proteins.

Weiteres Beispiel: **RET**-Proto-Onkogen → *multiple endokrine Neoplasie-2* - ☞ Kap. 19.7.1.

3.2.1.2. Amplifikation des Proto-Onkogens

Proto-Onkogene können **ohne strukturelle Veränderung** transformierende Eigenschaften erhalten, indem sie im genetischen Material vervielfältigt werden = *Amplifikation*. Bei der Transkription auf entsprechende Signale hin, erfolgt eine unphysiologisch hohe Bildung der von ihnen kodierten Proteine. Für die in *Tab. 3.2* aufgeführten Beispiele menschlicher Tumoren gilt ausnahmslos, daß der Grad ihrer Malignität mit der Anzahl der Proto-Onkogen-Kopien korreliert.

Tumor	c-onc	Zahl der Kopien
Mammakarzinom	ERB-B-2	bis zu 30x
kleinzelliges Lungenkarzinom	MYC	bis zu 80x
	N-MYC	bis zu 50x
	L-MYC	bis zu 20x
Neuroblastom	N-MYC	bis zu 250x
Glioblastom	ERB-B-1	bis zu 50x

Tab. 3.2: Beispiele menschlicher Tumoren, bei denen eine Vervielfachung zellulärer Proto-Onkogene gefunden wird.

3.2.1.3. Fehlexpression des Proto-Onkogens

Analog wie bei der Amplifikation können Proto-Onkogene ohne strukturelle Veränderung durch **verstärkte Expression** transformierende Eigenschaften erhalten. Die physiologischen Funktionen von Proto-Onkogenen machen einen regulierten Wechsel zwischen Ex- und Repression notwendig. Störungen können zur **Expression zum falschen Zeitpunkt** oder zur **Dauerexpression** führen. Ursachen dafür können Chromosomenaberrationen sein (☞ nachf. Kap.) → Angliederung des Proto-Onkogens an einen konstitutiven Promotor oder strukturelle Veränderung von Proto-Onkogenen, die selbst Regulatoren der Transkription sind (☞ Kap. 3.2.2.5.); Infektionen mit RNA-Viren, wenn diese ihr Genom in die Nachbarschaft von Proto-Onkogenen plazieren → virale enhancer-Sequenzen sorgen für die Transkription (☞ *Abb. 3.13, Kap. 3.3.3.2.*); Mutationen in Genen, die die Transkription von Proto-Onkogenen regulieren.

Fehlexpressionen sind für eine **Vielzahl von Proto-Onkogenen** als (Mit-)Ursache ihrer transformierenden Wirkung beschrieben worden.

3.2.1.4. Chromosomenaberrationen

Sie werden **überwiegend in hämatologischen Tumoren** gefunden, was aber auch methodische Gründe hat, wegen der leichten Gewinn- und Kultivierbarkeit dieser Zellen.

Am häufigsten sind Translokationen, gefolgt von Inversionen und Deletionen (☞ Kap. 1.1.). *Reziproke Translokationen* - Beispiele zeigt *Abb. 3.2* - schließen meist Gen-locus von Immunglobulinen oder T-Zellrezeptoren mit ein. Da diese Gene einem ständigen Rearrangement unterliegen, können Rekombinationsfehler vorkommen, die mit Translokationen einhergehen. Proto-Onkogene gelangen dadurch neben Gene, die häufig transkribiert werden, wodurch ihre eigene Transkription außer Kontrolle geraten kann → Fehlexpression. Zusätzlich werden sie durch die Translokation oft noch strukturell verändert, vergleichbar mit einer Mutation, die einen Proto-Onkogen/Onkogen-Übergang bewirkt.

Obwohl für fast alle Proto-Onkogene Einbeziehungen in Chromosomenaberrationen beschrieben sind, überwiegen solche, die Proteine kodieren, die starke Strukturhomologien mit Transskriptionsfaktoren aufweisen (*MYC, LYL1, SCL*). Ihre unkontrollierte Expression muß daher Abweichungen im Differenzierungsablauf hämopoetischer Zellen nach sich ziehen.

Am häufigsten werden Chromosomenaberrationen für *myeloische Tumoren* bei akuter myelomonozytischer Leukämie, akuter promyelozytischer Leukämie, chronisch myeloischer Leukämie und für *lymphatische Tumoren* bei BURKITT-Lymphom, chronisch lymphozytärer Leukämie, follikulären Lymphomen, T-Zell-Leukämien gefunden. Sie kommen aber auch bei *soliden Tumoren* epithelialer (Karzinome von Lunge, Nieren, Blase, Ovar, Prostata), mesenchymaler (Sarkome, Lipome) oder neuroektodermaler Abkunft (Astrozytome, Melanome, Meningiome, Neuroblastome, Retinoblastome) vor.

3.2.1.5. Verlust oder Veränderung von Tumorsuppressorgenen

Die ausgangs Kap. 3.2. bereits genannten Gene, von denen ca. 12 charakterisiert sind, sind in die Kontrolle des normalen Wachstums einbezogen, was u.a. die regulierte Transkription von Proto-Onkogenen einschließt → **ihr Ausfall erhöht die Wahrscheinlichkeit der Tumortransformation**:

- **Hauptursache genetisch bedingter Prädispositionen für bestimmte Tumoren**. Das entsprechende Suppressorgen liegt hier meist nur noch als ein Allel in normaler Form vor, so daß Deletion oder Veränderung (Mutation) dieses Allels zur Tumortransformation führen kann = sog. **Heterozygotieverlust**. Dem Mehrschrittcha-

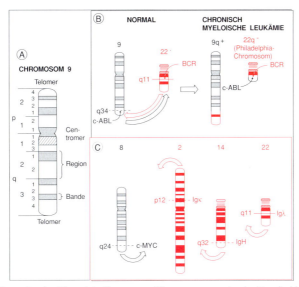

Abb. 3.2: Beispiele für *reziproke Translokationen* von Chromosomenabschnitten bei hämatologischen Tumoren.
A: Nomenklatur des Bandenmusters am Beispiel des normalen (Metaphase-)Chromosoms 9. Links davon die Bezeichnungen für die Arme (p = kurz, q = lang) und die Numerierung der Regionen und Banden.
B: Tumorzellen von Patienten mit **chronisch myeloischer Leukämie** weisen immer Translokationen auf, und in ca. 92 % der Fälle liegt eine reziproke Translokation zwischen Chromosom 9 und 22 vor: t(9;22)(q34;q11). Dabei werden ungleich große Teile ausgetauscht, so daß ein deutlich kürzeres Chromosom 22 entsteht. Dieses sog. *Philadelphia-Chromosom* ist im Karyogramm leicht zu erkennen. Entscheidend für die Transformation ist, daß das auf Chromosom 9 unmittelbar distal der Bruchstelle gelegene Proto-Onkogen **ABL** durch die Translokation auf Chromosom 22 neben den Abschnitt **BCR** (**b**reakpoint **c**luster **r**egion) postiert wird. Dieser etwa 5 kb umfassende Abschnitt enthält u.a. einen Promotor → **Expression** einer m-RNA, die BCR und ABL enthält (8,5 kb) und eines entsprechenden Fusionsproteins (210 kDa) = p210$^{bcr\text{-}abl}$. Transgene Mäuse, denen das Gen für p210$^{bcr\text{-}abl}$ übertragen wurde, entwickeln eine dem menschlichen Krankheitsbild entsprechende Leukämie. Das von ABL kodierte Protein ist eine tyrosinspezifische Proteinkinase (☞ Kap. 3.2.2.3.). Diese wird, zusätzlich zu ihrer Fehlexpression, auch noch durch Phosphorylierung von 2 Serinresten aktiviert, da das von BCR kodierte Protein eine serinspezifische Proteinkinase ist.
C: Bei **Non-HODGKIN-Lymphomen** gibt es 3 reziproke Translokationen, an denen das Proto-Onkogen **MYC** von Chromosom 8 beteiligt ist: t(2;8)(p12;q24), t(8;14)(q24;q32) und t(22;8)(q11;q24). Auf den Chromosomen 2, 14 und 22 betreffen die Bruchpunkte Immunglobulingene. Die Konsequenz ist, daß MYC unter die Kontrolle der aktiven Ig-Gene gerät und so der normalen Regulation entzogen wird.

rakter der Tumortransformation entsprechend (☞ Kap. 3.2.), ist daher bei familiärer Häufung ein Ereignis weniger notwendig als bei Trägern zweier normaler Allele → häufigeres und früheres (aber nicht zwangsläufiges) Auftreten von Tumoren als in der Normalpopulation. Typische Vertreter sind in *Tab. 3.3* aufgelistet

- Bei **"spontanen" Tumoren** ohne familiäre Häufung findet sich meist Verlust und/oder Veränderung beider Allele. Es gibt hier aber auch solche, wo die Mutation eines Allels bereits ausreicht, die Funktion des noch vorhandenen normalen Allels außer Kraft zu setzen

Belege für die Einbeziehung von Tumorsuppressorgenen in die Pathogenese familiär gehäufter sowie verbreiteter spontaner Tumoren und ihre diagnostische Nutzbarkeit werden zunehmend erbracht, weshalb zunächst eine tabellarische Übersicht (*Tab. 3.3*) gegeben wird und nachfolgend auf einige Beispiele näher eingegangen wird.

Weitere genetische Prädispositionen zu Tumorerkrankungen:

- selten auch durch (mutationsbedingte) Proto-Onkogen/Onkogen-Übergänge, z. B. *multiple endokrine Neoplasie-2* - ☞ Kap. 19.7.1.

Gen		Protein		genetisch bedingte Prädisposition			spontane Tumoren	
Bezeichnung	Lokalisation	Lokalisation	Funktion	Erkrankung	Häufigkeit	typische Tumoren	Ursachen	typische Tumoren
p53	17p13.1	Kern	Transkriptionsfaktor	LI-FRAU-MENI-Syndrom	$1:5 \cdot 10^4$	Mamma-, NNR-Karzinome; Sarkome; Leukämien; ZNS-Tumoren	missense-Mutation	**alle häufigen menschlichen Tumoren**
APC	5q21	Zytoplasma	Zell/Zell-Kontakt ?	Polyposis coli	$1:10^4$	**Kolon-**, Schilddrüsen-, Magen**karzinome**	Deletion, nonsense-Mutation	Kolon-, Pankreas-, Magenkarzinome
RB1	13q14	Kern	transkriptions-modifizierend	Retinoblastom	$1:5 \cdot 10^4$	Retinoblastom; Osteosarkome	Deletion, nonsense-Mutation	Retinoblastom; Osteosarkome; Mamma-, Lungen-, Blasen-, Prostatakarzinome
WT1	11p13	Kern	Transkriptionsfaktor	WILMS'-Tumor	$1:10^5$	WILMS'-Tumor (Mischtumor der Niere)	missense-Mutation	WILMS'-Tumor
NF1	17q11	Zytoplasma	GTPase-Aktivator	von RECKLINGHAUSEN'sche Neurofibromatose (= Typ 1)	$1:3 \cdot 10^3$	verschiedene neurale Tumoren	Deletion	Neurinome; Nebenschilddrüsenkarzinom
NF2	22q	Zytoplasma	Membran/Zytoskelett-Verbindung	Neurofibromatose Typ 2	$1:3 \cdot 10^4$	Neurinome; Meningeome	Deletion, nonsense-Mutation	Neurinome; Meningeome
VHL	3p25	Kern, Zytoplasma	Hemmung des Elongationsfaktors *Elongin*	VON HIPPEL-LINDAU-Erkrankung	$1:3 \cdot 10^4$	Hämangioblastome; Nierenzellkarzinom	Deletion	Nierenzellkarzinom
CDKN2 (= p16)	9p21	Kern	Hemmung Cyclin-abhängiger Kinasen	familiäre Melanome	?	Melanome	Deletion, nonsense-Mutation, Hypermethylierung	Leukämien; Lymphome; Ösophagus-, Lungen-, Blasenkarzinome; Melanome; Sarkome; Glioblastome
BRCA1	17q21	?	?	familiäre Mamma- und Ovarialkarzinome	?	Mamma-, Ovarialkarzinome		keine spontanen Tumoren

Tab. 3.3: Beispiele für die Einbeziehung von Tumorsuppressorgenen in die Pathogenese menschlicher Tumoren. Ausgewählt wurden solche, für die genetische Tumordispositionen bekannt sind.

- Das Gen, dessen Mutation bei homozygotem Vorliegen die *Ataxia teleangiectatica* hervorruft, kodiert dagegen ein Protein, das sowohl Suppressorfunktion als auch Ähnlichkeiten mit solchen von Proto-Onkogenen hat. Erste Ergebnisse verweisen auf eine deutlich erhöhte Tumorrate bei heterozygoten Defektträgern - ☞ Kap. 20.5.4.3.
- Über genetische Defekte von *Reparaturenzymen* können ebenfalls Tumoren entstehen, da Mutationen bestehen bleiben, die sich auf dominante oder rezessive Onkogene auswirken - ☞ Kap. 1.1.4.

■ p53

Genlokalisation: 17p13.1

Phosphoryliertes **P**rotein mit einer Masse von **53 kDa** (393 Aminosäuren), das in *Abb. 3.3* näher charakterisiert ist.

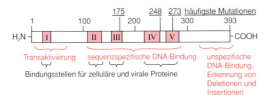

Abb. 3.3: Strukturdiagramm des *Protein53* mit Zuordnung hochkonservierter Aminosäureregionen (I-V) und funktionell wichtiger Domänen.

Das Protein hat eine kurze Halbwertszeit (5-40 min) und ist im Zellkern lokalisiert.

Wichtigste Funktionen:

- Regulation von Replikation und Transkription, wodurch es entweder zur Reparatur mutationsbedingter DNA-Schäden beiträgt oder zur Apoptose führt (→ keine Auswirkung und Weitergabe der Mutation) - ☞ Kap. 1.1.3., "Arretierung des Zellzyklus:"
- Bindung von zellulären und viralen Proteinen mit regulatorischer Funktion

  Beispiele:
  HSP-60 = **H**itze**s**chock**p**rotein-**60**; MDM2 = **m**urine **d**ouble **m**inute **2**, ein Proto-Onkogen-Produkt mit Transskriptionsfaktorwirkung; RPA = **R**eplikations**p**rotein **A**; TBP = **T**ATA **b**inding **p**rotein, bindet an die Promotorsequenz TATA; WT1 = **W**ILMS'-**T**umor-Suppressorgenprodukt **1** bzw.
  Ad5 E1B = Protein **E1B** des **A**denovirus Typ **5**; EBNA-5 = **E**PSTEIN-**B**ARR-Virus **n**uclear **a**ntigen **5**; HPV16/18 E6 = Protein **E6** der **h**umanen **P**apillomviren **16/18**; SV40 T-Ag = **T**um**or**antigen von **sim**ian virus **40**

In menschlichen Tumoren finden sich oft Deletionen oder nonsense-Mutationen (Stop-Codon) → keine Expression des p53-Gens, **am häufigsten** aber **missense-Mutationen, die zum Austausch einer Aminosäure führen** (☞ *Abb. 3.3*) → inaktives p53 mit veränderter Konformation, zytoplasmatischer Lokalisation und stark verlängerter Halbwertszeit. Aus beidem, Deletion oder Mutation, ergibt sich ein **Funktionsausfall** von p53 als transformations(mit)auslösendes Prinzip → kanzerogene Mutationen werden wirksam, da sie nicht beseitigt werden können. Darüber hinaus gibt es Hinweise auf Einbeziehung des mutierten p53 im Sinne eines **dominanten Onkogens**, direkt oder indirekt durch Überexpression von MDM2 (s.o.) → Bindung an p53 → Hemmung seiner Wirkung.

Beispiele für die Häufigkeit von p53-Mutationen in Prozent der untersuchten Tumoren (nach BURKART): Karzinome von Blase 33-40, Bronchien 52-66, Kolon 75, Leber 32, Magen 64, Mamma 53, Ösophagus 47, Ovarien 44, Plattenepithel des Kopfbereichs 77; Sarkome 33.

Die Verteilung der Punkmutationen innerhalb des p53-Gens hat eine gewisse Tumorspezifität, z.B. häufig Codon 175 bei Kolonkarzinom und scheint von der Art der kanzerogenen Noxe abzuhägen, z.B. Codon 249 bei primären Leberzellkarzinomen infolge Nahrungsbelastung mit *Aflatoxin B₁* (☞ Kap. 3.3.2.2.).

Der **Mehrschrittcharakter** der Tumortransformation läßt sich auch auf der Ebene des p53-Gens nachweisen: 1. Punktmutation eines Allels, 2. Verlust des normalen, anderen Allels. Bereits der erste Schritt kann aber schon transformationswirksam sein, da sich aus mutiertem und normalem p53 inaktive Komplexe bilden können. Darüber hinaus kann mutiertes p53 eine Antikörperbildung gegen p53 auslösen, z.B. bei ca. 15 % aller Patientinnen mit Mammakarzinom.

Tierexperimentelle Belege:

- Im Gegensatz zu normalem p53 hemmt mutiertes p53 die Transformation tierischer Zellen durch virale und zelluläre Onkogene nicht
- Sog. p53-Nullmäuse, die kein p53 bilden können, entwickeln sich nach der Geburt zunächst normal, haben aber nach 6-10 Monaten zu 100 % Tumoren eines breiten Spektrums

Belege durch seltene genetische Prädispositionen beim Menschen:

- Ursache des autosomal dominant vererbten LI-FRAUMENI-Syndroms (☞ *Tab. 3.3*) ist das Vorliegen einer p53-Mutation in einem Allel, meist im Bereich der Codons 245-248. Die Träger haben eine hohe Inzidenz für Tumoren eines breiten Spektrums: 50 % bei 30-jährigen, > 90 % bei 70-jährigen. Die Malignome entstehen wahrscheinlich durch zusätzlichen Verlust des normalen Gens
- Ähnlich liegen die Verhältnisse bei der *Ataxia teleangiectatica* - ☞ Kap. 20.5.4.3. und 1.1.3., "Arretierung in der G_1-Phase": Bei Ausfall beider Allele besteht ein bis um 2 Größenordnungen erhöhtes Krebsrisiko, und bei Ausfall eines Allels liegt eine höhere Inzidenz für strahleninduzierte Mammakarzinome vor. Obwohl bei der Erkrankung der Ausfall des *AT-Gens* (als Tumorsuppressorgen) vorliegt, findet sich als typischer Befund auf zellulärer Ebene keine gesteigerte p53-Bildung nach DNA-Schädigung → vermehrte Übernahme von Mutationen bei der DNA-Replikation

Auch ohne Mutation können zelluläre oder virale Proteine durch **Bindung oder Inaktivierung des p53** zur Tumortransformation beitragen → **Funktionsausfall**.

- In Sarkomen und Glioblastomen findet sich häufig eine Amplifikation des (Proto-Onkogens?) MDM2 (s.o.) in 12q13-14
- Zahlreiche virale Proteine inaktivieren p53 oder induzieren seinen Abbau, z.B. HPV16/18 E6 (s.o.). Frauen mit Zervixkarzinom und normalem p53 im Tumorgewebe haben häufig HPV16/18-Infektionen (☞ Kap. 3.3.3.3.)

■ **Polyposis coli (Synonym:** *familiäre adenomatöse Polyposis*) **und kolorektale Karzinome**

Die Polyposis coli ist eine erbliche *Präkanzerose* mit Auftreten von Hunderten bis Tausenden von adenomatösen Polypen im gesamten Kolon in der zweiten Lebensdekade, von denen einige über histologisch differenzierbare Zwischenschritte zum **Kolonkarzinom** führen.

Ca. 85 % der Patienten haben auch eine Hypertrophie des Netzhautpigmentepithels → diagnostische Nutzbarkeit durch Fundusspiegelung.

Häufigkeit 1:10.000; autosomal dominant; etwa 1/4 der Fälle durch Neumutationen.

Bei ca. 2/3 aller Patienten finden sich **Mutationen des** in 5q21 lokalisierten **Tumorsuppressorgens APC** (*adenomatous polyposis coli*): nonsense-Mutationen (zu einem Stop-Codon führender Basenaustausch), Deletionen oder Insertionen weniger Basen.

Im Unterschied zum p53 sind die Funktionen des vom APC-Gen kodierten Proteins (300 kDa) weniger gut geklärt. Sequenzhomologien mit zytoskelettären Proteinen und solchen aus *gap junctions* lassen auf eine Rolle bei Zellkontakt-induzierten Wachstumshemmungen schließen. Das APC-Protein kann mit zytoskelettären Proteinen Komplexe bilden. Wie beim p53 können mutierte Formen das normale APC-Protein zu inaktiven Komplexen binden.

Mehrschrittprozess der Kolonkarzinomentstehung: 1. Mutation des APC-Gens → Polyposis coli, 2. weitere Schritte (in unterschiedlicher Reihenfolge und z.T alternativ): zusätzlicher Ausfall des normalen Gens auf dem anderen Allel, Mutation oder Ausfall weiterer Tumorsuppressorgene - p53 oder *MCC* (*mutated in colorectal carcinoma*, nahe dem APC-Gen lokalisiert,) - oder Proto-Onkogen/Onkogen-Übergang für K-RAS (☞ *Tab. 3.1*, Kap. 3.2.).

Bezüglich hereditärer, **nicht-polypöser kolorektaler Karzinome** - ☞ Kap. 1.1.4.

Der Anteil hereditärer Formen an kolorektalen Karzinomen wird auf 5-15 % geschätzt. Am häufigsten sind daher die **"spontanen Formen"**. Hier ist die Sequenz der zur Transformation führenden Schritte naturgemäß weniger gut geklärt. Auch hier ist jedoch der Mehrschrittprozeß gesichert, und die Entwicklung kann auch über adenomatöse Polypen gehen (deren Entfernung daher eine wichtige prophylaktische Maßnahme ist).

Außer den o.g. Veränderungen von Tumorsuppressor- oder Proto-Onkogenen werden bei etwa 3/4 der spontanen Fälle auch Deletionen in Chromosom 18 (del 18q21-qter) nachgewiesen, die zum Verlust des Tumorsuppressorgens *DCC* (*deleted in colorectal carcinoma*) auf 18q21.2 führen.

Das Protein gehört zur Gruppe der zellulären Adhäsionsmoleküle, die wichtig für normale Zell/Zell- oder Zell/Matrix-Kontakte sind und ist wahrscheinlich auch an der Steuerung der Zelldifferenzierung beteiligt.

Die in Kap. 1.1.4. beschriebenen Genveränderungen für Reparaturenzyme finden sich bei den spontanen Formen nicht.

■ **Retinoblastom**

Der seltene Tumor ist das klassische Objekt für den Nachweis des Ausfalls eines Tumorsuppressorgens als Transformationsursache - *RB1* auf 13q14. Bei familiärer Belastung (ca. 40 % der Retinoblastome) fehlt ein RB1-Gen, und Ausfall, Mutation oder Bindung des zweiten an virale Proteine (E1B, E6, s.o.) kann zum Retinoblastom führen (in relativ frühem Lebensalter und oft auf beiden Augen). Im höheren Alter können Osteosarkome folgen. Spontane Retinoblastome (höheres Lebensalter und auf einem Auge) und die anderen in *Tab. 3.3* genannten Tumoren bedürfen des Ausfalls oder der Mutation beider Allele.

Das RB1-Produkt - *p105-RB* - ist ein Protein, das unterschiedlich stark phosphoryliert vorliegen kann. Die gering oder nicht phosphorylierte Form wirkt als Suppressorfaktor durch Bindung (und damit Inaktivierung) verschiedener zellulärer (und auch viraler) Proteine, z.B. des Transkriptionsfaktors *E2F*, der die Expression von Genen bewirkt, deren Produkte für den Übergang von der G_1 in die S-Phase des Zellzyklus notwendig sind. Mutationen des RB1-Gens verändern die Phosphorylierungsfähigkeit von p 105-RB. Die im Vergleich zu p53-Mutationen hohe Spezifität der Tumoren ist wahrscheinlich dadurch bedingt, daß in den Ausgangszellen der Zellzyklus überwiegend durch RB1 und nicht noch durch weitere Suppressorgene kontrolliert wird.

■ Mammakarzinom

Ca. 10 % der Mammakarzinome lassen sich auf eine genetische Prädisposition zurückführen. Als Ursachen dafür sind bislang Mutationen folgender Gene bekannt:

- **p53-Gen** - ☞ *Tab. 3.3* (selten)
- 5-8fache Zunahme des Risikos bei heterozygoten Trägerinnen des mutierten **AT-Gen** - ☞ Kap. 20.5.4.3., "gesteigerte Apoptose -"
- **BRCA1-Gen** (*breast cancer1*): > 200 (familiär individuelle) verschiedene Mutationen (nonsense, frame shift, missense) des auf 17q21 lokalisierten, großen Gens (24 Exons) führen autosomal dominant zu Mammakarzinom (ca. 85 % Risiko), häufig kombiniert mit Ovarialkarzinom (ca. 50 % Risiko). Schätzungsweise die Hälfte der Mammakarzinome mit genetischer Prädisposition (und alle familiären Fälle von Mammakarzinom und Ovarialkarzinom) gehen zu Lasten von Mutationen dieses Gens - mit erheblichen Differenzen zwischen verschiedenen Populationen (z.B. ist ca. 1 % der Ashkenazi-Juden Träger einer bestimmten Mutation: AG-Deletion in Position 185 = höchste bisher bekannte Inzidenz eines schwerwiegenden monogenen Defekts in einer Population).

Die normale Funktion des kodierten Proteins (1.863 Aminosäuren) ist nicht genau bekannt. Wahrscheinlich hemmt es das Wachstum von epithelialen Zellen der Mamma, so daß BRCA **wahrscheinlich ein Suppressorgen** ist.

Im Unterschied zu den anderen, bisher bekannten Suppressorgenen lassen sich in spontanen Mammakarzinomen keine Mutationen des Gens nachweisen

- **BRCA2-Gen** (*breast cancer2*): Lokalisation des ebenfalls sehr großen Gens auf 13q12-13, dessen bislang identifizierte ca. 100 Mutationen auch autosomal dominant zu Mammakarzinom führen, jedoch ohne Assoziation mit Ovarialkarzinom.

Die Funktion des kodierten Proteins (3.418 Aminosäuren) ist noch ungeklärt

Auf die Bedeutung der Apoptose als Mechanismus zur Beseitigung kanzerogen wirksamer Mutationen verweisen die mit **Überexpression des Bcl-2-Gen** verbundenen Tumoren - ☞ Kap. 1.1.4.

3.2.2. Produkte dominanter Onkogene

Während auf wichtige, von Tumorsuppressorgenen kodierte Proteine im vorangegangenen Kapitel bereits eingegangen wurde, erfolgt dies für die Gruppe der dominanten Onkogene hier gesondert und nach den in *Tab. 3.1*, Kap. 3.2. genannten Gruppen. Dabei wird von den physiologischen Funktionen der Proto-Onkogenprodukte ausgegangen, aus deren Veränderungen oder Fehlregulationen sich wichtige Rückschlüsse auf Wesenselemente der malignen Transformation ergeben.

3.2.2.1. Wachstumsfaktoren

Wachstumsfaktoren und deren Rezeptoren sind unentbehrliche Steuerelemente der normalen Zellproliferation im Gewebsverband - ☞ Kap. 6.1.1. Daraus resultieren:

- Ähnlichkeit von Onkogenprodukten mit Wachstumsfaktoren
- prinzipiell onkogene Potenz von Genen, die Wachstumsfaktoren kodieren, bei unkontrollierter Expression

Beispiele:

- Das Produkt des SIS-Onkogens hat > 90 % Homologie mit der B-Kette des *PDGF* (*platelet derived growth factor*) und kann als Homodimer an den PDGF-Rezeptor binden und ihn aktivieren
- TGF-α (*transforming growth factor-α*) hat nur ca. 35 % Homologie mit *EGF* (*epidermal growth factor*), bindet aber ebenso fest an dessen Rezeptor. Vermehrte TGF-α-Produktion ist in transformierten Zellen meist mit verstärkter Expression des EGF-Rezeptors verbunden (= autokrine Stimulation) und korreliert indirekt mit der Prognose; häufig bei Mamma- und Lungenkarzinomen
- Wie in Kap. 3.1., "Vaskularisierung" bereits ausgeführt, fördert die Überexpression der normalen Wachstumsfaktoren *VEGF* und *FGF* durch Vaskularisierung des Tumors die Proliferation und Metastasierung. Von manchen Tumorzellen wird ein partiell defekter FGF produziert, dessen Abgabe erleichtert ist und dessen angiogene Wirkung erhalten bleibt

3.2.2.2. Rezeptoren für Wachstumsfaktoren

Es werden verschiedene Klassen von Rezeptorsubfamilien unterschieden, von denen folgende durch einzelne Vertreter an Transformationsprozessen beteiligt sind:

EGFR-Subfamilie (= *epidermal growth factor receptor*), *FGFR*-Subfamilie (= *fibroblast growth factor receptor*), *Insulinrezeptorsubfamilie*, *PDGFR*-Subfamilie (= *platelet derived growth factor receptor*).

Allen Rezeptoren gemeinsame Strukturelemente sind extrazellulärer Anteil mit glycosylierter Bindungsdömäne für den Wachstumsfaktor, membranspannender Anteil und intrazellulärer Anteil mit einer Domäne mit der Aktivität einer **tyrosinspezifischen Proteinkinase** (☞ nachfolg. Kap.).

Transformation oder Malignitätszunahme kann verbunden sein mit:

- 1. der Amplifikation oder Überexpression normaler Rezeptoren → Signalverstärkung oder
- 2. der Kodierung rezeptorähnlicher Proteine durch Onkogene, die unabhängig von der Anwesenheit normaler Wachstumsfaktoren Signale in das Zellinnere abgeben, die Proliferation bewirken oder unterhalten

Beispiele:

- Überexpression von EGF-Rezeptoren, meist verbunden mit gesteigerter TGF-α-Produktion (s.o.), findet sich häufig in Tumoren epithelialen Ursprungs (Lunge, Mamma, Blase)

- ERB-B-2 kodiert ein Protein ($p\ 185^{erbB2}$), das Ähnlichkeit mit EGF-Rezeptoren hat. Als Liganden für das Rezeptorprotein werden ein Glycoprotein (*gp30*) und ein Protein (*p75*) diskutiert, die aus menschlichen Tumoren isoliert wurden. Es kann aber auch ohne Ligandenbindung Signale in das Zellinnere abgeben. ERB-B-2 ist amplifiziert in Adenokarzinomen und überexprimiert in ca. 30 % der Mammakarzinome. Beides korreliert mit der Malignität der Tumoren und ihrer Resistenz gegenüber Immunabwehr und zytostatischer Therapie

3.2.2.3. Tyrosinspezifische Proteinkinasen

Die intrazellulären Anteile aller im vorangehenden Kapitel genannten Rezeptoren haben diese Aktivität. Darüberhinaus findet sie sich in Nicht-Rezeptorproteinen (Fehlen des extrazellulären Anteils), die von Proto-Onkogenen kodiert werden, z.B. ABL oder SRC.

Abb. 3.4 macht die Funktion tyrosinspezifischer Proteinkinasen als **Vermittler von Proliferationssignalen** deutlich.

- Das Produkt des Proto-Onkogens c-SRC, $pp60^{src}$, interagiert über die SH2-Domäne mit sich selbst über ein phosphoryliertes Tyrosin, das *P-Tyr-527* und hemmt so seine eigene Proteinkinaseaktivität. Sie wird erst aktiv, wenn andere Signalproteine an P-Tyr-527 binden. c-SRC wird zum Onkogen, wenn durch Mutation das Protein kein P-Tyr-527 mehr enthält → **Daueraktivierung** der tyrosinspezifischen Proteinkinase. Das virale Onkogen v-SRC hat diese Eigenschaft von vornherein
- Kokanzerogene (☞ Kap. 3.3.2.3.) **fördern die Anlagerung und Phosphorylierung von Signalproteinen**, z.B. von PLC-γ → Aktivierung weiterer second messenger-Systeme, die zur Proliferation führen (☞ *Abb. 3.4*)

3.2. Pathogenese - Onkogene

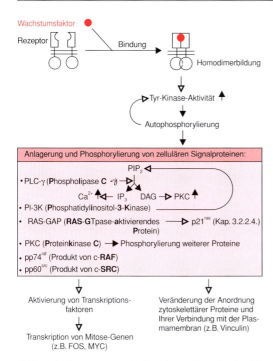

Abb. 3.4: Sequenz von Teilschritten, über die eine Ligandenbindung an Rezeptoren mit tyrosinspezifischer Proteinkinase-Aktivität zur Proliferation führt. Die Anlagerung der aufgeführten zellulären Signalproteine, unter denen sich auch andere Proto-Onkogenprodukte befinden, erfolgt über eine Domäne - SH2 (= **S**rc **h**omology region **2**) - die in allen diesen Proteinen vorhanden ist, mit Ausnahme von $pp74^{raf}$. Sie erkennt die phosphorylierten Tyrosinreste. Die Zahl der Proteine, in denen diese Domäne nachgewiesen werden kann, wächst ständig. Je nach Ausstattung der Zellen mit diesen Signalproteinen, werden verschiedene Routen beschritten, die letztlich zu den Endpunkten Zellkern (Bsp.: $pp74^{raf}$ hat die Aktivität einer MAPKK = **m**itogen **a**ctivated **p**rotein **k**inase **k**inase, welche die MAPK phosphoryliert, die dann in den Kern transportiert wird), Zytoskelett (☞ Kap. 3.4.4.) oder Plasmamembran (Beeinflussung von Carriern oder Adhäsionsmolekülen) führen.
PIP_2 = Phosphatidylinositolbisphosphat, IP_3 = Inositoltriphosphat, DAG = Diacylglycerol. Geschlossene Pfeilspitzen = Bildung oder Umwandlung, offene Pfeilspitzen = Wirkung auf...

3.2.2.4. GTP-bindende Proteine

Proto-Onkogenprodukte der **RAS-Familie** - $p21^{ras}$ - gehören zur Gruppe der *G-Proteine*, die Rezeptoren mit Enzymkomplexen koppeln, die second messenger erzeugen, z.B. Übertragung von Signalen von Rezeptoren auf die *Adenylatcyclase* → cAMP ↑ → Aktivierung cAMP-abhängiger Proteinkinasen. Entscheidend für die Funktion der $p21^{ras}$-Proteine ist ihre Kopplung mit Prenylresten (*Farnesyl-*, *Geranylgeranyl-*) durch Thioetherbindung mit Cystein. Sie ermöglicht z.B. die Anheftung an zelluläre Membranen, wo die Proteine Vermittlerfunktion zum Zytoskelett haben und an vesikulären Transportprozessen beteiligt sind (vgl. Kap. 3.4.4.). Das Produkt von RAF-1 ($pp74^{raf}$) bindet über seine *CR 1*-Domäne an $p21^{ras}$-Proteine und erhält so MAPKK-Aktivität - ☞ Legende zu *Abb. 3.4*.

Die $p21^{ras}$-Proteine werden durch Bindung von GTP aktiviert und begrenzen ihre Wirkung zeitlich selbst durch Hydrolyse des gebundenen GTP zu GDP und P_a. RAS-GAP (☞ *Abb. 3.4*) wirkt dabei als Regulator, indem es die GTPase-Aktivität des $p21^{ras}$ steigert. Die durch Mutation von c-RAS entstandenen onkogenen Proteine (☞ Kap. 3.2.1.1.) haben eine geringere GTPase-Aktivität und sind unempfindlich gegenüber RAS-GAP → **Verlust der Regulationsfähigkeit und überschießende Aktivierung**.

3.2.2.5. Proteine mit Wirkung auf den Zellkern

Proteine dieser Proto-Onkogengruppe werden unter der Wirkung mitogener Stimuli regelmäßig für kurze Zeit gebildet, wie z.B. für MYC und FOS in *Abb 3.1*, Kap. 3.2. gezeigt.

Einige haben Homologien mit Proteinen, die an der Regulation der Transkription beteiligt sind; z.B. ist das *REL*-Produkt homolog mit dem Transkriptionsfaktor *NF-κB* (**n**uclear **f**actor), der u.a. wiederum für die Regulation von MYC, aber auch der Immunglobulin- und Zytokingene wichtig ist. Andere haben typische Strukturelemente von Proteinen, die an DNA binden und Transkription sowie Replikation regulieren, wie z.B. die der MYC-Familie (☞ *Tab. 3.1*, Kap. 3.2.).

Regulatorische Funktionen bei der Genexpression im Sinne von Transkriptionsfaktoren haben die Proto-Onkogene ERB-A-1, ETS, FOS, JUN, MYB und MYC.

Eine Beteiligung an der Transformation ist möglich durch:

- **Fehlexpression** (Expression zum falschen Zeitpunkt oder konstitutiv)
  Das von *JUN* kodierte Produkt wird bei Überexpression zum transformierenden Homologen einer Komponente des Transkriptionsfaktors *AP1*. Die konstitutive Expression von MYC hemmt die Differenzierung und fördert die Teilung von Zellen

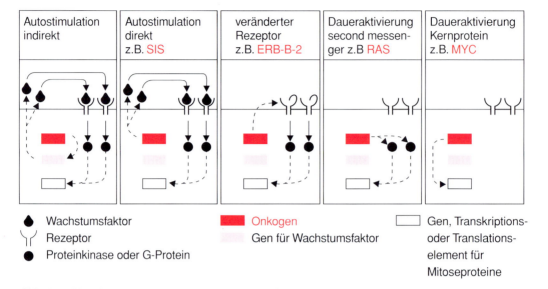

Abb. 3.5: Verschiedene mögliche Ebenen der durch Onkogenprodukte vermittelten Proliferationsautonomie von Tumorzellen, unter Angabe je eines typischen Onkogens.
Ausnahme: Die *indirekte Autostimulation* (1. Bild, links) erfolgt durch Überexpression normaler Wachstumsfaktoren.

- **Strukturelle Abweichungen,**
  die die Spezifität oder Festigkeit der Bindung an die DNA verändern, wie z.B. bei der transformierenden Version des MYB-Produkts, der infolge Deletion ein phosphorylierbarer Abschnitt fehlt

Zusammenfassung:

Aus dem in Kap. 3.2.2. Behandelten wird deutlich, daß einer malignen Transformation durch Onkogene sehr verschiedene Einzelmechanismen zugrunde liegen können, die - wie ausgangs Kap. 3.2. ausgeführt - kombiniert vorliegen.

In *Abb. 3.5* wird der Versuch unternommen, die prinzipiellen Ebenen der onkogenvermittelten Proliferationsautonomie von Tumorzellen zusammenzufassen und zu veranschaulichen.

3.3. Ätiologie

- Umweltfaktoren spielen eine entscheidende Rolle bei der Entstehung menschlicher Tumoren: Die unterschiedliche Häufigkeitsverteilung verschiedener Tumorformen in geographisch getrennten Populationen ändert sich u.U. von Generation zu Generation infolge veränderter Umweltbedingungen. Ausgewanderte Teile einer Population übernehmen das Verteilungsmuster der neuen Umwelt

- **Die drei ätiologischen Faktoren - Strahlen, chemische Kanzerogene, Viren - lassen sich auf der Ebene der** (dominanten und rezessiven) **Onkogene zusammenführen**

  - Übergang zellulärer Proto-Onkogene zu Onkogenen oder Ausfall von Tumorsuppressorgenen durch mutagene (= kanzerogene) Wirkung von Strahlung oder Chemikalien. Mutationen können Proto-Onkogene direkt verändern oder zu deren verstärkter Expression führen - ☞ Kap. 3.2.1.

  - Inaktivierung der von Suppressorgenen kodierten Proteine durch DNA-Viren - ☞ Kap. 3.3.3.1.

  - Amplifikation oder verstärkte Expression von Proto-Onkogenen durch nicht-onkogenhaltige Retroviren - ☞ Kap. 3.3.3.2.

  - Onkogenimport aus onkogenhaltigen Retroviren - überwiegend bei tierischen Tumoren

- Die **Identifizierung kanzerogener Noxen** im konkreten Fall eines menschlichen Tumors wird **erschwert** durch:

  - **Mehrschrittcharakter der Tumortransformation** - ☞ *Abb. 3.6*

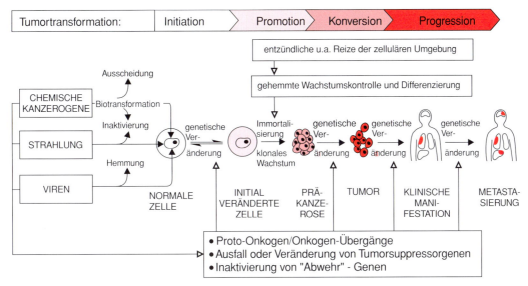

Abb. 3.6: Modellhafte Darstellung des Mehrschrittcharakters der Karzinogenese nach SHIELDS und HARRIS. Die drei prinzipiellen kanzerogenen Noxen können in verschiedenen Stadien der Tumorentwicklung wirksam sein. Die dargestellten zellulären Umwandlungen sind eine grobe Zusammenfassung der bislang behandelten Kapitel. Als "Abwehr"-Gene sind solche bezeichnet, die zur immunologischen Tumorabwehr gehören (☞ Kap. 3.6.5.) oder deren Produkte die Metastasierung hemmen (☞ Kap. 3.1.). Das klonale Wachstum einer initial veränderten Zelle kann durch physikalische, (bio)chemische, mikrobielle u.a. Reize gefördert werden, die nicht primär kanzerogen sind. Außerdem geht die Tumorentwicklung mit zunehmender Instabilität des Genoms einher (Chromosomenaberrationen u.a.).

- Zusammenwirken **mehrerer ätiologischer Faktoren**, z.B. von Kanzerogenen und Kokanzerogenen - ☞ Kap. 3.3.2.3.
- Umwandlung potentieller chemischer Kanzerogene in die eigentlich wirksamen Substanzen erst im Stoffwechsel durch **Biotransformation** - ☞ Kap. 3.3.2.1.
- **unterschiedliche Reaktionsfähigkeit** jedes Organismus durch die Individualität hormoneller, metabolischer und immunologischer Systeme

3.3.1. Physikalische kanzerogene Noxen

Die Ausführungen zur kanzerogenen Wirkung energiereicher Strahlung sind nur **Ergänzungen** zu den entsprechenden Kapiteln über Mutagenese, die daher unbedingt mit heranzuziehen sind.

Auch die Entstehung von Karzinomen auf dem Boden chronischer Entzündungen kann z.T. auf physikalische Noxen zurückgeführt werden: O_2-Radikale aus phagozytierenden Zellen, NO-Radikal aus Endothel u.a. Zellen des hyperämisierten Gewebes - ☞ Kap. 4.1.1..

3.3.1.1. Ultraviolette Strahlung

Ergänzung zu Kap. 1.1.2.3. und 1.1.4.

Hautkrebse, insbesondere Basaliome und Keratome, gehören zu den häufigsten Tumorformen beim Menschen und haben eine klare Beziehung zur UV-Einstrahlung. Sie sind bei Hellhäutigen ca. 70 mal häufiger als bei Dunkelhäutigen. Melanome zeigen diese Beziehung nicht.

Die Ozonschicht der Stratosphäre absorbiert effektiv das besonders hautaggressive kurzwellige UV-B (280-320 nm). Aus tierexperimentellen und epidemiologischen Daten läßt sich abschätzen, daß eine 1 %ige Ozonverminderung zu einem Anstieg der o.g. Tumorarten um 2,7 % führt. Dabei wird von einer homogenen Abnahme ausgegangen; Ozonlöcher haben weit drastischere Folgen.

In Zellen der genannten Hauttumoren werden Mutationen der RAS-Familie und des Tumorsuppressorgens p53 gefunden, die genau den UV-bedingten DNA-Schäden entsprechen und die in dieser Form bei anderen Tumoren nicht vorkommen.

Darüberhinaus regt UV-B in der Haut die Bildung von Suppressor-T-Zellen an → Verminderung der immunologischen Abwehr → Förderung der Tumorentwicklung - und von Infektionen.

3.3.1.2. Ionisierende Strahlung

Ergänzung zu Kap. 1.1.2.4., 1.1.4. und 1.3.4.1.

Aus historischen, unfreiwilligen Strahlenexpositionen ergeben sich klare ätiologische Beziehungen zu menschlichen Tumoren.

Pioniere der Röntgenologie hatten eine höhere Tumorrate, besonders der Haut; Radiumemanation führte bei Arbeitern im Uranbergbau zur Häufung von Lungenkarzinomen - "Schneeberger Lungenkrebs"; Sarkome und Leukämien in der Uhrenindustrie durch Verarbeitung Radium- und Thorium-haltiger Leuchtmasse; höhere Leberkarzinomrate bei Patienten, denen größere Mengen Thorium-haltige Kontrastmittel verabreicht wurden; Leukämien und ein breites Spektrum solider Tumoren nach Atombombenabwurf in Hiroshima und Nagasaki und nach Atomwaffentests im Nevadagebiet; erhöhte Rate an Mammakarzinomen bei Patientinnen nach radiotherapeutischer Behandlung einer postpartalen Mastitis.

Die auf den Menschen einwirkende ionisierende Strahlung ist überwiegend natürlicher Herkunft. Dabei dominiert Radiumemanation.

Das aus Boden und Baumaterial freigesetzte Gas kann in Gebäuden akkumulieren. Es zerfällt u.a. zu Polonium-Isotopen, die α-Strahlung emittieren und über Aerosolpartikel in den Bronchialbaum gelangen. Eine ursächliche Beteiligung am Auftreten von Lungenkrebsen ist wahrscheinlich, aber zahlenmäßig nicht sicher zu belegen.

Obwohl sich komplizierte Dosis/Wirkungs-Beziehungen für Strahlung und Tumorinzidenz berechnen lassen, sind - ähnlich wie für strahlenbedingte Schädigung des Erbmaterials - **Schwellenwerte nicht sicher zu definieren**.

Dort wo eine Strahlenbelastung als initiierendes Ereignis gesichert werden kann (selten), treten verschiedene Tumoren mit sehr unterschiedlichen **Latenzzeiten** auf: 5-40 Jahre, wobei die Zeit um so länger ist, je jünger die Person zum Zeitpunkt der Bestrahlung war. Bezüglich möglicher Erklärungen sei auf *Abb. 3.6* verwiesen. Umgekehrt steigt das Risiko, nach Bestrahlung später Tumoren zu entwickeln, je früher das Ereignis stattgefunden hat (typisch für Mammakarzinom, wie sich aus Beobachtungen an Überlebenden der Atombombenabwürfe ergab).

Bestrahlung gehört zur Standardtherapie der Malignombehandlung (☞ Kap. 3.6.2.). Bei kurativer Therapie mit langer Überlebensrate ist daher auch mit **Sekundärtumoren** zu rechnen. Obwohl die ursächliche Rückführung schwierig ist, ist z.B. nach Bestrahlung von Genitalkarzinomen der Frau eine höhere Rate an Blasen- und Rektumkarzinomen (unmittelbare Bestrahlungsumgebung) aber auch von Nieren- und Magenkarzinomen zu verzeichnen.

Die Strahlung aus industrieller Nutzung der Kernenergie ist gering und verliert sich im Schwankungsbereich der natürlichen Umgebungsstrahlung.

Reaktorunfälle sind dabei nicht berücksichtigt. Für die bislang mit Abstand größte Katastrophe dieser Art, in *Chernobyl*, ergibt sich auf der Basis der aus den Atombombenabwürfen in Japan gewonnenen Daten folgende Abschätzung: Für die 135.000 aus dem unmittelbaren Einzugsbereich evakuierten Menschen errechnet sich eine Malignomzuwachsrate von 2-3 %, für die Bevölkerung des europäischen Teils der ehemaligen UdSSR eine solche von ca. 0,1 %, und für die Bewohner der nördlichen Hemisphäre ist das zusätzliche Risiko nicht mehr berechenbar.

Aus einer 1989 von FREMLIN publizierten Statistik ergeben sich aus der Nutzung verschiedener Energie-Ressorts pro Gigawatt und Jahr produzierter Energie für die Gesamtbevölkerung bei Wasserkraft, Kohle und Öl Risiken von je ca. 5 Todesfällen, gegenüber 0,02 bei Kernenergie; wobei sowohl Unfälle als auch Schäden durch notwendige Weiterverarbeitung einbezogen wurden.

3.3.1.3. Mineralfasern - Asbest

Entscheidend für die kanzerogene Wirkung von Asbest unterschiedlicher Herkunft (aus *Serpentinen* oder *Amphibolen*) ist die von der Verarbeitung abhängige Dimension von **Mikrofasern**: Länge ≥ 8 μm, Dicke ≤ 1,5 μm.

Größe und Gestalt der Fasern sind wichtigere Determinanten der Kanzerogenität als Kristallstruktur und chemische Zusammensetzung: Tierexperimentell verringert sich das kanzerogene Potential von Asbestfasern nach Oberflächendekontamination nicht, und Glasmikrofasern gleicher Dimensionierung sind ebenfalls kanzerogen.

Die **Mechanismen** sind nur unvollständig geklärt:

- Kultivierte Zellen phagozytieren die Mikrofasern und reichern sie in der perinukleären Region des Zytoplasmas an
- In isolierten Zellen ist eine mutagene Wirkung der Fasern vor allem in Form von Deletionen nachweisbar
- Zellen aus Asbest-bedingten menschlichen Tumoren (*Mesotheliome*) zeigen alle Formen von **Chromosomenaberrationen**, überwiegend an Chromosomen 1, 3, 7, 9, 17 und 22. Überexpressionen des Proto-Onkogens SIS werden ebenfalls beobachtet
- **Synergismus verschiedener Kanzerogene**: In kultivierten Zellen wird die Wirkung von Asbest durch ionisierende Strahlung und chemische Kanzerogene des Zigarettenrauchs potenziert
- In Zellkulturen führt Asbest zu einer Überexpression des Transkriptionsfaktors NF-κB, die eine solche von MYC nach sich zieht (vgl. Kap. 3.2.2.5.)

Bei dauerexponierten Arbeitern der Asbest-verarbeitenden Industrie dominierten **Lungenkarzinome**, denen fibrosierende Lungenveränderungen vorangehen, gefolgt von Mesotheliomen und einer geringgradigen Häufung gastrointestinaler Tumoren. Die Latenzzeiten nach Expositionsbeginn sind lang: 15-40 Jahre. Schwellenwerte für die notwendige Exposition lassen sich deshalb und wegen möglichem synergistischen Zusammenwirken verschiedener Kanzerogene, nicht sicher bestimmen.

Kanzerogene Risiken aus der "normalen" Umweltbelastung mit Mineralfasern scheinen überwiegend das **Mesotheliom** zu betreffen, ein früher seltener Tumor, dessen Rate in industrialisierten Ländern drastisch ansteigt. Asbestfasern aus Amphibolen sind hier am gefährlichsten, da sie das Lungengewebe leichter als andere Fasern penetrieren und in Pleura und Peritoneum gelangen.

Drastische Einschränkung oder Verbot der Asbestverarbeitung durch die Industrie finden hierin ihre Berechtigung. Debattiert wird dagegen der Wert umfassender Entfernung von bereits in Gebäuden verarbeitetem Asbest, weil dadurch u.U. mehr Mikrofasern freigesetzt werden können als wenn man ihn beläßt und ggfls. isoliert.

3.3.2. Chemische Kanzerogene

Ergänzung zu Kap. 1.1.2.2. und 1.3.4.1.

Zur Zeit werden auf der Welt ca. 50.000 von der Industrie erzeugte Chemikalien eingesetzt und jährlich 500-1000 neue eingeführt. Einige Tausend davon sind bei tierexperimenteller Prüfung als kanzerogen zu bezeichnen. Hinzu kommen Stoffe biologischer Abkunft, wie etwa aus Nahrungsmitteln, Mikroorganismen oder dem menschlichen Stoffwechsel selbst. Typische Substanzklassen, aus denen sich chemische Kanzerogene rekrutieren, sind in *Tab. 3.4* aufgelistet.

Wie für die Mutagenitätstestung bereits ausgeführt wurde (☞ Kap. 1.3.4.1.), machen Biotransformationsprozesse (☞ nachfolg. Kap.) die Übertragbarkeit tierexperimenteller Befunde auf den Menschen unsicher. Hinzu kommt bei Kanzerogenen noch die Bedeutung des Applikationsortes und der Wirkkonzentration, so daß nur etwa 100 industriell erzeugte und 50 natürliche Stoffe als Kanzerogene gesichert sind.

3.3.2.1. Kanzerogenentstehung durch metabolische Umwandlung

Wie aus *Tab. 3.4* bereits ersichtlich ist, sind die meisten als Kanzerogene bekannten Substanzen nur **potentielle Kanzerogene** (*Kanzerophore*, *Präkanzerogene*) und werden erst im Organismus durch Biotransformation - oft über Zwischenstufen = **proximale Kanzerogene** - in die tatsächlich wirksamen **terminalen oder ultimaten Kanzerogene** umgewandelt. Wie in Kap. 18.6. ausgeführt, bewirken die an der Biotransformation beteiligten Enzymsysteme überwiegend eine Entgiftung und Verbesserung der Ausscheidungsfähigkeit toxischer Metabolite und aus der Umwelt aufgenommener Stoffe. Die Substratspezifität dieser Enzyme muß daher relativ gering sein, so daß auch eine "Giftung" erfolgen kann, wie bei potentiellen Kanzerogenen.

Terminale Kanzerogene sind meist stark *elektrophil* und reagieren mit nukleophilen Zentren in DNA, RNA und Proteinen unter Ausbildung kovalenter Bindungen. Die Entstehung von **DNA-Addukten** - überwiegend an Guanin, aber auch Thymin (Bsp. in *Abb. 1.3*, Kap. 1.1.2.2. und *Abb. 3.7*) - kann, wenn keine Reparatur erfolgt, bei der Replikation unmittelbar zu Mutationen führen.

Gruppe	Vorkommen	Beispiel	Hauptzielorgane für Tumoren (tierexperimentell und Mensch)
polyzyklische Kohlenwasserstoffe **Biotransformation**	Abgase aus Industrie und Verbrennungsmotoren, Teerverarbeitung, Zigarettenrauch	3,4 Benzpyren	Lunge, Haut, Knochenmark
aromatische Amine und Azofarbstoffe **Biotransformation**	Teerverarbeitung, Farbstoffindustrie	Dimethylaminoazobenzol	Harnblase, Leber
Nitrosamine **Biotransformation**	geräucherte Nahrungsmittel, Zigarettenrauch, Kosmetika, Bildung aus Nitriten und Nitraten (Konservierungsmittel)	Dimethylnitrosamin	Gastrointestinaltrakt, Lunge u.a.
Nitrosamide **Biotransformation**	chemische und pharmazeutische Industrie	Nitrosomethylharnstoff	verschiedene
Alkylanzien u.a. halogenierte Kohlenwasserstoffe	Lösemittel, Pestizide, Kunststoffindustrie	$CH_2 = CHCl$ Vinylchlorid	Lunge, Leber, Hirn
Aflatoxine	Produkte aus Schimmelpilzen (*Aspergillus flavus* und *parasiticus*), die auf Nahrungsmitteln wachsen	Aflatoxin B_1	Lunge, Nieren, Kolon
anorganische Stoffe	Arsen, Chrom- und Nickelverbindungen		Haut, Lunge, Leber

Tab. 3.4: Auswahl von Substanzgruppen mit kanzerogenem Potential, das überwiegend tierexperimentell aber z.T. auch für den Menschen nachgewiesen ist. Mit **Biotransformation** sind die Gruppen gekennzeichnet, für die gesichert ist, daß die kanzerogene Verbindung erst durch chemische Veränderung im Organismus selbst entsteht.

3.3. Ätiologie

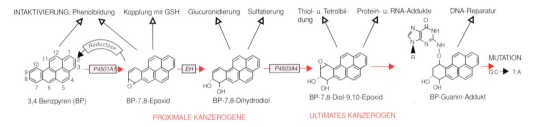

Abb. 3.7: Metabolische Umwandlung von *3,4-Benzpyren* zum ultimaten Kanzerogen und DNA-Adduktbildung über Guanin.
2 verschiedene Monooxygenasen des Cytochrom P450-Systems (= *P4501A1* und *P4503A4*, zur Nomenklatur ☞ Kap. 18.6.) führen zur Epoxidbildung und dieses kann über die Epoxid-Hydroxylase (= *EH*) H$_2$O anlagern. Im oberen Teil des Schemas wird gezeigt, daß die metabolische Aktivierung **nicht obligat** ist, sondern der Prozess durch andere Enzyme der Biotransformation auf allen Stufen und am Ende auch noch durch Abreaktion oder DNA-Reparatur, unterbrochen werden kann. Dies gilt prinzipiell für alle potentiellen chemischen Kanzerogene.

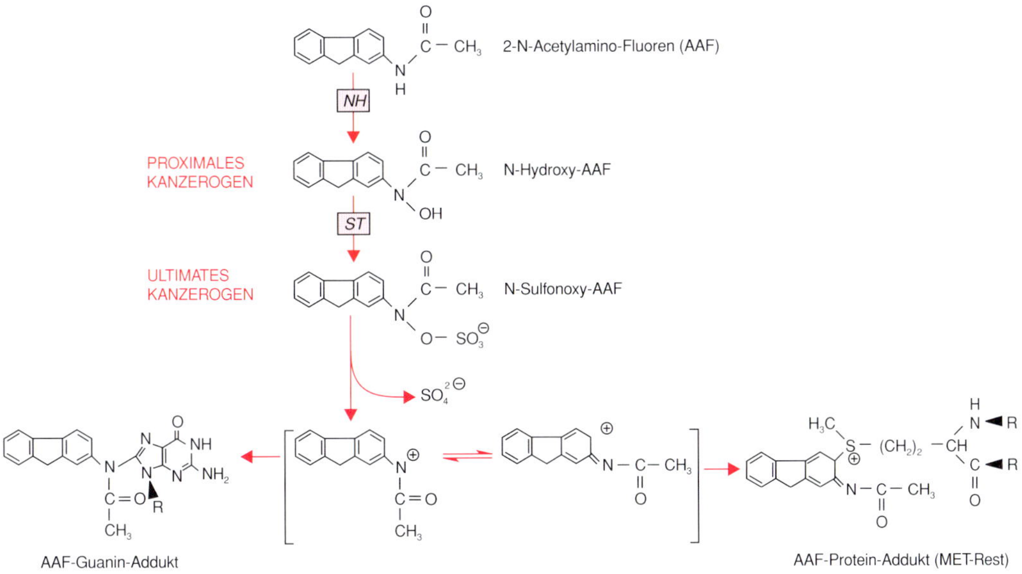

Abb. 3.8: Das aromatische Amin *2-N-Acetylamino-Fluoren* wird über eine N-Hydroxylase (= *NH*) und eine Sulfotransferase (= *ST*) in das ultimate Kanzerogen überführt, das unter Sulfatabspaltung DNA- und Proteinaddukte bilden kann.

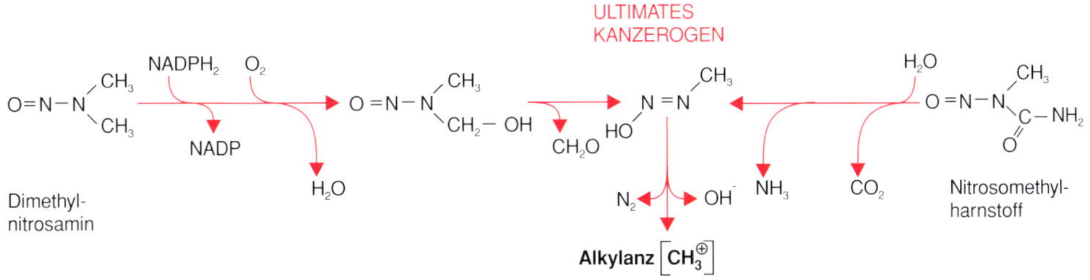

Abb. 3.9: Je ein Vertreter der Nitrosamine und Nitrosamide wird zu dem gleichen ultimaten Kanzerogen umgewandelt, das als Alkylanz wirkt. Kanzerogene können daher bei der metabolischen Aktivierung auch ihre Gruppenzugehörigkeit wechseln (vgl. *Tab. 3.4*, Kap. 3.3.2.).

Vorrangig beteiligt an der metabolischen Aktivierung potentieller Kanzerogene ist das Cytochrom P450-System, wofür *Abb. 3.7* ein Beispiel zeigt.

Außer Oxidationen können aber **auch Konjugationsreaktionen** an der Umwandlung zu ultimaten Kanzerogenen beteiligt sein, wie etwa durch Sulfatierung, wofür in *Abb. 3.8* ein Beispiel dargestellt ist.

Verschiedene potentielle Kanzerogene können auch zu gleichen ultimaten Kanzerogenen umgewandelt werden, wie *Abb. 3.9* zeigt.

Aflatoxin B_1 - das rasch in die von entsprechenden Schimmelpilzen befallenen Nahrungsmittel diffundiert (!) - unterliegt wahrscheinlich nicht der Biotransformation, sondern bildet unmittelbar DNA-Addukte, die zu Transversionen und Transitionen führen können.

Wie in Kap. 1.2.3. bereits ausgeführt, unterliegen die Enzymsysteme der Biotransformation dem **genetischen Polymorphismus**, was auch zu **Unterschieden in der individuellen Empfindlichkeit gegenüber chemischen Kanzerogenen** führt - Beispiele:

- Aromatische Amine und Azofarbstoffe (☞ *Tab. 3.4*) werden durch N-Acetylierung biotransformiert. "Schnell-" und "Langsam-Acetylierer" sind jeweils häufiger vertreten bei Patienten mit Kolonkarzinom bzw. bei beruflich exponierten Arbeitern in der Farbstoffindustrie mit Harnblasenkarzinom
- Die Gene *CYP1A1* und *CYP2D6* sind hochgradig polymorph. Die von ihnen kodierten Enzyme des P450-Systems, *P4501A1* (Oxidation von polyzyklischen Kohlenwasserstoffen, ☞ *Abb. 3.7*) bzw. *P4502D6* (Hydroxylierung von Nitrosaminen und verschiedenen Pharmaka) unterscheiden sich in ihrer Aktivität und Induzierbarkeit um mehrere Größenordnungen. Hohe Aktivitäten finden sich bei Patienten mit Lungenkarzinom bzw. solchen mit Lungen-, Nieren- oder Harnblasenkarzinomen
- Die *Glutathion S-Transferase* (3 Isoenzyme: α, μ und π) koppeln und entgiften damit elektrophile Intermediate, wie Kanzerogene (☞ *Abb. 3.7*). Raucher mit niedriger Aktivität des Isoenzyms μ haben ein höheres Risiko, an Lungenkrebs zu erkranken

3.3.2.2. Interaktion mit Proto-Onkogenen und Tumorsuppressorgenen

- Sowohl tierexperimentell wie in menschlichen Zellkulturen wurden für alle Gruppen chemischer Kanzerogene (☞ *Tab. 3.4*, Kap. 3.3.2.) und insbesondere für polyzyklische Kohlenwasserstoffe, kanzerogen wirksame Mutationen der RAS-Familie nachgewiesen
- Mutationen des Suppressorgens p53 (☞ Kap. 3.2.1.5.) finden sich oft nach Einwirkung kanzerogen wirkender Hormone (☞ Kap. 3.3.2.4.), Nitrosamide, Metallverbindungen, Acetaldehyd (Ethanolabbauprodukt) und Aflatoxin B_1 (Leberzellkarzinome in Regionen, wo Aspergilluskontaminierte Nahrungsmittel häufig vorkommen und das Hepatitis B-Virus endemisch ist: China, Südafrika - Kombination 2er kanzerogener Noxen?)

3.3.2.3. Kokanzerogen (Tumorpromotoren)

Substanzen, die im Tierexperiment allein keinen Tumor auslösen können, aber **in Kombination mit Kanzerogenen die Tumorentwicklung fördern**. Sie steigern die Transformationsrate bei kombinierter Gabe mit Kanzerogenen. Nach tierexperimenteller Applikation geringer Kanzerogendosen, die über Jahre keine Tumortransformation bewirken, können durch Nachbehandlung mit Kokanzerogenen rasch Tumoren erzeugt werden.

Die Auffindung dieser Substanzen bestätigt die **multifaktorielle Natur** der Kanzerogenese und ermöglicht einen experimentellen Zugang zum Phänomen der **Latenzzeiten** zwischen kanzerogenem Primärereignis und Tumormanifestation.

Kokanzerogene wurden zuerst aus *Crotonöl* (Wolfsmilchart *Croton flavens*), später aus Steinkohlenteer und auch aus Zigarettenrauch isoliert. Am besten untersucht sind *Phorbolester (Diterpene)*, z.B. *TPA* (12-O-***T***etradecanoyl***p***horbol-13-***a****cetat*). Es wirkt synergistisch mit Wachstumsfaktoren und greift wie diese primär über Membranrezeptoren an → Unterstützung Onkogenvermittelter Autostimulation (☞ *Abb. 3.5*, Kap. 3.2.2.5. und "Promotion" in *Abb. 3.6*, Kap. 3.3.). Darüberhinaus können Kokanzerogene in der

Zellkultur auch direkt den Proto-Onkogen/Onkogen-Übergang bewirken: FOS, MYC.

Korrelationen zwischen bestimmten Ernährungsgewohnheiten und Tumorinzidenz werden ursächlich zunehmend auf Kokanzerogene zurückgeführt.

Gesichertes Beispiel ist die Häufung des Ösophaguskarzinoms auf Curacao infolge temporärer Aufnahme von polyzyklischen Kohlenwasserstoffen (= Karzinogen) und nachfolgender chronischer Einwirkung von Phorbolestern (= Kokanzerogen).

3.3.2.4. Tumoren beim Menschen

Wie eingangs Kap. 3.3. ausgeführt, sind die Ursachen eines individuellen Tumors nur in seltenen Fällen zu sichern. Aus epidemiologischen und molekularbiologischen Untersuchungen ergeben sich jedoch **Hinweise** auf die entscheidende Mitwirkung chemischer Kanzerogene bei der Entstehung bestimmter Tumoren - Beispiele:

- Aus historischer Zeit stammen Tumorhäufungen bei bestimmten Berufsgruppen: Benzolherstellung - Leukämien, Farbenindustrie - Hauttumoren und Harnblasenkarzinom, Schornsteinfeger - Skrotalkrebs, Teerfabrikation - Harnblasenkarzinom
- **Zigarettenrauch** ist einer der bedeutendsten kanzerogenen Risikofaktoren überhaupt, mit statistisch signifikanter Korrelation zu Bronchial- (ca. 25 % der Krebstodesfälle und >10faches Risiko bei Rauchern gegenüber Nichtrauchern), Harntrakt- und Zervixkarzinomen. Schätzung: für ca. 1/4 aller Tumoren besteht eine unmittelbare Beziehung zum Rauchen.
  Die entscheidenden Kanzerogene gehören den Gruppen polyzyklische Kohlenwasserstoffe und Nitrosamine an. Labordiagnostisch erfaßbare Kanzerogen-Addukte mit Proteinen (Bsp. in *Abb. 3.8*, Kap. 3.3.2.1.), etwa mit Hämoglobin, lassen Rückschlüsse auf das Ausmaß der kanzerogenen Exposition durch Rauch, aber auch Abgase usw. zu. Glucuronidierungsprodukte tabakspezifischer kanzerogener Nitrosamine im Urin korrelieren mit der Rauchexposition - auch bei Passivrauchen. Die Kombination mit den physikalischen Kanzerogenen Radiumemanation oder Asbest, führt zu signifikant höherer Inzidenz an Bronchialkarzinom
- **Nitrit** aus Nahrungsmitteln oder Trinkwasser kann mit sekundären Aminen, z.B. im salzsauren Milieu des Magensafts, **Nitrosamine** bilden:

$$\begin{array}{c} R_1 \\ R_2 \end{array}\!\!\!\!\!NH + HNO_2 \;\rightarrow\; \begin{array}{c} R_1 \\ R_2 \end{array}\!\!\!\!\!N\text{-}N{=}O + H_2O$$

Nitrit darf bei der Fleisch- und Wurstverarbeitung dem Kochsalz zu 0,6 % beigemischt werden (= Pökelsalz). **Nitrate** aus pflanzlicher Nahrung und Trinkwasser - vorzugsweise aus Überdüngung mit Gülle resultierend - können durch Bakterien des Gastrointestinaltrakts zu Nitriten reduziert werden. Auf diese Weise können aus biogenen Aminen (z.B. in Käse oder Rotwein) oder bestimmten Arzneimitteln (z.B. Oxytetracyclin) kanzerogene Nitrosamine gebildet werden. Bisher auswertbare epidemiologische Daten weisen auf erhöhte Inzidenz von Tumoren des Gastrointestinal- und Harntrakts hin. Die hohe Inzidenz an Magenkarzinomen in Japan wird auf den starken Verzehr gepökelter und geräucherter Nahrungsmittel zurückgeführt

- **Estrogentherapie** erhöht die Rate an Endometriumkarzinomen. Der Effekt kommt durch Steigerung der Proliferationsrate von Zellen mit Estrogenrezeptoren zustande. Kombinationstherapie mit Progesteron vermindert die Gefährdung.
  Kumulative Exposition gegenüber Estrogenen (frühe Menarche, späte Menopause, Estrogentherapie) erhöht das Risiko für Mammakarzinome. Hier wirkt Progesteron nicht vermindernd
- **Die häufigen Tumoren** Mamma-, Kolon-, Rektum- und Prostatakarzinom **korrelieren** in ihrer Entstehungsrate **direkt mit dem Fettanteil der Nahrung**. Der epidemiologisch vielfach gesicherte Befund ist mechanistisch nur unvollkommen geklärt. Am wahrscheinlichsten ist eine Wirkung als Tumorpromotor, entweder direkt über Veränderungen zellulärer Membranen, oder indirekt über endokrine oder metabolische Mechanismen
- Für das besonders stark mit dem Fettverzehr korrelierende Kolonkarzinom wird spekuliert, daß Darmbakterien vermitteln: In Gegenwart hoher Gallensäure- und Phospholipidspiegel produzieren sie viel *Diacylglycerol* (*DAG*), das in Mukosazellen diffundiert und über eine Daueraktivierung der *Proteinkinase C* und Phosphorylierung nachgeordneter Proteine

zur Proliferation führt - wie z.B. in *Abb. 3.4*, Kap. 3.2.2.3. dargestellt ist. Darmbakterien wandeln außerdem primäre in sekundäre Gallensäuren um (*Desoxycholat*, *Lithocholat*), denen eine Promotorfunktion zugeordnet wird, die aber epidemiologisch nicht eindeutig bewiesen ist
- Für das Mammakarzinom werden ebenfalls mehrere Mechanismen diskutiert: hoher Fettverzehr korreliert mit der Sekretion von *Prolactin* und Übergewicht mit vermehrter *Estrogen*produktion → Rezeptorstimulation - ☞ Kap. 3.4.6.3., "Hormonrezeptoren"

Hohe Nahrungsanteile an einfach ungesättigten oder mehrfach ungesättigten Fettsäuren vom ω-3-Typ (☞ Kap. 9.3.) wirken dagegen protektiv (☞ Kap. 3.5.)

- **Pharmaka:** Für ca. 20 Medikamente - einzeln oder in Kombination - ist eine kanzerogene Potenz epidemiologisch nachgewiesen und tierexperimentell gesichert. Sie haben eine gewisse Organspezifität: häufig betroffen sind Knochenmark (z. B. *Chloramphenicol*, *Bischlorethylnitrosoharnstoff*, *Chlorambucil*), das lymphatische System (z. B. *Cyclosporin A*, *Azathioprin*) und die Harnblase (z. B. *Chloronaphazin*, *Melphalan*). Einige davon haben elektrophile Molekülanteile (Chlorambucil, Chloronaphazin, Melphalan) und wirken daher direkt, vorzugsweise über DNA-Addukte (☞ Kap. 3.3.2.1.). Andere bedürfen der metabolischen Aktivierung durch das Cytochrom P450-System (z.B. *Cyclophosphamid*). Der Einsatz dieser Pharmaka ist gerechtfertigt, wenn die unmittelbaren lebenserhaltenden Vorteile die potentiellen Nachteile überwiegen. Dies trifft in besonderem Maße auf die zytostatische Tumortherapie selbst zu (☞ Kap. 3.6.3.). Nach bestimmten Zytostatikakombinationen sind Sekundärtumoren möglich, vor allem Leukämien.

Z.B. führt die Kombination *Cyclophosphamid*, *Lomustin* und *Vincristin* zu einer Leukämieinzidenz von 14 % innerhalb der ersten 4 Jahre nach Behandlung

3.3.3. Viren

Tierexperimentell lassen sich maligne Tumoren durch >200 verschiedene Virusarten erzeugen -

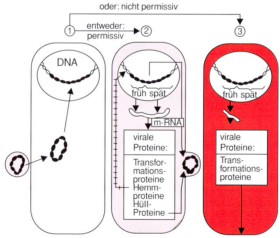

Abb 3.10: Infektion einer Zelle mit DNA-Tumorviren und mögliche Auswirkungen (nach BALTIMORE).
① = **Infektion und Integration der Virus-DNA in das zelluläre Genom.**
② = **Genexpression in permissiven Zellen** (= natürliche Wirte der Viren) → **lytische Infektion:** Das gesamte Virusgenom wird exprimiert. Die früh exprimierten Abschnitte enthalten Gene, die transformierende Proteine kodieren, die späten enthalten die Information für die Virushüllproteine. Durch verschiedene Mechanismen werden die Realisierung der im Virusgenom kodierten Information und die Replikation der Virus-DNA favorisiert, während die Expression des zellulären Genoms gehemmt wird (Hemmproteine) → die Wirtszelle produziert Viren und stirbt ab (Lyse). Da die Zellen absterben, sind die tumortransformierenden Mechanismen ohne Bedeutung.
③ = **Genexpression in nicht-permissiven Zellen** → **Transformation:** In Zellen, die nicht zu den natürlichen Wirten gehören, fehlen oft Faktoren zur Realisierung der späten Virusgene → keine Virusproduktion. Die Expression der frühen Gene führt jedoch zur Synthese der transformierenden Proteine → Umwandlung zur Tumorzelle.

3.3. Ätiologie

sowohl DNA- als auch RNA-Viren. Da beide Virustypen an der Entstehung einiger menschlicher Tumoren beteiligt sind, werden in den beiden nachfolgenden Kapiteln die (überwiegend tierexperimentell ermittelten) prinzipiellen Vorgänge der virusbedingten Transformation kurz dargestellt.

3.3.3.1. DNA-Tumorviren

Das in *Abb. 3.10* gezeigte Schema entspricht etwa dem DNA-Virus-Prototyp *SV 40* (*simian virus 40*).

Die transformierenden Proteine der DNA-Tumorviren wirken über Bindung (= Inaktivierung) der von Tumorsuppressorgenen kodierten Proteine, wie z. B. von p53 oder p105-RB (☞ Kap. 3.2.1.5.).

3.3.3.2. RNA-Tumorviren = Onkorna-Viren (Onkogene RNA-Viren)

Das in *Abb. 3.11* gezeigte Schema entspricht etwa dem Onkorna-Virus-Prototyp *RSV* (*ROUS sarcoma virus*).

Der Informationsinhalt solcher Onkorna-Viren, wie in *Abb. 3.11* am Beispiel RSV, ist in *Abb. 3.12* dargestellt.

Die gruppenspezifischen Antigene sind in Viren und infizierten Zellen nachweisbar. Einige dieser Proteine steuern die Expression weiterer viraler Gene, z.B. des *POL*-Gens → Synthese der Revertase. Diese ist ein "lebensnotwendiges" Enzym dieser Viren und in ihrem Genbestand gesichert. Alle Onkorna-Viren sind deshalb **Retroviren**.

Bei RSV ist *SRC* das Onkogen (☞ *Tab. 3.1*, Kap. 3.2.) und sein Produkt - $p\text{-}60^{v\text{-}src}$ - eine tyrosinspezifische Proteinkinase (☞ Kap. 3.2.2.3.).

Die in *Abb. 3.12* dargestellte Genomorganisation variiert bei verschiedenen Typen von Retroviren: **Retroviren mit viralen Onkogenen, aber auch ohne solche, können** nach Integration ihrer Provirus-DNA in das zelluläre Genom **zur Tumortransformation beitragen**. Die 3 prinzipiellen **Mechanismen** veranschaulicht *Abb. 3.13*.

3.3.3.3. Virusbeteiligung bei der Entstehung menschlicher Tumoren

Eine Virusbeteiligung ist für einige spezifische menschliche Tumoren nachgewiesen, von denen die wichtigsten nachfolgend aufgeführt sind. **In keinem Fall ist das Virus allein ausreichend für die Tumortransformation**, sondern meist in einen frühen Schritt der Kanzerogenese einbezogen,

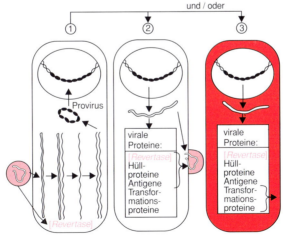

Abb. 3.11: Infektion einer Zelle mit RNA-Tumorviren und mögliche Auswirkungen (nach BALTIMORE). Die Schritte ② und ③ sind getrennt dargestellt, können aber auch kombiniert in einer Zelle vorkommen → Virusproduktion plus Tumortransformation.

① = **Infektion und Integration des Virusgenoms in das zelluläre Genom:** Das Virus bringt seine RNA und die *Revertase* (= *reverse Transcriptase* = *RNA/DNA-Polymerase*) in die Zelle. Das Enzym sorgt unter Zwischenschaltung eines RNA/DNA-Hybrids für die Übersetzung des in der RNA verschlüsselten Codes in eine einsträngige DNA, die durch die zelluläre *DNA/DNA-Polymerase* zur DNA-Doppelhelix komplettiert wird = *Provirus* → Integration in das zelluläre Genom.

②,③ = **Expression der Virogene und/oder Onkogene.**

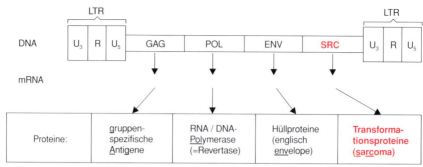

Abb. 3.12: Informationsinhalt von RSV nach Übersetzung in DNA (= Provirus). LTR = *long terminal repeat*-Abschnitte (Funktion bei Initiierung und Regulation der Genexpression).

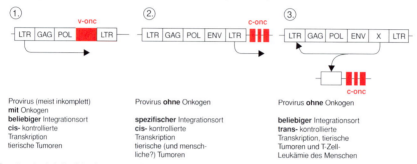

Abb. 3.13: 3 prinzipielle Mechanismen, über die Retroviren zur Tumortransformation beitragen können. Über die Mechanismen ② und ③ werden zelluläre Onkogene exprimiert. Bei Mechanismus ③ kodiert die *X-Region* Proteine, die entweder die Transkriptionsaktivität des viralen Promotors in den LTR-Abschnitten und/oder von zellulären Genen, vorzugsweise für Zytokine, Wachstumsfaktoren und deren Rezeptoren, steigern.

denen weitere folgen müssen (vgl. *Abb. 3.6*, Kap. 3.3.).

- **HTLV-I** (*human T-cell leukemia virus type 1*, Retrovirus - nicht identisch mit tierischen Leukämieviren)
  HTLV-1 infizieren *CD4*-positive Lymphozyten (*CD*-Nomenklatur ☞ *Tab. 5.2*, Kap. 5.2.2.1.), mit weitgehender geographischer Beschränkung auf die Karibik und die südlichen japanischen Inseln. Ca. 0,1-1 % der Infizierten entwickeln die **T-Zell-Leukämie vom Erwachsenentyp** etwa 20-30 Jahre nach der initialen Infektion, auch wenn sie die Region danach verlassen haben. Hier initiiert daher das Virus bei dem genannten Prozentsatz, anscheinend unabhängig von weiteren Umgebungsfaktoren, eine Reaktionskette, die zum Malignom führt. Der Transformationsbeitrag erfolgt über den in *Abb. 3.13* dargestellten Mechanismus ③: Das in der X-Region kodierte Protein führt zur Expression von *IL-2* (☞ Kap. 5.2.3.2.) und dessen Rezeptor, sowie von *GM-CSF* (☞ Kap. 5.2.3.3.) → Immortalisierung von CD4-positiven T-Zellen als initialer Schritt?

Für die in der Kindheit auftretenden verschiedenen Leukämien ist trotz umfangreicher Bemühungen bislang keine infektiöse oder Virus-Genese gefunden worden.

HIV-1 und **-2** (*human immunodeficiency virus type 1* und *2*, Retroviren) infizieren ebenfalls CD4-positive Lymphozyten, und die daraus resultierende **AIDS**-Erkrankung (*aquired immunodeficiency syndrome*) geht oft mit der Ausbildung (sonst seltener) Tumorformen einher, z. B. **KAPOSI-Sarkom** und bestimmte Vertreter der **Non-HODGKIN-Lymphome**. HIV sind selbst nicht über Transformationsmechanismen dafür verantwortlich, sondern wohl eher die herabgesetzte immunologische Abwehrlage, was aber die Beteiligung anderer Viren (z. B. EBV, s.u.) nicht ausschließt

- **HBV** (*Hepatitis B-Virus*, DNA-Virus)
  Erreger der weltweit verbreiteten *Hepatitis B*, mit endemischer Häufung im Fernen Osten und tropischen Afrika, wo ca. 10 % der Bevölkerung chronische Träger von HBV sind. Die aktive Infektion wird am sichersten durch das *HBsAg*

3.3. Ätiologie

(*hepatitis B surface antigen*) angezeigt, das streng mit dem **hepatozellulären Karzinom** korreliert: > 200fach erhöhtes Risiko bei Antigenträgern. Der Tumor entwickelt sich nach etwa 35 Jahren, in denen das Antigen nachweisbar ist. 60-90 % der Tumorpatienten haben auch eine Leberzirrhose. HBV-DNA ist dann immer in das Genom der Hepatozyten integriert. Die Virusreplikation erfolgt über eine RNA-Kopie und bedarf daher der reversen Transkription - ähnlich wie bei Retroviren. Eine weitere Analogie besteht im Vorhandensein eines *X-Gens*, das ebenfalls über den Mechanismus ③ in *Abb. 3.13* wirksam werden kann - Evidenz: transgene Mäuse, die das X-Gen überexprimieren, entwickeln Lebertumoren. Eine andere Möglichkeit besteht darin, daß das auf den infizierten Zellen exprimierte surface antigen eine immunbedingte Leberschädigung hervorruft (☞ *Tab. 18.2*, Kap. 18.), die mit einer erhöhten Regenerationsrate einhergeht → Zunahme von DNA-Schädigungsmöglichkeiten, z. B. durch Rauchen, Alkohol und Aflatoxine, von denen bekannt ist, daß sie die Tumorrate steigern

- **HPV** (*human papilloma viruses*, DNA-Viren, 77 Typen waren 1996 identifiziert)
Sie verursachen überwiegend Warzen auf klar infektiöser Basis und werden in den oberen Schichten von Epithelien repliziert, wobei die einzelnen Typen unterschiedliche anatomische Lokalisationen bevorzugen. *HPV-16* und *-18* sind in ca. 70 % der Fälle mit **Zervix-, Vulva- oder Peniskarzinomen** assoziiert. Sie sind bereits in den entsprechenden Präkanzerosen, z. B. *zervikalen Dysplasien*, nachweisbar. Weitere HPV-Typen mit hohem Karzinomrisiko (*31, 33, 35, 39, 45, 51, 52, 56*) kommen seltener vor, aber etwa 90 % aller Zervixkarzinome und ca. 50 % der Karzinome der anogenitalen Region haben die DNA eines der genannten Typen im Genom integriert. In den HPV-positiven Karzinomen ist die Expression der *E6-* und *E7-Gene* der Viren entscheidend für die Transformation: die darin kodierten Proteine binden und inaktivieren damit Produkte von Tumorsuppressorgenen, wie p53 und p105-RB (☞ Kap. 3.2.1.5.). Dies ist als initiierender Schritt anzusehen, denn bei weitem nicht alle Individuen mit entsprechender HPV-Infektion entwickeln Tumoren. Gesicherte zusätzliche Faktoren für das Zervixkarzinom sind Infektion mit *HSV* (*Herpes simplex Virus*) und vor allem Rauchen (Inhaltsstoffe des Tabakkondensates akkumulieren in der Vaginalflüssigkeit). In fortgeschrittenen Präkanzerosen und den Karzinomen lassen sich auch erhöhte Konzentrationen von Onkogenprodukten nachweisen, z. B. von ERB-B-2, MYC und H-RAS.
Für Hautkarzinome ist eine Interaktion zwischen HPV-Infektionen und UV-Einstrahlung wahrscheinlich

- **EBV** (*EPSTEIN-BARR-Virus*, DNA-Virus aus der Familie der *Herpesviren*)
Es wird über *C3d-Rezeptoren* von B-Lymphozyten und Epithelzellen des oropharyngealen Bereichs aufgenommen → Integration in das Wirtsgenom ohne Virusvermehrung. Meist frühkindliche, latente Infektion, weltweit verbreitet; bei später Infektion (harmlose) *infektiöse Mononukleose*. Hinweis auf onkogene Potenz: Zellen, die das EBV-Genom integriert haben, exprimieren einen viralen Antigenkomplex in ihrem Kern - *EBNA* (***EBV**-induced **n**uclear **a**ntigen*) - der aus 6 verschiedenen Proteinen besteht. Zwei davon - *EBNA2* und *LMP-1* (*latent membrane protein-1*) - wirken über Mechanismus ③ der *Abb.3.13* bzw. Veränderung von Membraneigenschaften immortalisierend auf die Wirtszellen.

LMP-1 wird von allen Tumoren, an denen EBV beteiligt ist (s.u.) exprimiert. Das Protein transformiert Fibroblasten in der Zellkultur. Transgene Mäuse, die das virale Gen übernommen haben, zeigen eine Hypertrophie der Epidermis. LMP-1-Moleküle ordnen sich in der Plasmamembran als cluster an und fungieren so als daueraktivierter Rezeptor für verschiedene Liganden, die B-Zellen zur Proliferation bringen.

Das Virus ist mit Sicherheit mitverantwortlich für die Entstehung folgender Tumorarten, in deren Zellen EBV-Gene und -Antigene fast immer nachweisbar sind:

- **BURKITT-Lymphom**: B-Zell-Tumor, häufigste Tumorart im "Lymphomgürtel" der afrikanischen Tropenregion, die geographisch mit Malariaendemiegebieten identisch ist. Ungesichert ist, ob und wie eine verstärkte immunologische Auseinandersetzung mit dem Malariaerreger (*Plasmodium falciparum*) die B-Zellproliferation und Antikörperbildung fördert, so daß die Wahrscheinlichkeit fehlerhafter Rekombinationen zunimmt. Fakt ist, daß der entscheidende Transformationsschritt, der zu den o.g. onkogenen Mechanismen hinzukommt, eine der in *Abb. 3.2*, Kap. 3.2.1.4. unter "C" dargestellten reziproken Translokationen ist, durch die das Proto-Onkogen MYC unkontrolliert exprimiert wird

- **Nasopharynxkarzinom**: relativ häufig in Südchina und in einigen nordafrikanischen Populationen, wahrscheinlich mit genetischer Prädisposition. Aus dem EBV-Genom wird LMP-1 transkribiert, aber es sind keine Chromosomentranslokationen und Proto-Onkogen-Aktivierungen nachweisbar. Verschiedene zusätzliche Umgebungsfaktoren sind notwendig, besonders Nitrosamine aus Zigarettenrauch und Nahrung
- **Lymphome bei** Patienten mit **genetisch bedingter** (☞ Kap. 1.4.11.1.) **oder erworbener Immundefizienz** (AIDS, iatrogene Immunsuppression) entstehen wahrscheinlich infolge verminderter Abwehr gegen EBV-Infektionen. Beispielsweise führt HIV-Infektion zu einer Überexpression von *TGF-β* (*transforming growth factor*-β, ☞ Kap. 6.1.1.5.), der EBV-infizierte B-Zellen zur Proliferation anregt und Helfer-T-Zellen hemmt (vgl. Kap. 3.6.5.). Auch hier sind keine Chromosomenaberrationen nachweisbar

3.3.4. Ätiologische Kombinationen

Der Mehrschrittcharakter der menschlichen Onkogenese wurde in den vorangegangenen Kapiteln immer wieder betont und durch Beispiele belegt. Einige typische Kombinationen von ätiologischen und Wirts-Faktoren sind in *Tab. 3.5* nochmals aufgeführt.

Kombinationstyp	Beispiel	betroffenes Gewebe	Kapitelbezug
physikalisch/chemisch	Asbest und Rauchen	Lunge	3.3.1.3., 3.3.2.4.
	Radiumemanation und Rauchen	Lunge	3.3.2.4.
chemisch/chemisch	biogene Amine und Nitrit	Gastrointestinaltrakt	3.3.2.4.
viral/chemisch	HPV und Rauchen	Zervix	3.3.3.3.
	HBV und Aflatoxine	Leber	3.3.3.3.
	EBV und Nitrosamine	Nasopharynx	3.3.3.3.
physikalisch/Wirt	UV-Licht und Xeroderma pigmentosum	Haut	1.1.4.
chemisch/Wirt	aromatische Amine und N-Acetylierung	Kolon	3.3.2.1.
	Rauchen und CYP2D6	Lunge	3.3.2.1., 3.3.2.4.
viral/Wirt	EBV und Immundefizienz	B-Lymphozyten	1.4.11.1., 3.3.3.3.

Tab. 3.5: Transformationsfördernde Interaktionen von Kanzerogenen, Viren und Reaktivität des betroffenen "Wirtes" (nach SHIELDS und HARRIS).

3.4. Biochemische und immunologische Besonderheiten mit klinischer und diagnostischer Bedeutung

Tumorzellen weisen eine Vielfalt struktureller und metabolischer Veränderungen auf. Davon ist jedoch keine ausschließlich auf Tumorzellen beschränkt. Die Annahme eines absolut tumorspezifischen Stoffwechsels hat sich nicht bestätigt und damit bislang auch nicht die Hoffnung, daraus Parameter für eine allgemeine Tumorfrühdiagnostik abzuleiten.

Aus der Fülle einschlägiger Befunde werden nachfolgend nur solche behandelt, die Bedeutung für die klinische Symptomatologie und spezielle diagnostische Fragestellungen haben.

3.4.1. Energiestoffwechsel - Tumorkachexie

WARBURG entdeckte 1923 die "aerobe Glycolyse" in Tumorzellen, d.h. einen hohen glycolytischen Durchsatz unter aeroben Bedingungen. Sie ist durch Veränderungen der glycolytischen Schlüsselenzyme *Phosphofructokinase* und *Hexokinase* bedingt und kommt auch in normalen Zellen vor (Embryonalzellen, Hirnrinde, Retina). Tumorzellen decken etwa die Hälfte ihres ATP-Bedarfs glycolytisch. Durch die im Vergleich zu oxidativer ATP-Bildung wesentlich geringere Ausbeute entsteht ein **hoher Glucosebedarf**. Dieser ist mitverantwortlich für die bei fortgeschrittener Tumorerkrankung oft vorhandene *Hypoglycämie* und *Kachexie*.

Vereinfachtes Rechenbeispiel:
ATP-Ausbeute pro mol Glucose glycolytisch : oxidativ = ca. 2 : 30. Ein Tumor von 500 g Gewicht würde bei ausschließlich glycolytischer ATP-Bildung daher soviel Glucose wie 500 x 15 = 7.500 g normales Gewebe verbrauchen. Dabei ist der zusätzliche Energieaufwand des Organismus für die Glucosebereitstellung durch Gluconeogenese noch unberücksichtigt.

Ein weiterer Teil des glycolytischen Glucoseverbrauchs ist zur Synthese von 5-Phosphoribosyl-1-Pyrophosphat (PRPP) notwendig, zur Deckung des proliferationsbedingten Nucleotidbedarfs.

"Kanalisierung" dieser Flußrichtung durch Fru-1,6-P_2-vermittelte Hemmung der *6-Phosphogluconat-Dehydrogenase* sowie Inaktivierung der *Pyruvatkinase* → Favorisierung der nichtoxidativen Rib-5-P-Bildung aus Fru6P und GAP. In Tumorzellen überwiegt das M_2-Isoenzym der Pyruvatkinase, das durch die in zahlreichen Onkogenprodukten enthaltenen tyrosinspezifischen Proteinkinasen (☞ Kap. 3.2.2.3.) inaktiviert werden kann.

Tumor-Nekrosefaktor-α (identisch mit *Kachektin*, ☞ Kap. 3.6.8.) ist offenbar keine oder nur unwesentliche Ursache der Tumorkachexie, da er sich selbst bei Tumorpatienten mit beträchtlichem Gewichtsverlust nicht im Blut nachweisen läßt.

Aus den Veränderungen im Energiestoffwechsel ergeben sich einige Ansätze zur (unterstützenden) Chemotherapie.

- Verminderte Kapazität zur NADPH- und GSH-Bildung macht Tumorzellen empfindlicher gegenüber O_2-Radikal-vermittelter Schädigung durch Bestrahlung (vgl. Kap. 3.6.2.)
- Hohe PRPP-Syntheserate favorisiert bei der Zytostatikatherapie den Einbau "letaler" Pyrimidin- und Purinanaloga (☞ *Abb. 3.20*, Kap. 3.6.3.)

Die bei Tumorerkrankungen häufig vorhandene *Asthenie* - definiert als generalisierte Schwäche und pathologische Ermüdbarkeit - entsteht durch zahlreiche, im einzelnen schwer quantifizierbare Faktoren: außer Energiestoffwechselstörungen kommen Elektrolytverschiebungen durch paraneoplastische Endokrinopathien (s.u.), Ernährungsstörungen, Therapiefolgen u.a. in Frage.

3.4.2. Hormone - paraneoplastische Endokrinopathien

Tumoren endokrinen Ursprungs produzieren meist die Hormone des Ausgangsgewebes weiter, jedoch autonom, d.h. nicht durch den zugehörigen hormonellen Regelkreis beeinflußbar. Dies erleichtert oft die Diagnose. Metastasen können ebenfalls Hormone des Ursprungsgewebes produzieren. Insgesamt wird dies als *eutope* Hormonproduktion bezeichnet.

Aber auch Tumoren nicht-endokrinen Ursprungs können Peptidhormone bilden - *ektope* Hormonproduktion - deren Wirkungen den Krankheitsverlauf erheblich beeinflussen = **paraneoplastische Endokrinopathie:**

- **Hyperkalzämie** (> 2,65 mmol/l bei flammenfotometrischer Bestimmung)
läßt sich bei etwa 1/5 aller Tumorpatienten nachweisen. Sie kann bei einem großen Spektrum verschiedener Tumoren vorkommen, vor allem solchen epithelialen Ursprungs. Gegenwärtig sind **Tumoren die häufigste Ursache für Hyperkalzämien**, noch vor dem primären Hyperparathyreoidismus. Klinisch: Symptomfreiheit über Asthenie bis zum hyperkalzämischen Koma.
Ursache ist nur selten eine Metastasierung im

Skelett, sondern überwiegend das von den Tumorzellen gebildete **PTHrP** (*parathyroid hormone-related protein*) - mit Sequenzhomologien zum PTH der Nebenschilddrüse und daher gleicher Wirkung.

Zur symptomatischen Therapie eignen sich *Bisphosphonate* (Strukturanaloga des Pyrophosphats), die den Calciumspiegel im Serum senken.

Seltener ist eine tumorbedingte *Osteomalazie*, vorzugsweise durch solche mesenchymalen Ursprungs. Hier dominiert eine **Hypophosphatämie**, und als Ursache wird die vermehrte Bildung eines Proteins diskutiert, das die renale Phosphatreabsorption hemmt

- **SCHWARTZ-BARTTER-Syndrom**
  gesteigerte Bildung eines **Adiuretin**(= *ADH*)-**ähnlichen Hormons**, vorzugsweise beim kleinzelligen Bronchialkarzinom (zwischen 7 und 50 % der Fälle, je nach Quelle), aber auch bei Pankreas- und Duodenalkarzinomen, Lymphosarkom und Morbus HODGKIN. Die verminderte Wasserausscheidung führt zum Bild der *hypotonen Hyperhydratation* (☞ Kap. 13.1.1.2.)

- Bei kleinzelligen Bronchialkarzinomen werden auch erhöhte Spiegel von Corticotropin (= ACTH) oder Calcitonin im Plasma gefunden; bei Nierenkarzinomen solche von Renin, Prolactin, Corticotropin und Gonadotropinen

- Bei gastrointestinalen Tumoren findet sich mitunter ein IGF-2-ähnliches Hormon (vgl. Kap. 6.1.1.3.), das an Insulinrezeptoren binden kann → Hypoglycämie

- Beim **LAMBERT-EATON-Syndrom** finden sich neurologische Ausfälle und Myasthenie. Es kommt bei ca. 5 % der Patienten mit kleinzelligem Bronchialkarzinom vor (und kann dessen klinischem Erscheinen um Jahre vorausgehen). Hormonelle Abweichungen wurden hier nicht gefunden, wahrscheinliche Ursache sind Autoantikörper, die durch Störungen der spannungsabhängigen Ca^{2+}-Kanäle die Acetylcholinfreisetzung hemmen (☞ *Tab. 20.2*, Kap. 20.5.1.)

Klinisch sind paraneoplastische Syndrome oft schon vor der Diagnose eines Tumorleidens manifest → Tumorsuche!

3.4.3. Störungen der Hämostase

(vgl. Kap. 8.)

Die Erstbeschreibung einer gesteigerten Thromboseneigung bei Krebspatienten geht zurück in das Jahr 1865 durch TROUSSEAU.

Ca. 50 % aller Tumorpatienten und etwa 95 % der mit Metastasen weisen Abweichungen hämostaseologischer Parameter auf.

3.4.3.1. Thrombembolische Komplikationen

Sie sind zweithäufigste Todesursache bei Patienten mit fortgeschrittenen Malignomen.

Ein breites Spektrum verschiedener systemischer oder solider Tumoren führt zu klinischen Erscheinungen, als tiefe Beinvenenthrombose, Mesenterialvenenthrombose, arterielle mikrovaskuläre Thrombosen und/oder wandernde oberfläche Thrombophlebitis. Besondere Häufung bei Tumoren des Gastrointestinaltrakts, Pankreas und der Lunge.

Eine tiefe Venenthrombose ohne entsprechende Anamnese und Risikofaktoren kann das erste Symptom eines okkulten Malignoms sein.

Aus entsprechenden prospektiven Studien geht hervor, daß dies in 10-20 % der Fälle zutrifft. Die Tumoren befinden sich dann oft noch in einem frühen Stadium.

Unter den Allgemeinreaktionen auf die Tumorerkrankung kommt besonders der *Akute-Phase-Reaktion* eine gerinnungsfördernde Wirkung zu. Vermittler sind besonders Interleukin-1 (☞ Kap. 5.2.3.1. "IL-1") und Tumornekrosefaktor-α (☞ Kap. 3.6.8.).

Spezifische thrombogene Wirkungen ergeben sich aus Veränderungen der Plasmamembran der Tumorzellen. Membrananteile können darüberhinaus noch als *Vesikel* freigesetzt werden.

Die Plasmamembran geschädigter oder proliferierender Zellen kann Vesikel abschnüren (vgl. *microblebbing*, Kap. 4.4.1.). Tumorzellen tun dies in verstärktem Umfang und setzen die Vesikel in das Gefäßsystem frei, wenn sie darin eingebrochen sind. Die Partikel können miteinander fusionieren, weshalb ihr Durchmesser zwischen 15 und 800 µm schwankt.

- **Aktivierung und Aggregation von Thrombozyten** (deren Bedeutung für die Metastasierung in Kap. 3.1. bereits erwähnt wurde) über verschiedene Molekülgruppen: sialinsäurehaltige Glycolipide, Thrombin, ADP, Plättchenaktivierenden Faktor - vgl. Kap. 8.2.

- Aktivierung der plasmatischen Gerinnung = **prokoagulante Aktivität**, überwiegend realisiert durch direkte Aktivierung von *Faktor X* über Cysteinproteinasen und die Wirkung als *tissue factor* (vgl. Abb. 8.1, Kap. 8.1.)

Für spezifische Tumoren ist die Freisetzung weiterer gerinnungsfördernder Proteine beschrieben, z. B. bei *Paraproteinämien* → Viskosität↑. Auch die Bildung von Antiphospholipid-Antikörpern kann gesteigert sein - ☞ Kap. 8.4.1.3., "APS".

Häufig findet sich auch eine verminderte Synthese von *Antithrombin III* und *Protein C* in der Leber Tumorkranker.

Sie könnte Nebenwirkung der Chemotherapie mit Zytostatika sein (☞ Kap. 3.6.3.), die leberschädigend ist. Weitere Therapieeffekte mit thrombogener Wirkung ergeben sich aus der Schädigung a) der Tumorzellen → Förderung der Vesikelbildung (s.o.) und b) des Gefäßendothels → Abnahme der Thromboresistenz (☞ Kap. 8.4.1.1.).

Ein Teil der in Kap.3.1. besprochenen Metastasierungsmechanismen ist identisch mit denen der tumorbedingten Thrombose. Die Therapie mit Gerinnungs- und Thrombozytenfunktionshemmern sollte daher auch die Metastasierung hemmen, was durch zahlreiche tierexperimentelle und erste klinische Studien belegt ist.

3.4.3.2. Verbrauchskoagulopathie

Verbrauchskoagulopathie (auch: *DIC = disseminated intravascular coagulation*, ☞ Kap. 8.1.2.4.) kann ebenfalls die Folge der o.g. **Vesikel**bildung sein → Verbrauch von Thrombozyten und plasmatischen Gerinnungsfaktoren mit der Konsequenz von Fibrin- und Mikrothrombenablagerungen im Kapillarbereich und gleichzeitiger Blutungsneigung. Hinzu kommen durch Tumorzellen **aktivierte Monozyten**, die vermehrt tissue factor produzieren und ein von manchen Tumoren freigesetztes **Peptid**, das die Permeabilität von Venolen für Plasma steigert (um Größenordnungen potenter als z.B. Histamin) → Gerinnungs- und Fibrinolysefaktoren kommen in Kontakt mit dem Tumor.

Ca. 10 % der Tumorpatienten entwickeln eine DIC, als akute Form sehr häufig bei der *akuten promyelozytischen Leukämie*, mit fast immer vorhandener Blutungsneigung und Gefahr der Hirnblutung und als chronische Form vor allem bei *Adenokarzinomen*.

3.4.3.3. Hämorrhagische Diathese

Obligate Begleiterscheinung einer klinisch manifesten Verbrauchskoagulopathie. In isolierter Form als Folge einer massiven Freisetzung von uPA (**P**lasminogen**a**ktivator vom **U**rokinasetyp) häufig bei *Pankreas-* und *Prostatakarzinom*. uPA wirkt jedoch hauptsächlich bei der Metastasierung mit (☞ Kap. 3.1.). Weitere Möglichkeiten sind die Freisetzung von Inhibitoren für Gerinnungsfaktoren oder für den *VON WILLEBRAND Faktor* (= erworbenes VON WILLEBRAND-JÜRGENS-Syndrom - vgl. Kap. 8.2.2.1. - z.B. bei *Lymphomen*) oder Thrombozytenfunktionsstörungen bei myeloproliferativen Erkrankungen.

Insgesamt haben nur etwa 1 % aller Tumorpatienten eine isolierte Blutungsneigung, die unmittelbar durch tumorbedingte Hämostasehemmung hervorgerufen wird. Häufiger kommt sie durch chemotherapeutisch oder durch Tumorinvasion bedingte Thrombozytopenien zustande (☞ Kap. 8.2.1.).

3.4.4. Zytoskelett

Proteine des Zytoskeletts - *Mikrofilamente, Mikrotubuli* und *Intermediärfilamente* - sind entscheidend für Gestalt und Beweglichkeit der Zellen und neben dem Zellkern wichtige Zielpunkte für die von Rezeptoren und second messenger-Systemen übermittelten Signale. Tumorprogression geht mit Gestalts- und Motilitätsänderungen einher. Onkogenprodukte - insbesondere der zytoplasmatische Anteil von Rezeptoren für Wachstumsfaktoren und Zytokine sowie weitere, mit dem second messenger-System verbundene - verändern daher unmittelbar die Anordnung von zytoskelettären Proteinen und ihre Verbindung mit zellulären Membranen:

- **Lösung von Verbindungen**
  Abb. 3.14 zeigt ein Beispiel für die Wirkung **tyrosinspezifischer Proteinkinasen**.

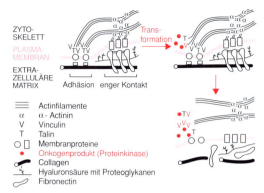

Abb. 3.14: Rezeptorgebundene oder freie tyrosinspezifische Proteinkinasen können über Aktivierung der Phospholipase C-γ (☞ *Abb. 3.4*, Kap. 3.2.2.3.) *Vinculin* translozieren, so daß es seine Verbindungsfunktion verliert. Das Onkogenprodukt pp60^{src} ko-assoziiert dazu mit Zytoskelettproteinen an der Innenseite der Plasmamembran und führt zur Phosphorylierung von Vinculin. Die Abbildung (nach BEN-ZE'EV) veranschaulicht die Konsequenzen für die Mikrofilamentanordnung und den Kontakt der Zelle mit ihrer Matrix → Ablösung.

Nachfolgende Reorganisation der Mikrofilamentbündel korreliert mit verstärkter Freisetzung von Plasminogenaktivator (s.o.).
In analoger Weise werden auch Mikrotubuli/Intermediärfilament-Interaktionen aufgehoben

- **Knüpfung von Verbindungen**
Zu der in Kap. 3.2.2.4. bereits erwähnten Vermittlerfunktion der **Proteine der RAS-Familie** gehört z.B. die Verbindung von durch Polymerisation entstandenen *Actinfilamenten* mit membranspannenden *Adhäsionsmolekülen* aus der Klasse der *Immunglobuline* (☞ Kap. 5.2.2.1.) durch p21^{ras} → Adhärenz.
Eine Reihe weiterer Proteine mit Sequenzhomologien zu p21^{ras}, die ebenfalls GTPase-Aktivität haben und über Prenylreste an Membranen binden können, vermitteln Zytoskelett/Membran-Verbindungen, die für Gestaltsänderungen und die Bewegung von Organellen innerhalb der Zelle notwendig sind → vesikulärer Transport, der zur Sekretion von Tumorzellprodukten führt

Diagnostik
Bei der Transformation bleibt die Zelltyp-spezifische Expression der **Intermediärfilamente** erhalten → Tumorklassifizierung in Gewebeproben; bei Metastasen → Rückschlüsse auf Art und Sitz des Primärtumors.

3.4.5. Enzymausstattung

Die mit der Transformation meist einhergehende Fehldifferenzierung bedeutet Verlust spezifischer Leistungen und kann mit **Verminderung oder Verlust von Enzymaktivitäten** verbunden sein, z.B. den Enzymen zur *Asparagin*synthese bei manchen Leukämien.

Hier wird Asparagin für die Tumorzellen zur essentiellen Aminosäure, die über das Blut zugeführt werden muß. Die Senkung ihres Blutspiegels durch enkapsulierte *Asparaginase* (vgl. Kap. 1.3.5.2., "indirekte Substitutionen") hemmt daher das Tumorwachstum, was therapeutisch nutzbar ist.

Vorwiegend an verstärktes und invasives Wachstum geknüpft sind dagegen **Aktivitätssteigerungen**, z.B. von *Glycosyltransferasen* für Membranproteine, Auftreten **zusätzlicher Enzyme**, z.B. *terminale Desoxynucleotidyltransferase* (akute lymphatische Leukämie), oder von **Isoenzymen**, z.B. M_2-Typ der Pyruvatkinase (☞ Kap. 3.4.1.).

Einige Enzyme werden **in das Plasma abgegeben**, was für bestimmte Tumorarten diagnostisch nutzbar ist - ☞ Kap. 3.4.6.3.

3.4.6. Diagnostisch nutzbare Veränderungen - Tumormarker

Ein Teil solcher Veränderungen ist in vorangegangenen Kapiteln aus anderer Sicht behandelt, oder es wurde bereits auf die diagnostische Verwertbarkeit hingewiesen. Hier werden **methodische Zugänge, Parametergruppen und Zielstellungen** systematisch aufgeführt, kurz, unter Verweis, oder ausführlicher, wenn vorher noch nicht darauf eingegangen wurde.

3.4.6.1. Molekulargenetisch oder -biologisch erfaßbare Marker

Diese Methoden sind in enormer Entwicklung aber überwiegend labor-, zeit- und kostenintensiv. Ihr Anteil an der onkologischen Praxis ist daher bislang noch relativ gering. Im Vergleich zu den (in den Kap. 3.4.6.2.-4. aufgeführten) konventionellen Methoden haben sie aber eine größere Genauigkeit und erschließen z.T. neue diagnostische Möglichkeiten. Mit zunehmender Vereinfachung und Automatisierung dieser Techniken wird ihr Anteil stark zunehmen.

Marker

- **1. Chromosomenaberrationen** (☞ Kap. 3.2.1.4.) werden konventionell durch lichtmikroskopische Begutachtung von Prometaphase- und Metaphasechromosomen ermittelt. Molekulare Techniken erlauben auch in Zellen in der Interphase - und z.T. quantitativ - die Identifizierung von Translokationen, Deletionen, Insertionen, Chromosomenverlusten oder -verdopplungen und intra- sowie extrachromosomal lokalisierten Amplifikationen kleiner Chromosomensegmente

- **2.** Die Ermittlung von **DNA-Veränderungen auf dem Genniveau** ist trotz der Fortschritte bei der Chromosomendarstellung (s.u., "Techniken") in der Onkologie noch eine Domäne der Molekulargenetik - quantitativer Nachweis von: Amplifikationen von Proto-Onkogenen (☞ Kap. 3.2.1.2.); Verlagerungen von Proto-Onkogenen in chromosomale Bruchpunktregionen (☞ Kap. 3.2.1.4.); Deletionen von Tumorsuppressorgenen (☞ Kap. 3.2.1.5.), z.B. von p53, APC und RB1; Punktmutationen, die Proto-Onkogene in Onkogene überführen, z.B. die der RAS-Familie (☞ Kap. 3.2.1.1.), oder Tumorsuppressorgene inaktivieren (☞ Kap. 3.2.1.5.)

- **3. Nachweis viraler Gene oder Proteine** bei virusassoziierten Tumoren (☞ Kap. 3.3.3.3.)

- **4. Nachweis von m-RNA oder Proteinen** in Primärtumoren oder Metastasen zur Klärung ihrer zellulären Herkunft (☞ Kap. 3.4.4.). Aufgrund des klonalen Charakters von Tumoren eignen sich diese Marker auch zur Abgrenzung von reaktiven Hyperplasien, deren Zellen polyklonaler Abkunft sind, oder zur Ermittlung des Anteils von transformierten Zellen bei hämatologischen Tumoren. Bei letzterer Gruppe dienen sie auch zur Klassifizierung

Techniken

In situ-Hybridisierung

☞ Kap. 1.3.3., "3. Chromosomenaberrationen"

Für onkologische Diagnostik wichtig: auf Interphase-Zellen angewendet, ist die Methode schneller und sensitiver als die Chromosomendarstellung und kann in den auf übliche Weise fixierten und eingebetteten histologischen Präparaten durchgeführt werden. Hinzu kommt, daß auch Tumorprädispositionen aufgefunden werden können, z.B. Deletionen von Tumorsuppressorgenen (☞ Kap. 3.2.1.5.). Auch der Nachweis spezifischer m-RNA-Moleküle ist möglich - s. **Marker, 4**.

Die *Vielfarben-Fluoreszenz-in situ-Hybridisierung* erlaubt eine Lokalisierung von Gen-locus, die durch Tumortransformation verändert sind (Deletionen, Amplifikationen), auch ohne Verfügbarkeit entsprechender Gensonden. Das Verfahren ist die *vergleichende genomische Hybridisierung*:

Die gesamte DNA aus Tumorzellen und aus Normalzellen (= *Referenz-DNA*) wird jeweils mit einem anderen, sich farblich unterscheidenden Fluorochrom markiert und im Verhältnis 1 + 1 gemischt. Aus normalen Zellen (meist Lymphozyten aus Spenderblut) isolierte Metaphase-Chromosomen werden dann mit dieser Mischung hybridisiert und fluoreszenzmikroskopisch ausgewertet. Würden sich Tumor- und Referenz-DNA nicht unterscheiden, so wären die beiden Farben der DNA-Proben auf allen Chromosomen in gleicher Intensität verteilt. In Tumorzellen vermehrte oder verminderte Abschnitte führen dagegen zu vergleichsweise höherer bzw. geringerer Intensität der für ihre DNA zutreffenden Farbe und können den entsprechenden Chromosomenabschnitten zugeordnet werden.

Auf diese Weise ist eine "Kartierung" von Tumoren möglich, durch die verschiedene Tumoren verglichen, Aussagen zur Progression (Prognoseindikatoren) gemacht oder besonders wichtige Chromosomenabschnitte erkannt werden können.

SOUTHERN-blotting

☞ Kap. 1.3.3., "1. SOUTHERN-blotting"

Für die onkologische Diagnostik dominieren Nachweise von Proto-Onkogen-Verlagerungen und -Amplifikationen sowie von Suppressorgen-Deletionen - s. **Marker, 2.** - und von viralen Genomen - s. **Marker, 3.**. Zum Nachweis von Chromosomentranslokationen werden die elektrophoretischen Trennbedingungen für die Auftrennung von großen DNA-Fragmenten (Megabasen = mb) modifiziert (*pulsed-field*).

Polymerase-Kettenreaktion (PCR)

☞ Kap. 1.3.3., "2. Polymerase-Kettenreaktion"

Sie ist prinzipiell für alle auf DNA- und RNA-Proben rückführbare diagnostische Fragestellungen geeignet - s. **Marker, 1.-4.** - und dazu weitgehend automatisiert, relativ schnell (wenige Stunden), hochempfindlich (1 von 10^5 Zellen mit DNA-Veränderung ist erfaßbar) und geht auch mit fragmentierter DNA (aus fixierten histologischen Präparaten). Qualitativer Vorteil ist, daß prinzipiell alle Punktmutationen nachgewiesen werden können, während z.B. mit dem SOUTHERN-blotting nur solche erfaßber sind, die bei Wahl geeigneter Restriktionsenzyme zu Fragmentlängenänderungen führen (☞ *Abb. 1.17*, Kap. 1.3.3.). Die mittels PCR amplifizierte DNA muß dann jedoch sequenziert werden. Zur Umgehung des damit verbundenen Aufwands werden zunehmend alternative Methoden entwickelt, wie Hybridisierung mit markierten Oligonucleotidsonden (vgl. *Abb. 1.25*, Kap. 1.4.1.) u.a., auf die hier nicht eingegangen werden kann.

Durchflußzytometrie

Untersuchungsmaterial sind suspendierte Zellen oder Kerne, entweder aus dem Blut (hämatologische Tumoren) oder nach Herauslösung aus dem Zellverband. Über monoklonale Antikörper werden die jeweils interessierenden Strukturen mit Fluoreszenzfarbstoffen markiert. Im Durchflußzytometer werden die Farbstoffe mittels Laser angeregt, und die Zellen oder Kerne werden einzeln bezüglich Fluoreszenz und Streulichteigenschaften (Größe und Granularität) analysiert und über Rechner quantifiziert. Außer dem DNA-Gehalt (Erfassung von Polyploidie oder des Zellanteils in bestimmten Phasen des Zellzyklus) sind so prinzipiell alle antigenen Determinanten, die für markierte Antikörper zugänglich sind, bestimmbar, z.B. tumorassoziierte Antigene - ☞ nachfolg. Kap.

Immunhistochemie

Für die Untersuchung histologischer Schnitte seit langem etabliert, gehört sie zu den klassischen Methoden und wäre daher auch an anderer Stelle zuzuordnen. Sie ist aber ebenso eine molekularbiologische Technik, und die o.g. Durchflußzytometrie kann auch als Weiterentwicklung dieser Technik betrachtet werden. In Schnitten können die Antikörper darüberhinaus mit Enzymen gekoppelt werden, die Farbstoffreaktionen katalysieren (*Peroxidase, alkalische Phosphatase*). Überwiegende Anwendung zur Klärung der Herkunft des Tumors über Intermediärfilamente (☞ Kap. 3.4.4.). Zum sicheren Nachweis von Onkogenprodukten (☞ Kap. 3.2.2.) und tumorassoziierten Oberflächenantigenen sind aufwendigere, strukturerhaltende Fixations- und Einbettungsmethoden notwendig (Kryotechniken). In Analogie zur Durchflußzytometrie gibt es für histologische Schnitte durch **automatisierte Bildanalyse** die Möglichkeit der Quantifizierung.

An die Zuckerreste tumorassoziierter Glycoproteine binden auch pflanzliche oder tierische *Lektine*. Statt Antikörpern sind auch sie nach entsprechender Markierung zur **glycohistochemischen Lokalisierung** geeignet.

Indikationen

Den Anwendungsgebieten sind zum besseren Verständnis im Kleindruck wenige Beispiele zugeordnet - ohne jeden Anspruch auf Vollständigkeit.

1. Primäre Diagnostik zur Klärung, ob und welche Tumorzellen sich im jeweils entnommenen Material befinden.

Feinnadelbiopsien aus schwer zugänglichen Organen, z.B. Pankreas, liefern wenig Zellmaterial, dessen zytologische Beurteilung schwierig sein kann → Sicherung der Diagnose eines Pankreaskarzinoms durch Nachweis von Mutationen im K-RAS-Onkogen mittels PCR.

2. Feststellung des **Stadiums der Tumorerkrankung**, z.B. initial (Präkanzerose), fortgeschritten, mit oder ohne Metastasierung.

In Zervix-Gewebeproben läßt sich mittels automatisierter Bildanalyse über markierte Antikörper bereits in Präkanzerosen (CIN 3 = **c**ervical **i**ntraepithelial **n**eoplasia grade 3) das Produkt des H-RAS-Onkogens nachweisen.

Nachweis einer Metastasierung durch Erfassung weniger, im Blut zirkulierender Tumorzellen über Produkte, die nur in diesen vorkommen, z.B. der m-RNA für Tyrosinase beim Melanom, die durch reverse Transcriptase in cDNA übersetzt wird → PCR.

Die unter 3. aufgeführten Beispiele sind auch für 2. repräsentativ.

3. Aussagen zur **Prognose** des Tumorleidens.

Das Ausmaß an Amplifikationen des Proto-Onkogens ERB-B-2 beim Mammakarzinom (☞ *Tab. 3.2*, Kap. 3.2.1.2.) kann mittels SOUTHERN-blotting oder auf m-RNA-Ebene (= Northern-blotting) ermittelt werden und korreliert mit dem Malignitätsgrad. Das gleiche trifft auf N-MYC beim Neuroblastom zu.

Der Nachweis von missense-Mutationen des Tumorsuppressorgens p53 (☞ Kap. 3.2.1.5., "p53") bei Mamma-, Bronchial- u.a. Karzinomen zeigt eine ungünstige Prognose an, so daß eine aggressivere Therapie in Bezug auf möglicherweise bereits vorhandene Metastasen ratsam ist. Die von mutierten p53-Genen kodierten Proteine liegen zellulär in wesentlich höherer Konzentration vor, als die normalen → immunhistochemischer Nachweis mittels Antikörpern.

4. Überprüfung des Therapieerfolgs durch Suche nach **Resttumoren**.

Der Nachweis von Translokationen bei Lymphomen durch Amplifikationen der Bruchpunktregionen für die Immunglobulingene (☞ "C" in *Abb. 3.2*, Kap. 3.2.1.4.) mittels PCR ist um mehrere Größenordnungen empfindlicher als SOUTHERN-blotting oder Durchflußzytometrie, und bei myeloischen Leukämien kann mittels reverser Transcriptase und PCR die m-RNA für die Genkombination BCR plus ABL (☞ "B" in *Abb.3.2*, Kap. 3.2.1.4.) in einer Tumorzelle unter 100.000 Normalzellen nachgewiesen werden - weit höhere Empfindlichkeit als der Nachweis des Philadelphia-Chromosoms. Wichtig u.a. zur Beurteilung, ob Knochenmark, das für die autologe Transplantation (☞ Kap. 1.2.2. und 3.6.2.) vorbereitet wird, frei von Tumorzellen ist.

5. Ermittlung einer **genetischen Prädisposition** für bestimmte Tumoren durch Untersuchung repräsentativer Blutzellen.

Nachweis von Mutationen des p53 in belasteten Familien mit Verdacht auf das Vorliegen eines LI-FRAUMENI-Syndroms mit verschiedenen molekulargenetischen Techniken. Gleiches gilt für RB1 beim Retinoblastom (☞ *Tab. 3.3*, Kap. 3.2.1.5.).

Der Nachweis von Mutationen des APC-Gens (☞ Kap. 3.2.1.5., "Polyposis coli") bei Kindern, direkt oder in belasteten Familien über marker-Fragmente (☞ Kap. 1.3.3.), zieht eine engmaschige Kontrolle nach sich (Rektoskopie in 2-jährigen Abständen), um auftretende adenomatöse Polypen zu erfassen und vor der Ausbildung eines Kolonkarzinoms zu entfernen.

6. Neue Möglichkeiten zur **Tumorfrüherfassung**

Auffindung von Antikörpern bei Trägern virusassoziierter Tumoren durch gentechnologische Herstellung viraler Proteine, die als Antigene in Frage kommen und auf anderem Wege nicht gewonnen werden können (nicht kultivierbare Viren, vgl. Kap. 1.5.2.5.); z.B. Differenzierung zwischen EBV-induziertem Nasopharynxkarzinom und harmloser EBV-Infektion (☞ Kap. 3.3.3.3., "EBV") durch Nachweis hoher Antikörpertiter gegen verschiedene virale Enzyme.

Für die Punkte **1.** bis **4.** sind molekulare Methoden eine Ergänzung konventioneller Methoden, aber häufig genauer. Die Punkte **5.** und **6.** sind dagegen nur den molekulargenetischen Methoden vorbehalten.

3.4.6.2. Primäre, tumorassoziierte Marker = Antigene

Fortschritte in der Identifizierung und Strukturaufklärung tumorassoziierter Antigene sind vor allem durch die Anwendung *monoklonaler Antikörper* erzielt worden. Sie sind auch für andere Gebiete der Medizin von Bedeutung, weshalb nachfolgend zunächst kurz auf dieses "Werkzeug" eingegangen wird.

Monoklonale Antikörper (mAK) - kurze Reminiszenz

Mit "klassischer" Methodik gewonne *polyklonale Antikörper* sind heterogen und gegen verschiedene Determinanten des Antigens gerichtet. Nach der Erkenntnis von BURNET - eine Zelle produziert einen Antikörper-Typ -

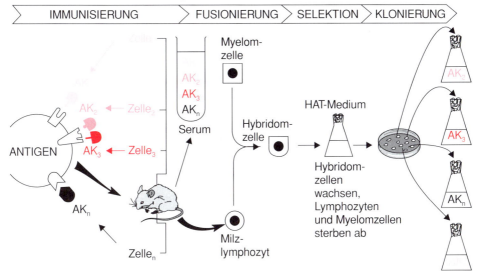

Abb. 3.15: Gewinnung von mAK gegen spezifische Determinanten eines Antigens durch Fusionierung von Lymphozyten aus immunisierten Mäusen mit Myelomzellen.
In der *Hybridomzelle* vereinigen sich die Vorteile der Myelomzelle - Immortalisierung durch autonomes Wachstum = Kultivierbarkeit oder Vermehrbarkeit durch Tierpassagen - und des B-Lymphozyten - Produktion eines AK. Der Trick für die Selektion der Hybridomzellen besteht in der Wahl von Myelomzellen mit einem genetischen Defekt, z.B. für die *Hypoxanthin-Guanin-Ribosyltransferase*, der durch Fusion mit B-Lymphozyten aufgehoben wird, so daß in bestimmten Medien (*HAT* = **H**ypoxanthin, **A**minopterin, **T**hymidin) nur die hybriden Zellen wachsen (B-Lymphozyten sind nicht kultivierbar). Die Zellen werden dann kloniert (vgl. Kap. 1.5.1., "Klonierung"), und die Gewinnung der interessierenden AK gelingt elegant durch Affinitätschromatographie. Methodisch vorteilhaft ist auch, daß Hybridomzellklone tiefgefroren aufbewahrt und bei Bedarf wieder kultiviert werden können.

entwickelten MILSTEIN und KÖHLER die **Methode zur Produktion mAK** - ☞ *Abb. 3.15*.

- **analytisch/diagnostische Anwendung**
  - Identifizierung, Lokalisation, Reinigung und Strukturaufklärung zellulärer Bestandteile
  - Aufklärung von Krankheitsdispositionen und pathogenetischen Mechanismen
  - direkte Diagnostik durch selektive Darstellung von Strukturen im Gesamtorganismus oder in Präparaten
  - Entwicklung hochempfindlicher Laborteste (*immuno-assays*)
  - Zell- und Gewebetypisierung für Transfusion und Transplantation
  - Isolierung gen- oder biotechnologisch erzeugter Produkte durch Immunadsorption
- **therapeutische Anwendung**
  - passive Immunisierung
  - Blockade und Immunpräzipitation
  - Immunkonjugate: Kopplung mit radioaktiven Isotopen, Chemotherapeutika, Toxinen oder zytotoxischen T-Zellen
- **Grenzen der Anwendung**
  - mAK richten sich nur gegen bestimmte *Epitope* des Antigens, z.B. kleine Abschnitte eines Proteinmoleküls. Homologe Substrukturen, mit denen ein spezifischer mAK reagiert, können aber in sehr verschiedenen Proteinen vorkommen → *Kreuzreaktivität*. Die Reaktion mit einem mAK erlaubt deshalb nicht zwingend den Rückschluß auf molekulare Identität mit dem zur Immunisierung eingesetzten Antigen, sondern bedarf der Überprüfung durch weitere, gegen andere Epitope gerichtete mAK oder mit biochemischen Methoden
  - Bei therapeutischer Anwendung werden murine mAK vom humanen Immunsystem als fremd erkannt → Gefahr anaphylaktischer Reaktionen. Trend: Gewinnung humaner mAK oder gentechnologischer Ersatz des konstanten Teils muriner mAK durch humane Sequenzen → *chimäre mAK*

Reifung und Differenzierung spezialisierter Zellen aus Stammzellen ist mit definierten, immunologisch erfaßbaren Änderungen des Antigendeterminierenden Glycoprotein- und Glycolipidbesatzes der Plasmamembran verbunden → zelltypspezifische Oberflächenstruktur und funktionelle Unterschiede.

Die Vielfalt der Oberflächenantigene reflektiert somit das fein abgestimmte Expressionsprogramm bei der Zelldifferenzierung, sowohl im erwachsenen Organismus als auch während der Embryonalentwicklung. Die charakteristischen Eigenschaften von Tumorzellen, wie Entdifferenzierung, schnelles Wachstum und Metastasierung, sind insofern vergleichber mit solchen embryonaler Zellen, als auch diese als Stammzellen vom Ursprungsort entfernt kolonisieren und rasch zur Entwicklung spezifischer Gewebe und Organe führen. Dies wird gestützt durch die mit der Transformation verbundene Expression von Proto-Onkogenen, die vor allem während der Embryonalentwicklung eine wachstumsfördernde Funktion haben.

Das **Auftreten tumorassoziierter Antigene** kann daher **als Folge quantitativer und/oder qualitativer Veränderungen des Differenzierungsantigenmusters** betrachtet werden:

- Zunahme normaler Antigene
- Zunahme von Vorstufen normaler Antigen
- Auftreten "neuer" Antigene durch Umbau der akkumulierten Vorstufen
- topographisch abweichender Einbau
- Auftreten fetaler Antigene = *onkofetale Antigene*

Die genannten Veränderungen sind als mittelbare Folgen der Transformation zu betrachten, d.h. nachfolgend aufgeführten Beispiele für tumorassoziierte Antigene mit medizinischer Relevanz sind nicht identisch mit den unmittelbaren Onkogenprodukten. Obwohl diese Antigene von Tumorzellen gebildet werden, in oder auf diesen nachgewiesen werden können und oft im Serum Tumorkranker in hoher Konzentration vorliegen, muß doch nachdrücklich betont werden:

tumorassoziierte Antigene ≠ tumorspezifische Antigene,

da auch benigne Erkrankungen mit Zunahmen einhergehen können.

Beispiele:
- **Zunahme normaler Antigene**
  Die Dichte des *Transferrinrezeptors* auf der Oberfläche normaler Zellen korreliert mit deren Proliferationsrate. Tumorzellen haben daher auch in der Regel mehr Transferrinrezeptoren, bei einigen Arten (Karzinome, Sarkome) bis 1.000x mehr als die Ausgangszellen. Dies erklärt den häufig nachweisbaren Abfall des Transferrinspiegels im Serum Tumorkranker (Bindung)
- **Zunahme von Vorstufen normaler Antigene**
  Das *T-* und *Tn-Antigen* sind Vorstufen des *MN-Blutgruppensystems* - ☞ *Abb. 3.16* - die in normalen

3.4. Biochemische und immunologische Besonderheiten mit klinischer und diagnostischer Bedeutung

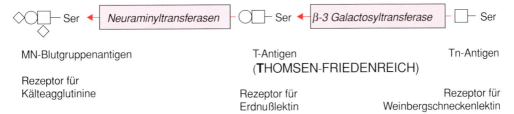

Abb. 3.16: Enzymatische Komplettierung von MN-Blutgruppenantigenen durch Anhängen von *Galactose* und *N-Acetylneuraminsäure* (Symbole s. Abb. 3.17). Wie unten aufgeführt, können alle 3 Antigene auch als (unterschiedliche) Rezeptoren fungieren.

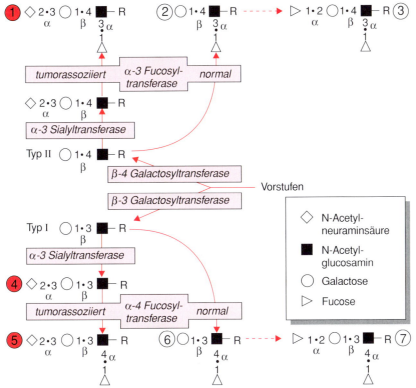

Abb. 3.17: (nach FUKUDA und UHLENBRUCK): Teilschritte der enzymatischen Komplettierung von Vorstufen des LEWIS-Blutgruppensystems zu normalen Antigenen (②, ③, ⑥, ⑦) oder zu tumorassoziierten Antigenen (①, ④, ⑤). Die abweichenden Synthesewege kommen durch die mit der Transformation verbundenen geringfügigen **Veränderungen im Expressionsmuster der Glycosyltransferasen** zustande: Dominanz der β-3 über die β-4 Galactosyltransferase → ④, ⑤; breitere oder veränderte Substratspezifität der beiden *Fucosyltransferasen* → ①, ⑤.
① = Sialyl Le^x; ② = Le^x; ③ = Le^y; ④ = CA 50 (**c**ancer **a**ntigen **50**); ⑤ = CA 19-9 = Sialyl Le^a; ⑥ = Le^a; ⑦ = Le^b.

Zellen nur in geringer Dichte und maskiert (nicht zugänglich) vorkommen

Nach Transformation akkumulieren sie und sind **universelle Tumorantigene**, die aber, wie die Transferrinrezeptoren, zellassoziiert bleiben und <u>nicht</u> im Serum erscheinen → Nutzung zur zytologischen und histologischen Diagnostik, z.B. mittels der angegebenen Lektine (vgl. Kap. 3.4.6.1., "Immunhistochemie")

- **Auftreten veränderter Vorstufen** - tumorassoziierte Antigene, die sich vom *LEWIS-Blutgruppensystem* ableiten - ☞ *Abb. 3.17.*

- **Auftreten fetaler Antigene = onkofetale Antigene**
  - *AFP* ($α_1$-***F***eto***p***rotein): Glycoprotein von ca. 67 kDa, das in fetaler Leber und Dottersack gebildet wird. Im fetalen Plasma erreicht es hohe Konzentration (bis 3 g/l) während der Frühschwangerschaft, fällt dann kontinuierlich ab und ist nach der Geburt

praktisch nicht mehr nachweisbar. Bei Neuralrohrdefekten tritt es in das Fruchtwasser über (☞ *Abb. 1.14*, Kap. 1.3.3.)
- *CEA* (*carcinoembryonales Antigen*): Gruppe von Glycoproteinen von 180-200 kDa, die von der Mukosa des fetalen Gastrointestinaltrakts während der ersten Schwangerschaftshälfte gebildet werden
- *BOFA* (β-*onkofetales Antigen*): Fetal in Kolon, Leber, Pankreas, Lunge und Nieren gebildet
- γ-*Fetoprotein*: Fetal in Gastrointestinaltrakt, Milz und Thymus gebildet

Anmerkung: griechische Buchstaben vor den Namen bezeichnen die Position im Elektropherogramm der Plasmaproteine

- **HD-Antigen** (*HANGANUTZIU-DEICHER-Antigen*): Chemisch ist es identisch mit *N-Glycolylneuraminsäure*, die in Glycoproteinen tierischer Zellen und Körperflüssigkeiten bis hin zu den Primaten verbreitet ist, in normalen menschlichen Zellen aber nicht gefunden wird, sondern hier durch *N-Acetylneuraminsäure* ersetzt ist. Auf oder in verschiedenen menschlichen Tumorzellen ist das HD-Antigen nachweisbar → atavistischer Rückschritt dieser Tumoren, der im Hinblick auf histologische Diagnostik (keine Abgabe in das Plasma) und Therapie als Ausnahme doch mit **Spezifität** einhergeht

Serodiagnostik

Sie setzt die Abstoßung einer gewissen Menge des membrangebundenen Antigens und Übergang in das Plasma voraus, was nicht immer erfolgt, s.o. Freigesetzte tumorassoziierte Antigene, wie andere Tumormarker auch, sind im Serum auch bei benignen Erkrankungen (meist Schädigung oder Entzündung des gleichen Organs) und z.T. bei Gesunden nachweisbar - wenn auch meist in niedrigeren Konzentrationen als bei fortgeschrittener Tumorerkrankung - → sie sind daher **für Screening und allgemeine Tumorfrüherkennung ungeeignet.**

Rechenbeispiel:

Wie bei allen Laborparametern muß zunächst der **Grenzwert zum Pathologischen** festgelegt werden. Das wird verschieden gehandhabt, oft durch Untersuchung einer großen Gruppe gesunder Blutspender.

Wenn definiert wird:

	mit pathologischem Wert	mit Normalwert
Tumorträger	A	B
Gesunde	C	D

Dann ist:

$$\text{Sensitivität} = \frac{A}{A+B}$$

$$\text{Spezifität} = \frac{D}{C+D}$$

$$\text{prädiktiver Wert} = \frac{A}{A+C}$$

Annahme:

Häufigkeit (= **Prävalenz**) eines Tumors in einer Bevölkerungsgruppe von 100.000 Personen = 1 %, Sensitivität des Tests = 70 %, Spezifität des Tests = 95 %.

	gesamt	negativer Test	positiver Test
Tumorträger	1.000	300	700
Gesunde	99.000	94.050	4.950
Summe	100.000	94.350	5.650

Die Problematik eines Tumorscreening wird deutlich: Zwar werden 700 Personen mit Tumor erfaßt, aber ebenso 4.950 ohne solchen. Der aufwendigere und psychisch belastende Teil der Diagnostik folgt danach - Nachweis bzw. (weit schwieriger) Ausschluß eines Tumors.

Für Screening-Untersuchungen kommen Tumormarker also bestenfalls bei Risikogruppen in Frage, und wo der Tumor mit weiteren diagnostischen Mitteln relativ leicht zu sichern oder auszuschließen ist, z.B. Prostatakarzinom: Messung des *PSA* (*Prostata-spezifisches Antigen*) bei Männern > 50 Jahre (zusammen mit rektaler Palpation und Sonographie, die nach der Blutabnahme erfolgen muß). Die Domäne ihres Einsatzes ist die **Verlaufskontrolle unter Therapie** - ☞ *Tab. 3.6*.

Abfall als Zeichen erfolgreicher Therapie, Konstanz als Hinweis auf Residualtumor oder irrelevante Reduktion, Anstieg bei Persistenz aggressiver Tumoren, meist mit Metastasierung. Wiederanstieg nach vorangegangener Normalisierung zeigt ein Rezidiv meist um Monate früher an, als andere diagnostische Methoden und ist daher im Hinblick auf erneute therapeutische Maßnahmen besonders wichtig.

Histologische und zytologische Diagnostik

Im Unterschied zur Serodiagnostik sind prinzipiell alle tumorassoziierten Antigene geeignet, auch membranintegrierte, nicht freigesetzte, z.B. T-, Tn- und HD-Antigen. Über die Erfassung der Vielzahl von Differenzierungsantigenen, die durch die *CD-Nomenklatur* (*cluster of differentiation* - ☞

3.4. Biochemische und immunologische Besonderheiten mit klinischer und diagnostischer Bedeutung

Tumormarker	Organ															
	Dickdarm	Gallenblase	Harnblase	HNO-Bereich	Hoden	Leber	Lunge	Mamma	Magen	neuroendokrin	Ösophagus	Ovar	Pankreas	Prostata	Schilddrüse	Zervix
primäre Marker																
AFP (α_1-Fetoprotein)					+**	+**										
Ca 15-3 (cancer antigen)								+*								
Ca 19-9	+	+							+				+*			
Ca 72-4									+*							
Ca 125												+*				
CEA (carcinoembryonales Antigen)	+						+	+	+		+					
SCC (squamous cell carcinoma antigen)				+			+				+					+
sekundäre Marker																
HCG (humanes Choriongonadotropin)					+**							+**				
hCT (humanes Calcitonin)															+**	
NSE (neuronenspezifische Enolase)							+**			+**						
PAP (prostatic acid phosphatase)														+		
PSA (Prostataspezifisches Antigen)														+**		
Tg (Thyreoglobulin)															+	
TPA (tissue polypeptide antigen)			+				+									

Tab. 3.6: Auflistung einiger häufig in der klinischen Praxis zur Serodiagnostik eingesetzter konventioneller Tumormarker. Sie dienen überwiegend zur Verlaufskontrolle der Therapie solider Tumoren (meist Karzinome) in den durch + markierten Organen; zusätzliche Markierung mit ** = relativ hohe Spezifität, mit * = vorhandene, aber mäßige Spezifität und ohne Zusatz = ohne Spezifität für Tumoren des bezeichneten Organs. Vertreter der letzten beiden Gruppen eignen sich jedoch auch zur Verlaufsbeurteilung bestimmter Tumoren und sind daher entsprechenden Organen zugeordnet. Neben den in diesem Kapitel behandelten primären sind auch Beispiele sekundärer Tumormarker (☞ nachf. Kap.) mit aufgeführt.

Tab. 5.2, Kap. 5.2.2.1.) systematisiert werden, gelang eine bessere Klassifizierung hämatologischer Tumoren, insbesondere der lymphoblastischen Leukämien, mit entsprechenden Schlußfolgerungen für Prognose und Therapie.

Tumorlokalisation durch (Radio-)Immundetektion

Durch Radionuklide, überwiegend ^{111}In und ^{131}J, markierte mAK gegen tumorassoziierte Antigene können zur szintigraphischen Tumorlokalisation im Patienten eingesetzt werden.

Nach Lösung technischer Probleme - wie Verminderung der unspezifischen Untergrundstrahlung - sind Erfolge bei kolorektalen Karzinomen (Anti-CEA), gynäkologischen Tumoren (Anti-CEA), Leberkarzinomen (Anti-AFP) u.a. erzielt worden.

3.4.6.3. Sekundäre, tumorproduzierte Marker

Im Unterschied zu den vorigen, sind diese Marker von der stofflichen Natur her heterogener und werden z.T. von den Tumorzellen aktiv abgegeben. Die wichtigsten Gruppen sind nachfolgend aufgeführt und durch wenige Beispiele belegt, die z.T. schon in *Tab. 3.6* enthalten sind.

- **unspezifische Proliferationsantigene**
  - *TPA* (☞ *Tab. 3.6*): Serodiagnostik, unspezifisch, aber für Harnblasentumoren einziger verfügbarer Marker
  - *β2-Mikroglobulin*: Serodiagnostik bei multiplem Myelom, mit prognostischem Wert
  - *Bcl-2* als Marker einer verminderten Apoptoserate - ☞ Kap. 1.1.4.

- **Hormone**
Tumoren endokrinen Ursprungs (Adenome) produzieren die Hormone des Ursprungsgewebes meist vermehrt (☞ Kap. 3.4.2.), so daß grundsätzlich alle Hormone und zugehörige Stimulations- und Suppressionstests (☞ Kap. 10.2.) zur Serodiagnostik herangezogen werden können. Wenn Tumoren, besonders der Hypophyse, sich klinisch noch nicht durch hormonelle Abweichungen erfassen lassen, produzieren sie häufig schon vermehrt inkomplette Hormone, α- oder β-Untereinheiten, die mit immunologischen Tests erfaßbar sind
  - *Tg* (☞ *Tab. 3.6*), *HCG* (☞ *Tab. 3.6*), *Prolactin* (☞ Kap. 10.2.4.5.) und *Thyrotropin* haben eine vergleichsweise hohe Spezifität für differenziertes Schilddrüsenkarzinom, Keimzelltumoren, Prolactinom bzw. Hypophysentumoren
  - Die Messung von Kombinationen verschiedener Hormone ist neben anderen Untersuchungen von besonderer Bedeutung für die Früherfassung der genetisch determinierten multiplen (auch: multiglandulären) endokrinen Neoplasien - ☞ Kap. 19.7.1.

- **Hormonrezeptoren**
Analog zur (Radio-)Immundetektion (☞ vorang. Kap.) können Tumoren auch über die von ihnen exprimierten Hormonrezeptoren lokalisiert werden, wenn die an sie bindenden Hormone oder Analoga radioaktiv markiert verfügbar sind
  - Der *Somatostatin-Rezeptor* wird von einer Vielzahl von Tumoren exprimiert. Zur Szintigraphie werden ^{111}In-markierte Analoga des Somatostatins (*Pentetreotid*, *Octreotid*) eingesetzt, die etwa gleich gut binden aber stabiler sind und eine längere biologische Halbwertszeit haben. Erfolgreiche Lokalisation von endokrinen Tumoren des Gastrointestinaltrakts und Pankreas (☞ Kap. 19.7.1.), Hypophysentumoren, Paragangliomen und medullären Schilddrüsenkarzinomen

Ein anderes Einsatzgebiet ist die Bestimmung von Hormonrezeptoren im entnommenen Tumorgewebe zur Optimierung der Therapie. Sie betrifft Rezeptoren, meist im Zellkern lokalisiert, die nach Bindung des entsprechenden Hormons über verschiedene Wege (Expression von DNA-Replikationsenzymen und Wachstumsfaktoren) die Proliferation und damit das Tumorwachstum fördern → Hemmung oder Ausschaltung der Hormone.

  - Estrogene und Progesteron stimulieren das Wachstum von Mammakarzinomen. Bei ca. 2/3 der Patientinnen lassen sich im Primärtumor *Estrogen-* und *Progesteronrezeptoren* nachweisen. Diese sprechen auf hormonsynthese- oder -wirkungshemmende Therapie an (☞ Kap. 3.6.4.); möglichst früh, da die Tumoren mit fortschreitender Erkrankungsdauer durch zunehmende Entdifferenzierung weniger Rezeptoren exprimieren. Die Rezeptorbestimmung hat auch prognostischen Wert: rezeptortragende Tumoren metastasieren mehr lokal und weniger viszeral

- **Enzyme** (vgl. Kap. 3.4.5.): überwiegender Einsatz in der Serodiagnostik
  - Wie im vorang. Kap., "Serodiagnostik" bereits erwähnt und in *Tab. 3.6* mit aufgelistet, ist *PSA* relativ spezifisch für die Prostata und unter bestimmten Bedingungen zur Früherfassung des Prostatakarzinoms geeignet. Im Unterschied zur Namensgebung,

die von der Bestimmungsmethode abgeleitet wurde, ist PSA ein Enzym: eine Serin-Proteinase, die von der Prostata sezerniert wird und zur Verflüssigung des Ejakulates beiträgt. *PAP* (☞ *Tab. 3.6*) kann zur Verlaufskontrolle eingesetzt werden

- *NSE* (☞ *Tab. 3.6*) ist eine Variante des glycolytischen Enzyms, die in Zellen neuroektodermalen Ursprungs vorkommt. Die höchsten Werte werden beim kleinzelligen Bronchialkarzinom gefunden. NSE korreliert hier direkt mit dem Tumorstadium und ist, in Kombination mit *CEA* (☞ *Tab. 3.6*), für die Verlaufskontrolle wichtig

- Eine Vielzahl weiterer Enzyme, wie *alkalische Phosphatase*, *α-Amylase*, *Creatinkinase-B* oder *Lactatdehydrogenase*, sind für Organe, in denen sie in hoher Konzentration vorliegen, oder allgemein zur Verlaufskontrolle brauchbar

- **IL-2-Rezeptor** sowie **Neopterin** - ☞ Kap. 5.2.3.2.

3.4.6.4. Tertiäre, tumorinduzierte Marker

Parameterveränderungen, die überwiegend durch die Reaktion des Organismus auf die Tumorerkrankung zustandekommen.

- **ektope Hormonproduktion** = paraneoplastische Endokrinopathien - ☞ Kap. 3.4.2.
  Als tertiäre Marker klassifiziert, obwohl die Hormone vom Tumor selbst produziert werden und daher auch zu den sekundären Markern gezählt werden könnten

  - Wie in Kap. 3.4.2. bereits ausgeführt, ist beim Vorliegen einer *Hyperkalzämie* der Nachweis erhöhter *PTHrP*-Konzentration als serodiagnostischer Hinweis auf einen Tumor epithelialen Ursprungs zu werten. Für hämatologische Tumoren mit Hyperkalzämie ist PTHrP unbrauchbar

- **Unspezifische Enzymaktivitätszunahmen im Serum** werden meist durch primärtumor- oder metastasenbedingte Schädigung der betroffenen Organe verursacht (vgl. Kap. 3.1.) und können daher alle labordiagnostisch etablierten Enzyme betreffen

- **Konzentrationsänderungen spezieller Proteine im Serum**
  - *CRP* (***C**-reaktives **P**rotein*) u.a. *Akute-Phase-Proteine* (☞ *Tab. 5.3*, Kap. 5.2.3.1.) können als unspezifische Antwort auf die Tumorerkrankung ansteigen

  - Abfall des *Transferrin*spiegels - ☞ Kap. 3.4.6.2., "Zunahme normaler Antigene". *Ferritin* steigt dagegen häufig an; hohe Sensitivität aber niedrige Spezifität, als Hinweis auf das Vorliegen von Lebermetastasen geeignet

  - Tumorassoziierte Antigene, auch solche, die nicht in das Plasma übertreten, können im Rahmen der immunologischen Reaktion auf den Tumor (☞ Kap. 3.6.5.) zur Zunahme entsprechender *Antikörper* im Plasma führen, die diagnostisch verwertbar ist. Dies trifft auch auf intrazellulär lokalisierte Proteine zu, wenn sie von der normalen Struktur und Konzentration abweichen. So finden sich bei Tumorpatienten relativ häufig Antikörper gegen p53 (Mamma-, Lungenkarzinom u.a.). Grund dafür dürfte die infolge missense-Mutationen des p53-Gens (☞ Kap. 3.2.1.5., "p53") veränderte Struktur und stark verlängerte Halbwertszeit (→ Konzentrationszunahme) sein

3.5. Krebsprävention durch Änderung von Ernährungsgewohnheiten

Aus der Gesamtheit epidemiologischer Daten ist zu schließen, daß ca. 2/3 der Tumoren durch Faktoren bedingt sind, die sich aus bestimmten Lebensgewohnheiten ergeben. Für etwa 1/4 der Tumoren besteht eine unmittelbare Beziehung zum Rauchen. Eine Tumorprävention durch Vermeidung dieses Risikofaktors und anderer gesicherter kanzerogener Noxen, auf die in Kap. 3.3. eingegangen wurde, liegt auf der Hand und bedarf im Rahmen dieses Buches keiner vertiefenden Behandlung.

Da knapp 1/3 der Tumoren direkt oder indirekt mit der Ernährung in Zusammenhang gebracht werden, wird hier versucht, einige grundsätzliche und gesicherte Ansatzpunkte für die Prävention kurz zusammenzufassen.

- **Verringerung des Fettanteils in der Nahrung**
  Die Korrelationen mit häufigen Tumoren und mögliche Mechanismen sind in Kap. 3.3.2.4. behandelt. Wichtige Parameter, wie der Gehalt an Gallensäuren, insbesondere sekundären, im Stuhl, oder die Estradiolkonzentration im Serum, lassen sich durch entsprechende Diät drastisch senken. Optimal aus dieser Sicht ist ein Fettanteil von ≤ 15 % der täglichen Energieaufnahme, mit möglichst geringem Anteil an gesättigten Fettsäuren und Normalisierung des Körpergewichts (☞ Kap. 9.5.1. und 21.1.3.) - ein

utopisches Ziel angesichts der Realität in reichen Industrieländern: 35-45 % Fettanteil der Energieaufnahme und ~ 40 % Übergewichtige in der erwachsenen Bevölkerung

- **Erhöhung des Anteils an Ballaststoffen**
Der Anteil unverdaulicher Bestandteile pflanzlicher Nahrung korreliert negativ mit der Rate an Kolonkarzinomen. Sie beschleunigen die Passage und erhöhen das Volumen des Stuhls beträchtlich (Faktor 3-4 im Vergleich extrem unterschiedlicher Ernährung) - verminderte Kontaktzeit und stärkere Verdünnung oder Bindung von Kanzerogenen oder Kokanzerogenen. Bezüglich Ballaststoffarten und zu empfehlender Kost - ☞ Kap. 21.1.3.2.

- **ausreichende Versorgung mit Antioxidantien**
Antioxidative Wirkung und Funktion als **Radikalfänger** sind für **Carotine** als Provitamine (Prototyp β-*Carotin*), das wasserlösliche **Vitamin C** (*L-Ascorbinsäure*), das lipidlösliche **Vitamin E** (Prototyp α-*Tocopherol*) und das Spurenelement **Selen**, als essentieller Bestandteil der *Glutathion-Peroxidase*, in Kap. 4.1.2. und 21.2.2.-3. behandelt. Reaktive O_2-Abkömmlinge mit Radikalcharakter und/oder hohem oxidativem Potential schädigen DNA (☞ Kap. 1.1.2.1. und 1.1.2.4.) sowie Lipide und Proteine der Zellmembranen (☞ Kap. 4.1.3.), und die metabolische Umwandlung von potentiellen in ultimate Kanzerogene erfolgt überwiegend durch Oxidation (☞ Kap. 3.3.2.1.). Da alle diese Reaktionen in der Kanzerogenese eine Rolle spielen, haben die o.g., mit der Nahrung zuzuführenden Substanzen eine Schutzfunktion.
L-Ascorbinsäure und α-Tocopherol reduzieren darüberhinaus nitrosierende Agentien, wie Nitrit - ☞ *Abb. 3.18* - und **hemmen** so **die Bildung kanzerogener Nitrosamine** (☞ Kap. 3.3.2.4.)

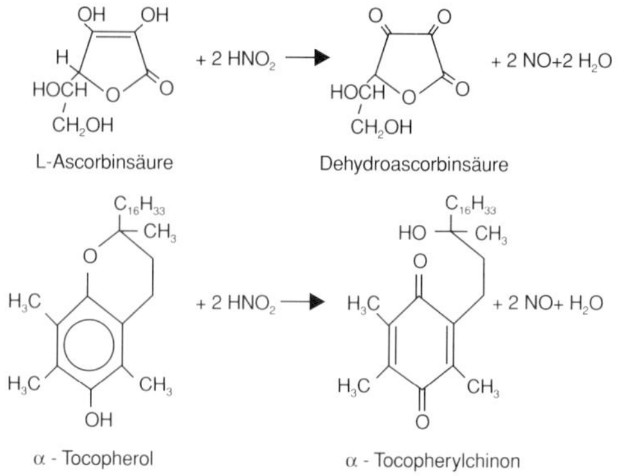

Abb. 3.18: Vereinfachte Darstellung der Reaktion von L-Ascorbinsäure sowie von α-Tocopherol mit salpetriger Säure (ohne Zwischenschritte).
L-Ascorbinsäure reagiert im wässrigen Milieu und bei saurem pH-Wert (Magensaft) und α-Tocopherol im lipophilen Milieu schneller mit Nitriten als Amine → effektive Hemmung der Nitrosaminbildung.

Das aus Carotinen gebildete **Vitamin A und seine Derivate** - *Retinoide* - binden an nukleäre Rezeptoren, die mit spezifischen DNA-Sequenzen - *RARE* (*retinoic acid response elements*) - interagieren und zur Transkription von Genen führen, die für die Differenzierung von Stammzellen notwendig sind → **antiproliferativer Effekt**.

Damit in Einklang steht die bereits vor 50 Jahren gemachte Beobachtung, daß extremer Mangel an Carotinen und/oder Vitamin A mit vermehrtem Auftreten von Präkanzerosen in Epithelien einhergeht. Außer der präventiven Wirkung ausreichender Versorgung sind natürliche und synthetische Retinoide deshalb auch zur Therapie von Tumoren epithelialen Ursprungs im Einsatz (☞ Kap. 3.6.9.).

Tierexperimentell ist die protektive Wirkung aller genannten Substanzen gut belegt. In Studien am Menschen trifft dies für Vitamin C und Selen zu; für Carotine und Vitamin E sind die Ergebnisse jedoch mehrdeutig. Selensubstitution, z.B. durch Se-haltige Hefen, wird in endemischen Mangelgebieten empfohlen (☞ Kap. 21.2.3., "Selen:") und bezüglich der 3 Vitamine kann der Pauschalempfehlung, fünf mal am Tage Obst und/oder Gemüse zu essen, gefolgt werden. Dies entspricht einmal einer optimalen Verteilung über den Tag und erlaubt zum anderen die Deckung des täglichen Bedarfs - Empfehlung: Vitamin C = 75-150 mg (Raucher = 125-250 mg), Vitamin E = 15-30 mg, β-Carotin 2-4 mg.

Zur labordiagnostischen Kontrolle eignen sich die Konzentrationen im Plasma. Folgende Richtwerte sollten nicht unterschritten werden: Vitamin C = 50 µmol/l, α-Tocopherol = 30 µmol/l (auf normales Plasmalipoproteinmuster bezogen), β-Carotin = 0,4 µmol/l

Die genannten Ernährungsempfehlungen zur Krebsprävention sind weitgehend identisch mit denen zur Atheroskleroseprophylaxe (☞ Kap. 9.5.1.), zur Eindämmung der Überernährung (☞ Kap. 21.1.3.) und bestimmter Formen der Fehlernährung in Industrieländern (☞ Kap. 21.2.2.). **Für die in der Morbiditäts- und Mortalitätsstatistik von Industrieländern mit Abstand führenden Herz/Kreislauf- und Krebserkrankungen kann** somit **ein einheitliches Präventionsprogramm empfohlen werden.**

In den U.S.A. wurde dies z.T. realisiert, indem das *National Cholesterol Educational Program* von der *American Heart Association* und der *American Cancer Society* gemeinsam inauguriert wurde.

3.6. Therapieprinzipien

In diesem Kapitel wird auf prinzipielle therapeutische Zugänge eingegangen, soweit sie sich aus den behandelten Pathomechanismen ableiten oder auf diese zurückführen lassen. Neuere Ansätze, deren klinische Erprobung erst begonnen hat oder noch aussteht, sind einbezogen und nehmen mehr Volumen ein als bewährte, praktizierte Methoden, was der fachlichen Ausrichtung des Lehrbuchs entspricht und nicht als Wertung anzusehen ist.

Neuere Zugänge betreffen vor allem die Kap. ab 3.6.6. einschließlich. Sie werden z.T. bereits praktiziert (Einsatz von Zytokinen), sind in klinischer Erprobung (Immuntoxine) oder befinden sich überwiegend noch im experimentellen Stadium (Gentherapie).

3.6.1. Operative Therapie

Wo Lokalisation und Ausdehnung solider Tumoren es zulassen, ist die **Entfernung des gesamten Tumorgewebes die bislang sicherste Methode**. Technisch ist die Auslösung einer Metastasierung durch den Eingriff zu vermeiden und Unterstützung durch Strahlen- und Chemotherapie günstig. Letztgenannte kommen bei hämatologischen Tumoren zum Einsatz und stehen im Vordergrund, wenn bei soliden Tumoren deren Ausdehnung und Metastasierung oder der Allgemeinzustand des Patienten eine vollständige Entfernung nicht zulassen.

3.6.2. Strahlentherapie

Auf Gewebe gerichtete hohe Dosen energiereicher Strahlung können Zellen so stark schädigen, daß sie in ihrer mitotischen Aktivität gehemmt werden und/oder absterben - **somatischer Strahlenschaden**.

Auf DNA-Ebene entsprechen Mechanismen und Art der Schäden den im Rahmen der Mutagenese besprochenen (☞ Kap. 1.1.2.4.). Als nicht-mutagener DNA-Schaden kommt eine radikalvermittelte Zunahme der zellulären Ca^{2+}-Konzentration (☞ Kap. 4.1.3.4. und 4.2.1.) hinzu, die über eine Aktivierung von Endonucleasen zur DNA-Fragmentierung führt.

Darüberhinaus gibt es vielfältige und im einzelnen unzureichend geklärten Wirkungen auf andere Makromoleküle. Besonders empfindlich reagieren zelluläre Membranen - wie für radikalvermittelte Schädigung in Kap. 4.1.3.3. behandelt - die letztlich über den Zusammenbruch von Ionengradienten zur Lyse der Zellen beitragen (☞ Kap. 4.1.3.4.). Auf das gesamte Gewebe bezogen, wird der Untergang von Zellen auch durch Schädigung des Kapillarendothels und die daraus resultierenden Mikrozirkulationsstörungen bewirkt.

Für die Mitosehemmung sind als besonders strahlenempfindliche Perioden des Zellzyklus die Zeiten kurz vor Beginn der S- und der M-Phase ermittelt worden.

Die Strahlensensibilität nimmt mit der Proliferationsrate zu. Diese ist in der Regel bei Tumoren hoch, aber auch in normalen Geweben - wie dem hämopoetischen System, immunkompetenten Zellen, Keimgewebe, Schleimhäuten, Basalzellen der Haut u.a. - die mit geschädigt werden können. Das technische Problem besteht daher in der Auswahl der geeigneten Strahlenquelle (Reichweite) und der günstigsten Applikationsform, um eine genügend hohe, überwiegend auf den Tumor gerichtete Strahlendosis zu erreichen.

In **hormonproduzierenden Geweben** kann dies auch durch systemische Applikation radioaktiv markierter Vorläufer oder anderer, dort akkumulierender Substanzen erreicht werden.

^{131}*Jod*-Gabe bei Schilddrüsenadenom - ☞ Kap. 10.2.5.2., "Therapie"

Zur Lokalisation und Strahlenbehandlung des Phäochromozytoms (☞ Kap. 10.4.) eignet sich ^{131}*Jod-markiertes meta-Jodbenzylguanidin*, ein Analogon des Sympathikusblockers *Guanethidin*, da es in chromaffinen Zellen angereichert wird.

Sekundärtumoren durch Strahlentherapie - ☞ Kap. 3.3.1.2., "Sekundärtumoren"

Knochenmarktransplantation nach Ganzkörperbestrahlung mit (sonst) letaler Dosis ist kurative Therapieform bei einigen Leukämien und Lymphomen. Sie wird zunehmend auch bei soliden Tumoren in Kombination mit forcierter Zytostatikatherapie eingesetzt. Andere Indikationen für die Knochenmarktransplantation sind Panmyelopathie, aplastische Anämie sowie die in Kap. 1.3.5.3.-4. genannten genetischen Defekte. Die in entsprechenden Zentren erreichten Erfolge sind das Ergebnis mustergültiger interdisziplinärer Zusammenarbeit.

- **Spender**
  Da HLA-Kompatibilität hier besonders wichtig ist (☞ Kap. 1.2.2.), wird bei *allogener* Transplantation ein Familienmitglied mit weitgehender oder vollständiger Übereinstimmung (gesichert für monozygote Zwillinge = *syngene* Transplantation) gesucht. Bei *autologer* Transplantation wird dem Patienten Mark während der 1. oder 2. Remissionsphase nach Zytostatikabehandlung und vor der Ganzkörperbestrahlung entnommen. Zur Entfernung darin noch vorhandener Tumorzellen kann immunologisch (monoklonale Antikörper und Komplement) oder chemotherapeutisch vorgegangen werden.
  Eine andere Möglichkeit ist die Gewinnung von hämopoetischen Stamm- und Vorläuferzellen aus dem peripheren Blut des Patienten durch *Leukapherese*. Um die Ausbeute an diesen Zellen zu erhöhen, wird chemotherapeutisch und/oder mit entsprechenden Wachstumsfaktoren (*GM-CSF, G-CSF* - ☞ Kap. 5.2.3.3.) vorbehandelt. Die Implantation bzw. Reimplantation der Stammzellen (☞ Kap. 1.3.5.3.) kann durch Wachstumsfaktoren ebenfalls unterstützt werden.
  Fernziel könnte die Gefrierkonservierung von Stammzellen aus dem Nabelschnurblut Neugeborener sein, die im Bedarfsfall für eine autologe Transplantation zur Verfügung stehen. Es setzt allerdings die Vermehrung dieser Zellen duch Kultivierung voraus, die noch unzureichend gelöst ist

- Die Folgen der Bestrahlung und vorausgegangenen Chemotherapie bedürfen der besonderen Überwachung in der **Posttransplantationsperiode**: a) Aplastische Phase (1.-3. Woche) → Erythrozyten- und Thrombozytentransfusionen; bei Granulozytengabe Gefahr der Zytomegalievirusinfektion. b) Hämatologische Rekonstitution (4.-10. Woche); bei allogener Transplantation Gefahr der *graft-versus-host reaction*

in dieser Zeit (als chronische Form auch später) - ☞ Kap. 1.2.2., "Transplantat-Wirt-Reaktion". c) Immunologische Rekonstitution (bis 4 Jahre), mit Pilzbesiedlung der Schleimhäute und häufig Herpessimplex-Virus-bedingten Erkrankungen

3.6.3. Chemotherapie mit Zytostatika

Wenn Operation und/oder Strahlentherapie nicht oder nicht mehr möglich sind, kann die (systemische oder regionale) Applikation von Zytostatika *kurativen* oder (häufiger) *palliativen* Effekt haben. In Kombination mit den erstgenannten Therapieformen dienen Zytostatika zur nachfolgenden Behandlung von Tumorresten und Mikrometastasen = *adjuvante* Chemotherapie oder zur vorangehenden Tumorschädigung und Verringerung seiner Masse = *neo-adjuvante* oder *primäre* Chemotherapie.

Zytostatika wirken stärker auf schnell wachsende Tumoren, weil weniger Zellen in der (weitgehend unempfindlichen) G_0-Phase sind. Ihrer Spezifität entsprechend, wirken sie daher entweder in allen anderen Phasen (G_1, S, G_2, M) des Zellzyklus (*phasenunspezifisch*) oder nur in bestimmten Abschnitten davon (*phasenspezifisch*), in denen sich immer nur ein Teil der Tumorzellen befindet.

Versuche zur Synchronisation des Zellzyklus, z.B. durch vorübergehende Blockade der Mitose mit *Vincristin* (s.u.), sind bei Tumorpatienten ohne wesentlichen Erfolg geblieben.

Aus allem folgt, daß ein Zytostatikum nur einen bestimmten Prozentsatz und nicht eine bestimmte absolute Anzahl von Tumorzellen zerstört. Durch Chemotherapie allein sind kurative Erfolge daher an eine Intervall- und Kombinationstherapie gebunden.

Nachfolgende Gruppierung von Zytostatika wurde nach ihren (überwiegenden) Angriffspunkten vorgenommen. Die Namen wichtiger Vertreter sind genannt, um die weiterführende Lektüre in Lehrbüchern der Pharmakologie und Toxikologie zu erleichtern.

- **Mitosehemmstoffe**
  Vinca-Alkaloide (aus *Vinca rosea*) - *Vinblastin*, *Vincristin* und das partialsynthetische *Vindesin* - hemmen die Zellteilung in der Metaphase, überwiegend durch Tubulinbindung → keine Aus-

3.6. Therapieprinzipien 129

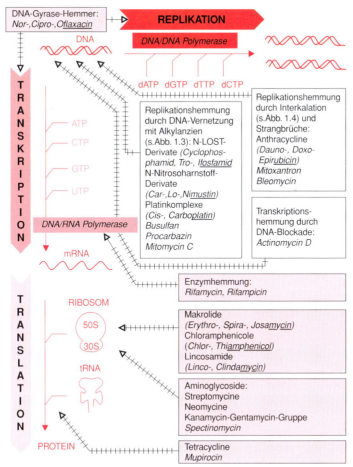

Abb. 3.19: Gruppen von Pharmaka und/oder einzelne Vertreter (kursiv), die durch direkten Angriff an der DNA, verschiedenen RNA-Formen oder diese umsetzenden Enzyme über die Hemmung von Replikation, Transkription oder Translation zytostatisch wirken.
Zur Tumortherapie sind nur die in den weißen Kästchen genannten Substanzen im Einsatz. Unter ihnen befinden sich auch Antibiotika (*Anthracycline, Mitoxantron, Bleomycin, Actinomycin D*). Rosa unterlegt sind weitere Gruppen von Antibiotika, deren Angriffspunkte überwiegend in dem hier dargestellten System liegen, die aber vorrangig gegen Mikroorganismen zur Behandlung von Infektionskrankheiten eingesetzt werden.

bildung der Kernspindel, aber auch durch Hemmung der DNA- und RNA-Synthese
- **direkter Angriff an DNA und diese umsetzenden Enzyme** - ☞ *Abb. 3.19*
- **Hemmung der Nucleotidsynthese - Antimetaboliten** - ☞ *Abb. 3.20*

Die vorangenannten Substanzen sind dort unter dem Gesichtspunkt zytostatischer und zytotoxischer Wirkung auf Tumorzellen betrachtet, aber in ihrer **allgemeinen Wirkung** auf alle Zellen höherer und niederer Organismen eigentlich unter den in *Abb. 3.21* veranschaulichten 4 Gesichtspunkten einzuordnen.

Außerdem ist der zytostatische Effekt der Chemotherapie - wie der der Strahlentherapie - **nicht tumorspezifisch** → **schwerwiegende Nebenwirkungen**:

- Normale teilungsaktive Gewebe werden mit geschädigt → Abfall der Leukozyten-, Thrombozyten- und Erythrozytenzahl; intestinale Störungen; Leberschädigung; Haarausfall
- Immunsuppression → erhöhte Infektionsgefahr
- gesteigerter Nucleinsäureabbau → Hyperurikämie (☞ Kap. 1.4.11.3.)

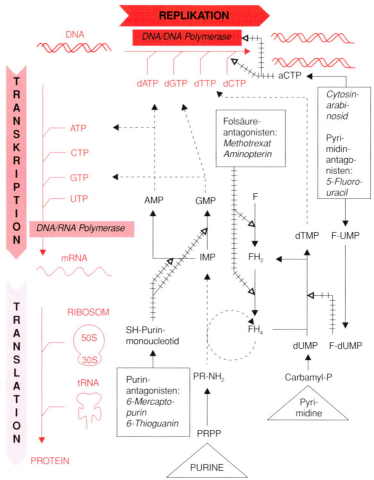

Abb. 3.20: Gruppen von Pharmaka und einzelne Vertreter (kursiv), die durch Hemmung der Nucleotidsynthese über eine Replikations- und/oder Transkriptionshemmung zytostatisch wirken. F = Folsäure

Durch **intermittierende Applikation** der Pharmaka lassen sich die Nebenwirkungen einschränken, da sich proliferationsaktive Normalgewebe in der Regel schneller als Tumorzellen erholen. Die mit der Chemotherapie verbundene Proliferationshemmung normaler Gewebe - vor allem die Knochenmarksuppression - kann durch **Applikation von** rekombinanten **Zytokinen und Wachstumsfaktoren** (☞ Kap. 5.2.3.) verringert werden: *IL-3* (*Interleukin-3*) induziert das Wachstum früher hämopoetischer Vorläuferzellen. Nachfolgende Gabe von *GCSF* oder *GM-CSF* (*granulocyte-* oder *granulocyte macrophage-colony stimulating factor*), von *IL-6* (*Interleukin-6*) und von *Erythropoietin* fördert dann die Ausreifung von Granulozyten, Monozyten, Thrombozyten bzw. Erythrozyten. Für Thrombozyten ist auch *MGDF* (*megacaryocyte growth and development factor*) in klinischer Erprobung (☞ Kap. 8.2.1., "therapeutischen Prinzipien"). Als Alternative kommt die autologe Knochenmarktransplantation in Frage und - als Trend - die Zytokingabe vor der Chemotherapie, zur Mobilisierung von Stammzellen im peripheren Blut, die über Leukapherese entnommen und später retransfundiert werden können (☞ Kap. 3.6.2.). Einen anderen Ansatz bietet z.B. *TGF*-β (*transforming growth factor-*β, ☞ Kap. 6.1.1.5.), durch den ein Teil der Stammzellen im Knochenmark in die G_0-Phase übergeht und so unangreifbar für Zellzyklus-spezifische Zytostatika wird =

primäre Verminderung von Nebenwirkungen, mit der Chance, mehr Zytostatika in den kurativ wirksamen Dosierungsbereich zu bringen. Gentherapeutischer Ansatz - ☞ Kap. 3.6.11.3.

Resistenz: Verschiedene Tumoren unterscheiden sich einmal a priori in ihrer Empfindlichkeit gegenüber Zytostatika, können aber auch unter der Behandlung zunehmend resistenter werden. Abgesehen von extrazellulär lokalisierten Ursachen (mangelnde Blutversorgung, Inaktivierung der Zytostatika durch Antikörper u.a.) kann auf zellulärer Ebene durch Mutation eine Selektion primär resistenter Tumorzellen oder eine Neubildung resistenter Zellen erfolgen.

Mechanismen:
- verminderter Eintransport in die Zelle
- gesteigerter Austransport durch das membranspannende *P-Glycoprotein* (130-180 kDa), das zur *ABC-Superfamilie* der Transportproteine gehört (☞ eingangs Kap. 1.4.10). Es wird durch das ***multidrug-resistance gene MDR1*** kodiert und von zahlreichen Zelltypen exprimiert, z.B. Bronchialschleimhaut, Darmmukosa, Endothelzellen der Hirngefäße (Blut/Hirn-Schranke), Gallengangsepithel, Knochenmarkstamm-, Nebennierenrinden-, proximalen Tubuluszellen. Wahrscheinlich dient es dem Austransport von toxischen Substanzen, aber auch von Steroiden. In den verschiedenen Tumorarten wird es primär unterschiedlich stark exprimiert und kann mit steigendem Tumoralter zunehmen. Es hemmt besonders die Wirkung von Zytostatika natürlicher Herkunft (Antibiotika, Vinca-Alkaloide). Für einige Tumorarten, z.B. Osteosarkome, ist das Ausmaß der MDR1-Expression ein Prognosemarker. Die Pumpkapazität des P-Glycoprotein kann durch Calciumantagonisten, Cyclosporine und einige Steroide gehemmt werden. Klinische Studien, in denen diese Medikamente mit Zytostatika kombiniert wurden, waren bislang nicht überzeugend

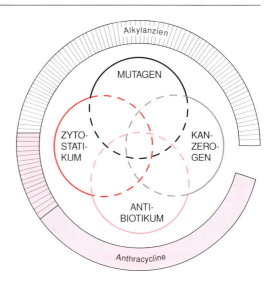

Abb. 3.21: Aus den Mechanismen der zur Chemotherapie von Tumoren eingesetzten Substanzen ergeben sich Wirkungen in vier ineinander übergehende Richtungen.
Für die einzelnen Pharmaka, hier durch zwei verschiedene Gruppen repräsentiert, sind daher immer mehrere Wirkungen zu erwarten, zwischen denen im Einzelfall abgewogen werden muß: Die mutagene und kanzerogene Wirkung der *Alkylanzien* ist in den Kap. 1.1.2.2. bzw. 3.3.2. belegt und der Grund für die ebenfalls gute zytostatische Wirkung (☞ *Abb. 3.19*). Folglich besteht die Gefahr von Mutationen in Keimzellen und/oder der späteren Ausbildung von **Sekundärtumoren** (Beispiele in Kap. 3.3.2.4., "Pharmaka:"), was besonders bei der Behandlung von Kindern zu beachten ist. *Anthracycline* sind primär Antibiotika, die auf Grund ihrer Nebenwirkungen bei der Behandlung von Infektionen durch besser verträgliche Substanzen ersetzt sind, aber für die vitale Indikation der Tumortherapie in Frage kommen.

- Die in vielen Tumoren vorhandenen Mutationen des *p53-Gens* (☞ Kap. 3.2.1.5., "p53") gehen häufig mit einer gesteigerten MDR1-Expression einher. Die p53-Mutanten tragen außerdem selbst zur Resistenzsteigerung bei, da ihre physiologische Funktion, Zellen mit irreparablen DNA-Schäden zur Apoptose zu bringen, vermindert ist

- enzymatischer Abbau in der Zelle

- verstärkte Bildung der Zielmoleküle für Zytostatika durch Genamplifikation oder Bildung neuer Zielmoleküle

- Ausbildung von Umgehungsstoffwechselwegen, die nicht durch das Zytostatikum beeinträchtigt werden

- Reparatur der geschädigten DNA-Anteile (☞ Kap. 1.1.3.)

Durch **Kombinationstherapie** kann der Resistenzentwicklung entgegengewirkt werden. Sie vermindert außerdem auch das Ausmaß an Nebenwirkungen.

Die Auswahl der im Individualfall jeweils am besten geeignetsten Zytostatika wird durch **prädiktive Teste** erleichtert: Prüfung verschiedener Pharmaka an entnommenen Proben in der Zell- oder Gewebekultur oder nach Heterotransplantation auf *kongenital thymuslose Mäuse* (keine zelluläre Immunabwehr → gutes Angehen der meisten menschlichen Tumoren unter Erhaltung ihrer Spezifität). Außerdem kann molekulargentisch das Ausmaß der MDR-1-Expression ermittelt werden.

3.6.4. Hormontherapie

Die Behandlung von Tumoren, deren Wachstum u.a. einer endokrinen Regulation unterliegt, kann durch Unterbindung der Hormonproduktion oder -wirkung - *ablative* Therapie - oder Gabe antagonistischer Hormone - *additive* Therapie - erfolgreich unterstützt werden.

- **Antiestrogene** rekrutieren sich aus 2 Gruppen: *Estrogenrezeptor-Antagonisten* (*Tamoxifen*) kompetieren mit Estrogenen um deren Rezeptoren. *Aromatasehemmer* (*Aminoglutethimid*; *4-Hydroxy-*, *1-Methyl-*, *6-Methylandrostendion*) vermindern die Estrogensynthese aus Androgenen. Sie kommen bei der Therapie des **Mammakarzinoms** zum Einsatz, evtl. zusammen mit Ovarektomie
- **Antiandrogene** (*Cyproteronacetat*, *Flutamid*) wirken als *Androgenrezeptor-Antagonisten* und sind beim fortgeschrittenen **Prostatakarzinom** indiziert
- **Androgenderivate** (*Drostanolonpropionat*, *Testolacton*) sind ebenfalls beim **Mammakarzinom** indiziert und dem Testosteron wegen geringerer virilisierender Wirkung vorzuziehen
- **Gestagene** (*Medroxyprogesteron-*, *Megestrolacetat*) wirken wachstumshemmend beim Endometrium-, Prostatakarzinom und Hypernephrom und werden auch beim Mammakarzinom eingesetzt, da sie die Estrogenrezeptorsynthese der Tumorzellen hemmen
- **Gonadoliberinanaloga** (*Buso-*, *Gose-*, *Leupro-*, *Triptorelin*) führen nach vorübergehender Stimulierung später durch down-Regulation der hypophysären Rezeptoren zur vollständigen Hemmung der FSH- und LH-Ausschüttung (chemische Kastration) - palliative Behandlung des fortgeschrittenen **Prostatakarzinoms**

3.6.5. Natürliche Tumorabwehr

Die heterogenen Zellen eines Tumors sind Wechselwirkungen mit der extrazellulären Matrix, Endothelzellen der Gefäßwand, Entzündungszellen sowie humoralen und zellulären Immunreaktionen ausgesetzt. Während Endothel- und Entzündungszellen sowohl fördernde als auch hemmende Einflüsse auf die Tumorproliferation haben können, sind Immunreaktionen überwiegend als Abwehrmechanismen einzustufen. Aus beiden ergeben sich neue therapeutische Ansätze, auf die in den nachf. Kap. eingegangen wird.

Eine **Stimulierung der Immunabwehr** durch Tumorzellen ist tierexperimentell belegt. Obwohl tumorassoziierte Antigene nicht spezifisch sind, könnte die vermehrte Bildung membranintegrierter, nicht sezernierter Antigene (☞ Kap. 3.4.6.2.) auslösend sein. Klinische Hinweise auf Beziehungen zwischen Immunabwehr und Tumorinzidenz:

- Bessere Prognose einer Tumorerkrankung bei Ausbildung von Lymphozyteninfiltraten um den Tumor oder stimulierter Immunabwehr
- Bei Defektimmunopathien (☞ Kap. 1.4.11.1.), Antikörpermangelsyndrom, Hypogammaglobulinämie, AIDS und iatrogener Immunsuppression ist eine Zunahme seltener Tumorarten aus den Gruppen lymphoretikulärer oder virusassoziierter epithelialer Tumoren nachweisbar - typische Beispiele sind BURKITT-Lymphom, KAPOSI-Sarkom bei AIDS - aber nicht für das Spektrum der häufigeren Tumorarten

Die **zelluläre Immunabwehr** ist gegenüber der humoralen favorisiert - folgende Mechanismen spielen eine Rolle:

- Antigenpräsentierung durch Makrophagen in Verbindung mit Antigenen der D-Region des HLA-Systems (☞ *Abb. 1.8*, Kap. 1.2.1. und *Abb. 1.9*, Kap. 1.2.2.) und Abgabe von *Interleukin-1* (*IL-1*, ☞ Kap. 5.2.3.1.). Dieses aktiviert Helfer-T-Zellen, die proliferieren und *Interleukin-2* (*IL-2*, ☞ Kap. 5.2.3.2.) abgeben. Letzteres führt u.a. zur Proliferation und Differenzierung von T-Zellen zu **zytotoxischen T-Zellen**. Sie binden HLA-vermittelt über tumorassoziierte Antigene an Tumorzellen und lysieren diese, überwiegend durch Freisetzung von *Lymphotoxin* (☞ Kap. 3.6.8.). Die Expression von HLA-B7 auf Tumorzellen ist dabei entscheidend für die T-Zell-Aktivierung.

Andere von T-Zellen produzierte Zytokine aktivieren weitere Abwehrzellen: γ-Interferon (*IFN-γ*, ☞ Kap.

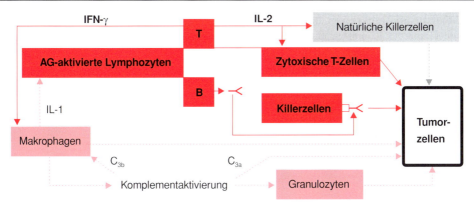

Abb. 3.22: Grob vereinfachte Darstellung der Wirkungen und des Zusammenspiels der wichtigsten an der Tumorabwehr beteiligten Zellen und Zytokine.

3.6.6.1.) stimuliert Makrophagen und IL-2 wandelt Natürliche Killerzellen in Lymphokin-aktivierte Killerzellen um, deren Wirkungen nachfolgend aufgeführt sind

- **Makrophagen** - überwiegend aus zirkulierenden Monozyten - machen durchschnittlich 20-30 % der Zellen eines soliden Tumors aus, allerdings mit Schwankungen von 0-80 %. Sie werden durch chemotaktisch wirkende Proteine aus Tumorzellen angelockt. Die Bindung an die Tumorzellen erfolgt entweder antikörpervermittelt über die Fc-Rezeptoren der Makrophagen oder direkt über tumorassoziierte Antigene, für die Makrophagen Rezeptoren haben können. Nach Aktivierung der Makrophagen durch Zytokine (s.o.) können sie direkt oder indirekt auf Tumorzellen einwirken:
  - Zytotoxische oder zytolytische Wirkung durch Freisetzung von Sauerstoffradikalen und H_2O_2 (☞ Kap. 5.2.4.3.), Proteinasen (☞ Kap. 5.2.4.4.), *Tumornekrosefaktor-α* (*TNF-α*, ☞ Kap. 3.6.8.) und durch Komplementaktivierung (☞ Kap. 5.7.1.)
  - Förderung anderer Immunreaktionen durch Antigenpräsentierung und Stimulation der T-Zellproliferation und -aktivierung durch Freisetzung von IL-1 (s.o.)
  - Auslösung von Mutationen durch Sauerstoffradikale → Beitrag zur Zellheterogenität des Tumors und damit zum Metastasierungspotential?
- **Natürliche Killerzellen (NK)** sind lymphoide Zellen (große granuläre Lymphozyten), die **ohne Vermittlung durch Antikörper oder HLA-Antigene** zytotoxische Aktivität gegen Tumorzellen und virusinfizierte Zellen entfalten. Die Zielzellen erkennen sie wahrscheinlich am veränderten Oligosaccharidbesatz. Auf Tumorzellen sind dies z.B. Glycosaminoglycane und Sialyl-Glycolipide, an die NK über Lektin-ähnliche Rezeptoren binden. Die Wirkung der NK wird durch IL-2 (s.o.) und andere Zytokine wesentlich verstärkt

wobei sie sich in **Lymphokin-aktivierte Killerzellen (LAK)** umwandeln. Diese binden nun an Tumorzellen über interzelluläre Adhäsionsmoleküle (CD2 und CD11a/CD18 auf LAK mit CD58 bzw. CD54 auf Tumorzellen; vgl. *Tab. 5.2*, Kap. 5.2.2.1.), sowie Antikörper- und Komplement-vermittelt. Ihre zytotoxische Wirkung entfalten sie vor allem über das aus den Granula freigesetzte *Perforin* (Bindung an Phosphorylcholinreste → Porenbildung in der Membran → Lyse), aber auch *NKCF (NK cytotoxic factor)*, *Leukalexin* und TNF-α. Den NK wird eine wichtige Funktion bei der Tumorabwehr zugeschrieben, die für den Menschen vor allem durch den Nachweis erhöhter Tumorinzidenz bei (seltenen) Defekten der Bildung dieser Zellen belegt ist. Entscheidend ist ihr frühzeitiges Eingreifen, bevor sich Immunmechanismen etabliert haben - "first line of defense"

Die Bildung von Antikörpern als Produkte der **humoralen Immunabwehr** wird durch Helfer-T-Zellen gefördert. Außer der Komplementaktivierung vermitteln die Antikörper auch die Bindung von Killerzellen und von Makrophagen an Tumorzellen (Antikörper-abhängige zelluläre Immunabwehr).

Zusammenfassung - ☞ *Abb. 3.22*

Zelluläre und humorale Immunreaktionen können durch die Tumorzellen selbst über eine Reihe von Mechanismen in ihrer Wirksamkeit abgeschwächt werden - was bei der Entwicklung diagnostischer und therapeutischer Verfahren auf immunologischer Basis zu beachten ist - **immunological escape** (escape = Entkommen):

- **Maskierung** antigener Determinanten an der Zelloberfläche durch umhüllende Schichten, vorwiegend *Sialomucine*

- **Modulation** von Antigenen an der Zelloberfläche auf Grund des Kontaktes mit Antikörpern durch Endozytose oder Umverteilung in der Membran
- **Abstoßung** (= *shedding*) von Antigenen und Antigen/Antikörper-Komplexen von der Zelloberfläche und Freisetzung in den extrazellulären Raum → weniger Angriffspunkte für die Abwehr. Abgestoßene Antigene bewirken darüber hinaus eine **Blockade** der Zytotoxizität von T-Zellen durch Bindung an diese oder Helfer-T-Zellen und der humoralen Abwehr durch Neutralisation der Antikörper
- Zytotoxische T-Zellen binden an Tumorzellen u.a. über Zielantigene der ABC-Region des HLA-Systems. **Verminderte oder veränderte Expression der Zielantigene** schwächt die zelluläre Abwehr
- Ursache wechselnder oder (scheinbar) fehlender Immunogenität eines Tumors kann eine **verstärkte Suppressor-T-Zellbildung** sein, die von der Natur des Antigens (häufig onkofetale Antigene) oder dem Zeitpunkt und den Umständen seiner Präsentation abhängt
- Verschiedene **Tumorprodukte** mit Protein- oder Prostaglandincharakter können immunologische oder entzündliche Abwehrmechanismen hemmen

3.6.6. Therapeutische Unterstützung der Immunabwehr

Eine Übersicht gibt *Tab. 3.7*.

Einige dieser Therapieformen sind bereits wieder verlassen oder auf spezielle Tumoren eingeschränkt. Andere - auch Kombinationen - auf die in den Kap. 3.6.6.1.-3. etwas detaillierter eingegangen wird, haben breitere Anwendung oder könnten sie erlangen.

Gentherapeutische Ansätze zur Unterstützung der Immunabwehr werden in Kap. 3.6.11. betrachtet.

Therapieart	Beispiele
aktive Immuntherapie	
- unspezifisch	adjuvante Therapie mit BCG, Corynebakterien, Levimasol; Interferone (IFN); Interleukin-2 (IL-2)
- spezifisch	inaktivierte autologe Tumorzellen oder deren Bestandteile
passive Immuntherapie	
- Antikörper (AK)	freie monoklonale oder polyklonale Antikörper; Kopplung mit radioaktiven Isotopen, Zytostatika oder Toxinen
- Zellen	Lymphokin-aktivierte Killerzellen (LAK); Tumor-infiltrierende Lymphozyten (TIL)
indirekte Zugänge	Demaskierung von Tumorzellen durch Neuraminidase; Plasmapherese zur Entfernung abgestoßener Antigene

Tab. 3.7: Klassifizierung immuntherapeutischer Methoden und stichwortartige Aufzählung von Beispielen (nach ROSENBERG).

3.6.6.1. Interferone

Entdeckung und Name rühren von der Beobachtung her, daß Individuen, die durch eine Virusart erkrankt sind, vor einer zweiten Virusinfektion oft geschützt sind. Mechanismus: Virusinfizierte Zellen produzieren Viren und Interferone. Letztere werden von anderen Zellen aufgenommen und induzieren in diesen die Bildung einer *Oligoadenylat-Synthetase*, die aus ATP Oligoadenylate mit 2'5'-Verknüpfung macht (= *2-5 A*). Diese binden an *Endoribonucleasen* und aktivieren sie → Degradation viraler (und zellulärer) RNA.

Wie aus *Tab. 3.8* hervorgeht, haben Interferone neben antiviralen auch immunmodulierende und antiproliferative Wirkungen, die sie für die Therapie von Tumoren, aber auch anderen Erkrankungen, attraktiv machen.

Da Interferone **artspezifisch** sind, kommen therapeutisch nur rekombinante menschliche Interferone zum Einsatz. Erfolge bei der Tumorbehandlung (undifferenziert nach Art des Interferons; etwa in der Reihenfolge der Wirksamkeit, von gut bis mäßig; unvollständig):

- hämatologische Tumoren
  Haarzell-Leukämie, chronische myeloische Leukämie, Non-HODGKIN-Lymphome niedriger Malignität, kutane T-Zell-Lymphome, multiples Myelom, chronisch lymphozytäre Leukämie, akute Leukämie

- solide Tumoren
  Basaliom, Blasenkarzinom, neuroendokrine Tumoren, KAPOSI-Sarkom (AIDS-assoziiert), Ovarialkarzinom, Hypernephrom, Gliome, Nasopharynxkarzinom, Melanom

Fortschritte werden durch Dosisoptimierung (tolerable Maximaldosis kann > optimale Wirkdosis sein) und Kombinationstherapie erwartet. Typische Nebenwirkungen sind grippeähnliche Symptome, daneben Hypotonie und gastrointestinale Erscheinungen, auch Anämie, Leukozyto- und Thrombozytopenie. Rekombinantes IFN-α kann zum Auftreten neutralisierender Antikörper führen.

Weitere therapeutische Einsatzgebiete:

IFN-α und -β: Infektionen mit Hepatitis-, Herpes- und Papillomviren, multiple Sklerose, Immunthrombozytopenien; IFN-γ: juvenile rheumatoide Arthritis.

3.6.6.2. IL-2 (Interleukin-2)

Eigenschaften und Wirkungen - ☞ Kap. 5.2.3.2. und 3.6.5. Hier wird nur auf den Einsatz in der Tumortherapie eingegangen. Dazu kann IL-2 allein oder in Kombination mit Zytostatika systemisch gegeben werden. Häufiger kommt es in Form der **adoptiven Immuntherapie** zum Einsatz - ☞ *Abb. 3.23.*

Bei dieser Therapieform kann die IL-2-Dosis verringert werden, was im Hinblick auf die beträchtlichen Nebenwirkungen (Permeabilitätszunahme der Kapillaren → Ödeme, Hypotonie; Somnolenz, Koma) wünschenswert ist. Remissionen werden vor allem bei Hypernephrom, Melanom und kolorektalem Karzinom erreicht.

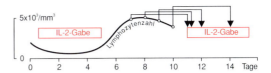

Abb. 3.23: Protokoll einer adoptiven Immuntherapie mit IL-2.
Unter der ersten intravenösen Applikation von rekombinantem IL-2 sinkt die Lymphozytenzahl im peripheren Blut ab und nach Absetzen steigt sie über die Norm an (rebound-Effekt). In dieser Phase werden an 4 Tagen Lymphozyten mittels Leukapherese gewonnen und 3-4 Tage mit hohen Dosen IL-2 inkubiert → Induktion eines hochaffinen IL-2-Rezeptors → Umwandlung in **LAK** (**L**ymphokin-**a**ktivierte **K**illerzellen). Diese Zellen werden dem Patienten nach dem angegebenen Schema reinfundiert, zusammen mit einer zweiten intravenösen IL-2-Applikation.

Eine zweite Art der adoptiven Therapie geht von entnommenen Tumorproben aus, indem **Tumorinfiltrierende Lymphozyten (TIL)** in Gegenwart von IL-2 kultiviert werden.

Dazu werden die Zellen aus dem Geweberband durch Proteasen herausgelöst. Während der Kultivierung über 2-3 Wochen überwuchern die Lymphozyten die primär auch in der Suspension enthaltenen Tumorzellen und töten sie schließlich ab, so daß am Ende nur Lymphozyten verfügbar sind.

Von ca. 80 % der menschlichen Tumoren unterschiedlicher Herkunft sind TIL gewinnbar. Nach Reinfusion richten sich diese Lymphozyten über tumorassoziierte Antigene speziell gegen diesen individuellen Tumor. Bei der Behandlung fortgeschrittener Melanome wurden so bessere Erfolge erzielt als mit IL-2 allein oder adoptiver Therapie mit LAK.

Rekombinantes **IL-3** (*Interleukin-3*) wird in erster Linie zur Hämopoesesteigerung bei Zytostatikatherapie eingesetzt (☞ Kap. 3.6.3., „Nebenwirkungen:"). Bei akuter myeloischer Leukämie sollen nach in vitro-Befunden die Blastenzellen durch Inkubation mit IL-3 aber auch empfindlicher gegenüber Zytostatika werden.

3.6.6.3. Monoklonale Antikörper (mAK)

Therapeutisches Ziel ist die Interaktion von mAK mit tumorassoziierten Antigenen, wodurch die Abtötung von Tumorzellen vermittelt wird.

Generelle Probleme:

- **Mitschädigung normaler Gewebe**
  - durch Kreuzreaktivität der mAK (☞ Kap. 3.4.6.2., "Grenzen der Anwendung")
  - weil tumorassoziierte Antigene (AG) auch auf Normalzellen vorkommen, wenn auch in der Regel in sehr viel geringerer Dichte

  Trend: Herstellung spezifischerer und affinerer mAK durch Modifikation mittels in-vitro-Mutagenisierung der produzierenden Hybridomzellen

- **Unvollständige Tumorschädigung**
  da auf Grund der Zellheterogenität des Tumors a) nicht alle Tumorzellen das AG tragen müssen, gegen das der mAK gerichtet ist und b) einige Zellen das AG auch verlieren können, u.a. durch shedding (☞ Kap. 3.6.5., "Abstoßung"). Trends: Applikation eines mAk-Cocktails gegen verschiedene AG; simultane Gabe von Interferonen, die die Expression tumorassoziierter AG steigern (☞ *Tab. 3.8*, Kap. 3.6.6.1.); Plasmapherese zur Entfernung abgelöster AG, die die mAK vor Erreichen ihres Zielorts binden

- **Gefahr anaphylaktischer Reaktionen**
  ☞ Kap. 3.4.6.2., "Grenzen der Anwendung"

Anwendungsmöglichkeiten:

- **freie mAK**
  Die Gabe unkonjugierter mAK gegen die (möglichst vorher in Tumorproben ermittelten) tumorassoziierten AG dient der Unterstützung der körpereigenen Antikörper-vermittelten Zytotoxizität (Komplementsystem, Makrophagen, Killerzellen). Remissionen bei vielen Tumoren, dauerhafte Erfolge beim B-Zell-Lymphom. Ein nicht-immunologischer Zugang ist die Blockade von Wachstumsfaktoren oder deren Rezeptoren durch mAK- ☞ Kap. 3.6.7

- **konjugierte mAK**
  Das Prinzip besteht in der Verknüpfung von mAK gegen tumorassoziierte AG oder auf Tumorzellen vorwiegend exprimierte Rezeptoren für Wachstumsfaktoren, mit tumorzerstörenden Substanzen → **Komplex hoher Selektivität und Toxizität**. 4 Prinzipien werden verfolgt, von denen *Immuntoxine* und *Zell-Konjugate* besonders stark in Entwicklung sind

  - **Radio-mAK**
    Radioaktiv markierte mAK binden an Tumorzellen und zerstören sie durch Bestrahlung → gezieltere Zerstörung mit weniger Risiko für Normalzellen als bei konventioneller Strahlentherapie. Die Radioisotope (^{99}Technecium, ^{111}Indium, ^{131}Jod, ^{188}Rhenium, ^{211}Astatin u.a.) werden direkt kovalent oder über Chelatbildner oder kurzkettige Peptide (*cross linker*) gebunden. Im Unterschied zu den Immunzytostatika und -toxinen (s.u.) genügt die Heranführung an die Zelle, und es ist **keine Internalisierung des Komplexes notwendig**. Nachteilig ist die Zirkulation der Radio-mAK durch den Körper vor ihrer Bindung an den Tumor → Gefahr der Knochenmarkschädigung mit Hämopoesehemmung. Klinische Testung bei Lymphomen, Melanomen u.a. Tumoren

  - **Immunzytostatika**
    Durch Kopplung von Zytostatika an mAK sollen die Nebenwirkungen der üblichen systemischen Applikation verringert werden. In Erprobung sind überwiegend Vertreter aus den Gruppen: Alkylanzien, Anthracycline, Folsäureantagonisten, Vinca-Alkaloide (☞ Kap. 3.6.3.). Der gebundene Komplex **muß von den Tumorzellen aufgenommen werden**: Aufnahme über coated oder smooth pits → Einschluß in coated vesicles und Endosomen → Freisetzung von Zytostatikum in das Zytosol. So erreicht nur ein Teil des Pharmakons seinen eigentlichen Wirkort, was einer der Gründe für die insgesamt relativ unbefriedigenden Ergebnisse ist - zu niedrige Wirkkonzentration. Erfolge jedoch z.B. durch Methotrexatkopplung an mAK bei der Lungenkrebstherapie

  - **Immuntoxine**
    Gekoppelt werden
    murine oder chimäre mAK (☞ Kap. 3.4.6.2.) als vollständige Immunglobuline oder deren Fab-Fragmente (geringere Antigenität)
    mit
    pflanzlichen oder mikrobiellen Toxinen, von denen wenige Moleküle eine Zelle durch Hemmung der Proteinsynthese abtöten können → **hohe Wirksamkeit, unabhängig davon, in welcher Phase des Zellzyklus sich die Zellen befinden** - im Unterschied zur Zytostatika- und Strahlentherapie. *Ricin (aus Ri-*

Typ	Typ I-Interferone		Typ II-Interferon
Abkürzung	**IFN-α**	**IFN-β**	**IFN-γ**
Chromosom	9q21	9q21	12q24
Genzahl (Subtypen)	> 20	1	1
Molgewicht (kDa)	16-27	20	15,5-25
Glycosylierung	nur 3 Subtypen	ja	ja
Produzenten	Monozyten, Lymphozyten u.a.	Fibroblasten, epitheliale Zellen	T-Zellen, NK, LAK
Zielzell-Rezeptoren	gemeinsam für alle Typ I-Interferone		separat
Wirkungen:			
immunmodulierend	Steigerung der Expression von HLA-Antigenen der ABC-Region		
	Steigerung der Expression tumorassoziierter Antigene		
	Aktivierung von zytotoxischen T-Zellen und NK		
	Stimulation der Proliferation von B-Zellen		Expressionssteigerung von HLA-Antigenen der D-Region
	Induktion von Fc-Rezeptoren auf Makrophagen		Aktivierung von Makrophagen und Endothel
			Induktion der Immunglobulin- und IL-2-Rezeptorbildung
antiproliferativ	Förderung der Zelldifferenzierung		
	phasenunspezifische Hemmung der Zellteilung		
	Hemmung der Transkription von Onkogenen		
	Interaktion mit Wachstumsfaktoren		
	Hemmung der Angiogenese		
antiviral	Induktion der Oligoadenylat-Synthetase		
	Hemmung der Synthese viraler Proteine		
metabolisch	Leber: Steigerung der Fettsäuresynthetase	Leber: Steigerung der HMG CoA-Reductase	
		Fettgewebe: Hemmung der Lipoproteinlipase	
endokrin			Schilddrüse: Hemmung der T_3- u. T_4-Freisetzung

Tab. 3.8: Einteilung der Interferone und Auflistung ihrer wichtigsten Eigenschaften und Wirkungen.

cinus communis), *Abrin* (aus *Abrus precatorius*) und *Diphtherietoxin* (aus *Corynebacterium diphtheriae*) sind Heterodimere aus jeweils einer A- und einer B-Kette, die über Disulfidbrücken verbunden sind. Die *B-Kette* (**bindend**) hat Lektincharakter und bindet an Glycoproteine und -lipide der Zelloberfläche. Die *A-Kette* (**aktiv**) dringt über ihre Translokationsdomäne in die Zelle ein und hat bei Ricin und Abrin die Aktivität einer *N-Glycosylase* (vgl. Kap. 1.1.3., "DNA-Glycosylasen"), die einen (hochkonservierten) Adeninrest aus der GAGA-Region der 28S rRNA der großen ribosomalen Untereinheit entfernt → keine Bindung des *Elongationsfaktor-2* (*EF-2*) → Unterbindung der Proteinsynthese. Bei Diphtherietoxin modifiziert die A-Kette den EF-2 (Übertragung des ADP-Ribose-Anteils von NAD auf einen Histidinrest) → Unterbrechung der Proteinsynthese. Letztgenannte Aktivität hat auch das *Exotoxin A* (aus *Pseudomonas aeruginosa*), ein Protein mit 3 funktionell verschiedenen Domänen (III = Bindung an die Zelle, II = Translokation in die Zelle, I = EF-2-Modifikation). Zur Kopplung an den mAK werden nur die A-Ketten bzw. Domänen II plus I nach Abtrennung aus dem Molekülverband eingesetzt, da der mAK die "spezifische" Bindung an die Tumorzellen vermitteln muß. Einige Pflanzenarten (*Phytolacca americana*, *Gelonium multiflavum*, *Saponaria officinalis*) produzieren Proteine, die nur der A-Kette entsprechen - *RIPs* (**r**ibosome-**i**nactivating **p**roteins) - die deshalb unmittelbar zur Kopplung verwendet werden können.

Für die **Verbindung** zwischen mAK und Toxinteil durch cross linker dienen verschiedene komplizierte Verfahren, die kovalente Bindungen erzeugen, die bei der Zirkulation im Kreislauf stabil bleiben, aber nach Anheftung an die Tumorzellen die Ablösung des Toxins und das Eindringen in die Zellen ermöglichen. Neben den generellen Problemen der Therapie mit mAK (s.o.) treten bei Immuntoxinen Leberschädigungen und Zunahmen der Gefäßpermeabilität durch Toxinbindung auf. Klinische Studien für häufige solide und hämatologische Tumoren sind überwiegend noch in den Phasen I und II. Neben dem weiteren Ausbau dieser Therapieform wird eine Kombination mit der Zytostatikatherapie angestrebt, da beide auf Tumorzellen synergistisch wirken, sich aber in den Nebenwirkungen unterscheiden. Obwohl ohne Bezug zur Tumortherapie, ergab sich als Beiprodukt, daß sich mit Immuntoxinen graft-versus-host-Reaktionen (☞ Kap. 1.2.2., "Transplantat-Wirt-Reaktion") erfolgreich behandeln lassen: Die Zielzellen für die Therapie sind bezüglich Antigen klar determiniert (CD5 auf T-Zellen), über das Blut leicht zugänglich und müssen nur in ihrer Anzahl verringert aber nicht komplett eliminiert werden

- **Zell-Konjugate**
  Verwendet werden mAK mit zwei unterschiedlichen Bindungsstellen: eine für das tumorassoziierte AG und die andere für **zytotoxische T-Zellen**, die den Tumor zerstören sollen. Die Bindungsstelle auf den T-Zellen kann so gewählt werden, das diese dabei aktiviert werden (CD2 oder CD3, vgl. *Tab. 5.2*, Kap. 5.2.2.1.). In tierexperimenteller Erkundung sind zwei mAK-Typen: a) *bispezifische mAK*, bei denen jeder "Arm" <u>eines</u> mAK eine andere Spezifität hat und b) *bifunktionelle Heterokonjugate*, wo <u>zwei</u> mAK an den Fc-Teilen miteinander verbunden sind, jeder mit einer anderen Spezifität

3.6.7. Einsatz oder Beeinflussung von Wachstumsfaktoren und ihren Rezeptoren

In vorangegangenen Kapiteln wurde die Bedeutung von Wachstumsfaktoren und ihren Rezeptoren für die Tumorproliferation und -metastasierung vielfach belegt. Die prinzipiellen Möglichkeiten der Intervention auf diesen beiden Ebenen sind in *Abb. 3.24* dargestellt.

Die in *Abb. 3.24* erläuterten therapeutischen Zugänge befinden sich auf unterschiedlichen Niveaus der Entwicklung: tierexperimentell, klinische Erprobung, praktischer Einsatz. Beispiele für besonders relevante Entwicklungen werden in Kap. 3.6.7.1.-3. etwas ausführlicher behandelt.

3.6.7.1. Transforming growth factor-β (TGF-β)

Struktur und Wirkungen ☞ Kap. 6.1.1.5. Sein möglicher Einsatz zur Verminderung von Neben-

3.6. Therapieprinzipien

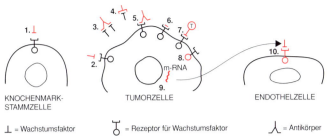

⊥ = Wachstumsfaktor   Υ = Rezeptor für Wachstumsfaktor   ⋀ = Antikörper

Abb. 3.24: Prinzipielle Angriffspunkte für die Tumortherapie durch Einsatz oder Beeinflussung von Wachstumsfaktoren (WF) oder deren Rezeptoren (RWF):
1. Einsatz von rekombinannten WF und Zytokinen zur Unterbindung von Nebenwirkungen der Zytostatikatherapie auf die Hämopoese - ☞ **Kap. 3.6.3., "Nebenwirkungen:"**.
2. Einsatz von WF, die auf bestimmte Tumortypen proliferationshemmend wirken, z.B. *transforming growth factor-β* - ☞ **Kap. 3.6.7.1.**
3. Blockade extrazellulär vorliegender WF, die für das Wachstum bestimmter Tumoren entscheidend sind, durch mAK, so daß sie nicht mehr mit ihren Rezeptoren interagieren können. In Erprobung sind mAK gegen *Bombesin* bei kleinzelligem Lungenkarzinom, das diesen WF und RWF produziert (autokrine Stimulation).
4. Wie bei 3., nur das statt mAK die rekombinannt gewinnbaren extrazellulären Anteile der membranspannenden RWF systemisch appliziert werden. Unspezifischer wirken andere Substanzen mit hoher Bindungsaffinität zu zirkulierenden WF, z.B. *Pentosanpolysulfat* oder *Suramin*.
5. Einsatz von mAK allein oder Immunkonjugaten (☞ vorang. Kap.) gegen RWF oder Zytokinrezeptoren auf Tumorzellen. In Erprobung sind solche gegen Rezeptoren für EGF, IL-2 und Transferrin, sowie das Produkt des Proto-Onkogens *ERB-B-2* (☞ Tab. 3.1, Kap. 3.2.).
6. Einsatz von WF-Fragmenten (nach proteolytischer Spaltung) oder synthetischen Peptiden, die an RWF binden, aber diese nicht aktivieren → kompetitive Hemmung der WF-Wirkung.
7. Kopplung von rekombinannten WF mit Toxinen = *Onkotoxine* - ☞ **Kap. 3.6.7.2.**
8. Die intrazellulären Anteile der RWF sind *tyrosinspezifische Proteinkinasen* (☞ Kap. 3.2.2.3.). Durch die Entwicklung von Pharmaka mit inhibitorischer Wirkung auf diese Aktivität könnte die Wirkung von WF auf dem Niveau der Rezeptor-nachgeordneten Signalübertragung gehemmt werden.
9. Durch Entwicklung von *antisense-m-RNA* oder *antisense-Oligodesoxynucleotiden* (☞ Kap. 1.5.2.6.), die mit mRNA oder Genabschnitten für WF oder RWF interagieren, könnte deren Translation bzw. Transkription vermindert werden - vgl. Kap. 3.6.11.2.
10. Tumortherapie durch Hemmung der Vaskularisierung. Ziel ist die Beeinflussung von WF/RWF-Interaktionen auf *Endothelzellen* über unterschiedliche Zugänge, die z.T. mit den für Tumorzellen genannten identisch sind - ☞ **Kap. 3.6.7.3.**

wirkungen wurde in Kap. 3.6.3., "Nebenwirkungen:" behandelt. Da er stimulierend auf die Proliferation von Zellen mesenchymalen Ursprungs und hemmend auf die epithelialen Ursprungs wirkt, ist ein Einsatz zur Therapie von Tumoren letzteren Ursprungs denkbar. Er hemmt die Expression einiger Onkogene, z.B. von MYC. Die in Kap. 3.6.9. behandelte antiproliferative Wirkung von *Retinoiden* geht ebenfalls mit gesteigerter TGF-β-Bildung einher.

3.6.7.2. Onkotoxine

In Analogie zu den Immuntoxinen (☞ Kap. 3.6.6.3.) werden anstatt mAK **Wachstumsfaktoren (WF) mit Toxinen gekoppelt**. Das Therapiekonzept geht von der Tatsache aus, daß Tumorzellen in der Regel mehr Rezeptoren für WF als Normalzellen exprimieren (☞ Kap. 3.2.2.2.).

Vorteile:

- hohe Affinität der Onkotoxine zu ihrem Rezeptor
- gentechnologische Herstellung des kompletten Onkotoxins als Fusionsprotein aus WF und den Toxin- und Translokations-determinierenden Anteilen von Diphtherietoxin und Exotoxin A →
  - hohe Stabilität des Komplexes (Peptidbindung)
  - keine Anaphylaxie, da die Gene menschlicher WF verwendet werden

Nachteilig ist die Wirkung auf normale proliferierende Gewebe, die relativ rasche Entfernung aus dem Kreislauf, die zur Infusionstherapie zwingt und der Umstand, daß bei zu geringer Dosierung nicht abgetöteter Tumorzellen auch zur Proliferation angeregt werden können.

Im Versuchsstadium sind *EGF* (*epidermal growth factor*), *FGF* (*fibroblast growth factor*), *MSH-α* (*Melanozyten-stimulierendes Hormon-α*), *IGF* (*insulin-like growth factor*), *TGF-α* (*transforming growth factor-α*, auch: *tumor growth factor-α*).

3.6.7.3. Hemmung der Tumorvaskularisierung

Wie in Kap. 3.1., "Vaskularisierung des Primärtumors" (☞ dort auch bezüglich der nachfolgend verwendeten Abkürzungen) ausgeführt, sind Tumorproliferation und Metastasierung in entscheidendem Maße von der Gefäßneubildung im Tumor abhängig. Außerdem ist die Proliferationsrate des Endothels in Tumoren wesentlich höher, als die in normalen Geweben. Eine **Hemmung der Tumorangiogenese** muß daher mindestens **ebenso effektiv** sein, **wie die gegen Tumorzellen selbst gerichtete Therapie. Therapeutische Zielpunkte** sind die *Endothelzellen*, die über den Kreislauf **unmittelbar zugänglich** sind, was bei Tumorzellen nicht der Fall ist. Folgende Ansätze sind in experimenteller Erprobung:

- Hemmung der Durchdringung der Basalmembran durch die Endothelzellen über den Einsatz von Inhibitoren von Metalloproteinasen (klinische Erprobung)
- Blockade des VEGF durch mAK
- Systemische Applikation der extrazellulären Bindungsdomäne von Flt-1 zur Blockade des VEGF
- Hemmung der Wirkung von VEGF und FGF durch Unterbrechung der Rezeptor-nachgeordneten Signalübertragung: *Lavendusin A* hemmt die tyrosinspezifische Proteinkinase des VEGF-Rezeptors bzw. *Calphostin C* die Proteinkinase C (vgl. Abb. 3.4, Kap. 3.2.2.3.). Ziel sind Pharmaka, die diese Wirkung nur nach spezifischer Bindung mit den Rezeptoren, z.B. Flt-1, entfalten
- Durch Infektion von Endothelzellen mit einem *Retrovirus*, der in diesen die Expression eines defekten Flt-1-Rezeptors bewirkt (fehlende tyrosinspezifische Proteinkinase auf einem der beiden Monomere) läßt sich das Wachstum häufiger menschlicher Karzinome, die in kongenital thymuslose Mäuse verbracht wurden (☞ Kap. 3.6.3., "prädiktive Teste"), hemmen
- *Konjugate aus* (nicht gerinnungshemmenden) *Heparinderivaten* (→ Bindung an Endothelzellen) *und Corticosteroiden* (→ antiproliferative Wirkung) - klinische Erprobung
- *Endoglin* (ein TGF-β-Rezeptor auf Endothelzellen, ☞ Kap. 6.1.1.5.) wird auf Endothelzellen aus menschlichen Tumoren weit stärker exprimiert als auf solchen aus normalen Geweben. Gegen dieses Antigen gerichtet Immuntoxine (☞ Kap. 3.6.6.3.) sind in tierexperimenteller Erprobung. Die auf diese Weise über Gefäßnekrosen erreichte Tumorregression könnte selektiver und umfassender sein als die durch Immuntoxine gegen tumorassoziierte Antigene

Peptide, die an Rezeptoren der Tumorzellen für Proteine der Basalmembran binden, kommen überwiegend für die Hemmung der Metastasierung in Frage, z.B. als Operationsschutz.

3.6.8. Tumor-Nekrosefaktor-α (TNF-α)

Das überwiegend von aktivierten Makrophagen produzierte Zytokin wird oft auch nur als *Tumor-Nekrosefaktor* (*TNF*) bezeichnet. Das "α" steht jedoch zur Abgrenzung von *Tumor-Nekrosefaktor-β* (*TNF-β*) = *Lymphotoxin* (*LT*), einem von zytotoxischen T-Zellen produzierten Zytokin. Die Gene für beide Zytokine liegen dicht benachbart innerhalb der HLA-Region auf dem kurzen Arm von Chromosom 6, zwischen Komplement- und ABC-Region (vgl. Abb. 1.8, Kap. 1.2.1.) - möglicherweise als Folge einer evolutionären Duplikation. Bei ca. 30 % Übereinstimmung in der Aminosäuresequenz binden beide Moleküle an die gleichen Rezeptoren auf den Zielzellen und gleichen sich bezüglich ihrer zytotoxischen Wirkung auf Tumorzellen.

TNF-α ist ein trimeres Protein von 52 kDa, für das 2 Rezeptorarten existieren, die in unterschiedlicher Relation auf fast allen Zelltypen vorkommen und bei Interaktion mit TNF-α cluster bilden. Die TNF-α/Rezeptor-Komplexe werden internalisiert und abgebaut. Die intrazellulären Domänen beider Rezeptorarten differieren stark → Wirkungsdifferenzen, je nach Rezeptorbesatz. Die Vielfalt der Wirkungen von TNF-α ist aber nur z.T. so deutbar. Weitere Mechanismen müssen existieren, die zwischen verschiedenen, Rezeptor-nachgeordneten Signalen differenzieren. Zu diesen Signalen gehören Aktivierungen von G-Proteinen; des Transkriptionsfaktors

NF-κB (vgl. Kap. 3.2.2.5.); verschiedener Typen von Proteinkinasen, darunter MAPKK und MAPK (vgl. Kap. 3.2.2.3.) und der Phospholipasen A_2, C und D. Die **zytotoxische Wirkung** ist unter anaeroben Bedingungen nicht nachweisbar und wird daher wahrscheinlich durch Mitochondrien vermittelt: Unter TNF-α-Wirkung kommt es innerhalb der Atemkette auf ungeklärte Weise zur Favorisierung von Einelektronenübergängen auf O_2 → vermehrte Radikalbildung mit den in Kap. 4.1.3. beschriebenen Folgen für zelluläre Membranen.

Die zytotoxische Wirkung von rekombinantem TNF-α auf menschliche Tumoren hängt sehr vom Tumortyp ab, weshalb eine Vortestung, z.B. an kongenital thymuslosen Mäusen (☞ Kap. 3.6.3., "prädiktive Teste"), ratsam ist. Eine wichtige Rolle spielt das Ausmaß der Tumorvaskularisierung, denn die entscheidende Wirkung scheint über eine Schädigung der Endothelzellen zu erfolgen (Proliferationshemmung, Lückenbildung, Ablösung, Förderung der Anheftung von Granulozyten und der Aggregation von Thrombozyten und Erythrozyten, Thrombusbildung) → **hämorrhagische Nekrose**. Simultane Gabe von IFN-γ, das eine up-Regulation von TNF-α-Rezeptoren bewirkt und Hyperthermie (☞ Kap. 3.6.10.) fördern die Wirkung und können zur Verringerung der therapeutisch notwendigen Dosierung von TNF-α beitragen. Letzteres ist wichtig im Hinblick auf die weitere Entwicklung dieser Therapieform, da TNF-α **beträchtliche Nebenwirkungen** hat: Hypotonie, Fieber, Schüttelfrost, Abgeschlagenheit, Kopfschmerzen, diverse gastrointestinale Erscheinungen. Diese Nebenwirkungen begründen die Bevorzugung lokaler gegenüber systemischer Applikation von TNF-α in klinischen Studien. Sie entsprechen den Allgemeinsymptomen bei schweren parasitären, bakteriellen oder viralen Infektionen und insbesondere denen des *septischen Schocks*, was verständlich ist, seit nachgewiesen wurde, daß der Hauptmediator dieser Erscheinungen - das als *Kachektin* beschriebene Protein - mit TNF-α identisch ist. Auf diese Wirkungen des TNF-α wird in Kap. 7.3.1.2. eingegangen.

Weitere pathologische Prozesse, bei denen TNF-α entscheidend mitwirkt, sind acute respiratory distress syndrome, Purpura fulminans, Reperfusionsschaden, rheumatoide Arthritis, Transplantatabstoßung, Transplantat-Wirt-Reaktion u.a. Weiterhin ist TNF-α, zusammen mit IL-1 und IL-6, entscheidender Mediator der *Akute-Phase-Reaktion* (☞ Kap. 5.2.3.1.), die sich aus nachstehend aufgeführten Wirkungen auf verschiedene Zielzellen ergibt.

Der Vielfalt an eingangs im Kleindruck ausgeführten Möglichkeiten der intrazellulären Signalvermittlung, entspricht eine solche auf der Ebene der Zielzellen für TNF-α - kurze Zusammenfassung:

- **B-Lymphozyten**: Proliferationssteigerung
- **endokrines System**: Hypothalamus - Steigerung der Corticoliberin- und Hemmung der Thyroliberinfreisetzung; Hypophysenvorderlappen - Hemmung der Thyrotropinfreisetzung; Nebennierenrinde - Steigerung der Cortisolsynthese; Schilddrüse - Hemmung der T_3- und T_4-Freisetzung; Gonaden - Hemmung der Sexualhormonsynthese
- **Endothelzellen**: Schädigung, Proliferationshemmung, gesteigerte Adhäsion von Granulozyten; Hemmung der Gefäß-Lipoprotein-Lipase; gesteigerte prokoagulante Aktivität, verminderte Freisetzung von *t-PA* (*t*issue-*p*lasminogen *a*ctivator), vermehrte Freisetzung von *PAI-1* (*P*lasminogen*a*ktivator-*I*nhibitor-*1*)
- **Fettzellen**: Hemmung der Fettsäuresynthese und Steigerung der hormonsensitiven Lipase
- **Fibroblasten**: Proliferationshemmung
- **Knochenzellen**: Collagensynthesesteigerung, Osteoklastenaktivierung
- **Leberzellen**: Steigerung der Aminosäureaufnahme und Synthese von Akute-Phase-Proteinen
- **Makrophagen**: Aktivierung und gesteigerte Bildung von GM-CSF und IL-1
- **Muskelzellen**: Depolarisation, Hemmung der Aminosäureaufnahme und Proteinsynthese
- **neutrophile Granulozyten**: gesteigerte O_2-Radikalbildung und Phagozytose
- **Synovialzellen**: Collagenasefreisetzung
- **T-Lymphozyten**: Steigerung der Proliferation, IL-1-Rezeptor-Expression, HLA-Expression, IFN-γ-Produktion

3.6.9. Retinoide

(vgl. Kap. 3.5.)

Retinoide sind Abkömmlinge des *Vitamin A_1* (= *Retinol*), wie *Tretinoin* (= *all-trans-Retinsäure*, ☞ Abb. 3.25), *Isotretinoin* (= *13-cis-Retinsäure*), *Etretinat* (= *Ethylester* eines *aromatischen Retinoids*) und *Arotinoid* (= synthetisches *polyaromatisches Retinoid*). Diese Substanzen binden an nukleäre *Retinoidrezeptoren*, die zur Superfamilie der *Steroid-Thyroid-Hormonrezeptoren* gehören. Durch die Bindung interagieren die Rezeptoren direkt mit bestimmten DNA-Sequenzen - *RARE* (*retinoic acid response elements*) - die transkribiert werden und zu **differenzierungsfördernden und damit antiproliferativen** Proteinen führen.

Die 6 bisher bekannten Retinoidrezeptoren variieren in Muster und Dichte in verschiedenen Geweben und können Heterodimere - auch mit anderen Rezeptoren - bilden → Variabilität der Retinoidwirkung. Wirkungsverluste unter Dauertherapie können durch das Auftreten von *CRABP* (*cytosolic retinoic acid binding protein*) entstehen und durch Induktion des P450-Systems, das Retinoide inaktiviert.

Bei therapeutischer Anwendung besteht das **Prinzip** daher nicht in der Zerstörung undifferenzierter maligner Zellen sondern in **der Umwandlung in differenzierte Normalzellen.**

Die besten Erfolge wurden bislang bei der akuten Promyelozytenleukämie erreicht - ☞ *Abb. 3.25.*

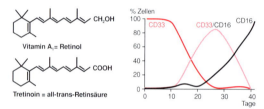

Abb. 3.25: Verlauf der Therapie mit *Tretinoin* (Formelbild linke Seite) bei einem Patienten mit akuter Promyelozytenleukämie.
Leukozyten des peripheren Blutes wurden durchflußzytometrisch auf das Vorhandensein bestimmter Oberflächenantigene untersucht: CD33 = unreife Zellen, CD16 = reife Zellen. Innerhalb des dargestellten Therapiezeitraums von ca. 40 Tagen verschwinden die unreifen Zellen unter vorübergehendem Auftreten von intermediären Zellen, die beide Antigene tragen, setzen sich schließlich die ausdifferenzierten reifen Zellen wieder durch, was in diesem Falle mit einer vollständigen Remission einherging.

Weitere Tumoren in klinischer Erprobung sind Basaliom und Plattenepithelkarzinom der Haut (lokale Applikation); Harnblasen-, Lungen-, Mamma-, Zervixkarzinom; Kopf/Hals-, ZNS-Tumoren. Eine Wirkungsverstärkung ist durch Kombinationen erreichbar, z.B. mit IFN-α oder Hemmstoffen des P450-System-vermittelten Abbaus. Nebenwirkungen der Retinoidtherapie entsprechen im wesentlichen den Symptomen einer Vitamin-A-Überdosierung.

3.6.10. Hyperthermie

Die Erwärmung von Zellen auf Temperaturen über ca. 41 °C verursacht Schädigungen - überwiegend **Aggregation und Denaturierung von Proteinen** - die zum Zelltod führen können. Bezogen auf eine Population gleicher Zellen (Suspension) verdoppelt sich im Temperaturbereich 41-42,5 °C die Absterberate etwa alle 0,5 °C und im Bereich 42,5-45,5 °C etwa alle 1,0 °C Temperaturerhöhung. Bei konstanter Temperatur entspricht die Kinetik einer Exponentialfunktion der Zeit (der Wärmeeinwirkung); mit Ausnahme des Bereichs 41-42,5 °C, wo die Absterberate anfangs gering ist, dann erst exponentiell verläuft, aber nach ca. 200 min fast sistiert = Entwicklung einer *Thermotoleranz* durch Induktion von *Hitzeschockproteinen - HSP*.

HSP werden auch als *Stressproteine* bezeichnet, da sie außer durch Hyperthermie (etwa bei Fieber) auch im Rahmen von Entzündungen, viralen Infekten, Bestrahlungen, Einwirkung von Radikalen, Schwermetallionen, Alkohol und bei hypoxischer Schädigung vermehrt synthetisiert werden. Die *HSP-60*-Familie dieser Proteine ist phylogenetisch stark konserviert und trägt zur Erhaltung normaler Zellfunktionen unter den genannten pathologischen Bedingungen bei, indem sie die korrekte Ausbildung von Tertiär- und Quartärstrukturen und den Membrantransport von Proteinen sowie den Umsatz von DNA und RNA überwacht. Sie wirkt damit auch den wärmebedingten Proteinveränderungen entgegen. Die englische Bezeichnung *molecular chaperons* (etwa: Molekülbegleiter) wird dieser Funktion gerecht.

Hitzeschockproteine sind aber auch selbst Auslöser pathologischer Reaktionen, indem sie häufig als Antigene bei Autoimmunerkrankungen fungieren, z.B. bei multipler Sklerose (☞ Kap. 20.8., "autoimmunologische Genese").

Tumorzellen sind prinzipiell nicht empfindlicher auf Erwärmung als Normalzellen. Solide Tumoren unter in vivo-Bedingungen können jedoch mehr geschädigt werden, da ihre neu ausgebildeten dünnwandigen Kapillaren und Venolen auf Temperaturerhöhung stärker mit Dilatation und Destruktion reagieren als die normaler Gewebe. So wird der Temperatureffekt verstärkt durch Mangelversorgung mit essentiellen Stoffen und vor allem mit O_2 → weitere Absenkung des infolge "aerober Glycolyse" (☞ Kap. 3.4.1.) ohnehin schon niedrigen pH-Wertes. Letzteres fördert die Zellschädigung grundsätzlich (vgl. *Abb. 4.5*, Kap. 4.1.3.4.) und vermindert im speziellen Falle die

Ausbildung der Thermotoleranz. Trotzdem ist die Tumortherapie durch systemische oder (mit hohem technischen Aufwand verbundene) lokale Wärmeapplikation ohne Kombination mit anderen Therapieformen nicht effektiv genug.

Die eingangs des Kapitels beschriebenen Zeitverläufe der Absterberaten entsprechen prinzipiell denen bei Exposition von Zellen mit energiereicher Strahlung. Auf der anderen Seite wird die zellschädigende Wirkung energiereicher Strahlung oberhalb 41 °C wesentlich verstärkt, was darauf hindeutet, daß die an der Reparatur von Strahlenschäden beteiligten Enzyme besonders thermolabil sind. Es lag daher nahe, eine **Kombinationstherapie aus Hyperthermie und Bestrahlung** zu erproben. Bei oberflächlich gelegenen Primärtumoren, Rezidiven oder Metastasen werden auch bessere Erfolge erzielt als mit Bestrahlung allein.

Kombinationen mit zytostatischer oder immunologischer Therapie sind überwiegend im tierexperimentellen Stadium oder früher klinischer Erkundung, wobei sowohl Wirkungsverstärkungen als auch -abschwächungen (HSP) beobachtet werden und bei systemischer Hyperthermie erhebliche Nebenwirkungen auftreten.

3.6.11. Gentherapeutische Ansätze

(vgl. Kap. 1.3.5.4. und 1.5.)

Projekte der Gentherapie gehen über die Reparatur von Erbkrankheiten hinaus und richten sich auch auf die Entwicklung neuer Methoden der Tumorabwehr und -therapie aus. Die erste Übertragung eines Gens in Tumor-infiltrierende Lymphozyten eines Patienten mit fortgeschrittenem Melanom wurde 1989 durchgeführt. In der nachfolgenden Aufzählung werden Ansätze, die bereits in klinischer Erprobung sind, denen vorangestellt, die sich noch überwiegend im experimentellen Stadium befinden.

3.6.11.1. Gentransfer in Tumor-infiltrierende Lymphozyten

(TIL - ☞ Kap. 3.6.6.2.)

- **Marker-Gene**
  Vor der Einführung therapeutisch wirksamer Gene in diese Zellen war zu klären, wie sich die nach Inkubation mit IL-2 reinfundierten Zellen im Köper verteilen, welcher Anteil in und um Tumorgewebe akkumuliert und wie groß ihre Überlebenszeit ist. Zur Wiedererkennung der infundierten Zellen in entnommenen Blut- und Gewebeproben, wurden sie deshalb mit einem marker-Gen versehen: Über einen retroviralen Vektor wurde ihnen das Gen für eine *Neomycin-Phosphotransferase* übertragen. Das Enzym inaktiviert bestimmte Vertreter aus der Antibiotikagruppe der Neomycine (☞ *Abb. 3.19*, Kap. 3.6.3.) → nach Inkubation der entnommenen Proben mit diesen Antibiotika werden alle Zellen ohne diese Gen abgetötet und nur die transfundierten TIL überleben.
  Als Resultat ergab sich einmal die Eignung dieses Zelltyps für den Gentransfer sowie der Ausschluß von Nebenwirkungen nach Transfusion und zum anderen eine lange Überlebenszeit in Blut und Tumorgeweben

- **Gene zur Steigerung der Abwehrfunktion**
  TIL, denen das Gen für den **TNF-α** (☞ Kap. 3.6.8.) übertragen wird, können nach Akkumulation im Tumorgewebe durch Freisetzung von TNF-α dort eine um ca. 2 Größenordnungen höhere Wirkkonzentration erzeugen, als durch systemische Applikation von TNF-α möglich ist. Die Genübertragung auf TIL mittels eines retroviralen Vektors hat aus ungeklärten Gründen eine sehr schwankende Ausbeute zwischen 0,1 und 10 % der Zellen. Das Gen für die Neomycin-Phosphotransferase wurde daher mit übertragen, um die erfolgreich manipulierten Zellen leicht isolieren zu können (s.o.). Die Therapieform befindet sich in klinischer Erprobung.
  Im Versuchsstadium befindet sich die Übertragung von Genen für **Interferon-α und -γ**, mit dem Ziel der Wirkungsverstärkung der in *Tab. 3.8*, Kap. 3.6.6.1. ausgewiesenen immunmodulierenden und antiproliferativen Eigenschaften. Die gleiche Funktion hat die Übertragung von Genen für verschiedene **Interleukine**. Die Übertragung des Gens für den **IL-2-Rezeptor** hat eine andere Funktion: Kultivierung und Überleben der TIL nach Retransfusion sind IL-2-abhängig → Erhöhung des Rezeptorbesatzes erlaubt, weniger IL-2 einzusetzen → Verminderung der Nebenwirkungen.
  Durch Übertragung von Genen für **Fc-Rezeptoren** würden TIL eine neue Wirkqualität erreichen, die sie von Haus aus nicht haben → AK-vermittelte zelluläre Zytotoxizität → Kombinationstherapie mit TIL und mAK. Einen Schritt weiter geht die Konstruktion von **chimären T-Zell-Rezeptoren**: Kombination des Gens für die konstante Region des T-Zell-Rezeptors

mit dem für die variable Region eines mAK, der gegen ein tumorassoziiertes Antigen gerichtet ist. Nach Übertragung dieses Fusionsgens auf TIL wird die anderenfalls ausschließlich über das HLA-System vermittelte Bindung an Tumorzellen (☞ Kap. 3.6.5., "zelluläre Immunabwehr") um die Reaktivität des mAK erweitert → Bindung und Schädigung einer größeren Zahl von Tumorzellen.

AK-vermittelte Zytotoxizität entfalten auch die in Kap. 3.6.6.3. besprochenen Zell-Konjugate mit mAK

3.6.11.2. Gentransfer in Tumorzellen

- **ex vivo-Gentransfer in Tumorzellen zur Steigerung der immunologischen Tumorabwehr**
  In die Zellen aus extirpierten menschlichen Tumoren (Hirn-, Kolon-, Lungen-, Nierentumoren; Melanome) wurden erfolgreich Gene für **IL-2** (☞ Kap. 3.6.6.2.), **IL-4** (Aktivierung von HLA-abhängigen und -unabhängigen zytotoxischen T-Zellen und Makrophagen), **IFN-γ** oder **TNF-α** übertragen. Diese Zellen produzieren die entsprechenden Zytokine, wachsen nach Übertragung in Versuchstiere langsamer als unmodifizierte Tumorzellen oder sterben nach einer gewissen Zeit ab (TNF-α), hemmen nach Vermengung mit unmodifizierten Tumorzellen auch deren Wachstum und reduzieren tierexperimentell nach lokaler Applikation ebenfalls das Wachstum der an anderen Stellen lokalisierten, gleichartigen Tumoren.

Aus diesen Resultaten ergeben sich folgende Einsatzmöglichkeiten bei Tumorpatienten
- **aktive Immunisierung** gegen den Tumor
- **Gewinnung spezifischer und effektiver zytotoxischer Lymphozyten für die adoptive Immuntherapie** (☞ Kap. 3.6.6.2.)

Beispiel eines Protokolls der klinischen Anwendung, das beiden Zielrichtungen genügt:
1. Tumorresektion
2. Anlegen der Gewebekultur
3. Übertragung des entsprechenden Zytokin-Gens zusammen mit dem für die Neomycin-Phosphotransferase (☞ vorang. Kap.) und Selektion der erfolgreich genmodifizierten Zellen
4. Subkutane und intradermale Injektion einer bestimmten Menge dieser Zellen in die Oberschenkelhaut

5. Entfernung des im Abflußgebiet liegenden Lymphknotens nach 3 Wochen und Kultivierung der Lymphozyten in Gegenwart von IL-2
6. adoptive Immuntherapie mit diesen Zellen unter Gabe von IL-2

Für Melanome ist noch ein anderer Weg in klinischer Erprobung: Zellen dieses Tumortyps exprimieren nicht das für die Aktivierung von T-Zellen notwendige **HLA-B7-Antigen** (☞ Kap. 3.6.5., "zelluläre Immunabwehr"). Das Gen wurde daher in isolierte Tumorzellen übertragen und diese reappliziert, um die zelluläre Immunabwehr zu aktivieren.

Durch Übertragung von **Ribozymen** (RNA, die an bestimmte m-RNA-Moleküle bindet und diese durch RNAse-Aktivität spaltet) gelang in vitro die **Zerstörung der m-RNA des MDR1-Gens** (☞ Kap. 3.6.3., "Resistenz:") → höhere Empfindlichkeit der Tumorzellen gegenüber Zytostatika

- **in vivo-Gentransfer in Tumorzellen**
  Dieser Therapieform sind Grenzen gesetzt, da die zu übertragenden Gene die Tumorzellen erreichen und möglichst selektiv nur von diesen aufgenommen werden müssen: Injektion von Genen oder solchen, die in retrovirale Vektoren oder Liposomen eingeschlossenen wurden, direkt in den Tumor. Da nur wenige Tumorzellen die Gene aufnehmen und exprimieren, sollten solche Gene ausgewählt werden, die möglichst weittragende Folgen für den Tumor haben - Projekte in Erprobung:

  - Gene für **Alloantigene**, durch die modifizierte Tumorzellen als "fremd" angesehen werden → Stimulation der Immunabwehr, durch die benachbarte unmodifizierte Tumorzellen mit geschädigt werden

  - **Antisense-Gene** (vgl. Kap. 1.5.2.6.), durch die die Expression von **Onkogenen** (FOS und MYC bei Mammakarzinomen), **Wachstumsfaktoren oder deren Rezeptoren** (IGF-1 bei Hirntumoren) unterbunden werden kann (☞ *Abb. 3.24*, Kap. 3.6.7.)

  - sog. **Suizidgene**, die unter bestimmten Bedingungen zur schnellen Nekrose der modifizierten Tumorzellen führen → Freisetzung von Hydrolasen aus Lysosomen, die auch unmodifizierte Nachbarzellen mit zerstören
  Beispiele:

Übertragung des aus Herpesviren isolierten Gens für die *Thymidinkinase* in Tumorzellen (direkte Injektion der Gene bei Hirntumoren, ex vivo-Gentransfer und intraperitoneale Applikation bei diffusen Ovarialkarzinomen). Diese werden dadurch empfindlich gegenüber dem Virostatikum *Gancyclovir* (das andere Zellen nicht angreift) → massive Nekrose mit übergreifendem Effekt.

Übertragung des Gens für die *Cytosindesaminase* in Tumorzellen (bislang nur in vitro auf Zellen kolorektaler Karzinome) macht diese Zellen empfindlich gegenüber *5-Fluorcytosin*, da dieses in das Zytostatikum *5-Fluorouracil* umgewandelt wird (☞ Abb. 3.20, Kap. 3.6.3.). 5-Fluorcytosin fungiert damit als **prodrug**, die normale Zellen nicht schädigt

- Da das **p53-Gen** in vielen häufigen Tumoren mutiert vorliegt oder ein Allel fehlt (☞ Kap. 3.2.1.5., "p53"), liegt die Übertragung des normalen Gens nahe → Suppression des Tumorwachstums oder Rückführung in ein weniger malignes Stadium (Versuche bei Lungen- und Leberkarzinomen). Im Unterschied zu den vorangenannten Genen ist hier der übergreifende Effekt nicht erkennbar, weshalb möglichst alle Tumorzellen erfaßt werden müßten. Erfolgversprechender erscheint daher hier eine **indirekte Beeinflussung**:
    - Durch Mutationen verändertes p53 verhält sich wie ein tumorassoziiertes Antigen → therapeutische Unterstützung der zellulären Immunabwehr, z.B. durch Herstellung chimärer T-Zell-Rezeptoren (☞ vorang. Kap.)
    - Entwicklung von Pharmaka, die die Tumorsuppressorfunktion von p53 ersetzen, verstärken oder wiederherstellen, indem sie die Bindung an zelluläre Proteine, z.B. MDM2, aufheben

3.6.11.3. Gentransfer in Knochenmarkstammzellen

Dieser Zugang dient der Verminderung von Nebenwirkungen der Zytostatikatherapie, z.B. durch Übertragung des **MDR1-Gens** (☞ Kap. 3.6.3., "Resistenz:") auf isolierte hämopoetische Stammzellen, die danach retransfundiert werden. Die Dosierung von Zytostatika, die durch das P-Glycoprotein eliminiert werden, könnte so wesentlich erhöht werden, ohne Hemmung der Hämopoese.

4. Zelluläre Schädigungsreaktion

Zellschädigung, Entzündung und Geweberersatz sind die häufigsten pathologischen Grundreaktionen. Sie treten **fast immmer kombiniert** auf. Ihre getrennte Behandlung in den Kap. 4.-6. erfolgt aus didaktischen Gründen. Im Unterschied zu den voranstehenden Kapiteln spielen genetische Prädispositionen hier eine untergeordnete Rolle. Die genannten Prozesse kommen überwiegend bei **erworbenen Erkrankungen** vor.

Die zytologische und histologische Charakterisierung der zellulären Veränderungen sowie der Gewebsreaktionen Entzündung und Regeneration oder Reparatur sind Gegenstand der Allgemeinen Pathologischen Anatomie. Aus pathobiochemischer und pathophysiologischer Sicht stehen im Vordergrund der Betrachtung zytotoxische Verbindungen und ihre molekularen Wirkmechanismen, metabolische Veränderungen, Gefäßreaktionen sowie die Wirkung von Mediatoren, wie chemotaktische Stoffe, Zytokine, Gewebshormone, Immunkomponenten u.a. Außerdem sind biochemische Methoden von praktischer Bedeutung für die Diagnostik von Schädigungsprozessen und Entzündungszuständen.

Zellschädigungen können durch außerordentlich viele Noxen verursacht werden, z.B.

- physikalische: Traumen, UV- oder energiereiche Strahlung, Verbrennung, Erfrierung, O_2-Mangel...
- (bio)chemische: Säuren, Laugen, organische Lösemittel, Gifte, toxische Metabolite, Pharmaka...
- biologische: Toxine aus Parasiten, Pilzen, Bakterien, Viren ...
- immunologische: Antikörper, Immunkomplexe, Komplementkomponenten ...

Dieses (unvollständige) Spektrum an Noxen läßt bei phänomenologischer Betrachtung kaum Gemeinsamkeiten ihrer Wirkmechanismen und zellulären Folgereaktionen erwarten. Anderenseits sind aber nur wenige Noxen bekannt, die spezifische zelluläre Funktionen beeinflussen, wie etwa die in Kap. 3.6.6.3., "Immuntoxine" genannten Toxine, oder einige Gifte, auf die in Kap. 4.3. eingegangen wird. Für die meisten Noxen ergeben sich oft nur scheinbare Differenzen in der Wirkungsspezifität durch Unterschiede im primären Wirkort, die applikationsbedingt sind oder durch *Organotropismus* zustandekommen: besondere Empfindlichkeit von Organen oder Anreicherung von Noxen in diesen. Diese Unterschiede schließen nicht aus, daß verschiedene Noxen am Ort ihrer Wirkung über **gleiche Mechanismen** schädigend wirken und somit **vergleichbare zelluläre Reaktionen** auslösen. Das liegt vor allem daran, daß **primäre Angriffsorte die Zellmembranen** sind, deren strukturelle Veränderungen trotz unterschiedlicher Initialreaktionen relativ gleichförmige Auswirkungen auf die Zelle haben.

4.1. Aktivierte O_2-Stufen, Radikale und Lipidperoxidation

Ein allgemeines molekularpathologisches Grundphänomen der Zellschädigung (und des Alterns) **ist die Bildung hochreaktiver Sauerstoffspezies**. Ihre vermehrte Bildung begleitet die Zellschädigung bei den meisten (wenn nicht allen) Erkrankungen und ist bei vielen davon der entscheidende Schädigungsmechanismus.

Um einen Eindruck von der Vielfalt so erzeugter Erkrankungen zu vermitteln, seien einige Beispiele aufgeführt, für die eine ursächliche Beteiligung der nachfolgend behandelten Grundmechanismen durch zahlreiche Untersuchungen belegt ist:

alkoholbedingte Schädigungen, Atemnotsyndrome verschiedener Genese, Atherosklerose, Diabetes mellitus, Eisenüberladung als Folge verschiedener Erkrankungen, hämolytische Anämien, Kardiomyopathien, Katarakt, Leberschädigungen verschiedener Ursache, Malaria, Myokardinfarkt, Nierenversagen, Porphyrien, Retinopathie Frühgeborener, rheumatische Erkrankungen, Schock, traumatische Schädigungen, Tumorentstehung durch physikalische und chemische Kanzerogene, UV-Schädigung der Haut.....

Hochreaktive O_2-Spezies führen zu Peroxidationsreaktionen. Diese spielen sich überwiegend **im lipophilen Anteil zellulärer Membranen** ab, in dem sich O_2 besonders gut löst und daher angereichert ist. Radikale - definiert als Atome oder Moleküle mit einem oder mehreren ungepaarten Elektronen, was im Formelbild durch einen oder mehrere Punkte gekennzeichnet ist - sind außerordentlich reaktiv und reagieren in biologischen Systemen innerhalb von Mikrosekunden mit benachbarten Makromolekülen. Auf ihre Bedeutung für die Mutagenese oder die Strahlentherapie wurde in den Kap. 1.1.2.1. und 1.1.2.4. bzw. 3.6.2. bereits eingegangen. Wirkmechanismen von Radikalen, die sich von O_2 ableiten, bei Membranschädigungen und Folgereaktionen werden nachfolgend behandelt. Die pathogenetisch wichtigsten Vertreter der sog. hochreaktiven Sauerstoffspezies sind:

- *Superoxidanion* = $\dot{O}_2^-$
- *Hydroxylradikal* = $\dot{O}H$
- *Wasserstoffperoxid* = H_2O_2 (durch Reduktion)
- *Singulett-Sauerstoff* = $^1O_2$ (durch quantenenergetische Anregung)

4.1.1. Physiologische Quellen hochreaktiver O_2-Spezies

Radikale, H_2O_2 und $^1O_2$ entstehen als Zwischen- oder Endprodukte **normaler Stoffwechselvorgänge**, für die einige Beispiele aufgeführt werden, weil eine pathologische Wirkung (☞ Kap. 4.1.3.) von diesen Reaktionen ausgehen kann.

- schrittweise Reduktion des Sauerstoffs zu Wasser in der mitochondrialen **Atemkette**

  $O_2 \to \dot{O}_2^- \to H\dot{O}_2 \to H_2O_2 \to H_2O + \dot{O}H \to 2H_2O$

  Intermediär entstehen Superoxidanion, Perhydroxylradikal, Wasserstoffperoxid und Hydroxylradikal
- **Phagozytierende Zellen**, besonders neutrophile Granulozyten, sind auch unter physiologischen Bedingungen ständig aktiv, um Mikroorganismen, Zelltrümmer u.a. aufzunehmen. Sie setzen dabei $\dot{O}_2^-$, H_2O_2 und $^1O_2$ frei - ☞ Kap. 5.2.4.3.
- An der physiologischen Regulation der Mikrozirkulation sind **Endothelzellen** durch ständige Produktion des *EDRF* (*e*ndothelium-*d*erived *r*elaxing *f*actor) beteiligt - ☞ *Abb. 8.5*, Kap. 8.4. EDRF = $\dot{NO}$, hat damit selbst Radikalcharakter und kann außerdem zur Bildung des besonders aggressiven $\dot{O}H$ beitragen (☞ Kap. 4.1.3.)
- spontane oder enzymatisch katalysierte **Oxidation von Metaboliten** bei Biosynthesen und Abbauvorgängen, durch Freisetzung von Elektronen, die molekularen Sauerstoff in $\dot{O}_2^-$ überführen können. Auch die Bildung von $^1O_2$ ist dabei möglich. Beispiele: enzymatische Synthese von Catecholaminen, Melanin, T_4 (chinoide Zwischenprodukte), Prostaglandinen oder Leukotrienen (Endoperoxide bzw. Hydroperoxide als Zwischenprodukte); spontane Oxidation beim Abbau von Catecholaminen; Oxidation von Homocystein

- An **komplexgebundenem Eisen**, in *Häm* oder *Zytochromen*, entsteht spontan $\dot{O}_2^-$ - verstärkt bei Strukturabweichungen, wie für die β-Thalassämie in Kap. 1.4.2.2. aufgeführt
- Radikale entstehen auch bei der metabolischen **Umwandlung von Pharmaka u.a. Fremdstoffen**, überwiegend über das *Cytochrom-P-450-System* (☞ *Abb. 18.11*, Kap. 18.6.). Beispiel: Als Zytostatika eingesetzte Anthracycline (☞ *Abb. 3.19*, Kap. 3.6.3.) werden durch Einelektronenübergänge in Semichinone umgewandelt, die selbst Radikalcharakter haben und Elektronen auf O_2 übertragen $\to \dot{O}_2^-$. Über ein großes Potential der Fremdstoffumwandlung verfügt die Leber, und bis zur Hälfte der O_2-Aufnahme der Leber kann in den damit verbundenen Oxidationsreaktionen verbraucht werden, was einer der Gründe für die bevorzugte Schädigung von Leberzellen durch chemische Verbindungen ist
- **Ionisierende Strahlung** aus der natürlichen Umgebung führt zur Freisetzung von $\dot{O}H$ aus Wasser - ☞ Kap. 1.1.2.4.

4.1.2. Physiologische Schutzmechanismen

Verschiedene Schutzmechanismen begrenzen bei **normalen Stoffwechselvorgängen** die hochreaktiven Sauerstoffspezies auf enge Reaktionsräume oder beseitigen ihre unmittelbaren Wirkungen (Peroxide), so daß sie keine oder nur geringe Schäden verursachen können. Auch hier werden einige Beispiele aufgeführt, weil a) eine Abschwächung dieser Mechanismen pathologische Auswirkungen hat und b) eine Verstärkung therapeutisch angestrebt wird.

- Durch die **topochemische Anordnung** von Radikaldonatoren und -akzeptoren wird ein Abwandern in die Umgebung weitgehend verhindert, z.B. in der Atemkette
- 3 wichtige protektive **Enzyme** machen Radikale und deren Reaktionsprodukte (Peroxide) schnell unschädlich - ☞ *Abb. 4.1*

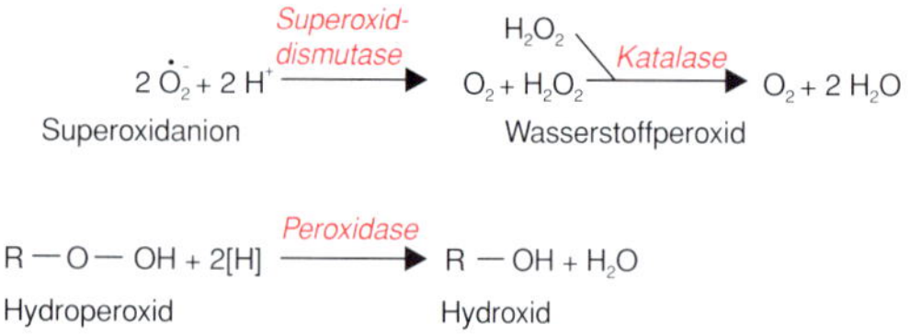

$$2\,\dot{O}_2^- + 2\,H^+ \xrightarrow{\text{Superoxid-dismutase}} O_2 + H_2O_2 \xrightarrow{\text{Katalase}} O_2 + 2\,H_2O$$

Superoxidanion — Wasserstoffperoxid

$$R-O-OH + 2[H] \xrightarrow{\text{Peroxidase}} R-OH + H_2O$$

Hydroperoxid — Hydroxid

Abb. 4.1: **Superoxiddismutase** und **Katalase** reagieren in gemeinsamer Aktion das Superoxidanion und Wasserstoffperoxid ab. Die subzelluläre Verteilung von 3 verschiedenen Arten von Superoxiddismutasen (*SOD*) unterstreicht die Bedeutung des Enzyms: *CuZn-SOD* im Zytosol und Kern aller Zellen (2 identische Untereinheiten mit je einem Cu- und Zn-Atom), *Mn-SOD* in Mitochondrien (4 identische Untereinheiten mit je einem Mn-Atom) und *EC-SOD* (**extra**c**ellular**) in Glykokalyx, interstitieller Matrix und Extrazellularraum (tetrameres Glycoprotein, das auch Cu und Zn gebunden hat). *Peroxidasen* reduzieren die in Makromolekülen entstandenen Hydroperoxide (☞ Kap. 4.1.3.1.) zu (unschädlichen) Hydroxiden. Das wichtigste Enzym aus dieser Gruppe ist die **Glutathion-Peroxidase** (4 Isoenzyme - ☞ Kap. 21.2.3., "Selen"), die *Selen* in kovalenter Bindung an Cysteinresten enthält. Die Aktivität des ebenfalls ubiquitär verteilten Enzyms korreliert mit dem Selenspiegel im Plasma, weshalb der Versorgung mit diesem Spurenelement Beachtung zu schenken ist - ☞ Kap. 21.2.3., "Selen".

- **antioxidative Vitamine** (vgl. Kap. 3.5.) unterbinden vor allem die Propagation primärer oxidativer Membranveränderungen und stehen damit in der "zweiten Abwehrreihe"
  - α-**Tocopherol** (Vitamin E) fungiert als lipophiles Antioxidans und Radikalfänger - ☞ *Abb. 4.2.*
  - β-**Carotin** (Vitamin A-Vorstufe) interagiert in analoger Weise wie α-Tocopherol mit $^1O_2$, $\dot{O}H$ und Lipidperoxyradikalen. Es ist damit ebenfalls "kettenbrechend". Dabei werden an unterschiedlichen Stellen des β-Carotinmoleküls Doppelbindungen unter Bildung eines *Epoxids* gelöst
  - **L-Ascorbinsäure** (Vitamin C) ist als wasserlösliches Antioxidans und Radikalfänger das Pendant der beiden o.g. Vitamine im hydrophilen Raum. In ihrer Funktion als Antioxidans wird sie zu Dehydroascorbinsäure umgesetzt. Einelektronenübergang führt zum L-Ascorbinsäureradikal, das jedoch wenig reaktiv ist und mit ca. 50 s eine lange Halbwertszeit hat. Letzteres erlaubt seine Messung mittels EPR (**e**lektronen-**p**aramagnetische **R**esonanz) als Maß zur Erfassung einer oxidativen Belastung

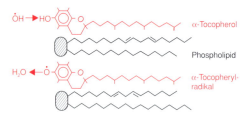

Abb. 4.2: α-Tocopherol lagert sich in die Phospholipidschicht von Membranen ein, wie in der Abb. veranschaulicht, nur in weit größeren Abständen. Im Plasma erfolgt eine gleichartige Einlagerung in Lipoproteinpartikel, vor allem LDL (die dort eine Transportfunktion für das Vitamin haben - ☞ Kap. 20.3.2., "Vitamin E-Mangel"). Gezeigt ist die Entgiftung des Hydroxylradikals. In analoger Weise reagiert α-Tocopherol mit $^1O_2$, $\dot{O}_2^-$ und den an den ungesättigten Fettsäuren der Phospholipide bereits entstandenen Lipidperoxy- und Alkoxyradikalen (☞ nachfolg. Kap.). Letzteres verhindert das Fortschreiten der Oxidationsprozesse in der Membran. α-Tocopherol wird daher auch als "kettenbrechendes Antioxidans" bezeichnet. Das bei der Reaktion entstehende α-Tocopherylradikal ist unschädlich für die Membran: Verteilung des ungepaarten Elektrons innerhalb der Ringstruktur und anschließende Wiederherstellung von α-Tocopherol durch eine Reaktionskette, an der L-Ascorbinsäure und reduziertes Glutathion (GSH) beteiligt sind.

- Da ionales Eisen und Kupfer an der Bildung besonders aggressiver Radikale beteiligt sind (☞ nachfolg. Kap.), kommt den **metallbindenden Proteinen**, wie *Transferrin*, *Ferritin* bzw. *Coeruloplasmin*, eine wichtige Schutzfunktion zu
- Für **Harnsäure** mehren sich Befunde, die dem (bei Primaten und Menschen) ubiquitären "Endprodukt" des Purinabbaus eine Radikalfängerfunktion und antioxidative Funktion zumessen, besonders für $\dot{O}H$, Hypochloridanionen (OCl$^-$, Phagozytoseprodukt, ☞ *Abb. 5.13*, Kap. 5.2.4.3.) und Ozon (O_3, ☞ Kap. 4.3.). Es wird selbst zum Radikal, das durch Elektronenverteilung im Ring wenig reaktiv ist und durch L-Ascorbinsäure wieder in Harnsäure rückgeführt wird (Analogie zu α-Tocopherol). Eine andere Möglichkeit besteht im weiteren oxidativen Abbau zu Allantoin, Allantoin-, Glyoxyl- und Oxalsäure
- **GSH** (reduziertes Gluthation) ist reduzierendes Coenzym in zahlreichen, voranstehend z.T. genannten Redoxreaktionen. SH-Gruppen-haltige **Aminosäuren**, wie *Cystein* und *Methionin*, wirken ebenfalls protektiv. *Histidin* entgiftet unmittelbar $^1O_2$
- **Hitzeschockproteine** (☞ Kap. 3.6.10.) wirken den Folgen oxidativ bedingter Proteinvernetzungen (☞ nachfolg. Kap.) entgegen und wirken stabilisierend auf antioxidativ wirkende Enzyme
- **PAF-Acetylhydrolasen** spalten oxidativ modifizierte Fettsäuren von Phospholipiden ab - ☞ Kap. 5.6.1.

4.1.3. Pathologische Wirkungen hochreaktiver O_2-Spezies

Aus den beiden vorangegangenen Kapiteln wird deutlich, daß pathologische Auswirkungen durch **Störung des Gleichgewichts aus Bildung und Inaktivierung** hochreaktiver O_2-Spezies zustandekommen können - Prinzipien:

1. Vermehrte Bildung aus von außen einwirkenden Noxen.

2. Vermehrte Bildung aus zelleigenen Substanzen.

3. Verminderung der physiologischen Abwehrmechanismen.

4. Dislokation physiologisch gebildeter Radikale in andere Reaktionsräume.

Aus den vier Punkten geht die **allgemeine Natur** "radikalpathologischer" Schädigungsprozesse hervor, denn nur ein Prinzip (Pkt. 1.) impliziert, daß die Noxe selbst Radikalcharakter hat oder im Organismus erhält.

Die einzelnen O_2-Spezies sind **ineinander umwandelbar**, so daß es unerheblich sein kann, welche Form primär gebildet wird. Für die Bildung **besonders aggressiver Spezies** durch Umwandlungen sind folgende Reaktionen wichtig:

- **Hydroxylradikal - $\dot{O}H$** (Halbwertszeit ca. 10^{-9} s)

  - Einelektronenübergänge von Metallionen - $Fe(II) \to Fe(III) + e^-$ oder $Cu(I) \to Cu(II) + e^-$ - auf Wasserstoffperoxid = FENTON-Reaktion, hier für Eisen:

    $Fe^{2+} + H_2O_2 \to Fe^{3+} + \dot{O}H + OH^-$

  - Entstehung aus Superoxidanion und Wasserstoffperoxid (Fe-katalysiert) = HABER-WEISS- Reaktion:

    $\dot{O}_2^- + H_2O_2 \to {}^1O_2 + \dot{O}H + OH^-$

  - Wasserstoffperoxidreduktion durch Semichinone ($Q\dot{H}$):

    $H_2O_2 + Q\dot{H} \to Q + \dot{O}H + H_2O$

  - Bildung aus Superoxidanion und Stickstoffoxid (= EDRF, ☞ Kap. 4.1.1.) über Peroxynitrit:

    $\dot{O}_2^- + N\dot{O} \to ONOO^-$

    $ONOO^- + H^+ \to \dot{O}H + N\dot{O}_2$

- **Singulett-Sauerstoff - ${}^1O_2$** (Halbwertszeit ca. 10^{-5} s)

  - zusammen mit $\dot{O}H$ in der HABER-WEISS-Reaktion - s.o.

  - spontaner Zerfall des Superoxidanions in Gegenwart von Protonen:

    $2\dot{O}_2^- + 2H^+ \to {}^1O_2 + H_2O_2$

  - Reaktion des Perhydroxylradikals mit dem Superoxidanion in Gegenwart von Protonen:

    $H\dot{O}_2 + \dot{O}_2^- + H^+ \to {}^1O_2 + H_2O_2$

  - Reaktion des Hydroxylradikals mit dem Superoxidanion:

    $\dot{O}H + \dot{O}_2^- \to {}^1O_2 + OH^-$

  - Reaktion von Hypochlorid (aus der Myeloperoxidasereaktion bei der Phagozytose - ☞ *Abb. 5.13*, Kap. 5.2.4.3.) mit Wasserstoffperoxid:

    $OCl^- + H_2O_2 \to {}^1O_2 + Cl^- + H_2O$

4.1.3.1. Lipidperoxidation

Primäre Angriffsorte der hochreaktiven O_2-Spezies sind **ungesättigte Fettsäurereste der Membranphospholipide** (die überwiegend mit Position 2 des Glycerols verestert sind). Bevorzugt reagieren C-Atome, die einer Doppelbindung unmittelbar benachbart sind oder zwischen unkonjugierten Doppelbindungen sitzen - sog. α-*Methylen- C-Atome*.

1. Radikale oder ${}^1O_2$ - hier repräsentiert durch das Hydroxylradikal - entziehen diesem C-Atom Wasserstoff, so daß der Fettsäurerest zum *Alkylradikal* wird:

$\dot{O}H$ + -CH_2-CH=CH-CH_2-CH=CH-CH_2- →
H_2O + -CH_2-CH=CH-$\dot{C}H$-CH=CH-CH_2-

2. Durch Transfer freier Elektronen auf andere C-Atome sind verschiedene Strukturveränderungen möglich, hier eine Verschiebung der Doppelbindungen. Dieses *Alkylradikal-Isomer* lagert Sauerstoff an und wird zum *Peroxyradikal*:

-CH_2-$\dot{C}H$-CH=CH-CH=CH-CH_2- + O_2 → -CH_2-CH-CH=CH-CH=CH-CH_2-
               |
              O-$\dot{O}$

3. Das Peroxyradikal entzieht benachbarten Makromolekülen (überwiegend andere Fettsäuren, aber auch Proteine, Nucleinsäuren oder Antioxidantien) Wasserstoff und wird zum *Hydroperoxid*. Das betroffene Nachbarmolekül (R-H) erhält dadurch Radikalcharakter (Ṙ):

-CH$_2$-CH-CH=CH-CH=CH-CH$_2$- + R-H →
    |
    O-O·
-CH$_2$-CH-CH=CH-CH=CH-CH$_2$- + Ṙ
    |
    O-OH

4. Die Lipidhydroperoxide sind metastabil und können spontan - und durch Übergangsmetalle (Fe(II)/Fe(III), Cu(I)/Cu(II), Co(I)/Co(II)/ Co(III)) beschleunigt - in *Alkoxyradikal* und Hydroxylradikal zerfallen:

-CH$_2$-CH-CH=CH-CH=CH-CH$_2$- →
    |
    O-OH
-CH$_2$-CH-CH=CH-CH=CH-CH$_2$- + ȮH
    |
    O·

5. Beide Radikale sind hochreaktiv und bewirken verschiedene weitere Reaktionen - hier *Hydroxid*- und Wasserbildung - wobei wiederum Nachbarmolekülen Wasserstoff entzogen wird:

-CH$_2$-CH-CH=CH-CH=CH-CH$_2$- + R-H →
    |
    O·
-CH$_2$-CH-CH=CH-CH=CH-CH$_2$- + Ṙ
    |
    OH

ȮH + R-H → H$_2$O + Ṙ

Propagation: In der primären Reaktion (1.) wird der Fettsäurerest selbst zum Radikal. In weiteren Reaktionen (3. und 5.) passiert dasselbe mit Nachbarmolekülen. Da dies überwiegend auch Fettsäuren sind, können diese Radikale (Ṙ) alle über Reaktion 2. wieder in die Reaktionskette eintreten → Fortführung der Radikalreaktion, so daß z.B. ein Hydroxylradikal zur Umwandlung mehrerer Hundert Fettsäurereste in Lipidhydroperoxide und deren Folgeprodukte führen kann. Limitierend ist die Verfügbarkeit von molekularem Sauerstoff - Kurzfassung:

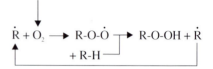

Termination: Steht kein Sauerstoff mehr zur Verfügung, reagieren die Radikale unter Bildung von Di- oder Polymeren ab, u.a. über Sauerstoffbrückenbindungen.

2Ṙ → R-R

2R-O-Ȯ → R-O-O-R + O$_2$

R-O-Ȯ + Ṙ → R-O-O-R

4.1.3.2. Reaktionen von Lipidperoxidationsprodukten mit anderen Molekülen

Vernetzungen durch **Dialdehyde** - ☞ *Abb. 4.3*.

Bruchstücke mit einer Aldehydgruppe und einer Hydroxylgruppe - **Hydroxyalkenale** - sind langlebig (auch hier Bestimmbarkeit als Maß für oxidative Belastung) und reaktiv. Auch sie können mit Aminogruppen reagieren, jedoch ohne Vernetzungsfolge. Bedeutsamer ist ihre Reaktion mit SH-Gruppen = **SH-Gruppenblockade**. Da die Funktion vieler Enzyme an intakte SH-Gruppen gebunden ist, sind die Auswirkungen entsprechend mannigfaltig. Häufig auftretende Hydroxyalkenale sind: *4-Hydroxynonenal* aus ω-6-Fettsäuren (*Arachidon-, γ-Linolen-, Linolsäure*) und *4-Hydroxyhexenal* aus ω-3-Fettsäuren (*α-Linolen-, Docosahexaensäure*). Zur Nomenklatur - vgl. Kap. 9.3.

4.1.3.3. Strukturelle Folgen für Biomembranen

Die in den Kap. 4.1.3.1.-2. aufgeführten Reaktionen destruieren Biomembranen, wie in *Abb. 4.4* grobschematisch veranschaulicht ist.

Lipidperoxidationen, als primäre Reaktionen, verlaufen in unterschiedlicher Intensität in den Membranen verschiedener Organellen auf Grund ihres unterschiedlichen Gehalts an α-Methylen-C-Atomen oder Übergangsmetallen. Für isolierte Membranen ergeben sich folgende relative Peroxidationsraten: Mikrosomen:Mitochondrien:Lysosomen = 10:3:1. Damit in Einklang stehen Intensität und zeitliche Reihenfolge der Membranveränderungen nach in vivo-Zellschädigung im Tierexperiment: 1. endoplasmatisches Retikulum (= Mikro-

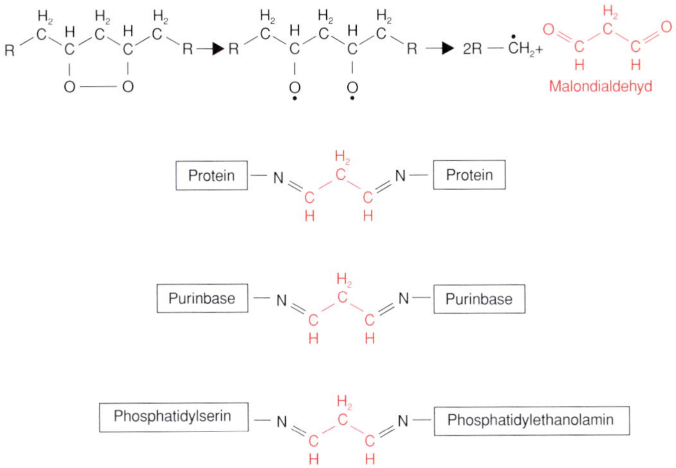

4.1. Aktivierte O₂-Stufen, Radikale und Lipidperoxidation

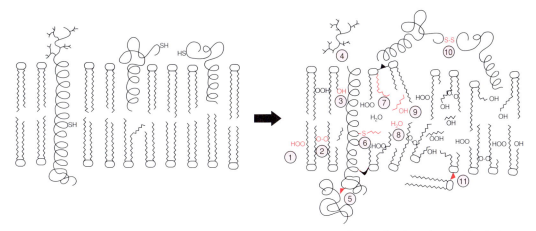

Abb. 4.3: Intramolekulare Sauerstoffbrücken (durch Termination, s.o., oder unmittelbar aus Peroxyradikalen entstehend) können unter Bildung von Resten mit Radikalcharakter und von Dialdehyden **Kettenbrüche** erzeugen. **Malondialdehyd** tritt regelmäßig als Folge von Lipidperoxidationen auf, und seine Bestimmung im Plasma kann als Maß für eine oxidative Belastung herangezogen werden. Beide Aldehydgruppen reagieren mit Aminogruppen von Proteinen, Purinbasen oder Kopfgruppen verschiedener Phospholipide unter Wasseraustritt → SCHIFF-Base. Auf diese Weise entstehen **intermolekulare Vernetzungen**, wie im unteren Bildteil dargestellt. Es liegt auf der Hand, daß so stabile, kovalente Vernetzungen mit drastischen Funktionseinschränkungen der betroffenen Moleküle einhergehen.

Abb. 4.4: Normaler Membranabschnitt (links), der durch hochreaktive O₂-Spezies destruiert wird (rechts).
Prinzipielle Veränderungen (die mehrfach vorkommen):
(1) Hydroperoxidbildung an Fettsäureresten
(2) Intermolekulare Sauerstoffbrückenbindungen
(3) Kettenbrüche unter Bildung hydrophiler Endgruppen
(4) Proteinstrangbrüche
(5) Intermolekulare Proteinvernetzungen durch Dialdehyde
(6) SH-Gruppenblockade durch Hydroxyalkenale
(7) Verlagerung von Doppelbindungen → veränderte Abwinkelung von Fettsäureresten
(8) Hydroxylradikale spalten Wasserstoff von Lipiden und Proteinen ab → Bildung von Wasser im hydrophoben Bereich der Membran
(9) Kettenbrüche unter Freisetzung von Hydroxyalkenalen
(10) Intermolekulare Proteinvernetzungen duch Disulfidbrückenbindungen unter Dislokation
(11) Intermolekulare Phospholipidvernetzungen durch Dialdehyde unter Dislokation

somenfraktion), 2. Mitochondrien und Kern, 3. Lysosomen und Plasmamembran. Dies spiegelt sich auch im Ablauf der damit verbundenen metabolischen Veränderungen wider (☞ nachfolg. Kap.).

Die in den Kap. 4.1.3.1.-3. beschriebenen Reaktionen und Strukturveränderungen sind nicht nur auf zelluläre Membranen beschränkt, sondern finden auch in den bezüglich Lipiden und Proteinen ähnlich aufgebauten **Plasma-Lipoproteinen** statt. So ist z.B. die **oxidative Modifikation von LDL** von entscheidender Bedeutung für die Pathogenese der Atherosklerose - ☞ Kap. 9.2.1.2.

4.1.3.4. Folgen für basale Stoffwechselreaktionen

Entscheidende Informationen über den Ablauf der mit den Membranveränderungen verbundenen Abweichungen grundlegender metabolischer Funktionen wurden tierexperimentell ermittelt, da nur so definierte Schädigungsabläufe erzeugt und genügend Gewebeproben entnommen werden können.

Besonders ausführlich wurde der Schädigungsverlauf an der durch Tetrachlorkohlenstoff geschädigten Mäuseleber untersucht. CCl_4 wird in der Leber durch das Cytochrom-P-450-System zunächst unter Chloridabspaltung direkt in ein *CCl_3-Radikal* umgewandelt, das dann mit molekularem Sauerstoff ein *Trichlormethylperoxylradikal* bildet:

$$CCl_4 \longrightarrow Cl^- + \dot{C}Cl_3 \xrightarrow{+ O_2} Cl_3C\text{-}O\text{-}\dot{O}$$

Beide Radikale wirken wie andere hochreaktive O_2-Spezies auch und erzeugen Lipidperoxidationen und Nachfolgereaktionen. Die Leberspezifität ergibt sich aus der überwiegenden Lokalisation der Biotransformationssysteme in diesem Organ (☞ Kap. 18.6.), so daß die Cytochrom-P-450-vermittelte "Giftung" hier erfolgt.

In *Abb. 4.5* ist der zeitliche Ablauf der wichtigsten Stoffwechselveränderungen dargestellt.

Einige der in *Abb. 4.5* aufgeführten Veränderungen sind organspezifisch, z.B. Aktivitätsverluste von Entgiftungsenzymen oder Verfettung. So ist für eine Pankreasschädigung etwa eine frühzeitige Proteolyse durch aktivierte Verdauungsenzyme typisch, ☞ Kap. 19.6.3. Von solchen Spezifika abgesehen, ist aber der generelle Ablauf wegen der ausgangs des vorang. Kap. genannten unterschiedlichen Empfindlichkeit subzellulärer Membranen

typisch für eine radikalvermittelte Schädigung und damit verallgemeinerungsfähig.

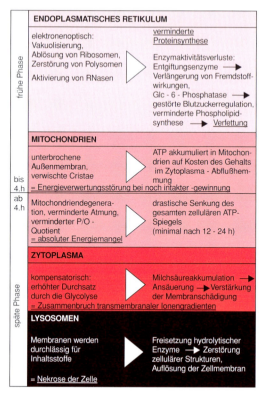

Abb. 4.5: Ablauf einer tierexperimentellen Leberschädigung durch Tetrachlorkohlenstoff (Maus). Morphologischen oder biochemischen Parametern (links) sind die jeweiligen Folgen für den Zellstoffwechsel zugeordnet (rechts). Untersuchungen von Bioptaten aus menschlichen Lebern mit unterschiedlichen Erkrankungen bestätigen die prinzipielle Vergleichbarkeit der tierexperimentellen Befunde mit pathologischen Veränderungen humaner Zellen. Ein weiteres Beispiel der experimentellen Leberschädigung, die sog. *Galactosaminhepatitis*, ist in Kap. 18.1.2. aufgeführt.

Die **Konsequenzen** der Veränderungen für die einzelne Zelle oder das gesamte Organ sind gesondert und unter verschiedenen Gesichtspunkten zu betrachten.

Schicksal der Einzelzelle:

In grober Näherung gilt, daß je nach Ausmaß und Zeitpunkt der Schädigung eine Rückführung der Veränderungen so lange möglich ist, wie die **Lysosomen** intakt bleiben. Wird die Integrität ihrer Membranen durch Radikalwirkung, Energiemangel, Ionenverschiebungen und Ansäuerung des Zytosols aufgehoben → Zerfall → Austritt von Hydrolasen, die Proteine, Nucleinsäuren, Lipide und komplexe Kohlenhydrate spalten und so zur endgültigen Destruktion der Zelle führen. Da diese Enzyme überwiegend saure *p*H-Optima haben, begünstigt die Lactatakkumulation noch ihre katalytische Wirkung.

Schicksal des betroffenen Organs:

Auf das gesamte Organ bezogen, sind die beschriebenen Veränderungen metabolischer Parameter das statistische Mittel aus der Zahl aller Zellen, die sich je nach ihrer Position im Organ in unterschiedlichen Phasen des Schädigungsablaufs befinden. In der Leber beispielsweise sind die Hepatozyten in den verschiedenen Zonen des Azinus (☞ *Abb. 18.2*, Kap. 18.) in unterschiedlichem Grade betroffen, was auch an der Richtung des Blutstroms liegt: eine über die Pfortader zugeführte Noxe trifft primär auf Zone 1, während eine stauungsbedingte Ischämie sich mehr auf Zone 3 auswirkt. Neben morphologisch nachweisbaren nekrotischen Zellen gibt es andere, die den entstandenen Masseverlust des Organs durch Zellteilung wieder ersetzen können. Charakteristisch für die beschriebene Leberschädigung ist daher der **parallele Verlauf degenerativer und regenerativer Prozesse**. Mitosen werden bereits im frühen Stadium einer Schädigung vorbereitet, noch bevor die ersten Nekrosen nachweisbar sind. Zur Steuerung des Gewebsersatzes - ☞ Kap. 6.1.

4.2. Hypoxische Schädigung

Zellschädigungen durch O_2-Mangel sind häufig, besonders infolge mangelnder Blutversorgung = **Ischämie**.

Atherosklerotisch bedingte Minderdurchblutung von Extremitäten (*Claudicatio intermittens*, *Gangrän*), inneren Organen, des Hirns (*transitorische ischämische Attacke* bis *Hirninfarkt*) und des Herzens (*Angina pectoris*, *Myokardinfarkt*); Hypoperfusion bei Trauma, Schock und Gefäßspasmen; Gefäßruptur (*Apoplexie*). Auch Einschränkung der äußeren Atmung kann Ursache sein (*idiopathisches Atemnotsyndrom*, *Asthma bronchiale*).

Schädigungsausmaß oder Irreversibilität (Nekrose des betroffenen Gewebeabschnitts) hängen davon ab, ob die O_2-Versorgung nur vermindert (*Hypoxie*) oder vollständig unterbrochen ist (*Anoxie*) und welches Gewebe betroffen ist (in ansteigender Empfindlichkeit: Skelettmuskulatur, Herzmuskulatur, Hirngewebe).

Die zelluläre Schädigung beschränkt sich nicht auf die Phase primär verminderter O_2-Versorgung, sondern setzt sich fort nach Beseitigung der Ursachen (z.B. thrombolytischer Therapie eines Myokardinfarkts - ☞ Kap. 8.4.3.2.), in der Zeit sich wieder etablierender Perfusion = **Reperfusionsschaden**. Ursächlich dominieren hierbei Interaktionen von Leukozyten mit dem vorgeschädigten Endothel und Radikalmechanismen.

4.2.1. Verminderung der oxidativen Phosphorylierung

Primär sind Reaktionen beeinträchtigt, die empfindlich auf eine Senkung des O_2-Partialdrucks reagieren - *oxidative Phosphorylierung* → **Verminderung der ATP-Bildung**. Der so entstehende Energiemangel und der kompensatorisch bedingte *p*H-Abfall führen auch zur Schädigung zellulärer Membranen. Auf Grund der in den **Mitochondrien** lokalisierten oxidativen Phosphorylierung stehen Membranveränderungen dieser Organellen zunächst im Vordergrund, die bis zur irreversiblen Schädigung führen können - ☞ *Abb. 4.6*.

Der kompensatorisch erhöhte Glycolysedurchsatz im **Zytosol** (wie bei primär radikalbedingter Schädigung auch - ☞ *Abb. 4.5*) führt zur *p*H-Absenkung intra- und extrazellulär (Lactat strömt aus). Diese *p*H-Veränderungen und die zunehmende ATP-Verarmung haben **Rückwirkungen auf Ionentransportprozesse durch die Plasmamembran**, die sich in den einzelnen Phasen der hypoxischen Schädigung unterschiedlich auswirken - ☞ *Abb. 4.7* (nach DÜSING et al.).

Trotz Reduzierung der Betrachtung auf 3 Transportsysteme, wird aus *Abb. 4.7* deutlich, daß mit der Reperfusion nicht sofort eine Restitution erfolgt, sondern zunächst andere Schädigungsprozesse in Gang gesetzt werden, die z.B. nach thrombolytischer Therapie des Myokardinfarkts zu den oft zu beobachtenden Rhythmusstörungen beitragen können (Ca^{2+}-Anstieg und Schwellung). Der Na^+/H^+-Antiporter spielt dabei eine große Rolle, weshalb der Entwicklung von Pharmaka mit Hemmwirkung auf dieses Transportsystem, z.B. *Amilorid*, entsprechende Bedeutung zukommt.

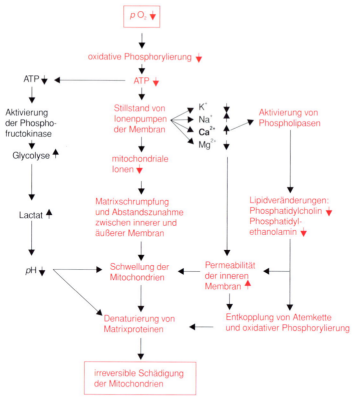

Abb. 4.6: Auswirkungen des verminderten O_2-Partialdrucks auf die Mitochondrien (rot) einschließlich von Veränderungen im Zytoplasma (schwarz), die die Mitochondrienschädigung verstärken.

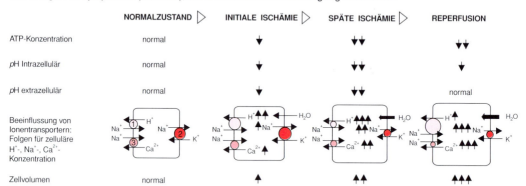

Abb. 4.7: Der hypoxisch bedingte zelluläre H^+-Anstieg wird **initial** durch den elektroneutralen *Na^+/H^+-Antiporter* ① z.T. kompensiert, indem er verstärkt H^+ hinaus- und dafür Na^+ hineintransportiert. In der **späten** ischämischen Phase wird dieser Transport durch die inzwischen stark angestiegene extrazelluläre H^+-Konzentration gehemmt (der H^+-Konzentrationsgradient zwischen innen und außen ist aufgehoben). Durch **Reperfusion** wird die extrazelluläre H^+-Konzentration rasch normalisiert → der Na^+/H^+-Antiporter arbeitet mit hoher Aktivität.
Die energieabhängige *Na^+/K^+-ATPase* ② kann initial den verstärkten Na+-Einstrom teilkompensieren, wird danach aber durch den weiter abfallenden ATP-Spiegel stark gehemmt. Die Folge ist ein weiterer Anstieg der zellulären Na^+-Konzentration in der späten Phase, der bei Reperfusion nochmals durch den zunehmenden Na^+-Eintransport von außen verstärkt wird. Die kontinuierliche Zunahme der zellulären Na^+-Konzentration ist unmittelbar gekoppelt mit osmotisch bedingtem H_2O-Einstrom → **Zellschwellung** und fortschreitender Hemmung des *Na^+/Ca^{2+}-Antiporters* ③ (oder auch Umkehrung seiner Flußrichtung, so daß Ca^{2+} eintransportiert wird) → **Erhöhung der zellulären Ca^{2+}-Konzentration**.

Die metabolischen Konsequenzen der hypoxischen Schädigung wirken sich auch auf das **Zytoskelett** aus, z.B. durch Umverteilung von *Actinfilamenten*: Destruktion des submembranösen Actinnetzwerks, Lösung der Membranverankerung und Bildung von Actinaggregaten im Zytoplasma → dadurch z.B. Verlust von *Mikrovilli* im apikalen Teil von renalen Tubulus- oder intestinalen Mukosazellen → Resorptionsstörungen.

Der zelluläre Ca^{2+}-Anstieg hat mannigfaltige Konsequenzen, von denen einige bereits angemerkt wurden (☞ *Abb. 4.6*) und auf weitere nachfolgend eingegangen wird.

4.2.2. Radikalmechanismen

Sauerstoffmangel als Schädigungsursache bedeutet <u>nicht</u>, daß hochreaktive O_2-Spezies hierbei keine Bedeutung haben. Radikalbildung und Lipidperoxidation laufen noch bei extrem niedrigem pO_2 ab, wenn "metabolische" Prozesse, wie die oxidative Phosphorylierung, bereits stark gehemmt sind.

Der Nachweis einer Radikalbeteiligung an hypoxischen Schädigungen beim Menschen ist relativ einfach und elegant möglich durch Messung leicht flüchtiger Folgeprodukte der Lipidperoxidation in der Atemluft, z.B. von *Pentan* (ein Produkt der Alkoxyradikalbildung - ☞ Kap. 4.1.3.1., Reaktion 4.), dessen Konzentration z.B. beim Myokardinfarkt signifikant zunimmt. Geeignet ist auch die Bestimmung von Malondialdehyd (☞ *Abb. 4.3*, Kap. 4.1.3.2.) im Serum, das bereits bei pektanginösen Attacken ansteigt.

4.2.2.1. Xanthinoxidase

Zellulärer Ca^{2+}-Anstieg bewirkt eine Aktivierung von *Ca^{2+}/Calmodulin-abhängigen Proteinasen*. Diese verursachen eine begrenzte Proteolyse bestimmter zellulärer Proteine. Zu den Zielproteinen gehört die *Xanthindehydrogenase*, die dadurch (und durch die Knüpfung einer Disulfidbrücke aus 2 benachbarten SH-Gruppen) in die *Xanthinoxidase* umgewandelt wird. Letztere reagiert nicht mehr mit NAD als Elektronenakzeptor, sondern mit O_2 und produziert deshalb **Superoxidanionen**, wie in *Abb. 4.8* dargestellt ist.

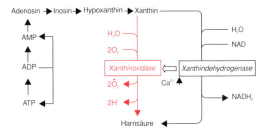

Abb. 4.8: Durch die hypoxisch bedingte Verminderung der oxidativen Phosphorylierung stauen sich ADP und AMP an, die über die aufgeführte Reaktionskette verstärkt abgebaut werden, bis zur Harnsäure. Die *Xanthindehydrogenase* besorgt unter Normalbedingungen nach gleichem Reaktionsschema die Umwandlungen Hypoxanthin → Xanthin und Xanthin → Harnsäure (hier rechts dargestellt). Die Ca^{2+}-bedingte Modifikation des Enzyms zur *Xanthinoxidase* verändert die Coenzymspezifität, so daß die Reaktion mit molekularem Sauerstoff unter $\dot{O}_2^-$-Bildung abläuft. Letzteres kann über die in Kap. 4.1.3. behandelten Reaktionen in die aggressiven Spezies ȮH und $^1O_2$ umgewandelt werden.

Die thermodynamischen Bedingungen unter Hypoxie fördern somit die Radikalbildung unter der Voraussetzung, daß die zelluläre Ca^{2+}-Konzentration erhöht und noch Sauerstoff vorhanden ist. Diese Bedingungen sind in der initialen Ischämiephase und vor allem bei der Reperfusion erfüllt. Die Entwicklung von Pharmaka, die diesen Bedingungen entgegenwirken, geht in 3 Richtungen: Hemmung des Ca^{2+}-Anstiegs (sog. *Calciumblocker*), des Ca^{2+}/Calmodulin-Komplexes (*Trifluoperazin*) oder der Xanthinoxidase (*Allopurinol*, ☞ Kap. 1.4.11.3., "Verminderung der Harnsäuresynthese").

4.2.2.2. Leukozyten/Endothelzell-Interaktionen

Eine Adhäsion von (überwiegend) neutrophilen Granulozyten an das Endothel postkapillärer Venolen erfolgt in einem ischämischen Gewebebezirk bereits relativ früh und läuft ebenso ab, wie für die akute Entzündung in Kap. 5.2.2.3. beschrieben ist. Die "physiologische" Funktion dieses Prozesses kann in der Vorbereitung auf die Phagozytose nekrotischer Zellen und der nachfolgenden Heilungsprozesse gesehen werden. Unphysiologisch und überschießend erscheint dagegen die beobachtete **Steigerung dieses Prozesses in der Reperfusionsphase**.

Tierexperimentell korreliert z.B. die Größe des Myokardinfarktbereiches mit der Zahl von Leukozyten, die während der Reperfusionsphase an kleine Gefäße adhäriert sind und diese infiltriert haben. Verminderung der Leukozytenzahl im peripheren Blut der Versuchstiere führt zur Verkleinerung des künstlich erzeugten Infarkts.

Die Veränderungen werden wahrscheinlich bereits in der ischämischen Phase in den Endothelzellen vorbereitet. Sie reagieren auf Hypoxie mit einer starken Steigerung des zellulären Ca^{2+}-Spiegels, mit den Folgen:

- Xanthinoxidase↑ (☞ vorang. Kap.) → Lipidperoxidation und Folgereaktionen → Freisetzung von Substanzen, die chemotaktisch auf Leukozyten wirken - ☞ Kap. 5.2.1.
- Aktivierung der Phospholipase A_2 → a) Freisetzung von Arachidonsäure und deren Abbau, der ebenfalls zu chemotaktisch aktiven Verbindungen führt - ☞ Kap. 5.5.4. und b) Synthese von Plättchen-aktivierendem Faktor, der zur Leukozytenadhäsion führt - ☞ Kap. 5.6.2.
- Exposition von Adhäsionsproteinen für Leukozyten - ☞ Kap. 5.2.2.3., "2. Feste Adhäsion"

Abgesehen von der schädigenden Wirkung der von den Endothelzellen über die Xanthinoxidasereaktion synthetisierten Radikale, produzieren die gefäßinfiltrierenden Leukozyten bei ihrer Aktivierung über die *NADPH-Oxidase* große Mengen $\dot{O}_2^-$, mit den Folgeprodukten $\dot{O}H$, $^1O_2$, ClO^- und H_2O_2 - ☞ Kap. 5.2.4.3. Darüberhinaus setzen sie proteolytische Enzyme frei, insbesondere *Elastase* (vgl. Kap. 1.4.1. und 7.3.1.3.).

Ischämische Herzkrankheit und **zerebrale Ischämien** sind Formen hypoxischer Schädigungen mit der größten medizinischen und sozialen Relevanz in Industrieländern. Sie werden in Kap. 15.6. bzw. 20.1. behandelt, wobei auf die o.g. pathologischen Grundprozesse aus der konkreten Sicht des Myokard- oder Hirnstoffwechsels zurückgegriffen wird. Weitere Anwendungen finden sich in anderen Kapiteln, z.B. über Niereninsuffizienz oder Multiorganversagen bei Trauma und Schock.

4.3. Spezifische Mechanismen von Noxen - Auswahl

Die Zusammenstellung einiger spezifischer Schädigungsmechanismen an dieser Stelle ist als Ergänzung der voranstehenden Kapitel gedacht und nicht als Ersatz des in **Lehrbüchern der Toxikologie** systematisch und umfassend dargestellten Gebiets.

Die Bedeutung radikalvermittelter Schädigungsmechanismen für sehr unterschiedliche Noxen sollte aus dem bisher Behandelten deutlich geworden sein. Dies trifft auch auf die große Gruppe **chemischer Gifte** zu - von Schwermetallen über Lösemittel bis zu Insektiziden und Herbiziden - wofür zunehmend Nachweise erbracht werden.

Überwiegend beteiligt ist das Cytochrom-P-450-System, das zur Bildung von Superoxidanionen (Bsp. ☞ Kap. 4.1.1.) oder vergleichbaren Radikalen (Bsp. ☞ Kap. 4.1.3.4.) führt. Häufig verursachen chemische Verbindungen aber auch die Lösung von Übergangsmetallen aus ihren Transport- oder Speicherproteinen, so daß sie über die in Kap. 4.1.3. formulierten Reaktionen zur Bildung der besonders aggressiven Hydroxylradikale beitragen.

Zwei in den letzten Jahren zunehmend beachtete Umweltschadstoffe, die ebenfalls über Radikale oder wie diese wirken, sind

- **Dioxin** (*2,3,7,8-Tetrachlordibenzo-p-dioxin*, "*Seveso-Gift*")
  Es kann als Verunreinigung bei der Herstellung von Herbiziden und Polychlorphenolen entstehen und gehört zu den toxischsten Chemikalien überhaupt (LD 50 bei Versuchstieren ~ 1 µg/kg). Es wirkt als außerordentlich starker Induktor des Cytochrom-P-450-Systems → Radikalbildung aus anderen Substanzen, mit a) akuter Zellschädigung "vor Ort" (Leber), aber auch in Haut, Muskulatur und ZNS und b) langfristiger Wirkung als Kanzerogen

- **Ozon** (O_3)
  Während in der Mesostratosphäre (12-50 km Höhe) das vor kurzwelliger UV-Strahlung schützende Ozon durch halogenierte Kohlenwasserstoffe vermindert wird, hat der Ozongehalt der Troposphäre (0-10 km Höhe) seit Beginn dieses Jahrhunderts um etwa das Zweifache zugenommen - Hauptursache ist die Emission von Stickstoffoxiden, aus denen bei intensiver Sonneneinstrahlung reaktive Sauerstoffatome abgespalten werden *(Sommersmog)*:

$$NO_2 \xrightarrow{UV} NO + O^* \xrightarrow{+ O_2} O_3$$

O_3 verursacht durch Abspaltung des hochreaktiven atomaren Sauerstoffs Lipidperoxidationen und Folgereaktionen, wie andere hochreaktive O_2-Spezies auch. Dem primären Wirkort entsprechend, schädigt es vor allem den Respirationstrakt: Hyperreaktivität ab ca. 140, Verschlechterung von Lungenfunktionsparametern ab 160-400 und subjektive Beschwerden ab ca. 200 µg /m^3

4.3. Spezifische Mechanismen von Noxen - Auswahl

Hier näher zu betrachten sind **Mechanismen allgemeiner Zellgifte mit nicht primär radikalvermittelter Wirkung**. Nicht eingeschlossen sind solche mit ausgeprägtem Organotropismus, wie z.B. *Alkaloide* (Herzglykoside - ☞ Kap. 15.4.4.4.) oder neurotrope Gifte (*Strychnin, Botulinum-* und *Tetanustoxin*), sowie körpereigene zytotoxische Stoffe, wie z.B. TNF-α (☞ Kap. 3.6.8.).

- **Cyanid** (CN^-)
  aus Blausäure, deren Salzen oder organischen Cyanoverbindungen freigesetzt, komplexiert es Fe(III) der *Cytochromoxidase* → Blockierung der Atemkette

- **Kohlenmonoxid** (*CO*)
  Es bindet an Fe(II) des *Hämoglobins*, wie O_2, aber mit ca. 300fach höherer Affinität. Bei einem O_2-Gehalt der Luft von 20 Vol.-% genügen demnach 0.066 Vol.-% CO, um die Hälfte des Hämoglobinbestandes vom Sauerstofftransport auszuschalten, was bereits zur Bewußtlosigkeit führt. Bindung an Myoglobin und Cytochrome erfolgt mit weit niedrigerer Affinität, so daß CO eigentlich "organotrop" für Erythrozyten ist

- **bakterielle Toxine**
  - auf **Diphtherietoxin** und **Exotoxin A** ist in Kap. 3.6.6.3., "Immuntoxine" eingegangen
  - **Botulinum-** und **Tetanustoxin** wirken spezifisch neurotoxisch - ☞ Ende Kap. 20.5.4.2., "chemische Denervierung:" bzw. Kap. 20.5.3.3., "Tetanus"
  - **Choleratoxin** (Exotoxin aus *Vibrio cholera*) Heterodimer, von dem eine Peptidkette an den (Gangliosid-)Rezeptor der Plasmamembran bindet und die andere in die Zelle eindringt. Letztere bewirkt eine **ADP-Ribosylierung** (vgl. Diphtherietoxin) der α-Untereinheit **von G_s-Proteinen** → Hemmung der Hydrolyse des gebundenen GTP → Daueraktivierung der Adenylatcyclase → enormer Anstieg der cAMP-Konzentration mit entsprechenden Konsequenzen für nachgeordnete Proteinkinasen, so daß - je nach Zelltyp - verschiedene, von diesem second messenger-System abhängige Funktionen gestört werden, was meist zur Nekrose führt.
  Im Falle der intestinalen Mukosa sind Cl^--Kanäle betroffen → massive sekretorische Diarrhoe (☞ Kap. 19.1.3., "Gesteigerte Sekretion")

  - **Pertussistoxin** (Exotoxin aus *Bordetella pertussis*)
  In Analogie zum o.g. und dem Diphtherietoxin bindet die B-Kette an die Zelle und die A-Kette dringt ein → **ADP-Ribosylierung** der α-Untereinheit **von G_i-Proteinen** → Hemmung der Bindung an den Rezeptor in der Membran und damit auch Hemmung der Aktivierung der G_i-Proteine → da diese Proteine (im Gegensatz zu den G_s-Proteinen) die Adenylatcyclase hemmen (i = **i**nhibitorisch), resultiert ebenfalls eine cAMP-Zunahme, nur nicht so drastisch wie beim Choleratoxin, weshalb die Zellen meist nicht zugrundegehen

- **Lipopolysaccharid A** (Endotoxin aus *gramnegativen Bakterien*)
  Das Toxin ist in der äußeren Membran der Zellwand eingelagert und hat eine komplizierte Struktur - ☞ *Abb. 4.9.*

  Das Lipopolysaccharid (LPS) wird aus geschädigten und zerfallenden Keimen freigesetzt und wird nach Übertritt in das Gefäßsystem z.T. an die HDL-Fraktion der Plasmalipoproteine und an *LBP* (*LPS-binding protein*) gebunden. Letzteres gehört zu den Akute-Phase-Proteinen (☞ Kap. 5.2.3.1.) und verstärkt die **Wirkung** von LPS. Diese **ist** - im Gegensatz zu der von Exotoxinen - **indirekt, durch Aktivierung von** bestimmten **Zellen und systemischen Proteinasen**. Sie wird überwiegend durch das *Lipid A* vermittelt. Die wichtigsten Zielpunkte sind:

  - **Makrophagen:** LPS ist der potenteste Stimulator für die Bildung und Freisetzung von TNF-α und IL-1 und führt auch zur Freisetzung von Interferonen, mit allen metabolischen und immunologischen Wirkungskonsequenzen dieser Zytokine (☞ Kap. 3.6.8., 5.2.3.1. bzw. 3.6.6.1.). Damit verursacht es auch die Freisetzung endogener Pyrogene → Fieber (☞ Kap. 7.1.)
  - **Komplement:** Aktivierung des *alternativen Weges* führt u.a. zur Freisetzung von Spaltstücken mit zellschädigender Wirkung, wie C3a, C3b und C5a (☞ Kap. 5.7.1.)
  - **Faktor XII** (Hagemann-Faktor): Seine Aktivierung setzt 4 Systeme in Gang - Kinine, Gerinnung, Fibrinolyse und Komplement (klassischer Weg) - wie in *Abb. 5.3*, Kap. 5.1.2. dargestellt ist

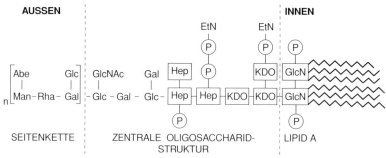

Abb. 4.9: Aufbau des *Lipopolysaccharid A*, das aus 3 Regionen besteht, von denen die "Seitenkette" (deren Oligosaccharidkombination mehrfach wiederholt vorliegt) über die Zellwand der gramnegativen Bakterien hinausragt. "Lipid A" interagiert als innerer, hydrophober Anteil über 6 (durch Ketten symbolisierte) Fettsäurereste mit den Fettsäureresten der Phospholipide der inneren Lamelle der Zellmembran.
Abkürzungen (von links nach rechts).
Abe = *Abeose*, Man = *Mannose*, Rha = *Rhamnose*, Glc = *Glucose*, Gal = *Galactose*, GlcNAc = *N-Acetylglucosamin*, Hep = *Heptosen*, P = *Phosphat*, EtN = *Ethanolamin*, KDO = *Ketodesoxyoctonsäure*, GlcN = *Glucosamin*.

- **Endothelzellen** und **Monozyten:** verstärkte Expression von *tissue factor* (☞ Abb. 8.1, Kap. 8.1.) → Förderung der intravaskulären Gerinnung
- Freisetzung von **Procalcitonin** - ☞ ausgangs Kap. 7.3.1.2.

Aus der Vielfalt indirekter Wirkungen ergeben sich Schädigungen, die bei Infektionen mit gramnegativen Bakterien und vor allem dem dadurch bedingten **septischen Schock** (☞ Kap. 7.3.1.1., "septischer Schock") eine große Rolle spielen

- **Knollenblätterpilzgifte = Amanitine** (aus *Amanita phalloides*, *verna* oder *virosa*)
Während *Muskarin*, überwiegend aus Rißpilzen, neurotrop ist, zählen die o.g. zu den sog. Parenchymgiften. Wichtigster Vertreter ist α-*Amanitin*, ein zyklisches Oktapeptid aus z.T. seltenen Aminosäuren (→ Resistenz gegenüber Proteinasen), das hitzestabil ist (→ "kochfest") und Zellen rasch penetriert. Dort bindet es fest an die *RNA-Polymerase II* → **Hemmung der m-RNA-Synthese und damit der Proteinsynthese**. Die Schäden manifestieren sich hauptsächlich an Leber und Nieren wegen ihrer vitalen Funktionen
- **tierische Gifte**
Sie enthalten meist verschiedene Toxine, weshalb hier nur auf die Hauptkomponenten eingegangen werden kann. Außerdem können nur Tiergruppen und nicht einzelne Spezies betrachtet werden

- **Hymenopterengifte** (Bienen, Wespen, Hornissen)
Melittin ist ein Peptid aus 29 Aminosäuren, das N-terminal aus 20 hydrophoben und C-terminal aus 6 hydrophilen Aminosäuren (überwiegend basisch) besteht → Einlagerung in die analog aufgebaute Phospholipidschicht von Zellmembranen.
Phospholipase A_2 setzt aus Phospholipiden eine ungesättigte Fettsäure frei. Im Falle von Arachidonsäure entstehen daraus Entzündungsmediatoren (☞ Kap. 5.5.4.). Es verbleibt Lysolecithin in der Membran, das als Detergens wirkt und diese durchlässig macht.
Beide, das Peptid und die Phospholipase, führen daher zur **Membrandestruktion**
- **Schlangengifte** (Cobras und Vipern)
Peptide, häufig in Cobragiften, sind neuro- oder myotoxisch durch Blockade von Synapsen.
Phospholipasen wirken allgemein zellschädigend, ähnlich wie bei Insektengiften. Darunter sind aber ebenfalls neuro- oder myotoxische Vertreter, da sie bevorzugt mit dem Phospholipidmuster dieser Gewebe reagieren.
Proteinasen, häufig in Viperngiften, tragen zwar zur lokalen Gewebszerstörung bei, wirken aber vor allem systemisch durch
  - Aktivierung der Gerinnung (geförderte Reaktionen: Faktor X → Xa, Prothrombin → Thrombin, Fibrinogen → Fibrin, Fibrin → Spaltprodukte)

- Erhöhung der Gefäßpermeabilität und Zerstörung des Gefäßwandbindegewebes
- Freisetzung von Kininen (☞ Kap. 5.4.2.)

Es resultieren **mit Hämorrhagien einhergehende Gewebszerstörungen, Thrombosen und/oder Verbrauchskoagulopathie und Schock**.

Im Hinblick auf die Funktion der Schlangengifte ist ein durch Proteinasen erzeugter Verstärkungsmechanismus interessant: Spaltung physiologischer Proteinaseinhibitoren im Plasma (☞ *Abb. 7.4*, Kap.7.3.1.3.) → Wirkung körpereigener Proteinasen (☞ *Abb. 7.3*, Kap. 7.3.1.3.), die andernfalls gebunden würden. So erstreckt sich die Funktion dieser Gifte nicht nur auf die Tötung sondern auch auf die Verdauung des Beutetiers

- **Pflanzengifte ohne Organotropismus**
  Abrin und *Ricin* - ☞ Kap. 3.6.6.3., "Immuntoxine"

4.4. Freisetzung zellulärer Inhaltsstoffe - Basis der Enzymdiagnostik

Schädigung ist mit dem Übertritt zellulärer Inhaltsstoffe, u.a. von Enzymen, in den Extrazellularraum verbunden.

Primär verteilen sich ausgetretene Proteine im interstitiellen Raum. Als relativ große Moleküle können sie von dort nur dann **direkt** in das Plasma gelangen, wenn die Schädigung mit einer entzündlichen Reaktion der kleinen Gefäße im betroffenen Gewebe verbunden ist (was meist zutrifft) → Auftreten von Endothellücken (☞ *Abb.5.2*, Kap. 5.1.2.). Anderenfalls ergibt sich ein **indirekter** Weg durch Transport über die Lymphe in den Blutkreislauf.

Die Aktivitätsbestimmung von Enzymen oder die Massebestimmung von Enzymen und Nicht-Enzym-Proteinen (überwiegend mit immunologischer Methodik) zellulärer Herkunft im Serum ist ein **wichtiges objektives Diagnostikum von Organerkrankungen** - immer in Kombination mit klinisch erfaßbaren Funktionsänderungen des geschädigten Organs.

Für Enzyme gilt in grober Näherung: Da funktionelle Spezialisierung von Geweben und Organen an unterschiedliche Enzymausstattung gebunden ist, dienen **Art und Muster** freigesetzter Enzyme vorwiegend der **Organlokalisation** des Schadens, während aus der **Höhe der Aktivität** auf sein **Ausmaß** geschlossen wird. Infolge leichter Zugänglichkeit des Untersuchungsmaterials und enormer Verfeinerung biochemischer und immunologischer Meßmethoden wird eine große Palette verschiedener Enzyme und zunehmend auch Nicht-Enzym-Proteine genutzt, vorwiegend zur Früherkennung von Erkrankungen, Differentialdiagnose, Schadensquantifizierung, Verlaufskontrolle und Beurteilung des Therapieerfolges. Für Enzyme ergeben sich neben der Messung von Totalaktivitäten weitere Differenzierungsmöglichkeiten durch Isoenzymauftrennungen, Verrechnung der Aktivitäten verschiedener Enzyme als Quotienten u.a. Dies alles ist **Lehrgegenstand der Klinischen Chemie**, weshalb hier nur auf Grundlagen eingegangen wird.

4.4.1. Freisetzungsmechanismen

Zur Diagnostik herangezogene Enzyme und andere Proteine liegen intrazellulär in wesentlich höherer Konzentration vor als normalerweise im Plasma, z.B. ca. 4.000fach für *Lactatdehydrogenase, Malatdehydrogenase, Aldolase* u.a. oder ca. 10.000fach für *Glutamatdehydrogenase, Aspartat-Aminotransferase* (= *Glutamat-Oxalacetat-Transaminase*), *Alanin-Aminotransferase* (= *Glutamat-Pyruvat-Transaminase*) u.a. Ein Anstieg der Aktivitäten im Plasma ist daher beim Vorliegen von **Zellnekrosen** leicht verständlich.

Anstiege sind aber typischerweise bereits **in der Frühphase einer Schädigung** nachweisbar, noch bevor Nekrosen auftreten, z.B. auch bei der Leberschädigung (☞ Kap. 4.1.3.4.). Sogar relativ leichte und temporäre Beeinträchtigungen, wie Zirkulationsstörungen bei venöser Stauung oder schwere körperliche Arbeit, führen zum Austritt zellulärer Enzyme. Die hierbei zugrundeliegenden Mechanismen sind nur ungenügend aufgeklärt; für folgende gibt es Evidenzen:

- Die in den entsprechenden Kapiteln beschriebenen Strukturveränderungen von Membranen bei hypoxie- und/oder radikalbedingten Schädigungen erhöhen deren Durchlässigkeit generell. Neben Proteinen treten dann auch niedermolekulare Metabolite aus

- Destruktion und Neuorientierung zytoskelettärer Proteine, wie sie für die hypoxische Schädigung in Kap. 4.2.1., "Zytoskelett" genannt sind, führt zu Faltungen der Plasmamembran, die z.T. fusionieren, so daß kleine Vesikel abgeschnürt und freigesetzt werden = **microblebbing** (vgl. Kap. 3.4.3.1. "Spezifische thrombogene Wirkungen"). Die Vesikel enthalten zelluläre Inhaltsstoffe, die im Plasma frei werden können

- Veränderungen der Interaktion membranständiger Enzyme mit Strukturproteinen → Mobilisierung und Dislokation sessiler Enzyme
- Fusion von Lysosomen mit der Plasmamembran → Austritt lysosomaler Enzyme

4.4.2. Faktoren mit Einfluß auf die Enzymaktivität im Serum

Die im Serum meßbare Aktivität eines Enzyms resultiert aus Eigenschaften der Noxe, der betroffenen Zellen und des Blutes - im einzelnen aus:

- Schwere und Ausbreitung des Schadens
- Enzymkonzentration in den betroffenen Zellen
- intrazellulärer Lokalisation, z.B. zytoplasmatisch oder mitochondrial
- Wirkung von Enzymeffektoren im Blut → Aktivierung oder Hemmung
- Proteinaseaktivitäten im Plasma → Inaktivierung
- Elimination des Enzyms durch Zellen des RES oder Nieren

Aus dieser **multifaktoriellen Abhängigkeit** folgt, daß aus dem Enzymbestand einer Zellart kaum Voraussagen auf die nach Schädigung im Serum zu erwartenden Aktivitäten möglich sind: z.B. kann ein zellspezifisches Enzym entweder auf Grund seiner intrazellulären Lokalisation nicht austreten oder im Plasma schnell inaktiviert werden. Das Spektrum labordiagnostisch nutzbarer Enzyme leitet sich daher vorwiegend aus **klinischen Erfahrungen** auf der Basis langjähriger Messungen und ihrer Zuordnung zu klinisch gesicherten Diagnosen ab.

4.4.3. Mögliche pathologische Auswirkungen freigesetzter Enzyme

Freigesetzte **Enzyme lysosomaler Herkunft**, vor allem Peptidasen, Proteinasen und Glycoprotein-spaltende Enzyme, können Plasmamembranen von primär nicht geschädigten Zellen anderer Lokalisation angreifen. Dies trifft auch auf **Enzyme aus Verdauungsdrüsen** zu, wenn sie aus sekretorischen Granula freigesetzt und aktiviert werden, z.B. bei akuter Pankreatitis - ☞ Kap. 19.6.3.

Wichtigste Quelle für **Proteinasen**, insbesondere Elastase und Cathepsin G, sind **phagozytierende Zellen**, die im geschädigten Gewebe akkumulieren (= mittelbare Schädigungsfolge) → Schockentstehung - ☞ Kap. 7.3.1.3.

5. Entzündung

Zellschädigung findet im Gewebsverband statt. Sie ist daher mit einer Vielzahl entzündlicher Reaktionen verbunden, die sich aus dem **Zusammenspiel verschiedener zellulärer Elemente, nervaler und humoraler Faktoren** ergeben. Aus didaktischen Gründen müssen kausal und zeitlich verknüpfte Vorgänge getrennt dargestellt werden - zunächst zelluläre Prozesse und später Mediatorsysteme. Im Vordergrund der Betrachtung steht die akute Form der Entzündung, mit den klassischen Symptomen **Rubor** (Rötung), **Tumor** (Schwellung), **Calor** (Wärme), **Dolor** (Schmerz), die auf CELSUS zurückgehen, und denen später GALEN noch die *Functio laesa* (Funktionsstörung) hinzufügte.

> 300 Mediatoren oder in ihrer Wirkung vergleichbare Moleküle haben Bezug zum Entzündungsgeschehen, weshalb nur auf die wichtigsten eingegangen werden kann. Wo sich eine systematische Behandlung von Stoffgruppen anbietet, wird aber auch über das engere Thema hinausgegangen.

5.1. Reaktion der kleinen Gefäße = Exsudatphase

5.1.1. Vasodilatation

Vasoaktive Entzündungsmediatoren führen zur Verminderung des Tonus der glatten Muskelzellen in den *präkapillären Arteriolen*. Es resultiert oft zunächst ein verstärkter Blutstrom durch arteriovenöse Anastomosen (Haut, Skelettmuskulatur), dann aber immer eine **Zunahme der Anzahl durchströmter Kapillaren** - ☞ Abb. 5.1.

Die mit Abnahme der Strömungsgeschwindigkeit einhergehende **Prästase** des Blutes fördert weitere Entzündungsreaktionen, überwiegend durch Verlängerung der Kontaktzeit.

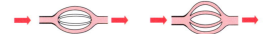

Abb. 5.1 Hochgradig vereinfachtes Schema der Kapillardurchblutung. Die in ihrer Zahl auf etwa 10^9 geschätzten Kapillaren des menschlichen Gefäßsystems werden nicht alle durchströmt: je nach Stoffwechselsituation wird ein Teil von ihnen durch *präkapilläre Sphinkteren* verschlossen (links). Entzündungsmediatoren führen zur Öffnung der Sphinkteren (rechts) → Zunahme der Durchblutung, die jedoch in den Kapillaren auf Kosten der Strömungsgeschwindigkeit geht: $Q = const. = v\downarrow \cdot F\uparrow$ (Q = Volumenstromstärke, v = Strömungsgeschwindigkeit, F = Fläche der Summe der Kapillarquerschnitte).

5.1.2. Zunahme der Gefäßpermeabilität

Der Vasodilatation zeitlich etwas nachgeordnet kommt es überwiegend in den *postkapillären Venolen* durch **Lösung interzellulärer Verbindungen und Kontraktion von Endothelzellen** zum Austritt von Plasma in das Interstitium → Hauptursache der Schwellung - ☞ Abb. 5.2.

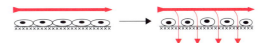

Abb. 5.2: Endothelzellen postkapillärer Venolen sind weitgehend frei von *tight* und *gap junctions* (z.B. im Unterschied zu denen in Arterien).
Sie sind durch *Zonulae adhaerentes* verbunden, die durch VE-Cadherin (☞ Tab. 5.2, Kap. 5.2.2.1.) vermittelt werden. Dessen intrazellulärer Anteil ist assoziiert mit *Cateninen*, die wiederum über *Vinculin* und α-*Actinin* eine Verbindung zu den *Actinfilamenten* des Zytoskeletts herstellen. Aktivierung und Schädigung von Endothelzellen durch Entzündungsmediatoren führt zu einer Ca^{2+}-vermittelten Umverteilung der Cadherine und Umordnung zytoskelettärer Proteine → Lösung der Verbindungen und Kontraktion → Entstehung von **Lücken** (engl. gaps) **zwischen den Endothelzellen**.

Durch die Endothelzellkontraktion (später auch -ablösung) wird **subendotheliales Collagen freigelegt**, das - zusammen mit der Prästase - 2 Prozesse in Gang bringt, die immer mit Entzündung verbunden sind:

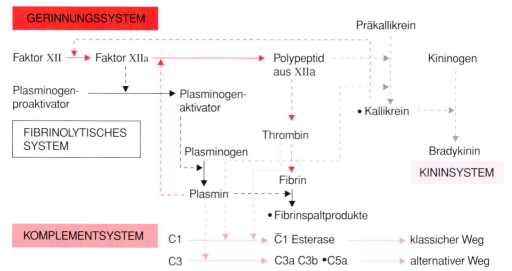

Abb. 5.3: Die Collagen-vermittelte Aktivierung von *Faktor XII* zu *XIIa* zieht die Aktivierung von 4 Systemen nach sich.
Innerhalb der Systeme ist die Darstellung auf diejenigen Umwandlungen (durchgezogene Pfeile) beschränkt, die durch Intermediate gefördert werden (gestrichelte Pfeile). Dies geschieht überwiegend systemübergreifend → **hochgradige Vernetzung**.
Außerdem sind im Hinblick auf das nachfolgende Kapitel Produkte mit *chemotaktischer* Wirkung auf Leukozyten links durch einen Punkt markiert.

- **Aktivierung des Gerinnungsfaktors XII** (*HAGEMANN-Faktor*) **und in dessen Gefolge Aktivierung des Gerinnungs-, Fibrinolyse-, Komplement- und Kininsystems** - ☞ *Abb. 5.3*.

  Einzelreaktionen und Wirkungen der in diesen Systemen entstehenden Entzündungsmediatoren werden in den entsprechenden Kapiteln näher betrachtet

- Collagen führt zur **Thrombozytenaktivierung**, die dadurch aggregieren, wiederum die Gerinnung fördern und gefäßaktive Substanzen freisetzen - ☞ *Abb. 8.4*, Kap. 8.2.

Aus beiden Prozessen resultiert auch die Bildung von Fibrin und Mikrothromben innerhalb der Gefäße des entzündeten Gewebes. Ersteres ist von besonderer Bedeutung für nachfolgende Reparatur- und Heilungsprozesse (☞ Kap. 6.2.1.).

5.2. Einwanderung weißer Blutzellen = Infiltrationsphase

Infolge Freisetzung chemotaktisch wirksamer Substanzen (☞ nachf. Kap.) im geschädigten Gewebe akkumulieren zunächst *neutrophile Granulozyten* (innerhalb von Stunden), später *Monozyten* (innerhalb eines Tages), *eosinophile Granulozyten* und *lymphoide Zellen* (innerhalb von Tagen) im entzündeten Bereich. Sie adhärieren an den Endothelzellen der Gefäßwand *postkapillärer Venolen* = **Margination**. Danach wandern die Zellen zwischen den Endothelzellen hindurch und unter partieller Auflösung der Basalmembran in das Interstitium = **Diapedese**.

Besonders Granulozyten haben die Fähigkeit zu außerordentlichem Gestaltswandel, der ihnen die Passage kleinster Poren und sogar von Interzellularspalten ermöglicht. Auch die transzelluläre Passage durch Endothelzellen ist nachgewiesen.

Hauptfunktion der eingewanderten Granulozyten und Monozyt-Makrophagen besteht in der **Phagozytose** von fremdem und zerstörtem oder funktionsunfähigem körpereigenen Material (☞ Kap. 5.2.4.). Daran beteiligen sich auch Gewebsmakrophagen, wie *Epitheloidzellen*, *Histiozyten* des Bindegewebes und *VON-KUPFFER-Zellen* (wenn die Leber betroffen ist). Auch sie akkumulieren chemotaktisch.

Die zelluläre Zusammensetzung des Infiltrats kann bei länger anhaltender Entzündung sehr unterschiedlich sein - Gegenstand der Pathologischen Anatomie. Sie hängt u.a. von der Art und Dauer chemotaktischer Reize und von der Art frei-

Stoffgruppe	Herkunft	Beispiel
Peptide oder Proteine	Bakterien	*FMLP* (*N-**F**ormyl-**M**et-**L**eu-**P**he*)
	Mastzellen, basophile Granulozyten	*Val-Gly-Ser-Glu*
	Endothelzellen	*MCP-1* (***m**onocyte **c**hemotactic **p**rotein-**1***)
	Monozyten, Tumorzellen	*MCP-2*, *MCP-3*
	Zytokine oder Wachstumsfaktoren aus verschiedenen Zellen	*IL-8* (☞ Kap. 5.2.3.5.), *IL-12*, *G-CSF* (☞ Kap. 5.2.3.3.), *TGF-β1* (☞ Kap. 6.1.1.5.)
	neutrophile Granulozyten	*HNP-1* (☞ Kap. 5.2.4.4., "Defensine")
	Gerinnung und Fibrinolyse	*Fibrinogen-* und *Fibrinspaltstücke* (☞ Abb. 8.2, Kap. 8.1.2.4.)
	Komplementsystem	*C5a* (☞ Abb. 5.22, Kap. 5.7.1.)
	Kininsystem	*Bradykinin*, *Kallidin*, *Methionylkallidin* (☞ Abb. 5.16, Kap. 5.4.)
Etherlipide	Granulozyten, Makrophagen, Endothelzellen, Mastzellen, Thrombozyten	*PAF* (☞ Kap. 5.6.)
Arachidonsäureoxygenierungsprodukte	Granulozyten, Makrophagen	*PGE₂*, *HETE*, *LTB₄* (☞ Abb. 5.19, Kap. 5.5.2.)

Tab. 5.1: Nach Stoffgruppen und Herkunft geordnete Beispiele für chemotaktisch wirksame Substanzen, die zur Akkumulation von Entzündungszellen führen.

gesetzter Zytokine, Toxine oder lysosomaler Enzyme ab. Auch die Lebensdauer und Teilungsfähigkeit der eingewanderten Zellen spielt eine Rolle (kurz bzw. nein für Granulozyten, lang bzw. ja für Gewebsmakrophagen).

5.2.1. Chemotaktische Stoffe

In *Tab. 5.1* sind die wichtigsten chemotaktisch wirkenden Substanzen aufgelistet.

Wie aus der *Tab. 5.1* hervorgeht, ist die Heranführung von Entzündungszellen an den geschädigten Gewebebezirk durch eine **Vielzahl** von Stoffen abgesichert. Sie gehen z.T. auf plasmatische Systeme zurück → schnelle Verfügbarkeit, oder werden auch von Entzündungszellen selbst gebildet → Verstärkung. Hochwirksam sind C5a, FMLP, IL-8, PAF und LTB$_4$ - bis zu Konzentrationen von ca. 10^{-10} mol/l.

Alle bei Entzündungen beobachteten chemotaktischen Bewegungen sind **positiv**, d.h. entgegen dem Konzentrationsgefälle der auslösenden Substanz. Über Rezeptoren für die Chemoattraktantien wird deren Konzentrationsunterschied auf einer maximal der Zellänge entsprechenden Strecke perzipiert.

Den Rezeptoren sind 7 membranspannende Domänen und Kopplung ihrer intrazellulären Anteile mit G$_i$-Proteinen (die durch *Pertussistoxin* hemmbar sind - ☞ Kap. 4.3., "Pertussistoxin") gemeinsam. Da mit der Besetzung der Rezeptoren alle eingangs Kap. 5.2. genannten Prozesse in Gang gebracht werden, sind die nachgeschalteten Signalsysteme, die zu einer **Aktivierung** der Zellen führen, entsprechend vielfältig: Aktivierung der Phospholipasen A$_2$, C und D (mit den Konsequenzen der Arachidonsäure-, Phosphatidsäure-, IP$_3$-Freisetzung, Ca^{2+}-Erhöhung und Proteinkinase C-Aktivierung - vgl. *Abb. 5.11*, Kap. 5.2.4.3. und *Abb. 5.15*, Kap. 5.3.4.); Aktivierung der Produkte von RAS-Proto-Onkogenen (→ Phosphorylierung von MAPK - vgl. Kap. 3.2.2.4.); Aktivierung der Phosphatidylinositol 3-Kinase (→ PIP$_3$-Bildung → Phagozytoseaktivierung - ☞ *Abb. 5.11*, Kap. 5.2.4.3.); Aktivierung Tyrosin- und Serin/Threoninspezifischer Proteinkinasen (Anlagerung von Proteinen mit SH2-Domänen - ☞ *Abb. 3.4*, Kap. 3.2.2.3.).

Die **Zellspezifität** der Chemoattraktantien ist nur unvollständig bekannt: Das Peptid aus Mastzellen und basophilen Granulozyten sowie PAF wirken besonders auf eosinophile Granulozyten (allergische Reaktion); MCP-1, HNP-1 oder Collagen-

Typ I und dessen Spaltstücke auf Monozyten; IL-8 auf neutrophile Granulozyten; IL-12 auf Natürliche Killerzellen; MCP-2 und MCP-3 auf basophile Granulozyten.

Als **Hemmstoffe der Chemotaxis** fungieren *Aminopeptidasen*, z.B. *CFI (chemotactic factor inhibitor)* → Peptidspaltung; *C5a-Inaktivatoren*; *Peptidanaloga*, z.B. *Carbobenzoxy-Phe-Met* → kompetitive Hemmung. Auf zellulärer Ebene gibt es sog. *Makrophagen-immobilisierende Faktoren*, die häufig mit phagozytosefördernden Stoffen identisch sind (*Immunkomplexe, Zymosan, Endotoxine*) → Fixierung der eingewanderten Zellen am Entzündungsherd.

Krankheitsbedingte Verminderung der Chemotaxis ist möglich durch Inaktivierung von Chemoattraktantien (Knochenmarktransplantation, Leberzirrhose, Morbus CROHN, Morbus HODGKIN, Sarkoidose), Hemmung ihrer Bildung (maligne Tumoren, Urämie) oder verminderte Antwort der Zielzellen (Alkoholabusus, Autoimmunerkrankungen, bakterielle Toxine, Diabetes mellitus, Leukämien, Sepsis, Unterernährung, Virusinfektionen).

5.2.2. Zell/Zell- und Zell/Matrix-Adhäsion

In vielzelligen Organismen ist die **interzelluläre Kommunikation** unerläßlich für Entwicklung, Differenzierung, Funktionserhaltung und Anpassung. Neben den humoralen und nervalen Kommunikationssystemen dient dazu auch der **direkte Kontakt** zwischen gleichen oder verschiedenen Zellen oder zwischen Zellen und extrazellulärer Matrix. Er wird durch *Adhäsionsmoleküle* vermittelt. Es sind überwiegend Proteine, aber auch einige Etherlipide, wie PAF (☞ Kap. 5.6.), können diesen zugeordnet werden.

So vermittelte Kontakte haben **2 prinzipielle Wirkungen:**

- **direkte** Beeinflussung von Funktionen der beteiligten Zellen durch Rezeptor/Counter-Rezeptor Interaktionen
- **indirekte** Beeinflussung durch den Austausch von Metaboliten und Intermediaten = *metabolic cross talk* → Übertragung von Stoffen in hoher Wirkkonzentration, ohne Verdünnung im extrazellulären Medium

Kontakte dieser Art sind z.T. schon behandelt worden, z.B. im Zusammenhang mit der Tumorproliferation und -metastasierung (☞ Kap. 3.1.). Der Bedeutung solcher Interaktionen für verschiedene pathologische Prozesse entsprechend, wird daher nachfolgend zunächst etwas über die Belange der Entzündung hinausgegangen.

5.2.2.1. Adhäsionsproteine

Membranspannende Proteine mit großem extrazellulären Anteil, der die Interaktion mit dem entsprechenden Partner auf der anderen Zelle oder in der Matrix vermittelt → Rezeptor/Counter-Rezeptor-Interaktion. Ein kleinerer intrazellulärer Anteil setzt die Interaktion in Signale um → Wirkung auf second messenger Systeme und zytoskelettäre Proteine.

Aufgrund von Sequenzhomologien und strukturellen Verwandtschaften lassen sich **4 Gruppen** zellulärer Adhäsionsproteine formulieren:

- **Integrine**
  außer interzellulärem Kontakt auch den mit Proteinen der extrazellulären Matrix vermittelnd. Ihre Struktur und Bindungsarten sind im Anschluß an *Tab. 5.2* näher beschrieben

- **Selektine**
  auch *LEC-CAMS* (*lectinlike-cell adhesion molecules*), adhärieren überwiegend durch Reaktionen mit Oligosacchariden auf den Zielzellen, z.B. dem Sialyl Le^x-Motiv (vgl. *Abb. 3.17*, Kap. 3.4.6.2.). Selektintragende Zellen interagieren mit anderen Zelltypen. Am N-terminalen Ende der Selektine befindet sich eine lektinähnliche Bindungsdomäne vom *C-Typ* (Ca^{2+}-Abhängigkeit). Die 3 Vertreter (☞ *Tab. 5.2*) zeigen starke Sequenzhomologien, und ihre Gene sind gemeinsam auf Chromosom 1 (q21-24) lokalisiert

- **Immunglobuline**
  die an zellulären Adhäsionen beteiligt sind (auch *CAMS* = *cell adhesion molecules*), gehören zum *C2-Typ* (*C1-Typ*: Antigenerkennung und -bindung). Die an Entzündungsreaktionen beteiligten Vertreter interagieren überwiegend mit Integrinen auf anderen Zelltypen. Homophile Bindung zwischen gleichen Molekülen ist dagegen typisch für das in Nervengewebe dominierende Adhäsionsprotein dieser Familie = *N-CAM* - ☞ Kap. 6.1.1.4.

- **Cadherine**
  Ca^{2+}-abhängige, homophile Bindung zwischen gleichen Molekülen auf den beteiligten Zellen. Sie bilden Reißverschluß-artige Strukturen aus und sind entscheidend am Aufbau adhärenter Verbindungen zwischen gleichen Zelltypen beteiligt, z.B. während der Embryonalentwicklung. Ein für die Entzündung typisches Funktionsbeispiel ist in der Legende zu *Abb. 5.2*, Kap. 5.1.2. beschrieben

5.2. Einwanderung weißer Blutzellen = Infiltrationsphase

Familie	CD- Name	andere Bezeichnung	Vorkommen	Liganden	gebundene Zellen o. Struktur
Integrine	CD49a/29	$\alpha_1\beta_1$, VLA-1	aktivierte B- und T-Zellen, Monozyten, Fibroblasten	Collagen I + IV, Laminin	extrazelluläre Matrix
	CD49b/29	$\alpha_2\beta_1$, VLA-2, ECMR II, gpIa/IIa	Endothelzellen, Fibroblasten, Thrombozyten, aktivierte T-Zellen	Collagen I + IV, Laminin	extrazelluläre Matrix
	CD49c/29	$\alpha_3\beta_1$, VLA-3, ECMR I	Epithelzellen, Fibroblasten	Collagen I, Fibronectin, Laminin	extrazelluläre Matrix
	CD49d/29	$\alpha_4\beta_1$, VLA-4	Eosinophile, Fibroblasten, Lymphozyten, Monozyten	Fibronectin, CD106	Endothelzellen, extrazelluläre Matrix
	CD49e/29	$\alpha_5\beta_1$, VLA-5, ECMR VI, FNR	Monozyten, Neutrophile, Thrombozyten	Fibronectin	extrazelluläre Matrix
	CD49f/29	$\alpha_6\beta_1$, VLA-6, gpIc/IIa, LR	Megakaryozyten, Thrombozyten, T-Zellen	Laminin	extrazelluläre Matrix
	CD11a/18	$\alpha_L\beta_2$, LFA-1	lymphoide und myeloide Zellen	CD50, CD54, CD102	Endothelzellen, Makrophagen
	CD11b/18	$\alpha_M\beta_2$, MAC-1, CR 3, OKM-1, Mo-1	Granulozyten, Makrophagen, Monozyten, Natürliche Killerzellen	CD54, C3bi, Faktor X, Fibrinogen	Endothelzellen
	CD11c/18	$\alpha_X\beta_2$, p150.95, CR-4	Granulozyten, Makrophagen, Monozyten, zytotoxische T-Zellen	C3bi, C3dg	Endothelzellen
	CD41/61	$\alpha_{IIb}\beta_3$, gpIIb/IIIa	Megakaryozyten, Thrombozyten	Fibrinogen, Fibronectin, Vitronectin, VON WILLEBRAND-Faktor	Thrombozyten (indirekt)
Selektine	CD62E	E-Selektin, ELAM-1	Endothelzellen	CD15s (= Sialyl Lewis x)	Monozyten, Neutrophile
	CD62L	L-Selektin, LECAM, LAM-1, Leu 8, Mel 14, Ly-22, TQ-1	B-Zellen, Eosinophile, Monozyten, Neutrophile, Natürliche Killerzellen	GlyCAM-1, CD34 (= GlyCAM-2)	Endothelzellen
	CD62P	P-Selektin, PADGEM, GMP-140	aktivierte Endothelzellen, Megakaryozyten, Thrombozyten	CD15 (= Lewis x), CD15s (= Sialyl Lewis x), PSGL-1	Monozyten, Neutrophile
Immunglobuline	CD2	LFA-2-Rezeptor, SRBC-receptor	Lymphokin-aktivierte Killerzellen, T-Zellen	CD58	myeloide Zellen
	CD 4	HIV-Rezeptor, T4	Helfer-T-Zellen, Monozyten, Thymozyten	MHC class II	B-Zellen, Makrophagen (Antigenpräsentation)

Familie	CD-Name	andere Bezeichnung	Vorkommen	Liganden	gebundene Zellen o. Struktur
	CD8	T8	Suppressor-T-Zellen, Thymozyten, zytotoxische T-Zellen	MHC class I	kernhaltige Zellen (mit Antigenen)
	CD31	PECAM-1, gpIIa'	B-Zellen, Endothelzellen, Granulozyten, Monozyten, Natürliche Killerzellen, Thrombozyten, T-Zellen	PECAM-1 (?)	Endothelzellen, Neutrophile, Thrombozyten
	CD50	ICAM-3	Leukozyten	CD11a/18	lymphoide und myeloide Zellen
	CD54	ICAM-1	Chondrozyten, dendritische Zellen, Endothel-, Epithelzellen, Fibroblasten, glatte Muskelzellen, lymphoide und myeloide Zellen	CD11a/18, CD 11b/18	Leukozyten, Monozyten, Natürliche Killerzellen, Rhinoviren
	CD58	LFA-3	lymphoide, myeloide u.a. Zellen	CD2	T-Zellen
	CD102	ICAM-2	dendritische Zellen, Endothelzellen, Lymphozyten, Monozyten, Thrombozyten	CD11a/18	Leukozyten
	CD106	VCAM-1	dendritische Zellen, Epithel-, Endothelzellen, Fibroblasten, Makrophagen	CD49d/29	Eosinophile, Lymphozyten, Monozyten, Myoblasten
Cadherine		E-Cadherin	Epithelzellen	E-Cadherin	Epithelzellen
		L-Cadherin	Leberzellen	L-Cadherin	Leberzellen
		N-Cadherin	neurale Zellen	N-Cadherin	neurale Zellen
		P-Cadherin	plazentare Zellen	P-Cadherin	plazentare Zellen
		VE-Cadherin	Endothelzellen	VE-Cadherin	Endothelzellen

Tab. 5.2: Auswahl einzelner Vertreter aus den 4 Gruppen von Adhäsionsproteinen.
Wo eine Einstufung nach der CD(= *c*luster of *d*ifferentiation)-Nomenklatur zur Klassifizierung humaner Leukozytenantigene erfolgt ist, wird diese aufgeführt. Sie endete nach dem 6. internationalen Workshop zu diesem Thema (1996) zunächst bei CD166; infolge von Subklassifizierungen ist die Anzahl einbezogener Moleküle jedoch noch größer. Bei dimeren Molekülen, die beide nach CD klassifiziert sind, z.B. *CD49a/29* am Anfang der Tabelle, ist die exakte Schreibweise eigentlich *CD49a/CD29*, was hier aus Platzgründen unterlassen wurde. Durch die rasche Entwicklung dieses Forschungsgebietes existieren außerdem für zahlreiche Moleküle verschiedene Bezeichnungen, die synonym verwendet werden. Als Orientierungshilfe sind in Spalte 3 der Tabelle daher die gängigsten Abkürzungen aufgeführt. Die angegebenen "Liganden" sind selbst zelluläre Adhäsionsmoleküle oder Proteine der extrazellulären Matrix. Theoretisch müßten daher alle Zellen bzw. Strukturen gebunden werden können, die diese Liganden tragen. Dies hängt jedoch sehr von der Zugänglichkeit und dem Konformationszustand der Liganden ab. In der letzten Spalte sind daher diejenigen aufgeführt, für die solche Interaktionen gesichert sind.

Vertreter aller 4 Molekülfamilien sind an Entzündungsreaktionen beteiligt. Andererseits beschränkt sich ihre Funktion nicht nur auf die Entzündung. **Gleichgeartete Zell/Zell- oder Zell/Matrix-Interaktionen kommen unter verschiedenen pathophysiologischen Bedingungen vor**. Auf zellulärem Niveau spielen sich gleiche oder analoge Interaktionen besonders bei solchen pathologischen Prozessen ab, bei denen Wechselwirkungen zwischen Blut, Gefäßwand und Gewebe entscheidend sind:

Atherosklerose, Entzündung, Gewebsreparatur und Wundheilung, Reperfusionsschaden, Sepsis, Schock, Thrombose, Tumorwachstum und -metastasierung.

Auf diese Weise sind Adhäsionsproteine **molekulare Bindeglieder scheinbar unterschiedlicher Prozesse**, und ihre (noch andauernde) Entdeckung, strukturelle und funktionelle Charakterisierung trägt maßgeblich zur Aufklärung der Pathogenese dieser Prozesse bei und ermöglicht neue Zugänge für ihre Beeinflussung.

In *Tab. 5.2* ist eine kleine Auswahl von Adhäsionsproteinen aufgelistet. Im o.g. Sinne gehen sie in ihrer Funktion über die engen Belange entzündlicher Adhäsionsvorgänge hinaus. Bei der Auswahl wurden jedoch Moleküle berücksichtigt, die nachfolgend im Rahmen der Entzündung detaillierter behandelt werden oder in Kapiteln über andere pathologische Prozesse eine Rolle spielen.

Anmerkung: Wenn eine CD-Einstufung der behandelten Adhäsionsproteine vorliegt, wird in allen Kapiteln des Buches ausschließlich diese verwendet. In Kap. 5.2.2. sind diese Begriffe durchgängig *kursiv* gesetzt, damit sie schneller erfaßt und bei Bedarf in *Tab. 5.2* aufgesucht werden können - abweichend von dem sonst eingehaltenen Prinzip, daß neue Begriffe nur bei Erstnennung kursiv herausgehoben werden.

Integrine sind umfassend in entzündlich bedingte Zell/Zell- und Zell/Matrix-Adhäsionen einbezogen. Wie aus *Tab. 5.2* (3. Spalte) ersichtlich ist, sind es Heterodimere aus je einer (leichteren) α- und einer (schwereren) β-Kette. Verschiedene Vertreter beider Kettentypen ergeben mannigfaltige Kombinationsmöglichkeiten. Aus funktioneller Sicht erlaubt die β-Kette eine Klassifizierung in β_1- bis β_3-**Subfamilien**, von denen in *Abb. 5.4* je ein Vertreter dargestellt ist.

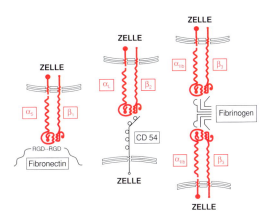

Abb. 5.4: Grobschematische Darstellung der Integrinstruktur (rot). Je ein Vertreter der 3 Subfamilien ist mit einem typischen Liganden verbunden (vgl. *Tab. 5.2*), wobei auch 3 verschiedene Bindungsmodus aufgeführt sind.

Links: *CD49e/29* als Vertreter der β_1-**Subfamilie** - auch *VLA*(= **v**ery **l**ate **a**ctivation)-Familie. Ihre auf unterschiedlichen Zelltypen vorhandenen Vertreter interagieren überwiegend mit Proteinen der extrazellulären Matrix → Wundheilung und Gewebsreparatur nach Schädigung und Entzündung (☞ Kap. 6.2.1.), Tumorproliferation und -metastasierung (☞ Kap. 3.1.), Zellmigration während Embryogenese und Gewebsdifferenzierung. Die **RGD-Sequenz** (-Arg-Gly-Asp-) der Liganden ist entscheidend für deren Erkennung und Bindung (trifft auch auf einige Vertreter der β_2- und β_3-Subfamilie zu) → Einsatz synthetischer Peptide mit dieser oder analoger Sequenz zur pharmakologischen Adhäsionshemmung - ☞ Kap. 5.2.2.7., "Peptide"

Mitte: *CD11a/18* - auch *LFA*(= **l**eukocyte **f**unction-**r**elated **a**ntigen)-1 - als Vertreter der β_2-**Subfamile**. Die Vertreter sind überwiegend auf Leukozyten und interagieren mit Counterrezeptoren auf anderen Zelltypen (meist Endothelzellen) aus der Familie der Immunglobuline. *CD54* - auch *ICAM*(= **i**nter**c**ellular **a**dhesion **m**olecule)-1 - wird bei Entzündung in den Zellen induziert und auf deren Membranen exponiert, so daß integrintragende Entzündungszellen dort adhärieren - ☞ Kap. 5.2.2.3.

Rechts: *CD41/61* - auch *gp*(= **g**lyco**p**rotein) IIb/IIIa - als Vertreter der β_3-**Familie**. Das Integrin vermittelt die Adhäsion von Thrombozyten untereinander über Brückenmoleküle, wie hier *Fibrinogen*, die als "schwimmende" Vermittler der Zell/Zell-Adhäsion im Plasma vorhanden sind.

5.2.2.2. Regulation der Adhäsivität

Art, Dichte und Verfügbarkeit von Adhäsionsmolekülen sind funktionsabhängig auf **4 prinzipiellen Ebenen** regulierbar. Ausgewählte Beispiele beziehen sich überwiegend auf die entzündliche Leukozytenadhäsion und -migration, deren Ablauf in nachfolg. Kap. betrachtet wird.

1. Syntheseinduktion durch Zytokine (vgl. up- und down-Regulation von Rezeptoren)

CD11b/18 durch *GM-CSF* (☞ Kap. 5.2.3.3.) und *TNF-α* (☞ Kap. 3.6.8.); *CD11a/18* und *CD49a/29-CD49c/29* durch *TGF-β* (☞ Kap. 6.1.1.5.); *CD34, CD54, CD62E, CD62P* und *CD106* durch *IL-1* (☞ Kap. 5.2.3.1.) und *TNF-α*, aber auch *Endotoxin* (☞ Kap. 4.3., "Lipopolysaccharid A"). Darüberhinaus ist *IFN-γ* (☞ Kap. 3.6.6.1.) ein spezifischer Induktor für *CD54* und *IL-4* sowie *IL-13* für *CD106*.

2. verstärkte Exposition auf der Plasmamembran durch Zellaktivierung

Stimulierung von Neutrophilen durch verschiedene Auslöser bringt die in Membranen intrazellulärer Granula lokalisierten *CD11b/18*- und *CD11c/18*-Moleküle durch Membranfusion auf die Zelloberfläche. Ähnlich wird auf Endothelzellen nach Aktivierung durch Histamin, Thrombin, Komplementspaltstücke oder hochreaktive Sauerstoffspezies das *CD62P* exponiert. Aktivierungsvermittelte Expositionen sind meist zeitlich begrenzt durch Reinternalisierung der Adhäsionsmoleküle über Endozytose.

3. Konformationsänderungen durch Liganden oder metabolische Einflüsse

Beide Mechanismen verändern Bindungsspezifität und -affinität, z.B. des *CD41/61* nach Bindung von *Fibrinogen*; des *Fibronectin* nach Bindung an *Fibrin*; des *CD11b/18* durch Aktivierung der Granulozyten, in Abhängigkeit vom Phosphorylierungsgrad zytoplasmatischer Anteile; oder bei anderen Proteinen durch Verschiebung des SH-/SS-Gruppenverhältnisses nach oxidativer Belastung von Zellen.

4. Veränderung der Verteilung in der Membran durch das Zytoskelett

Alle zellulären Adhäsionsproteine sind über ihren intrazellulären Anteil mit Proteinen des Zytoskeletts assoziiert. Insbesondere *Actin*, *Vinculin* und *Tallin* sind an einer dem *capping* vergleichbaren Zusammenführung an der Kontaktstelle mit dem Counterrezeptor beteiligt.

5.2.2.3. Ablauf der Margination und Diapedese neutrophiler Granulozyten

Beide Prozesse spielen sich überwiegend in den **postkapillären Venolen** ab. Da weiße Blutzellen auf Grund ihrer Größe bei der Kapillarpassage zwangsläufig "Wandberührung" haben, kann diese beim Übergang in die Venolen beibehalten werden, wenn deren Wände adhäsiv sind. **Für die frühe Phase sind** deshalb (überwiegend Zytokinvermittelte) **Veränderungen** des Adhäsionsmolekülbesatzes **der Endothelzellen entscheidend. Es folgt** dann **eine Aktivierung der Granulozyten**. Bei der Transmigration der Gefäßwand **während späterer Phasen, dominieren chemotaktische Reize**.

Den Ablauf zeigt *Abb.5.5*.

1. Passagere Adhäsion = Rollen

Die Granulozyten rollen an der Gefäßwand entlang. Ihre Fortbewegungsgeschwindigkeit verringert sich dadurch von ca. 2 mm/sec (freier Strom) auf 20-50 µm/sec.

Das konstitutiv exprimierte Selektin *CD62L* der Granulozyten interagiert dabei mit *CD34* auf Endothelzellen. Es wird später, wenn die Granulozyten aktiviert werden (s.u.), proteolytisch abgespalten und freigesetzt.

Auf Endothelzellen werden die Selektine *CD62E* und *CD62P* transient verstärkt exprimiert (durch Zytokine) bzw. exponiert (durch Zellaktivierung) - ☞ Kap. 5.2.2.2. Sie interagieren mit den in *Tab. 5.2* ausgewiesenen, auf den Granulozyten bereits vorhandenen Counter-Rezeptoren.

CD62L und *CD62P* sind frühzeitig beteiligt (Minutenbereich), während *CD62E* erst nach Stunden exprimiert wird.

2. Feste Adhäsion

In einem mehrstufigen Prozess binden Granulozyten fest an Endothelzellen; mit einer Kraft von ca. 1 nNewton/Zelle, die erheblichen Scherkräften des Blutes standhalten kann.

Der Prozess geht initial von Endothelzellen aus

- Die *CD62P*-vermittelte Bindung der Granulozyten wird durch weiter andauernde Endothelzellaktivierung verstärkt

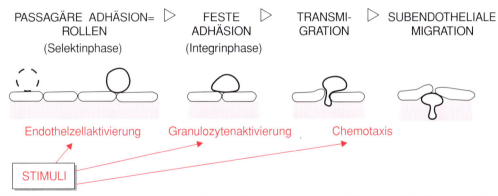

Abb. 5.5: Schematische Darstellung von 4 Phasen der Granulozytenmargination und -diapedese und der überwiegenden Auswirkung der verschiedenen Stimuli in den verschiedenen Phasen.

- Zahlreiche Mediatoren der Entzündungreaktion (Angiotensin II, Bradykinin, Histamin, IL1, Leukotriene, Thrombin, TNF-α) bewirken in Endothelzellen eine rasche Synthese des Etherlipids *PAF* über den sog. *PAF-Zyklus* - ☞ Kap. 5.6.1. PAF bleibt in der äußeren Lamelle der Plasmamembran zellassoziiert, bindet an einen auf Granulozyten bereits vorhandenen hochaffinen *PAF-Rezeptor* und fungiert so als Adhäsionsmolekül

und wird von Granulozyten weitergeführt

- PAF führt zur Granulozytenaktivierung, in deren Verlauf die Integrine *CD11b/18* und *CD11c/18* aus intrazellulären Granula auf die Plasmamembran verlagert werden und *CD11a/18* verstärkt synthetisiert wird.
  Dieselbe Wirkung hat das chemotaktisch aktive Zytokin *IL-8* (☞ Kap. 5.2.3.5.), das von Endothel- u.a. Zellen gebildet wird und für das myeloide Zellen Rezeptoren haben.
  Die Granulozytenaktivierung verstärkt durch Konformationsänderungen des *CD11b/18* außerdem dessen Bindungsfestigkeit.
  Unabhängig von der Granulozytenaktivierung wird auch durch die Bindung von *CD62P* und *CD62E* an ihre Counter-Rezeptoren eine verstärkte Expression der o.g. Integrine erzeugt

- Als Counter-Rezeptor für die Integrine fungiert auf Endothelzellen überwiegend das Immunglobulin *CD54*, das unter dem Einfluß verschiedener Zytokine (☞ Kap. 5.2.2.2.) verstärkt exprimiert wird. Mit *CD11a/18* reagiert außerdem das konstitutiv exprimierte *CD102* der Endothelzellen

Als **hemmende Faktoren** der Adhäsion kommen *EDRF* (= *NO*, ☞ *Abb. 8.5*, Kap. 8.4.) und *TGF-β* (☞ Kap. 6.1.1.5.) in Frage, die damit den Ablauf modulieren können.

3. Transmigration

Chemotaktisch angelockt, durchwandern die Granulozyten die Endothelzellbarriere. Interaktionen von Adhäsionsmolekülen sind hier nur unvollständig geklärt. Eine Rolle spielen solche zwischen *CD11a/18* sowie *CD11b/18* und *CD54*. An der interzellulären Transmigration ist das nur in den interzellulären Verbindungen der Endothelzellen lokalisierte *CD31* beteiligt, das wahrscheinlich eine homophile Verbindung mit dem *CD31* auf Granulozyten eingeht. Wahrscheinlich führt der Kontakt mit Granulozyten auch zur Erhöhung des Ca^{2+}-Spiegels in Endothelzellen → Lösung interzellulärer Verbindungen (☞ Legende zu *Abb. 5.2*, Kap. 5.1.2.), so daß die Zellen besser passieren können.

4. Subendotheliale Migration

Die Penetration der Basalmembran erfolgt über analoge Mechanismen, wie für Tumorzellen in Kap. 3.1. aufgeführt. An der weiteren Bewegung des Granulozyten auf den chemotaktischen Reiz zu, ist wahrscheinlich eine durch zytoskelettäre Proteine vermittelte, reversible Interaktion von Integrinen mit ihren Counter-Rezeptoren beteiligt. Denkbar ist eine Rezyklisierung von *CD11b/18* zwischen intrazellulären Granula und Plasmamembran. Weiterhin sind $β_1$-Integrine beteiligt, die mit Proteinen der extrazellulären Matrix interagieren (☞ *Tab. 5.2*).

5.2.2.4. Auswanderung anderer weißer Zellen

Sie erfolgt prinzipiell wie im voranst. Kap. beschrieben.

- Im Unterschied zu neutrophilen Granulozyten ist an der Rekrutierung von **eosinophilen Granulozyten, Lymphozyten und Monozyten** durch feste Adhäsion, überwiegend eine Interaktion zwischen dem Integrin *CD49d/29* auf Blutzellen und dem Immunglobulin *CD106* auf Endothelzellen beteiligt. Eine weitere Spezifizierung ist a) durch isolierte Expression einzelner Adhäsionsproteine denkbar, z.B. wirkt *CD62P* allein überwiegend auf Natürliche Killerzellen und Subklone von T-Zellen und b) durch die Spezifität des chemotaktischen Signals (☞ Kap. 5.2.1., "Zellspezifität")

- Die zwischen Blut und Lymphgewebe zirkulierenden **Lymphozyten** erreichen letzteres über spezialisierte Endothelzellen in den postkapillären Venolen der Lymphgewebe - sog. **HEV** (*high endothelial venules*). Diese exprimieren auf ihrer Oberfläche Komplexe von *vaskulären Adressinen*. Identifiziert sind solche für periphere Lymphknoten (*peripheral lymph node addressin* = PNAd, das *CD34* = *Gly-CAM-2* und *Gly-CAM-1* enthält - *glycosylation-dependent cell adhesion molecule*), Lymphknoten der Mukosa (*mucosal lymph node addressin* = MAd = MAdCAM-1, ein Immunglobulin), Synovia und Haut. Liganden auf den Lymphozyten - sog. homing receptors (vgl. Kap. 1.3.5.3. "Knochenmarktransplantation") - sind *CD62L* für alle genannten Adressine und zusätzlich das Integrin $\alpha_4\beta_7$ für *MAdCAM-1*.
Lymphozyten, die häufig in intestinalem Mukosaepithel aufgefunden werden, interagieren dort über ein Integrin ($\alpha_E\beta_7$) mit *E-Cadherin* der Epithelzellen - einzige bislang nachgewiesene heterophile Interaktion von Cadherinen

5.2.2.5. Pathologische Konsequenzen abweichender Adhäsivität

1. Genetisch bedingte Verminderung

2 seltene genetische Defekte unterstreichen die Bedeutung verschiedener Adhäsionsproteine.

- **LAD** (*leukocyte adhesion deficiency*) **type 1**
Verschiedene autosomal rezessive Defekte, die mit ausbleibender Synthese oder verminderter Expression der gemeinsamen β_2-Kette der Leukozytenintegrine *CD11a/18-CD11c/18* einhergehen. Betroffen sind neutrophile Granulozyten und in gewissem Ausmaß auch Monozyten, während eosinophile Granulozyten und Lymphozyten normal rekrutiert werden. Die betroffenen Zellen homozygoter Defektträger respondieren chemotaktische Reize normal bis zum Rollen, aber zeigen keine feste Adhäsion und Transmigration. Klinisch dominieren rekurrierende, oft lebensbedrohliche Infektionen, besonders der Haut, Unterhaut, Schleimhaut des Intestinaltrakts und der Trachea sowie schwere Parodontitiden. Die Entzündungen sind nekrotisierend, ulzerativ und **ohne Eiterbildung**. Diagnostisch kann die fehlende Emigration von Entzündungszellen nach artefizieller Hautläsion morphologisch nachgewiesen werden

- **LAD type 2**
auf Grund eines Defekts im *Fucose*-Metabolismus. Hier ist *CD15s* betroffen, der Counter-Rezeptor für die Selektine *CD62E* und *CD62P*. Die Symptome sind ähnlich wie bei type 1

2. Erworbene Störungen

Sie sind meist Begleiterscheinungen verschiedener Erkrankungen und betreffen neben der Adhäsion häufig auch andere Leukozytenfunktionen, so daß eine klare Trennung, z.B. von Veränderungen der Phagozytoseleistung (☞ Kap. 5.2.4.), nicht immer möglich ist.

- **verminderte Adhäsivität**
Alkoholismus (Adhäsion und Chemotaxis betroffen), Diabetes mellitus Typ 1 (verminderte Expression von *CD11a/18* und *CD54* auf Monozyten), Glomerulonephritis, Hämodialyse, Myelodysplasien (verminderte Expression von *CD11c/18*, auch Chemotaxis und Phagozytose betroffen), Paraproteinämien, Pharmaka (Granulopenie oder Agranulozytose, z.B. nach Phenylbutazon, geht auch mit Einschränkung aller Funktionen einher. Antibiotika, Corticosteroide, Drogen und Psychopharmaka beeinträchtigen hauptsächlich Chemotaxis und Phagozytose), virale Infektionen (EBV, HIV und Influenzaviren beeinflussen die Aktivierbarkeit oder wirken über veränderte Zytokinbereitstellung).

Bei Sepsis, schweren Traumen oder Verbrennungen können alle entzündlichen Leukozytenfunktionen anfangs verstärkt und später vermindert gefunden werden: Massive entzündliche Stimuli führen zu diffuser Aktivierung, so daß später degranulierte Leukozyten mit entsprechend eingeschränkter Funktion zirkulieren

- **gesteigerte Adhäsivität**
Sie ist bei jeder Entzündung vorhanden. Hier aufgeführte Beispiele betreffen überschießende Reaktionen, mit eigenständigem pathologischen Wert.
Gesteigerte Expression, vor allem für die diagnostisch leicht erfaßbaren Selektine *CD62E* und *CD62P*, findet sich bei allergischen Reaktionen der Haut, Appendizitis, Atherosklerose (auch *CD106*, ☞ Kap. 9.1.2., Nr. 4.), Colitis ulcerosa, Gingivitis, Gluten-Überempfindlichkeit, Hepatitis, Lichtdermatosen, Morbus CROHN, Psoriasis, Reperfusion nach Ischämie (☞ Kap. 4.2.2.2.), Sepsis, Transplantatabstoßung, zerebraler Malaria u.a.

Bakterien oder **Viren** "bedienen sich" häufig der auf den Zellen exprimierten Adhäsionsproteine als Infektionsmodus - Beispiele:

- Enteropathogene *Yersinien* dringen in PEYER'sche Plaques ein, indem sie durch Proteine ihrer Membranen über bestimmte Sequenzen (ähnlich der RGD-Sequenz - ☞ Abb. 5.4, Kap. 5.2.2.1.) an β_1-*Integrine* binden und so die zellulären Verbindungen mit der extrazellulären Matrix sprengen → Entwicklung einer Lymphadenitis
- *Rhinoviren* infizieren die Nasenschleimhaut, indem sie *CD54* als Rezeptor benutzen

5.2.2.6. Diagnostische Nutzung

- **Bioptate**
Der immunhistochemische Nachweis gesteigerter *CD62E*- oder *CD62P*-Expression ist theoretisch bei den vorangenannten Erkrankungen mit gesteigerter Adhäsivität möglich, aber nur bei wenigen praktikabel. Der Nachweis gesteigerter *CD54*-Expression wird genutzt auf Fibroblasten bei entzündlichen Dermatosen, auf Hepatozyten bei Virushepatitis und Lebertransplantatabstoßung, auf Schilddrüsenzellen bei Thyreoiditis
- **Leukozyten**
Gesteigerte *CD11b*-Expression auf Makrophagen und Lymphozyten aus der bronchoalveolären lavage bei Sarkoidose und auf eosinophilen Granulozyten gleicher Herkunft sowie aus dem Sputum bei Asthma bronchiale; auf eosinophilen Granulozyten aus dem Blut auch bei episodischem Angioödem
- **Serum**
Ausbaufähig erscheint der Nachweis abgestoßener Adhäsionsproteine im Serum.
CD54 bei Colitis ulcerosa, metastasierenden Tumoren, Morbus CROHN, rheumatoider Arthritis, septischem Schock, systemischem Lupus erythematodes; *CD62E* bei septischem Schock, Transplantatabstoßung; *CD62P* bei thrombotisch-thrombozytopenischer Purpura; *CD106* bei Multiorganversagen, rheumatoider Arthritis, septischem Schock, systemischem Lupus erythematodes, Transplantatabstoßung, Vasculitis

5.2.2.7. Therapeutische Beeinflussung

(vgl. *Abb. 3.24*, Kap. 3.6.7.)

- **indirekte Beeinflussung der Adhäsivität durch Zytokine, zur Steigerung der Tumorabwehr** - ☞ Kap. 3.6.6.1.-2.
- **Liganden aus der extrazellulären Matrix**
Durch lokale Applikation von *Collagen*, *Fibronectin* oder *Laminin* können Wundheilungsprozesse beschleunigt werden
- **rekombinante Adhäsionsproteine**
CD54, *CD62E* und *CD106* sind in Erprobung zur Stimulation ihrer Counter-Rezeptoren auf Leukozyten oder *CD4* und *CD54* zur Hemmung von Virusinfektionen, wenn diese Adhäsionsproteine als Rezeptoren fungieren (HIV bzw. Rhinoviren) → Kompetition mit der Virusbindung an Zellen
- **Peptide**
In Entwicklung ist der Einsatz von *synthetischen Peptiden mit RGD-Sequenz* (☞ Abb. 5.4, Kap. 5.2.2.1.) oder analoger Moleküle, z.B. zur Hemmung der HIV-Bindung, der Osteoklasten bei Osteoporose und der Tumormetastasierung
- **monoklonale Antikörper (mAK)**
Über eine Blockade von Adhäsionsproteinen durch mAK gegen *CD18*, *CD54*, *CD62L* oder *CD62P* gelingt tierexperimentell z.B. eine erhebliche Verminderung von Reperfusionsschäden (Myokardinfarkt, hämorrhagischer Schock), der Thrombusbildung und der induzierten akuten Entzündung in unterschiedlichen

Geweben. Blockade von *CD62E* hemmt Überempfindlichkeitsreaktionen der Haut. Mit mAK gegen *CD49d/29* oder *CD54* lassen sich tierexperimentell auch autoimmunologisch bedingte chronische Entzündungen, Asthma bronchiale und Transplantatabstoßung hemmen.

Für die Anwendung beim Menschen kommen die gleichen Erkrankungstypen in Frage. Konkrete Projekte sind der Einsatz mAK gegen *CD18* bei Multiorganversagen und Reperfusion bei Myokardinfarkt, gegen *CD11a/18* bei allogener Knochenmarktransplantation, gegen *CD2* und *CD4* bei rheumatoider Arthritis

- **Modulation der Expression von Adhäsionsproteinen**

  Im Unterschied zu den beiden vorangenannten Prinzipien sind durch Expressionshemmung anaphylaktische Reaktionen vermeidbar. Andererseits zeigen genetische Defekte (LAD - ☞ Kap. 5.2.2.5.) die Konsequenzen eines kompletten Ausfalls einzelner Spezies. Die Überlegungen gehen daher in Richtung einer partiellen Hemmung (antisense-Oligonucleotide) oder der Beeinflussung der posttranslationalen Komplettierung mit Kohlenhydratkomponenten u.a.

- **Polysaccharide**

  Dextransulfat, Fucoidin, Heparine, sulfatiertes CD15s (= Sialyl Lewis x) u.a. Moleküle fungieren als Analoga - und damit kompetitive Inhibitoren - für die natürlichen Counter-Rezeptoren der Selektine (☞ *Tab. 5.2,* Kap. 5.2.2.1.) → Hemmung der passagären Adhäsion (Rollen) von Leukozyten an der Gefäßwand (☞ Kap. 5.2.2.3.)

5.2.3. Zytokine

Heterogene Gruppe von Peptiden oder Proteinen, über die vor allem Entzündungs- und immunkompetente Zellen miteinander kommunizieren. Einheitlicher sind sie bezüglich ihrer allgemeinen Funktion -

Kontrolle und Feinregulation des Ablaufs von:

- **Entzündung**
- **Immunabwehr**
- **Gewebsreparatur und Wundheilung**
- **Hämopoese**
- **systemischer Reaktion auf Schädigung**

Diesen Hauptfunktionen entsprechend, wurden einzelne Vertreter bereits betrachtet, insbesondere im Rahmen der entzündlichen Zelladhäsion (Kap. 5.2.2.2.) und der immunologischen Tumorabwehr (Kap. 3.6.5. und 3.6.6.1.-2.).

Historisch wurden *Lymphokine* (aus Lymphozyten) und *Monokine* (aus Monozyten/Makrophagen) unterschieden. Obwohl die genannten Zellen als Hauptproduzenten anzusehen sind, werden Zytokine von einer Vielzahl weiterer Zelltypen produziert und freigesetzt, z.B. Endothel-, Epithelzellen, Fibroblasten, glatten Muskelzellen und Hepatozyten.

Gegenwärtig zählen **4 Gruppen** zu den Zytokinen:

- **Interferone (IFN)** - ☞ Kap. 3.6.6.1.
- **Interleukine (IL)**
- **Kolonie-stimulierende Faktoren (CSF)**
- **Tumor-Nekrosefaktoren (TNF)** - ☞ Kap. 3.6.8.

Während 2 Gruppen bereits systematisch behandelt wurden, sind Interleukine und Kolonie-stimulierende Faktoren nachfolgend näher zu betrachten. Letztere zählen auch zur Gruppe der Wachstumsfaktoren. Sie wirken auf die Hämopoese. Andere Wachstumsfaktoren werden in Kap. 6.1.1. behandelt. Im Sinne der Stimulierung von Proliferation und Differenzierung haben jedoch alle Zytokine auch die Eigenschaft von Wachstumsfaktoren.

Die Wirkung von Zytokinen, vorwiegend IL und CSF, auf die Hämopoese, einschließlich der an Entzündung und Immunreaktionen beteiligten Zellen, ist in *Abb. 5.6* lokalisiert.

Kurze Reminiszenz einiger Eigenschaften und funktioneller Besonderheiten von Zytokinen, die für das Verständnis ihrer Wirkungen wichtig sind:

- Peptide oder Proteine mit Molmassen <80 kDa, die häufig glycosyliert sind, was der Grund für beträchtliche molekulare Heterogenität sein kann
- Wirkung über hochaffine Rezeptoren auf den Zielzellen, die über G-Proteine oder tyrosinspezifische Proteinkinasen auf intrazelluläre second messenger Systeme übertragen wird
- kurzzeitige Wirkung in picomolaren Konzentrationen → hohes regulatorisches Potential
- überwiegende Wirkung auf benachbarte Zellen (*parakrin*) oder die produzierenden Zellen selbst (*autokrin*), aber auch auf solche entfernt lokalisierter Gewebe (*endokrin*)

- mehrfache Wirkungen jedes Zytokins (ungeachtet der häufig nur auf eine Wirkung ausgerichteten Bezeichnung) und überlappende Wirkungsidentitäten → multifaktorielle Absicherung
- Zytokine interagieren im Sinne eines Netzwerks der gegenseitigen Beeinflussung ihrer Produktion und Induktion ihrer Rezeptoren → synergistische, additive oder antagonistische Effekte. Ihre Wirkung hängt außerdem vom Funktionszustand der Zielzellen ab. Daraus folgt auch, daß Befunde aus in vitro-Untersuchungen zur Wirkung eines Zytokins nur mit Zurückhaltung auf in vivo-Verhältnisse übertragen werden können

Die Wirkungen einiger Zytokine als Regulatoren der entzündlich bedingten Zelladhäsion sind in Kap. 5.2.2.2. aufgeführt. Aus der Vielfalt weiterer Zytokinfunktionen werden nachfolgend wenige, die von besonderer Bedeutung für den Entzündungsablauf sind, näher betrachtet.

5.2.3.1. Akute-Phase-Reaktion - IL-1, IL-6 und TNF-α

Diese Zytokine sind die entscheidenden, wenn auch nicht die einzigen Mediatoren dieser Reaktion, mit ergänzenden und überlappenden Wirkungen.

Interleukin-1 (IL-1)

Zwei durch verschiedene Gene (2q12-21 und 2q13-21) kodierte Glykoproteine - **IL-1α und IL-1β** - die nur zu 26 % ihrer Molekülanteile homolog sind, aber an den gleichen Rezeptor (*CD121*) binden und gleiche Wirkungen haben. IL-1α bleibt überwiegend zellständig (parakrine Wirkung), während IL-1β sezerniert wird (endokrine Wirkung). Daneben gibt es mit **IL-1RA** einen natürlichen *IL-1-Rezeptorantagonisten*, der die Effekte beider IL-1-Formen blockiert.

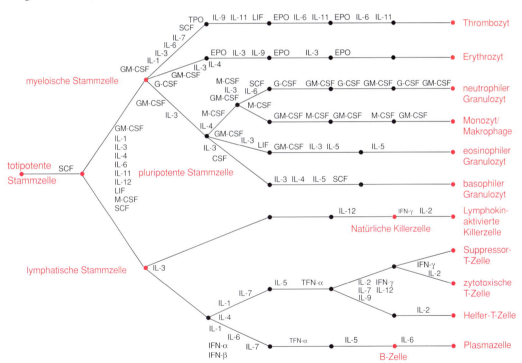

Abb. 5.6: Grobschematische Übersicht der Hämopoese.
Den als Punkte dargestellten, einzelnen Entwicklungsstufen sind die Zytokine zugeordnet, die jeweils den Übergang zur nächsthöheren Stufe regulieren. Sie wirken überwiegend stimulierend, im Sinne von Proliferation und Differenzierung. Herkunft der Zytokine, Unterschiede in den Wirkkonzentrationen, Synergismen und ihre Wirkung auf die ausdifferenzierten Zellen sind im Schema nicht berücksichtigt.
Abkürzungen: CSF = Kolonie-stimulierender Faktor, EPO = Erythropoietin, G-CSF = Granulozyten-CSF, GM-CSF = Granulozyten-Makrophagen-CSF, IFN = Interferon, IL = Interleukin, LIF = Leukämie-inhibierender Faktor, M-CSF = Makrophagen-CSF, SCF = Stammzellfaktor, TNF = Tumor-Nekrosefaktor, TPO = Thrombopoietin

Hauptproduzenten sind **Monozyten**; aber zahlreiche andere Zelltypen können nach Aktivierung ebenfalls IL-1 abgeben: Endothel-, Epithelzellen, Fibroblasten.

Vielfalt von Zielzellen und para- oder endokrinen **Wirkungen:**

- T-Zell-Proliferation und -differenzierung - ☞ Kap. 3.6.5., "zelluläre Immunabwehr"
- Induktion von Adhäsionsmolekülen - ☞ Kap. 5.2.2.2.
- Stimulation der Hämopoese - ☞ Abb. 5.6
- Erhöhung des thermostatischen Richtwerts im Hypothalamus → Fieber - ☞ Kap. 7.1.
- Steigerung der Arachidonsäurefreisetzung und Prostaglandinsynthese (☞ Kap. 5.5.1.-2.)
- Steigerung der prokoagulanten Aktivität (tissue factor↑) sowie Hemmung der antikoagulanten (Thrombomodulinexpression↓) und fibrinolytischen Kapazität (t-PA↓, PAI-1↑) von Endothelzellen (vgl. *Abb. 8.5*, Kap. 8.4.)
- Förderung der Freisetzung und Aktivierung neutrophiler Granulozyten, z.T. über gesteigerte IL-8-Bildung
- Stimulation der Phagozytose sowie der Aktivität von Natürlichen Killerzellen und eosinophilen Granulozyten
- Induktion der Proliferation von Bindegewebszellen (z.B. Fibroblasten) und der Bildung von Wachstumsfaktoren (z.B. TGF-β - ☞ Kap. 6.1.1.5.)
- Produktion und Freisetzung proteolytischer Enzyme (z.B. Collagenase und Proteoglycanase) aus Bindegewebszellen (z.B. Chondrozyten, Fibroblasten und Synoviazellen)
- Aktivierung von Osteoklasten
- Steigerung des Proteinabbaus in der quergestreiften Muskulatur
- Steigerung der Synthese von Akute-Phase-Proteinen in der Leber
- Stimulation der Fettsäuresynthese in der Leber
- Förderung der Glycogenolyse und Glycolyse sowie Hemmung der Gluconeogenese in der Leber
- Steigerung der Aufnahme von Spurenelementen (Fe, Zn) durch die Leber
- Stimulation der Ausschüttung von Corticoliberin, ACTH und der Synthese von Cortisol in Hypothalamus, Hypophyse bzw. Nebennierenrinde. Cortisol hemmt die IL-1-Freisetzung → feedback-Mechanismus
- Hemmung der Freisetzung von Thyrotropin und T_3, T_4 aus Hypophyse bzw. Schilddrüse
- Hemmung der Bildung von Gonadoliberin, follikelstimulierendem und luteinisierendem Hormon sowie aller nachgeordneten Sexualhormone in Hypothalamus, Hypophyse bzw. Keimdrüsen

- Hemmung der glucoseinduzierten Insulinfreisetzung im Pankreas

Interleukin-6 (IL-6)

Das Glycoprotein (Gen auf 7p21-24) kommt in verschiedenen molekularen Formen vor, die sich in Glycosylierung und Phosphorylierung unterscheiden. Nach Bindung an seinen Rezeptor (= *IL-6R*) fungiert ein Glykoprotein (= *gp130*) als Signalüberträger in das Zellinnere. gp130 hat die gleiche Funktion für die Wirkung von CNTF (*ciliary neurotrophic factor*), G-CSF, IL-11, LIF (☞ *Abb. 5.6*), OM (*Oncostatin M*) → überlappende Wirkungen verschiedener Zytokine.

Hauptproduzenten sind **Monozyten, Fibroblasten und Endothelzellen**; aber auch andere Zellen kommen in Frage. Stimulatoren für die Bildung sind bei Monozyten überwiegend IL-1 und Endotoxin und bei Fibroblasten vor allem TNF-α und PDGF.

Ähnlich wie IL-1, hat es eine Vielzahl von Zielzellen und para- oder endokriner **Wirkungen:**

- Stimulation der Hämopoese - ☞ *Abb. 5.6*
- Stimulation der Immunglobulinproduktion und der T- sowie NK-Zellaktivierung
- Induktion der Synthese von PDGF (☞ Kap. 6.1.1.1.) und der Proliferation von glatten Muskelzellen der Gefäßwand
- Erhöhung des thermostatischen Richtwerts im Hypothalamus → Fieber - ☞ Kap. 7.1.
- Aktivierung von Osteoklasten
- Induktion der Synthese von Akute-Phase-Proteinen in der Leber
- Stimulation der Fettsäuresynthese in der Leber
- Förderung der Glycogenolyse und Glycolyse in der Leber
- negativ inotrope Wirkung auf das Herz
- Stimulation der Ausschüttung von Corticoliberin und ACTH und der Synthese von Cortisol in Hypothalamus, Hypophyse bzw. Nebennierenrinde. Cortisol hemmt die Bildung von IL-6 → feedback-Mechanismus
- Hemmung der glucoseinduzierten Insulinfreisetzung im Pankreas
- Förderung der Choriongonadotropinsekretion

Tumor-Nekrosefaktor-α (TNF-α) - ☞ Kap. 3.6.8. und 7.3.1.2.

Die konzertierte Aktion dieser Zytokine kann als Antwort des Organismus auf verschiedene Formen der Schädigung und Entzündung (Trauma, Verbrennung, Hypoxie, Infektionen...) gesehen werden, im Sinne der

- **Blutungs- und lokalen Schadensbegrenzung**

- generalisierten Abwehrreaktion des Gesamtorganismus
- Vorbereitung der Gewebsreparatur und Wundheilung

Aus diesen Funktionen erklärt sich eine starke phylogenetische Konservierung der *Akute-Phase-Reaktion*.

In *Tab. 5.3* sind die wichtigsten Wirkungen dieser Reaktion und daraus abzuleitenden Symptome aufgeführt.

Entzündungshemmende Pharmaka hemmen die IL-1-Bildung (*Glucocorticoide*) oder einen Teil seiner Wirkungen (*Cyclooxygenasehemmer*) - ☞ Kap. 5.5.5.

Die Wirkungsvielfalt schränkt den therapeutischen Einsatz von rekombinantem IL-1 ein. In klinischer Erprobung ist die Unterstützung der Hämopoese nach autologer Knochenmarktransplantation - beträchtliche Nebenwirkungen.

5.2.3.2. T-Zell-Proliferation und -Differenzierung - IL-2

Das auf 4q26-27 kodierte Protein aus 103 Aminosäuren wird posttranslational glycosyliert. Es bindet an einen spezifischen Rezeptor, der aus verschiedenen Proteinketten besteht und stark induzierbar ist.

T-Zellen produzieren außer IL-2 noch eine Reihe weiterer Zytokine: IFN-γ, IL-3, IL-4, IL-5, IL-6, IL-9, IL-10, LIF. Die Zielzellen und -reaktionen dieser Zytokine sind aus dem Schema der *Abb. 5.6*, Kap. 5.2.3. ersichtlich. IL-2 wird nach Einwirkung von IL-1 durch aktivierte Helfer-T-Zellen gebildet und ist **entscheidender Stimulus für die T-Zell-Differenzierung**. Diese und weitere Wirkungen sind in Kap. 3.6.5., "zelluläre Immunabwehr" aufgeführt (☞ auch *Abb. 1.9*, Kap. 1.2.2.).

Die IL-2-Bildung ist bei Immundefizienzen, z.B. AIDS, aber auch beim systemischen Lupus erythematodes vermindert. Sie ist ebenso Zielpunkt der immunsuppressiven Therapie - ☞ Kap. 1.2.2.

Zielzellen oder -gewebe und Wirkungen	Symptome und Laborparameter
Lymphozyten: Stimulierung der T- und B-Zellproliferation und -differenzierung und der Antikörperbildung	(Lymphozytose), (Hypergammaglobulinämie)
Natürliche Killerzellen: Stimulierung	
Neutrophile Granulozyten: Freisetzung und Aktivierung	Neutrophilie, (Linksverschiebung)
Komplementsystem: Aktivierung	(C3c↑), (C4↑)
Endothelzellen: Förderung prokoagulanter und Hemmung fibrinolytischer Aktivität	(Thrombose- und DIC-Neigung)
Hypothalamus: Wirkung über endogene Pyrogene und Prostaglandine auf das Temperaturzentrum	Fieber, Grundumsatz↑
Fibroblasten: Neubildung von Bindegewebe	
Skelettmuskulatur: Proteinabbau	negative Stickstoffbilanz, (Aminosäurekonzentration im Plasma↑)
Hypothalamus/Hypophyse/Nebennierenrinde: Stimulation der Cortisolbildung	Cortisol↑
Schilddrüse: verminderte Hormonbildung	T_3↓, T_4↓
Leber:	
• vermehrte Aufnahme von Fe, Zn und Aminosäuren	Hyposider-, Hypozinkämie
• Steigerung der Fettsäuresynthese	Hypertriglyceridämie
• verminderte Synthese von Proteinen und Lipoproteinen ohne Beziehung zur Entzündung: Albumin, $α_2$-HS-Glycoprotein, HDL, Präalbumin, Transferrin	Hyposiderämie, (HDL↓), (Hypalbuminämie)

Zielzellen oder -gewebe und Wirkungen	Symptome und Laborparameter
• **vermehrte Synthese von *Akute-Phase-Proteinen*:** ☞ nachfolgende tabellarische Auflistung	Blutkörperchen-Senkungsgeschwindigkeit (BSG)↑, α_1- und α_2-Globulin↑ in der Serumeiweiß-Elektrophorese, Zunahme der einzelnen Akute-Phase-Proteine (s.u.) im Serum - besonders: C-reaktives Protein↑↑ (☞ Kap. 5.2.4.1.)

Akute-Phase-Protein	Normal-konzentration (g/l)	Steigerungsfaktor (x)	Funktionen				
			Mediator der Entzdg.	Immunregulation	Proteinasehemmung	Transport	Reparatur
α_1-Antichymotrypsin (α_1AC)	0,30-0,60	10			x		x
α_1-Proteinaseinhibitor (α_1PI)	1,90-3,50	2-4			x		x
C1-Esteraseinhibitor (C1-INH)	0,15-0,35				x		x
Coeruloplasmin	0,15-0,60					x	
C-reaktives Protein (CRP)	< 0,01	10-1.000	x	x			
Faktor VIII (F VIII:C)	< 0,02		x				
Fibrinogen (F I)	2,00-4,50	2-3	x				x
Haptoglobin (Hp)	0,70-3,60	2-3			x	x	
Präkallikrein			x				
Kininogene	0,17-0,39		x		x		
Komplementkomponenten:							
Faktor B	0,10-0,40		x				
C3	0,50-1,20		x				
C4	0,20-0,50	2	x				
Plasminogen	0,06-0,25		x				
Prothrombin (F II)	0,05-0,10		x				
saures α_1-Glycoprotein (sGP)	0,80-1,00	2-4		x			x
Serum-Amyloid A-Protein (SAA)	< 0,03	10-1.000				x	

Tab. 5.3: Zusammenstellung der wichtigsten Zielpunkte und Auswirkungen der Akute-Phase-Reaktion, die z.T. mit den für die einzelnen Zytokine voranstehend bereits aufgelisteten Wirkungen identisch sind. Rechts sind die daraus resultierenden Symptome und Veränderungen von Laborparametern aufgeführt. In Klammern aufgeführte sind nicht regelmäßig vorhanden. *Procalcitonin* als Entzündungsparameter - ☞ ausgangs Kap. 7.3.1.2.

5.2. Einwanderung weißer Blutzellen = Infiltrationsphase

Therapeutisch wird rekombinantes IL-2 zur adoptiven Tumortherapie eingesetzt - ☞ Kap. 3.6.6.2.

Diagnostische Beurteilung der zellulären Immunabwehr:

- IL-2 ist wegen seiner kurzen Halbwertszeit nur schwer erfaßbar. Geeigneter ist die Messung des nach seiner Induktion von den Zellen abgelösten und in das Plasma abgegebenen **IL-2-Rezeptors**. Seine Konzentration steigt bei zahlreichen Entzündungsformen, Infektionen (Borreliosen, Leishmaniosen), allergischen Reaktionen (Asthma bronchiale), Autoimmunerkrankungen (Myasthenia gravis, rheumatoide Arthritis), aber auch beim Myokardinfarkt und verschiedenen Tumorarten (diverse Leukämien, Karzinome des Kolons, der Mamma und der Ovarien) an. Da er die Wirkung von IL-2 neutralisiert, hat er immunsuppressive Wirkung, die (ausgenommen bei Autoimmunerkrankungen) ungünstig ist. Die Messung eignet sich zur Verlaufsbeurteilung der genannten Erkrankungen. Zur diagnostischen Beurteilung der Transplantatabstoßung ist die Messung des löslichen IL2R **in Kombination mit IFN-γ** geeignet

- Isolierung von Lymphozyten und Messung spezifischer **CD-Antigene der T-Zell-Subfraktionen**, z.B. mittels Durchflußzytometrie (☞ Kap. 3.4.6.1., "Techniken")

- Einen anderen Zugang ermöglicht die Messung von **Neopterin**. Die Bildung dieses Metaboliten ist Folge der Wirkung von Zytokinen - vorwiegend von IFN-γ - auf Monozyten - ☞ *Abb. 5.7*. Die Aktivierung von T-Zellen geht immer mit gesteigerter IFN-γ-Ausschüttung einher.

Verglichen mit den vorher genannten Methoden, hat dieser **indirekte Zugang** den Vorteil, zelluläre Immunreaktionen "über alles" zu erfassen, unabhängig von der Lokalisation des Prozesses und der unterschiedlichen gegenseitigen Beeinflussung der kurzlebigen Zytokine. Entsprechend breit sind die Anwendungsmöglichkeiten: akute lokale Infektionen (bakteriell, viral, parasitär), Sepsis, Transplantatabstoßung, Autoimmunerkrankungen (rheumatische Arthritis, systemischer Lupus erythematodes, Thyreoiditis), entzündliche Darmerkrankungen (Colitis ulcerosa, Morbus CROHN, Zöliakie), Sarkoidose, Tumorerkrankungen (besonders hämatologische, gynäkologische, Leber- und Darm-Tumoren), Immundefizienz (AIDS), Screening von Blutspendern auf akute Infektionen (einschließlich HIV), Erfolgskontrolle einer Immunstimulationstherapie u.a.

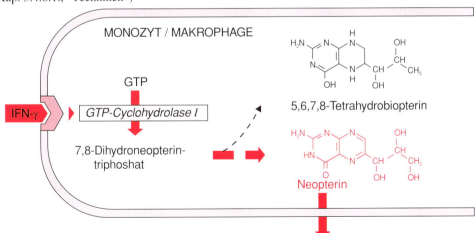

Abb. 5.7: Bindung von IFN-γ an seinen Rezeptor induziert und aktiviert das Schlüsselenzym der *Pteridin*synthese, die *GTP-Cyclohydrolase I*.
Menschliche Monozyten setzen das Reaktionsprodukt in einer Mehrschrittreaktion überwiegend in *Neopterin* um, da die Enzyme für die Synthese von *5,6,7,8-Tetrahydrobiopterin* (Coenzym von Aminosäurehydroxylasen) stark limitieren. Da Neopterin aus den Zellen freigesetzt wird und relativ stabil ist, kann es in Serum oder Urin gemessen werden.

5.2.3.3. Entwicklung myeloischer Zellen - IL-3 und CSF-Gruppe

(vgl. Abb. 5.6)

Die tägliche Produktionsrate myeloischer Zellen des Erwachsenen beläuft sich auf ca. $1{,}6 \times 10^9$ Granulozyten und ca. $1{,}7 \times 10^8$ Monozyten (Erythrozyten: ca. $2{,}5 \times 10^9$).

Interleukin-3 (IL-3): Das Glycoprotein (Gen: 5q23-31) wird überwiegend von Stroma- und T-Zellen gebildet. Es bindet über spezifische Rezeptoren und bewirkt die Proliferation früher Stammzellen, synergistisch mit *SCF* und anderen Zytokinen und wird deshalb auch als *multi-CSF* bezeichnet. Es ist aber auch an der Differenzierung myeloischer Zellen beteiligt.

Kolonie-stimulierende Faktoren (CSF): *G-CSF* (Gen: 17q11.2-23), *GM-CSF* (Gen: 5q23-31) und *M-CSF* (Gen: 5q33.1) sind Glycoproteine, die über spezifische Rezeptoren überwiegend die Proliferation und Ausdifferenzierung von Granulozyten (*G*) bzw. Monozyten (*M*) bewirken. Sie agieren in der Differenzierungsreihe nach *IL-3* und sensibilisieren ihre Zielzellen gegenüber anderen Zytokinen. Über *G-* oder *M-CSF* wird außerdem die Linienzugehörigkeit festgelegt. Daneben wirken sie auch als Aktivatoren auf die ausdifferenzierten Zellen, mit den Konsequenzen gesteigerter Adhäsivität, Migration und Phagozytose. Hauptproduzenten der 3 Faktoren sind T-Zellen, Monozyten, Makrophagen, Endothelzellen und Fibroblasten.

Als rekombinante Proteine haben diese Zytokine (zusammen mit Erythropoietin) vor allem Bedeutung für die Hämopoesestimulation nach Zytostatikatherapie (☞ Kap. 3.6.3., "Nebenwirkungen:") und Knochenmarktransplantation (☞ Kap. 3.6.2.). Nach autologer Knochenmarktransplantation ist nach ersten klinischen Studien die Kombination aus *IL-3* und *GM-CSF* am günstigsten. Neutropenien anderer Ursachen, z.B. bei AIDS, myelodysplastischen Syndromen oder Verbrennungen, sind weitere Indikationen.

5.2.3.4. Eosinophilie - IL-5

Das Glycoprotein (Gen: 5q31) wird überwiegend von T-Zellen produziert und wirkt über hochspezifische Rezeptoren. Es bewirkt die terminale Differenzierung von eosinophilen Granulozyten und deren Aktivierung, mit den Konsequenzen gesteigerter Adhäsivität und Zytotoxizität.

Die im Rahmen von Entzündungen akkumulierten und aktivierten eosinophilen Granulozyten entfalten ihre zytotoxische Wirkung auf Erreger über 4 spezielle, basische Proteine, die aus ihren Granula freigesetzt werden: *ECP* (*e*osinophil *c*ationic *p*rotein), *EDN* (*e*osinophil-*d*erived *n*eurotoxin = *EPX* = *e*osinophil *p*rotein *X*), *EPO* (*e*osinophil-*p*eroxidase) und *MBP* (*m*ajor *b*asic *p*rotein). Bei **allergischen Reaktionen vom Typ I** erfolgt eine überschießende Bildung dieser Zellen. Hier sind diese Proteine entscheidende pathogenetische Faktoren - besonders beim *Asthma bronchiale* - ☞ *Abb. 7.12*, Kap. 7.4.2.2. Die Hemmung der IL-5-Wirkung durch Antagonisten oder monoklonale Antikörper ist in Erprobung. Umgekehrt erscheint die Applikation von IL-5 bei bestimmten parasitären Erkrankungen, z.B. Bilharziose und Tumoren, z.B. Kolonkarzinom (Eosinophileninfiltration vermindert die Metastasierung), sinnvoll.

5.2.3.5. Chemotaxis und Aktivierung neutrophiler Granulozyten - IL-8

IL-8 **weicht** strukturell und funktionell **von den anderen Zytokinen ab**. Das relativ kleine, basische Protein (8,4 kDa) ist unempfindlich gegenüber Peptidasen, pH-Schwankungen und Temperaturerhöhung, seine Funktion aber an intermolekulare Disulfidbrücken gebunden. Es wird von einer Vielzahl von Zellen nach deren Stimulation mit *IL-1* und/oder *TNF-α* gebildet: Chondrozyten, Endothelzellen, Epithelzellen, Fibroblasten, Keratinozyten, Leukozyten, Monozyten, Synovialzellen. In *Abb. 5.6*, Kap. 5.2.3. ist es nicht vermerkt, weil es keine Teilfunktion als Wachstumsfaktor hat, sondern in geschädigtem und entzündetem Gewebe entscheidend zur chemotaktischen Einwanderung und Aktivierung neutrophiler Granulozyten beiträgt. Es wirkt, wie andere Chemotaxine auch, über Rezeptoren mit 7 transmembranalen Domänen. Das Gen für *IL-8* liegt auf Chromosom 4 (4q12-21), wo sich ebenfalls die Gene für 5 weitere chemotaktische Proteine gleicher Größe befinden (*ENA-78*, *GROα* bis *GROγ* und *NAP-2*).

IL-8 ist als ubiquitärer Entzündungsmediator anzusehen, der im Gefolge der IL-1- und TNF-α-Wirkungen freigesetzt wird. Hohe Bildungsraten finden sich bei verschiedenen Erkrankungen: allergische Reaktionen (aus Endothelzellen nach Histamineinwirkung), chronische obstruktive Atemwegserkrankungen (hohe IL-8-Konzentration im Sputum bei Bronchiektasien, Bronchitis, Mukoviszidose), Psoriasis (aus Keratinozyten), rheumatische Arthritis (aus Chondrozyten, Monozyten, Synoviazellen) u.a.

5.2.4. Phagozytose

Die Fähigkeit zu **Aufnahme und Abbau ungelöster Partikel** exogener oder endogener Herkunft, im Rahmen von Schädigung und Entzündung, haben zahlreiche Zellen. Quantitativ überwiegend sind **neutrophile Granulozyten** und Monozyten. Letztere wandeln sich bei Emigration in das Gewebe in **Makrophagen** um. Zu diesen gehören auch primär gewebsständige Zellen, wie Alveolarmakrophagen, Epitheloidzellen, Histiozyten, Mikro-Glia und VON KUPFFER-Zellen.

5.2.4.1. Bindung an die Phagozyten

- **Immunadhärenz (Opsonierung)**
Wichtigste Form der Bindung, wenn das zu phagozytierende Material als Antigen erkannt ist - ☞ *Abb. 5.8*

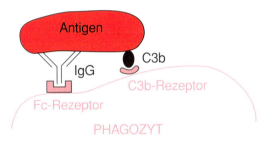

Abb. 5.8: Bifunktionelle Verbindung zwischen antigenem Material und Phagozyt durch *Opsonine* (griech. opson = Speise) des Plasmas - *Immunglobuline G* sowie Komplementspaltstücke *C3b* und *C3bi* (**i**naktiviert). Der Phagozyt bindet über *Fc-Rezeptoren* (alle 3 Klassen: *CD64, CD32* und *CD16*) bzw. solche für die beiden Komplementspaltstücke (*CD35* und *CD11b*).

Polymorphismen der Fc-Rezeptoren gehen mit Modifikationen der Phagozytoseaktivität einher

- **Fibronectin**
Das große, fadenförmige Glycoprotein (ca. 440 kDa) kommt in ähnlicher Struktur in Plasma (α_2-Globulinfraktion) und interstitiellem Raum vor - ☞ *Abb. 5.9*.

Ähnliche Vermittlerfunktion haben *Collagen Typ IV, Fibrinogen, Vitronectin* und *VON WILLEBRAND Faktor*. Peptide mit RGD- oder analogen Sequenzen wirken hemmend (vgl. Legende zu *Abb. 5.4*, Kap. 5.2.2.1.)

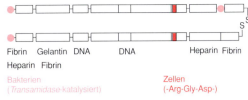

Abb. 5.9: Vereinfachte Darstellung des *Fibronectin*-Moleküls mit seinen verschiedenen Bindungsdomänen. Die Vermittlung der Phagozytose erfolgt über solche für Bakterien (Kreise) und für Zellen (rot). Letztere enthalten *RGD*(= -Arg-Gly-Asp-)-Sequenzen, die an Integrine auf neutrophilen Granulozyten (*CD49e/29*) und Monozyten (*CD49d/29*) binden - ☞ *Tab.5.2* und *Abb. 5.4*, Kap. 5.2.2.1.

- **C-reaktives Protein (CRP)**

Klassisches *Akute-Phase-Protein* (☞ *Tab. 5.3*, Kap. 5.2.3.1.), das aus 5 identischen Untereinheiten besteht (je 21 kDa), die Ca^{2+} binden. Der Name rührt von der zuerst beobachteten Fähigkeit her, an das *C-Protein* von *Pneumokokken* zu binden. Syntheserate und Plasmaspiegel können bei Entzündungen bis zum 1.000fachen des Normalwerts ansteigen.

Es bindet (Ca^{2+}-abhängig) ein **breites Spektrum von Liganden**: *Phosphorylcholin*-Reste und *saure Glycoproteine* von Bakterien, Pilzen und Parasiten oder *Phospholipide, polyanionische* oder *-kationische Proteine* aus zerstörten Zellen. Durch die Bindung an das große CRP-Molekül wird das zu phagozytierende Material präzipitiert und fixiert. Da CRP zusätzlich das Komplementsystem über den klassischen Weg aktiviert, wird a) über C3b die Bindung an Phagozyten verstärkt und b) das Material durch Komplement-vermittelte Lyse zerstört.

Verglichen mit Blutsenkungsreaktion, Leukozytenzählung und Temperaturmessung ist die Bestimmung der CRP-Konzentration im Serum ein verläßlicherer **Indikator entzündlicher Erkrankungen** - mit vielen Indikationen, z.B. Screening auf (versteckte) Entzündungen; Erkennung interkurrierender Infektionen bei Systemerkrankungen und postoperativ; Auswahl und Kontrolle der antiinflammatorischen Therapie; rasche Infekterfassung in Intensivmedizin und Neonatologie; Differentialdiagnose, z.B. zwischen Colitis ulcerosa und Morbus CROHN oder viral und bakteriell bedingtem Status febrilis (niedrige bzw. hohe Werte)

Besonders pathogene Keime "unterlaufen" vorangenannte Bindungsmechanismen an Phagozyten, z.B. *Streptokokken* der *Serogruppe A*: Das *M-Protein* ihrer

Zellwand hat einen sehr langen extrazellulären Anteil, der am (N-terminalen) Ende stark negativ geladen ist → elektrostatische Abstoßung der ebenfalls überwiegend negativ geladenen Zelloberfläche von Phagozyten. Ein zweiter Mechanismus führt zur Bindung von *Faktor H* (regulatorisches Protein des Komplementsytems) an das M-Protein → Hemmung der C3b-Bindung an die Bakterien.

Außerdem haben M-Proteine starke Homologien mit menschlichen Faserproteinen, z.B. *Myosin, Tropomyosin* und *Keratin* → gegen M-Protein gebildete Antikörper können mit diesen Proteinen kreuzreagieren → rheumatische Erkrankungen im Gefolge von Streptokokkeninfektionen.

5.2.4.2. Internalisierung

Die Aufnahme des gebundenen Materials erfolgt in einem mehrstufigen Prozess - ☞ *Abb. 5.10* (nach BLOCK et al.).

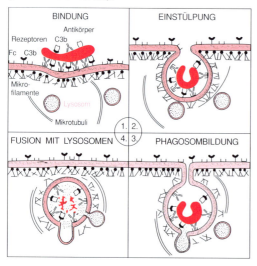

Abb. 5.10: Aufnahme eines gebundenen Partikels, z.B. eines Bakteriums, durch Einstülpung der Plasmamembran und Bildung eines **Phagosoms**.
Mit diesem fusionieren einige *Lysosomen* der Zelle, bei neutrophilen Granulozyten unterteilt in sog. azurophile und spezifische Granula → Bildung eines **Phagolysosoms**, in dem der endgültige Abbau des Materials erfolgt. Nur angedeutet sind die mit dem Prozess verbundenen komplizierten Umstrukturierungen zytoskelettärer Proteine.

5.2.4.3. Oxidative Attacke - respiratory burst

Ruhende Phagozyten haben einen relativ niedrigen Sauerstoffverbrauch, der nach Kontakt mit entzündlichen Stimuli - opsonierte Partikel (s.o.), FMLP (☞ *Tab. 5.1*, Kap. 5.2.1.), IL-8 (☞ Kap. 5.2.3.5.), LTB_4 (☞ Kap. 5.5.4.), PAF (☞ Kap. 5.6.1.), C5a (☞ Kap. 5.7.1.) u.a. - binnen Sekunden bis zum 100fachen ansteigen kann = *respiratory burst*. Dieser O_2-Verbrauch dient jedoch nicht der Zellatmung, sondern der Produktion von **Superoxidanionen**. Schlüsselenzym ist eine **NADPH-Oxidase**, deren Komponenten in Plasmamembran und Zytosol vorkommen.

Kurzdarstellung wichtiger Teilschritte, da Phagozytosestörungen hier angreifen:

- Die genannten Agonisten - die in geringeren Konzentrationen alle auch chemotaktisch aktiv sind (vgl. *Tab. 5.1.*, Kap. 5.2.1.) - interagieren mit spezifischen Rezeptoren, die über ein System von second messengern zur Aktivierung des *NADPH-Oxidase*-Komplexes führen - ☞ *Abb. 5.11* (nach MOREL et al.)
- Im NADPH-Oxidase-Komplex lassen sich 3 Anteile differenzieren: 1. Ein *Flavocytochrom b* aus zwei Untereinheiten (α und β, auch $p22^{phox}$ bzw. $gp91^{phox}$ genannt, wobei p für **p**rotein, gp für **g**lyco**p**rotein und phox für **ph**agocyte **ox**idase stehen). Das in beiden Untereinheiten enthaltene *Cytochrom b_{558}* hat ein vergleichsweise stark negatives Redoxpotential (E'_0 = -0,245 V), weshalb es zur direkten Reduktion von O_2 zu $\dot{O}_2^-$ befähigt ist. 2. Zwei zytosolische Proteine - $p47^{phox}$ und $p67^{phox}$ - von denen ersteres durch Phosphorylierung (s.o.) den Komplex aktiviert. 3. Als Regulatoren sind noch ein (mit $p21^{ras}$ gekoppeltes, vgl. Kap. 3.2.2.4.) G-Protein - $p21^{rac}$ - und wahrscheinlich *GDI* (**G**DP-**d**issociation **i**nhibition factor) beteiligt. Das Zusammenspiel der Proteine zeigt *Abb. 5.12* (nach SEGAL und ABO).
- Aus dem in der *Abb. 5.12* dargestellten Ablauf wird deutlich, daß eine Modulation des respiratory burst über eine Beeinflussung der GTPase-Aktivität des beteiligten G-Proteins möglich ist

Die Aktivierung des NADPH-Oxidase-Komplexes erfolgt überwiegend im Bereich des sich ausbildenden Phagosoms. Da die Superoxidanionen jedoch an der **Außenseite der Membran** entstehen, gelangen sie auch in das umgebende Medium → radikalvermittelte Schädigungen, ☞ z.B. Kap. 4.2.2.2.

Im Phagosom unterliegt das eingeschlossene Partikel einer Kette oxidativer und radikalvermittelter Reaktionen - ☞ *Abb. 5.13*.

Die in den Phagozyten ablaufenden Mechanismen sind Musterbeispiele für **oxidative und radikalvermittelte Schädigungsreaktionen sowie Schutzreaktionen** gegen die zytotoxische Wir-

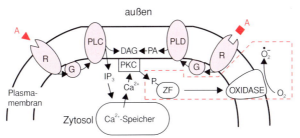

Abb. 5.11: Agonisten (A) wirken über ihre spezifischen Rezeptoren (R) auf angeschlossene G-Proteine (G, empfindlich gegenüber Pertussistoxin - ☞ Kap. 4.3., "Pertussistoxin"). Diese führen zur Aktivierung von Phospholipasen (PLC und PLD) → Freisetzung von Diacylglycerol (DAG), Phosphatidsäure (PA) und Inositoltriphosphat (IP_3) aus Phosphoinositolbiphosphat der Membran → Aktivierung der Proteinkinase C (PKC) - direkt bzw. über Ca^{2+}-Freisetzung. Diese phosphoryliert u.a. einen zytosolischen Faktor (ZF) des NADPH-Oxidase-Komplexes, der dadurch aktiviert wird. Dieser Komplex (gestrichelter Inset) wird in *Abb. 5.12* genauer betrachtet.

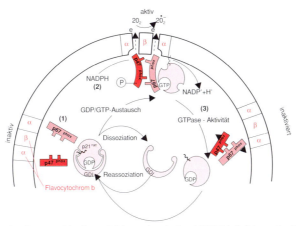

Abb. 5.12: Regulation der Superoxidanionenbildung durch das NADPH-Oxidase-System in Phagozyten.
(1) Im **inaktiven** Komplex liegen Flavocytochrom b, die beiden zytosolischen Proteine ($p47^{phox}$, $p67^{phox}$) und der GDP-bindende Komplex aus $p21^{rac}$ und GDI getrennt vor.
(2) Aktivierung des Phagozyten (s. Abb. 5.11) bewirkt Phosphorylierung von $p47^{phox}$, Dissoziation des $p21^{rac}$/GDI-Komplexes unter Austausch des gebundenen GDP durch GTP und Komplexierung der 3 zytosolischen Proteine mit dem Flavocytochrom b, wobei die Membranverankerung von $p21^{rac}$ durch Prenylreste erfolgt (☞ Kap. 3.2.2.4.). Konformationsänderungen des Flavocytochrom b führen zum Übergang von Elektronen aus NADPH auf O_2. Nicht dargestellt ist, daß zur Wahrung der Elektroneutralität neben Elektronen auch H^+ über einen Protonenkanal nach außen fließen.
(3) Die GTPase-Aktivität des $p21^{rac}$ führt zur **zeitlichen Begrenzung** der Aktivierung, da die Hydrolyse von GTP zu GDP die Lösung des Komplexes bewirkt. Durch Dephosphorylierung von $p47^{phox}$ und Reassoziation von $p21^{rac}$ und GDI wird der Ausgangszustand wieder hergestellt.

kung dieser Verbindungen, die hier **innerhalb derselben Zelle** ablaufen.

5.2.4.4. Enzymatischer Abbau und bakterizide Proteine

Für den endgültigen Abbau des Materials sorgen **lysosomale Hydrolasen**, die alle Biopolymere zerlegen: Proteine, Peptide, Nucleinsäuren, Lipide, Polysaccharide. Der saure *p*H-Wert des Phagolysosoms optimiert ihre Wirkung.

Weiterhin gibt es **spezifischere Enzyme und Nicht-Enzymproteine**, die (neben einer Abbaufunktion) überwiegend wachstumshemmend oder schädigend auf Mikroorganismen wirken. Sie sind reichlich in den (den Lysosomen entsprechenden) azurophilen (= primären) oder spezifischen (= sekundären) Granula neutrophiler Granulozyten vorhanden. Die wichtigsten werden nachfolgend kurz charakterisiert:

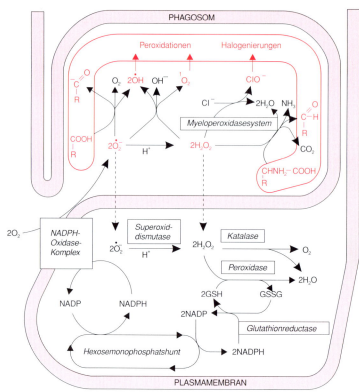

Abb. 5.13: Das Superoxidanion führt **innerhalb des Phagosoms** über eine Reihe nichtenzymatischer Folgereaktionen, wie sie in Kap. 4.1.3. detaillierter beschrieben sind, zu einem ungehemmten oxidativen Abbau des phagozytierten Materials (rot). Dabei wird die Umwandlung von $\dot{O}_2^-$ in H_2O_2 nach Fusion des Phagosoms mit Lysosomen durch saure pH-Werte um 6,0 besonders gefördert. Enzymatisch erfolgen dagegen die vom H_2O_2 ausgehenden Halogenierungen und oxidativen Decarboxylierungen durch das aus den azurophilen Granula stammende *Myeloperoxidasesystem*.

Im Zellraum **außerhalb des Phagosoms** werden dagegen reduzierende Stoffwechselwege aktiviert, die sehr schnell zur Entgiftung von dorthin gelangtem $\dot{O}_2^-$ und H_2O_2 führen (vgl. *Abb. 4.1*, Kap. 4.1.2.). "Generator" reduzierender Äquivalente ist die Glucoseoxidation über den *Hexosemonophosphatshunt* (= *Pentosephosphatzyklus*) → hoher Glucosebedarf der Phagozyten.

Anmerkung: Die Darstellung zielt auf die Vernetzung der verschiedenen Reaktionen ab, weshalb die Stöchiometrie von Einzelreaktionen mitunter mißachtet werden mußte.

- **BPI** (*b*actericidal *p*ermeability-*i*ncreasing)-**Protein**
  aus azurophilen Granula, 55-60 kDa. Es bindet an die Lipid A-Region des Lipopolysaccharid A gramnegativer Bakterien (☞ *Abb. 4.9*, Kap. 4.3.) und hemmt so die Endotoxinwirkung. Es bindet auch an die äußere Bakterienmembran und macht sie durchlässig für abbauende Enzyme → Wachstumshemmung und Abtötung

- **Cathepsin G**
  kationisches Glycoprotein aus azurophilen Granula, 27 kDa. Es wird bei Aktivierung der Granulozyten freigesetzt und hat als neutrale Proteinase ein breites Wirkungsspektrum: grampositive und -negative Bakterien und einige Pilzarten werden abgetötet.
  Bezüglich seiner humanpathologischen Rolle ☞ Kap. 7.3.1.3.

- **Elastase**
  kationisches Glycoprotein aus azurophilen Granula, 30 kDa. Ebenfalls bei Aktivierung freigesetzte neutrale Proteinase, die bakterielle Zellwandproteine abbaut und die Wirkung von Cathepsin G und Lysozym potenziert.
  Zur humanpathologischen Funktion ☞ Kap. 1.4.1., 1.4.10. und 7.3.1.3.

- **Defensine**
  phylogenetisch stark konservierte Peptide aus azurophilen Granula. Unter den 29-34 Aminosäuren finden sich 6 Cysteinreste, die über Disulifidbindungen die Moleküle ringförmig machen. Die räumlich getrennte Anordnung geladener und hydrophober Aminosäuren macht sie paßfähig zur Einlagerung in die Lipiddoppelschichten von Membranen → Erzeugung von Ionenkanälen und Permeabilisierung. Sie erscheinen in Phagolysosomen, werden aber auch begrenzt freigesetzt. Sie töten grampositive und -negative Bakterien sowie viele Pilzarten ab und inaktivieren auch einige Viren. Eines der 4 in menschlichen Granulozyten vorkommenden Defensine (*HNP-1*) ist chemotaktisch für Monozyten

- **Lysozym**
  stark kationisches Protein aus azurophilen und spezifischen Granula, 14,4 kDa. Es spaltet das *Zellwandmurein*, überwiegend von grampositiven Bakterien, durch Lösung der β-*glycosidischen* Bindung zwischen *N-Acetylglucosamin* und *N-Acetylmuraminsäure*. Wahrscheinlich ist das Enzym wichtiger für den Abbau als für die Abtötung der Keime

- **Lactoferrin**
  Glycoprotein aus spezifischen Granula, 78 kDa, das zur *Transferrinfamilie* gehört. Es wird freigesetzt, und durch feste Bindung von Fe^{3+} entzieht es Bakterien das für sie essentielle Spurenelement (Bestandteil von Cytochromen und Katalase) → Wachstumshemmung

5.2.4.5. Pathologische Auswirkungen gestörter Phagozytose

Genetisch determiniert

- **chronische Granulomatose**
  Defekte im NADPH-Oxidase-Komplex, mit einer Inzidenz von ca. $1 : 2,5 \times 10^5$. Etwa 2/3 der Patienten haben einen X-chromosomalen Defekt der β-Untereinheit des Flavocytochrom b (Gen: Xp21.1); der Rest überwiegend einen Defekt des $p47^{phox}$ (Gen: 7q11.23) und seltener des $p67^{phox}$ (Gen: 1q25) oder der α-Untereinheit des Flavocytochrom b (Gen: 16q24), alle autosomal rezessiv - vgl. *Abb. 5.12*, Kap. 5.2.4.3. Klinische Manifestation durch rekurrierende Infektionen mit Bakterien und Pilzen, die unterschiedlich schwer verlaufen. Infektionen und Granulombildung in Bronchial- (Pneumonien), Gastrointestinaltrakt (Enteritiden), Haut (Impetigo, Abszesse) und den zugehörigen Lymphknoten (Lymphadenitis), aber infolge hämatogener Verbreitung der nicht abgetöteten Keime auch Leberabszesse, Osteomyelitis, Sepsis u.a. Diagnostisch ist stark verminderter oder fehlender respiratory burst an isolierten Zellen mit verschiedenen Methoden nachweisbar. Zusätzlich zu der symptomatischen Therapie mit Antibiotika ist die Gabe rekombinannter Zytokine in klinischer Erprobung. Kurative Therapie durch allogene Knochenmarktransplantation oder genetische Reparatur autologer Stammzellen noch auf experimentellem Niveau (☞ Kap. 1.3.5.4., "Knochenmarkzellen")

- In vereinzelten Fällen finden sich Verminderungen bakterizider Proteine in den Granula - Elastase und Cathepsin G (*CHEDIAK-HIGASHI-Syndrom*) oder Lactoferrin - oder eine verminderte Zahl von Granula → ähnliche Erscheinungen wie bei chronischer Granulomatose

- *Glutathionreductasedefizienz*: Auf Grund der fehlenden GSH-Bildung zur Reduktion von O_2-Spezies im Zytosol (☞ *Abb. 5.13*, Kap. 5.2.4.3.) werden Granulozyten im Prozess der Phagozytose zerstört

Erworben

Sie sind **weitaus häufiger** als genetische Störungen, aber in ihren Mechanismen weniger gut geklärt als jene.

- **Verminderte Bindung** (Opsonierung) findet sich bei extrakorporaler Dialyse, rheumatischer Arthritis, Sepsis, systemischem Lupus erythematodes und Verbrennungen

- **Verminderung von Internalisierung, Abbau und Bakterizidie** kann lebensbedrohlich sein bei autoimmunologisch bedingten Neutropenien, Leukämien und Myelodysplasien (unvollständig ausgestattete Granula unreifer Zellen), Sepsis (Zirkulation degranulierter Granulozyten) und Verbrennungen(Verlust von $p47^{phox}$ - s. Abb. 5.12); ist Begleiterscheinung bei ARDS, Diabetes mellitus (in Abhängigkeit von der Stoffwechseleinstellung), Eisenüberladung, Hypophosphatämie, Niereninsuffizienz, Radiotherapie und Unterernährung und kann durch Autoantikörper (WEGENER's Granulomatose, Glomerulonephritis), durch Pharmaka (Cephalosporine, Chlorpromazin, Corticosteroide, Penizillin, Phenylbutazon, Tetracycline, Thiamphenicol) oder Drogen (Cocain, Heroin) hervorgerufen werden

5.2.4.6. Diagnostische Prinzipien

Aufreihung diagnostischer Zugänge, die jedoch keine Routinemethoden sind.

In vitro:

- Durchflußzytometrische Erfassung von respiratory burst oder Phagozytosekapazität im Vollblut
- Isolierung von neutrophilen Granulozyten aus biologischem Material und Messung des respiratory burst über Chemilumineszenz oder der Phagozytosekapazität mit mikroskopischer Methodik
- Nachweis von Defekten des NADPH-Oxidase-Komplexes in belasteten Familien mit molekulargenetischer Methodik

In vivo:

- Messung der Clearance-Rate radioaktiv markierter Partikel (Albuminaggregate, Kohlepartikel)
- Messung der Lactoferrin- oder Lysozymkonzentration im Serum
- Messung stabiler Produkte der Myeloperoxidasereaktion im Serum, z.B. Dityrosin (Zusammenlagerung zweier Tyrosinradikale als Nebenreaktion)

5.2.4.7. Therapeutische Zugänge

Stimulation:

- Behandlung genetisch determinierter Phagozytoseminderung - ☞ Kapitel 5.2.4.5., "chronische Granulomatose"
- Zur Stimulation erworbener Phagozytoseminderung sind rekombinante Zytokine mit aktivitätssteigernder Wirkung in Erprobung, vor allem IL-8 (☞ Kap. 5.2.3.5.) aber auch G-CSF und GM-CSF (☞ Kap. 5.2.3.3.)

Hemmung:

Therapeutisches Ziel ist kaum eine isolierte Phagozytoseeinschränkung, sondern allgemeine Entzündungshemmung - ☞ Kap. 5.5.5. Aus der Wirkung dieser Pharmaka ergibt sich auch eine verminderte Phagozytoseleistung.

Einige, auch in Pharmaka eingesetzte Wirkstoffe, haben als Nebeneffekt eine Hemmwirkung auf die NADPH-Oxidase-Reaktion: Chloroquin hemmt den Elektronentransport durch die Membran, Phenothiazine wirken als kompetitive Inhibitoren des NADPH und Vitamin E fungiert als Antioxidans und Radikalfänger (☞ Abb. 4.2, Kap. 4.1.2.).

5.3. Histamin und andere Mediatoren aus Mastzellen

Mediatoren aus Mastzellen und basophilen Granulozyten sowie die im nachfolgenden Kap. behandelten Kinine sind im Ablauf der lokalen Entzündung **frühe Mediatoren**. Sie spielen aber auch bei späten, allergischen Reaktionen eine entscheidende Rolle (☞ Kap. 7., "Allergische Reaktionen").

Die heterogene Population der *Mastzellen* ist reichlich in Geweben mit Kontakt zur Außenwelt (Haut, Intestinal- und Respirationstrakt) vertreten und dort überwiegend um kleine Blutgefäße und Nervenendigungen aber auch im Bindegewebe, lymphatischen Gewebe und unter mukösen oder serösen Oberflächen lokalisiert. Aus den (sich metachromatisch anfärbenden) Granula können zahlreiche Mediatoren freigesetzt werden, unter denen *Histamin* überwiegt.

Basophile Granulozyten sind ähnlich aufgebaut, kommen primär im Blut vor, von wo sie allerdings in Gewebe eindringen können und geben hauptsächlich Proteinasen ab, die Kinine freisetzen.

5.3.1. Histaminmetabolismus

Synthese und Abbau von Histamin zeigt *Abb. 5.14*.

5.3.2. Histaminwirkungen

- 1. Dilatation präkapillärer Arteriolen - ☞ Kap. 5.1.1.
- 2. Permeabilitätserhöhung postkapillärer Venolen - ☞ Kap. 5.1.2.
- 3. Förderung der Aktivierung und Adhäsion neutrophiler Granulozyten durch Stimulation der Synthese von IL-8 (☞ Kap. 5.2.3.5.) bzw. PAF (☞ Kap. 5.2.2.3., "2. Feste Adhäsion") in Endothelzellen
- 4. Stimulation sensorischer Nervenendigungen → Juckreiz

  = lokale Wirkung bei akuter Entzündung

- 5. Respirationstrakt: Konstriktion von Bronchiolen und Ductus alveolares, Gefäßpermeabilitätszunahme, gesteigerte Sekretbildung (*Asthma bronchiale*)
- 6. Nasenschleimhaut: Vasodilatation und -permeabilitätszunahme, gesteigerte Sekretbildung (*allergische Rhinitis*)
- 7. Haut: Vasodilatation und -permeabilitätszunahme, Juckreiz (*Urtikaria*)

  = Mitwirkung bei allergischen Reaktionen

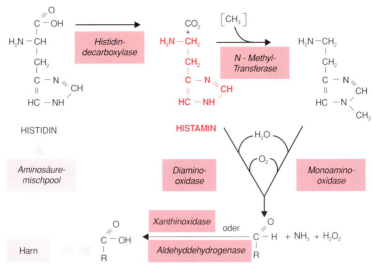

Abb. 5.14: An Synthese und Abbau des Histamins beteiligte Enzyme.
Methylierung führt bereits zur Inaktivierung. Die Kapazität der inaktivierenden Enzyme ist hoch, so daß in den Extrazellularraum freigesetztes Histamin eine Halbwertszeit von < 1 min hat.

- 8. Aktivierung von Suppressor-T-Zellen → Hemmung der zellulären Immunabwehr und Antikörperbildung

Außerdem hat Histamin weitere Wirkungen auf zahlreiche andere Gewebe, wie Magenschleimhaut (HCl-Produktion), Nebennierenmark (Adrenalinausschüttung), glatte Muskulatur des Darms, Herz, ZNS und Uterus, die in diesem Zusammenhang nicht betrachtet werden.

Histamin wirkt über spezifische Rezeptoren auf den Zielzellen: H_1-, H_2- und H_3-Rezeptoren. Die Wirkungen 1.-7. werden durch H_1- und die Wirkung 8. durch H_2-Rezeptoren vermittelt. *Antihistaminika* blockieren spezifisch H_1- oder H_2-Rezeptoren. H_2-Rezeptorblocker können daher bei Entzündungen die Immunreaktivität verbessern, ohne die anderen Histamineffekte zu beeinträchtigen.

5.3.3. Bestandteile oder Syntheseprodukte mit Mediatorfunktion

Nachfolgende Auflistung beschränkt sich auf die wichtigsten präformierten oder nach Aktivierung der Mastzellen (☞ nachfolg. Kap.) synthetisierten Stoffe, deren Beitrag zum Ablauf der Entzündung gesichert ist.

Präformierte Inhaltsstoffe der Granula:

- Histamin
  → sehr hohe Konzentration - > 0,3 mol/l

- Proteoglycane
  → Komplexierung von Histamin und Proteinasen, s.u.
- Proteinasen:
  - Tryptase (Trypsin-ähnlich)
    → Fibrinogenspaltung, Kininfreisetzung, C3a-Spaltung, Aktivierung von Collagenasen
  - Chymase (Chymotrypsin-ähnlich)
    → Bradykininabbau, Angiotensin I/II-Umwandlung
- Peptid: Val-Gly-Ser-Glu
  → Chemoattraktans für eosinophile Granulozyten

Präformiert sowie synthetisiert:

- Zytokine (IL-3 bis IL-6, TNF-α)
  → Beitrag zu Akute-Phase-Reaktion, Proliferation und Akkumulation von Entzündungszellen

Synthetisiert:

Stimulation der Mastzellen geht mit einer Aktivierung der Phospholipase A_2 einher, in deren Gefolge vor allem PGD_2 aber auch LTC_4 und PAF synthetisiert werden, deren Bildung und Wirkungen in Kap. 5.5. bzw. 5.6. behandelt werden.

Die *Proteoglycane* der Granula sind langgestreckte Proteine mit Glycosaminoglycan-Seitenketten, die unterschiedlich stark sulfatiert sind (Heparin-

oder Chondroitin-ähnlich). Histamin und die Proteinasen sind in inaktiver Form über Ionenbindungen an diese Seitenketten angelagert = Speicherform. Nach Freisetzung der Granula in das extrazelluläre Medium (s.u.) werden die kationisch vorliegenden Proteinasen und das Histamin durch Ionenaustausch (Ca^{2+}, Na^+) abgelöst und können wirken. Die *Tryptase* ist als Tetramer gebunden und wird so freigesetzt. Sie zerfällt rasch in die unwirksamen Monomere → kurzzeitige Wirkung.

5.3.4. Mastzellaktivierung

Für den Beitrag der Mastzellen zum Entzündungsablauf ist die **Freisetzung der Granulainhaltsstoffe**, in denen sich ein Teil der Mediatoren und entzündungspropagierenden Substanzen befindet, entscheidend. Dies geschieht im Rahmen ihrer Aktivierung, deren groben Ablauf *Abb 5.15* zeigt. Er verläuft in etwa so in allen Zellen, die präformierte Granula haben, z.B. auch in basophilen Granulozyten. Wichtigster Auslösemechanismus in Mastzellen und basophilen Granulozyten ist die Verbindung zweier *IgE-Antikörper* durch ein Antigen, was zu einer stereospezifischen Annäherung der beiden benachbarten, hochaffinen *Fc_ε-R1-Rezeptoren* führt, wodurch die second messenger-Systeme aktiviert werden. Daneben gibt es ein breites Spektrum weiterer Aktivierungsauslöser, die über eine einfache Ligandenbindung wirken, z.B. die Anaphylatoxine C3a und C5a, Zytokine, Bradykinin, Toxine u.a.

Unberücksichtigt in *Abb.5.15* ist die ebenfalls durch Aktivierung bedingte Freisetzung und Synthese der im voranst. Kap. genannten Zytokine.

5.4. Kininsystem

Peptidhormone, die im Plasma als inaktive Vorstufen vorliegen: *Kininogen I* (auch: *HMWK* = **h**igh

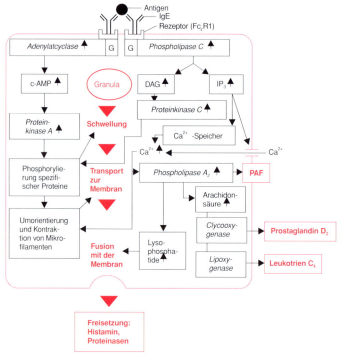

Abb. 5.15: Grober Ablauf der Mastzellaktivierung. Die Darstellung ist auf wenige second messenger-Systeme beschränkt, deren Mitwirkung gesichert erscheint, sowie deren wichtigste Angriffspunkte. Der Feinablauf ist wesentlich komplizierter und die Bedeutung einzelner Intermediate umstritten. Zwei Vorgänge laufen parallel: a) die Freisetzung vorgebildeter Mediatoren aus Granula und b) die Synthese weiterer Mediatoren aus Membranphospholipiden (beides rot), von denen PAF zellassoziiert bleiben oder auch freigesetzt werden kann.
Abkürzungen: G = G-Proteine unterschiedlicher Komposition und Funktion, DAG = Diacylglycerol, IP_3 = Inositoltriphosphat, PAF = Plättchen-aktivierender Faktor.

*m*olecular *w*eight *k*ininogen, ca. 120 kDa) und *Kininogen II* (auch: *LMWK = low...*, ca. 70 kDa). Synthese in der Leber, Bestandteil der α_2-Globuline des Plasmas. Freisetzung der aktiven Peptide durch Proteinasen unterschiedlicher Spezifität - ☞ *Abb. 5.16*.

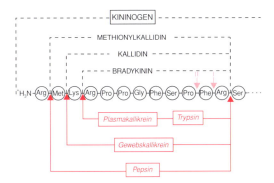

Abb. 5.16: Freisetzung von 3 Kininen aus Kininogen I oder II (Teilsequenz), von denen *Bradykinin* überwiegt.
Plasmakallikrein spaltet bevorzugt Kininogen I und *Gewebskallikrein* bevorzugt Kininogen II. Basophile Granulozyten setzen bei Aktivierung eine kallikreinähnliche Proteinase frei - mit gleicher Wirkung. I und II kennzeichnen die Angriffspunkte der Kinininaktivierenden Enzyme *Kininase I* und *II* - ☞ Kap. 5.4.3.

Es existieren noch weitere Kininogene:

- *T-Kininogen*, das nicht durch Kallikreine gespalten wird. Wie die Kininogene I und II gehört es zu den Akute-Phase-Proteinen (☞ *Tab. 5.3*, Kap. 5.2.3.1.). Alle 3 fungieren auch als Inhibitoren von Cystein-Proteinasen (Cathepsine B, H und L; Papain)
- Aus *Leukokininogen* des Plasmas werden durch Proteinasen, die aus Granulozyten freigesetzt werden können, ebenfalls Kinine freigesetzt

5.4.1. Wirkungen

Etwa gleichartig für alle Kinine.

- 1. Dilatation präkapillärer Arteriolen
- 2. Permeabilitätserhöhung postkapillärer Venolen
- 3. chemotaktische Wirkung auf Entzündungszellen
- 4. Förderung der Aktivierung und Adhäsion von neutrophilen Granulozyten durch Stimulation der PAF-Synthese in Endothelzellen (☞ Kap. 5.2.2.3., "2. Feste Adhäsion")
- 5. Reizung sensorischer Nervenendigungen → Schmerz

   = lokale Wirkung bei akuter Entzündung
- 6. Broncho- und Bronchiolokonstriktion

   = Mitwirkung bei allergischen Reaktionen
- 7. Förderung der zellulären Glucoseaufnahme - ☞ Kap. 7.3.1.2., "Kallikrein-Kinin-System:"

Kinine sind außerdem wichtige pathogenetische Faktoren bei anderen Störungen, die nicht primär in den Bereich der Entzündung gehören - Beispiele:

- Schock - ☞ Kap. 7.3.1.2., "Kallikrein-Kinin-System:"
- Schmerz bei akutem Gichtanfall - ☞ Kap. 1.4.11.3., "akuter Gichtanfall - Monarthritis"
- Flush (engl. Erröten): Akute Mehrdurchblutung der oberen Körperhälfte bei Karzinoiden (☞ *Tab. 19.1*, Kap. 19.7.1.) durch gesteigerte Gewebskallikreinfreisetzung
- hereditäres angioneurotisches Ödem: emotional oder traumatisch ausgelöste Hautschwellungen des Gesichts und der Extremitäten. Überwiegend bedingt durch autosomal dominant vererbte Defizienz des C1-Esteraseinhibitors (C1INH), der nicht nur die Komplementaktivierung hemmt (☞ Kap. 5.7.2. und *Abb. 7.4*, Kap. 7.3.1.3.), sondern auch Plasmakallikrein (☞ *Abb. 5.17*, nachf. Kap.) und Faktor XIIa. Zur Kommunikation dieser Systeme ☞ auch *Abb. 5.3*, Kap. 5.1.2.

Kinine wirken über Rezeptoren, von denen zwei für Bradykinin näher charakterisiert sind (BK_1 und BK_2). Entsprechende Rezeptorantagonisten sind entwickelt worden - Peptide mit mehreren unnatürlichen Aminosäuren (Hemmung des Abbaus durch Peptidasen → Wirkungsverlängerung) - und in klinischer Erprobung. Als geeigneter Angriffspunkt erscheint allerdings die Hemmung des Plasmakallikreins durch Proteinaseinhibitoren (☞ Kap. 7.3.1.3.), weil so weitere in die Entzündung einbezogene Systeme unter Kontrolle gebracht werden können - ☞ *Abb. 5.3*, Kap. 5.1.2. und *Abb. 5.17*, nachf. Kap.

5.4.2. Mechanismen der Kininfreisetzung

Da Kininogene im Plasma vorkommen, sind sie praktisch überall präsent, und die Kinine können bei Bedarf freigesetzt werden - "schwimmendes" System von Mediatoren. Die Herkunft der Kininefreisetzenden Proteinasen zeigt *Abb.5.17*.

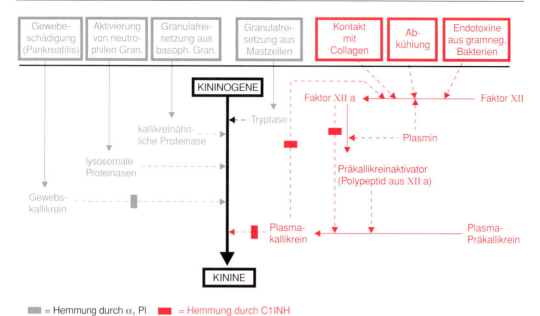

■ = Hemmung durch α_1 PI   ■ = Hemmung durch C1INH

Abb. 5.17: Zusammenstellung der an der Kininfreisetzung beteiligten Mechanismen und Proteinasen. Vorrangig beteiligt ist die von Faktor XII ausgehende Aktivierungskaskade (rot), durch die überwiegend Bradykinin freigesetzt wird. Durchgezogene Pfeile = Frei- oder Umsetzung, gestrichelte Pfeile = Wirkung auf... Markiert sind außerdem die Reaktionen, die durch Proteinaseinhibitoren hemmbar sind: α_1PI = α_1-Proteinaseinhibitor, C1INH = C1-Esteraseinhibitor.

Aus dem Schema geht die **multivalente Absicherung** der Kininfreisetzung hervor.

Vernetzung der Kininbildung mit Gerinnung, Fibrinolyse und Komplementaktivierung - ☞ Abb. 5.3, Kap. 5.1.2.

5.4.3. Inaktivierung der Kinine

Die **lokale Begrenzung** der Kininwirkung (Halbwertszeit von Bradykinin im Plasma ca. 15 sec) wird durch 2 Prinzipien bedingt:

- Begrenzung der Kallikreinwirkung durch **Kallikreininhibitoren**; für Gewebskallikrein $\alpha_1 PI$ und für Plasmakallikrein *C1INH* (☞ Abb. 5.17), aber auch $\alpha_2 M$ und *ATIII* (☞ Abb. 7.4, Kap. 7.3.1.3.)
- enzymatischer **Abbau der Kinine** durch Kininasen, deren Angriffspunkte aus *Abb. 5.16* ersichtlich sind
  - *Kininase I* (= *Carboxypeptidase N = Anaphylatoxin-Inaktivator*), die im Plasma vorkommt und auch C3a und C5a (= Anaphylatoxine) sowie einige Hormone und Wachstumsfaktoren inaktivieren kann

- *Kininase II* (= *Angiotensin I converting enzyme*), die u.a. in den Membranen von Endothelzellen (vorzugsweise Lunge und Nieren) lokalisiert ist und auch Angiotensin I in Angiotensin II umwandelt

5.5. Oxidationsprodukte polyungesättigter Fettsäuren

Es sind Mediatoren, die überwiegend für den **späteren Verlauf** der akuten Entzündung verantwortlich sind. Sie wirken auf kleine Gefäße und Entzündungszellen - Exsudat- und Infiltrationsphase (☞ Kap. 5.1. bzw. 5.2.).

Es gehören dazu **Prostaglandine, Prostacyclin, Thromboxane, Leukotriene, Lipoxine und Hepoxiline**, von denen einige Vertreter hier näher betrachtet werden.

Die Verbindungen haben **Hormoncharakter**, treten ubiquitär in Organen und Gewebsflüssigkeiten auf und haben **vielfältige biologische Funktionen**. Im Unterschied zu klassischen Hormonen werden sie nicht gespeichert und humoral transportiert, sondern **am Ort ihrer Wirkung synthetisiert und rasch wieder abge-**

baut → sehr kurze Halbwertszeit und äußerst geringe Wirkkonzentrationen.

Aktivierung oder Schädigung von Zellen initiiert ihre Synthese. **Wirkungsspezifitäten** ergeben sich aus:

- Unterschieden in der zellulären Ausstattung mit Enzymen für die Synthese der verschiedenen Gruppen von Verbindungen
- Zusammenspiel unterschiedlicher Zelltypen bei der Synthese durch Austausch von Intermediaten = *metabolic cross talk* (☞ Kap. 5.2.2. und 5.5.4.)
- Unterschieden in Rezeptorbesatz und second messenger-Systemen der Zielzellen
- gegenseitiger Beeinflussung verschiedener Vertreter dieser Verbindungen an den Zielzellen - synergistisch oder antagonistisch

Aus diesen Punkten erklären sich die Schwierigkeiten einer eindeutigen funktionellen Zuordnung dieser Substanzen, deren Wirkung am ehesten unter dem Begriff **Modulation** physiologischer und pathologischer Prozesse zusammenzufassen ist.

Stoffwechsel und Wirkungen der Verbindungen werden nachfolgend unter dem Gesichtspunkt der **Entzündung** und damit verbundener Allgemeinreaktionen betrachtet. Es folgt am Schluß eine kurze Zusammenfassung ihrer möglichen Bedeutung für andere pathologische Prozesse, weil sich aus der Beeinflussung dieser Verbindungen prophylaktische und therapeutische Zugänge ergeben.

5.5.1. Freisetzung polyungesättigter Fettsäuren

Polyungesättigte Fettsäuren sind vorwiegend in Position 2 mit dem Glycerol von Phospholipiden verestert. Für die Synthese der o.g. Verbindungen kommen solche mit 20 C-Atomen in Frage (vgl. Kap. 9.3.):

*Eicosa**trien**säure = Dihomo-γ-Linolensäure - 3fach ungesättigt*

*Eicosa**tetraen**säure = Arachidonsäure - 4fach ungesättigt*

*Eicosa**pentaen**säure - 5fach ungesättigt*

Wichtigster Vertreter ist die Arachidonsäure, die überwiegend in Phospholipiden der Plasmamembran vorkommt und deren Anteil von der Zufuhr dieser Säure und der Linolsäure (aus der sie synthetisiert werden kann) durch die Nahrung abhängt.

Ihre Freisetzung aus Membranphospholipiden ist der **geschwindigkeitsbestimmende Schritt** innerhalb der Synthese der Mediatoren.

Abb. 5.18 weist die beiden Möglichkeiten ihrer Freisetzung aus.

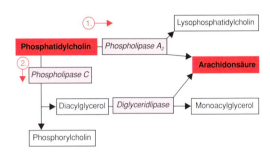

Abb. 5.18: 2 Wege für die Freisetzung von *Arachidonsäure*.
Als Ausgangsphospholipid wurde hier *Phosphatidylcholin* gewählt. Im Falle von *Phosphatidylinositol*-Verbindungen (*PIP$_2$*) spaltet überwiegend *Phospholipase C*, was zur Freisetzung wichtiger second messenger führt (*IP$_3$* und *DAG*).

Die Hauptmenge an Arachidonsäure wird durch **Phospholipase A$_2$** (*PLA$_2$*) freigesetzt.

2 Gruppen von Enzymen sind entscheidend beteiligt:

- *sPLA$_2$* (***s****ecretory*) ist niedermolekular (ca. 14 kDa) und kann leicht in den Extrazellularraum abgegeben werden. Sie kann aus Entzündungszellen nach Stimulation durch IL-1, aber auch aus Thrombozyten nach deren Aktivierung freigesetzt werden und findet sich dann in entzündlichen Exsudaten angereichert. Sie kommt auch in Synovia und Pankreassekret vor (Übertritt in das Blut bei schwerer akuter Pankreatitis → Schock). Außerdem ist sie Bestandteil von Insekten- und Schlangengiften (☞ Kap. 4.3., "tierische Gifte")
- *cPLA$_2$* (***c****ytosolic*) ist hochmolekular (ca. 85 kDa), kommt in allen Zellen vor (mit hoher Aktivität in Entzündungszellen) und bleibt zellgebunden. Durch die mit der Zellaktivierung verbundene Erhöhung der zellulären Ca^{2+}-Konzentration wird sie aus dem Zytosol an die Plasmamembran verlagert und dort aktiv (vgl. *Abb. 5.15*, Kap. 5.3.4.)

Beide, cPLA$_2$ und der zelluläre Anteil von sPLA$_2$, führen zur Arachidonsäurefreisetzung bei Einwirkung einer Vielzahl von Stimuli auf die Zellen: nahezu alle bislang behandelten Zytokine und Entzündungsmediatoren sowie Vasopressin, Angiotensin II, Catecholamine, Thrombin, ADP, Endotoxine, C3b und Immunkomplexe.

Pharmakologische Hemmung der PLA_2 - ☞ Kap. 5.5.5.

5.5.2. Synthese der Oxidationsprodukte

Abb. 5.19 zeigt die Synthesewege der wichtigsten physiologisch aktiven Oxidationsprodukte der Arachidonsäure und weist auch entscheidende Wirkungen bei der Entzündung sowie Herkunftszellen aus.

Die zyklischen Endoperoxide *PGG$_2$* und *PGH$_2$*, sowie *PGI$_2$* und *TxA$_2$* sind mit Halbwertszeiten im Bereich von Sekunden oder weniger Minuten (PGI$_2$) außerordentlich kurzlebig. PGI$_2$ und TxA$_2$ gehen rasch in stabilere, aber inaktive Produkte über: *6-Keto-PGF$_{1\alpha}$* bzw. *TxB$_2$* - die Messung dieser Produkte dient zur Beurteilung der Synthese ihrer aktiven Vorstufen, die selbst nur schwer erfaßbar sind.

LTC$_4$ enthält *Glutathion*, das bei *LTD$_4$* und *LTE$_4$* jeweils um eine Aminosäure verkürzt ist. Der Name *Leukotrien* rührt von der Existenz 3er konjugierter Doppelbindungen und der Synthese durch Leukozyten her.

Lipoxine (**Lipox**ygenase-**In**teraktionsprodukt*e*) verweisen durch ihren Namen auf den Entstehungsmodus: 2 Lipoxygenasen, die an unterschiedlichen C-Atomen der Arachidonsäure zur Hydroperoxidbildung führen, erzeugen *DiHPETE*, in das dann eine weitere Hydroxylgruppe eingefügt wird.

5.5.3. Inaktivierung und Abbau

PGI$_2$ und TxA$_2$ - s. voranst. Kap.

Prostaglandine werden über die *15-Hydroxy-Dehydrogenase* schnell inaktiviert und durch Lösung von Doppelbindungen, Kettenverkürzung und β-Oxidation weiter abgebaut. Über hohe Kapazitäten verfügen Lunge, Nieren und Milz (vollständige Inaktivierung nach einer Lungenpassage).

Der Abbau von Lipoxygenaseprodukten ist unzureichend geklärt. Die Peptid-Leukotriene werden rasch degradiert bis zum LTE$_4$, das durch N-Acetylierung inaktiviert und oxidativ weiter abgebaut wird. Wichtiges Organ für den Abbau ist die Leber → Ausscheidung durch die Galle.

5.5.4. Wirkungen im Entzündungsablauf

Wie **aus dem Syntheseschema ersichtlich** (*Abb. 5.19*), ist das Wirkungsspektrum breit und entspricht z.T. auch den Mediatoren der Frühphase. Im Unterschied zu diesen werden die hier betrachteten Mediatoren aber meist erst im späteren Entzündungsverlauf freigesetzt. Einige Verbindungen wirken bei gleicher Konzentration bedeutend stärker als vergleichbare Mediatoren der Frühphase: Histamin wird durch alle Leukotriene in der permeabilitätssteigernden Wirkung und durch LTC$_4$ sowie LTD$_4$ um ca. 3 Größenordnungen in der bronchiolokonstriktorischen Wirkung übertroffen. Bei gleichartigen Wirkungen werden generell die Prostaglandine von den Leukotrienen übertroffen. **Leukotriene** haben entscheidende Funktion, und da sie überwiegend von Entzündungszellen gebildet werden, **tragen sie zur Aufrechterhaltung von Entzündungs- und allergischen Reaktionen** nach der Frühphase **bei**. Die Mischung aus LTC$_4$-LTE$_4$ wird daher auch als *slow reacting substance of anaphylaxis* (*SRS-A*) bezeichnet.

Es finden sich aber auch **neue Wirkqualitäten**:

- LTB$_4$ bewirkt außer Chemotaxis auch eine Verstärkung der Adhäsion von Granulozyten und fördert die Bildung von Suppressor-T-Zellen
- LTC$_4$ und LTD$_4$ bewirken Vasokonstriktion, besonders in pulmonalen und koronaren Gefäßen → Spasmen
- LXA$_4$ und LXB$_4$ bewirken Granulozytenaktivierung, inaktivieren aber Natürliche Killerzellen
- PGE$_1$ und PGE$_2$ hemmen die Monozytenproliferation und -aktivierung
- PGE$_2$ senkt die Schmerzschwelle gegenüber Kininen, hemmt die T- und B-Zellproliferation (verminderte IL-2-Synthese) und ist an der Fieberentstehung beteiligt (☞ Kap. 7.1.)
- PGE$_2$ und PGI$_2$ hemmen die Granulozytenaktivierung
- PGI$_2$ hemmt die Thrombozytenaggregation und vermindert den Arterientonus

- TxA$_2$ fördert die Thrombozytenaggregation und erhöht den Arterientonus

Bezüglich weiterer Wirkungen, ohne unmittelbaren Bezug zur Entzündung - ☞ Kap. 5.5.6.

Die konkreten **Wirkungen in vivo** sind schwer abzuschätzen, da sie **von vielen Faktoren abhängig** sind:

- zelluläre Zusammensetzung des entzündlichen Infiltrats

  Auf Grund unterschiedlicher Enzymausstattung produzieren die einzelnen Zelltypen verschiedene Mediatoren - ☞ Abb. 5.19, Kap. 5.5.2.

- Empfindlichkeit der Zielzellen

  Wirkung über spezifische Rezeptoren unter Einbeziehung unterschiedlicher second messenger-Systeme (HPETE, HETE, Leukotriene, TxA$_2$). Andere verursachen direkt eine Erhöhung des zellulären Ca^{2+}-Spiegels = Ionophorwirkung (Prostaglandine)

- gegenseitige Beeinflussung
  - LXA$_4$ hemmt die chemotaktische Wirkung von LTB$_4$ und die Gefäßwirkungen von LTD$_4$
  - Leukotriene bewirken die Bildung von TxA$_2$ in der Lunge
  - PGD$_2$ wirkt synergistisch mit LTB$_4$ bei der Chemotaxis

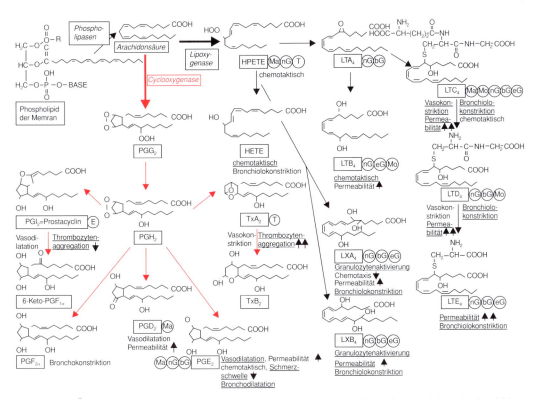

Abb. 5.19: Übersicht der Synthesewege für unterschiedliche Gruppen von Oxidationsprodukten der Arachidonsäure, unter Auslassung niedermolekularer Reaktanten, wie O$_2$, H$_2$O und Coenzyme.
Entscheidende Bedeutung haben die beiden primär angreifenden Enzyme *Cyclooxygenase* (mikrosomal) und *Lipoxygenase* (überwiegend zytoplasmatisch), die stark verzweigte Wege einleiten (rote bzw. schwarze Pfeile), in denen die verschiedenen aktiven Verbindungen entstehen:
HETE = *Hydroxyeicosatetraensäure*, HPETE = *Hydroperoxyeicosatetraensäure*, LT = *Leukotrien*, LX = *Lipoxin*, PG = *Prostaglandin*, Tx = *Thromboxan*; die Indices weisen die Anzahl der Doppelbindungen aus.
Unberücksichtigt sind unterschiedliche Spezifitäten der Lipoxygenasen bezüglich des angegriffenen C-Atoms (5, 12 oder 15).
Vermerkt sind auch die wichtigsten Wirkungen bei Entzündungs- und allergischen Reaktionen sowie (in Kreisen) die Zellen, die die jeweilige Verbindung synthetisieren können:
Ma = Mastzelle, Mo = Monozyt/Makrophage, E = Endothelzelle, bG = basophiler Granulozyt, eG = eosinophiler Granulozyt, nG = neutrophiler Granulozyt, T = Thrombozyt.

- PGE$_2$ und PGF$_{2\alpha}$ steigern die Bildung von Leukotrienen in der Lunge
- TxA$_2$ und PGI$_2$ wirken antagonistisch - ☞ Kap. 9.1.4., "TxA$_2$-PGI$_2$-Wechselwirkungen:"
- Ergänzung verschiedener Zellen durch Austausch von Intermediaten = *metabolic cross talk*
  - regelmäßig bei der Bildung von Lipoxinen - Bildung von DiHPETE's (☞ Kap. 5.5.2.): 5-Lipoxygenase (LO) aus Granulozyten, 12-LO aus Thrombozyten, 15-LO aus Epithel des Respirationstrakts. LTA$_4$ aus Granulozyten kann durch Thrombozyten in LXA$_4$ umgewandelt werden
  - Übernahme von Arachidonsäure aus aktivierten Granulozyten durch Thrombozyten → TxA$_2$-Bildung
  - zyklische Endoperoxide aus Thrombozyten werden von Endothelzellen übernommen → PGI$_2$-Synthese
  - LTA$_4$ aus Granulozyten kann von Thrombozyten, die selbst keine Leukotriene bilden, in LTC$_4$ umgewandelt werden

5.5.5. Antientzündliche Pharmaka

Die Wirkung der meisten antiinflammatorischen Substanzen geht überwiegend auf eine Hemmung der Arachidonsäurefreisetzung oder von Teilschritten der Synthese der sich von ihr ableitenden Mediatoren zurück. Es bietet sich daher an, hier kurz auf die **Angriffpunkte** der wichtigsten Substanzgruppen einzugehen.

1. Glucocorticoide

Sie induzieren die Synthese von Lipocortinen (Glycoproteine, zu denen z.B. *Lipomodulin, Makrocortin* und *Renocortine* gehören), die durch Ca^{2+}-Bindung die Interaktion der Phospholipase A$_2$ mit Phospholipiden unterbinden, was einer **Phospholipase A$_2$-Hemmung** entspricht. Die so gehemmte Arachidonsäurefreisetzung **vermindert die Synthese aller Nachfolgeprodukte** - Cyclooxygenase- und Lipoxygenaseweg. Sie ist auch mit einer verminderten PAF-Bildung verbunden - ☞ Kap. 5.6.

Darüberhinaus hemmen die Steroide direkt die Transkription von Cyclooxygenase (und Collagenase, die für die subendotheliale Migration der Granulozyten wichtig ist - ☞ Kap. 5.2.2.3., "4.").

Die durch Glucocorticoide vermittelte **Immunsuppression** geht wahrscheinlich auf eine Hemmung des u.a. für die Transkription von Zytokinen, Adhäsionsproteinen und Immunglobulinen zuständigen Transkriptionsfaktors NF-κB (☞ Kap. 3.2.2.5.) zurück. So bilden z.B. Monozyten weniger IL-1, mit weittragenden Folgen auf Grund der Vielfalt an Wirkungen dieses Zytokins (☞ Kap. 5.2.3.1.).

Der internalisierte Glucocorticoid/Rezeptor-Komplex hemmt NF-κB einmal direkt und zum anderen durch Induktion der Synthese eines Inhibitors (= *IκBα), der NF-κB im Zytoplasma komplexiert.

Die **Nebenwirkungen** länger andauernder Therapie ergeben sich aus den (vom entzündungshemmenden Effekt nicht trennbaren) endokrinen (Hypothalamus/Hypophyse) und metabolischen (Glucose-, Protein- und Lipidstoffwechsel) Wirkungen dieser Hormone - ☞ Kap. 10.2.3.1.

Die intensive Suche nach spezifischeren Hemmstoffen von A$_2$-Phospholipasen (von denen weniger Nebenwirkungen erwartet werden) geht in mehrere Richtungen: unspaltbare Phospholipidanaloga mit hoher Bindungsaffinität zu den Enzymen, monoklonale Antikörper und gentechnologisch modifizierte natürliche Inhibitoren.

2. Nichtsteroidale Antiphlogistika (NSA)

Hierzu zählen a) Hemmstoffe der Bildung oder Wirkung von Mediatoren der Arachidonsäure und b) PAF-Antagonisten. Auf letztere wird in Kap. 5.6.3. eingegangen.

- **Cyclooxygenasehemmung**
  durch *Acetylsalicylsäure* über Acetylierung freier Aminogruppen in der Nähe des aktiven Zentrums. *Indometacin, Phenylbutazon* und *Sulfinpyrazon* hemmen das Enzym über andere Mechanismen.

  Durch Acetylierung werden auch andere Proteine blockiert, z.B. G-Proteine → Hemmung der Signalübertragung, wodurch weitere zelluläre Entzündungsreaktionen vermindert werden

- **Lipoxygenasehemmung**
  ohne Mitbeeinflussung des Cyclooxygenaseweges ist schwierig, z.B. wirkt Indometacin etwa gleich auf beide Wege. *Diclofenac* ist etwas spezifischer. In Erprobung sind Arachidonsäureanaloga und Hemmer der Enzymbildung mit höherer Spezifität

- **Rezeptorantagonisten**
  für einzelne Mediatoren erlauben die Hemmung spezifischer Wirkungen. Sie sind in starker Entwicklung für PGH$_2$/TxA$_2$ (identischer Rezeptor) und einzelne Leukotriene

Die systemische Anwendung der NSA zur Hemmung von Entzündungsreaktionen (einschließlich Schmerz und Fieber) über längere Zeit, impliziert wegen des ubiquitären Vorkommens und der vielschichtigen Wirkungen dieser Mediatoren die Gefahr unerwünschter **Nebenwirkungen** (in der Reihenfolge der Häufigkeit):

- **Gastrointestinaltrakt**
  Schleimhauterosionen und Ulkusbildung mit Blutungsgefahr sowie Verdauungsstörungen infolge Wegfalls der Wirkung von PGE_2 (Förderung der Schleimsekretion und Hemmung der HCl-Produktion - ☞ *Abb. 19.3*, Kap. 19.6.2.3.), TxA_2 (primäre Blutstillung durch Thrombozytenaggregation - ☞ *Abb. 8.4*, Kap. 8.2.) und $PGF_{2\alpha}$ (physiologische Regulation der Dünndarmmotilität und -sekretbildung, zusammen mit PGE_2)

- **Nieren**
  Verminderung der glomerulären Filtration bis zum Nierenversagen bei Prädisponierten, Hyperkaliämie, interstitielle Nephritis und Papillennekrosen, durch herabgesetzte Bildung von Prostacyclin und PGE_2, die entscheidend an der Autoregulation der renalen Durchblutung und Filtration beteiligt sind

- **Kreislauf**
  verminderte Wirkung von Pharmaka zur Hypertoniebehandlung, da diese auch über Prostacyclinfreisetzung wirken. NSA können auch selbst zur Blutdrucksteigerung führen, bekannt z.B. für Indometacin

- **allergische Reaktionen**
  Unter der Wirkung von Cyclooxygenasehemmern kann die freigesetzte Arachidonsäure vermehrt über den Lipoxygenaseweg metabolisiert werden = *substrate shunting* (vgl. *Abb. 5.19*, Kap. 5.5.2.) → Leukotrien- und Lipoxinbildung → Provokation allergischer Reaktionen, wie Asthma bronchiale (☞ Kap. 7.4.2.3., "Analgetika-Asthma") und Urtikaria

5.5.6. Andere Wirkungen dieser Mediatoren mit medizinischer Relevanz

Unvollständige Auflistung weiterer pathogenetischer Wirkungen oder prophylaktischer und therapeutischer Anwendungen dieser Mediatoren - mit Verweis, wenn an anderer Stelle behandelt, sonst mit Kurzdarstellung der Zusammenhänge.

- Pathogenese und Therapie des **Fiebers** - ☞ Kap. 7.1.
- Pathogenese und Therapie des **Asthma bronchiale** - ☞ Kap. 7.4.2.2. bzw. 7.4.2.4.
- Pathogenese der **primären Hypertonie** - ☞ Kap. 16.1.1., "Lokale Mediatoren"
- Pathogenese und Therapie des **Schocks** - ☞ Kap. 7.3.1.2., "Arachidonsäuremetaboliten"
- Pathogenese des **acute respiratory distress syndrome (ARDS)** - ☞ Kap. 7.4.1.
- Therapie von **Ulcus ventriculi und duodeni** - ☞ Kap. 19.6.2.3.
- Pathogenese und Therapie der **atherosklerotisch bedingten Thrombosierung**, einschließlich Myokardinfarkt - ☞ Kap. 8.4.1.1. bzw. 8.4.3.1. und 8.4.3.3.
- **Ductus arteriosus BOTALLO:** Während der Fetalentwicklung wird der Ductus durch die gefäßrelaxierende Wirkung von *PGE_2* und *EDRF* (☞ *Abb. 8.5*, Kap. 8.4.) offen gehalten. Nach der Geburt wird durch den ansteigenden *pO_2*-Wert über eine Aktivierung des Cytochrom-P-450-Systems vermehrt das vasokonstriktiv wirkende *Endothelin-1* (☞ Kap. 8.4.1.2.) gebildet, während die Synthese der beiden o.g. Substanzen zurückgeht → Verschluß. Bleibt er nach der Geburt offen, kann durch Therapie mit Indometacin oft ein Verschluß erreicht werden. Umgekehrt hat ein persistierender Ductus vitale Funktion, wenn er mit anderen Mißbildungen kombiniert ist, z.B. Pulmonalstenose. Hier kann er durch Prostaglandininfusion offen gehalten werden, um Zeit für die Operation zu gewinnen
- Stabile Analoga des *Prostacyclin* (= PGI_2) mit erhaltener gefäßerweiternder und thrombozytenhemmender Wirkung, aber verlängerter Halbwertszeit, haben zahlreiche therapeutische Indikationen - am längsten im Einsatz ist *Iloprost*: Therapie peripherer **arterieller Durchblutungsstörungen**, Förderung von Durchblutung und Filtrationsrate bei **Niereninsuffizienz** (zusammen mit *PGE_2*), Prophylaxe thrombotischer Komplikationen bei der Anwendung **extrakorporaler Kreisläufe**, Hemmung der **Transplantatabstoßung**, Therapie des pulmonal oder kardial bedingten **Hochdrucks im kleinen Kreislauf**
- **BARTTER-Syndrom:** Verschiedene Defekte des tubulären K^+- oder Na^+-Transports führen zu Hypokaliämie, metabolischer Alkalose und sekundärem Hyperaldosteronismus. Es geht mit gesteigerter *PGE_2*-Ausscheidung durch die Nieren einher → Besserung der Symptome durch *Cyclooxygenasehemmer*
- *PGE_2* und *$PGF_{2\alpha}$* sind an der physiologischen Regulation der Dünndarmmotilität und -sekretbildung beteiligt. Exogene Zufuhr verursacht Spasmen und Diarrhoe. Pathogenetisch ist eine vermehrte Bildung beim

Morbus **CROHN** und an der **Diarrhoe beim medullären Schilddrüsenkarzinom** beteiligt. Therapeutischer Einsatz beim **postoperativen Ileus** zur Förderung der Motilität.

- Pathogenese der **Psoriasis**: In den Herden finden sich um Größenordnungen höhere Konzentrationen an *Arachidonsäure* und *HETE* als in normaler Haut. Damit verbundene Akkumulation von Lysophosphatiden (als Phospholipase A_2-Produkte) inaktiviert die Cyclooxygenase → Favorisierung des Lipoxygenaseweges:
  - $LTB_4\uparrow$ → chemotaktische Akkumulation und Aktivierung neutrophiler Granulozyten
  - $LTC_4\uparrow$ → Permeabilitätssteigerung der kleinen Gefäße
- Starke Aktivitätssteigerungen von A_2-Phospholipasen mit der Konsequenz vermehrter Leukotrienbildung finden sich bei einigen **spezifischen Entzündungsformen**, z.B. Colitis ulcerosa, Gicht und reumathischer Arthritis
- Wegen der pathogenetischen Rolle von *Leukotrienen* bei allen **anaphylaktischen Reaktionen** gilt der weiteren Entwicklung von Rezeptorantagonisten und Lipoxygenaseinhibitoren besondere Aufmerksamkeit
- In Gynäkologie und Geburtshilfe sind *PGE_2-Derivate* und *$PGF_{2\alpha}$* etabliert zur **Aborteinleitung** im 2. Schwangerschaftsdrittel (Blasenmole, intrauteriner Fruchttod), zur Therapie **postpartaler Uterusatonie** und durch lokale Applikation zur **Geburtseinleitung**. Die Hemmung vorzeitiger Wehen mit Cyclooxygenasehemmern ist trotz guter Wirkung nicht indiziert, wegen möglicher Nebenwirkungen auf das Kind, z.B durch vorzeitigen Verschluß des Ductus arteriosus. Acetylsalicylsäurepräparate werden aber in niedriger Dosierung (1-2 mg/kg) toleriert und sind infolge Hemmwirkung auf die TxA_2-Bildung zur Prophylaxe der **Präeklampsie und Eklampsie** geeignet
- **Tumoren** - tierexperimentelle Befunde: (Unnatürliche) *Prostaglandine* der *A*- und *J-Serie* haben antiproliferative und antivirale Effekte durch Induktion von Hitzeschockproteinen (☞ Kap. 3.6.10.).
Prostacyclin-Analoga (*Iloprost*, *Cicaprost*, *Eptaloprost*) haben deutliche Hemmeffekte auf die Metastasierung verschiedener Tumoren, wahrscheinlich über eine Hemmung der Thrombozytenaggregation (vgl. Kap. 3.1., "Ablösung von Zellen").
Das Lipoxygenaseprodukt der *Linolsäure* - *HODE* (**H**ydrox**y**octadeca**di**ensäure) - bewirkt in Endothelzellen eine down-Regulation von Rezeptoren, an die Tumorzellen binden können

5.6. Etherlipide - Prototyp PAF (platelet activating factor)

Die relativ weite Verbreitung von **Phospholipiden mit Ether- statt Esterbindung in Position 1 des Glycerols** wurde erst relativ spät entdeckt. In Granulozyten und Makrophagen macht diese Fraktion > 40 % der Phospholipide aus. Das Etherlipid **PAF** - auch *PAFacether* - (Struktur ☞ *Abb. 5.20*) erwies sich als **äußerst effektiver Mediator von Entzündung und Anaphylaxie**.

5.6.1. PAF-Metabolismus

In den meisten Zellen überwiegt die durch verschiedene Aktivierungs-Stimuli (vgl. *Abb. 5.21*, nachf. Kap.) erzeugte kurzzeitige PAF-Bildung im sog. **PAF-Zyklus** oder *remodeling pathway* aus präformierten Etherlipiden (= *Acyl-PAF*) der Plasmamembran - ☞ *Abb. 5.20*.

Mit der initialen Aktivierung der Phospholipase A_2 wird gleichzeitig Arachidonsäure freigesetzt (die unter den in Position 2 veresterten polyungesättigten Fettsäuren überwiegt) → **enge Verbindung von 2 Synthesewegen für Lipidmediatoren** - was der Grund dafür ist, daß PAF-Wirkungen häufig von denen der Arachidonsäure-Metabolite schwer abgrenzbar sind. Der so gebildete PAF bleibt meist membranständig, wirkt im direkten Zell/Zell-Kontakt als Mediator (Beispiel ☞ Kap. 5.2.2.3., "2. Feste Adhäsion") und wird dann durch die *Acetylhydrolase* des PAF-Zyklus wieder inaktiviert → **hocheffektive Kurzzeitregulation eines lokal wirksamen Mediators**. Überschießend gebildeter, freigesetzter PAF wird im Plasma durch eine an Lipoproteine gebundene Acetylhydrolase (die von Monozyten und anderen Makrophagen abgegeben wird) ebenfalls schnell zu *Lyso-PAF* inaktiviert, der überwiegend in Leber und Nieren weiter abgebaut wird.

Beide Acetylhydrolasen, die zellständige und plasmatische Form, spalten außer dem Acetatrest von PAF auch oxidativ modifizierte Fettsäuren aus Position 2 des Glycerols von Phospholipiden (☞ Kap. 4.1.3.1.) ab → **protektive Funktion bei oxidativer Schädigung**.

5.6.2. Wirkungen

Wichtige Strukturelemente für die Wirkung sind der Ethersauerstoff in Position 1, eine kurzkettige Fettsäure

5.6. Etherlipide - Prototyp PAF (platelet activating factor)

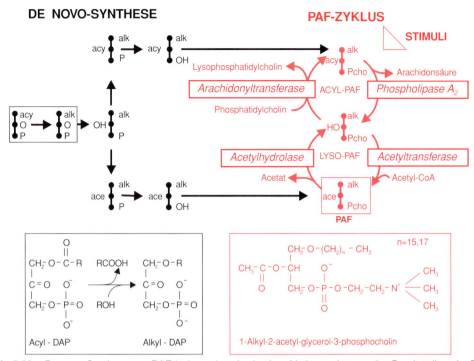

Abb. 5.20: De novo-Synthese von PAF (schwarz) und seine kurzfristige und temporäre Bereitstellung im PAF-Zyklus (rot).
Die Insets zeigen die Struktur von Vorläufermolekülen und PAF. Abkürzungen der mit Glycerol verbundenen Reste: acy = Acyl-, alk = Alkyl-, ace = Acetyl-, P = Phosphat-, Pcho = Phosphocholin-, DAP = Dihydroxyacetonphosphat.

(C_2 - C_3) in R-Konfiguration in Position 2 und die geladene Kopfgruppe in Position 3 des Glycerols. PAF wirkt über spezifische Rezeptoren unterschiedlicher Affinität im Konzentrationsbereich 10^{-12} - 10^{-8} mol/l. Monozyten, neutrophile Granulozyten und Thrombozyten haben hochaffine Rezeptoren. In die intrazelluläre Signalübertragung sind vor allem G-Proteine, Phosphatidylinositolmetabolite, Ca^{2+} und Proteinkinasen einbezogen.

Im Unterschied zu anderen Mediatoren können Zielzellen nach Kontakt mit PAF vorübergehend desensibilisiert werden (durch Internalisierung des PAF/Rezeptor-Komplexes) = **Tachyphylaxie**.

- 1. chemotaktische Wirkung auf neutrophile Granulozyten und Monozyten - ☞ Kap. 5.2.1.
- 2. Aktivierung von neutrophilen Granulozyten und feste Adhäsion an Endothelzellen - ☞ Kap. 5.2.2.3.
- 3. Induktion von Enzymen der Prostaglandinsynthese und von Metalloproteinasen → Förderung der Bildung von Entzündungsmediatoren bzw. der Penetration der Basalmembran durch Granulozyten
- 4. Permeabilitätszunahme postkapillärer Venolen
- 5. Thrombozytenaggregation - ☞ Kap. 8.2., "Thrombozytenaktivierung"
- 6. Beteiligung an der perivaskulären entzündlichen Infiltration des Lungengewebes beim ARDS - ☞ Kap. 7.4.1.

= **lokale Wirkung bei akuter Entzündung**

- 7. Bronchokonstriktion beim Asthma bronchiale
- 8. chemotaktische Akkumulation von eosinophilen Granulozyten bei anaphylaktischen Reaktionen vom Typ I (anaphylaktischer Schock, Asthma bronchiale, kardiale Anaphylaxie, Urtikaria), die ihrerseits zytotoxische Substanzen freisetzen - ☞ Kap. 5.2.3.4.

= **Mitwirkung bei allergischen Reaktionen**

- 9. Stimulation der Bildung der Zytokine IL-1 und TNF-α → Akute-Phase-Reaktion (☞ Kap. 5.2.3.1.), sowie IL-2 → Lymphozytenproliferation (☞ Kap. 5.2.3.2.)

Gesicherte Mitwirkung als pathogenetischer Faktor bei folgenden weiteren Störungen:

- kardiovaskulärer, septischer und traumatischer Schock einschließlich der schockbegleitenden Verbrauchskoagulopathie - ☞ Kap. 7.3.1.2., "PAF"
- Glomerulonephritis und nephrotisches Syndrom - ☞ Kap. 14.1.1. und 14.4.
- Transplantatabstoßung
- hypoxische Schädigung - ☞ Kap. 4.2.2.2.

In *Abb. 5.21* sind die wichtigsten PAF-Produzenten und -Zielzellen zusammengestellt.

5.6.3. Pharmakologische Hemmung der PAF-Wirkung

Bislang sind **PAF-Rezeptorantagonisten** verfügbar und in weiterer Entwicklung, die pharmakologische Zugänge zur Intervention von Entzündungs- und Begleitprozessen eröffnen. Sie gehören folgenden Verbindungsklassen an:

- synthetisch modifizierte Etherphospholipide mit veränderten Substituenden an Position 2 des Glycerols (Nicht-Spaltbarkeit durch Acetylhydrolase → verlängerte Halbwertszeit) und veränderter geladener Kopfgruppe
- Naturstoffe pflanzlicher und mikrobieller Herkunft, z.B. *Lignane* und *Terpene*, die z.T. noch synthetisch modifiziert wurden
- vollsynthetische Heterocyclen, wie *Piperazine* und *Diazepine*

Viele davon sind noch in tierexperimenteller Erprobung. Indikationen beim Menschen, z.T. bereits in klinischer Erprobung, sind vor allem überschießende Entzündungsreaktionen, Anaphylaxie, Schock, Ischämie und Transplantatabstoßung. Beispielsweise gelang die erfolgreiche Behandlung schwerer Asthmaanfälle und urtikarieller Hautreaktionen mit *BN-52063*, einer Mischung natürlicher Antagonisten aus *Gingko biloba*.

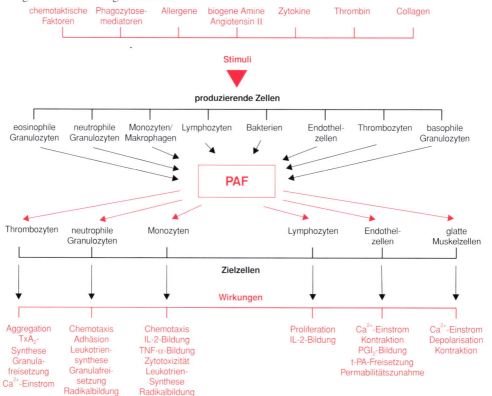

Abb. 5.21: Zusammenfassende Übersicht über PAF-produzierende Zellen und Auslöser, sowie die Zielzellen und deren unmittelbare Reaktionen, die im Entzündungsgeschehen und übergreifenden Prozessen eine Rolle spielen; nach OSTERMANN et al.

Trend: Die an Lipoproteine gebundene PAF-Acetylhydrolase des Plasmas ist rekombinant verfügbar → Symptomverminderung bei schweren, tierexperimentell erzeugten Entzündungsreaktionen durch schnelle Inaktivierung von freigesetztem PAF.

5.7. Komplementaktivierung

5.7.1. Normaler Ablauf bei der Entzündung

Wie in *Abb. 5.3*, Kap. 5.1.2. veranschaulicht, gehört das Komplementsystem zu den 4 Protein/Proteinase-Kaskaden, die im Entzündungsablauf immer in Gang gesetzt werden. Die beiden Möglichkeiten für den Ablauf der Komplementaktivierung sind in kurzer Form in *Abb. 5.22* wiederholt.

Produkte, die zum Entzündungsgeschehen beitragen, entstehen bei der Komplementaktivierung auf 2 Arten.

- Während der Aktivierung werden die **kleineren Spaltstücke** (meist a) freigesetzt, mit wichtigen, in *Abb. 5.22* unten ausgewiesenen Wirkungen bei der Entzündung.
  C3a und C5a werden auch als *Anaphylatoxine* bezeichnet, da sie Reaktionen auslösen, die entscheidend an anaphylaktischen Erscheinungen beteiligt sind. Die Bestimmung ihrer Konzentration im Plasma ist zur Beurteilung solcher Reaktionen aber auch anderer Zustände, wie ARDS (☞ Kap. 7.4.1.), Überempfindlichkeit des Blutes auf Kontakt mit Fremdoberflächen (extrakorporale Dialyse, Gefäßersatz) u.a. geeignet
- **terminaler Komplex** nach Abschluß der Aktivierung = C5b6789 (☞ *Abb. 5.22*): Durch Bildung transmembranaler Poren und/oder passiven Ca^{2+}-Einstrom von außen werden antigentragende Zellen zerstört

5.7.2. Abweichungen

Genetische Defekte betreffen Plasmamembranproteine, Proteinaseinhibitoren und einzelne Komponenten des Komplementsystems.

- Mangel an *C1, C2, C3, C4* oder *Properdin* führt in erster Linie zu verminderter Immunadhärenz und Phagozytose (vgl. Kap. 5.2.4.1.) → rekurrierende Infektionen mit pyogenen *Kokken*; auch gehäuft *systemischer Lupus erythematodes* (unerklärt). *C3*-Mangel ist immer lebensbedrohlich

- Bei Mangel an *C5, C6, C7* oder *C8* ist die Phagozytose intakt, aber die bakteriolytische Funktion des Plasmas vermindert → rekurrierende Infektionen mit *Neisserien* (*Meningitis*). Der C5-Mangel verläuft besonders schwer, da hier auch die chemotaktische Wirkung von *C5a* ausfällt

- Der Mangel an natürlichen Inhibitoren von Komplementkomponenten führt im Gegensatz zu den vorangenannten Defekten zur überschießenden Bildung von Mediatoren, z.B. Defekt des *C1INH* → *hereditäres angioneurotisches Ödem* - ☞ Kap. 5.4.1.

- Ähnliche Konsequenzen hat der Mangel bestimmter Plasmamembranproteine, die die lytische Funktion des *terminalen Komplexes* hemmen. Sie sind bei Erythrozyten bekannt → *paroxysmale nächtliche Hämoglobinurie*

Erworbene Störungen:

- Bei *Autoimmunerkrankungen* können komplementaktivierende Autoantikörper zur Anlagerung des *terminalen Komplexes* an körpereigene Zellen führen.
  Bei ca. der Hälfte der Patienten mit *systemischem Lupus erythematodes* finden sich auch Autoantikörper gegen Komplementkomponenten selbst (*C1q* = Komponente von *C1*)

- Autoantikörper gegen den *C3bBb-Komplex* des alternativen Weges - *C3Nef* (= **C3-Nephritis factor**) - hemmen die Inaktivierung (!) dieser Konvertase → gesteigerter Umsatz von C3 → *membranoproliferative Glomerulonephritis* (*Typ II*)

- *Iatrogene* Ursachen für überschießende Komplementaktivierung können Operationen (bypass), Plasmapherese, Plasmaexpander, Röntgenkontrastmittel u.a. sein - passager, meist ohne schwerwiegende Folgen

- Bei einer Reihe von Erkrankungen läßt sich eine Akkumulation des *terminalen Komplexes* in Geweben oder Körperflüssigkeiten nachweisen: *Atherosklerose* (in den atheromatösen Plaques der Gefäße), *multiple Sklerose* (Liquor), *Myasthenia gravis* (postsynaptische Membran der motorischen Endplatte), *rheumatische Arthritis* (Synovialflüssigkeit) → Hinweis auf eine Komplementbeteiligung bei diesen Erkrankungen

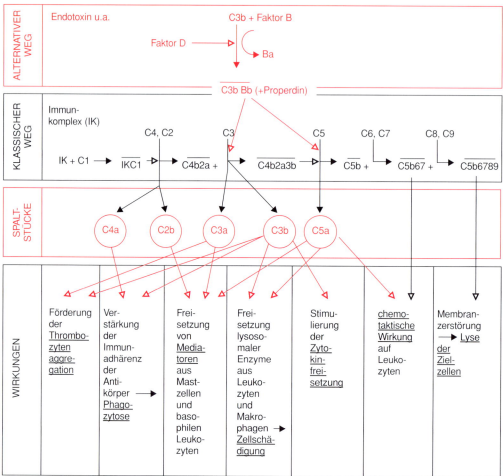

Abb. 5.22: Komplementaktivierungskaskade über den alternativen und klassischen Weg. Ersterer wird durch Endotoxine oder bakterielle Membranbestandteile und letzterer durch Antigen/Antikörper-Komplexe in Gang gesetzt. Einzelproteine werden zu Komplexen zusammengelagert (durch Querstriche gekennzeichnet), die als Proteinasen fungieren. *Properdin* wirkt stabilisierend auf den C3bBb-Komplex. Die aus den Einzelproteinen abgespaltenen und freigesetzten kleinen Spaltstücke haben wichtige Funktionen bei der Entzündung, die im unteren Teil aufgeführt sind.
Pfeile mit hohlen Spitzen = Wirkung auf...

6. Gewebsersatz

In hochorganisierten Organismen unterliegt das Wachstum spezialisierter Gewebe oder Organe einer auf die zu erfüllenden Funktionen ausgerichteten Steuerung, d.h. die Masse eines Organs - als Fließgleichgewicht zwischen Absterben und Nachbildung von Zellen - entspricht im Normalfall und innerhalb bestimmter Grenzen der funktionellen Notwendigkeit. Die Wachstumssteuerung muß daher in dem betreffenden Gewebe selbst erfolgen, und der Ersatz von Zellen, die durch Schädigung oder Verletzung verloren gehen, erfolgt prinzipiell durch die gleichen Mechanismen.

Formen des Gewebsersatzes:

- **identische Regeneration**
  Nachbildung von Gewebe in der ursprünglichen histologischen Struktur und zellulären Zusammensetzung. Dies trifft auf Gewebe zu, die schon normalerweise einen hohen Zellumsatz haben (Haut, Schleimhaut, Blutzellen), der durch Teilung undifferenzierter Stammzellen und Reifung zu spezialisierten Zellen realisiert wird
- **nicht-identische Regeneration**
  Nachbildung von Gewebe mit (oft gering) abweichender histologischer Struktur und zellulärer Zusammensetzung. Sie bedeutet eine Vermehrung funktionell vollwertiger Zellen und betrifft z.B. parenchymatöse Organe (Leber, Nieren), die im Vergleich zu o.g. niedrigere Zellumsätze haben. Trotz hochgradiger Spezialisierung haben entweder die zahlenmäßig dominierenden Zellen dieser Organe ihre Teilungsfähigkeit behalten oder es existieren auch hier Stammzellen
- **Hypertrophie**
  Die Kompensation der Funktionseinschränkung erfolgt nicht durch Vermehrung, sondern durch Vergößerung der verbleibenden Zellen (quergestreifte Muskulatur)
- **bindegewebiger Ersatz**
  Ersatz des Verlustes durch Bindegewebe findet statt, wenn die vorangenannten Möglichkeiten nicht realisierbar sind. Die Neubildung von Bindegewebe begleitet die anderen Formen des Gewebsersatzes jedoch fast immer und ist an allen Heilungsprozessen beteiligt (☞ Kap. 6.2.1., "4.")

Auf die Steuerung des Zellzyklus und der Mitose auf zellulärem Niveau kann hier nicht eingegangen werden. Die Rolle von Proto-Onkogenen und Tumorsuppressorgenen für normale Proliferationsprozesse ist in Kap. 3.2. mit berührt. **Hier beschränkt sich die Betrachtung auf proliferationsauslösende Faktoren**, ihr Wechselspiel und ihre Beziehungen zur Reaktionslage des Gesamtorganismus.

6.1. Auslösende Faktoren

Signale zur Proliferation von Zellen erfolgen bereits in einem sehr frühen Stadium der Gewebsschädigung, noch bevor eine nennenswerte Zahl von Nekrosen auftritt. Andererseits müssen sie wieder zurücktreten, wenn eine funktionsgerechte Zellnachbildung erreicht oder ein Defekt ersetzt ist. Substanzen mit solcher Funktion müssen Einfluß auf DNA-Replikation und -Transkription nehmen, mit spezifischen Organfunktionen verbunden sein und können nicht aus abgestorbenen Zellen stammen.

Wachstumshormone mit breiter und simultaner Wirkung auf verschiedene Organe, wie z.B. STH, kommen nur in Frage, wenn ihre Wirkung auf Gewebsebene modifiziert wird, etwa durch IGF (☞ Kap. 6.1.1.3.). Anders bei spezifischeren Hormonen, wie TSH → Schilddrüsenproliferation (☞ *Abb. 10.6*, Kap. 10.2.5.).

Typisches **Beispiel** ist die **Leberregeneration**, die bereits mit einsetzender Schädigung vorbereitet wird (☞ 4.1.3.4., "Schicksal des betroffenen Organs:") - Kurzfassung der entscheidenden Phasen:

- 1. Aktivierung oder Konzentrationserhöhung zellulär bereits vorhandener Transkriptionsfaktoren.

Zytokine (IL-1, TNF-α) oder Toxine (LPS) führen nach Bindung an ihre Rezeptoren zur Phosphorylierung und damit Lösung von IκBα aus dem Komplex mit NF-κB (☞ Kap. 5.5.5., "1. Glucocorticoide") → NF-κB wandert in den Kern und wirkt als Transkriptionsfaktor. Stat3 (*signal transducer and activator of transcription 3*) wird auf ähnliche Weise ebenfalls durch Zytokine (IL-1, IL-6, TNF-α) aktiviert. Posttranskriptional wird (sehr effektiv) durch alternatives Spleißen und Erhöhung der Stabilität die Konzentration von m-RNA für Transkriptionsfaktoren gesteigert.

Resultat ist der Übergang von der G_0- in die G_1-Phase

- 2. Diese Faktoren führen zur Transkription früher Gene - *immediate-early genes*.

Ca. 70 sind identifiziert. Sie betreffen weitere Transkriptionsfaktoren und diese regulierende Proteine sowie Wachstumsfaktoren

- 3. In der späten G_1-Phase werden weitere Gene transkribiert - *delayed-early genes*.
  Ihre Transkription ist Proteinsynthese-abhängig
- 4. Die Produkte aktivieren *Cycline* und *cyclin-abhängige Kinasen* → Übergang in die S-, G_2- und M-Phase

Die Neubildung von Hepatozyten und Gallengangszellen erfolgt auch aus Stammzellen. Diese produzieren verschiedene Wachstumsfaktoren (*Stammzellfaktor*, *hepatocyte growth factor*, *FGF-1*, *TGF-α*, *TGF-β₁*), die auf sie selbst und daraus folgende Zwischenstufen zurückwirken = autokrine Stimulation (☞ nachf. Kap.).

6.1.1. Wachstumsfaktoren (WF)

Proteine oder Glycoproteine, die über verschiedenen Subfamilien zugeordnete Rezeptoren an die Zielzellen gebunden werden. Die Rezeptoren haben meist die Aktivität tyrosinspezifischer Proteinkinasen, die über weitere second messenger-Systeme und die *MAPK*(*mitogen activated protein kinase*)-Kaskaden letztlich zur DNA-Replikation und zur Transkription mitotischer Proteine führen. Der prinzipielle Ablauf ist in *Abb. 3.4*, Kap. 3.2.2.3. dargestellt.

Produzierende und Ziel-Zellen können gleich sein = *autokrine Stimulation*, oder verschieden = *parakrine Stimulation*. Die WF können im Gewebe diffundieren oder ihren Wirkort über das Blut erreichen. Trotz partieller Identität mit Onkogen-Produkten (☞ Kap. 3.2.2.1.) führen sie nicht zur malignen Transformation, sondern bewirken Proliferation und Differenzierung von Stammzellen entsprechend dem "Bedarf". Da ihre Wirkung auf bestimmte Zielzellen eingeschränkt ist, ist die Regulation des Gewebsersatzes im Sinne einer abgestimmten Vermehrung verschiedener Zellen durch WF nur unvollständig geklärt. Ein entscheidendes Prinzip ist ihre **wechselseitige Wirkungsbeeinflussung**, wie sie z.B. in *Abb. 3.1*, Kap. 3.2. für 4 WF bereits dargestellt wurde. In der nachfolgenden Betrachtung einzelner WF wird dieses Prinzip durch weitere Beispiele belegt, die auch abgestimmte Proliferationen verschiedener Zelltypen möglich erscheinen lassen. Da ca. 50 Proteinen die Funktion von WF zugeordnet werden kann, wird nur auf eine **kleine Auswahl** der wichtigsten WF eingegangen. Sie betrifft nicht-hämopoetische WF, die besondere Bedeutung für Gewebsreparatur und Wundheilung haben. Wenn in diesem Zusammenhang notwendig, werden Einzelmechanismen der intrazellulären Umsetzung der Signale nach Bindung von WF an ihre Rezeptoren einbezogen, deren systematische Behandlung jedoch den Rahmen sprengen würde.

An anderer Stelle ist auf folgende Gruppen von Proteinen, die auch z.T. WF-Funktion haben, eingegangen:

- **Zytokine einschließlich Kolonie-stimulierender Faktoren** - ☞ Kap. 5.2.3.
- **Tumor-Nekrosefaktor-α** - ☞ Kap. 3.6.8.

Die nachfolgend behandelten Vertreter wurden z.T. bereits im Rahmen der Onkogenese betrachtet (vgl. Kap. 3.2.2.1.-3.).

6.1.1.1. PDGF (platelet-derived growth factor)

Dimer aus Ketten *A* (17 kDa) und *B* (16 kDa, > 90 % Homologie mit dem Produkt des Onkogens SIS - ☞ Kap. 3.2.2.1.) → Formen: *PDGF AA*, *PDGF AB*, *PDGF BB*. Auf Zielzellen sind entsprechende *PDGF-Rezeptor*-Dimere: *aa*, *ab*, *bb*, die durch die PDGF-Subspezies in unterschiedlichem Maße induziert werden und tyrosinspezifische Proteinkinaseaktivitäten haben.

Produzierende Zellen: Astrozyten (Typ I), Endothelzellen, Fibroblasten, glatte Muskelzellen der Arterien, Megakaryozyten, Mesangialzellen, Monozyten/Makrophagen, Myoblasten, Nierenepithelzellen, Thrombozyten (= platelets), Zytotrophoblasten der Plazenta.

Zielzellen = Zellen mesenchymaler Herkunft: Fibroblasten, glatte Muskelzellen, Gliazellen, Zytotrophoblasten der Plazenta.

Aus der Auflistung gehen auto- und parakrine Funktionen des PDGF hervor. Sie favorisieren ihn außerdem als entscheidenden **WF der Bindegewebsbildung (eingeschlossen fibrosierende Erkrankungen) und Wundheilung.** Zu dieser tragen 2 weitere Wirkungen des PDGF bei: chemotaktische Anlockung und Stimulation von Makrophagen und (matrixbildenden) Fibroblasten.

Exemplarisch für alle WF seien die Mechanismen aufgeführt, die zu **Wirkungsspezifitäten** des PDGF führen:

- Das Ausmaß der Induktion von PDGF und seinen Rezeptoren hängt von Zytokinen, z.B. IL-1 und anderen WF, z.B. *TGF-β* (☞ Kap. 6.1.1.5.), ab
- Induktion unterschiedlicher Typen des PDGF, z.B. PDGF AA in glatten Muskelzellen der Gefäßwand oder PDGF BB in Makrophagen, oder des PDGF-Rezeptors, z.B. des bb-Typs in glatten Muskelzellen atherosklerotischer Plaques (☞ Kap. 9.1.4.-5.) und Gefäßen im Gelenkbereich bei rheumatoider Arthritis
- PDGF selbst beeinflußt andere WF, z.B. steigert er die Wirkung von HGF (*h*epatocyte *g*rowth *f*actor = Hepatopoietin A) oder macht Zellen kompetent, auf *EGF* (☞ nachf. Kap.) und *IGF* (☞ Kap. 6.1.1.3.) zu respondieren (☞ *Abb. 3.1*, Kap. 3.2.)
- unterschiedliche Wirkungen verschiedener WF auf den gleichen Zelltyp, z.B antworten Oligodendrozyten auf PDGF mit Differenzierung und auf *FGF* (☞ Kap. 6.1.1.4.) mit Proliferation
- ladungsbedingte Anreicherung von freigesetztem PDGF an Matrixproteinen: ersterer ist kationisch, letztere überwiegend anionisch

6.1.1.2. EGF (epidermal growth factor)

Durch Proteinasen, z.B. Elastase aus Phagozyten, aus transmembranalen Vorläufermolekülen (Glycoproteine) freigesetzt → Entstehung verschiedener Formen (um 6 kDa, ca 35 % Homologie mit *TGF-α*). Bindung an Rezeptoren, die auch TGF-α binden, die Aktivität tyrosinspezifischer Proteinkinasen haben, und die nach Rezeptorbindung durch Internalisierung des WF/Rezeptor-Komplexes down-reguliert werden. Die Rezeptoren haben starke Homologien mit dem Produkt des Proto-Onkogens ERB-B-2.

Produzierende Zellen: Epidermiszellen, muköse Drüsen des Intestinaltrakts, Tubulusepithelien.

Zielzellen: epitheliale, mesenchymale und Glia-Zellen.

Universelle Wachstumsfaktoren, u.a. mit großer Bedeutung in der Embryogenese; analoge Wechselwirkungen mit anderen WF, wie für PDGF beschrieben (s. voranst. Kap.); als neue Qualität auch wachstumshemmende Wirkung, z.B. auf Haarfollikel.

HB-EGF (*h*eparin-*b*inding *EGF*) ist eine spezielle Form aus der Familie der EGF, die von Monozyten/Makrophagen gebildet wird und auf Fibroblasten, glatte Muskelzellen und Keratinozyten wirkt. Ähnlich wie PDGF (und auch *bFGF*) akkumuliert HB-EGF wegen seiner heparinbindenden Eigenschaft in der extrazellulären Matrix an heparansulfathaltigen Proteoglycanen → Wundheilung.

6.1.1.3. IGF (insulin-like growth factor)

IGF-1 und *IGF-2* (je ca. 7 kDa) zeigen starke Homologien mit *Proinsulin*. IGF-1 (= *Somatomedin-C*) wird durch *STH* induziert und vermittelt dessen Wirkung auf zahlreichen Zielzellen (vgl. *Abb. 10.2*, Kap. 10.2.2.). 2 Rezeptortypen: *IGF-1-Rezeptor* ist ähnlich dem *Insulinrezeptor*, bindet IGF-1, IGF-2 und Insulin und hat tyrosinspezifische Proteinkinaseaktivität; *IGF-2-Rezeptor* bindet nur IGF-2 und hat keine Proteinkinaseaktivität. IGF-1 bindet auch an den *Insulinrezeptor*. Beide WF zirkulieren im Plasma und werden dort an verschiedene Proteine gebunden - IGFBP-1 bis -3 (**IGF** *b*inding *protein*) → Schutz vor proteolytischer Spaltung; es dominiert IGFBP-3.

Produzierende Zellen: IGF-1 von zahlreichen Zellen unter STH-Wirkung. Der im Plasma zirkulierende IGF-1 entstammt aber hauptsächlich der Leber. **IGF-2** in sehr geringer Menge von zahlreichen Zellen, aber hohe Bildungsrate während der Embryonalentwicklung.

Zielzellen: Vielzahl von Zelltypen.

Wichtigste Wirkungen:

- Vermittlung der Wachstumswirkung und anabolen Effekte von STH durch IGF-1 = endokrine Funktion - ☞ Kap. 10.2.2.
- IGF-1 stimuliert die (Immun-)Abwehr durch Steigerung der Proliferation von T- und B-Zellen und Aktivierung neutrophiler Granulozyten. Lokale Produktion durch Leukozyten, wahrscheinlich unter Mitwirkung von IL-1 und IL-2

6.1.1.4. FGF (fibroblast growth factor)

Proteinfamilie mit 9 Vertretern - *FGF-1* bis *FGF-9*. Für Gewebsreparatur und Wundheilung von besonderer Bedeutung sind *FGF-1*, auch *aFGF* (*a*cidic) und *FGF-2*, auch *bFGF* (*b*asic). Beide haben ca. 55 % Homologie, eine Molmasse von 16-17 kDa und binden an Heparin und -ähnliche Strukturen. Verschiedene Rezeptoren für beide WF, mit tyrosinspezifischer Proteinkinaseaktivität.

Produzierende Zellen: mRNA für FGF-1 und FGF-2 ist in einer Vielzahl von Zelltypen nachweisbar. Die Proteine, hauptsächlich FGF-2, finden sich angereichert im Bereich der extrazellulären Matrix durch Bindung an heparansulfathaltige Proteoglycane.

Zielzellen: Zellen mesenchymaler und neuroektodermaler Abkunft (z.B. Fibroblasten, glatte Muskelzellen, Myoblasten, Gliazellen, Neuronen) Endothel- und Epithelzellen.

Bindungseigenschaften und Zielzellen verweisen auf wichtige Funktionen von FGF-1 und FGF-2 als **WF der Bindegewebsbildung, Wundheilung und Angiogenese**.

Neubildung und Aussprossung von Neuriten wird durch ein im Nervengewebe verbreitetes Adhäsionsprotein der Immunglobulinfamilie (☞ Kap. 5.2.2.1., „Immunglobuline"), das *N-CAM* (*n*eural-*c*ell *a*dhesion *m*olecule), vermittelt: Durch homophile Interaktion dieser Moleküle werden Nervenzellen miteinander in Kontakt gebracht. Durch die Interaktion stimulieren N-CAM-Moleküle lateral gelegene Rezeptoren für FGF → Stimulierung der tyrosinspezifischen Proteinkinaseaktivität, die in Nervenzellen zur Neuritenbildung führt.

Die FGF sind daher auch entscheidend an der Entwicklung neuraler und endokriner Strukturen beteiligt → mögliche pathogenetische Funktion bei neurodegenerativen Erkrankungen.

Genetische Defekte von FGF-Rezeptoren bewirken verschiedene Knochenentwicklungsstörungen, darunter die *Achondroplasie* (Rezeptor für FGF-3), häufigste Ursache menschlichen Zwergwuchses.

6.1.1.5. TGF-β (transforming growth factor-β)

Der Name erklärt sich aus der Beobachtung, daß er als Bestandteil des von Tumorzellkulturen modifizierten Mediums Fibroblasten zur Proliferation anregt. Er ist nicht verwandt mit TGF-α, der mehr der EGF-Familie zuzurechnen ist (☞ Kap. 6.1.1.2.).

Proteinfamilie, gesichertes Vorkommen beim Menschen:

- *TGF-β1 - TGF-β3*; starke Homologien; Molmasse der aktivierten Formen (☞ *Abb. 6.1*) 25 kDa
- *Activine, Inhibine, bone morphogenic proteins, MIS* (*M*üllerian-*d*uct *i*nhibiting *s*ubstance) - regulatorische Proteine der Sexualhormonbildung und Embryonalentwicklung; partielle Homologien

4 Rezeptortypen, an die alle TGF-β-Formen (mit unterschiedlicher Affinität) binden können:

- *Typ I*
  transmembranal, Serin/Threonin-spezifische Proteinkinaseaktivität, vermittelt Synthese von Proteinen der extrazellulären Matrix (s.u.)
- *Typ II*
  wie Typ I, vermittelt aber Zellproliferation
- *Typ III*
  membranassoziiertes Proteoglycan, das die TGF-β-Bindung an die anderen Rezeptoren vermitteln kann und sich mit dem gebundenen WF von der Membran ablösen kann
- *Endoglin*
  membranassoziiertes Glycoprotein mit starker Homologie mit Typ III. Es findet sich hauptsächlich auf Endothelzellen, bindet stark TGF-β1 und -3 und vermittelt die Hemmwirkung der beiden Faktoren auf die Proliferation dieser Zellen (s.u.). Mutationen des Gens (auf 9q 33-34), die mit der Bildung von unvollständigem Endoglin einhergehen, führen (autosomal dominant) zur *hereditären hämorrhagischen Teleangiektasie*: Neubildung dünnwandiger Gefäße auf Proliferationsreize hin, die leicht platzen.

TGF-β wird als inaktive Vorstufe freigesetzt, die extrazellulär aktiviert wird - ☞ *Abb. 6.1*.

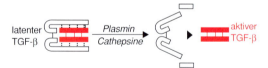

Abb. 6.1: Alle 3 TGF-β-Spezies werden als inaktive Vorstufen (= *latenter TGF-β*) abgegeben. Das aktive Dimer (rot, durch 3 Disulfidbrücken gekoppelt) wird durch ein *latenzassoziiertes* Dimer (weiß, 1 Disulfidbrücke) über nicht-kovalente Bindungen (Punkte) komplexiert und in dieser Form an Zelloberflächen und Proteine der extrazellulären Matrix gebunden. Proteinasen, die im Entzündungsverlauf aktiviert oder freigesetzt werden, spalten Peptide vom latenzassoziierten Protein ab → Herauslösung des *aktiven TGF-β* aus dem Komplex. Auch Ansäuerung löst die nicht-kovalenten Bindungen zwischen den beiden Dimeren.

Produzierende Zellen: Vielzahl von Zelltypen, besonders hohe Konzentration in den α-Granula der Thrombozyten.

Zielzellen: Vielzahl von Zelltypen.

Die **Wirkungen** der 3 TGF-β-Spezies sind gleichartig. Sie sind **vielfältig** - entsprechend Zytokinen, zu denen TGF-β auch gezählt werden kann - und schließen sowohl fördernde als auch hemmende Einflüsse ein, **im Sinne einer Regulation der Gewebenachbildung:**

- autokrine Regulation seiner Bildung, z.B. durch Stimulation der eigenen Synthese
- in etwa gilt:
  - **Stimulation der Proliferation von Zellen mesenchymalen Ursprungs**
  - **Hemmung der Proliferation von Zellen epithelialen Ursprungs**

  Die Wirkung hängt jedoch auch vom Aktivierungszustand der Zellen ab, z.B. werden normale B-Zellen gehemmt, aber EBV-transformierte (☞ Kap. 3.3.3.3., "EBV") stimuliert.
  Als Mechanismen der antiproliferativen Wirkung von TGF-β werden Hemmung der Expression des Proto-Onkogens MYC (vgl. *Abb. 3.1*, Kap. 3.2.) sowie Hemmung der Phosphorylierung des Produkts des Suppressorgens RB1 (☞ Kap. 3.2.1.5., "Retinoblastom") angenommen. Der Zellzyklus wird in der G_1-Phase gehemmt. Proliferative Wirkungen von TGF-β sind dagegen überwiegend indirekt durch Induktion der Expression weiterer WF, z.B. PDGF

- Seine Wirkung als **Initiator und Regulator der Bildung extrazellulärer Matrix** entfaltet TGF-β durch chemotaktische Anlockung und Aktivierung von Zellen, die für Gewebsreparatur und Bindegewebsbildung notwendig sind (☞ Kap. 6.2.1.) - mit folgenden Konsequenzen:
  - **Förderung der Matrixbildung** durch gesteigerte Synthese von Collagen, Fibronectin, Proteoglycanen u.a. sowie Expression von Integrinen zur Verankerung von Zellen mit diesen Proteinen (☞ *Tab. 5.2*, Kap. 5.2.2.1.)
  - **Hemmung des Matrixabbaus** durch verminderte Synthese von Proteinasen und gesteigerte Synthese von Proteinaseinhibitoren

TGF-β hat **wichtige Beziehungen zu folgenden Prozessen:**

- **Immunsuppression** durch Hemmung der HLA-DR-Expression, der Zytokinwirkung (IL-1, IL-2, IFN-γ, TNF-α), der B-Zell- und T-Zell-Proliferation, der Antikörperbildung, der Wirkung zytotoxischer T-Zellen, NK- und LAK-Zellen (vgl. Kap. 3.6.5.)
- **Tumorwachstum und -therapie -** ☞ Kap. 3.6.7.1.
- **Hämopoesehemmumg** auf dem Niveau der IL-3-vermittelten Proliferation früher Stammzellen

- → **Nutzung zur Tumortherapie -** ☞ Kap. 3.6.3., "Nebenwirkungen:"
- **Wundheilung -** ☞ Kap. 6.2.1., "4."
- **Knorpel- und Knochenbildung -** ☞ Kap. 6.2.2.2.
- **Pathogenese fibrosierender Erkrankungen -** ☞ Kap. 6.2.2.3.

Aus diesen Beziehungen ergeben sich neue therapeutische Ansätze, die hier nur angedeutet werden können:

- Unterstützung der Wirkung (durch rekombinanten TGF-β) zur Beschleunigung der Wundheilung, Behandlung der Osteoporose oder zur Immunsuppression bei Transplantationen
- Hemmung der Wirkung (nach den in *Abb. 3.24*, Kap. 3.6.7. aufgeführten Prinzipien) bei fibrosierenden Erkrankungen

6.1.2. Chalone

Suppressorfaktoren, die Regeneration nach einem gegenüber Wachstumsfaktoren inversen Prinzip anregen: **Abnahme ihrer Konzentration enthemmt die mitotische Aktivität.** Sie sind gewebsspezifisch und werden nur von dem Gewebe produziert, auf das sie mitosehemmend wirken durch Repression von Genen, die mit für die Zellteilung zuständig sind. Aus dieser Sicht sind diese Proteine oder Peptide ausgezeichnete Kandidaten der Wachstumssteuerung: Gewebsschädigung oder -verlust vermindert die Chalonproduktion → Derepression → Mitose. Für die Epidermis ist ihre Mitwirkung bei der Regeneration gesichert - ☞ *Abb. 6.2*.

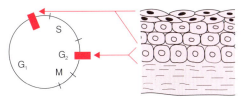

Abb. 6.2: Aus menschlicher Epidermis wurden 2 wachstumshemmende Proteine isoliert, die aus verschiedenen Schichten stammen, diffundieren können und den Zellzyklus der zur Proliferation fähigen basalen Zellen durch Blockierung in der G_1- oder G_2-Phase hemmen. Bei Verletzung → Enthemmung → Regeneration bis zur ursprünglichen Dicke, bei der die nachgebildeten Zellen wieder die zur Mitosehemmung notwendigen Chalonkonzentrationen produzieren.

Eine generelle Funktion dieser Stoffe für die Wachstumsregulation ist unsicher, weil ihre Isolierung, Reinigung und Strukturaufklärung schwierig ist.

- Vorkommen in minutiösen Konzentrationen im Gewebe
- Ihre Wirkung im Sinne der Wachstums**hemmung** ist als experimenteller Parameter, z.B. Messung der Teilungsrate in Zellkulturen, sehr ungeeignet, weil sich alle anderen Stoffe, die die Wachstumsbedingungen beeinträchtigen, ebenso auswirken

Auf Grund der Ergebnisse biologischer Testmethoden ist die Existenz von Chalonen mit entsprechender Steuerfunktion für weitere Zelltypen oder Gewebe anzunehmen: Fibroblasten, Granulozyten, Lymphozyten, Melanozyten, Leber-, Nierengewebe.

6.2. Wundheilung

Sie kann als Wiederherstellung der geweblichen Kontinuität nach Verletzung definiert werden und umfaßt eine **Vielzahl miteinander verbundener Prozesse**. Unter diesen macht die Regeneration - bezogen auf die Proliferation paranchymatöser Zellen - nur einen Teil aus. Ihr Anteil gegenüber dem Gewebsersatz durch neu gebildetes Bindegewebe, Gefäßeinsprossung oder Reepithelialisierung hängt ab von:

- der Fähigkeit des betroffenen Gewebes zur Regeneration überhaupt
- dem Umfang des Substanzverlustes
- der Art der Noxe - z.B. bei Operationswunden die Heilung *per primam intentionem* bei aseptischem Verlauf oder *per secundam intentionem* bei Wundinfektion oder Dehiszenz der Wundränder

6.2.1. Normalverlauf

Abgesehen von einer möglichen Proliferation von Parenchymzellen sind **folgende Prozesse** an der Wundheilung **beteiligt**, die anfangs in der aufgeführten Reihenfolge und später überlappend stattfinden.

1. Abdichtung verletzter Blutgefäße

- Die **primäre Blutstillung** erfolgt vorwiegend über die Bildung von **Plättchenthromben** - ☞ *Abb. 8.4*, Kap. 8.2.

- Damit verbunden, sowie über die in *Abb. 8.1*, Kap. 8.1. gezeigten Mechanismen, erfolgt eine **Aktivierung des Gerinnungssystems**. Die Struktur des entstehenden *Fibrins* und die fibrinvernetzende Wirkung von *Faktor XIIIa* sind dabei von besonderer Bedeutung.

Bei *Dysfibrinogenämien*, (seltenen) genetisch bedingten Abweichungen der Fibrinogenstruktur, finden sich daher Heilungsverzögerungen oder Wunddehiszenzen nach Operationen, weil an die Fibrinbildung gebundene Folgeprozesse (s.u.) gestört sind.

(Seltene) genetische Defekte oder erworbener Mangel von Faktor XIII (Leberkrankungen, entzündliche Darmerkrankungen, Leukämien u.a.) führen nicht nur durch mangelnde Stabilität des Gerinnsels und vorzeitige Fibrinolyse zur Blutungsneigung nach Verletzungen sondern ebenfalls zur verzögerten Wundheilung.

Die im Gerinnungsverlauf generierten Proteinasen *Faktor Xa* oder *Thrombin* wirken auf Grund ihrer mitogenen Aktivität ebenfalls auf spätere Phasen des Heilungsprozesses ein

2. Lokale Entzündung

Gewebsverletzung und Zellschädigung bringen einen Entzündungsprozess hervor, wie er in Kap. 5. behandelt wurde. Heilungsfördernd sind in diesem Zusammenhang die damit verbundene Gefäßdilatation und Permeabilitätserhöhung → verbessertes Substratangebot, sowie die Beseitigung von Zelltrümmern oder Mikroorganismen durch Phagozytose.

3. Begrenzte Fibrinolyse

Außer der hämostatischen Funktion der Thrombozyten- und Fibrinablagerungen bilden diese die entscheidende Matrix für die nachfolgenden Prozesse, insbesondere Bindegewebs- und Gefäßneubildung. Die damit verbundenen Umbauprozesse machen eine begrenzte Fibrinolyse notwendig. Sie muß zeitlich gut koordiniert sein: zu frühe Auflösung → Nachblutungen, Verzögerung → verstärkte Narbenbildung. Weiterhin muß der Fibrinabbau lokal mit unterschiedlicher Geschwindigkeit erfolgen: **a)** schneller Abbau des innerhalb der Gefäße abgelagerten Fibrins (sonst Thrombosierungsgefahr) und **b)** langsamer Abbau des außerhalb lokalisierten.

a) wird durch die in *Abb. 8.5*, Kap. 8.4. gezeigten endothelialen Fibrinolysemechanismen bewirkt. Sie werden überwiegend durch **tPA** vermittelt, der aus Endothelzellen z.B. durch

Thrombin und Histamin freigesetzt wird. Die Gegensteuerung (begrenzte Fibrinolyse) erfolgt durch *PAI-1*, dessen Freisetzung durch inflammatorische Zytokine, wie IL-1, TNF-α, TGF-β, bewirkt wird. Außerdem begrenzt das entstandene *Plasmin* seine eigene Freisetzung durch Spaltung des matrixgebundenen *Vitronectin* → Freisetzung des an Vitronectin gebundenen PAI-1

b) wird überwiegend durch **uPA** (☞ Kap. 8.4.3.2.) vermittelt, dessen Synthese in Endothelzellen durch IL-1, TNF-α und Endotoxin angeregt wird (ohne diese Stimulation produzieren sie diesen Aktivator nicht). uPA wird an der basolateralen Seite der Endothelzellschicht freigesetzt → Abbau des extravaskulären Fibrins. Wie in Kap. 3.1., "Spaltung von Proteinen der Basalmembran" bereits ausgeführt, spaltet uPA außer Plasminogen auch Proteine der extrazellulären Matrix → Schaffung subendothelialer Räume zur Vorbereitung der Aussprossung neuer Gefäße. Die Begrenzung der Proteolyse erfolgt zum einen ebenfalls durch PAI-1 und zum anderen durch lokale Bindung des uPA an spezifische Rezeptoren auf Endothelzellen

4. Bindegewebsbildung

- Neben typischen Entzündungszellen akkumulieren auch **Fibroblasten**, auf die eine Vielzahl von Stoffen chemotaktisch wirkt: C5a, Collagen und -fragmente, Fibrinogen und -spaltstücke, Fibronectin und -fragmente, LTB_4, PDGF, TGF-β, Tropoelastin. Alle diese Stoffe entstehen im Verlaufe der 3 vorangenannten Prozesse. Zwei davon haben wichtige Funktionen bei weiteren Teilprozessen der Bindegewebsbildung: a) **TGF-β, von Thrombozyten bereits bei der Blutstillung freigesetzt, ist entscheidender Initiator der Matrixbildung -** ☞ Kap. 6.1.1.5. und b) **Fibronectin** des Plasmas, das durch Bindung an Fibrin im Wundgebiet konzentriert wird und so Fibroblasten nicht nur anlockt, sondern über die RGD-Sequenz fest bindet (vgl. *Abb. 5.4*, Kap. 5.2.2.1. sowie *Abb. 5.9*, Kap. 5.2.4.1.). Außer der Akkumulation proliferieren die Fibroblasten auch unter der Wirkung entsprechender Wachstumsfaktoren, z.B. HB-EGF (☞ Kap. 6.1.1.2.). Auf der anderen Seite produzieren die Fibroblasten Wachstumsfaktoren, wie die der FGF-Gruppe (☞ Kap. 6.1.1.4.), die auf Zellen wirken, die die Bindegewebsbildung unterhalten und für die Angiogenese und Reepithelialisierung notwendig sind

- Die Fibroblasten **synthetisieren** die wichtigsten **Proteine der extrazellulären Matrix** in der in *Abb. 6.3* dargestellten Sequenz.

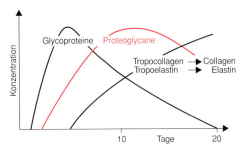

Abb. 6.3: Zeitlicher Verlauf der Synthese von extrazellulären Matrixproteinen bei der Wundheilung, ohne Berücksichtigung der absoluten Konzentrationen. Bezüglich Collagen wird anfänglich vorwiegend Typ III und später Typ I gebildet, mit dessen Auftreten die Zahl der Fibroblasten wieder abnimmt.

Aus den Kurvenverläufen wird auch deutlich, daß sich die mechanische Belastbarkeit einer Wunde (mit Auftreten von Collagen und Elastin) erst über viele Tage rekrutiert

- Für die **Assoziation von Zellen** an den neugebildeten extrazellulären Matrixproteinen hat **Fibronectin** eine wichtige Vermittlerfunktion: Es bindet an Collagenfibrillen (alle Typen), erfährt dadurch Konformationsänderungen, durch die es (mit Collagen koassoziierte) fibrilläre Polymere bildet. Diese binden über die RGD-Regionen Endothelzellen, glatte Muskelzellen und Fibroblasten entlang der Collagenfibrillen, was z.B. eine wichtige Voraussetzung für die Gefäßneubildung ist

5. Gefäßneubildung

Weit verbreiteter Prozeß, der nicht nur für Gewebsersatz, sondern auch Embryonalentwicklung, Wachstum, funktionelle Organvergrößerung, Ausbildung von Kollateralkreisläufen, Tumorproliferation u.a. von Bedeutung ist. Bei der Wundheilung erfolgt die Gefäßneubildung durch **Aussprossung von Kapillaren** = *Angiogenese* im engeren Sinne.

Anders während der Embryonalentwicklung, wo vor Ausbildung eines intakten Kreislaufs unreife vaskuläre Plexus aus Angioblasten gebildet werden = *Vaskulogenese*.

Der Ersatz von geschädigtem Endothel größerer Gefäße, z.B. bei atherosklerotischen Veränderungen, geht dagegen von den begrenzenden intakten Endothelzellen aus, die die Wandverkleidung wieder komplettieren = *Regeneration*.

Bei der Angiogenese gibt es keine Hinweise auf präformierte Stammzellen, sondern ausdifferenzierte Endothelzellen in Kapillaren penetrieren dazu die Basalmembran, wandern zielgerichtet, teilen sich, formieren eine neue Kapillare, die sich mit einer Membran umgibt und mit dem Ausgangsgefäß in Verbindung bleibt. Entscheidender **Stimulus ist** die ischämisch bedingte **Hypoxie**. Sie ist Steuerelement der Angiogenese bei physiologischen Prozessen, wie Wundheilung oder Kollateralbildung und pathologischen Prozessen, wie Tumorproliferation (☞ Kap. 3.1., "Vaskularisierung des Primärtumors") oder Frühgeborenenretinopathie (☞ Kap. 2.1.2.). Wie für letztere bereits ausgeführt, induziert Hypoxie die Bildung des *VEGF*. Dieser angiogene Wachstumsfaktor bindet bei der Wundheilung (und während der Embryogenese) über die bei der Tumorproliferation bereits genannten Rezeptoren (sowie weitere, die ebenfalls tyrosinspezifische Proteinkinaseaktivität haben) auf Endothelzellen. Ebenfalls angiogen wirksam ist der an die extrazelluläre Matrix des Bindegewebes gebundenen Wachstumsfaktor *FGF-2*.

Eine praktische Nutzung erfolgte in ersten klinischen Studien, wo durch orale Applikation von FGF-2 Magenulzera zur Heilung gebracht wurden, die als Nebenwirkung der Therapie mit nichtsteroidalen Antiphlogistika entstanden waren.

Insgesamt sind bislang 12 verschiedene Proteine als angiogene Wachstumsfaktoren charakterisiert.

Eine Verbindung zur lokalen Entzündung (s.o., Nr.2.) ergibt sich aus dem Befund, daß ein Teil des für die Adhäsion von Leukozyten auf Endothelzellen exponierten CD62E (☞ Kap. 5.2.2.3., Pkte. 1. und 2.) löslich wird. Dieses ist in der Lage, an bestimmte Rezeptoren für FGF-2 auf benachbarten Endothelzellen zu binden und könnte so die Angiogenese fördern.

6. Reepithelialisierung

Wunden, die Haut- oder Schleimhautdefekte einschließen, regenerieren ihr Epithel von den Rändern her. Auch hier hat die **extrazelluläre Matrix als Leitschiene** eine wichtige Funktion. Keratinozyten der Haut sind an Collagen Typ IV und Laminin der Basalmembran über entsprechende Integrine (☞ *Tab.* 5.2, Kap. 5.2.2.1.) gebunden. Bereits 1 Stunde nach Verletzung werden diese Zellen aktiviert und synthetisieren DNA als Vorbereitung der Mitosen. Ihre Aktivierung schließt eine Umverteilung der Integrine (→ Bewegung, vgl. Kap. 5.2.2.3., Pkt. 4.), Expression weiterer Integrine (die z.B. mit Fibronectin oder CD54 interagieren) oder Rezeptoren für IL-1 und Wachstumsfaktoren und Induktion von Plasminogenaktivatoren (→ Fibrinolyse) ein. Außer IL-1 sind zahlreiche Wachstumsfaktoren an der Stimulation beteiligt. Nach Abschluß der Reepithelialisierung kehren die Zellen in den Ausgangszustand zurück.

Abhängig von der Art des Epithels werden nach Schädigung von diesem verschiedene Zytokine und Wachstumsfaktoren gebildet, die im Sinne einer **autokrinen Stimulation** die Epithelnachbildung unterhalten.

Durch lokale Applikation von Wachstumsfaktoren oder Proteinen der extrazellulären Matrix, wie löslichem Collagen, kann die Reepithelialisierung gefördert werden.

6.2.2. Spezielle Formen

Bei prinzipiell gleichem Ablauf ergeben sich für spezielle Gewebe oder pathologische Bedingungen Besonderheiten, auf die kurz eingegangen wird.

6.2.2.1. Granulationsgewebe

Bei **Defektwunden** oder **Heilung per secundam intentionem** ist die Wundheilung verzögert. In den mit Fibrin und Phagozyten ausgelegten Wundgrund sprosst ab 2. Tag *Granulationsgewebe* ein - Netze neu gebildeter Kapillaren, Fibroblasten und Makrophagen - das die Wunde langsam ausfüllt. Es folgt die Synthese extrazellulärer Matrixproteine: Collagen, Proteoglycane, Fibronectin → **Narbenbildung**. Dabei nimmt die Zahl der Zellen ab. *Myofibroblasten* besorgen die "Kontraktion" des Narbengewebes. Die Zellausstattung des Granulationsgewebes kann durch häufig auftretende Blutungen und Reinfektionen stark wechseln. Die Epithelialisierung erfolgt langsamer als bei Heilung per primam intentionem. Komplikationslos heilende Defektwunden verringern den Abstand der Wundränder um 1-2 mm/Tag.

Unter den beteiligten Zytokinen und Wachstumsfaktoren hat **TGF-β** die größte Bedeutung:

Außer der in Kap. 6.1.1.5. bereits behandelten Regulatorfunktion für die Matrixbildung induziert er in Makrophagen die Expression von Fc-Rezeptoren, hemmt aber die Freisetzung von O_2-Radikalen → Schutz der Matrixproteine-produzierenden Fibroblasten.

Praktische Gesichtspunkte:

- Granulationsgewebe hat einen hohen Glucosebedarf → zu beachten bei parenteraler Ernährung polytraumatisierter Patienten - ☞ Kap. 21.3.6., "Ausgedehnte Wundgebiete". Auch lokale Applikation möglich (Pasten)
- O_2-Mangel infolge Luftabschluß der Wundhöhle behindert die Phagozytoseaktivität. Eine Förderung der O_2-Versorgung über das Blut kann durch *hyperbare Sauerstofftherapie* erfolgen: Intervallbehandlung mit 3 Atmosphären reinem O_2. Sie kommt mancherorts zur Behandlung der chronischen Wunden beim diabetischen Fuß (☞ Kap. 10.5.2.2., "Diabetische Fuß") zur Anwendung
- Applikation von Hydrokolloiden verhindert Austrocknung und absorbiert Exsudat
- Applikation bakterizider Mittel hängt von der Art besiedelnder Keime ab und kann die Zellen des Granulationsgewebes schädigen

6.2.2.2. Knochenheilung

Neu gebildetes Bindegewebe kalzifiziert normalerweise nicht, weil a) die Konzentration an anorganischem Phosphat limitiert und b) die Bildung von Calciumphosphat durch Pyrophosphat und organische Phosphatverbindungen, z.B. ATP, gehemmt wird. *Osteoblasten* setzen beide Mechanismen außer Kraft durch Abgabe von Vesikeln in die Matrix = *extrazelluläre Matrixvesikel*. Diese enthalten Phosphatasen, die Pyrophosphat und ATP spalten → freigesetztes anorganisches Phosphat und Ca^{2+} bilden über Zwischenstufen Calciumphosphate (vgl. *Abb. 10.13*, Kap. 10.6.6.). Im Vesikel wächst so ein Kristall heran, der schließlich abgegeben wird und sich mit anderen entlang parallel angeordneter Collagenfasern anordnet → Lamellenknochen.

Die Umwandlung mesenchymaler in knorpel- und knochenbildende Zellen und ihre Einwanderung in die Matrix bedarf der konzertierten Aktion verschiedener Wachstumsfaktoren. Die wichtigsten sind:

- Frakturkallus ist reich an Mastzellen (☞ Kap. 5.3.) → Degranulierung führt zur Freisetzung heparansulfathaltiger Proteoglycane → Bindung von **FGF-1** (☞ Kap. 6.1.1.4.) → Proliferation von Osteoprogenitorzellen
- **TGF-β** wirkt über seinen proliferierenden Effekt auf mesenchymale Zellen und durch Förderung der Matrixbildung (☞ Kap. 6.1.1.5.)
- **BMP** (*bone morphogenic proteins*) gehören der gleichen Proteinfamilie an wie TGF-β und induzieren vorwiegend die Bildung von Knorpel, der strukturell dem der Wachstumszone embryonaler Röhrenknochen entspricht (→ lokale Applikation rekombinanter Proteine möglich)
- **IGF-1 und -2** (☞ Kap. 6.1.1.3.) werden von Osteoblasten unter STH-Wirkung gebildet und stimulieren deren Proliferation (autokrine Stimulation)

6.2.2.3. Fibrosierende Erkrankungen

Überschießende Bindegewebsbildung kann als pathologische Form der Wundheilung auftreten: hypertrophe Narben nach Verbrennungen, Keloide. Über den Rahmen der Wundheilung hinausgehend findet sie sich jedoch weit häufiger in sehr unterschiedlichen Geweben oder Organen im Zusammenhang mit chronischen Entzündungen und/oder autoimmunologischen Reaktionen: proliferative Glomerulonephritis, diabetische Nephropathie, Nierentransplantatabstoßung; Leberzirrhose; Lungenfibrose; systemische Sklerosen der Haut; intraokuläre Fibrose; als Teilprozeß der Atherosklerose und Restenose nach invasiver Intervention.

Soweit bioptisch oder post mortem untersucht (Nieren, Leber, Lunge, Haut), findet sich bei diesen Erkrankungen immer eine erhöhte TGF-β1-Konzentration in dem betroffenen Gewebe, die mit dem Ausmaß der Fibrose korreliert. Die Ursachen für die **TGF-β1-Überproduktion** sind nicht sicher bekannt. Wahrscheinlich kommen sowohl eine Dauerstimulation der Bildung durch die chronische Entzündung als auch eine Verzögerung seiner Inaktivierung in Frage. Therapeutisch sind Antikörper gegen TGF-β1 in Erprobung, die tierexperimentell eine gute Wirkung haben.

7. Allgemeinreaktionen auf Schädigung und Entzündung

Hierzu gehört die in Kap. 5.2.3.1. behandelte **Akute-Phase-Reaktion**. Sie ist oft Bestandteil weiterer gewebsübergreifender Reaktionen, die prinzipiell auf folgende Ursachen zurückgehen können:

- **primär generalisierte Schädigung** (Polytrauma, Verbrennung) oder Ausbreitung der Schädigungsauslöser über den Kreislauf (septischer Schock)
- **starke lokale Schädigung oder Entzündung**, die über Folgeprodukte oder Mediatoren auf humoralem oder nervalen Wege zur Allgemeinreaktion führt (Fieber, verschiedene Schockformen)
- **allergische Reaktionen**, die zum Typ I oder Soforttyp immunologisch bedingter Überempfindlichkeitsreaktionen gehören (allergisches Asthma bronchiale; allergisches Ekzem; allergische Konjunktivitis, Rhinitis und Sinusitis; anaphylaktischer Schock, Kontaktdermatitis; Nahrungsmittelallergie; Urtikaria).

Lehrgegenstand der Immunologie - kurze Reminiszenz:

Die Reaktionen werden durch **IgE-Antikörper** vermittelt. Sie werden vornehmlich in Lymphgewebe des Respirations- und Gastrointestinaltrakts gebildet, wobei sich B-Zellen über eine Reihe von Zwischenstufen in IgE-tragende B-Lymphozyten und IgE-sezernierende Plasmazellen umwandeln (vgl. Abb. 5.6, Kap. 5.2.3.). Alle Schritte werden von T-Zellen und diesen abgegebenen Zytokinen beeinflußt: Förderung durch Helfer- und Hemmung durch Suppressor-T-Zellen. Die nach Kontakt mit Antigenen gebildete IgE-Menge unterliegt daher einer fein abgestimmten Kontrolle, wodurch normalerweise die "IgE-Antwort" auf ihre physiologische Funktion im Rahmen der lokalen Entzündung beschränkt bleibt.

Prinzipielle Ursachen anaphylaktischer Reaktionen:
- genetisch bedingte Bereitschaft zur verstärkten IgE-Bildung. Gesichert ist eine chromosomale Lokalisation auf 5q31-33; autosomal dominant. So werden bei Allergikern die Normalwerte im Serum ohne zusätzliche Provokation oft um 1-2 Größenordnungen überschritten
- ungewöhnlich starke Antigenexposition oder deren Verstärkung durch chronische Infektionen, z.B. des Respirationstrakts durch Viren → erleichterte Penetration der Allergene durch die Schleimhaut oder zusätzliche Verstärkung der Histaminfreisetzung
- ungenügende Dämpfung der IgE-Bildung durch Suppressor-T-Zellen - erworben oder genetisch bedingt

Die IgE-vermittelte Reaktion verläuft **in 2 Schritten:**
- **1. Bindung der IgE an** zelluläre Fc_ε-Rezeptoren, besonders von **Mastzellen und basophilen Granulozyten**, aber auch von eosinophilen Granulozyten, epidermalen LANGERHANS-Zellen, Lymphozyten und Thrombozyten
- **2. Reaktion** der zellulär gebundenen Antikörper **mit den Antigenen** - nach erneutem Kontakt - **führt zur Aktivierung der Zellen**, wie in Kap. 5.3.4. beschrieben

Obwohl initial nur bestimmte Zelltypen durch spezifische Mechanismen aktiviert werden, führen die dabei freigesetzten Chemoattraktantien, Mediatoren oder deren Vorläufer obligat zur Einbeziehung anderer Zellen (eosinophile und neutrophile Granulozyten, Makrophagen und Thrombozyten). Alle im Rahmen der Entzündung besprochenen Mediatoren können daher auch bei allergischen Reaktionen wirksam werden. Die damit verbundenen Wirkungen wurden in den Kap. 5.3.-5.7. jeweils gesondert hervorgehoben. So erklärt sich auch, warum Reaktionen vom Soforttyp häufig in **2 Phasen** ablaufen, einer frühen innerhalb von Minuten nach Antigenkontakt und einer späten nach einigen Stunden. Wichtigster früher Mediator ist Histamin. Zu den späteren gehören z.B. die als *SRS-A* (*slow reacting substance of anaphylaxis*) bezeichnete Mischung der Leukotriene C_4, D_4 und E_4 und die als *Anaphylatoxine* zusammengefaßten Komplementspaltstücke C3a und C5a, sowie PAF. Dies gilt nur in etwa und aus quantitativer Sicht, denn einige davon, wie LTC_4 und PAF, werden auch bereits von Mastzellen gebildet (☞ Abb. 5.15, Kap. 5.3.4.) und andere, wie die Komplementspaltstücke, wirken zurück auf die Mediatorfreisetzung aus Mastzellen und basophilen Granulozyten (☞ Abb. 5.22, Kap. 5.7.1.).

Allergische Reaktionen sind somit überwiegend gekennzeichnet durch **überschießende** Bildung der gleichen Mediatoren, die normalerweise eine Entzündungsreaktion vermitteln

Nachfolgend wird eine Auswahl generalisierter Reaktionen mit übergreifendem Charakter näher betrachtet, die meist durch verschiedene Ursachen hervorgerufen werden, die sich aus mehreren der 3 o.g. Komplexe rekrutieren können. Seltener können sie auch andere Ursachen haben, sind dann aber bezüglich ihres Ablaufs und der zugrundeliegenden Mechanismen als eigenständige Krankheitsbilder oder Symptomkomplexe hier mit zu behandeln. Ein Krankheitsbild, auf das alle diese Aspekte zutreffen, ist z.B. der Schock (☞ Kap. 7.3.).

7.1. Fieber und Hyperthermie

Fieber im Rahmen von Entzündungen ist untrennbar mit der Akute-Phase-Reaktion und deren wichtigsten Auslösern IL-1, IL-6 und TNF-α verbunden - ☞ Kap. 5.2.3.1. Andere Schädigungsformen bewirken die Temperaturerhöhung über unmittelbare Beeinflussung von Wärmeproduktion und -abgabe = **Hyperthermie**. Eine Übersicht über das Regulationssystem, das normalerweise die Konstanz der Körpertemperatur zwischen 36 °C (zeitiger Morgen) und 37,5 °C (später Nachmittag) bewirkt, sowie über die verschiedenen Mechanismen seiner "Auslenkung", gibt *Abb. 7.1.*

Fieber bei Infektionen oder anders bedingter Gewebsschädigung und Entzündung - **Mechanismus** ① in *Abb. 7.1* - setzt zunächst die Freisetzung sog. *exogener Pyrogene* voraus, einer Vielzahl von Substanzen, deren Gemeinsamkeit nur darin besteht, daß sie Makrophagen u.a. Zellen aktivieren und zur Bildung und Freisetzung der mit den Auslösern der Akute-Phase-Reaktion identischen *endogenen Pyrogene* führen. Diese führen über eine Steigerung der Synthese der genannten Prostaglandine (und möglicherweise bestimmter Neuropeptide) zur Anhebung des thermostatischen Richtwertes. Zytokine aus Tumorzellen können dies auf direktem Wege. Eine Ausnahme macht offenbar Endotoxin (☞ *Abb. 4.9*, Kap. 4.3.): Obwohl es das wichtigste exogene Pyrogen darstellt, fungiert es darüber hinaus durch direkte Wirkung auf den Hypothalamus auch als endogenes Pyrogen → biphasischer Fieberverlauf.

Beim pyrogeninduzierten Fieber, als weitaus häufigster Form, **bleiben** damit die physiologischen **Mechanismen der Thermoregulation erhalten und finden nur auf einem höheren Temperaturniveau statt**.

Praktische Konsequenzen:
- Der Veränderung des thermostatischen Richtwertes entspricht das subjektive Empfinden des Erkrankten: Kältegefühl beim Anstieg der Körpertemperatur und Schweißausbruch bei Entfieberung

- Die Drosselung der Wärmeabgabe über Haut und Atemluft im Fieberanstieg (☞ *Abb. 7.1*) machen orale und axillare Temperaturmessungen unzuverlässig
- Indikationen zur Fiebersenkung müssen im Zusammenhang mit der -wirkung gesehen werden: Positiven Wirkungen, wie Steigerung nahezu aller zellulären Abwehrmechanismen, stehen negative gegenüber, wie Zunahme überwiegend kataboler Prozesse mit gesteigertem Energie- und Flüssigkeitsbedarf, Sauerstoffverbrauch und Herzminutenvolumen. Bei Säuglingen und Prädisponierten ist Krampfauslösung möglich. Unkritische Fiebersenkung kann das Auffinden der Fieberursache oder die Beurteilung einer Therapie mit Antibiotika erschweren

Neben der Ursachenbeseitigung sind für die symptomatische Fiebersenkung - dem Mechanismus entsprechend - nichtsteroidale Antiphlogistika die Mittel der Wahl - ☞ Kap. 5.5.5.

Möglichkeiten der Blockade endogener Pyrogene, die sich gegen die Akute-Phase-Reaktion insgesamt richten, sind in tierexperimenteller und z.T. klinischer Erprobung.

- monoklonale Antikörper gegen Lipid A des Endotoxins - ☞ *Abb. 4.9*, Kap. 4.3.
- monoklonale Antikörper gegen IL-1-Rezeptoren
- IL-1-Rezeptorantagonisten (= Typ-I-Antagonisten), die mit IL-1 um die Rezeptorbindung konkurrieren oder zirkulierende Rezeptoren (= Typ-II-Antagonisten), die Zytokine im Blut binden. Beide Typen sind natürlichen Ursprungs und können daher gentechnologisch produziert werden
- Suppression der mRNA-Bildung für TNF-α durch Pentoxiphyllin
- Der diätetische Ersatz von Arachidonsäure durch Eicosapentaensäure (☞ Kap. 5.5.1.) führt im Lipoxygenaseweg (☞ *Abb. 5.19*, Kap. 5.5.2.) zur Bildung des (weniger wirksamen) LTB_5 anstatt LTB_4 → verminderte IL-1-Bildung (ungeklärter Mechanismus). Indikationen sind chronische Entzündungen mit akuten Schüben, z.B. rheumatoide Arthritis

Der thermostatische Richtwert kann infolge Trauma auch durch direkte Schädigung des Hypothalamus erhöht werden - **Mechanismus** ② in *Abb. 7.1.*

Hyperthermieformen infolge Störungen der Thermoregulationsmechanismen haben eine andere Pathogenese - Mechanismen ③ und ④ in *Abb. 7.1.* Sie sind demzufolge auch anders zu behandeln → physikalischer Wärmeentzug durch Eisbeutel, Wadenwickel usw.

- **Hitzearbeit**
  Die Energieaufnahme mit maximaler Intensität arbei-

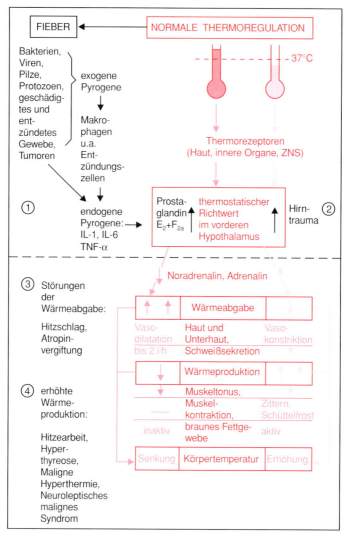

Abb. 7.1: Die normale Thermoregulation (rechte Seite, rot) orientiert sich an einem *thermostatischen Richtwert* im vorderen Hypothalamus (*Organum vasculosum laminae terminalis* und *Nucleus praeopticus*), der durch Prostaglandin E_2 und $F_{2\alpha}$ wahrscheinlich über die Einstellung eines bestimmten Ca^{2+}/K^+-Gradienten in den Zielzellen festgelegt wird. Schwarz sind Angriffspunkte und Mechanismen für 4 verschiedene Ursachen der Temperaturerhöhung eingefügt, auf die im Text eingegangen wird.

tender Skelettmuskulatur kann bis zum 20fachen ansteigen. Bei einer Effektivität der ATP-Bildung von ca. 25 % werden 75 % davon als Wärme freigesetzt → Vasodilatation und Schwitzen (angepaßte Sportler können bis zu 2 l Schweiß/h produzieren und so bis zu 3.700 kJ/h evaporieren). Hohe Lufttemperatur und -feuchtigkeit limitieren die Kompensation

- **Hitzschlag**

bei Jüngeren meist Folge unkompensierter Hitzearbeit. Stärker gefährdet sind Ältere aufgrund von altersbedingten Prädispositionen: Übergewicht, Dehydratation, Herz/Kreislauf-Erkrankungen, anticholinerge oder diuretische Medikation. Klinisch: Temperaturen > 40 °C, Hypotonie, Tachykardie, Hyperventilation, Delirium oder Koma. Labordiagnostisch: anfangs respiratorische Alkalose und Hypokaliämie, später Lactatazidose und Hyperkaliämie; Hämatokrit↑ u.a. Zeichen der Hämokonzentration; Albuminurie; Creatinkinase↑. Hohe Mortalität (ca. 10 %).

- **Neuroleptisches malignes Syndrom**

Bei ca. 0,2 % der Patienten, die Neuroleptika erhalten (am häufigsten bei *Haloperidol*), treten innerhalb des ersten Therapiemonats Symptome auf, die denen der Malignen Hyperthermie sehr ähnlich sind (s.u.). Ursache ist eine Blockade dopaminerger Rezeptoren im Corpus striatum → Tonuszunahme und Spasmen der Skelettmuskulatur mit starker Wärmeproduktion; möglicherweise aber auch eine gestörte Temperaturregulation im Hypothalamus

- **Maligne Hyperthermie (MH)**
  lebensbedrohliches Krankheitsbild, das **durch Inhalationsnarkotika und depolarisierende Muskelrelaxantien** ausgelöst werden kann und wegen hoher Letalität (ca. 10 %) zu den gefürchtetsten Komplikationen einer Allgemeinnarkose gehört. Genetischer Defekt mit überwiegend autosomal dominantem Erbgang. Inzidenz (Krisen/Narkosen) noch sehr unklar, zwischen 1 : 2.000 und 1 : 50.000 je nach Region und Stand der Diagnostik. Betroffen ist ein Gencluster auf Chromosom 19 (q12-13,2). Dort liegt das Gen für den muskulären *Ryanodinrezeptor* (*RYR1*), einen Ca^{2+}-Kanal des sarkoplasmatischen Retikulums. Bei einigen Defektträgern sind Punktmutationen dieses Gens nachgewiesen, aber die Beteiligung weiterer Gene dieser Region ist wahrscheinlich.
  Stärkste Auslöser sind *Halothan* und *Succinylbischolin*, die auch am häufigsten kombiniert werden. Da sie bei Defektträgern nicht konstant zur Krise führen, sind weitere Faktoren anzunehmen: Catecholamine, Wärmeexposition, physische Belastung - (wenige) Prädisponierte entwickeln die Symptomatik auch ohne Narkose infolge Stress oder physischer Belastung.
  Hauptsymptome: Rigor der Skelettmuskulatur, Tachykardie, ventrikuläre Arrhythmie, rascher Temperaturanstieg auf extreme Werte (bis 45 °C), Hypotonie. Labordiagnostik: Hyperkaliämie, Creatinkinase↑, Lactatazidose, Zeichen der DIC (☞ Kap. 8.1.2.4.), Myoglobinurie.
  Mechanistisch liegt ein **schneller Anstieg der sarkoplasmatischen Ca^{2+}-Konzentration** vor, dessen Folgen für die Symptome zeichnen:
  - Aktivierung der Myosin-ATPase → Wärme, sowie ATP-Abfall → Rigor
  - Ca^{2+}-Einstrom in die Mitochondrien → Entkopplung der oxidativen Phosphorylierung → Wärme
  - Aktivierung der Phosphorylase → Glycogenabbau zu Lactat → Lactatazidose, oder zu CO_2 und H_2O → Wärme
  - Der Leber zugeführtes Lactat wird dort zu CO_2 und H_2O abgebaut → Wärme

  Therapie: *Dantrolen*, das die Ca^{2+}-Freisetzung aus dem sarkoplasmatischen Retikulum hemmt, Abbruch des Eingriffs, physikalischer Wärmeentzug

  > Präoperative Testung in belasteten Familien durch Coffein-Halothan-Kontraktionstest an Muskelbioptaten und zunehmend durch Genanalyse. Ein Screeningtest ist bislang nicht verfügbar.
  >
  > Schweinerassen, die für die industrielle Tierproduktion gezüchtet wurden, haben erhöhte Stressempfindlichkeit (porcine stress syndrome), die zu Fleischqualitätsmängeln führt = *PSE* (**p**ale, **s**oft, **e**xsudative). Die Tiere haben die gleichen Symptome wie bei der MH des Menschen, die auch durch die gleichen Trigger auszulösen sind; Gencluster auf Chromosom 6, autosomal rezessiver Erbgang

  Unabhängig von der Ursache bewirkt Hyperthermie von > 41 °C auf zellulärer Ebene Schädigungen, die jedoch durch Induktion von *Hitzeschockproteinen* z.T. kompensiert werden. Die Problematik ist in Kap. 3.6.10. behandelt.

7.2. Hypothermie

(vgl. Kap. 2.3.)

Definition: Absenkung der Körperkerntemperatur unter 35 °C. Im Unterschied zum Fieber wird Hypothermie nicht direkt durch die eingangs Kap. 7. aufgeführten Ursachen für eine generalisierte Schädigungsreaktion erzeugt. Sie ist aber häufige **Begleiterscheinung allgemeiner Schädigung**, wie Schock, Polytrauma, Verbrennung u.a., die z.T. nicht realisiert oder deren Bedeutung unterbewertet wird. Dieser Umstand und der Bezug auf die vorangehend besprochenen Thermoregulationsmechanismen rechtfertigen eine Behandlung an dieser Stelle.

Ursachen:

- **ungenügende Wärmebildung**
  Energiemangel (Unterernährung, Hypoglycämie), physische Inaktivität, Endokrinopathien (Hypothyreoidismus, Panhypopituitarismus)
- **übermäßiger Wärmeverlust**
  Kälteexposition, Verbrennung, Dermatitis, pharmakologisch oder toxisch bedingte extreme Vasodilatation
- **gestörte Thermoregulation**
  peripher-afferent (Neuropathien, Querschnittslähmung), zentral (Hirntrauma, Apoplexie, degenerativ, Tumor, pharmakologisch oder toxisch)

- **kombinierte Ursachen**
  Schock, Polytrauma, Azidose, Herzinsuffizienz, Urämie, Tumorerkrankung im fortgeschrittenen Stadium

Wenn über die in *Abb. 7.1*, Kap. 7.1. dargestellten Mechanismen eine Kompensation nicht mehr möglich ist, sinkt die Körperkerntemperatur ab. Je nach Schwere der Hypothermie (3 Stufen) werden die Funktionen lebenswichtiger Systeme unterschiedlich verändert. Eine Zusammenfassung gibt *Tab. 7.1*.

Auf zellulärer Ebene wird eine **hypoxische Schädigung** (☞ Kap. 4.2.) in Gang gesetzt: O_2-Aufnahme↓, Minderperfusion, Blutviskosität↑, Temperatur↓ verursacht einen stärker hyperbolen Verlauf der O_2-Sättigung des Hämoglobin → verminderte O_2-Freisetzung im Gewebe. O_2-Mangel und verstärkte Aktivität der Skelettmuskulatur fördern durch übermäßige Lactatbildung die Ausbildung einer metabolischen Azidose (☞ Kap. 13.2.1.1.).

Die **Therapie** ist nur bei milder Hypothermie ($\geq 32°C$) mit intaktem Kreislauf einfach - Verbringen in warme Umgebung = passive Erwärmung. Alle anderen Formen bedürfen der intensivmedizinischen Versorgung und orientieren sich an der Temperatur und den in *Tab. 7.1* aufgeführten Funktionsausfällen, sowie weiteren Begleitumständen, z.B. Kombination mit Traumen. Sie reichen von der aktiven äußeren Erwärmung des Kör-

Körperkerntemperatur	Zentralnervensystem	neuromuskuläre Funktionen	Herz/Kreislauf-System	Atmung	endokrine und renale Funktionen
35 - 32,2 °C	verminderter Energiestoffwechsel; Apathie, Amnesie, beeinträchtigtes Urteilsvermögen	Muskeltonus↑, Muskelzittern, Ataxie	erst Tachy-, dann zunehmend Bradykardie; kardiale Förderleistung↑; Blutdruck↑; Vasokonstriktion	erst Tachypnoe, dann Atemvolumen↓; O_2-Aufnahme↓; Bronchospasmus	vermehrte Ausschüttung von Catecholaminen, Steroiden und Schilddrüsenhormonen; Kältediurese
< 32,2 - 28 °C	fortschreitende Bewußtseinseinschränkung, Halluzinationen; Pupillenerweiterung; EEG-Störungen	Muselzittern↓, Rigor; Hyporeflexie	kardiale Förderleistung↓; Pulsfrequenz↓; atriale und ventrikuläre Arrhythmien; verlängerte Systole; EKG-Veränderungen (J-Welle, verlängertes QT-Intervall)	Hypoventilation; O_2-Aufnahme↓ (ca. 50 %), CO_2-Abgabe↓ (ca. 50 %); ausgefallene Atemwegsreflexe	Insulinresistenz; renaler Blutfluß↑
< 28 °C	zerebraler Blutfluß↓; Verlust der zerebrovaskulären Autoregulation; Koma; keine okulären Reflexe; Hirnstrom↓	Nervenleitgeschwindigkeit↓; Areflexie; Bewegungslosigkeit	kontinuierliche Abnahme der kardialen Förderleistung und des Blutdrucks; Arrhythmie; zuletzt Asystolie	O_2-Aufnahme↓ (ca. 75 %), Stauungslunge mit Ödem; zuletzt Apnoe	Poikilothermie; Grundumsatz↓ (ca. 80 %); renaler Blutfluß↓, Oligurie

Tab. 7.1: Wichtige Funktionsveränderungen lebenswichtiger Systeme bei Hypothermie unterschiedlichen Schweregrades.

perstamms (Erwärmung der Extremitäten kann zu Zirkulationsstörungen führen) bis zur aktiven inneren Aufwärmung mit verschiedenen Methoden, wie Intubation, peritonealer Lavage, extrakorporaler Dialyse u.a. Implizit sind Kontrolle des Elektrolyt- und Säure/Basen-Staus und Korrekturen durch Infusion. Letztere ist immer notwendig wegen der bereits vorliegenden Dehydratation (Kältediurese) und ihrer Verstärkung bei Wiedererwärmung (erhöhte Permeabilität des geschädigten Endothels). Einer frequenten Kontrolle bedarf der K^+-Spiegel im Serum, da z.B. die Auswirkungen einer Hyperkaliämie auf das Aktionspotential des Herzens (☞ Kap. 13.1.4.) durch Hypothermie maskiert sind, aber bei Wiedererwärmung zunehmen.

7.3. Schock

Zustand peripherer Minderperfusion mit vermindertem Verhältnis von Sauerstoffangebot und -bedarf lebenswichtiger Organe.

Außerordentlich verschiedene primäre Ursachen führen zu relativ gleichförmigen Kreislaufreaktionen, die zunächst kompensierend wirken, aber mit zunehmender Dauer zu irreversiblen Schäden führen können.

7.3.1. Pathogenese

Allen Ursachen und pathogenetischen Grundvorgängen ist die Entstehung eines **Mißverhältnisses zwischen Größe des Gefäßbettes und verfügbarem Blutvolumen** gemeinsam. Lediglich beim kardiogenen Schock (☞ nachf. Kap., "3.") sind Gefäßbett und Blutvolumen primär untangiert, aber das Blut wird ungenügend gefördert → Minderperfusion. Alle Schockformen sind charakterisiert durch folgende **Veränderungen hämodynamischer Parameter:**

arterieller Blutdruck ↓, Herzzeitvolumen ↓, arteriovenöse O_2-Differenz ↑, Herzfrequenz ↑

Letzteres ist bereits Ausdruck eines frühen **Kompensationsmechanismus = Zentralisation des Kreislaufs:**

Arterielle Baro- oder venöse Volumenrezeptoren signalisieren die verstärkte Ausschüttung von Catecholaminen (zusammen mit anderen Streßhormonen, wie Corticoliberin). Neben der β-adrenerg vermittelten Tachykardie kommt es an peripheren Gefäßen mit hohem Besatz an $α_1$-Rezeptoren zur Vasokonstriktion: Splanchnikusgebiet, Nieren, Haut und Muskulatur. Weniger oder nicht betroffen sind Hirn, Koronarkreislauf und Lungen → Umverteilung des verminderten Herzzeitvolumens zugunsten primär lebenswichtiger Organe. Beim hypovolämischen Schock kann so auch der Blutdruck vorübergehend normalisiert werden, während bei primär vasodilatorischen Schockformen diese Kompensation weniger wirkt und in der Frühphase des septischen Schocks das Herzzeitvolumen unverändert oder erhöht sein kann - ☞ nachf. Kap.

Im Kapillarbereich der minderversorgten Organe wird weniger Flüssigkeit filtriert als aufgenommen → weiterer Beitrag zur Kompensation des durch den Schock relativ oder absolut verminderten Blutvolumens - ☞ *Abb. 7.2,* B. Die Anzahl der durchströmten Kapillaren nimmt ab → Verlust der stoffwechselgerechten Durchblutungssteuerung über wechselnde Arteriolenweite und Anteil perfundierter Kapillaren (= *Vasomotion*, vgl. *Abb. 5.1,* Kap. 5.1.1.). Durch Aggregation von Thrombozyten u.a. Blutzellen (☞ Kap. 7.3.4.) ist ein Teil der Kapillaren nur noch für Plasma durchgängig → weitere Verstärkung des O_2-Mangels.

Hypoxie und damit verbundene Ansäuerung in den minderperfundierten Geweben führen bei länger anhaltendem Schock zu einer Dilatation der präkapillären Arteriolen, während die Konstriktion der postkapillären Venolen anhält - ☞ *Abb. 7.2,* C. Die Ursachen dafür sind vielfältig; es dominiert aber eine zunehmende Unempfindlichkeit der Arteriolen gegenüber Catecholaminen. Es resultiert eine **Aufhebung der Zentralisation** mit "Versacken" des Blutes, Ödembildung, starkem Abfall des Blutdrucks und Folgen für Stoffwechsel (☞ Kap. 7.3.3.) und Hämostase (☞ Kap. 7.3.4.), die insgesamt die therapeutische Intervention erschweren und zu einem *refraktären Schock* führen können.

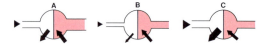

Abb. 7.2: Grob vereinfachte Darstellung von Durchblutung und Flüssigkeitsaustausch innerhalb der Endstrombahn minder perfundierter Gewebe im Schock. Kapillarbereich als Kreis, venöser Anteil rot, Stärke zugeordneter Pfeile symbolisiert relative Rate des Flüssigkeitsstroms.
A = Normalzustand: Ausgeglichener Flüssigkeitsaustausch zwischen Kapillaren und Interstitium.
B = Schock mit Zentralisation: Durchblutungsdrosselung im unbegünstigten Bereich über α-adrenerg vermittelte Konstriktion von Arteriolen und Venolen. Der Flüssigkeitsaustausch ist etwas zugunsten der -aufnahme verschoben.
C = Schock in der Phase der Dekompensation: Die Arteriolenkonstriktion wird aufgehoben und geht zunehmend in eine Dilatation über, wobei die Venolenkonstriktion annähernd erhalten bleibt. Es resultieren starke Flüssigkeitsverluste in das Interstitium (→ Ödeme), Viskositätserhöhung des Blutes und verzögerter venöser Abstrom = Prästase.

Die Zentralisation ist ein aus hämodynamischer Sicht sinnvoller Kompensationsmechanismus. Sie hat aber nachteilige Folgen:

- Minderperfusion des Splanchnikusgebiets schädigt die Darmmukosa → Übertritt von Darmbakterien und Toxinen. Besonders gefährlich sind Endotoxine (☞ Kap. 4.3., "Lipopolysaccharid A"), die schockverstärkend wirken - ☞ nachf. Kap., "septischer Schock"
- Minderperfusion der Nieren wirkt ebenfalls schockverstärkend - ☞ Kap. 7.3.4., "1. Schockniere"
- Therapeutische Wiederherstellung der normalen Durchblutung verursacht in den vorher minderperfundierten Gebieten einen Reperfusionsschaden, der mit der Dauer der ischämischen Periode korreliert - ☞ Kap. 4.2.2.2.

Therapeutisch ist daher durch **frühzeitige und ausreichende Volumensubstitution** (☞ Kap. 7.3.2.) der Ausbildung einer Zentralisation entgegenzuwirken oder sie möglichst kurz zu halten.

7.3.1.1. Zuordnung möglicher Ursachen zu 3 pathogenetischen Grundvorgängen

Das dem Schock zugrundeliegende Mißverhältnis zwischen verfügbarem Blutvolumen und Größe des Gefäßbettes kann primär durch Volumenverringerung oder Gefäßerweiterung oder kardiale Leistungsminderung verursacht werden. Verschiedene Schockursachen lassen sich diesen Grundvorgängen zuordnen, auch wenn sich - besonders im späteren Verlauf - die pathogenetischen Elemente vermischen, worauf im Einzelfall verwiesen wird.

1. Hypovolämischer Schock

Vermindertes Blutvolumen → Abfall des Schlagvolumens und des Herzzeitvolumens. Starke sympathische Reaktion → starke Zentralisation mit Tachykardie, Tachypnoe, Oligurie, motorischer Unruhe und Angst.

- **Blutverlust** (= *hämorrhagischer Schock*)
  bei akutem Verlust von 20-25 % → Blutdruckabfall. Protrahierte Verluste werden länger kompensiert durch Flüssigkeitseinstrom aus dem Interstitium - ☞ *Abb. 7.2*, B
- **Verlust zellfreier Flüssigkeit**
  mannigfaltige Ursachen - Erbrechen, Diarrhoe, Verbrennung, Fisteln, Polyurie. Flüssigkeitssequestrierung (☞ Kap. 13.1.2., "Flüssigkeitssequestrierung") kommt in Frage, wenn sie schnell verläuft: Crush-Syndrom (Ödembildung in der quergestreiften Muskulatur), Ileus (Flüssigkeitsaustritt in den Darm), Peritonitis (Transsudat), akute Pankreatitis (interstitielles Ödem nach Gefäßschädigung durch aktivierte Verdauungsenzyme). Im Unterschied zum Blutverlust steigt die Konzentration zellulärer und hochmolekularer Blutbestandteile an → Viskosität ↑ → schlechtere Fließeigenschaften und stärkere Tendenz zur intravasalen Gerinnung und Mikrothrombenbildung
- **schweres Trauma**
  Insbesondere nach Unfällen dominiert anfänglich der Blutverlust als pathogenetisches Element. Bei allen Traumen erfolgt durch die Gewebsschädigung aber auch frühzeitig a) eine massive Stimulation der 4 Kaskadensysteme des Blutes, wie dies für die Entzündung in *Abb. 5.3*, Kap. 5.1.2. gezeigt ist und b) eine Akkumulation phagozytierender Zellen, die Zytokine, Entzündungsmediatoren und Radikale freisetzen. Aus beidem resultiert eine Endothelschädigung mit Permeabilitätssteigerung → Verlust zellfreier Flüssigkeit. Blut- und Flüssigkeitsverlust sind der Hypovolämie als pathogenetischem Element zuzuordnen.

Später kommt meist eine vasodilatorische Komponente hinzu, besonders wenn Infektionen den Verlauf komplizieren - s.u. - septischer Schock.

Eine weitere Besonderheit ist die durch die Mikrozirkulationsstörungen bedingte Tendenz zur Ausbildung eines Multiorganversagens - ☞ Kap. 7.3.4. - oder isoliert eines ARDS - ☞ Kap. 7.4.1.

2. Vasodilatorischer Schock

Primäre Ursache ist eine abnorme Weitstellung peripherer Gefäße, so daß das Blutvolumen relativ zu klein ist. Später kann durch die Minderversorgung und Mikrozirkulationsstörung eine Endothelschädigung dazukommen → Permeabilitätszunahme → Verlust zellfreier Flüssigkeit.

- **septischer Schock**
gekennzeichnet durch die Einbeziehung vieler Systeme und Mediatoren - Kurzfassung:

Wird das Mißverhältnis zwischen Gefäßbett (Vasodilatation) und Blutvolumen durch parenterale Flüssigkeitszufuhr korrigiert, kann das Herzzeitvolumen normal oder sogar gesteigert sein = *hyperdynames Stadium*. Infolge der vasodilatierend wirkenden Mediatoren sinkt der periphere Gefäßwiderstand jedoch weiter. Z.T. werden aber auch arteriovenöse Kurzschlüsse eröffnet. Bei scheinbar guter Durchblutung (warme rosige Haut) und normaler oder verminderter arteriovenöser O_2-Differenz (als Ausnahme gegenüber allen anderen Schockformen) besteht eine O_2-Verwertungsstörung, die bezüglich ihrer Mechanismen ungenügend geklärt ist.

Es folgt das *hypodyname Stadium*: Durch gesteigerte Gefäßpermeabilität → Verlust zellfreier Flüssigkeit und interstitielles Ödem. Letzteres und die zunehmend durch Zellaggregate verschlossenen Kapillaren behindern die Mikrozir-

---

Endotoxine (z.B. Lipopolysaccharid A - ☞ Kap. 4.3.),
Exotoxine (z.B. Exotoxin A - ☞ Kap. 3.6.6.3., "Immuntoxine")

↓

Aktivierung von
Proteinasekaskaden des Plasmas (☞ *Abb. 5.3*, Kap. 5.1.2.), Makrophagen, neutrophilen Granulozyten, Endothelzellen

↓

Freisetzung endogener Mediatoren:
Thrombin; Kinine (☞ Kap. 5.4.2.); C5a (☞ Kap. 5.7.1.); Zytokine: IL-1, IL-6 und TNF-α (☞ Kap. 5.2.3.1.), IL-2 (☞ Kap. 5.2.3.2.), IL-8 (☞ Kap. 5.2.3.5.); Arachidonsäuremetabolite (☞ Kap. 5.5.2. und 5.5.4.); PAF (☞ Kap. 5.6.1.); EDRF (☞ Abb. 8.5, Kap. 8.4.); myocardial depressant factor (☞ Kap. 7.3.3., Nr. 3.)

↓

Wirkung auf		
Gefäßsystem: primär Vasodilatation, später z.T. Vasokonstriktion; Adhäsion und Aggregation von Granulozyten und Thrombozyten; Endothelzellschädigung	Myokard: Leistungsminderung; Dilatation	Lunge, Nieren, Leber: Funktionseinschränkung (☞ Kap. 7.3.4.)

↓

Schock

↓ ↓

Wiederherstellung (ca. 50 % der Fälle) | refraktäre Hypotonie und/oder Multiorganversagen (ca. 50 % der Fälle)

kulation. Peptide mit negativ inotroper und dilatierender Wirkung auf das Myokard verringern die Herzleistung. In diesem, oft refraktären Stadium sind peripherer Gefäßwiderstand erhöht und Herzzeitvolumen vermindert

- **anaphylaktischer Schock**
  meist mit anderen allergischen Reaktionen kombiniert (☞ Kap. 7.). Neben einer ausgeprägten Vasodilation bewirken die freigesetzten Mediatoren auch eine Permeabilitätserhöhung (→ Verlust zellfreier Flüssigkeit)

- **neurogener Schock**
  Hirntraumen, Apoplexie, hohe Querschnittslähmung, Hitzschlag oder Überdosierung sympathikolytischer Pharmaka können mit Verminderung des arteriellen und venösen Gefäßtonus einhergehen. Eine Kompensation durch Zentralisierung bleibt hier aus.
  Davon abzugrenzen sind vagovasale Reflexe, orthostatischer Kollaps oder fieberbedingte Dysregulationen, die zur Vasodilatation führen, aber in der Regel nur kurz anhalten und nicht zu Organschäden führen

3. Kardiogener Schock

Akut verminderte kardiale Förderleistung als Ursache peripherer Minderperfusion bei primär unveränderter Relation zwischen Gefäßbett und Blutvolumen: arterieller Blutdruck ↓ (systolisch < 90 mm Hg), Herzzeitvolumen ↓ (< 3,5 l/min), arteriovenöse O_2-Differenz ↑ (> 55 ml/l). Eine reflektorische, adrenerg vermittelte Vasokonstriktion führt nur bedingt zur Kompensation, da durch die Zunahme von Herzfrequenz, Kontraktilität und Nachlast der O_2-Bedarf des vorgeschädigten Herzens noch erhöht wird. Nachfolgend sind nur akute Ursachen des kardiogenen Schocks aufgeführt, obwohl alle Endstadien chronischer Herzkrankheiten auch zu diesem Zustand führen.

- **mechanische Komplikationen**
  Wandruptur mit Herzbeuteltamponade (= verminderte Vorlast), Septumruptur, Aneurysma des linken Ventrikels, Mitralinsuffizienz infolge Papillarmuskelruptur

- **Kontraktilitätsverminderung**
  Myokardinfarkt (> 40 % funktioneller Myokardverlust des linken Ventrikels), Myokarditis

- **Frequenzstörungen**
  Kammerflattern oder -flimmern, extreme Tachy- oder Bradykardie aus unterschiedlichen Gründen, wie Lungenembolie, Elektrolytverschiebungen (K^+) oder Intoxikationen

7.3.1.2. Mediatoren

Zytokine der Akute-Phase-Reaktion (☞ Kap. 5.2.3.1.) **und die Entzündungsmediatoren** (☞ Kap. 5.3.-5.7.) **sind in unterschiedlichem Maße in die Pathogenese aller Schockformen einbezogen.**

TNF-α und **PAF** sind die Hauptmediatoren des septischen Schocks (vgl. voranst. Kap.). Die prinzipiellen TNF-α-Wirkungen sind in Kap. 3.6.8. behandelt. Seine Wirkungen beim septischen Schock wurden historisch dem (mit ihm identischen) *Kachektin* zugeordnet: Induktion der Akute-Phase-Reaktion mit häufig biphasischem Fieberverlauf (1. Phase: Endotoxin, 2. Phase: durch TNF-α vermittelte Synthese endogener Pyrogene - ☞ Kap. 7.1.), Stimulation von Immunabwehr und Phagozyten. Diese Wirkungen entsprechen der notwendigen Steigerung der Infektabwehr, wirken aber z.T. schockverstärkend. Die *Kachexie* entsteht auf Grund der Verminderung der Nahrungsaufnahme (zentrale Wirkung) und der katabolen Wirkungen auf den Stoffwechsel, wie Grundumsatzsteigerung, verminderte Proteinsynthese, gesteigerter Fettabbau u.a. Je höher der TNF-α-Spiegel im Plasma ist, desto ungünstiger ist die Prognose des septischen Schocks.

Noch exakter ist die Messung von TNF-α und seinen löslichen Rezeptoren im Plasma:

Endotoxin (☞ Kap. 4.3., "Lipopolysaccharid A") führt zur Ablösung von TNF-α-Rezeptoren. Die löslichen Rezeptoren binden TNF-α und neutralisieren so seine Wirkung. Meist steigen anfangs TNF-α <u>und</u> -Rezeptoren an; Umschlag in ungünstige Prognose, wenn nur noch TNF-α ansteigt.

Die Mortalität des septischen Schocks kann tierexperimentell und z.T. in ersten klinischen Studien durch monoklonale Antikörper gegen Endotoxin, TNF-α und IL-6, sowie durch Rezeptorantagonisten für IL-1 und PAF gesenkt werden.

EDRF (= NO, ☞ *Abb. 8.5*, Kap. 8.4.) hat wahrscheinlich ebenfalls entscheidende Bedeutung für die Ausbildung des septischen Schocks: Endotoxin induziert die NO-Synthetase → Vasodilatation → Verminderung der peripheren Resistenz.

Kallikrein-Kinin-System: Korrelation des Kallikreinspiegels mit dem klinischen Schweregrad und kontinuierlicher Anstieg im therapierefraktären Stadiums des Schocks. Letzteres steht im Zusammenhang mit der Überforderung der Proteinaseinhibitorkapazität (☞ nachf. Kap.). "Begleiteffekte" des Bradykinins - Förderung der zellulären Glucoseaufnahme und Senkung der Proteinverluste - wirken sich in der Frühphase des Schocks günstig aus. Bradykininabfall in der späten Phase (Kininogenverbrauch) könnte so zur Irreversibilität beitragen.

Von den **Arachidonsäuremetaboliten** trägt TxA_2 zur hämodynamischen Kompensation bei (Vasokonstriktion), während Leukotriene an der Entstehung der Mikrozirkulationsstörungen beteiligt sind. Prostacyclinanaloga (☞ Kap. 5.5.6.) sind zur symptomatischen Durchblutungsförderung der infolge Zentralisation ischämischen Gebiete im Einsatz: Vasodilatation; Hemmung der Catecholaminfreisetzung, der Thrombozyten- und Granulozytenaggregation, der Chemotaxis und Phagozytose. Die blutdrucksenkende Wirkung limitiert allerdings den Einsatz.

Procalcitonin (PCT), ein stabiles Vorläuferpeptid von *Calcitonin*, erscheint nach jüngsten Studien als wichtiger **labordiagnostischer Parameter für bakterielle und Pilz-Infektionen** und wahrscheinlich auch Erkrankungen durch weitere Erreger (z.B. Malaria). Sein Anstieg im Plasma oder Serum geht nicht mit Erhöhung des Calcitoninspiegels einher und hat daher keinen Einfluß auf den Calcium- und Phosphathaushalt (vgl. *Abb. 10.12*, Kap. 10.6.). Bildungsorte unter den Bedingungen der genannten Infektionsarten und mögliche (patho)physiologische Funktionen des PCT sind ungenügend geklärt. Die Einordnung in dieses Kapitel ist daher insofern nicht korrekt, als für PCT bislang **keine Mediatorfunktion bekannt** ist. Tierexperimentelle Befunde verweisen auf Endotoxin (☞ Kap. 4.3., "Lipopolysaccharid A") als starken Auslöser der PCT-Ausschüttung, der allerdings Anstiege von TNF-α und IL-6 vorausgehen und solche von CRP folgen - so daß eine Einordnung in eine Akute-Phase-Reaktion (☞ Kap. 5.2.3.1.) denkbar wäre.

Aus den Ergebnissen bislang durchgeführter klinischer Studien gehen sehr gute Korrelationen der Höhe des PCT-Spiegels im Plasma oder Serum mit Schweregrad und Zeitverlauf von Sepsis, Pneumonie, Peritonitis, Pankreatitis, bakteriell ausgelöstem ARDS (☞ Kap. 7.4.1.) u.a. hervor → **Differenzierung zwischen infektiös und nicht-infektiös bedingten Entzündungsreaktionen,** die für die Differentialdiagnostik verschiedener Schockformen, Abstoßungsreaktionen nach Transplantationen u.a. wichtig ist.

7.3.1.3. Gestörtes Gleichgewicht zwischen Proteinasen und -inhibitoren

Schock als Schädigungs- und/oder Entzündungsfolge ist mit verstärkter **Freisetzung von Proteinasen** verbunden, durch Aktivierung systemischer Kaskaden und aus Phagolysosomen phagozytierender Zellen, wenn diese zugrunde gehen (Endotoxinwirkung, komplementvermittelte Lyse, Zerfall nach hoher Phagozytoseleistung u.a.).

In *Abb. 7.3* sind einige dieser Proteinasen aufgeführt.

Aus *Abb. 7.3* ergeben sich bereits Hinweise auf die besondere Bedeutung der beiden unspezifischen (bezüglich Proteinsubstraten) und neutralen (bezüglich *p*H-Optimum) Proteinasen **Elastase und Cathepsin G**, die überwiegend **aus neutrophilen Granulozyten bzw. Monozyten** freigesetzt werden. Bereits unter Normalbedingungen werden ca. 1 g dieser beiden Proteinasen pro Tag aus zugrundegehenden Zellen freigesetzt. Diese Enzyme müssen inhibiert und eliminiert werden, wozu im Plasma mit > 10 % der Gesamtproteine (ca. 60 % ohne Albumin und Immunglobuline) eine Potential von **Proteinaseinhibitoren** zur Verfügung steht, deren wichtigste in *Abb. 7.4* zusammengefaßt sind.

Aus Zielproteinasen und den relativ hohen Konzentrationen im Plasma ergeben sich als wichtigste Inhibitoren $\alpha_1 PI$ (vgl. Kap. 1.4.1.), $\alpha_1 AC$ und $\alpha_2 M$. Unterschiede im Molekulargewicht ziehen solche in der Verteilung nach sich: $\alpha_2 M = 725$ kDa → Vasalraum; $\alpha_1 PI$ und $\alpha_1 AC = 52$ und 70 kDa → vasaler und interstitieller Raum.

Da sie vorzugsweise Serinproteinasen binden, werden sie als *Serpine* bezeichnet (*Serinproteinaseinhibitoren*). Sie haben starke Sequenzhomologien und erhalten ihre Spezifität durch geringfügige Unterschiede im reaktiven Zentrum, wo sich die für die Spaltungsaktivität der zu bindenden Proteinasen jeweils typischen Sequenzen befinden. Alle Inhibitoren bilden equimolare Komplexe mit ihren Zielproteinasen (Ausnahme - $\alpha_2 M$: Proteinase = 1 : 2), die dadurch irreversibel blockiert werden. Dies wird durch die sog. *S-Konfiguration* des Inhibitormoleküls erreicht (**s**tretched = gespannt), in die die Proteinase

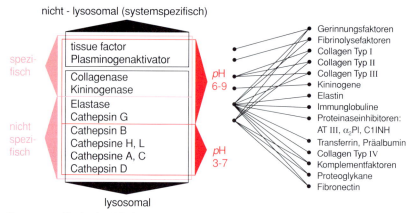

Abb. 7.3: Systemspezifische (= nicht-lysosomale) und aus Phagozyten (= lysosomale) freigesetzte Proteinasen, nach verschiedenen Kriterien geordnet und rechts mit den wichtigsten Substraten derjenigen mit neutralem pH-Optimum (Voraussetzung ihrer Wirksamkeit im extrazellulären Raum).

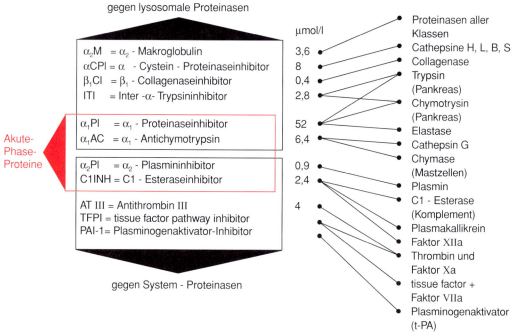

Abb. 7.4: Nach verschiedenen Gesichtspunkten geordnete Proteinaseinhibitoren des Plasmas, ihre durchschnittlichen Konzentrationen (die bei Akute-Phase-Proteinen um ein Mehrfaches ansteigen können - vgl. *Tab. 5.3*, Kap. 5.2.3.1.) und die Proteinasen, die durch die einzelnen Vertreter hauptsächlich inaktiviert werden.

fest gebunden wird und ihr "Substrat" nicht wieder los wird. Die Komplexe werden über verschiedene Rezeptoren an Zellen des RES, sowie Hepatozyten, Granulozyten und Monozyten gebunden und eliminiert.

Durch dieses Wechselspiel wird auf lokaler (Gewebe) und systemischer Ebene (Blut) eine **begrenzte Proteolyse** erreicht. Dies ist für die wichtigsten Proteinasen und ihre Inhibitoren durch *Abb. 7.5* veranschaulicht.

Pathologisch, mit systemischer Auswirkung, ist die Entstehung eines **Proteinase/Proteinaseinhibitor-Ungleichgewichts zugunsten ersterer**, das prinzipiell durch folgende Prozesse entstehen kann:

• genetisch bedingter Proteinaseinhibitormangel, z.B. α_1PI - ☞ Kap. 1.4.1.

7.3. Schock

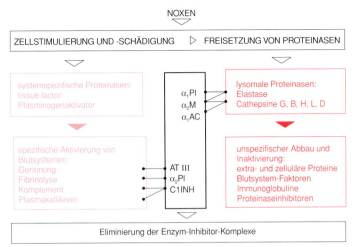

Abb. 7.5: Normale Interaktionen zwischen Proteinaseinhibitoren und schädigungs- oder entzündungsbedingt freigesetzten systemischen oder lysosomalen Proteinasen (nach FRITZ).

- vermehrte Freisetzung lysosomaler Proteinasen → Verbrauch der Proteinaseinhibitoren durch Komplexbildung (z.B. bei Mukoviszidose, ☞ Kap. 1.4.10., "Freisetzung von Elastase")
→ proteolytischer Abbau von Proteinaseinhibitoren: Elastase aus neutrophilen Granulozyten inaktiviert α_2PI, α_2M, ATIII, C1INH, PAI-1 und Protein C; Cathepsin B aus Makrophagen oder bakterielle Proteinasen inaktivieren α_1PI

  Dadurch geht die aktive S-Konfiguration in die inaktive *R-Konfiguration* (**r**elaxed = entspannt) über

- oxidative Inaktivierung von α_1PI - ☞ Kap. 1.4.1., "Pathogenetische Mechanismen"

Im **Schock** ist die Entstehung eines solchen Ungleichgewichts ein entscheidendes pathogenetisches Element, besonders wenn Sepsis oder Traumen die Ursachen sind. Hier kommt es zu einer besonders ausgeprägten Aktivierung der 4 systemischen Proteinasekaskaden - ☞ *Abb. 5.3*, Kap. 5.1.2. Die systemischen Proteinasen beanspruchen bereits einen erheblichen Teil der Proteinaseinhibitorkapazität. Spaltstücke ihrer proteolytischen Wirkung, wie C3b, C5a (☞ *Abb. 5.22*, Kap. 5.7.1.) oder Fibrinmonomere, aktivieren wiederum neutrophile Granulozyten und Monozyten → Freisetzung von Elastase und Catepsin B → Abbau vitaler Proteine. Die von diesen Zellen gebildeten Zytokine tragen zur Verstärkung des Prozesses bei: IL-8 durch autokrine Rückwirkung auf die Bildungszellen (☞ Kap. 5.2.3.5.), IL-1 und TNF-α u.a. durch Stimulation der Bildung von tissue factor (☞ Kap. 5.2.3.1.).

- **septischer Schock** (überwiegend auch auf Schock infolge akuter Pankreatitis zutreffend):

  - direkte Korrelation der Schwere klinischer Symptome mit der Elastase- und Catepsin B-Aktivität im Plasma.
    Da Elastase überwiegend durch α_1PI gebunden wird, ist labordiagnostisch die Bestimmung dieses Komplexes - E-α_1PIC - der geeignetste Parameter: Referenzbereich = 60-110 µg/l (Enzymimmunoassay).
    Diagnostischen Wert als Kenngröße entzündlicher Erkrankungen hat E-α_1PIC auch bei Amnioninfektionen in der Schwangerschaft, Colitis ulcerosa und Morbus CROHN, Meningitis (Liquor), rheumatoider Arthritis u.a. Er dient auch zur Beurteilung von Komplikationen beim Einsatz extrakorporaler Kreisläufe

  - inverse Korrelation der Schwere klinischer Symptome und der E-α_1PIC-Konzentration mit dem Spiegel von ATIII (oft auch von α_2M). Senkung der ATIII-Aktivität auf < 50 % zu Beginn einer Sepsis kommt überwiegend durch Abbau (Elastase), aber auch durch Verbrauch (schockbegleitende Gerinnungsstörungen - ☞ Kap. 7.3.4.) zustande.
    Mit erhöhtem Verbrauch in Einklang steht auch, daß trotz deutlicher Akute-Phase-Reaktion (C-reaktives Protein ↑↑) die Konzentrationen der bei dieser Reaktion ebenfalls vermehrt gebildeten Pro-

teinaseinhibitoren (☞ Abb. 7.4) im Plasma unverändert bleiben oder auch fallen
- Die Zytokine IL-6 und IL-8 im Plasma steigen zu Beginn der Sepsis stark an und sind wahrscheinlich als Prognoseindikatoren geeignet (wesentlich höhere Spiegel bei Patienten, die den septischen Schock nicht überleben); auch TNF-α ist erhöht

- **traumatischer Schock** (auch zutreffend für ARDS ☞ Kap. 7.4.1.):
  - Als Folge massiver Gewebszerstörung steigen bei polytraumatisierten Patienten Elastase und Catepsin B bereits innerhalb der ersten Stunde an → Beteiligung der Proteinasen an der Schockauslösung. Auch hier korreliert die E-α₁PIC-Konzentration direkt mit der Schwere des Krankheitsbildes; Werte > 400 µg/l verweisen auf die Ausbildung eines ARDS und in Kombination mit > 40 nmol/l Neopterin (☞ Kap. 5.2.3.2.) auf ein Multiorganversagen

    Ein diagnostischer Störfaktor für E-α₁PIC ergibt sich aus Bluttransfusionen, da während der Lagerung der Konserven Elastase aus Leukozyten freigesetzt und durch plasmatischen α₁PI gebunden wird

  - IL-6 und IL-8 sind anfangs stark erhöht und korrelieren mit dem Schweregrad; TNF-α bleibt im Normbereich. Der frühe Anstieg des IL-1-Rezeptorantagonisten (☞ Kap. 5.2.3.1., "IL-1RA") scheint als Prognoseindikator brauchbar (hoch bei letalem Multiorganversagen)
  - Verschiedene Adhäsionsproteine werden von den Zellen abgelöst und erscheinen im Plasma: lösliches CD62E, CD62L, CD62P und CD54 (☞ Tab. 5.2, Kap. 5.2.2.1.) korrelieren mit dem Schweregrad

- Bei allen Schockformen, die mit DIC einhergehen (☞ Kap. 7.3.4.), wird durch Bindung an Thrombin die Inhibitorkapazität von ATIII überfordert

Therapeutisch kann durch Bindung von Thrombin (mit ATIII, Hirudin) die Aktivierung der systemischen Proteinasekaskaden - ☞ Abb.5.3, Kap. 5.1.2. - und in der Folge die durch deren Spaltprodukte ausgelöste Aktivierung von neutrophilen Granulozyten und Monozyten vermindert werden. Außerdem bieten sich der Einsatz von α₁PI-Konzentraten aus Serum, oder von *Eglin* (Proteaseinhibitor aus *Hirudo medicinalis*, der Elastase, Cathepsin G, Mastzell-Chymase und Chymotrypsin bindet) an. Trend: rekombinante, oxidationsresistente Inhibitoren (☞ Kap. 1.4.1., "Therapie:"). Tierexperimentell werden *APC* (*aktiviertes Protein C*, ☞ Kap. 8.4., "2. Gerinnungshemmung"), monoklonale Antikörper und antisense-m-RNA (☞ Kap. 1.5.2.6.) gegen tissue factor erprobt.

7.3.2. Volumensubstitution zur Therapie hämodynamischer Veränderungen

Insbesondere beim hypovolämischen Schock, nicht aber beim kardiogenen Schock, kann **frühzeitige Volumensubstitution** der Entstehung des Mißverhältnisses zwischen Größe des Gefäßbettes und Blutvolumen - und damit der Ausbildung später und oft therapierefraktärer Schockstadien - entgegenwirken. Ziel ist die Aufrechterhaltung der Organperfusion. Die Infusion von Volumenersatzmitteln (ohne zelluläre Bestandteile) ist dazu geeignet. Die damit verbundene *Hämodilution* fördert die Perfusion durch Herabsetzung der Blutviskosität. Als Grenzwert ist ein *Hämatokrit* von ca. 30 % anzusetzen; darunter verstärkt sich der O₂-Mangel (→ Ergänzung durch Erythrozytenkonzentrate).

Reine Elektrolytlösungen sind dafür nur begrenzt brauchbar, da mit Absinken des kolloidosmotischen Drucks auf Werte < ca. 20 mm Hg der transkapilläre Flüssigkeitsaustausch zugunsten des Ausstroms in den interstitiellen Raum verschoben wird → Ödembildung, die schockverstärkend wirkt. Beim hämorrhagischen Schock wird dieser Zustand schnell erreicht, da primär Plasmaproteine mit verlorengehen. Durch Zusatz von "Kolloiden" mit entsprechender Wasserbindungskapazität wird das vermieden:

- Sog. **Plasmaexpander** rekrutieren sich aus *Gelatine*, *Dextran* und *Hydroxyethylstärke*, deren Halbwertszeiten nach Infusion in der genannten Reihenfolge ansteigen. Bei allen können anaphylaktische Reaktionen auftreten; darüber hinaus können Dextrane mit Blutungsneigung und Hydroxyethylstärken mit hepatischer Speicherung (→ Aszites) einhergehen.

Der Begriff "Expander" ergibt sich aus der Tatsache, daß die Kolloide in den eingesetzten Konzentrationen eine initiale Volumenzunahme bewirken, die größer ist, als der infundierten Flüssigkeitsmenge entspricht (Einstrom interstitieller Flüssigkeit in den Vasalraum). Dies trifft nur auf Dextran, Hydroxyethylstärke und das u.g. Albumin zu. Gelatinelösungen sind nur "Plasmaersatz", haben aber den Vorteil, das große Mengen ohne wesentliche Nebenwirkungen infundiert werden können

- **Humanalbumin** bewirkt eine hohe Wasserbindung, da es normalerweise für ca. 80 % des onkotischen Drucks aufkommt. Auf Grund der relativ niedrigen Molmasse (66-69 kDa) verursacht es kaum eine Viskositätserhöhung, und mit einer Halbwertszeit von etwa 14 Tagen bleibt es lange in der Zirkulation

Praktische Richtwerte: Bis 25 % Blutverlust oder bei Albuminkonzentration im Plasma von ≥ 25 g/l (Gesamteiweiß ≥ 50 g/l) sind die synthetischen Plasmaexpander geeignet. Werden die Werte über- bzw. unterschritten, ist Albumin einzusetzen; bei schweren Verbrennungen früher.

7.3.3. Stoffwechselveränderungen

1. Initialphase

Die Veränderungen entsprechen etwa einer streßbedingten Alarmreaktion. Die Catecholaminausschüttung führt über eine Erhöhung des zellulären cAMP-Spiegels vor allem zur Aktivierung von Phosphorylase und Lipasen → Freisetzung schnell metabolisierbarer Substrate: Glucose bzw. freie Fettsäuren.

2. Adaptation

Die sich entwickelnde Stoffwechsellage entspricht der Einstellung des Organismus auf eine autarke Situation mit sistierender Nahrungszufuhr und Orientierung auf eigene, längerfristig nutzbare Depots (vgl. *Abb. 21.2*, Kap. 21.1.3.3. und *Abb. 21.6*, Kap. 21.3.). Die basalen Stoffwechselveränderungen zeigt *Abb. 7.6*.

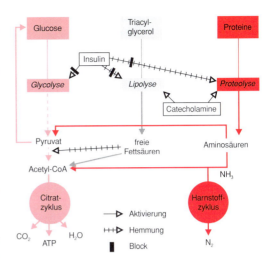

Abb. 7.6: Adaptive Veränderungen des Kohlenhydrat-, Fett- und Proteinstoffwechsels im Schock (nach HAIDER und SEMSROTH).
Unter Fortbestand hoher Catecholaminspiegel tritt eine zunehmende Resistenz peripherer Zellen gegenüber Insulin auf → verminderte Glucoseutilisation zugunsten der Fett- und Proteinverbrennung. Gesteigerte Gluconeogenese aus glucoplastischen Aminosäuren sichert die Glucoseversorgung des Hirns.

3. Dekompensation

Über längere Zeit wirkt die katabole Stoffwechsellage schockverstärkend.

- Überwiegende Nutzung von Fettsäuren zur Energiegewinnung steigert den O_2-Verbrauch (RQ-Senkung gegen 0,7) des ohnehin minderversorgten Gewebes → hypoxische Schädigung. Freie Fettsäuren verursachen außerdem funktionelle Störungen an Herz und Lungen
- Der pH-Abfall in den minderperfundierten Bereichen wird durch Akkumulation saurer Metabolite, wie Lactat und Ketonkörper, verstärkt und wirkt auf
  - Mikrozirkulation: Arteriolendilatation (☞ *Abb. 7.2.*,C, Kap. 7.3.1.)
  - Zellniveau: Zusammenbruch transmembranaler Ionengradienten (☞ *Abb. 4.5*, Kap. 4.1.3.4.)

Neben dem Gastrointestinaltrakt ist die Muskulatur Hauptproduzent von Lactat im Schock - *Cori-Zyklus*. Bei limitierter Glucosezufuhr werden außerdem Muskelproteine abgebaut und die Aminosäuren energetisch genutzt. Dabei werden große Mengen Alanin freigesetzt und zur Leber transportiert → Gluconeogenese - *Glucose-Alanin-Zyklus*.

Auf zellulärem Niveau ist die Lysosomenschädigung gravierend (☞ Kap. 4.1.3.4., "Schicksal der Einzelzelle:"). Lysosomale Enzyme gelangen besonders aus der minderperfundierten Splanchnikusregion über den Lymphweg in den Kreislauf (vgl. Kap. 4.4.3.) → Schockverstärkung durch

- Freisetzung von Mediatoren
- Abbau zellulärer Proteine zu Peptiden mit negativ inotroper Wirkung auf die Herzaktion = MDF (*m*yocardial *d*epressant *f*actor)

  Gesichert bei akuter Pankreatitis (Peptid von 800-1.000 Da) und septischem Schock (10-30 kDa, ungeklärte Struktur; es könnte sich auch um ein Zytokin handeln)

• Der gesteigerte Proteinabbau wirkt sich ungünstig auf die Abwehrsituation aus (Abfall von Plasmaproteinen mit kurzer Halbwertzeit, wie Immunglobuline, Gerinnungsfaktoren, Proteinaseinhibitoren), vermindert die Herzleistung (Myokardabbau) und belastet die Nieren (gesteigerte Harnstoff- und Creatininausscheidung), deren Leistungsfähigkeit auf Grund schockbegleitender Hämostasestörungen (☞ nachf. Kap.) ohnehin eingeschränkt ist. Die Nieren sind auch metabolisch stark belastet durch ATP-abhängige Mechanismen der Azidosekompensation (☞ Kap. 13.2.1.1.) → hypoxische Schädigung

Der die Stoffwechselveränderungen berücksichtigende Anteil der **Therapie** muß darauf abzielen, diese Situation zu durchbrechen, z.B. durch Infusion von Glucose plus Insulin und eventuell von $NaHCO_3$ (☞ Kap. 13.2.2.). Erst danach sind andere Maßnahmen sinnvoll, wie Zufuhr von Aminosäuren zur Unterstützung der Proteinbiosynthese.

7.3.4. Hämostasestörungen und Multiorganversagen

Die **Verbrauchskoagulopathie oder DIC** (*disseminated intravascular coagulation*) - ☞ Kap. 8.1.2.4. - ist eine schwere Komplikation lang anhaltender Schockzustände verschiedener Ursache, jedoch weniger beim kardiogenen Schock. Sie ist Mitursache für das sog. Multiorganversagen, daß überwiegend Nieren, Lunge und Leber betrifft.

Diese Komplikationen sind häufiger geworden, weil mit der Verbesserung der dringlichen medizinischen Hilfe und intensiv-therapeutischer Maßnahmen mehr Patienten mit schweren Schockformen über die erste, akut lebensbedrohliche Phase hinweggebracht werden.

Die verschiedenen Auslöser der DIC rekrutieren sich überwiegend aus den minderperfundierten Bereichen infolge Schädigung, Mediatorfreisetzung und Aktivierung plasmatischer Proteinasekaskaden.

• Zu den primären Mechanismen gehört die **Endothelzellschädigung** durch Hypoxie, Freisetzung von Radikalen aus adhärierten Granulozyten, Azidose (alle Schockformen); Antigen/Antikörper-Komplexe (anaphylaktischer Schock); Endotoxine (septischer Schock); lysosomale Proteinasen (traumatischer und septischer Schock) u.a. Es resultieren Verminderung der antikoagulanten Kapazität des Endothels und - besonders durch freiliegendes subendotheliales Collagen - Aktivierung von Gerinnung, Thrombozytenadhäsion und -aggregation

• Bei septischem Schock erfolgt eine verstärkte **Expression von tissue factor** in Endothelzellen und Monozyten durch Endotoxine und TNF-α. Bei Trauma oder Verbrennung wird er direkt freigesetzt; ebenso ADP (z.B. aus hämolysierenden Erythrozyten), das Thrombozyten aktiviert (☞ Kap. 8.2., "Thrombozytenaktivierung")

• Von den Proteinaseinhibitoren hemmt ATIII überwiegend die Gerinnung und $α_2PI$ die reaktiv gesteigerte Fibrinolyse. Beide werden verbraucht, aber durch die Akute-Phase-Reaktion wird nur die Synthese von letzterem (☞ *Abb. 7.4*, Kap. 7.3.1.3.) sowie von Gerinnungsfaktoren (☞ *Tab. 5.3*, Kap. 5.2.3.1.) gesteigert → relative **Verminderung der fibrinolytischen Kapazität**

Von den in Kap. 8.1.2.4. systematisch behandelten Konsequenzen der DIC - a) Blutungsneigung und b) Mikrothrombosierung der Endstrombahn durch abgelagertes Fibrin und Thrombozytenaggregate - überwiegt beim Schock meist b). Die Fibrinablagerungen kommen besonders in stark kapillarisierten Organen vor: Nieren > Lunge > Leber. Initiierend sind oft Mikrothromben, die dorthin verschleppt werden, in den Kapillaren stecken bleiben und Ausgangspunkte weiterer Fibrinablagerungen bilden. Die damit verbundenen Zirkulationsstörungen sind entscheidend für das Versagen dieser Organe im refraktären Schock. Weitere Ursachen sind die durch Zentralisation bedingte hypoxische Schädigung und die Freisetzung von hochreaktiven O_2-Spezies und lysosomalen Proteinasen aus den in ischämischen Bereichen am Endothel adhärierten Granulozyten (vgl. Kap. 4.2.2.2.).

1. Schockniere

Verlegung von Tubuli, Tubuluszellnekrosen und interstitielles Ödem sind morphologischer Ausdruck der Nierenschädigung. Zur Funktionseinschränkung tragen außer den o.g. Mechanismen auch die Stoffwechselsituation (☞ voranst. Kap.) und die durch Reninfreisetzung weiter verstärkte Arteriolokonstriktion bei. Es resultiert letztlich ein Nierenversagen und Urämiesyndrom (☞ Kap.14.2 bzw. 14.3.). Als labordiagnostischer Parameter zur Erfassung eines drohenden Nierenversagens eignet sich die Messung der *endogenen Creatininclearance*.

2. Schocklunge

Hämodynamisch bedingte funktionelle Veränderungen des initialen Schocks (mit Ausnahme des kardiogenen Schocks) sind Verminderung des intrapulmonalen Blutvolumens und des Blutdrucks in der *A. pulmonalis*.

Auf dem Boden struktureller Veränderungen, wie gestauten und verlegten Kapillaren, Atelektasen, interstitiellem Ödem, Einblutungen in Alveolen und deren Auskleidung mit hyalinen Membranen (☞ Legende zu Abb. 2.4, Kap. 2.1.1.), entwickeln sich arterielle Hypoxie, Verminderung der Lungendehnbarkeit (Compliance - ☞ Kap. 17.2.1.) und Zunahme des Atemwiderstands (Resistance - ☞ *Abb. 7.10*, Kap. 7.4.2.1.). Bronchopneumonien agravieren oft die Situation und letztlich resultiert Ateminsuffizienz mit Lungenödem.

Das Krankheitsbild des ARDS gehört dazu, tritt aber auch ohne Schock auf und wird daher gesondert behandelt (☞ Kap. 7.4.1.).

3. Leberschädigung

Primäre Minderdurchblutung über *A. hepatica* und *V. portae* infolge Zentralisation und weitere Verminderung infolge DIC verursachen eine Leberverfettung (☞ Kap. 18.2.1.) und eine hypoxische Schädigung, die mit Nekrosen eines Teils der Zellen einhergehen kann. Von übergreifender Bedeutung sind besonders die Einschränkung der Proteinsynthese (☞ Kap. 18.5.) und der Entgiftungsfunktion (☞ Kap. 18.6.). Die verminderte Lactataufnahme und -metabolisierung wirkt schockverstärkend (Azidose); ebenso die Funktionseinschränkung der *VON KUPFFER'schen Sternzellen*, die entscheidenden Anteil an der Entfernung von Bakterien und Toxinen haben, die aus dem minderperfundierten Darm verstärkt in den Pfortaderkreislauf gelangen.

Die Prinzipien der **Therapie** einer schockbegleitenden DIC richten sich auf die Unterbrechung der gesteigerten Gerinnung und die Unterstützung fibrinolytischer Prozesse (Heparin, ATIII, Streptokinase, tPA).

Trends der immunologischen, auf Endotoxin, Zytokine und Adhäsionsmoleküle ausgerichteten **Therapie von Sepsis, Multiorganversagen und ARDS** (☞ Kap. 7.4.1.), die sich aus den pathogenetischen Mechanismen ergeben und die tierexperimentell und z.T. auch in klinischen Studien bereits gute Ergebnisse erbrachten:

- Einsatz von BPI (☞ Kap. 5.2.4.4., "BPI-Protein"), einem Protein aus neutrophilen Granulozyten, das die Permeabilität bakterieller Zellwände erhöht, an Endotoxin bindet und dessen Wirkung neutralisiert

- poly- oder monoklonale Antikörper gegen Lipid A des Endotoxins (☞ *Abb. 4.9*, Kap. 4.3.) oder Einsatz inhibitorisch wirkender Strukturanaloga des Lipid A

- TNF-α-beeinflussende Therapieformen:
  - Hemmung der Synthese durch IL-10, TGF-β oder Erhöhung der cAMP-Konzentration in Monozyten (→ Verminderung der Transkription des TNF-α-Gens) durch *Pentoxifyllin* (Phosphodiesterasehemmer)
  - Hemmung des processing durch Inhibitoren der TNF-α-Metalloproteinase
  - Hemmung der Wirkung durch monoklonale Antikörper gegen TNF-α oder durch lösliche Rezeptoren für TNF-α

- Einsatz von rekombinantem IL-1-Rezeptorantagonisten

- monoklonale Antikörper gegen IL-6 sowie Einsatz löslicher IL-6-Rezeptoren

- monoklonale Antikörper gegen IL-8

- antisense-mRNA oder monoklonale Antikörper gegen tissue factor

- monoklonale Antikörper gegen Adhäsionsproteine von neutrophilen Granulozyten und Monozyten zur Verminderung ihrer Adhäsion an Endothelzellen, z.B. gegen CD18 der CD11a/18- und CD11b/18-Komplexe (☞ *Tab. 5.2*, Kap. 5.2.2.1.)

7.3.5. Schweres Trauma

Schwere Traumatisierung kann mannigfaltige Pathomechanismen auslösen, die in vorangegangenen Kapiteln an unterschiedlichen Stellen behandelt wurden. Eine **Zusammenfassung** der wichtigsten Folgen gibt *Abb. 7.7*.

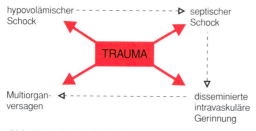

Abb. 7.7: Lebensbedrohliche Folgen schwerer Traumatisierung, die isoliert oder kombiniert auftreten können.
Durch gestrichelte Pfeile sind bevorzugte Übergänge markiert, auf deren kausale Verknüpfung in den vorangegangenen Kapiteln eingegangen wurde.

Unabhängig von der Schwere haben verschiedene Formen von Traumen **spezifische Folgen**, die z.T. an anderer Stelle besprochen werden. Auf zwei dieser Folgen wird hier jedoch noch eingegangen, weil sich ihre Pathogenese unmittelbar aus Schädigungs- und Entzündungsreaktionen ergibt.

■ Crush-Syndrom (*Rhabdomyolyse*)

Folge starker **Schädigung der Skelettmuskulatur**, traumatisch bedingt vor allem durch länger anhaltende Kompression, Unterbrechung der Blutzufuhr oder Quetschung von Extremitäten.

Andere Ursachen: schwere Überbelastung der Muskulatur, Überhitzung, Virusinfektionen, Alkoholismus, Schädigung durch Toxine oder Pharmaka.

Die systemischen Folgen der Muskelschädigung setzen mit der Reperfusion des Gewebes ein und rekrutieren sich einmal aus dem Übertritt von Inhaltsstoffen aus den geschädigten Muskelfasern - vor allem Myoglobin und K^+ - in die Zirkulation und zum anderen aus massiven Flüssigkeitsverlusten in den interstitiellen Raum der Muskulatur durch das geschädigte Endothel der Venolen und Kapillaren.

Muskelspezifisch ist eine frühzeitig einsetzende, dehnungsbedingte Membranschädigung, die zu verstärktem Einstrom von Na^+, Cl^-, H_2O und auch Ca^{2+} führt. Ionenpumpen arbeiten daher mit maximaler Geschwindigkeit dagegen und verstärken so den hypoxisch bedingten ATP-Mangel noch. In der hypoxischen Phase dominiert der ATP-Mangel als Schädigungsmechanismus - ☞ Kap. 4.2.1. Im Vergleich zu anderen Geweben spielt der Xanthinoxidasemechanismus (☞ Kap. 4.2.2.1.) in dieser Phase keine Rolle, da die Umwandlung der Xanthindehydrogenase in die -oxidase in quergestreifter Muskulatur sehr träge verläuft (über Stunden, im Unterschied zu etwa 10 sec, 8 oder 30 min für Darm, Herzmuskel bzw. Leber, Lunge, Milz, Nieren). Die entscheidende Schädigung erfolgt während der **Reperfusion**, über alle in Kap. 4.2.2.2. behandelten Mechanismen.

- Beträchtliche K^+-Verluste verursachen eine **Hyperkaliämie**, mit den in Kap. 13.1.4.3. behandelten Folgen, besonders für die Herzaktion

- Die reperfusionsbedingte Permeabilitätserhöhung führt zum Flüssigkeitsausstrom in das Muskelgewebe (bis zu 6 l/Tag) →
  - **hypovolämischer Schock**
  - **Verstärkung der Muskelschädigung** durch Kompression der Muskelfasern infolge des durch die Faszien in der Ausbreitung begrenzten interstitiellen Ödems

- akute **Nierenschädigung** als lebensbedrohliche Komplikation bei ca. 15 % der Patienten mit traumatisch bedingtem Crush-Syndrom:
  - Hämodynamische Kompensation des hypovolämischen Schocks durch Zentralisation führt zur Minderperfusion der Nieren - ☞ Kap. 7.3.1.
  - als Folge schockbegleitender DIC - ☞ voranst. Kap., "1. Schockniere"
  - Aus nekrotischem Muskelgewebe austretendes **Myoglobin** und seine Abbauprodukte führen einmal direkt zur Verlegung von Tubuli und zum anderen durch das freigesetzte Eisen zu vermehrter Radikalbildung (z.B. FENTON-Reaktion, ☞ Kap. 4.1.3.)

Außer der Schockbekämpfung richten sich **spezifische therapeutische Maßnahmen** einmal gegen die reperfusionsbedingten Ionenverschiebungen (☞ *Abb. 4.7*, Kap. 4.2.1.): *Amilorid*, *Benzamil* und zum anderen gegen die Radikalbildung: *Superoxiddismutase* und *Katalase* (gegen $\dot{O}_2^-$ bzw. H_2O_2, ☞ *Abb. 4.1*, Kap. 4.1.2.), *Allopurinol* (hemmt Xanthinoxidase, ☞ Kap. 4.2.2.1.), *Mannitol* (gegen $\dot{O}H$). Die genannten Mittel sind nur effektiv, wenn sie <u>vor</u> oder mit Einsetzen der Reperfusion appliziert werden.

■ Verbrennungskrankheit

Bei Hautzerstörung von > 20 % der Körperoberfläche durch Verbrennung entwickelt sich ein Krankheitsbild, das viele Organsysteme einschließt. Wenn die Patienten durch Intensivmedizin und lokale Wundversorgung die ersten 1-2 Wochen überleben, können Sepsis und Lungenfunktionsstörungen als wichtigste Komplikationen folgen.

- starke Wärmeverluste → Gefahr der Hypothermie - ☞ Kap. 7.2.
- enorme Wasserverluste → Gefahr der hypertonen Dehydratation und des hypovolämischen Schocks
- hoher Energiebedarf für die Gewebsreparatur → parenterale Energiezufuhr notwendig - ☞ Kap. 21.3.6., "Schwere Verbrennungen"
- Wundinfektion, überwiegend durch gramnegative Bakterien → Gefahr der Ausbildung einer Sepsis mit allen Folgen
- Immunsuppression durch: Funktionsstörungen von Granulozyten (verminderte Chemotaxis, Opsonierung und Phagozytose), deren Ausmaß direkt mit der Größe des verbrannten Oberflächenareals korreliert; verringerte T-Zellzahl; verminderte Zytotoxizität und Immunglobulinproduktion; herabgesetzte IL-2- und IFN-γ-Bildung und Zunahme löslicher IL-2-Rezeptoren im Plasma (→ IL-2-Bindung)

7.4. Lungenfunktionsstörungen

Die Pathophysiologie der Lungenatmung wird systematisch in Kap. 17. behandelt. Zwei Störungen werden jedoch bereits hier betrachtet, weil sie typische Allgemeinreaktionen auf Schädigung und Entzündung sind und sich ihre Pathogenese aus diesen Prozessen ergibt.

7.4.1. ARDS (acute respiratory distress syndrome)

Es ist abzugrenzen vom IRDS (☞ Kap. 2.1.1.), das in seinen Auswirkungen jedoch ähnlich ist. Die deutsche Bezeichnung ist **akutes Atemnotsyndrom des Erwachsenen**.

Ursachen (in etwa nach der Häufigkeit): Sepsis und septischer Schock, Polytrauma und traumatischer Schock, Verbrennungen, Aspiration (Magensaft, Wasser), Pneumonien (Viren, Bakterien, Pilze), Reizgasinhalation (Rauch, nitrose Gase, Phosgen u.a.), DIC, akute Pankreatitis, Intoxikationen (Heroin, Methadon, Salicylate, Paraquat u.a.), Fruchtwasserembolie, extrakorporaler Kreislauf.

Die primäre Schädigung kann über das Alveolarepithel erfolgen, z.B. bei Aspiration oder - weit häufiger - über das Endothel der Lungengefäße. Beides führt im Rahmen einer **systemischen Entzündung** zu schweren Lungenfunktionsstörungen, die 12-72 Stunden nach Einwirken der Noxe auftreten, wenn diese zeitlich definierbar ist.

1. Exsudative Phase

- Permeabilitätszunahme des Kapillarendothels und des Alveolarepithels → Austritt von Flüssigkeit mit Proteinen (und z.T. Erythrozyten) in das Interstitium und in die Alveolen → Ablagerung von Proteinen auf der Alveolaroberfläche = *hyaline Membranen*
- Zunahme der vaskulären Resistenz → verminderte pulmonale Perfusion und Ausbildung intrapulmonaler Rechts-Links-Shunts
- Hyaline Membranen und Veränderungen des Surfactant (s.u.) führen zur Ausbildung von Atelektasen → inhomogene Belüftung
- schwere Behinderung des Gasaustausches

Die Phase ist prinzipiell reversibel, selbst wenn sie über Tage besteht.

2. Proliferative Phase

Bei längerer Persistenz und durch weitere entzündliche Schübe werden mesenchymale Zellen aktiviert → Bildung von Bindegewebe, das reich an Collagen (Typen I und III) ist.

- Verdickung der Alveolarsepten, oft mit eingeschlossenen Lufträumen
- Umstrukturierung des pulmonalen Gefäßbettes

Es resultiert eine **Lungenfibrose** (vgl. Kap. 6.2.2.3.) mit sehr ungünstiger Prognose.

Typische Veränderungen von Funktionsparametern:

- Ruhedyspnoe mit Tachypnoe ≥ 25/min (vgl. Kap. 17.4., "Dyspnoe")

- Abnahme des arteriellen pO_2 auf Werte ≤ 50 mm Hg oder des Verhältnisses aus arteriellem pO_2 zu inspiratorischer O_2-Fraktion (FiO_2) auf Werte ≤ 200 mm Hg (Normwerte ☞ Kap. 17.5.)
- Auftreten bilateraler Infiltrate im frontalen Röntgenbild, jedoch bei fehlender linksventrikulärer Funktionsstörung ohne wesentliche Druckerhöhung in linkem Vorhof oder A. pulmonalis (Okklusionsdruck ≤ 18 mm Hg, vgl. Kap. 16.2.).
- Abnahme der statischen *Compliance*, als Maß für die Lungendehnbarkeit, in der Regel $\leq 0,5$ l/kPa (☞ Kap. 17.2.1.)

Die **pathogenetischen Mechanismen** sind sehr vielfältig. Da ARDS und Schocklunge ohnehin kaum voneinander abgegrenzt werden können, sind die in Kap. 7.3.4. behandelten Mechanismen auch hier zutreffend.

- Unter den zellulären Elementen des Blutes spielen **neutrophile Granulozyten** eine wichtige Rolle. Sie akkumulieren im Lungengewebe, adhärieren am geschädigten Endothel und transmigrieren bis in die Alveolarräume - über Mechanismen, die in Kap. 5.2.2.3. betrachtet sind. Das Schädigungsausmaß korreliert direkt mit der Zahl transmigrierter Granulozyten. In der bronchoalveolären Lavage können sie bis zu 80 % der Zellpopulation ausmachen (normal < 5 %). Die unmittelbare Schädigung erfolgt überwiegend über die aus den Zellen freigesetzten hochreaktiven O_2-Spezies und Proteinasen, von denen einzelne Vertreter in der Lavage ebenfalls stark vermehrt gefunden werden. Chemoattraktantien und Aktivatoren dieser Zellen rekrutieren sich aus den 4 systemischen Proteinkaskaden (☞ *Abb. 5.3*, Kap. 5.1.2.), Thrombozyten, Matrixproteinen u.a.
- Alterationen des **Surfactant** spielen ebenfalls eine große Rolle (vgl. Kap. 2.1.1.)
  - Verminderung oberflächenaktiver Komponenten - Phosphatidylcholin, Phosphatidylglycerol, Surfactantproteine A und B - infolge verminderter Produktion durch die geschädigten Typ II-Pneumozyten
  - Hemmung der Surfactantfunktion durch in den Alveolarraum ausgetretene Proteine aus dem Plasma - Fibrinogen, Fibrinmonomere, Albumin, Hämoglobin
  - Einschluß von Surfactant in polymerisierendes Fibrin und die damit verbundene Entstehung hyaliner Membranen. Sie geht zurück auf eine Zunahme der prokoagulanten Aktivität der Alveolarmakrophagen: Anstiege von tissue factor, PAI-1, α_2-PI und Abnahme von u-PA (Hauptinitiator der Fibrinolyse im Lungengewebe)
  - verstärkter Abbau und funktionelle Beeinträchtigung des Surfactant durch Mediatoren und Produkte der Entzündung: Phospholipase $A_2 \rightarrow$ Lysophospholipide↑, freie Fettsäuren↑; Elastase $\rightarrow$ Abbau von Surfactantprotein-A; TNF-$\alpha \rightarrow$ Expressionshemmung für die Surfactantproteine A und B; hochreaktive O_2-Spezies $\rightarrow$ Lipidperoxidationen

Die Störungen der Surfactantfunktion haben einmal hohen Anteil an den oben beschriebenen strukturellen und funktionellen Veränderungen in der exsudativen Phase, leiten aber auch in die proliferative Phase über, weil sich in aneinanderliegenden und fibrinüberzogenen Alveolarwänden der Atelektasen Fibroblasten ansammeln $\rightarrow$ Fibrosierung

Die **therapeutischen Prinzipien** implizieren die Beatmung, zur Verminderung der Ausbildung von Atelektasen unter leichter Erhöhung des endexspiratorischen Druckes. Einschränkung der Flüssigkeitszufuhr und Diureseförderung wirken der Ausbildung des Lungenödems entgegen und unterscheiden sich damit deutlich von der üblichen Schocktherapie. Die Surfactantapplikation ist in klinischer Prüfung, jedoch bislang mit enttäuschenden Ergebnissen. Corticosteroide können in der Fibrosierungsphase nützlich sein. Nichtsteroidale Antiphlogistika (☞ Kap. 5.5.5.), insbesondere solche mit Hemmwirkung auf die TxA_2- und Leukotriensynthese, könnten therapeutische und prophylaktische Bedeutung erlangen. Trend: Inhalation von NO (☞ *Abb. 8.5*, Kap. 8.4.) wirkt als pulmonaler Vasodilatator ohne systemische Nebenwirkungen (kurze Halbwertszeit, Bindung an Hämoglobin). Andere therapeutische Maßnahmen hängen von der auslösenden Grundkrankheit ab und sind daher oft mit denen der Sepsisbehandlung identisch. Weitere Trends in diesem Zusammenhang - ☞ Kap. 7.3.4., "Trends".

7.4.2. Asthma bronchiale

Die weltweit zunehmende Erkrankung (nach neueren Schätzungen 5-10 % der Bevölkerung) gehört zu den obstruktiven Ventilationsstörungen, die als **anfallsweise auftretende reversible Ob-**

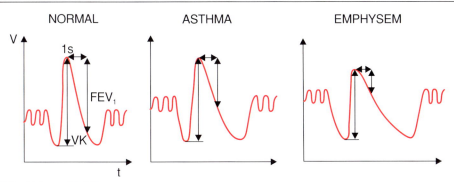

Abb. 7.8: Volumen/Zeit-Kurven.
V = Luftvolumen im Respirationstrakt, t = Zeit in ungleichmäßiger Skalierung (Dehnung zur Erfassung des 1 sec-Wertes), VK = **V**ital**k**apazität: aus maximaler Ausatmungsstellung maximal einatembares Volumen, FEV_1 = **f**orciertes **e**xspiratorisches **V**olumen in **1** sec: aus maximaler Einatmungsstellung innerhalb einer Sekunde maximal ausatembares Volumen.

struktion auf der Grundlage einer bronchialen **Hyperreaktivität** zu definieren ist.

Symptom-Trias (vgl. Kap. 17.1.1.):
- 1. **Broncho- und Bronchiolospasmus**
- 2. **Schleimhautödem** infolge Permeabilitätserhöhung der kleinen Gefäße
- 3. **Hyper- und Dyskrinie** = Hypersekretion eines zähen Schleims

7.4.2.1. Funktionsmessungen bei obstruktiven Ventilationsstörungen

Ihre Besprechung bietet sich hier an, wobei Störungen bei *Asthma bronchiale* und beim *Lungenemphysem* den Normalverhältnissen gegenübergestellt werden, als Beispiele für zentrale bzw. periphere Obstruktion. Die Befunde bei *chronisch obstruktiver Bronchitis* sind fließend zwischen beiden angesiedelt.

Volumen/Zeit-Kurve

Die Registrierung des ventilierten Luftvolumens über die Zeit im *Spirometer* erlaubt unter den in *Abb. 7.8* aufgeführten Bedingungen bereits wichtige Aussagen.

Deutlich verringert ist das FEV_1, dessen Wert meist in % der VK angegeben wird. Tendenziell ähnliche Veränderungen können auch bei restriktiven Ventilationsstörungen (☞ Kap. 17.2.) vorkommen. Deutlich erhöht ist bei Obstruktion aber immer die Atemmittellage.

Weitere spirometrisch erfaßbare Parameter sind in *Abb. 17.1*, Kap. 17.2.1. dargestellt.

Fluß/Volumen-Kurve

Bei forcierter Exspiration aus maximaler Einatmungsstellung werden Fluß (= Atemstromstärke) und Volumen registriert und nach den in *Abb. 7.9* dargestellten Kriterien ausgewertet.

Obstruktion wird besonders empfindlich durch abknickende Kurven mit "exspiratorischem Schwanz" angezeigt. MEF- und PEF-Werte dienen der Objektivierung. Asthmatiker können zu Selbstbeurteilung ihres Zustandes, des Therapieerfolges, vor allem aber zur Aufzeichnung zirkadianer Rhythmen (Verschlechterung der Funktion in den Nacht- und frühen Morgenstunden) den PEF mit *Peak-flow-Metern* selbst erfassen.

Druck/Fluß-Kurve

Während die beiden vorgenannten Methoden relativ aufwendige Atemmanöver erfordern - die auch zu Fehleinschätzungen führen können - wird mit der Druck/Fluß-Kurve die Spontanatmung im *Ganzkörperplethysmographen* registriert. Typische Kurvenverläufe zeigt *Abb. 7.10*.

Am Verlauf der Kurven lassen sich die pathophysiologischen Vorgänge der Ventilation bei Obstruktion gut nachvollziehen: Während im Normalzustand ohne wesentlichen Widerstand ein- und ausgeatmet wird - fast linearer Kurvenverlauf - kommen bei Obstruktion mit zunehmender In- und Exspiration die Lungenabschnitte mit höherem Strömungswiderstand stärker zum Tragen = höherer Druckaufwand - Abknicken der Kurven. Dies wirkt sich bei der Exspiration stärker aus: Die Bronchiallumina werden mit ansteigendem positiven Druck zusätzlich verengt, bis zum Verschluß -

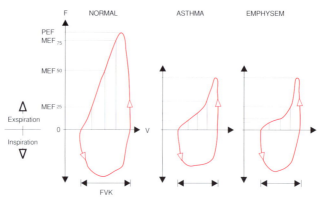

Abb. 7.9: Fluß/Volumen Kurven.
V = Luftvolumen im Respirationstrakt, F = Fluß (= Atemstromstärke), FVK = forcierte Vitalkapazität, $MEF_{25, 50, 75}$ = maximaler exspiratorischer Fluß bei 25, 50 und 75 % des Lungenvolumens, PEF = exspiratorischer Spitzenfluß (peak expiratory flow).

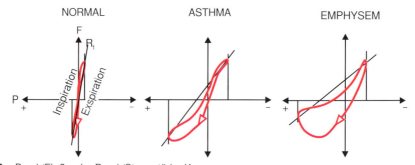

Abb. 7.10: Druck/Fluß- oder Druck/Stromstärke-Kurven.
F = Fluß (= Atemstromstärke), P = intrapulmonaler Druck, R_t = totale Resistance = $\Delta P/\Delta F$: Kehrwert der Steigung der Geraden, die die beiden Druckextrempunkte (endexspiratorisch und endinspiratorisch) verbindet.

"Golfschlägerform" der Kurven. Je mehr Luft beim Verschluß der Bronchien in der Lunge verbleibt (*trapped air*), desto mehr nehmen die Kurven "Keulenform" an.

Mit der *totalen Resistance* ist der Obstruktionsgrad quantifizierbar. Für Erwachsene gelten 0,35 kPa/l x s als obere Normgrenze.

Intrathorakales Gasvolumen (IGV)

Es ist definiert als das nach einer normalen Ausatmung noch in der Lunge verbliebene Volumen, das ganzkörperplethysmographisch erfaßbar ist. Wie sich bereits aus der erhöhten Atemmittellage in der Volumen/Zeit-Kurve ergibt, nimmt es durch Obstruktion zu. Außerdem korreliert es direkt mit dem durch R_t-Messung erfaßbaren Strömungswiderstand: stärkere Vordehnung der Lunge erlaubt trotz $R_t\uparrow$ noch eine passive Ausatmung und vermindert die exspiratorische Einengung der Bronchien. Die Lungenüberblähung ist bei Asthma bronchiale therapeutisch gut, bei Emphysem auf Grund des Substanzverlustes kaum beeinflußbar.

Beim **Asthma bronchiale** können im beschwerdefreien Intervall relativ unauffällige Werte vorliegen. Das Ausmaß der bronchialen Hyperreaktivität ist über verschiedene **Provokationstests** erfaßbar: Aerosole mit Histamin oder Parasympathikomimetika (z.B. *Metacholin*), Kaltluft, körperliche Belastung u.a. Meist werden FEV_1 und/oder R_t gemessen.

7.4.2.2. Pathogenese

Für alle in den Kap. 5.3.-5.7. betrachteten Entzündungsmediatoren wurden bronchokonstriktorische Wirkungen mit aufgeführt. Über vielfältige Wechselwirkungen, an denen außerdem Immunglobuline und Zytokine beteiligt sind, verursachen sie eine **Entzündungsreaktion im Bronchialsystem, die mit Hyperreagibilität und chronisch-obstruktiven Veränderungen einhergeht.**

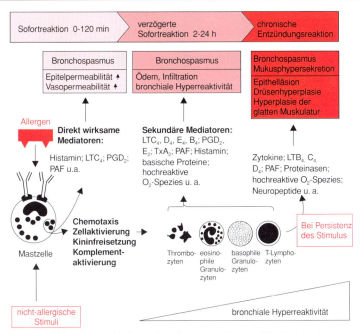

Abb. 7.11: Sequenz der Wirkung verschiedener Entzündungszellen und Mediatoren bei der Auslösung der Sofortreaktion und der verzögerten Sofortreaktion (vgl. Kap. 7., "2 Phasen") im Asthmaanfall und bei der Unterhaltung der chronischen Entzündungsreaktion. LT=Leukotrien, PG=Prostaglandin, Tx=Thromboxan, PAF=platelet activating factor.

Unabhängig von der primär auslösenden Ursache (☞ Kap. 7.4.2.3.) ergibt sich für die Auslösung des Anfalls und die Unterhaltung chronischer Veränderungen eine "gemeinsame Endstrecke", die in Abb. 7.11 dargestellt ist.

Die **Mastzellen** haben eine initiierende Funktion. Ihr Aktivierungsmechanismus wurde in Kap. 5.3.4. behandelt. Herkunft, Zielzellen und Wirkungen der meisten in Abb. 7.11 aufgeführten Mediatoren wurden im Kap. 5. ebenfalls bereits betrachtet.

Die Wirkung der **eosinophilen Granulozyten** ist in Abb. 7.12 gesondert herausgehoben.

Zur Beurteilung der Krankheitsaktivität wird immer stärker die Messung der basischen Proteine in Serum, Sputum oder bronchoalveolärer Lavage herangezogen.

Qualität und Quantität der Wirkung der Mediatoren sind unterschiedlich - ☞ Tab. 7.2.

Das breite Wirkungsspektrum von PAF (platelet activating factor) wird daraus deutlich, woraus sich auch therapeutische Konsequenzen ableiten (☞ Kap. 7.4.2.4.).

Neuropeptiden, die aus Nervenendigungen freigesetzt werden können, wird zunehmend eine pathogenetische Rolle zugeschrieben (vgl. Abb. 7.12):

- *VIP* (**v**asoactive **i**ntestinal **p**eptide) und *PHM* (**p**eptide **h**istidine **m**ethionin) sind bronchodilatorisch wirksam und werden bei Asthma rascher abgebaut
- unmittelbar reaktionsverstärkend könnten folgende, aus sensorischen Nervenendigungen freigesetzte Peptide sein: *CCK-8* (**C**hole**c**ysto**k**inin-Octapeptid) → Bronchokonstriktion; *CGRP* (**c**alcitonin-**g**ene-**r**elated **p**eptide) → Bronchokonstriktion und Vasodilatation; *NKA* (**N**euro**k**inin **A**) → Bronchokonstriktion und Mukussekretion; *SP* (**s**ubstance **P**) → Bronchokonstriktion, Mukussekretion, Permeabilitätserhöhung der Gefäße, Degranulierung von Mastzellen und eosinophilen Granulozyten

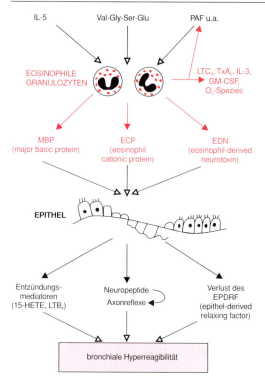

Abb. 7.12: Eosinophile Granulozyten sind besonders an der verzögerten Sofortreaktion und der Unterhaltung der bronchialen Hyperreagibilität beteiligt. Außer den von ihnen freigesetzten Mediatoren, Zytokinen und hochreaktiven O_2-Spezies (rechts im Bild) haben besonders 3 der 4 in Kap. 5.2.3.4. aufgeführten *basischen Proteine* eine epithelschädigende Wirkung, die die Reagibilität des Bronchialsystems verstärkt. Pfeile mit nicht ausgefüllter Spitze: "Wirkung auf...".

7.4.2.3. Ätiologie

Allergisches Asthma bronchiale:

Als *allergische Reaktion Typ I* kommt die Erkrankung am häufigsten vor. Der Ablauf ist eingangs Kap. 7. im Kleindruck zusammengefaßt. Die chromosomale Lokalisation für verstärkte IgE-Bildung (5q31-33) trifft auch für bronchiale Hyperreaktivität zu. Weitere Ursachen für genetische Prädisposition sind aber wahrscheinlich. So sind in belasteten Familien marker für Genorte auf den Chromosomen 4, 6, 7, 11, 13 und 16 gefunden worden.

Die Zahl in Frage kommender Allergene natürlicher oder synthetischer Herkunft ist sehr hoch und im Individualfall oft nur schwer eruierbar.

Relativ spezifisch für allergisches Asthma (aber auch atopische Dermatitis und allergische Rhinitis) ist eine **Dominanz** eines bestimmten Helfer-T-Zelltyps, **der TH2-Zellen**, die ein definiertes Spektrum von Zytokinen produzieren, die u.a. Wirkungen auf die am Asthma beteiligten Entzündungszellen haben: IL-3 → Aktivierung basophiler Granulozyten (bG); IL-4 → Stimulation der IgE-Synthese, Mastzellreifung, Einwanderung und Aktivierung eosinophiler Granulozyten (eG), Adhäsion von bG; IL-5 → Einwanderung und Aktivierung von eG, Aktivierung von bG.; GM-CSF → Aktivierung von bG.

Die Ursachen der Favorisierung der Entwicklung von TH2-Zellklonen sind noch unklar. Unter den Zytokinen wirkt IL-4 fördernd und IFN-γ hemmend (weil es die Bildung von TH1-Zellen fördert). Aus beidem ergeben sich möglicherweise Ansätze für eine immunmodulatorische Therapie.

Am Wechselspiel immunkompetenter und entzündlicher Zellen sind beim Asthma außer den o.g. noch weitere Zytokine beteiligt, wie IL-1, IL-2, IL-6, IL-8, IFN-γ und TNF-α.

Andere Ursachen:

Sie sind als Auslöser von Anfällen zwar oft abzugrenzen, können aber alle auf dem Boden einer immunologischen Überempfindlichkeitsreaktion wirksam sein.

Mediatoren	Broncho-konstriktion	Schleim-hautödem	Mukusse-kretion	Eosinophi-lenakkumul.	Thrombozy-tenakkumul.	bronchiale Hyperreakt.	bronchiale Hyperplasie
Histamin	◆	◆					
Prostaglandine und TxA_2	◆	♦	♦		♦		
Leukotriene	◆	♦	♦	♦		♦	♦
PAF	◆	◆	◆	◆	◆	◆	

Tab. 7.2: Relativer Wirkungsvergleich einiger klassischer Entzündungsmediatoren auf pathogenetische Teilprozesse beim Asthma bronchiale.

- Anfälle im Rahmen von **Infekten** kommen durch vergleichbare Entzündungsreaktionen zustande. Das dimere IgA - als überwiegendes Immunglobulin seromuköser Sekrete zur lokalen Immunabwehr - könnte hier einbezogen sein. Es aktiviert ebenfalls eosinophile Granulozyten
- **Unspezifische Reize**, wie Inhalation von Staub, Rauch u.a. Luftverunreinigungen, Kaltluft oder physische Belastung, aktivieren zunächst Rezeptoren der Bronchialwände → vagusvermittelte Afferenz. Die zentralen Vaguskerne stehen in Verbindung mit subkortikalen Zentren und dem limbischen System: Einfluß psychischer Faktoren. Die Efferenz ist wiederum vagusvermittelt und führt zur Ausschüttung von *Acetylcholin*. Dieses hat im Zusammenhang mit der Anfallsauslösung verschiedene Wirkungen, die z.T. in die allergisch-entzündliche Pathogenese einmünden: Bronchokonstriktion, Mastzellaktivierung, Mukussekretion, Permeabilitätserhöhung der Gefäße, Sensibilisierung der Bronchialwandrezeptoren (Circulus vitiosus)
- Das sog. **Analgetika-Asthma** wird durch Einnahme von Cyclooxygenasehemmern ausgelöst. Die Mechanismen sind am Ende von Kap. 5.5.5., "allergische Reaktionen", erklärt. Mit den vermehrt gebildeten Leukotrienen werden chemotaktisch und bronchokonstriktorisch wirksame Mediatoren aktiv

Letztlich ergibt sich eine **obstruktive Disposition des Bronchialsystems**: Zahlreiche Bedingungen und Faktoren führen zur Bronchokonstriktion, denen im wesentlichen nur ein broncholytisches Prinzip gegenübersteht - die Stimulation der spärlich vorhandenen sympathischen Nervenfasern und $β_2$-Rezeptoren durch Catecholamine.

7.4.2.4. Aus den Pathomechanismen ableitbare therapeutische Prinzipien

Die Therapie des Asthma bronchiale, für die internationale Konsensusempfehlungen erarbeitet worden sind, ist Gegenstand der Inneren Medizin. Da sie sich überwiegend aus den hier behandelten Pathomechanismen ableiten lassen, werden die prinzipiellen Zugänge und Trends kurz aufgeführt.

- In der **antientzündlichen** Therapie dominieren *Glucocorticoide* (☞ Kap. 5.5.5.), als Aerosol und/oder peroral zur Prophylaxe und Dauertherapie, parenteral zur Beherrschung schwerer Anfälle.
  In klinischer Erprobung sind *PAF-Rezeptorantagonisten* (☞ Kap. 5.6.3.), *Lipoxygenaseinhibitoren* und *Leukotrien-Rezeptorantagonisten* (☞ Kap. 5.5.5., "2. Nichtsteroidale Antiphlogistika")
- **Bronchodilatatoren** sind vor allem $β_2$-*Sympathomimetika* (s.o.), die z.B. als Aerosol schnell wirksam sind. *Anticholinergika* als Aerosol erreichen eine Vagolyse im Bronchialbereich, ohne wesentliche systemische Nebenwirkungen. *Theophylline* oral oder parenteral können wegen ihres anderen Wirkmechanismus (Hemmung von Phosphodiesterasen → cAMP↑, cGMP↑) ergänzend eingesetzt werden, wenn die beiden ersten Substanzgruppen nicht ausreichend wirken.
  Für Phosphodiesterasen (PDE) sind zahlreiche Isoenzyme bekannt, die in verschiedenen Zelltypen unterschiedlich vertreten sind. In Entwicklung und Erprobung sind daher *spezifische PDE-Inhibitoren*, die z.B. das überwiegende Isoenzym der glatten Muskelzellen der Bronchien (PDE-III) oder von Entzündungszellen (PDE-IV) hemmen können → Bronchodilatation bzw. Entzündungshemmung
- **Antihistaminika** (vgl. Kap. 5.3.2.) sind nur bei leichten Formen gut wirksam - was auch als pharmakologische Evidenz für die entscheidende Mitwirkung anderer Entzündungsmediatoren neben dem Histamin zu werten ist. In weiterer Entwicklung sind jedoch H_1-*Rezeptorblocker* mit überwiegender Wirkung auf das Bronchialsystem
- **Chromoglicinsäure** (= *Dinatriumchromoglykat*) ist ausschließlich zur Prophylaxe geeignet. Ihr Wirkungsmechanismus ist ungenügend geklärt: Hemmung der Mastzellaktivierung, Potenzierung der Catecholaminwirkung auf β-Rezeptoren und Hemmung der Freisetzung von bronchokonstriktorischen Neuropeptiden sind wahrscheinliche Mechanismen
- **Antitussiva** und **Sekretolytika** sind nur unterstützende Mittel. Substitution mit $α_1$-**PI** ist nur bei vorliegendem Mangel sinnvoll - ☞ Kap. 1.4.1. - um einer erheblich krankheitsverstärkenden Emphysembildung vorzubeugen

8. Blutstillungs-, Gerinnungs- und Fibrinolysestörungen

Störungen dieses Systems haben in allen vorangehenden Kapiteln eine Rolle gespielt und werden auch in den nachfolgenden wieder berührt. Es unterstreicht die große Bedeutung für alle Teilgebiete der Medizin. Eine systematische Betrachtung kann daher nur unter Verweisen auf andere Stellen erfolgen.

Bei der Stoffgliederung stehen mit den *hämorrhagischen Diathesen* zwar zunächst überwiegend Mechanismen der Blutstillung und Gerinnung im Vordergrund der Betrachtung, aber bereits bei der *Verbrauchskoagulopathie* und vor allem bei den *Thrombosen*, als häufigste Störungen, sind immer **Hämostase und Fibrinolyse** betroffen, was z.B. auch bereits bei der Behandlung von Entzündung- und begleitenden Allgemeinprozessen deutlich wurde.

8.1. Plasmatisches System - Koagulopathien

Die Störungen betreffen einzelne Komponenten des in *Abb. 8.1* gezeigten plasmatischen Gerinnungssystems.

8.1.1. Genetisch bedingte Störungen

Eine erhöhte Blutungstendenz, die mit manifesten Blutungen einhergeht, ergibt sich, wenn die Aktivität eines einzelnen Faktors ca. 20 % der Norm unterschreitet.

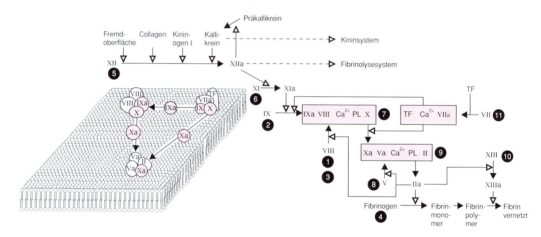

Abb. 8.1: Schema der Gerinnungskaskade, mit den wichtigsten Anschlußpunkten an das Kinin- und Fibrinolysesystem (vgl. *Abb. 5.3*, Kap. 5.1.2).
Die römischen Ziffern bezeichnen die Gerinnungsfaktoren; TF = tissue factor. Pfeile mit schwarzer Spitze bedeuten "Umwandlung oder Übergang in...", solche mit nicht ausgefüllter Spitze "Wirkung auf...", meist identisch mit der Proteinasewirkung des entsprechenden Faktors oder Komplexes. PL in den eingerahmten Komplexen bedeutet *Phospholipide* zellulärer Membranen, überwiegend von den an der Gerinnung unmittelbar beteiligten Thrombozyten (☞ *Abb. 8.4*, Kap. 8.2.). Der Einschub links im Bild zeigt ein Modell für die Anordnung der 3 Komplexe auf der Phospholipiddoppelschicht einer Membran (links: *intrinsische Tenase*, rechts: *extrinsische Tenase*, unten: *Prothrombinase*). Durch Ausbildung der Komplexe auf dem gleichen Membranareal können die Faktoren IXa und Xa durch laterale Diffusion zwischen den Komplexen ausgetauscht werden. Daraus wird auch deutlich, daß die Differenzierung zwischen intrinsischem und extrinsischem Weg nurmehr historischen Charakter hat. In die gleiche Richtung geht, daß der tissue factor nicht nur bei Verletzungen wirksam wird, sondern unter bestimmten Bedingungen (z.B. bei Entzündung durch Zytokine und Endotoxin) auch auf den Membranen von Zellen der Gefäßwand (z.B. Endothelzellen) und des Blutes (z.B. Monozyten) exponiert werden kann. Mit den arabischen Ziffern auf schwarzem Grund sind genetische Defekte einzelner Faktoren bezeichnet. Sie werden im nachfolgenden Kapitel besprochen.

Nach Erbgängen geordnet, lassen sich folgende, in *Abb. 8.1.* entsprechend markierte Defekte unterscheiden:

- X-chromosomal rezessiver Erbgang

  1 = *Hämophilie A*

  2 = *Hämophilie B = Christmas-disease*

- autosomal dominanter Erbgang

  3 = *VON WILLEBRAND-JÜRGENS-Syndrom* (in Kap. 8.2.2.1. behandelt)

  4 = *Dysfibrinogenämien*

- autosomal rezessiver Erbgang

  5 = *HAGEMANN-Defekt*

  6 = *Hämophilie C*

  7 = *STUART-PROWER-Defekt* (Faktor X)

  8 = *Parahämophilie*

  9 = *A-, Hypo-, Dysprothrombinämie* (Faktor II)

  10 = *Protransglutaminase-Mangel*

  11 = *Faktor VII-Mangel*

Am häufigsten sind die X-chromosomal vererbten Hämophilien; die anderen Defekte sind selten.

8.1.1.1. Hämophilie A

Der **Defekt** betrifft die niedermolekulare Untereinheit von **Faktor VIII** (Faktor VIII:C, 25 kDa), während die (den VON WILLEBRAND-Faktor enthaltende) höhermolekulare Untereinheit (Faktor VIII:RAg) vorhanden ist. 2 Formen: *Hämophilie A^+* - Faktor VIII:C ist immunologisch nachweisbar, jedoch wenig oder nicht aktiv (überwiegend missense-Mutationen, > 80 verschiedene); *Hämophilie A^-* - Faktor VIII:C fehlt (nonsense-Mutationen oder Deletionen).

X-chromosomal rezessiver Erbgang - ☞ *Abb. 1.21,* Kap. 1.3.4.2. Die Häufigkeit für das männliche Geschlecht liegt bei ca. 1 : 10.000. Frauen sind Konduktorinnen; die Faktor VIII-Aktivität liegt zwischen 50 und 100 % (genetisches Mosaik - ☞ Kap. 1.4.4., "Art des molekularen Defekts,").

Der Höhe noch vorhandener Restaktivität entsprechen a) leichte (15-5 % Restaktivität), b) mittelschwere (5-1 %) und c) schwere (< 1 %) Verläufe - mit folgenden, danach gestaffelten **Blutungsneigungen**: a) nach Verletzungen, Operationen und Zahnextraktionen; b) zusätzlich Blutungen in Gelenke, Muskulatur und Makrohämaturie und c) zusätzlich ausgedehnte subkutane Hämatome, Blutungen im Nasen-Rachen-Raum und Gastrointestinaltrakt, zerebrale Blutungen.

Labordiagnostisch findet sich charakteristischerweise eine verlängerte *PTT (partielle Thromboplastinzeit)* bei normaler *TPZ (Thromboplastinzeit = Quickwert)* und *TZ (Thrombinzeit)*. Diagnosesicherung und Quantifizierung des Schweregrades durch Faktor VIII-Bestimmung.

Therapieprinzip ist die Substitution bei starken Blutungen oder vor chirurgischen Eingriffen, in der Regel mit Faktor VIII-Konzentraten. Die Halbwertszeit des Faktor VIII mit ca. 6 Stunden ist dabei zu beachten. Die Therapie mit rekombinantem Faktor VIII ist in klinischer Erprobung (keine Übertragung von Viren, aber auch Hemmkörperbildung - s.u.). Bei leichten Formen kann mit *Desmopressin*, einem synthetischen Analogon des Vasopressin (*DDAVP = 1-Desamino-8-D-Arginin-Vasopressin*, ☞ *Abb. 10.7,* Kap. 10.3.), die vorhandene Restaktivität von Faktor VIII:C (und von Faktor VIII:RAg beim VON WILLEBRAND-Jürgens-Syndrom - ☞ Kap. 8.2.2.1.) auf das 35fache gesteigert werden, wahrscheinlich durch Freisetzung zellgebundener Anteile der Faktoren. Gentherapeutische Ansätze - ☞ Kap. 1.3.5.4., "Fibroblasten".

Ca. 10-15 % der mit Faktor VIII behandelten Patienten entwickeln IgG-Antikörper, die den Faktor neutralisieren. Zu dieser **Hemmkörper-Hämophilie** zählen auch (wenige) Fälle nicht primär Hämophiler, die im Rahmen einer Autoimmunerkrankung Autoantikörper gegen den Faktor entwickeln. Die Therapie dieser Patienten ist schwierig. Bei ersteren verschwinden die Antikörper wieder, wenn längere Zeit nicht substituiert wurde. Ist eine Substitution notwendig, sollte daher zunächst der Antikörpertiter bestimmt werden. Bei niedrigen Titern ist hochdosierte Faktor VIII-Substitution indiziert. Bei hohen Titern Desmopressin, wenn die Patienten darauf respondieren. Wenn nicht, können Antikörper durch *Plasmapherese* entfernt werden, durch Gabe von gepoolten Gammaglobulinkonzentraten blockiert werden (zufällige Anwesenheit von *Anti-Idiotyp-Antikörpern*) oder ihre Bildung durch immunsuppressive Therapie vermindert werden. Ein anderer Weg ist die Umgehung des Faktor VIII-abhängigen Teils der Gerinnungskaskade durch Substitution mit sog. *Prothombinkomplexkonzentraten*. Da diese u.a. aktivierte Gerinnungsfaktoren enthalten (z.B. IXa und Xa), können Thrombosen als Nebenwirkungen auftreten. Diese können offenbar umgangen werden durch Gabe von (rekombinant verfügbarem) Faktor VIIa, der zunehmend zum Einsatz kommt. Er wirkt nur im Komplex mit tissue factor (☞ *Abb. 8.1*, Kap. 8.1.), der lokal exponiert wird, so daß keine generalisierte Gerinnungsneigung erzeugt werden kann.

Virusinfektionen durch Substitution mit Konzentraten betreffen *Hepatitis-B* oder *-C, AIDS, Zytomegalie-* und *Epstein-Barr-Virus-Infektionen*. Die Risiken sind durch Vorbehandlung der Konzentrate und Hepatitis B-Schutzimpfung sehr verringert worden und bei Einsatz von rekombinantem Faktor VIII nicht vorhanden.

8.1.1.2. Andere, seltene Defekte

Am häufigsten darunter ist die **Hämophilie B** (Faktor IX-Mangel) mit einer Inzidenz für das männliche Geschlecht von etwa 1 : 30.000; X-chromosomal rezessiver Erbgang. Symptome, Diagnostik und Therapie analog zu Hämophilie A.

Autosomal dominante **Dysfibrinogenämien** kommen überwiegend durch (verschiedene) Punktmutationen zustande, die zu Störungen der Peptidabspaltung, Fibrinpolymerisation oder -vernetzung führen. Je nach Art des Defekts dominieren Blutungsneigung, verzögerte Wundheilung oder auch Thrombosetendenz.

Letztere ist beim **Hagemann-Defekt** gegeben (ungeklärt), während bei den Mangelzuständen der übrigen Faktoren mehr oder weniger starke Blutungsneigung vorherrscht, die durch Substitution therapiert wird.

VON WILLEBRAND-Jürgens-Syndrom - ☞ Kap. 8.2.2.1.

8.1.2. Erworbene Störungen

8.1.2.1. Immunkoagulopathien

Analog zur Hemmkörper-Hämophilie können Antikörper gegen einzelne Fakoren gebildet werden und deren Aktivität vermindern: Fibrinogen, V, VIII, IX, XI, XIII und VON WILLEBRAND-Faktor. Sie werden meist im Rahmen von Autoimmunerkrankungen oder Überempfindlichkeitsreaktionen auf Pharmaka gebildet.

Beim sog. *Lupus-Antikoagulans* entstehen Antikörper gegen Proteine, die mit negativ geladenen Phospholipiden von Membranen assoziiert sind - ☞ Kap. 8.4.1.3., "Antiphospholipid-Antikörper-Syndrom" → Beeinflussung der an der Gerinnung beteiligten Membrankomplexe mit unterschiedlichen Konsequenzen: Blutungs- oder (häufiger) Thromboseneigung. Vorkommen bei *systemischem Lupus erythematodes*, anderen Autoimmunerkrankungen, Virusinfektionen, myeloproliferativen Erkrankungen und pharmakabedingt.

8.1.2.2. Leberparenchymschäden

Alle in der Leber synthetisierten Gerinnungsfaktoren (Fibrinogen, II, V, VII, VIII, IX, X und XI) können bei Leberschäden vermindert gebildet werden. Schwere akute Schädigung (fulminante Hepatitis, Knollenblätterpilzvergiftung) führt zuerst zum Abfall von Faktor VII, der von den genannten Faktoren die kürzeste Halbwertszeit hat. Bei chronischen Schäden (Zirrhose) sind alle Faktoren in gleichem Ausmaß vermindert (Ausnahme: VIII - ungeklärt). Entzündliche Lebererkrankungen können jedoch mit normalen oder erhöhten Fibrinogenspiegeln einhergehen (Akute Phase-Protein, ☞ *Tab. 5.3*, Kap. 5.2.3.1.). Labordiagnostisch sind Verlängerungen der TPZ (= verminderter Quickwert), PTT und TZ meist typisch.

Teilkompensationen sind möglich, da in Hepatozyten auch *Plasminogen* sowie Inhibitoren von Gerinnung oder Fibrinolyse (*AT III, $\alpha_2 PI$, Protein C*) gebildet werden, deren Konzentrationen ebenfalls absinken können.

Das RES der Leber hat normalerweise einen hohen Anteil an der Eliminierung aktivierter Gerinnungsfaktoren. Bei schweren Schäden wird es reduziert oder bei Zirrhose durch porto-cavale Shunts umgangen → Stimulation intravaskulärer Gerinnung, so daß durch zusätzliche Ereignisse (Sepsis, Schock) schnell eine DIC (☞ Kap. 8.1.2.4.) entstehen kann.

8.1.2.3. Vitamin K-Mangel

Die Faktoren II, VII, IX und X, aber auch Protein C, werden Vitamin K-abhängig in der Leber synthetisiert. Mangel der Gerinnungsfaktoren führt zur Blutungsneigung, die sich labordiagnostisch in verlängerter TPZ (= verminderter Quickwert) bemerkbar macht.

Ursachen: Überdosierung von *Cumarinpräparaten* (☞ Kap. 8.4.3.1., "Orale Antikoagulantien"); Störungen der Fettresorption (fettlösliches Vitamin), besonders bei Gallengangsverschluß; Breitbandantibiotika (ca. 50 % der Gesamtversorgung erfolgt durch Darmbakterien); Defizit bei Neugeborenen (noch keine Darmbakterien und nur geringe Plazentapassage).

Therapie: Beseitigung der Grundkrankheit, Substitution mit Vitamin K (*Phytomenadion*).

8.1.2.4. Verbrauchskoagulopathie

(☞ auch Kap. 7.3.4.)

Synonym: **DIC** (*disseminated intravascular coagulation*)

Komplexe Störung, als Begleiterscheinung zahlreicher Erkrankungen, bei der **die gleichen pathogenetischen Mechanismen sowohl zur Blutungsneigung** durch Verbrauch von Gerinnungsfaktoren und Thrombozyten, **als auch zu intravasalen Fibrinablagerungen und Mikrothrombenbildung** mit entsprechenden Folgen für die Mikrozirkulation **führen können**.

Ätiopathogenese:

Verschiedene Ursachen sind in *Tab. 8.1* zusammengestellt.

Alle in *Tab. 8.1* aufgeführten Auslöser führen über verschiedene Wege zur gesteigerten intravaskulären Gerinnung mit Aufbrauch von Gerinnungsfaktoren. Unter den häufigsten Ursachen dominiert jedoch tissue factor als Auslöser.

Nach anfänglicher **Hyperkoagulabilität** reicht die Nachbildung von Faktoren nicht mehr aus, um den Verbrauch zu kompensieren → Blutungsneigung. Im Vordergrund steht der Verbrauch von Fi-

Ursachen oder Erkrankungen	Auslöser (→ Mechanismen)
verschiedene Schockformen (außer kardiogenem Schock) Aortenaneurysma	Stase des Blutes (→ Endothelzellschädigung)
akute Leberschädigung chronische Leberschädigung mit porto-cavalem Shunt	RES-Schädigung oder -Umgehung (→ verminderter Abbau von Gerinnungsfaktoren)
Sepsis durch gramnegative Bakterien	Endotoxin (→ Endothelzellschädigung und tissue factor-Expression)
Polytrauma ARDS thrombotisch-thrombozytopenische Purpura hämolytisch-urämisches Syndrom Fruchtwasserembolie septischer oder verhaltener Abort Präklampsie oder Eklampsie Leukämien u.a. Tumoren Virusinfektionen Malaria Glomerulonephritis Verbrennungen Hyperlipämien durch parenterale Ernährung mit Fettemulsionen	vermehrte Bildung oder Exposition von tissue factor oder ähnlich wirkenden Molekülen
extrakorporale Zirkulation	Fremdoberfläche (→ Gerinnungsaktivierung)
Schlangenbisse Leukämien akute Pankreatitis	Proteinasen (→ Gerinnungsaktivierung)
Transplantatabstoßung oder Fehltransfusion	Antigen/Antikörperkomplexe (→ Komplementaktivierung → Gerinnung↑)

Tab. 8.1: Zusammenfassung von Grundkrankheiten, die zur DIC führen können und die zugehörigen wichtigsten Auslöser, mit Überlappungen, z.B. bei Schock, Sepsis und Polytrauma, die als häufigste Ursachen in Frage kommen.

brinogen und den Faktoren V, VII und X, und lösliches Fibrin zirkuliert im Plasma. Endothelzellschädigung führt zu verminderter Protein C-Aktivierung und zu vermehrter Freisetzung von PAI-1 (vgl. Kap. 8.4.) → Gerinnung↑ und Fibrinolyse↓. Intravasale Fibrinablagerung und Mikrothrombosierung führt zu den in **Kap. 7.3.4.** beschriebenen Konsequenzen für die Mikrozirkulation. An der Mikrothrombosierung sind Thrombozyten beteiligt, die durch verschiedene Auslöser (vgl. Kap. 8.2. "Thrombozytenaktivierung") - besonders aber das gebildete Thrombin - aktiviert werden → Aggregation, die mit **Thrombozytenverbrauch** einhergeht → sog. *Thrombozytensturz*.

Obwohl primär die Gerinnung stimuliert ist und quantitativ gegenüber der Fibrinolyse überwiegt, ist absolut auch die Fibrinolyserate gesteigert, was von hoher diagnostischer Bedeutung ist (s.u.). Diese **Hyperfibrinolyse** ergibt sich einmal reaktiv aus der gesteigerten Fibrinbildung und zum anderen aus dem (ebenfalls gesteigerten) Verbrauch von Proteinaseinhibitoren (☞ Kap. 7.3.1.3.). Plasmin spaltet neben Fibrin auch Fibrinogen → Fibrinogenspaltstücke, die ihrerseits die Umwandlung von Fibrinogen zu Fibrin hemmen → Schutz vor weiteren Fibrinablagerungen aber Verstärkung der Blutungsneigung.

Labordiagnostik:

Entscheidend ist die sorgfältige Kontrolle des **zeitlichen Verlaufs** verschiedener Parameter.

Globaltests sind oft verändert - *TPZ* verlängert (= verminderter Quickwert), *TZ* (Thrombinzeit) verlängert - aber auch bei anderen Gerinnungsstörungen → nicht spezifisch für DIC.

Bessere Indikatoren der **Hyperkoagulabilität** sind *Prothrombinfragment 1 + 2* und *Fibrinopeptid A*.

Unter den **Einzelfaktoren** ist der Nachweis einer Verminderung von *Fibrinogen* und den *Faktoren V und VII* wertvoll.

Fibrinogen- und Fibrinspaltprodukte - ☞ *Abb. 8.2*.

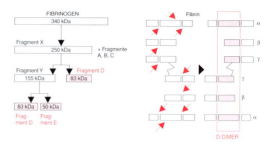

Abb. 8.2: Grobschematische Darstellung der Entstehung von Fibrin(ogen)-Spaltstücken (nach THOMAS und TROBISCH).
Während der reaktiven Fibrinolyse spaltet *Plasmin* sowohl Fibrinogen (links) als auch Fibrin (rechts). Von den Fibrinogenspaltstücken werden die *Fragmente D und E* bestimmt. Der Fibrinaufbau ist insofern etwas detaillierter dargestellt, als die γ-Ketten zweier benachbarter Moleküle miteinander verkettet sind. Unter der Wirkung von Plasmin (rote Pfeile) entsteht daher ein Doppel-D-Fragment (durch rote Linie eingegrenzt) = *D-Dimer*.

Der Nachweis von Spaltstücken beider Moleküle signalisiert eine verstärkte Fibrinolyse. Das *D-Dimer* zeigt darüberhinaus an, daß größere Mengen Fibrin intravasal gebildet wurden (außer bei DIC auch typisch für Becken- und/oder tiefe Beinvenenthrombose, Lungenembolie).

Von den **Proteinaseinhibitoren** finden sich anfangs erhöhte Konzentrationen des *Thrombin/ATIII-Komplexes*, später verminderte *ATIII*-Konzentration.

Mit der Messung der **Thrombozytenzahl** ist ein weiterer Parameter zur Schadensquantifizierung und Verlaufsbeurteilung gegeben.

Unter den **therapeutischen Prinzipien** ist wegen den sehr verschiedenen Ursachen, die zur DIC führen können, die **Behandlung der Grundkrankheit von entscheidender Bedeutung**.

Mit *Heparin* kann die aktivierte Gerinnung unterbrochen werden - möglichst frühzeitig, vor erheblichem Absinken der Gerinnungsfaktoren (sonst Verstärkung der Blutungsneigung). Die Kombination mit *ATIII-Substitution* ist sehr wirkungsvoll (ATIII ist für die Heparinwirkung notwendig - ☞ Kap. 8.4.3.1., "Heparin"). ATIII ergänzt außerdem das verminderte Proteinaseinhibitorpotential. Substitution durch Frischplasma bei stark aufgebrauchten Gerinnungsfaktoren und Proteinaseinhibitoren. Thrombozytenkonzentrate bei ausgeprägter Thrombozytopenie (☞ Kap. 8.2.1.).

In tierexperimenteller Erprobung ist die Therapie der durch Endotoxin verursachten DIC, die überwiegend

8.2. Thrombozytär bedingte Störungen

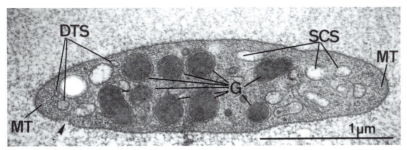

Abb. 8.3: Transmissionselektronenmikroskopische Aufnahme eines Ultradünnschnitts eines nicht aktivierten Thrombozyten (freundlicherweise überlassen von E. MORGENSTERN, Homburg-Saar). Spezielle, durch Membranen abgegrenzte Organellen haben definierte Funktionen:
MT = **M**ikro**t**ubuli, die als Bündel die diskoide Form der ruhenden Blut"plättchen" (= *Discozyten*) stabilisieren. Nach Aktivierung werden sie reorganisiert und verschwinden aus ihrer marginalen Position → Gestaltswandel, mit Abrundung der Thrombozyten (= *Sphärozyten*) und Ausbildung von Fortsätzen (= *Pseudopodien*).
SCS = **s**urface **c**onnected **s**ystem, das durch seine Verbindung mit der Plasmamembran (Pfeilspitze) a) ein Membranreservoir für den Gestaltswandel bildet und b) während der Freisetzungsreaktion mit den Membranen der Speichergranula fusioniert (ebenso wie die Plasmamembran), so daß deren Inhaltsstoffe abgegeben werden.
DTS = **d**ense **t**ubular **s**ystem, das ein Äquivalent des agranulären endoplasmatischen Retikulums anderer Zellen ist.
G = *G*ranula, Speicherorganellen für Inhaltsstoffe, die bei der Freisetzungsreaktion abgegeben werden. Dominierend sind α-Granula (im Bild), zu deren wichtigsten Inhaltsstoffen PDGF, Fibrinogen, vWF (VON WILLEBRAND-Faktor), Thrombospondin, PF4 (Plättchenfaktor 4), Gerinnungsfaktor V und β-Thromboglobulin gehören. Elektronendichte Granula (*dense bodies*) machen nur ca. 10 % der Granula aus, enthalten mit ADP, ATP, Serotonin und Ca^{2+} aber auch Stoffe, deren Freisetzung Wirkung auf die Thrombozyten selbst und auf die Gefäße hat (☞ *Abb. 8.4*).

durch tissue factor ausgelöst wird, mit (rekombinant verfügbarem) *TFPI* (*tissue factor pathway inhibitor* - ☞ *Abb. 8.5*, Kap. 8.4.) oder mit Antikörpern gegen tissue factor oder Faktor VIIa.

Ein gentherapeutischer Ansatz besteht in der Erzeugung einer Überexpression von *IκBα* in Endothelzellen → Hemmung von NFκB (vgl. Kap. 5.5.5., "1. Glucocorticoide"), der in diesen Zellen als Transkriptionsfaktor für die Expression von tissue factor mitverantwortlich ist.

8.2. Thrombozytär bedingte Störungen

Sie sind häufiger Ursache hämorrhagischer Diathesen als Störungen des plasmatischen Systems.

Thrombozyten sind außerordentlich reaktive partikuläre Elemente des Blutes (keine echten Zellen, denn es fehlen Kern und proteinsynthetisierender Apparat), die außer an Blutstillung und Gerinnung auch an anderen Prozessen, wie Entzündung, Gewebsreparatur oder Atherogenese, beteiligt sind. Das Verständnis ihrer Funktion bei den genannten Prozessen setzt Kenntnisse über spezielle Strukturelemente voraus, die in *Abb. 8.3* gezeigt sind.

Die Zahl bekannter Auslöser der **Thrombozytenaktivierung** ist sehr groß, umfaßt Stoffe unterschiedlicher chemischer Natur und ist auch mechanisch möglich (Scherkräfte an Gefäßunebenheiten = *shear stress*). Zu den physiologisch und pathologisch relevanten Auslösern gehören vor allem Collagen, Thrombin, ADP, PAF und Adrenalin. Sie wirken über jeweils spezifische Rezeptoren. Die Sequenz der Aktivierung ist in etwa: Gestaltswandel, gesteigerte Adhäsivität, Aggregation und Freisetzung der Granulainhaltsstoffe. Fibrinogen fungiert bei der Aggregation als Brückenmolekül - ☞ *Abb. 5.4*, Kap. 5.2.2.1. Eine detailliertere Darstellung des Aktivierungsablaufs zeigt *Abb. 8.6*, Kap. 8.4.3.3.

Unter den pathophysiologisch wichtigen Auslösern ist aber auch shear stress einzuordnen. Er bewirkt eine Anordnung des gpIIb/IIIa-Komplexes (= CD41/61 - ☞ *Tab. 5.2*, Kap. 5.2.2.1.) in clustern → Förderung der Bindung von Fibrinogen und damit der Aggregation, sowie eine Steigerung der Bindung von vWF an die Rezeptorkomplexe gpIb/V/IX und gpIIb/IIIa - ☞ Kap. 8.2.2.1.

Abb. 8.4 zeigt, über welche Mechanismen Thrombozyten durch Aktivierung in Blutstillung und Gerinnung eingreifen.

Ihrer Funktion entsprechend, betreffen thrombozytär bedingte Blutungsneigungen vor allem die **primäre Hämostase** → Auftreten petechialer Blutungen an Haut und Schleimhäuten (zusätzlich flächige Blutungen bei schweren Formen), Menorrhagien bei Frauen, verlängerte Blutungszeit,

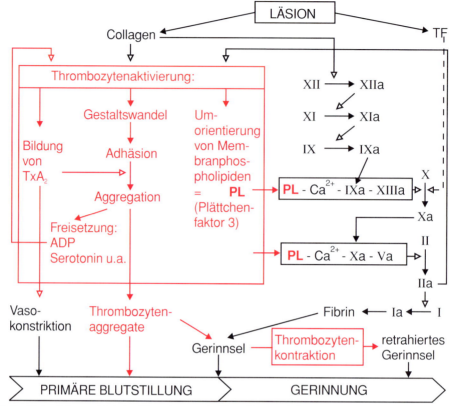

Abb. 8.4: Einbeziehung aktivierter Thrombozyten in Blutstillung und Gerinnung.
Rot ausgeführt sind die unmittelbar von Thrombozyten ausgehenden Aktivitäten. Pfeile mit ausgefüllter Spitze bedeuten "Umwandlung oder Übergang in...", solche mit nicht ausgefüllter Spitze "Wirkung auf...". Primärer Auslöser der Aktivierung ist das durch Endothelverletzung oder -schädigung freigelegte Collagen, an das Thrombozyten über das Integrin CD49b (☞ *Tab. 5.2*, Kap. 5.2.2.1.) binden. Die Bindung wird verstärkt durch an die Thrombozyten bindenden VON WILLEBRAND-Faktor, der die Thrombozyten über Fibronectin an das Thrombospondin des Subendothels anheftet. Die Verbindung zur plasmatischen Gerinnung (stark vereinfacht dargestellt, vgl. *Abb. 8.1*, Kap. 8.1.) erfolgt über negativ geladene Phospholipide (= **PL**), die während der Aktivierung in die äußere Schicht der Plasmamembran wandern. So generiertes Thrombin (=IIa) sowie das bei der Aktivierung synthetisierte Tx A_2 (☞ *Abb. 5.19*, Kap. 5.5.2.) und freigesetzte ADP, verstärken wiederum den Aktivierungsprozeß der Thrombozyten. Römische Ziffern bezeichnen die Gerinnungsfaktoren; TF=tissue factor.

seltener (lebensbedrohliche) intrakranielle Blutungen.

Ursachen: Mangel an Thrombozyten (*Thrombozytopenie*) oder Funktionsstörung (*Thrombozytopathie*); beides angeboren oder erworben möglich.

Der Abfall kommt durch verminderte Neubildung oder gesteigerten Umsatz, d.h. erhöhten Verbrauch bei normaler oder gesteigerter Neubildung, zustande - ☞ *Tab. 8.2*.

8.2.1. Thrombozytopenien

Obwohl Ausmaß der Verminderung der Thrombozytenzahl und klinische Erscheinungen nur locker korrelieren, tritt bei Zahlen < 30 Giga/l nahezu obligat eine hämorrhagische Diathese auf.

verminderte Neubildung	gesteigerter Verbrauch

• Zytostatikatherapie
• Strahlentherapie
• Leukämien
• Tumorerkrankungen
• Myelofibrose
• Infektionen
• Vitamin B$_{12}$- oder Folsäuremangel
• Urämie
• Alkoholabusus
• idiopathische Panmyelopathie
• kongenitale Megakaryozytose
• BERNARD-SOULIER-Syndrom
• FANCONI-Syndrom
• WISCOTT-ALDRICH- Syndrom
• VON WILLEBRAND-JÜRGENS-Syndrom Typ IIB
	• immunologisch
	  - akute Immunthrombozytopenie
	  - chronische idiopathische thrombozytopenische Purpura
	  - neonatale Alloimmunthrombozytopenie
	  - Autoimmunerkrankungen
	  - Medikamente
	  - posttransfusionelle Purpura
	  - Transplantatabstoßung
	• nicht immunologisch
	  - Verbrauchskoagulopathie (DIC)
	  - thrombotisch-thrombozytopenische Purpura
	  - hämolytisch-urämisches Syndrom
	  - extrakorporale Blutzirkulation
	  - toxisch-infektiös
	  - Hämangiome

Tab. 8.2: Auflistung der wichtigsten Ursachen oder Erkrankungen, die zu Thrombozytopenien führen können und Zuordnug zu verschiedenen Grundmechanismen.

Unsachgemäße Blutabname (lange Stauung, Gewebsverletzung), bestimmte Antikoagulantien (EDTA) oder Vorliegen hyperreaktiver Thrombozyten kann zur artefiziellen Aggregatbildung führen → scheinbar verminderte Thrombozytenzahl = *Pseudothrombozytopenie*.

Die **verminderte Neubildung** ist pathogenetisch überwiegend durch Schädigung (toxisch, medikamentös, Strahlung), Verdrängung oder Proliferationshemmung der Megakaryozyten bedingt.

Auf die seltenen, genetisch bedingten Ursachen wird entweder an anderer Stelle kurz eingegangen (BERNARD-SOULIER-Syndrom - ☞ *Tab. 8.3*, Kap. 8.2.2.2., VON WILLEBRAND-JÜRGENS-Sndrom Typ IIB - ☞ Kap. 8.2.2.1., genetische Ursachen des FANCONI-Syndrom - ☞ Kap. 14.5.) oder sie sind ungenügend geklärt (kongenitale Megakaryozytose). Beim X-chromosomal vererbten WISCOTT-ALDRICH-Syndrom betreffen unterschiedliche Mutationen ein Gen (Xp22.11), das ein Protein kodiert (*WASP = WISCOTT-ALDRICH-Syndrom-Protein*), das in Megakaryozyten und Thymuszellen exprimiert wird und wahrscheinlich für zytoskelettäre Funktionen notwendig ist. Die Proteindefekte in Thrombozyten und T-Lymphozyten führen zu Thrombozytopenie und Immundefizienz als entscheidende Krankheitsmerkmale.

Die ersten beiden immunologisch bedingten Krankheiten der *Tab. 8.2* werden häufig als *Morbus WERLHOF* bezeichnet, obwohl sie sich in Symptomen und Schwere unterscheiden. Die **akute Immunthrombozytopenie** kommt überwiegend im Kindesalter vor, häufig nach Virusinfekten des Respirations- oder Gastrointestinaltrakts, mit Thrombozytenzahlen < 20 Giga/l, Petechien, Ekchymosen, Hämatomen, Nasenbluten und gastrointestinalen Blutungen. Retinablutungen verweisen auf solche im Hirn (obligate Augenhintergrundsspiegelung). Die **chronische idiopathische thrombozytopenische Purpura** kommt mehr im Erwachsenenalter, bevorzugt bei Frauen, vor, meist ohne vorangegangene Infekte und verläuft leichter. Es besteht eine Assoziation mit HLA-A3 und -B7 (vgl. Kap. 1.2.1).

Bei **medikamenteninduzierten Immunthrombozytopenien** bewirken die Pharmaka die Entstehung von Antikörpern gegen Membranglykoproteine (z.B. CD41/61, ☞ *Tab. 5.2*, Kap. 5.2.2.1.), deren Wirkung jedoch an die Anwesenheit des Medikaments gebunden ist: Auftreten der Thrombozytopenie 1-2 Wochen nach Ersteinnahme, Besserung nach Absetzen und sofortiges Wiederauftreten nach Re-Exposition. Für > 100 Medikamente bekannt, häufig durch *Paracetamol*, *Chinin*, *Diclofenac*, *Penizillin*. Heparin kann Thrombozytopenien unterschiedlichen Schweregrades erzeugen. Die **Heparin-assoziierte Thrombozytopenie Typ II** verläuft am schwersten und unterscheidet sich von anderen medikamenteninduzierten Thrombozytopenien durch das häufige Mitauftreten von venösen und arteriellen Thrombosen sowie DIC. IgG- oder IgM-Antikörper richten sich gegen Komplexe aus *PF4* (*Plättchenfaktor 4*) und Heparin oder -ähnlichen Strukturen. PF4 ist ein heparinbindendes Protein aus den α-Granula der Thrombozyten. Es kommt in geringer Konzentration im Plasma vor und bindet dort Heparin. Die Hauptmenge ist aber auf der Oberfläche von Endothelzellen lokalisiert, durch Bindung an heparinähnliche Moleküle. Mit beiden Komplexen bilden die Antikörper Immunkomplexe (IK) - mit folgenden Auswirkungen: a) IK des Plasmas binden über Fc-Rezeptoren an Thrombozyten, wodurch diese aktiviert werden, Mikropartikel mit hoher prokoagulanter Aktivität abschnüren (☞ "PL" in *Abb. 8.4*) und in der Freisetzungsreaktion weitere Mengen an PF4 abgeben → circulus vitiosus. b) IK an den Endothelzellen schädigen diese → Verminderung der Thromboresistenz (vgl. Kap. 8.4.1.1.).

Die **thrombotisch-thrombozytopenische Purpura** (*Morbus MOSCHCOWITZ*) und das **hämolytisch-urämische Syndrom** (*Morbus GASSER*) sind Multi-System-Erkrankungen mit hoher Letalität, die im klinischen Verlauf häufig nicht voneinander abgrenzbar sind: mikroangiopathische hämolytische Anämie, Thrombozytopenie, Nierenschäden (Thrombenbildung in Arteriolen und glomerulären Kapillaren), neurologische Ausfälle, Fieber. Auslösend sind oft enterale Infektionen mit *Escherichia coli O157:H7*, die das *Verotoxin* freisetzen (als nephrotoxisch bei *Vero*-Affen erkannt), das mit hoher Affinität an den *Glycolipid-Gb3-Rezeptor* der Membranen von Endothelzellen, Erythrozyten, Zellen der Nierenrinde und des Dünndarms bindet → Internalisierung und Hemmung der Proteinsynthese auf ribosomaler Ebene (vgl. 3.6.6.3., "Immuntoxine"). Bei Infektionen mit *Streptococcus pneumoniae* wird *Neuraminidase* freigesetzt → Freilegung des auf Normalzellen maskiert vorliegenden *T-Antigens* - ☞ *Abb. 3.16*, Kap. 3.4.6.2. - besonders auf Endothelzellen, Thrombozyten und Erythrozyten → im Plasma stets vorhandene IgM-Antikörper gegen T-Antigen reagieren mit diesem → Komplementaktivierung und Zytolyse. Pathogenetische Bedeutung haben auch eine verminderte Synthese von Prostacyclin (das die Thrombozytenaggregation stark hemmt, ☞ *Abb. 5.19*, Kap. 5.5.2.) durch Endothelzellen und die Bildung besonders großer Multimere des vWF (☞ nachf. Kapitel) → gesteigerte Thrombozytenadhäsion und -aggregation. Im Unterschied zu anderen Thrombozytopenien bedarf die Erkrankung intensivmedizinischer Maßnahmen, wie Dialyse, Plasmaaustausch u.a.

Die **therapeutischen Prinzipien** sind bei nicht immunologischen Thrombozytopenien außer der Behandlung der jeweiligen Grundkrankheit Transfusionen von Thrombozytenkonzentraten. Bei immunologisch bedingten Formen kommen zum Einsatz: Glucocorticoide, Immunsuppressiva, Immunglobuline in hoher Dosierung (Neutralisierung der gegen Thrombozyten gerichteten Antikörper, vgl. Kap. 8.1.1.1., "Hemmkörper-Hämophilie") sowie Splenektomie bei chronischer idiopathischer thrombozytopenischer Purpura (Entfernung des Hauptabbauortes der Thrombozyten).

Mit der Lokalisation des Gens für *Thrombopoietin* (= TPO in *Abb. 5.6*, Kap. 5.2.3.) auf 3q26-27 gelang auch die gentechnologische Produktion des Proteins, jedoch ohne den Kohlenhydratanteil = *MGDF* (**m**egacaryocyte **g**rowth and **d**evelopment **f**actor). Erste klinische Studien weisen gute Effekte des rekombinanten Produkts auf die Stimulierung der eigenen Nachbildung von Thrombozyten aus.

8.2.2. Thrombozytopathien

Die Diagnostik der Thrombozytenfunktionsstörungen erfolgt in Speziallaboratorien durch Tests, mit denen Adhäsivität, Aggregabilität und Sekretionsverhalten erfaßt werden. Hinweise ergeben sich, wenn bei etwa normaler Thrombozytenzahl petechiale Blutungen und verlängerte Blutungszeit auftreten.

8.2.2.1. VON WILLEBRAND-JÜRGENS-Syndrom

Synonym: **vWD** (*VON WILLEBRAND disease*).

Häufigste genetisch bedingte Koagulopathie, deren Inzidenz auf 1 : 3.000 geschätzt wird, aber wegen eines hochgradigen Polymorphismus und damit verbundenen unterschiedlichen klinischen Verlaufsformen kaum in Zahlen ausgewiesen werden kann. Die Abweichungen betreffen den *VON WILLEBRAND-Faktor* (*vWF*), der entscheidende Bedeutung für die Adhäsion und Aggregation von Thrombozyten hat, weshalb Störungen **als Thrombozytopathie imponieren** und deshalb an dieser Stelle behandelt werden.

Gen (ca. 180 kb und 52 Exons) auf Chromosomm 12 (12p12-pter). Das überwiegend in Endothelzellen und Megakaryozyten synthetisierte Glycoprotein wird in ersteren in den WEIBEL-PALADE-Körperchen und in Thrombozyten in den α-Granula gespeichert, aus denen es bei Aktivierung in das Plasma freigesetzt wird. Dort existiert vWF als Multimer mit sehr variabler Anzahl von Untereinheiten (2 - >50 entsprechend 500 - >10.000 kDa), die zudem noch strukturelle Unterschiede haben können (postranslationelle Modifikationen). Ein Teil des plasmatischen vWF fungiert als Trägerprotein (VIII:RAg) für Faktor VIII:C (vgl. Kap. 8.1.1.1.). Plasmatischer und an subendotheliale Matrix (Collagen und Glycosaminoglycane) gekoppelter vWF binden bei Thrombozyten an deren Glycoproteinrezeptorkomplex gpIb/V/IX (= CD42b/42d/42a) → reversible Adhäsion und an gpIIb/IIIa (= CD41/61) → feste Adhäsion, Ausbreitung und Aggregation - als wichtige Teilschritte der Blutstillung (vgl. *Abb. 8.4*, Kap. 8.2.).

Mit *Ristocetin* agglutinieren Thrombozyten in Anwesenheit von vWF, was als Labortest für vWF-Defekte nutzbar ist.

Den Funktionen des vWF entsprechend, haben Defektträger typischerweise verlängerte Blutungen nach (auch blanden) Traumen, Nasen-, Zahnfleischbluten, Hämatome und Frauen Menorrhagien.

Selten betrifft die Variation nur die Bindung an Faktor VIII:C; dann imponiert die Krankheit als Hämophilie A.

Gengröße und multimere Struktur des vWF resultieren in > 20 Varianten mit Defektcharakter. Es überwiegen missense-Mutationen, mit dominantem Erbgang (die meisten Erkrankten sind heterozygot), aber auch nonsense-Mutationen, Insertionen und Deletionen, mit meist rezessivem Erbgang, kommen vor (nur homozygote Defektträger sind krank).

Nach den zugrundeliegenden vWF-Varianten oder -Defekten wird die vWD in 3 Hauptkategorien unterteilt:

- Typ I
  "klassische" Form, mit dominantem Erbgang, verminderter Ristocetin-induzierter Thrombozytenagglutination, verminderter Faktor VIII:RAg-Aktivität im Immunoassay (verbunden mit verringerter Gerinnungsaktivität von Faktor VIII) und normaler Multimerstruktur des plasmatischen vWF (ungeklärt)
- Typ II
  große Gruppe mit überwiegend dominantem Erbgang; veränderte Multimerstruktur mit Funktionsabweichungen des vWF. 2 Untergruppen dominieren:
  - Typ IIA
    Punktmutationen, die zu verminderter Sekretion oder gesteigertem proteolytischen Abbau des vWF führen; verminderte Ristocetininduzierte Agglutination
  - Typ IIB
    Punktmutationen, die zum Fehlen der größten Multimerstrukturen führen. Die verbleibenden Multimere haben eine gesteigerte Affinität zum gpIb → Bindung an Thrombozyten und damit deren beschleunigte Entfernung aus dem Blut → Thrombozytopenie
- Typ III
  Nonsense-Mutationen oder Deletionen, die bei homozygoten Defektträgern (rezessiver Erbgang) zum Fehlen oder starker Konzentrationsminderung des vWF führen → schwere Krankheitsverläufe

Erworbenes VON WILLEBRAND-JÜRGENS-Syndrom - ☞ Kap. 3.4.3.3.

Die **Therapie** richtet sich nach Verlaufsform und zugrundeliegendem Defekt - **prinzipiell**:

Desmopressin (☞ *Abb. 10.7*, Kap. 10.3. und Kap. 8.1.1.1.) zur Steigerung der Restaktivität von vorhandenem vWF, kontraindiziert bei Typ IIB → Verstärkung der Thrombozytopenie (s.o.); Substitution mit vWF-angereicherten Plasma-Kryopräzipitaten oder -Konzentraten; unterstützende Therapie durch Fibrinolysehemmung.

8.2.2.2. Andere, seltene Defekte

Die Inzidenz der in *Tab. 8.3* aufgelisteten Erkrankungen liegt bei etwa 1 : 100.000.

8.2.2.3. Thrombozytenfunktionshemmung durch Medikamente

Therapeutisch angestrebte Funktionshemmung - ☞ Kap. 8.4.3.3.

Als **Nebenwirkungen** verursachen sie **erworbene Funktionsstörungen** und sind die häufigste Ursache thrombozytär bedingter Blutstillungsstörungen, die auf Funktionshemmungen zurückgehen - nicht zu verwechseln mit medikamentbedingten Thrombozytopenien (☞ Kap. 8.2.1.). Die Störungen sind meist leichterer Natur. Eine (unvollständige) Auflistung in Frage kommender Medikamente gibt *Tab. 8.4*.

8.3. Vasopathien

Unter Ausklammerung der DIC (☞ Kap. 8.1.2.4.), an der Endothelschädigungen ursächlich beteiligt sind, sind hämorrhagische Diathesen auf Grund primärer Gefäßwandveränderungen relativ selten. Ähnlich wie bei thrombozytären Störungen treten

überwiegend gestörte Funktion	Erkrankung Erbgang	Ursache	Besonderheiten
Adhäsion	BERNARD-SOULIER-Syndrom autosomal-rezessiv	Defekte des gpIb/V/IX (→ vWF-Bindung↓)	große Thrombozyten, leichte Thrombozytopenie
Aggregation	GLANZMANN-Thrombasthenie autosomal-rezessiv	Defekte des gpIIb/IIIa (→ Fibrinogenbindg.↓)	Typen I - III, bei I und II auch verminderte Gerinnselretraktion
Freisetzung	HERMANSKY-PUDLAK- sowie CHEDIAK-HIGASHI-Syndrom autosomal-rezessiv	Verminderung und Funktionsstörung der dense bodies	Kombination mit anderen Defekten (häufig inkompletter Albinismus)
	Gray platelet syndrome autosomal rezessiv	Funktionsstörung der α-Granula	
	"aspirin-like"-Syndrom unbekannter Erbgang	Defekte der Cyclooxygenase oder TxA$_2$-Synthetase	entspricht der Thrombozytenhemmung durch Acetylsalicylsäure

Tab. 8.3: Seltene genetisch bedingte Thrombozytopathien.

Gruppe	Beispiele	Mechanismen	gestörte Funktionen
nichtsteroidale Antiphlogistika (☞ Kap. 5.5.5.)	Acetylsalicylsäure	Hemmung der Cyclooxygenase oder nachgeschalteter Enzyme (→ TxA$_2$-Synthese ↓)	Aggregation ↓, Blutungszeit ↑
	Diclofenac		Blutungszeit ↑
	Indometacin		Aggregation ↓, Blutungszeit ↑
	Sulfinpyrazon		Adhäsion ↓
Plasmaexpander (☞ Kap. 7.3.2.)	Dextran	Anlagerung an die Thrombozytenoberfläche	Aggregation ↓, Blutungszeit ↑
	Hydroxyethylstärke		Aggregation ↓, Blutungszeit ↑
β-Lactam-Antibiotika	Cephalosporine	lipophile Interaktion mit der Plasmamembran → Rezeptorfunktionsstörungen	Aggregation ↓, Blutungszeit ↑
	Penicilline		Aggregation ↓, Blutungszeit ↑
Anästhetika	Halothan	unspezifische Membraneffekte	Aggregation ↓
	Lidocain		Aggregation ↓
Vasodilatatoren für die koronare Herzkrankheit	Nitroglycerin	NO-Freisetzung - ☞ Kap. 8.4., "EDRF"	Aggregation ↓, Blutungszeit ↑
	Nitroprussidnatrium		Aggregation ↓
Psychopharmaka	Chlorpromazin		Aggregation ↓
	Haloperidol		Aggregation ↓

Tab. 8.4: Medikamentengruppen und wenige Vertreter, die als Nebenwirkung zu Thrombozytenfunktionshemmungen führen können; Mechanismen, soweit bekannt und überwiegend veränderte Funktionen.

petechiale Blutungen auf, sowie starke posttraumatische Blutungen, Nasenbluten und Menorrhagien.

8.3.1. Genetisch bedingte Gefäßveränderungen

Die Ursachen der **hereditären hämorrhagischen Teleangiektasie** (= *Morbus OSLER*) sind eingangs Kap. 6.1.1.5. ausgeführt. Gefäßerweiterungen - und damit Blutungen - finden sich hauptsächlich in Gastrointestinaltrakt, Haut, Lunge, Nasenschleimhaut und ZNS. In Hirn, Leber und Lunge kommen auch arteriovenöse Shunts vor.

Beim **MARFAN-** (☞ ausgangs Kap. 15.1.) und **EHLERS-DANLOS-Syndrom** besteht auf Grund von Bindegewebsanomalien (Fibrillin-1-Defekt bzw. verminderte Synthese von Procollagen Typ III) auch eine erhöhte Gefäßfragilität. Die entscheidenden Auswirkungen der beiden Erkrankungen sind jedoch an anderen Stellen lokalisiert (Skelettanomalien, Herzfehler, Linsendislokation bzw. Hyperelastizität der Gelenke).

8.3.2. Erworbene Störungen

Wegen begleitender Gefäßwandschäden können die in Kap. 8.2.1. behandelte thrombotisch-thrombozytopenische Purpura und das hämolytisch-urämische Syndrom auch hier mit eingeordnet werden.

Im Kindes- und Jugendalter kann postinfektiös die **Purpura SCHÖNLEIN-HENOCH** auftreten: zirkulierende Immunkomplexe → Ablagerung an Gefäßwänden → Komplementaktivierung → chemotaktische Akkumulation neutrophiler Granulozyten → Endothelzellschädigung. Typisch sind Exantheme mit petechialen Blutungen, Nephritis und Gelenkbeschwerden.

Bei **infektiös-toxisch bedingten Blutungen** (*Diphtherie, Meningokokkensepsis* → *WATERHOUSE-FRIDERICHSEN-Syndrom*) verwischen sich die Grenzen zur DIC und Thrombozytopenie.

Starker **Vitamin C-Mangel** (*Skorbut*) geht mit gesteigerter Gefäßfragilität einher: Ascorbinsäure ist essentiell für die posttranslationale Prolinhydroxylierung bei der Collagensynthese.

Dys- und Paraproteinämien (*Amyloidose, Morbus WALDENSTRÖM, Plasmozytom*) führen durch die Proteinablagerungen zu Gefäßwandschäden.

Blutungen infolge **diabetischer Mikroangiopathie** - ☞ Kap. 10.5.2.2., "Retinopathie".

Blutungsneigung bei **Glucocorticoidtherapie** oder **Morbus CUSHING** - ☞ Kap. 10.2.3.1., "Folgen und Symptome".

8.4. Thrombose

Thrombosen sind das Ergebnis von **Störungen des physiologischen Gleichgewichts zwischen Gerinnung und Fibrinolyse**, so daß es zum Arterien- oder Venenverschluß durch Gerinnsel kommt. Thrombembolische Erkrankungen sind häufig und haben auch erhebliche gesundheitspolitische Bedeutung, wenn venöse Thrombosen und durch Thrombusbildung bedingte Komplikationen atherosklerotischer Gefäßveränderungen und deren Folgezustände zusammengenommen werden.

Die Ätiopathogenese der Thrombosen sowie darauf aufbauende prophylaktische und therapeutische Zugänge sind besser zu verstehen, wenn die **Rolle der Endothelzellen** für die Aufrechterhaltung des genannten Gleichgewichts bekannt ist. Die wichtigsten, darin einbezogenen Mechanismen werden daher in *Abb. 8.5* zusammengefaßt dargestellt und nachfolgend besprochen.

1. Hemmung der Thrombozytenaktivierung

Thrombozyten, die in größeren Gefäßen im Wandbereich in höherer Dichte als im Lumen strömen, können durch eine Vielzahl von Auslösern aktiviert werden und dadurch adhäsiv werden, eine prokoagulante Oberfläche entwickeln und vasokonstriktive Substanzen freisetzen (☞ *Abb. 8.4*, Kap. 8.2.).

Endothelzellen hemmen die Thrombozytenaktivierung durch Freisetzung des *endothelium-derived relaxing factor* (**EDRF**) - identisch mit NO (Stickoxid), das in der Reaktion L-Arginin + O_2 → L-Citrullin + NO entsteht. Das entsprechende Enzym, die *NO-Synthetase* (*NOS*), liegt in Endothelzellen einmal konstitutiv vor (*ecNOS*) → Dauerproduktion von NO, und zum anderen gibt es eine durch verschiedene Zytokine und vasokonstriktive Substanzen induzierbare Form (*iNOS*) → Produktionssteigerung in Gegenwart vasoaggressiver Substanzen. Eine dritte Form kommt im Nervengewebe vor und ist ebenfalls konstitutiv (*ncNOS*).

Das von Endothelzellen in Richtung Lumen abgegebene NO bewirkt in Thrombozyten über eine Erhöhung des cGMP-Spiegels eine Aktivierungshemmung.

Prostacyclin (**PGI₂**) hemmt die Thrombozytenaktivierung über eine Erhöhung des cAMP-Spiegels und fungiert als Gegenspieler des in Thrombozyten gebildeten TxA₂ (☞ *Abb. 5.19*, Kap. 5.5.2.). Gemeinsame Vorstufe ist das zyklische Endoperoxid PGH₂. Wird es bei Aktivierung von Thrombozyten in der Nachbarschaft von Endothelzellen freigesetzt, kann es von diesen aufgenommen und zu PGI₂ umgewandelt werden - *metabolic cross talk*.

Sowohl EDRF als auch PGI₂ werden vom Endothel auch abluminal in die Gefäßwand freigesetzt, wo sie über die gleichen second messenger, die für die Wirkung auf Thrombozyten in Frage kommen, relaxierend auf die glatten Muskelzellen wirken und so zur Aufrechterhaltung der notwendigen Gefäßweite und Hemmung vasokonstriktiver Stimuli, die meist auch thrombogen sind, beitragen. Die proliferationshemmende Wirkung hat in Arterien Bedeutung, wo sie atherosklerotischen Veränderungen (☞ Kap. 9.1.5.) entgegenwirkt.

Auf der Oberfläche der Endothelzellen befinden sich membrangebundene *Ektonucleotidasen*, die Adeninnucleotide sukzessive dephosphorylieren, bis zum Adenosin - auch ADP (**ADPase**). Mit ADP wird ein wichtiger Auslöser der Thrombozytenaktivierung eliminiert und mit Adenosin ein Hemmstoff der Aktivierung generiert.

2. Gerinnungshemmung

Mit dem *Thrombomodulin* (**TM**) exprimieren Endothelzellen konstitutiv einen Membranrezeptor für *Thrombin* (**IIa**). Mit der Bindung wird a) die Affinität des Thrombins zum Fibrinogen und seine Aktivität als Auslöser der Thrombozytenaktivierung vermindert (durch Maskierung der Bindung), und b) die Spaltungsaktivität des Thrombins für *Protein C* (**PC**, Vitamin K-abhängig in der Leber synthetisiertes Protein, 62 kDa) wird um 4 Größenordnungen gesteigert → Abspaltung eines Peptids, so daß *aktiviertes Protein C* entsteht (**APC**, Serinproteinase, 56 kDa). APC inaktiviert Faktor **Va** und **VIIIa** durch Spaltung definierter Peptidbindungen. An der Spaltung sind negativ geladene Phospholipide und *Protein S* (Vitamin K-abhängig in Leber, Endothelzellen und Megakaryozyten synthetisiert, 69 kDa) beteiligt. Darüberhinaus bindet APC den von Endothelzellen freigesetzten *Plasminogenaktivator-Inhibitor-1* (**PAI-1**, ein Serinproteinaseinhibitor, ☞ *Abb. 7.4*, Kap. 7.3.1.3., 40 kDa) → Fibrinolysesteigerung, da weniger PAI-1 zur Komplexierung von *tissue-Plasminogenaktivator* (**t-PA**, 70 kDa) zur Verfügung steht.

Heparinähnliche Glycosaminoglycane (**H**) auf der Oberfläche von Endothelzellen binden *Antithrombin III* (**ATIII**, ein weiterer Serinproteinaseinhibitor, 67 kDa). Durch die Bindung von Heparin und ähnlichen Verbindungen an Arg- und Lys-Reste des ATIII wird dessen aktives Zentrum demaskiert → Förderung der S-Konfiguration (☞ Kap. 7.3.1.3.) → ca. 2.000fache Steigerung der Komplexbildung (und damit Hemmung) von Thrombin (**IIa**) und Faktor **Xa**.

Der von Endothelzellen abgegebene *tissue factor pathway inhibitor* (**TFPI**, auch ein Serinproteinaseinhibitor) komplexiert ebenfalls Faktor Xa (sowie IXa und Thrombin) und hemmt in einer komplizierteren Reaktion den Komplex aus Faktor **VIIa** und *tissue factor* (**TF**). Letzterer wird allerdings unter Normalbedingungen nicht exprimiert, sondern nur bei Endothelzellaktivierung unter dem Einfluß von Endotoxin (☞ Kap. 4.3., "Lipopolysaccharid A"), den Zytokinen IL-1 (☞ Kap. 5.2.3.1.) und TNF-α (☞ Kap. 3.6.8.) sowie weiteren Auslösern.

3. Fibrinolyse

Das im Plasma zirkulierende *Plasminogen* (**Pg**, von der Leber synthetisiertes Protein, 93 kDa) bindet nach Abspaltung des N-terminalen sog. Präaktivierungspeptids an Endothelzellen. Beide Formen werden durch den von Endothelzellen freigesetzten tissue-Plasminogenaktivator proteolytisch in *Plasmin* (**P**) umgewandelt. Das an der Gefäßwand generierte Plasmin bindet unmittelbar an dort evtl. abgelagertes Fibrin und baut es ab. Es ist so (im Unterschied zum zirkulierenden Plasmin) der Komplexierung (und damit Inaktivierung) durch den α₂-Plasmininhibitor (☞ *Abb. 7.4*, Kap. 7.3.1.3.) entzogen.

Wie aus *Abb. 8.5* hervorgeht, spielen bei der protektiven Funktion des Endothels auch **Proteinaseinhibitoren** eine Rolle. Neben den dort gezeigten sind noch weitere in die Aufrechterhaltung des physiologischen Gleichgewichts zwischen Gerinnung und Fibrinolyse einbezogen, die entweder gerinnungs- oder fibrinolyseaktive Proteinasen hemmen. Sie sind alle in *Abb. 7.4*, Kap. 7.3.1.3. mit aufgeführt, einschließlich der von ihnen gebundenen Proteinasen.

Zu ergänzen ist nur der *heparin co-factor II*, ebenfalls ein Serinproteinaseinhibitor mit starken Strukturhomologien zum ATIII. Wie bei diesem wird die Bindungsfähigkeit durch Heparin und -ähnliche Substanzen stark erhöht. Er bindet hauptsächlich Thrombin.

8.4.1. Ätiopathogenese

Die Einteilung folgt in etwa der VIRCHOW'schen Trias: Veränderungen von Gefäßwand, Blutströmung und Blutkomponenten, obwohl Beziehungen zwischen den 3 Faktoren bestehen, wie bereits aus *Abb. 8.5* deutlich wird.

Trotzdem dominieren bei **arteriellen Thrombosen** Gefäßwandschäden - überwiegend auf atherosklerotischer Grundlage (☞ Kap. 9.) - und verstärkte Thrombozytenadhäsion und -aggregation sowie erhöhte Fibrinogenspiegel spielen eine gro-

8.4. Thrombose

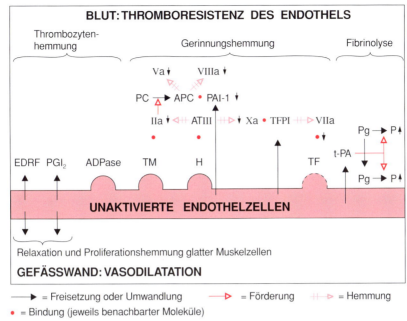

Abb. 8.5: Schematische Darstellung der wichtigsten Mechanismen, über die Endothelzellen intakter Gefäße den normalen Blutfluß aufrechterhalten und die Adhäsion von Thrombozyten und Ansammlung von Fibrin an ihrer Oberfläche verhindern = **Thromboresistenz oder Antithrombogenität des Endothels**. 3 wesentliche Angriffspunkte lassen sich differenzieren, wobei übergreifende Beziehungen unberücksichtigt bleiben. Die im Schema verwendeten **Abkürzungen sind im zugehörigen kleingedruckten Text** (S. 243-244) bei Ersterwähnung **fett gedruckt** und um die vollständige Bezeichnung ergänzt.

ße Rolle. Dem entspricht, daß ein arterieller Thrombus im Anfangsbereich (Thrombuskopf) zu ca. 3/4 seiner Masse aus Thrombozyten besteht (*weißer Thrombus*).

Bei **venösen Thrombosen** dominieren dagegen Veränderungen von Blutkomponenten - überwiegend von Inhibitoren der Gerinnung und Faktoren der Fibrinolyse (die z.T. aus Endothel stammen oder mit diesem interagieren, weshalb auch hier die Gefäßwand einbezogen ist). Adhärierende Thrombozyten können initiierend sein (z.B bei Beckenvenen- und tiefen Beinvenenthrombosen), treten aber morphologisch zurück: Fibrin- oder Gerinnungsthrombus, der alle Blutzellen einschließt, wobei Erythrozyten für die Farbe verantwortlich sind (*roter Thrombus*). Schätzungsweise die Hälfte der venösen Thrombosen gehen auf genetische Prädispositionen zurück. Die andere Hälfte kommt durch erworbene Ursachen und solche zustande, die ungeklärt und daher keiner der beiden Kategorien zuordnenbar sind.

8.4.1.1. Gefäßwandschäden

Alteration der Gefäßwand durch unterschiedliche Ursachen führt immer zur **Endothelzellaktivierung und/oder -schädigung**. Es resultieren daraus Imbalanzen, wie sie z.B. bei hypoxischer Schädigung in der Reperfusionsphase (☞ Kap. 4.2.2.2.) oder bei Entzündung (☞ *Abb. 5.3*, Kap. 5.1.2. und Kap. 5.2.2.3.) schon betrachtet wurden oder für die Atherogenese (☞ Kap. 9.1.) noch besprochen werden (Imbalanz zwischen relaxierenden und kontrahierenden sowie antiproliferativen und proliferativen Faktoren). Für die Thrombogenese entscheidend ist eine **Abnahme der Thromboresistenz und Entstehung einer prokoagulanten Oberfläche** - die wichtigsten Parameterveränderungen sind:

(Bezüglich Informationen zur Funktion der u.g. Faktoren sei auf folgende *Abb.* einschließlich zugehörigen Textes verwiesen: *Abb. 5.5*, Kap. 5.2.2.3., *Abb. 8.1*, Kap. 8.1., *Abb. 8.4*, Kap. 8.2., *Abb. 8.5*, Kap. 8.4)

- gesteigerte Synthese und Membranexposition von TF (tissue factor) und PAF (platelet activating factor)
- gesteigerte Synthese und Freisetzung von vWF (VON WILLEBRAND-Faktor), PAI-1 (Plasminogenaktivator-Inhibitor-1) und PDGF (platelet-derived growth factor)
- verminderte Synthese und Freisetzung von PGI_2 (Prostacyclin) und EDRF (endothelium-derived relaxing factor)
- verminderte Exposition von TM (Thrombomodulin) auf der Membranoberfläche
- verminderte Bindung von Pg (Plasminogen) an Endothel und dort abgelagertes Fibrin
- Freilegung von subendothelialem Collagen infolge Lösung interzellulärer Verbindungen und Kontraktion von Endothelzellen

Ursachen:

Atherosklerose (atheromatöse Plaques können leicht einreißen, besonders im Übergangsbereich zur normalen Gefäßwand → Freilegung von Auslösern der Thrombozytenaktivierung, z.B. Collagen und Aktivierung der plasmatischen Gerinnung, z.B. durch tissue factor auf den in der Plaque akkumulierten Makrophagen - ☞ auch Kap. 15.6.1., "Thrombusbildung"); hypoxische, mechanische oder toxische Schädigung (vgl. Kap. 7.3.4.); Homocysteinämie, die noch weitere thrombogene Wirkungen hat - ☞ Kap. 9.4.3.2.; Vaskulitiden; Tumoren (☞ Kap. 3.4.3.1.); unnatürliche Oberflächen, besonders durch Herzklappenersatz.

8.4.1.2. Veränderte Hämodynamik

Aus Untersuchungen an kultivierten menschlichen Endothelzellen und perfundierten tierischen Gefäßen ergibt sich, daß Endothelzellen empfindlich auf Veränderungen der Fließbedingungen reagieren - in der Regel im Sinne einer Korrektur der mechanisch bedingten Gefäßveränderungen:

- **Zunahme der Strömungsgeschwindigkeit**
  des Blutes vergrößert die auf Endothelzellen wirkenden Scherkräfte (shear stress) → K^+-Kanal-Aktivierung → Membranhyperpolarisierung → Ca^{2+}-Einstrom → Stimulation der Synthese von EDRF und PGI_2 →**Vasodilatation**

- **Zunahme des transmuralen Druckes und Dehnung**
  inaktivieren den K^+-Kanal → EDRF ↓, setzen *Endothelin* frei, das über den "Phospholipase C- und Proteinkinase C-Weg" die Kontraktion glatter Muskelzellen bewirkt und führen zur Bildung Cyclooxygenase-abhängiger *endothelium-derived contracting factors* (EDCF), deren Struktur ungenügend geklärt ist. Aus allem resultiert →**Vasokonstriktion**

Verminderte Strömungsgeschwindigkeit

Prästase und *Stase* des Blutes **im venösen Bereich** durch Bewegungsmangel, sitzende Tätigkeit, postoperative Immobilisierung, Querschnittslähmung, Rückstau infolge Herzinsuffizienz, Tumoren oder Varizen u.a. sind Verstärker aber selten alleinige Ursache von Thrombosierungsvorgängen.

Mechanismen sind hypoxische Schädigung und lange Persistenz lokal aktivierter Gerinnungsfaktoren.

Erhöhte Strömungsgeschwindigkeit

Im arteriellen Bereich treten an Bifurkationen, Einengungen der Strombahn durch atherosklerotische Veränderungen und verstärkt bei arterieller Hypertonie, Abweichungen vom normalen parabolen Strömungsprofil auf, die durch endothelzellvermittelte (und andere) Mechanismen nicht kompensiert werden können:

- 1. **erhöhter shear stress** am Beginn und im Verlauf der Einengung. Durch Atherosklerose bedingte Stenosen mit klinischer Relevanz beginnen bei einer Lumeneinengung zwischen 60-90 % (vgl. Kap. 15.6.1., "Koronarsklerose"). Sie führen am Beginn der Einengung zu einer Zunahme der Scherkräfte um etwa 3 Größenordnungen (!)
- 2. Hinter der Stenose ergibt sich meist ein Übergang in turbulente Strömung mit Wirbelbildung. Dabei entstehen zwangsläufig auch immer Bezirke mit **ruhiger oder stagnierender Strömung**

Beides wirkt thrombogen: ersterer durch Endothelzellschädigung, Hämolyse von Erythrozyten (→ Freisetzung von ADP → Thrombozytenaktivierung) und unmittelbar mechanische Aktivierung von Thrombozyten (☞ Kap. 8.2. "Thrombozytenaktivierung") und letztere durch Zunahme der Kontaktzeit freigesetzter vasoaggressiver Stoffe mit dem Endothel.

Zunahme der Blutviskosität

Sie kann durch verschiedene Parameter zustande-kommen: auf zellulärer Ebene durch Hämatokriterhöhung, gesteigerte Aggregabilität und verminderte Deformierbarkeit von Erythrozyten sowie Hyperreaktivität von Thrombozyten und auf plasmatischer Seite vor allem durch erhöhten Fibrinogenspiegel (Akute-Phase-Protein und genetische Determinierung - vgl. Kap. 9.4.6.). Sie verstärkt die vorgenannten hämodynamischen Abweichungen - Stase und shear stress - und speziell Fibrinogen fungiert als Gerinnungssubstrat, Brückenmolekül für die Thrombozytenaggregation (☞ Abb. 5.4, Kap. 5.2.2.1.) und fördert auch die Erythrozytenaggregation.

Venenblut hat auf Grund eines höheren Hämatokrits eine größere Viskosität als arterielles.

8.4.1.3. Beschleunigte Gerinnung und/oder verminderte Fibrinolyse

Die bevorzugt venöse Lokalisation so entstehender Thrombosen ergibt sich auch aus den Strömungs- und Volumenverhältnissen des Kreislaufs: In den Kapillaren ist die Relation Endothelzelloberfläche/Blutvolumen um >3 Größenordnungen höher als in großen Venen → effektive Inaktivierung in Kapillaren gebildeter oder hingelangter Gerinnungsfaktoren durch das Endothel, z.B von Thrombin. In Arterien gebildetes Thrombin wird schnell in kleine Gefäße transportiert; in Venen gebildetes braucht viel länger, um das Kapillarnetz der Lunge zu erreichen - der längste Weg für die unteren Extremitäten.

- **Trauma oder Operation**

  Gewebeschädigung bedingt Freilegung von Collagen und Freisetzung von ADP → Thrombozytenaktivierung, sowie Blutkontakt mit tissue factor → Aktivierung der plasmatischen Gerinnung. Weitere Faktoren wie Immobilisierung, Bluttransfusionen u. a. kommen hinzu. Bei schwer traumatisierten Patienten lassen sich in mehr als der Hälfte der Fälle tiefe Venenthrombosen diagnostizieren. Bei Operationen hängt die Inzidenz sehr von der Art des Eingriffs und damit dem Ort und dem Ausmaß der Gewebeschädigung ab. Unabhängig davon spielt auch die Anästhesie eine Rolle: intraoperativer Anstieg der *Vasopressin*-Konzentration im Plasma als Teil einer hormonellen Stressreaktion (auch Cortisol und Catecholamine steigen an), die immer mit Anstiegen von Faktor VIII:C und vWF verbunden ist - vgl. Desmopressintherapie bei Hämophilie (☞ Kap. 8.1.1.1.) und vWD (☞ Kap. 8.2.2.1.). Bei großen Operationen findet sich auch häufig eine Abnahme des Protein C-Spiegels

- **Tumoren** - ☞ Kap. 3.4.3.1.
- **Kontrazeptiva**

  Solche der ersten Generation - mit hohem Estrogenanteil - waren mit leicht erhöhter Inzidenz an tiefen Venenthrombosen assoziiert (Fibrinogen ↑, AT III ↓). Für Kombinationspräparate aus (niedrig dosiertem) Estrogen- und Gestagenanteil sind diese Beziehungen nicht sicher nachweisbar. Labordiagnostisch wird z. T. eine kompensierte Zunahme von Koagulations- und Fibrinolysefaktoren gefunden. In Kombination mit genetischen Defekten ist das Thromboserisiko jedoch erhöht, besonders bei APC-Resistenz (s.u.): schätzungsweise 100fach erhöhtes Risiko

- **ATIII-Mangel**

  Als **genetischer Defekt** (Genlokalisation: 1q23-25) mit verminderter Konzentration im Plasma (Deletionen, Punktmutationen) = *Typ I*, oder mit Funktionseinschränkung durch verminderte Heparinbindung (Punktmutationen) = *Typ II*. Überwiegend autosomal dominanter Erbgang. Homozygot vorliegende Defekte sind wahrscheinlich Letalfaktoren, da Defektträger meist heterozygot sind, mit einer Prävalenz von ca. 1 : 2.000. Rund 3/4 der Defektträger leiden unter rezidivierenden tiefen Venenthrombosen, z.T. mit Embolien, und die Häufigkeit unter Thrombosepatienten beträgt etwa 1-3 %. Der relativ späte Beginn klinischer Erscheinungen - 10.-35. Lebensjahr - wird durch kompensatorische Überproduktion von α_2M (☞ Abb. 7.4, Kap. 7.3.1.3.) im Jugendalter erklärt.

  Erworbener Mangel ist als Ursache wahrscheinlich häufiger, aber schwer abschätzbar, da die Erkrankung selbst mit ATIII-Verbrauch einhergeht. Verminderte Produktion bei Leberzirrhose, schwerer akuter Leberschädigung und Proteinmangelernährung; Verlust bei nephrotischem Syndrom; relativer Mangel bei starker Akute-Phase-Reaktion und DIC (☞ Kap. 7.3.4. und 8.1.2.4.). Senkung des aktuellen pH-Wertes im Blut bei Azidosen führt zu erheblicher Funktionseinschränkung von ATIII

- **Protein C-Mangel**
  Als **genetischer Defekt** (Genlokalisation: 2q13-14) mit verminderter Konzentration im Plasma (Deletionen, Insertionen, Punktmutationen) = *Typ I* oder (seltener) mit Funktionseinschränkung = *Typ II*. Autosomal dominanter Erbgang. Bei Homozygotie oder doppelter Heterozygotie (Typ I und Typ II) entwickeln Neugeborene eine *Purpura fulminans* mit multipler Mikrothrombosierung in Haut, Hirn, inneren Organen, nachfolgenden Nekrosen und fatalem Ausgang (Indikation zur Lebertransplantation). Heterozygotenprävalenz ca. 1 : 1.000, Erkrankungshäufigkeit jedoch nur ca. 1 : 16.000 (zusätzliche Faktoren? - ☞ nachf. behandelter Defekt), Häufigkeit bei Thrombosepatienten 1,5-6 %. Rezidivierende tiefe Venenthrombosen, z.T. mit Embolien ab Kindes- und Jugendalter. Pathognomonisch ist das Auftreten von Haut- und Fettgewebsnekrosen unter Therapie mit Vitamin K-Antagonisten (Vitamin K-abhängige Synthese des Proteins).
  Erworbener Mangel durch verminderte Produktion bei Lebererkrankungen (Hepatitis und Zirrhose), Vitamin K-Mangel, Therapie mit Vitamin K-Antagonisten (besonders in der Einleitungsphase, da PC eine kürzere Halbwertszeit als die meisten Vitamin K-abhängig synthetisierten Gerinnungsfaktoren hat) und durch gesteigerten Verbrauch bei DIC (☞ Kap. 7.3.4. und 8.1.2.4.), ARDS (☞ Kap. 7.4.1.) und postoperativ

- **APC-Resistenz**
  Sie ist die **häufigste Ursache genetisch bedingter Neigung zu tiefen Venenthrombosen** - nach bisher vorliegenden Schätzungen 20-50 % der Patienten. Häufigste Ursache (> 90 %) ist eine **Punktmutation im Gen für Faktor V**: CGA→CAA-Transition, die zum Austausch Arginin→Glutamin in Position 506 des Proteins führt (= *Faktor V Leiden*) → Faktor Va kann durch **a**ktiviertes **P**rotein **C** nicht gespalten werden (vgl. Abb. 8.5, Kap. 8.4.), da Arg^{506} zu einer entscheidenden Spaltungsstelle gehört. Autosomal dominanter Erbgang; die Heterozygotenprävalenz wird auf 1 : 20 (!) geschätzt → bei weitem nicht alle Defektträger treten klinisch in Erscheinung. Erkrankungen im späteren Lebensalter; bei frühem Beginn oft Kombination mit Protein C- oder S-Mangel. Die Kombination von APC-Resistenz mit anderen Defekten erhöht das Thromboserisiko beträchtlich: > 70 % bei Personen mit heterozygot vorliegendem Doppeldefekt - APC-Resistenz plus Protein C-Mangel. Das geschätzte Thromboserisiko bei isolierter APC-Resistenz ist homozygot 50-100fach und heterozygot 5-10fach.

  Labordiagnostisch kann Faktor V Leiden sicher durch PCR ermittelt werden. Alle Ursachen einer APC-Resistenz werden durch Messung der *APC-SR* (*APC-sensitivity ratio*) erfaßt, bei der die *PTT* (*partielle Thromboplastinzeit*) im Patientenplasma unter Zusatz und in Abwesenheit von APC gemessen wird: APC-SR = PTT (+APC) / PTT (-APC). Werte ≤ 2,0 werden als erhöhte Resistenz gewertet

- **Protein S-Mangel**
  Für den **genetischen Defekt** trifft das für Protein C ausgeführte in gleicher Weise zu (s.o.). Nur die Typenbezeichnung folgt anderen Regeln, da Protein S im Plasma in 2 Fraktionen vorkommt: komplexiert mit dem *Bindungsprotein für* das Komplementspaltstück *C4b* (ca. 60 %) und frei (ca. 40 %). Letztere ist an der Spaltung der Faktoren Va und VIIIa durch APC beteiligt. Bei *Typ I* sind beide Fraktionen vermindert; bei *Typ II* die Masse unverändert, aber die Aktivität vermindert; bei *Typ III* ist die freie Fraktion vermindert.
  Erworbener Mangel durch Therapie mit Vitamin K-Antagonisten, bei Diabetes mellitus Typ I (ungeklärt), nephrotischem Syndrom und schweren Lebererkrankungen. Zunahme des C4b-bindenden Proteins bei Akute-Phase-Reaktionen erhöht relativ die gebundene Fraktion des plasmatischen Protein S, die nicht an der Inaktivierung der Faktoren Va und VIIIa beteiligt ist

- **Seltene genetische Defekte** betreffen *heparin cofactor II, Plasminogen* und *t-PA*. Sie gehen immer mit gesteigerter Thromboserate einher

- **Erworbener t-PA-Mangel** ist mit vielen pathologischen Prozessen assoziiert: Alkoholismus, Colitis ulcerosa, instabile Angina pectoris, Morbus CROHN, Myokardinfarkt

- **Vermehrte PAI-1-Bildung und -Freisetzung** ist Folge jeder Endothelschädigung - ☞ Kap. 8.4.1.1.

- **Antiphospholipid-Antikörper-Syndrom (APS)**

Auftreten von Antikörpern gegen verschiedene Plasmaproteine (β_2-Glykoprotein I, Prothrombin, Kininogene I + II, Präkallikrein, aktiviertes Protein C, Protein S, Thrombomodulin, Annexin V), wenn diese an anionische Phospholipid-Oberflächen (auf Plasma-Lipoproteinen oder Plasmamembranen von Blutzellen) gebunden sind.

Die Bezeichnung der Antikörper ist insofern inkorrekt, als sie nicht gegen Phospholipide gerichtet sind, sondern gegen mit diesen assoziierte Proteine. Durch die Verbindung mit den Phospholipiden werden Konformationsänderungen der Proteine bewirkt, die wahrscheinlich Epitope mit hoher Antigenität freisetzen. Am häufigsten ist das *Lupus-Antikoagulans* - wahrscheinlich identisch mit dem sog. *Anticardiolipin-Antikörper* - gefolgt von dem *Antiphosphatidylethanolamin-Antikörper*.

Etwa 1/3 der Patienten mit Antiphospholipid-Antikörpern haben thrombembolische Komplikationen: überwiegend tiefe Venenthrombosen mit Gefahr der Lungenembolie (☞ Kap. 8.5.), gefolgt von Thrombosen Hirn-versorgender Arterien mit Gefahr zerebraler Durchblutungsstörungen (☞ Kap. 20.1.).

Welche der o.g. Proteine in die Pathogenese einbezogen sind, ist ungenügend erklärt. Vieles deutet aber auf eine Hemmung der antikoagulatorischen Wirkung des aktivierten Protein C hin. Neben den Antikörpern haben die betroffenen Patienten aber häufig zusätzlich noch einen der voranstehend aufgeführten Risikofaktoren - "double hit"-Theorie der Thromboseentstehung bei APS.

- Die Neigung zu thrombembolischen Komplikationen bei einigen **chronischen myeloproliferativen Erkrankungen** geht auf plasmatische und zelluläre Faktoren zurück
  - Die von *reaktiven Thrombozythämien* (chronische Entzündungen, Tumoren) abzugrenzende **essentielle Thrombozythämie** ist durch eine autonome Bildung hochpolyploider Megakaryozyten und stark erhöhte Zahl von Thrombozyten im Blut (>600 Giga/l) mit sehr unterschiedlicher Größenverteilung charakterisiert. Mikrozirkulationsstörungen und Thromboseneigung treten bei Thrombozytenzahlen bis ca. 1.500 Giga/l auf. Die Thrombozyten zeigen dann verschiedene funktionelle Abweichungen, die aber die Thromboseneigung nur ungenügend erklären. Bei Werten oberhalb 1.500 Giga/l dominiert Blutungsneigung, die im Sinne eines erworbenen VON WILLEBRAND-JÜRGENS-Syndroms erklärt wird - ☞ Kap. 3.4.3.3.
  - Bei **Polycythämia vera** wirken gesteigerte Erythrozyten- und Thrombozytenbildung synergistisch - ☞ Kap. 11.4.2.
  - **Paroxysmale nächtliche Hämoglobinurie** - ☞ Kap. 11.2.5.

8.4.2. Diagnostik

Zur **Objektivierung tiefer Venenthrombosen**, die in der Anfangsphase klinisch relativ unauffällig sein können, kommen verschiedene **physikalische Verfahren** zur Anwendung: Röntgenologische oder szintigraphische Darstellung der Gefäßlumina mit Kontrastmittel bzw. radioaktiv markierten Isotopen (*Phlebographie*) als sicherstes aber invasives Verfahren; Erfassung von Veränderungen des elektrischen Widerstands auf Grund des Blutanstaus (*Impedanzplethysmographie*); Darstellung der Gefäße, ihrer Komprimierbarkeit und der Blutströmung durch Ultraschall (*Duplex-* oder *Doppler-Ultrasonographie*); rechnergestützte Tomographien (*Magnetresonanz-Venographie*); parenterale Applikation radioaktiv markierter Proteine (^{125}J-*Fibrinogen*), Zellen (^{97}Tc-*Thrombozyten*) oder Antikörper (gegen quervernetztes Fibrin), die sich am Thrombus anreichern und szintigraphisch erfaßt werden können.

Labordiagnostisch hat eine mittels ELISA nachgewiesene Zunahme des D-Dimers (☞ *Abb. 8.2*, Kap. 8.1.2.4.) eine hohe Sensitivität, ist aber nicht beweisend, da auch andere Zustände, wie DIC, dazu führen können.

Unentbehrlich ist die Labordiagnostik aber zur Ermittlung der Ursachen im konkreten Fall und zur Erfassung potentieller Gefährdung - *Thrombophilie* - in belasteten Familien oder Bevölkerungsgruppen.

Für alle im voranst. Kapitel aufgeführten **genetischen Defekte** und auch die homozygot vorliegende Variante der 5,10 - Methylentetrahydrofolat-Reductase (☞ Kap. 9.4.3.1.) gilt grundsätzlich, daß ein **kombiniertes Vorliegen mit schwerwiegender Thrombophilie einhergeht**.

Auflistung wichtiger Parameter der Thrombophilie - unvollständig, da das Gebiet in starker Entwicklung und bisher kein absolut sicherer Parameter bekannt ist:

- **überwiegend arterielle Thrombophilie**
  Fibrinogen ↑, Faktor VIIa ↑, Thrombozytenaggregation ↑, Plättchenfaktor 4 ↑, β-Thromboglobulin ↑, PAI-1 ↑, t-PA↓

- **überwiegend venöse Thrombophilie**
  Alle in Kap. 8.4.1. 1.-3. aufgeführten Faktoren, soweit sie labordiagnostisch erfaßbar sind, sowie Hyperhomocysteinämie (☞ Kap. 9.4.3.2.). Zusätzlich zur Erfassung eines präthrombotischen Zustands Marker, die eine vermehrte Thrombinbildung signalisieren, wie TAT ↑ (Thrombin/ATIII-Komplex), Fibrinopeptid A ↑ (durch Thrombin von der α-Kette des Fibrinogens abgespalten), Aktivierungspeptide 1+2 ↑ (durch Faktor Xa vom Prothrombin abgespalten)

Zur Überwachung prophylaktisch oder therapeutisch eingesetzter oraler Antikoagulantien ist die Messung der Thromboplastinzeit (TPZ, Quickwert) und der Fibrinopeptide A und B geeignet, für den Einsatz von hochmolekularem Heparin die partielle Thromboplastinzeit (PTT) und die Thrombinzeit (TZ), während für niedermolekulares Heparin spezifischere Methoden notwendig sind (*Anti-Faktor-Xa-Test*) - vgl. nachfolg. Kap.

8.4.3. Prophylaktisch-therapeutische Prinzipien

Sie betreffen die Prophylaxe arterieller und venöser Thrombosen sowie der Restenosierung nach bypass-Operationen u.a. ebenso wie die Antikoagulantientherapie und Auflösung von Thromben. Dem Charakter dieses Buches entsprechend, wird hier jedoch nach Angriffspunkten und Substanzgruppen eingeteilt, der pathogenetischen Funktion zellulärer und plasmatischer Faktoren entsprechend - und der Kleindruck gewählt, weil Pharmakotherapie nicht zum Hauptanliegen gehört.

8.4.3.1. Antikoagulation

Orale Antikoagulantien sind Vitamin K-Antagonisten, wie *Cumarin-* oder *Indandionderivate*, die die Synthese Vitamin K-abhängiger Gerinnungfaktoren (II, VII, IX, X) hemmen. *Warfarin* als Hauptvertreter hemmt die Rückführung des aus der posttranslationalen Carboxylierungsreaktion hervorgehenden Vitamin K-Epoxids in das Vitamin K-Hydrochinon. Orale Applizierbarkeit und lange Halbwertszeit (36-42 Stunden) machen Vitamin K-Antagonisten zur Prophylaxe besonders geeignet. Unterschiede in der Reaktion zwingen zu individueller Dosierung, die durch Messung der TPZ überwacht werden muß. Zu hohe Dosen führen auch zur Verminderung der ebenfalls Vitamin K-abhängig synthetisierten Proteine C und S (vgl. Kap. 8.4.1.3.). Infolge Plazentapassage nicht in der Schwangerschaft einsetzbar. Zahlreiche Pharmaka steigern oder verringern Konzentration oder Effekt von Vitamin K-Antagonisten.

Heparin ist das verbreitetste prophylaktisch und therapeutisch eingesetzte Antikoagulans. Wirkung durch Bindung an ATIII → Steigerung der Hemmwirkung auf IIa > Xa > IXa, XIa, XIIa. Geringe Wirkung bei ATIII-Mangel. In höheren Konzentrationen bindet es auch an heparin cofactor II. Es kann Thrombozyten aktivieren (☞ Kap. 8.2.1., "Heparin-assoziierte Thrombozytopenie Typ II"), die Gefäßwandpermeabilität erhöhen und die Proliferation glatter Muskelzellen in der Gefäßwand hemmen. Zur Prophylaxe (postoperativ oder bei immobilisierten älteren Patienten) eignen sich niedrige Dosen (*low dose heparin*) in Kombination mit *Dihydroergotamin* (wahrscheinlich Induktion gerinnungshemmender Proteine).

Die Feststellung, daß nur ca. 30 % der in Heparin enthaltenen Ketten (Mischung aus Spezies mit Molmassen zwischen 3 und 30 kDa) an der ATIII-Bindung beteiligt sind, führte zu Entwicklung und Einsatz von **niedermolekularen Heparinen** (*LMWH = low molecular weight heparins*) und **Heparinoiden** (*Heparansulfat, Dermatansulfat, Chondroitinsulfat*). Vorteile sind stärkere Hemmwirkung auf Faktor Xa als auf IIa, wesentlich geringere Bindung an Thrombozyten und Gefäßwand und geringeres Blutungsrisiko. Extrem klein sind synthetische **Pentasaccharide**, die der Bindungsdomäne des Heparins für ATIII entsprechen. Sie steigern nur die Hemmwirkung von ATIII auf Faktor Xa, nicht auf IIa. Halbsynthetisches **Pentosanpolysulfat** wirkt wahrscheinlich über die Freisetzung von TFPI (☞ Kap. 8.4., "TFPI") sowie durch Fibrinolyseaktivierung (und hat darüberhinaus verschiedene Hemmeffekte auf Entzündungszellen).

Thrombininhibitoren: Prototyp ist das aus *Hirudo medicinalis* isolierte *Hirudin*, das über nicht-kovalente Bindung einen stabilen Komplex hochspezifisch mit IIa bildet und so dessen katalytisches Zentrum und Substratbindungsort blockiert → Unterbrechung seiner Wirkung in der Gerinnungskaskade und auf Thrombozyten. Rekombinantes Hirudin ist in breiter klinischer Prüfung. *Hirugen* ist ein synthetisches Hirudinderivat, das an den Substratbindungsort des IIa bindet und so noch die Interaktion mit ATIII ermöglicht. *Hirulog*, ein weiteres synthetische Derivat, bindet wie Hirudin an beide Orte, wird aber langsam durch IIa selbst gespalten. Synthetische niedermolekulare Peptide, die der Sequenz im Fibrinogen entsprechen, die durch Thrombin gespalten wird, besetzen das katalytische Zentrum von IIa und kompetieren so mit Fibrinogen. Weiterhin sind zahlreiche niedermolekulare Substanzen in Entwicklung, die ebenfalls das katalytische Zentrum von IIa blockieren können, z. B. *Arginin-* und *Benzamidinderivate*. Alle Thrombininhibitoren sind in klinischer Erprobung in Phase I- und z.T. Phase II-Studien; Hirudin in Phase III. Im Unterschied zu den Heparinen hemmen sie auch das bereits an Fibrin gebundene Thrombin.

Trends:

- Einzelsträngige DNA-Oligonucleotide aus ca 15 Nucleotiden (*Aptamere*) binden an die Substratbindungsstelle des Thrombins
- Hemmung der Thrombinbildung durch Proteine oder Peptide, die Faktor Xa im Prothrombinasekomplex hemmen (was ATIII nicht kann). Sie wurden aus Speicheldrüsen blutsaugender Tiere isoliert, identifiziert und rekombinant produziert (*Antistasin*, *TAP* = *t*ick *a*nticoagulant *p*eptide)
- Modulatoren der Thrombinwirkung: Hemmung der Fibrinbildung und Förderung der Bildung von aktiviertem Protein C
- Einsatz rekombinant gewonnener endogener Antikoagulantien, wie *TFPI* (*t*issue *f*actor *p*athway *i*nhibitor), heparin cofactor II, aktiviertes Protein C und ATIII. Letztere sind das ideale Therapeutikum für Thrombosen auf Grund eines Mangels an diesen Faktoren (☞ Kap. 8.4.1.3.)
- monoklonale Antikörper oder Hemmpeptide gegen Faktor VII, α_2-Plasmininhibitor oder den Thrombinrezeptor von Thrombozyten
- lokaler Transfer von Genen für antikoagulant oder fibrinolytisch wirkende Proteine in Endothelzellen geschädigter oder besonders gefährdeter Gefäße, z.B. atherosklerotisch veränderte Arterien. Mit retroviralen Vektoren oder Adenoviren (☞ Kap. 1.3.5.4., "Methodische Prinzipien") gelang z.B. tierexperimentell die Übertragung des t-PA- oder u-PA-Gens, zusammen mit hochaktiven Promotoren → hohe t-PA- bzw. u-PA-Bildung der gentechnologisch veränderten Endothelzellen. Ebenso gelang es, die t-PA-inaktivierende Wirkung von PAI-1 durch Übertragung mutierter, PAI-1-resistenter t-PA-Gene auszuschalten. Weitere Kandidaten sind Thrombomodulin, Protein C, Hirudin oder Enzyme für die Synthese von Prostacyclin oder EDRF. Die lokale Applikation kann über Katheter erfogen, über die entweder bereits in vitro genmanipulierte Endothelzellen oder die Vektoren auf die Gefäßwand gebracht werden - vgl. Prävention der Restenosierung, Kap. 9.6.

8.4.3.2. Thrombolyse

Zur spezifischen Therapie arterieller (Myokardinfarkt, zerebrale Ischämie, periphere Okklusion) und venöser Thrombosen (tiefe Bein- und Beckenvenenthrombose, Lungenembolie) sind 3 Plasminogenaktivatoren im Einsatz.

Streptokinase: Polypeptid (ca. 48 kDa) aus β-*hämolysierenden Streptokokken* bildet mit Plasminogen einen Komplex (Molverhältnis 1:1), der als *Aktivatorkomplex* die Umwandlung von freiem Plasminogen zu Plasmin bewirkt → Fibrinolyse. Die dabei entstehenden Spaltprodukte des Fibrins hemmen wiederum die weitere Polymerisation von Fibrin und die Thrombozytenaggregation. Hinzu kommt, daß Plasmin auch Fibrinogen und die Faktoren V und VIII abbaut. Weitverbreitete Streptokokkeninfekte verursachen die Bildung von Antikörpern gegen Streptokinase, die das Polypeptid binden und unwirksam machen → Weiterführung der Infusion über die Sättigung des Antikörpers hinaus (evtl. vorherige Titerbestimmung). Überdosierung kann wiederum die Hauptmenge des Plasminogens als Aktivatorkomplex binden, so daß zu wenig Substrat für die Umwandlung in Plasmin zur Verfügung steht.

Vorgenannte Nachteile können vermindert werden durch Applikation eines vorher gebildeten *Plasminogen-Streptokinase-Aktivatorkomplexes* (*PSAC*), dessen katalytisches Zentrum durch Acylierung (*p-Anisoyl-PSAC*) vorübergehend maskiert ist und so vor Proteolyse geschützt wird. Im Plasma erfolgt Deacylierung mit einer Halbwertzeit von ca. 40 min → Wirkungsverlängerung.

Eine unterstützende Therapie der Streptokinaseinfusion durch Ko-Applikation von Thrombozytenfunktionshemmern (☞ nachfolg. Kap.) hat sich z.B. für *Acetylsalicylsäure* in der klinischen Prüfung als günstig erwiesen.

Urokinase = u-PA (*u*rinary-type *p*lasminogen *a*ctivator), aus menschlichem Urin gewonnen (ca. 54 kDa), aber auch im Gewebe vorkommend (ca. 35 kDa), wandelt direkt Plasminogen in Plasmin um. Im Unterschied zur Streptokinase ist sie nicht antigen (Vorteil), wird aber von plasmatischen Proteinaseinhibitoren z.T. blockiert (Nachteil). *Saruplase* ist ein rekombinanter hochmolekularer u-PA, der sich in klinischer Prüfung befindet.

t-PA (*t*issue-type *p*lasminogen *a*ctivator, 70 kDa), der auch rekombinant verfügbar ist, ist ebenfalls nicht antigen und entfaltet seine Wirkung auch bei systemischer Applikation überwiegend an fibringebundenem Plasminogen → lokale Wirkung mit weniger übergreifenden Nebenwirkungen als Strepto- und Urokinase. Im klinischen Einsatz sind diese Vorteile noch nicht eindeutig ausgewiesen.

Trends:

- Genmodifikationen zur Herstellung von t-PA und u-PA mit stärkerer Affinität zu Fibrin und Verlängerung der Halbwertszeit im Plasma
- Gewinnung von t-PA aus Vampirfledermäusen (*Desmodus rotundus*) oder *Staphylococcus aureus* (= *Staphylokinase*), die vorangenannte Vorteile aufweisen

- Versuche zur Verminderung des radikalvermittelten Reperfusionsschadens nach erfolgreicher Thrombolyse (☞ Kap. 4.2.2.2.), z.B. durch Applikation rekombinanter *Superoxiddismutase* (☞ *Abb. 4.1*, Kap. 4.1.2.)

Nach erfolgreicher Thrombolyse kann in der Frühphase **Reokklusion** auftreten (nicht zu verwechseln mit *Restenose* nach PTCA u.a. Maßnahmen - ☞ Kap. 9.6.) - etwa bei 1/3 der so behandelten Myokardinfarktpatienten. Überwiegende Ursache ist verbliebenes Thrombusmaterial, an dem sich rasch Appositionsthromben bilden können. Letzteres wird gefördert, weil die Thrombolysetherapie reaktiv eine prothrombotische Verschiebung des Hämostasegleichgewichts hervorruft und z.B. das generierte Plasmin durch übergreifende Substratspezifität über Faktor XIIa und Kallikrein auch gerinnungsfördernd wirkt (☞ *Abb. 5.3.*, Kap. 5.1.2.) = paradoxe Thrombogenität der Thrombolytika.

Zur Verminderung dieser Komplikation ist die begleitende Therapie mit Acetylsalicylsäure (☞ nachf. Kap.) und Heparin gesichert. Für Hirudin und Hemmstoffe der CD41/61-Fibrinogen-Interaktion laufen Pilotstudien.

8.4.3.3. Thrombozytenfunktionshemmung

Eine über längere Zeit betehende gesteigerte Reaktivität von Thrombozyten begünstigt nicht nur die Entstehung von (überwiegend arteriellen) Thrombosen sondern auch die Ausbildung atherosklerotischer Gefäßveränderungen (☞ Kap. 9.1.4.) mit allen bekannten Folgen. Die hier behandelte Hemmung von Thrombozytenfunktionen **geht** daher **über die Thromboseprophylaxe hinaus**. Der Idealfall wäre die gezielte Ausschaltung der zu Atherosklerose und/oder Thrombose führenden Mechanismen unter Erhaltung der physiologischen Funktionen, wie Blutstillung und begrenzte Mitwirkung bei der Gerinnung (☞ *Abb. 8.4*, Kap. 8.2.). Er ist jedoch kaum erreichbar, weil der Übergang von der physiologischen zur pathophysiologischen Situation kontinuierlich und damit eine mehr quantitative als qualitative Frage ist. Ziel ist damit eine **Hemmung** - nicht Ausschaltung - **von Thrombozytenfunktionen**. Da diese Funktionen an die Aktivierung gebunden und z.T. mit den damit verknüpften Veränderungen der Thrombozyten identisch sind, wird in *Abb. 8.6* der Prozeß der Aktivierung etwas detaillierter betrachtet (als z.B. in *Abb. 8.4*, Kap. 8.2.) und der Versuch einer Zuordnung der diese Veränderungen bewirkenden zellulären Signal- und Übertragungssysteme unternommen. Letztere sind die Angriffspunkte für eine Vielzahl von Pharmaka mit Thrombozytenfunktionshemmender Wirkung, die verschiedenen Gruppen zugeordnet werden können.

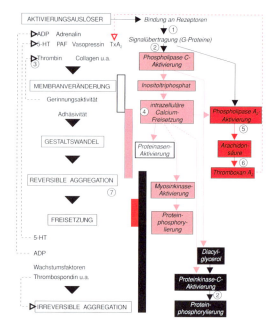

① Blocker von Membranrezeptoren und / oder Signalübertragung
② Auswirkung einer cAMP-Erhöhung
③ Hemmer der Thrombinbildung oder -wirkung
④ Calciumantagonisten
⑤ Phospholipase A$_2$-Hemmer
⑥ Cyclooxygenase- oder Thromboxansynthetasehemmer
⑦ Hemmung der CD41/61 - Fibrinogen - Interaktion

Abb. 8.6: Angriffspunkte von Hemmstoffen von Thrombozytenfunktionen. Erläuterung im nachf. Text

Erläuterung von Abb. 8.6:
Links die zeitliche Sequenz der Thrombozytenaktivierung. Die aufgeführten Auslöser (etwa in ansteigender Wirkungsstärke) führen mit Ausnahme von PAF (platelet activating factor) und 5-HT (*5-Hydroxytryptamin = Serotonin*) bei genügend hoher Konzentration bis zur irreversiblen Aggregation - und damit Plättchenthrombusbildung. Rezeptorvermittelte Membranveränderungen und Gestaltswandel sind zeitlich kaum zu differenzieren. Unabhängig von der Art des primären Auslösers erfolgt auf bestimmten Stufen eine Eigenverstärkung des Aktivierungsprozesses (gestrichelte Pfeile). Rechts sind die einbezogenen Signalübertragungs- und second messenger Systeme aufgeführt, deren ungefähre zeitliche Zuordnung zum Aktivierungsprozess aus der Bildmitte durch entsprechende Markierungen ersichtlich ist. Mit den Ziffern sind die Angriffspunkte von 6 Gruppen von Thrombozytenfunktionshemmern gekennzeichnet:

Gruppe ①: Pharmaka dieser Gruppe unterbinden die Wirkung jeweils eines bestimmten Auslösers - ADP, TxA$_2$ oder Serotonin. Die Wahl des Pharmakons kann nach dem in der jeweiligen pathophysiologischen Situation dominierenden Auslöser erfolgen.

Ticlopidin und *Clopidogrel* hemmen die Wirkung von ADP durch Blockierung des Rezeptors und wahrscheinlich auch der transmembranalen Signalübertragung. Damit wird nicht nur ein in vielen pathologischen Situationen beteiligter Auslöser sondern auch der wichtigste Verstärkungsmechanismus außer Kraft gesetzt, weshalb die Wirkung anderer Auslöser ebenfalls vermindert wird. Beide sind prodrugs, d.h. ihre Wirkung ist nur in vivo zu beobachten und braucht etwa 3 Tage zur vollständigen Entfaltung.

TxA_2-Rezeptorblocker, wie *Daltroban* und *Sulotroban*, unterdrücken einen weiteren Verstärkungsmechanismus. Da verschiedene Subtypen von Rezeptoren für TxA_2 und zyklische Endoperoxide existieren, sind die für Thrombozyten geeignetsten Inhibitoren noch in klinischen Studien zu ermitteln, bislang mit unbefriedigendem Erfolg.

Der durch Serotonin vermittelte Verstärkungsmechanismus ist gegenüber den beiden Erstgenannten von geringerer Bedeutung. Kompetitive Inhibitoren sind *Methysergid* und *Ketanserin*.

Gruppe ②: cAMP hat in Thrombozyten einen hemmenden Einfluß auf die Aktivierung, überwiegend durch Unterdrückung der Phospholipase C-Aktivierung. Eine cAMP-Erhöhung wird erreicht durch Hemmung des abbauenden Enzyms (Phosphodiesterase) - *Dipyridamol*, *Clofibrat*, *Theophyllin*, *Papaverin* - oder Aktivierung des synthetisierenden Enzyms (Adenylatcyclase) - PGE_1, PGD_2, PGI_2 (= *Prostacyclin*) oder die stabilen PGI_2-Analoga *Iloprost* und *Cicaprost*. Da cAMP auch in anderen Zellen zunimmmt, ist die therapeutische Zielstellung oft darauf ausgerichtet (☞ z.B. Kap. 5.5.6. für Prostacyclin oder Kap. 7.4.2.4. für Theophyllin) und die Thrombozytenfunktionshemmung mehr ein Nebeneffekt. Unmittelbare Bedeutung haben PGI_2-Analoga aber für die Hemmung thrombembolischer Prozesse in Arterien, und Dipyridamol wird zur Hemmung der Plättchenthrombusbildung an künstlichen Oberflächen eingesetzt.

Analog wirken *Nitro-Vasodilatatoren* (☞ Kap. 15.6.3.) über vermehrte NO-Bildung und cGMP-Zunahme aktivierungshemmend (vgl. *Abb. 8.5*, Kap. 8.4.)

Gruppe ③: Alle in Kap. 8.4.3.1. genannten *Antikoagulantien* mit Hemmwirkung auf die Thrombinbildung und -aktion vermindern einen potenten Aktivierungsauslöser als meist erwünschtem Begleiteffekt. Die in Entwicklung befindlichen *monoklonalen Antikörper gegen Thrombinrezeptoren* auf Thrombozyten dienen unmittelbar diesem Zweck - und sind exakter in Gruppe ① einzuordnen.

Gruppe ④: Die Erhöhung der zytosolischen Ca^{2+}-Konzentration hat eine zentrale Bedeutung für die Aktivierung. Es wird überwiegend aus intrazellulären Organellen (dense tubular system, ☞ *Abb. 8.3*, Kap. 8.2.) freigesetzt. Calciumantagonisten, wie *Verapamil*, *Nifedipin*, *Flunarizin*, *Diltiazem*, hemmen die Aktivierung, aber meist erst in Konzentrationen, die bei normaler Dosierung nicht erreicht werden.

Gruppe ⑤: Hemmung der Phospholipase A_2, z.B. durch *Glucocorticoide* (☞ Kap. 5.5.5.), vermindert die Freisetzung von Arachidonsäure und damit die Bildung von TxA_2, aber nicht in dem Umfang wie die Pharmaka der Gruppe ⑥.

Gruppe ⑥ (vgl. Kap. 5.5.5., "2. Nichtsteroidale Antiphlogistika"): Durch Hemmung der Cyclooxygenase kann die Bildung von zyklischen Endoperoxiden und TxA_2 - und damit ein Verstärkungsmechanismus der Aktivierung - unterdrückt werden. Pharmaka mit reversibler Wirkung auf das Enzym, wie *Indometacin*, *Phenylbutazon*, *Sulfinpyrazon*, sind weniger wirksam als die irreversibel hemmende *Acetylsalicylsäure*. Im Hinblick auf das bezüglich Thrombozytenaktivierung antagonistisch wirkende Paar TxA_2/PGI_2 (☞ *Abb. 5.19*, Kap. 5.5.2. sowie Kap. 9.1.4., "TxA_2-PGI_2-Wechselwirkungen:") wird versucht, durch geeignete Dosierung die empfindlichere thrombozytäre Cyclooxygenase bereits zu hemmen, während die endotheliale Cyclooxygenase noch aktiv bleibt (low-dose aspirin).

Diese Schwierigkeit kann theoretisch durch Thromboxansynthetasehemmer, wie *Imidazol* und *-derivate* oder *Dazoxiben*, die <u>nach</u> der Cyclooxygenase angreifen, ausgeschaltet werden. Die praktischen Ergebnisse sind aber widersprüchlich, wahrscheinlich wegen der ungehemmt oder verstärkt gebildeten zyklischen Endoperoxide, die wie TxA_2 aktivierend wirken können.

Besser geeignet erscheinen *Ridogrel* oder *Picotamide*, die die Eigenschaften eines Thromboxansynthesehemmers <u>und</u> -rezeptorblockers (Gruppe ①) haben. Die Nachteile beider Substanzgruppen werden aufgehoben.

Gruppe ⑦: Hemmung der Aggregation auf später Stufe, relativ unabhängig vom primären Auslöser, durch Blockierung der Interaktion von CD41/61 (= gp IIb/IVa) mit Fibrinogen (die bei jeder Aggregation stattfindet - ☞ *Abb. 5.4*, Kap. 5.2.2.1. und Kap. 8.2., "Thrombozytenaktivierung").

In klinischer Prüfung sind: Fab-Fragmente chimärer monoklonaler Antikörper (☞ Kap. 3.4.6.2., "Grenzen der Anwendung") gegen CD41/61, z.B. *Abciximab*; *Integrelin*, ein synthetisches zyklisches Heptapeptid, das die zur Bindung des Fibrinogen notwendige RGD-Sequenz (☞ Legende zu *Abb 5.4*, Kap. 5.2.2.1.) z.T. enthält und daher mit diesem kompetiert; *Tirofiban*, ein Tyrosinderivat (ohne Peptidcharakter), das ebenfalls die Bindungsstelle für die RGD-Sequenz auf CD41/61 besetzt. Diese Substanzen erlauben erstmals eine dosisabhängige Abstufung des Ausmaßes der Thrombozytenfunktionshemmung, haben aber den Nachteil der Notwendigkeit parenteraler Applikation. In Entwicklung sind daher oral applizierbare prodrugs mit Nicht-Peptid-Charakter, aus denen z.B. nach Spaltung einer Esterbindung im Blut die aktiven Substanzen freigesetzt werden und die Bindungsstelle für die RGD-Sequenz auf CD41/61 besetzen; Vertreter sind *Xemlofiban, Fradafiban* (Pilotstudien).

Aus der Vielzahl verfügbarer Hemmstoffe finden **Acetylsalicylsäure** und **Ticlopidin** bislang die breiteste Anwendung. Sie hemmen überwiegend Verstärkungsmechanismen der Thrombozytenaktivierung und mindern damit die Wirkung verschiedener primärer Auslöser. Zukünftig besonders zu beachten sind aber die Vertreter der **CD41/61-Antagonisten** (Gruppe ⑦).

8.5. Lungenembolie

Verschleppung eines Thrombus aus Venen - in der Regel der unteren Körperhälfte - **in die Arteria pulmonalis**.

Prädispositionen (in abfallender Häufigkeit): tiefe Venenthrombose, Übergewicht, Immobilisation, Herzerkrankungen, postpartale Phase, Operationen und Traumata, Exsikkose.

Konsequenzen für die Herzaktion: Anstieg des arteriellen Drucks im pulmonalen Kreislauf → Zunahme der rechtsventrikulären Nachlast → Verringerung des Schlagvolumens. Weitere Folgen hängen von der Größe des Thrombus und damit des von der Zirkulation ausgeschlossenen Anteils des Pulmonalkreislaufs ab. Ein ungeschädigtes Herz kann rechtsventrikulär Drucke von > 100 mm Hg entwickeln. In diesem Bereich kann die Schlagvolumenabnahme durch Zunahme des diastolischen Füllungsvolumens wieder normalisiert werden (FRANK-STARLING-Mechanismus). Steigerung der Herzfrequenz als weitere Kompensation → klinisches Zeichen: plötzlich auftretende Tachykardie. Anderenfalls - und bei vorgeschädigtem Herz - zunehmende Rechtsherzinsuffizienz mit Blutanstau im vorgeschalteten venösen Kreislaufanteil und entsprechender Zunahme des zentralen Venendrucks. Frühzeitige Erfassung ist durch *Echokardiographie* möglich: Dilatation und Hypokinese des rechten Ventrikels.

Aus dem geschädigten Lungenareal werden Mediatoren freigesetzt, die auch in den nicht primär betroffenen Bereichen zur Vaso- und Bronchokonstriktion führen (letztere auch über vagovagale Reflexe) - Analogie zum Asthma bronchiale, ☞ Kap. 7.4.2.2. - → Verstärkung der Herzbelastung. Dies ist der Grund dafür, weshalb eine emboliebedingte Verlegung von < 50 % der Lungenstrombahn zu tödlicher Rechtsherzinsuffizienz führen kann, obwohl z.B. einseitige *Pneumektomien* (mit ca. 50 % Einschränkung) kompensiert werden.

Konsequenzen für die Lungenfunktion: Anfangs führen nicht durchblutete aber belüftete Lungenanteile zu einer regionalen Totraumventilation → Absinken des arteriellen O_2-Partialdrucks im Körperkreislauf (vgl. Kap. 17.5.2., "zirkulatorische Verteilungsstörung"). Der arterielle CO_2-Partialdruck bleibt meist normal oder ist sogar vermindert, weil die über pulmonale Rezeptoren vermittelte Tachypnoe zu vermehrter CO_2-Abatmung führt. In den betroffenen Lungenarealen führt die sistierende Kapillardurchblutung zu verminderter Surfactantproduktion → *Atelektasen*. Sie sind meist temporär, weil sich eine kollaterale Gefäßversorgung aus dem (anders zugeordneten) Bronchialgefäßsystem ausbildet. Dieser Umstand und die weiterhin bestehende Belüftung sind die Gründe dafür, daß hypoxisch bedingte Nekrosen (*Lungeninfarkt*) relativ selten auftreten.

Zur diagnostischen Objektivierung sind Perfusions- und Ventilationsszintigraphie mit Radionukliden sowie Angiographie der A. pulmonalis am besten geeignet. In Entwicklung ist die Anwendung spezieller Formen der Computertomographie und der Magnetresonanz-Angiographie.

Klinisch sind je nach Größe des ausgefallenen Bereichs asymptomatische Verläufe, deutliche Erscheinungen (Dyspnoe, Tachypnoe, Husten, Hämoptoe, Tachykardie, Brustschmerz) bis zur Hypotonie, Bewußtlosigkeit, Ausbildung eines kardiogenen Schocks (☞ Kap. 7.3.1.1., "3. Kardiogener Schock) und Herzversagen möglich.

Die wichtigsten **therapeutischen Prinzipien** leiten sich aus der Pathogenese ab: Ruhigstellung, Sedierung, O_2-Zufuhr, Antikoagulation, Thrombolyse, Embolektomie; Gefäßerweiterung zur Entlastung des Herzens.

9. Atherosklerose

Kreislauferkrankungen auf dem Boden der Atherosklerose haben in wirtschaftlich entwickelten Ländern den höchsten Morbiditäts- und Mortalitätsanteil. Mehr als die Hälfte der Mittel für die medizinische Betreuung wird in diesen Ländern für Folgezustände der Atherosklerose ausgegeben. Es gehören dazu ischämische Herzkrankheit (IHK), zerebrale Ischämie, periphere Durchblutungsstörungen und Hypertonie, mit den dramatischen Komplikationen Herzinfarkt und Apoplexie, sowie viele Formen organ- und gewebsspezifischer Leistungsminderung. Ausschaltung der Atherosklerose könnte in diesen Ländern die mittlere Lebenserwartung um ca. 10-15 Jahre erhöhen. Atherosklerose ist aber kein geriatrisches Problem, da sie früh beginnt - und früh enden kann, wie ein beträchtlicher Anteil tödlicher Herzinfarkte bei 30- bis 40jährigen zeigt.

Für die Pathogenese der Atherosklerose (= Atherogenese) fehlt bislang eine vereinheitlichende Erklärung - wie z.B. für die Onkogenese auf der Ebene von Onkogenen und Tumorsuppressorgenen - was sich letztlich auch auf die Möglichkeiten einer gezielten Beeinflussung auswirkt. Die Schwierigkeiten bei der Erforschung des Ablaufs der Atheroskleroseentwicklung ergeben sich nicht zuletzt aus einigen **Besonderheiten dieses pathologischen Grundprozesses:**

- Er **verläuft außerordentlich protrahiert** und führt erst spät zu klinischen Erscheinungen - ☞ *Abb. 9.1*

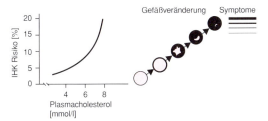

Abb. 9.1: Grobschematische Darstellung der Entwicklung einer atherosklerotisch bedingten Gefäßobstruktion und Zuordnung des Auftretens von Symptomen zum Schweregrad der Veränderung - in etwa typisch für die Koronarsklerose. Der linke Teil zeigt die Beziehung eines ausgewählten, labordiagnostisch erfaßbaren Risikofaktors zur IHK.

Der sich über Jahrzehnte entwickelnde Prozeß erschwert die Erfassung der Initial- und Frühstadien, in denen klinische Symptome fehlen. Die meisten bisher durchgeführten klinischen Studien über die Wirkung von Risikofaktoren oder diätetisch-medikamentösen Interventionen waren daher auf die Erfassung und statistische Auswertung der Späterscheinungen, wie Angina pectoris, pathologisches Belastungs-EKG, Herzinfarkt, Apoplexie oder Minderdurchblutung von Extremitäten, angewiesen und so in ihrer Aussage eingeschränkt. Mit der Einführung der *Angiographie* wurden Lumeneinengungen besser lokalisier- und objektivierbar. Der Verlaufsbeobachtung sind durch die Invasivität der Methode aber Grenzen gesetzt. Inzwischen ist mit der Entwicklung nicht-invasiver, hochauflösender bildgebender Verfahren auf Ultraschallbasis (z.B. *farbkodierte Duplexsonographie*) die Situation günstiger. An der Beschallung zugänglichen Gefäßabschnitten (z.B. *A. carotis*, *femoralis*, *renalis*) können Lumen-, Strömungs- und Wandveränderungen erfaßt werden. Erste Ergebnisse verweisen z.B. auf unterschiedliche Auswirkungen verschiedener Risikofaktoren der Atherosklerose auf Lokalisation und Art früher Veränderungen. Größere Studien sind noch im Verlauf, aus deren Ergebnissen sich wahrscheinlich gezieltere Präventionsmaßnahmen ableiten lassen. Mit der *Magnetresonanz-Angiographie* steht eine weitere nicht-invasive Methode zur Verfügung, mit der unterschiedliche Strukturelemente atherosklerotischer Plaques erfaßt werden können. Schließlich sei noch auf die *Positronenemissionstomographie* verwiesen, mit der durch Einsatz entsprechender markierter Verbindungen (z.B. [^{15}O]-H$_2$O) die Blutversorgung bestimmter Regionen (z.B. der Beinmuskulatur bei peripherer Durchblutungsstörung) ermittelt werden kann

- Für einen derart langen Entstehungszeitraum genügen **sehr geringe Abweichungen der** sich pathogen auswirkenden **Parameter**, was auch entsprechend hohe Anforderungen an die Labordiagnostik stellt. In *Abb. 9.1* ist dies am Beispiel der nichtlinearen Beziehung zwischen Cholesterolspiegel im Plasma und IHK-Risiko deutlich gemacht

- Definiert man Atherosklerose allgemein als arterielle Reaktion auf eine Störung des Gleichgewichts zwischen strömendem Blut und Gefäßwand, so führen **verschiedene Ursachen** dorthin, **und** es sind verschiedene **Zelltypen** daran beteiligt

- Der Prozess ist weitgehend **typisch für die Spezies Mensch**. Deshalb werden die Beiträge experimenteller Forschung dadurch limitiert, daß nur bedingt geeignete tierexperimentelle Modelle verfügbar sind.

  Abgesehen von einem durch Zucht gewonnenen speziellen Kaninchenstamm (*WATANABE heritable hyperlipidemic rabbit*), können nur durch Cholesterolfütterung bei wenigen Tierspezies (Primaten, Kaninchen) Gefäßveränderungen erzeugt werden, die der menschlichen Atherosklerose ähneln.

  Zur Überwindung dieses Nachteils werden allerdings zunehmend andere Wege beschritten, von denen auch die Atherogeneseforschung profitiert: Erzeugung von *transgenen* und *knock-out-Tieren* - ☞ Kap. 1.5.2.3.

Frühe Veränderungen der Intima sind häufig **fatty streaks** (= *streifige Lipoidose*): subendotheliale Akkumulation von sog. *Schaumzellen*. Es sind von Monozyten des Blutes abstammende Makrophagen, die mit Cholesterol gefüllt sind. Auch findet sich eine leichte Vermehrung von Bindegewebe und glatten Muskelzellen.

Weitere frühe Veränderungen sind lokale **Intimaverdickungen** (seltener und meist an Bifurkationen → hämodynamische Faktoren): Einwanderung und Proliferation von glatten Muskelzellen und Vermehrung von Collagen und elastischen Fasern; später auch Lipideinlagerungen.

Beide Veränderungen können im gleichen Individuum und im gleichen Gefäß simultan vorkommen. Aus Obduktionen ergibt sich, daß fatty streaks bis zum 1. Lebensjahr bei ca. 50 % und oberhalb dieses Alters bei allen untersuchten Kindern nachweisbar sind → a) sehr frühes Auftreten und b) Reversibilität der Initialveränderungen (die auch durch Untersuchungen an Probanden gesichert ist).

Bleiben die auslösenden Faktoren wirksam, gehen beide Initialveränderungen langsam (und wahrscheinlich in Etappen) über in die **fibröse Plaque** (= *atheromatöse Plaque = Atherom*) - Ansammlung extrazellulären Cholesterols und anderer Lipide, von Bindegewebsfasern (hauptsächlich Collagen), Glycoproteinen, Glycosaminoglycanen und glatten Muskelzellen, die aus der Media einsprossen. Anteile und Verteilung dieser Grundelemente können unterschiedlich sein; in der Regel dominieren im Zentrum der Plaque aber die Lipide. Ob einmal vorhandene fibröse Plaques rückbildungsfähig sind, ist umstritten. Sicher aber kann ihr Wachstum stagnieren - was ein erstrebenswertes therapeutisches Ziel sein kann.

Im fortgeschrittenen Stadium werden unlösliche Calciumsalze eingelagert, in der Plaque entstehen Nekrosen, die zum Aufbrechen und zu Fissuren führen, an denen Thromben aus Thrombozyten und Fibrin entstehen (☞ Kap. 8.4.1.1.-2. und 15.6.1., "Thrombusbildung") → Anlaß für Herzinfarkt, akute periphere Durchblutungsstörungen u.a.

Im Hinblick auf die Pathogenese werden im Kap. 9. vor allem die frühen Veränderungen auf zellulärem Niveau, die der Plasmalipoproteine und die Beziehungen zu den gesicherten Risikofaktoren analysiert. Das in *Abb. 9.2* gezeigte Schema faßt wichtige Gesichtspunkte der Atherogenese zusammen - und kann als Gerüst für die Zuordnung der nachfolgend detaillierter behandelten Einzelmechanismen dienen.

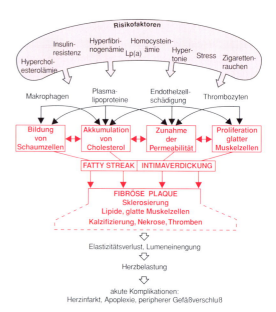

Abb. 9.2: Grobschematische Anordnung der Hierarchie von Risikofaktoren, Pathomechanismen, Gefäßwandveränderungen und Folgen der Atherosklerose.

9.1. Zelluläre Prozesse der Atherogenese

In *Abb. 9.3* sind die wichtigsten beteiligten Zelltypen und ihre Interaktionsmöglichkeiten gezeigt.

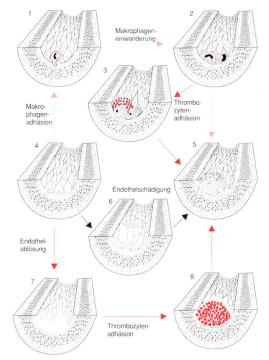

Abb. 9.3: Schematische Darstellung verschiedener Möglichkeiten zellulärer Interaktionen, die vom intakten Gefäß (4) zur fibrösen Plaque (5) führen können (ohne Anspruch auf histologisch exakte Ausführung) - in Anlehnung an ROSS.
Die über die Pfeile nachvollziehbaren verschiedenen Wege von 4 nach 5 sind tierexperimentell gesichert, werden aber im konkreten Fall der Entstehung einer Plaque im menschlichen Gefäß sehr wahrscheinlich überlappend vorkommen.

Folgende, in *Abb. 9.3* dargestellte **Einzelprozesse** sind zu differenzieren:

- Endothelschädigung oder -läsion
- Adhäsion von Blut-Monozyten, Einwanderung in die Intima und Umwandlung zu Makrophagen und Schaumzellen
- Adhäsion und Aggregation von Thrombozyten
- Wanderung glatter Muskelzellen von der Media in die Intima und Proliferation dieser Zellen
- Akkumulation von Cholesterol (kleine weiße Kreise im Schema) in Makrophagen (→ Schaumzellen) und extrazellulär
- Produktion und Akkumulation von Bindegewebe (Punkte)

9.1.1. Schädigung oder Ablösung von Endothelzellen

Endothelzellschädigung wird als **initiierendes Ereignis** für atherosklerotische Gefäßveränderungen angesehen. Sie kann aber muß nicht mit Endothelablösung (7 in *Abb. 9.3*) verbunden sein. Viel häufiger sind morphologisch kaum faßbare, aber atherogen wirksame "funktionelle Läsionen". Sie werden in der Reaktion darauf über eine Vielzahl von Mechanismen übertragen auf andere Zellen der Gefäßwand und des Blutes sowie auf Lipoproteine und andere Plasmakomponenten - *response to injury*-Theorie der Atherogenese. Das schließt Primärereignisse durch Aktivierung von Blutzellen allerdings nicht aus, da diese mit Endothelzellen interagieren.

Ursächlich sind mechanische, entzündliche, toxische und immunologische Noxen möglich. Nachfolgend eine etwas detailliertere Auflistung von **Ursachen und Wirkungen**, die aber durchaus nicht vollständig ist. Vertiefung durch Verweise auf vorangegangene oder noch folgende Kapitel.

Ursachen:

Sie sind z. T. identisch mit den in *Abb. 9.2*, Kap. 9. aufgeführten Risikofaktoren oder lassen sich auf diese zurückführen. Da sie meist mehrere Wirkungen haben, sind in Klammern Nummern vorangesetzt, die eine Zuordnung ermöglichen.

(1) durch lokale Entzündung freigesetzte Zytokine (TNF-α, IL-1, IL-8), Mediatoren (Angiotensin II, Bradykinin, Histamin, Leukotriene, PAF) und Gerinnungsfaktoren (Thrombin, Xa)

(2) shear stress (☞ Kap. 8.4.1.2.)

(3) hohe LDL-Konzentration im Plasma und modifizierte LDL - ☞ Kap. 9.2.1.1.-2.

(4) Hypoxie (die O_2-Versorgung der Arterienwände ist schon physiologisch im Grenzbereich infolge kurzer Kontaktzeit mit Erythrozyten und langen Diffusionswegen)

(5) hohe Homocysteinkonzentration im Plasma - ☞ Kap. 9.4.3.2.

(6) hohe Fibrinogenspiegel im Plasma - ☞ Kap. 9.4.6.

(7) Lipoprotein (a) - ☞ Kap. 9.2.1.3.

(8) Nicotin - ☞ Kap. 9.4.5.

(9) Hyperglycämie - ☞ Kap. 10.5.2.2., "Blut- und Gefäßwandzellen"

Wirkungen:

Reihenfolge gemäß Numerierung der Ursachen, nicht als Rangfolge nach der Bedeutung für die Atherogenese.

- durch (1): Expression und Exposition von HSP-60 (☞ Kap. 3.6.10.) auf der Membran → komplementvermittelte Schädigung und Lyse
- durch (1), (2), (3): vermehrte Bildung von FGF, IGF-1, PDGF, TGF-β (☞ Kap. 6.1.1.) → Proliferation glatter Muskelzellen und Bindegewebsbildung
- durch (1), (2), (6): Permeabilitätszunahme für Albumin, Fibrinogen und LDL → Ablagerung
- durch (1), (3): Expression von Adhäsionsproteinen (CD62E, CD62P, CD54) und PAF-Synthese → Adhäsion von Monozyten und neutrophilen Granulozyten - ☞ Kap. 5.2.2.3.
- durch (1), (3): Steigerung der Endothelinbildung → Vasokonstriktion - ☞ Kap. 8.4.1.2., "Vasokonstriktion"
- durch (1), (3), (4), (5): Abnahme der Thromboresistenz - alle in Kap. 8.4.1.1. aufgezählten Parameterveränderungen
- durch (1), (4), (5), (8): Bildung hochreaktiver O_2-Spezies → Endothelzellschädigung durch Lipidperoxidation (☞ Kap. 4.1.3.1.-3.) und oxidative Modifikation von LDL und Lp(a) - ☞ Kap. 9.2.1.2.-3.
- durch (2), (6): Steigerung des Umsatzes der Endothelzellen (Absterben und Nachbildung)
- durch (3): Produktion von MCP-1 (☞ Tab. 5.1, Kap. 5.2.1.) → Anlockung von Monozyten
- durch (4), (5), (6), (8): Verminderung der EDRF- und PGI_2-Synthese → Vasokonstriktion (☞ Kap. 8.4.1.2.) und Thrombozytenaggregation (☞ Kap. 9.1.4.)
- durch (7): Hemmung der Plasminwirkung auf abgelagertes Fibrin und latenten TGF-β - ☞ Kap. 9.2.1.3. bzw. Abb. 6.1, Kap. 6.1.1.5.
- durch (9): vermehrte AGE-Bildung → Bindung an endotheliale Rezeptoren → Bildung hochreaktiver O_2-Spezies u.a. Folgen - ☞ Kap. 10.5.2.2., "Endothelzellen"

Die oft typische topographische Verteilung atherosklerotischer Veränderungen im arteriellen Kreislauf (Bifurkationen, Abzweigungen, Krümmungen, Stenosen) ist wahrscheinlich in erster Linie hämodynamisch bedingt. Wie für die Thrombogenese bereits diskutiert - ☞ Kap. 8.4.1.2. - sind dabei turbulenzbedingte shear stress-Zunahme und Stagnation wirksam. Endothel und Intima weisen an diesen Stellen konstante Besonderheiten auf: erhöhte spontane Adhäsionsrate von Monozyten; verminderte Stärke der Glykokalyx, erhöhter Umsatz und gesteigerte Permeabilität der Endothelzellen für Albumin, Fibrinogen und LDL; verbreiterter subendothelialer Raum. Sie sind besonders anfällig für atherogene Veränderungen.

Trotz des initiierenden Charakters der Endothelveränderungen ist aber der weitere Verlauf nicht zwangsläufig vorgegeben, sondern hängt entscheidend von der Reaktivität der nachfolgend betrachteten Zellen, dem Plasmalipoproteinmuster und anderen Faktoren ab.

Funktionelle Störungen des Endothels mit atherogener Auswirkung lassen sich beim Menschen nachweisen:

Der Nachweis geht auf eine **Verminderung der konstitutiven NO-Synthetaseaktivität** (= *ecNOS*) zurück. Wie in *Abb. 8.5*, Kap. 8.4. gezeigt, wirkt das abluminal (in Richtung Gefäßwand) abgegebene NO (= *EDRF*) gefäßrelaxierend. Intaktes Endothel reagiert auf unterschiedliche Stimuli (Acetylcholin, Angiotensin II, Bradykinin, Histamin, PAF, Serotonin, shear stress, Thrombin u.a.) mit Steigerung der NO-Bildung → **Relaxation** der Gefäße. Endothelzellschädigung oder -ablösung führen zum Aktivitätsverlust der ecNOS. Die Stimuli werden nicht mehr mit NO-Freisetzung beantwortet und wirken nur noch direkt auf die glatten Muskelzellen der Gefäßwand. Die meisten von ihnen bewirken dort aber eine Kontraktion → **Konstriktion** der Gefäße.

In angiographisch dargestellten Koronargefäßen läßt sich durch Injektion von Acetylcholin (kurzzeitige Wirkung, da es durch Cholinesterasen rasch abgebaut wird) die Endothelfunktion testen: Relaxation der Äste mit intaktem und Konstriktion der mit geschädigtem Endothel - lange bevor atherosklerotische Plaques nachweisbar werden. Mit diesem Test, der wegen seiner invasiven Natur nur begrenzt anwendbar ist, läßt sich auch die endothelschädigende Wirkung einiger Risikofaktoren der Atherosklerose (☞ Kap. 9.4.) unmittelbar nachweisen, z.B. durch pathologischen Ausfall des Tests bei erhöhtem Blutdruck, gesteigertem LDL-C oder vermindertem HDL-C.

Tierexperimentell können durch Cholesterolfütterung erzeugte, frühe atherosklerotische Gefäßveränderungen durch Substitution mit L-Arginin, dem Substrat für die NO-Bildung (☞ Kap. 8.4., "(EDRF)"), zur Regression gebracht werden.

9.1.2. Adhäsion und Einwanderung von Monozyt-Makrophagen

Monozytenadhäsion an Endothel, Transmigration und Umwandlung in Schaumzellen ist **entscheidend für die Entstehung von fatty streaks**. Die wichtigsten Schritte sind (vgl. Kap. 5.2.2.3. und ☞ 1, 2, und 3 in *Abb. 9.3*, Kap. 9.1.):

1. Strömungsbedingter **Kontakt** von Monozyten mit dem Endothel, häufiger im Bereich turbulenter Strömung und mit verlängerter Kontaktzeit im Stagnationsbereich.

2. Initiale Endothelzellschädigung führt a) zur gesteigerter Permeabilität von LDL durch das Endothel und b) zur Bildung hochreaktiver O_2-Spezies durch das Endothel (vgl. Kap. 4.2.2.2.). Aus beidem resultiert im subendothelialen Raum eine **oxidative Modifikation der LDL** - ☞ Kap. 9.2.1.2.

Dasselbe trifft für Lp(a) zu, wenn es in höherer Konzentration im Plasma vorkommt (☞ Kap. 9.2.1.3.).

3. Modifizierte LDL induzieren in Endothelzellen und glatten Muskelzellen der Gefäßwand die Synthese von MCP-1 (☞ *Tab. 5.1*, Kap. 5.2.1.) → **chemotaktische Anlockung von Monozyten**.

Auch modifizierte LDL selbst wirken chemotaktisch, aber nicht spezifisch für Monozyten, wie MCP-1. Daneben werden durch geschädigtes Endothel weitere chemotaktische Stoffe gebildet, so daß z.B. auch neutrophile Granulozyten rekrutiert werden.

4. **Adhäsion** der Monozyten am Endothel über Interaktionen der entsprechenden Adhäsionsproteine (☞ *Tab. 5.2*, Kap. 5.2.2.1.).

Es reagieren (Monozyt mit Endothelzelle): CD15s mit CD62E, PSGL-1 mit CD62P, CD11a/18 mit CD54, CD49d/29 mit CD106.

5. **Transmigration** in das Subendothel, dem chemotaktischen Stimulus folgend, über noch unzureichend geklärte Mechanismen (vgl. Kap. 5.2.2.3., "3. Transmigration").

6. Die mit der Einwanderung verbundene Aktivierung führt zur **Umwandlung** der Monozyten **in Makrophagen**. Sie werden so zu kompletten Entzündungszellen mit entsprechenden Konsequenzen, wie etwa der Freisetzung hochreaktiver O_2-Spezies oder lysosomaler Proteinasen im Rahmen von Phagozytoseleistungen (☞ Kap. 5.2.4.3.-4.). Entscheidend für die Atherogenese ist die Expression von sog. **Scavenger-Rezeptoren** auf den Makrophagen (*scavenger* = Straßenkehrer): Gruppe von Rezeptoren, die speziell modifizierte LDL binden und zur Internalisation führen, aber im Gegensatz zum "klassischen" LDL-Rezeptor (☞ Kap. 9.2.3.1.) durch das aufgenommene Cholesterol nicht down-reguliert werden → unbegrenzte Aufnahme von modifizierten LDL, entsprechend Angebot.

Auch zutreffend für Lp(a), das auf Grund der Strukturhomologien mit LDL ebenfalls modifiziert werden kann.

Außerdem exprimieren Makrophagen (und glatte Muskelzellen) in atherosklerotischen Läsionen einen weiteren Vertreter der LDL-Rezeptor-Familie: **LRP** (*LDL receptor related protein*), der ebenfalls durch Cholesterol nicht down-reguliert wird. Der Rezeptor vermittelt die Endozytose und den intrazellulären Abbau einer Vielzahl von Molekülen. Im Zusammenhang mit der Atherogenese ist die Aufnahme von Apo E-haltigen Lipoproteinen (LDL, Remnants - ☞ *Tab. 9.1*, Kap. 9.2.) und von Thrombospondin sowie Plasminogenaktivatoren (tPA, uPA) von Interesse → Förderung der Schaumzellbildung bzw. lokale Gerinnungsförderung sowie Fibrinolysehemmung.

7. Durch übermäßige Aufnahme aller vorangenannten Lipoproteine erfolgt die **Umwandlung in Schaumzellen** (mit hoher Anreicherung an Lipiden, besonders Cholesterol), dem dominierenden morphologischen Element der **fatty streaks**.

8. Die Schaumzellen tragen selbst zum **Fortgang der atherosklerotischen Veränderungen** bei: a) Freisetzung hochreaktiver O_2-Spezies und lysosomaler Enzyme sowie Bildung zytotoxischer Zytokine, wie TNF-α (☞ Kap. 3.6.8.), unterhalten die Endothelzellschädigung; b) Freisetzung zahlreicher Wachstumsfaktoren, wie FGF, IGF, PDGF, TGF-β (☞ Kap. 6.1.1.), stimuliert die Proliferation glatter Muskelzellen und die Bindegewebsbildung; c) Freisetzung Matrix-degradierender Me-

talloproteinasen (Collagenase, Stromelysin) → Förderung der Penetration weiterer Zellen und Beitrag zur Vulnerabilität der Plaque (vgl. Kap. 3.1., "Spaltung von Proteinen der Basalmembran"); d) Nekrosen von Schaumzellen infolge Zytotoxizität der oxidativ modifizierten Lipoproteine → extrazelluläre Akkumulation der Lipide. Die genannten Prozesse sind Voraussetzung für die Ausbildung der **Plaques**.

9.1.3. T-Lymphozyten

T-Lymphozyten sind regelmäßige Bestandteile subendothelialer Zellansammlungen bei der Atherogenese. Sie finden sich oft in unmittelbarer Nachbarschaft der Makrophagen, was auf Wechselwirkungen zwischen beiden Zelltypen hindeutet. Art und Auswirkungen dieser Wechselwirkungen sind noch ungenügend geklärt.

- Aus T-Zellen freigesetztes IFN-γ aktiviert Makrophagen und Endothelzellen (☞ *Tab. 3.8*, Kap. 3.6.6.1.) und GM-CSF (☞ Kap. 5.2.3.3.) vermindert die Apoptoserate der Makrophagen → Förderung der Atherogenese
- Bei tierexperimentell durch Cholesterolfütterung erzeugter Atherosklerose ergeben sich widersprüchliche Befunde
  - Die Akkumulation von Helfer-T-Zellen geht parallel mit der von Makrophagen
  - T-Lymphozyten-depletierte Tiere entwickeln eine stärkere Atherosklerose

9.1.4. Adhäsion und Aggregation von Thrombozyten

(vgl. Kap. 8.2)

Thrombozyten sind einmal an der Initiierung und Unterhaltung der Atherogenese beteiligt und zum anderen maßgebend für die Ausbildung der atherosklerotisch bedingten akuten thrombotischen Komplikationen (☞ Kap. 8.4.1.1.-2. und 15.6.1., "Thrombusbildung").

Aktivierungsauslöser:

- Durch Endothelschädigung bedingt wird infolge Endothelzellkontraktion oder -ablösung die subendotheliale Matrix freigelegt (☞ 3 bzw. 8 in *Abb. 9.3*, Kap. 9.1.)
  - Shear stress verursacht im Glycoprotein Ib/V/IX-Komplex (= CD42b/42d/42a) der Thrombozytenmembran eine Konformationsänderung, so daß dieser an den subendothelial lokalisierten vWF bindet → Adhäsion (☞ Kap. 8.2.2.1.)
  - Unabhängig von den rheologischen Bedingungen binden Thrombozyten über spezifische Integrine an Fibronectin, Laminin und Collagen des Subendothels → Adhäsion und im Falle Collagen auch Aggregation und Freisetzung von Granulainhaltsstoffen
- Geschädigtes Endothel produziert weniger EDRF und PGI_2 → Ausfall von physiologischen Hemmstoffen der Aktivierung (☞ Kap. 8.4., "1. Hemmung der Thrombozytenaktivierung")
- Unabhängig von der Endothelschädigung wirken Auslöser, deren Konzentration durch Beziehungen zu den verschiedenen Risikofaktoren (☞ Kap. 9.4.) ansteigen. Es sind vor allem ADP, Adrenalin und Thrombin. Ebenfalls aktivierend wirken rheologische Veränderungen, wie gesteigerter shear stress (☞ Kap. 8.2., "Thrombozytenaktivierung"). Fibrinogen wirkt als Brückenmolekül aggregationsverstärkend (☞ *Abb. 5.4*, Kap. 5.2.2.1.)

Risikofaktoren der Atherosklerose verändern Megakaryozyten und daraus hervorgehende Thrombozyten häufig so, daß ihre Aktivierbarkeit durch ein breites Spektrum von Auslösern gesteigert ist - **Thrombozytenhyperreaktivität**. Sie ist z.B. typische Begleiterscheinung der Hypercholesterolämie und des Diabetes mellitus.

Die Mechanismen sind unzureichend geklärt. Ein Grund ist wahrscheinlich eine Zunahme des Cholesterolgehalts der Membranen, deren Fluidität dadurch zunimmmt.

Aus klinischen Studien ergibt sich eine direkte Korrelation zwischen Thrombozytenreaktivität und Atheroskleroseprogredienz. Auf der anderen Seite ist bei Personen mit genetischen Defekten, die mit verminderter Adhäsivität der Plättchen einhergehen, wie dem VON WILLEBRAND-JÜRGENS-Syndrom, die Atheroskleroseinzidenz vermindert.

Schließlich können Thrombozyten auch über andere Blutzellen an die Gefäßwand gebracht werden und dort aktiviert werden: Monozyten und neutrophile Granulozyten, die an Endothelzellen adhärieren, werden dadurch aktiviert, exponieren Adhäsionsproteine, über die sie Thrombozyten an sich binden können und diese aktivieren. Das Phänomen wird auch als *Plättchensatellitismus* bezeichnet. Dabei reagieren Monozyten oder Granulozyten mit Thrombozyten über: *PSGL-1* (***P**-selectin **gl**ycoprotein **l**igand-**1**) mit CD62P sowie *LRI* (*leukocyte*

9.1. Zelluläre Prozesse der Atherogenese

response integrin) und/oder CD11c/18 über Fibrinogen mit CD41. Die Bedeutung dieses Phänomens für die Atherogenese ist jedoch noch ungenügend geklärt.

Aktivierung der Thrombozyten an der Gefäßwand führt zu der in *Abb. 8.4*, Kap. 8.2. und *Abb. 8.6*, Kap. 8.4.3.3. gezeigten Sequenz von Ereignissen. Aus den Granula im Verlaufe der Aggregation freigesetzte Stoffe führen nicht nur zur Eigenverstärkung der Aktivierung, sondern **fördern unmittelbar den Fortgang der Atherogenese:**

- Unter den verschiedenen Wirkungen des **PDGF** (☞ Kap. 6.1.1.1.) sind von besonderer Bedeutung:
  - chemotaktische Wirkung auf glatte Muskelzellen → Einwanderung in die Intima (☞ 5 und 6 in *Abb. 9.3*, Kap. 9.1.), Fibroblasten → Bindegewebsbildung und Monozyten → Schaumzellbildung
  - Bindung an den bb-Typ des PDGF-Rezeptors glatter Muskelzellen → Proliferation (☞ 5 in *Abb. 9.3*, Kap. 9.1.)
  - Induktion von LDL-Rezeptoren in Gefäßwandzellen → Cholesteroleinlagerung
- **TGF-β** (☞ Kap. 6.1.1.5.) → Förderung der Bindegewebsbildung im subendothelialen Raum
- **Serotonin** → Vasokonstriktion in bereits atherosklerotisch veränderten Gefäßabschnitten

Außerdem geht Thrombozytenaktivierung mit Aktivierung der Gerinnungskaskade einher (☞ *Abb. 8.4*, Kap. 8.2.) → Fibrinablagerung.

TxA$_2$-PGI$_2$-Wechselwirkungen: Aus dem Syntheseschema der *Abb. 5.19*, Kap. 5.5.2. geht die entgegengesetzte Wirkung der beiden Cyclooxygenaseprodukte hervor: TxA$_2$ → Förderung der Thrombozytenaggregation und Vasokonstriktion, PGI$_2$ → Hemmung der Thrombozytenaggregation und Vasodilatation. Die antagonistischen Wirkungen, die unterschiedlichen Bildungsorte (Thrombozyten bzw. Endothelzellen) und die sehr kurzen Halbwertszeiten haben ein gestörtes Gleichgewicht in der Bildung beider Substanzen als wichtiges pathogenetisches Element der Atherosklerose favorisiert: verminderte PGI$_2$-Bildung bei Endothelschädigung und/oder atherogenem Plasmalipoproteinmuster (☞ Kap. 9.2.1.), das andererseits zur Bildung hyperreaktiver Thrombozyten mit verstärkter TxA$_2$-Synthesekapazität führt. Bei der medikamentösen Thrombozytenfunktionshem-

mung wird daher versucht, das Gleichgewicht zugunsten von PGI$_2$ zu verschieben - ☞ Kap. 8.4.3.3., "Gruppe ⑥". Verschiebungen des TxA$_2$/PGI$_2$-Quotienten sind aber nur ein Element im multifaktoriellen Ablauf der Atherogenese.

Eine Zusammenfassung der Thrombozytenbeteiligung an der Atherogenese gibt *Abb. 9.4*.

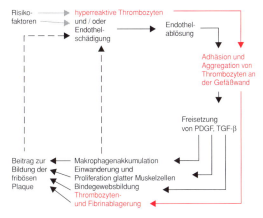

Abb. 9.4: Wichtigste Wirkorte und -mechanismen der Thrombozyten in der Atherogenese.

9.1.5. Proliferation glatter Muskelzellen und Bindegewebsbildung

Der Einwanderung glatter Muskelzellen aus der Media in die Intima und ihrer Proliferation geht eine **Veränderung ihres Phänotyps** voraus:

In unveränderten Arterien haben sie entsprechend ihrer kontraktilen Funktion einen hohen Anteil an *Myofilamenten*. An der Aufrechterhaltung dieses sog. *kontraktilen Phänotyps* sind hochgradig sulfatierte *Heparansulfat-Proteoglycane* aus der unmittelbaren Umgebung der Zellen beteiligt, die von ihnen auch internalisiert werden. Monozyt/Makrophagen, aber auch T-Zellen, bauen die Proteoglycane ab → Umwandlung in einen sog. *proliferativen* oder *synthetischen Phänotyp* mit wenig Myofilamenten, der große Mengen **Matrixproteine synthetisiert** (Collagen, Elastin, Proteoglycane), auf chemotaktische Reize hin **wandern und** unter der Wirkung von Wachstumsfaktoren **proliferieren kann**. Die Phänotypumwandlung, an der sicher weitere Steuerelemente beteiligt sind, ist prinzipiell reversibel.

Chemoattraktantien und Wachstumsfaktoren für glatte Muskelzellen, die in den frühen Stadien der Atherogenese von anderen Zellen freigesetzt werden, sind in den voranstehenden Kapiteln genannt worden. Unter diesen scheint PDGF BB (☞ Kap. 6.1.1.1.) eine dominierende Rolle zu spielen.

Nach Bindung an seinen Rezeptor wirkt er unter Einbeziehung von Proto-Onkogenen und verschiedenen second messenger Systemen, wie in *Abb. 3.4*, Kap. 3.2.2.3. ausgeführt ist.

Für den Fortgang der Intimaverdickung und Fibrosierung ist jedoch entscheidend, daß der proliferative Phänotyp glatter Muskelzellen selbst zahlreiche Wachstumsfaktoren, wie GM-CSF, M-CSF, FGF-2, IGF-1, PDGF, TGF-β, sowie Zytokine, wie IL-1, TNF-α und auch tissue factor bildet. Trotz prinzipieller Reversibilität der Phänotypumwandlung kann daher von einer bestimmten Größe der fibrösen Plaque an der Proliferationsprozeß durch die glatten Muskelzellen selbst im Sinne einer **Autostimulation** unterhalten werden.

9.2. Beteiligung der Plasmalipoproteine an der Atherogenese

Die Beziehungen zwischen Plasmalipoproteinen und Atherogenese sind durch zahlreiche epidemiologische Studien ausgewiesen. Die Bedeutung des Cholesterols - und damit des Risikofaktors *Hypercholesterolämie* - wurde erstmals sicher und auch aus quantitativer Sicht mit den 1984 publizierten Ergebnissen der *LRC-CPPT-Studie* (*Lipid Research Clinics - Coronary Primary Prevention Trial*) belegt: Über einen Zeitraum von 7,4 Jahren wurden ca. 3.800 Männer mit primärer Hypercholesterolämie beobachtet und diätetisch behandelt. Bei der zusätzlich mit *Cholestyramin* (☞ Kap. 9.5.3., "Unterbrechung der Gallensäurezirkulation:") behandelten Gruppe ergab die dadurch bedingte Senkung des totalen und LDL-Cholesterols um 8 bzw. 12 % eine Verminderung des koronaren Risikos um 19 %. Damit entsprach einer Senkung des totalen Cholesterols im Plasma um 1 % eine Risikominderung um etwa 2 %.

Abb. 9.5 gibt eine vereinfachte Übersicht des normalen Lipoproteinstoffwechsels, in der diejenigen Lipoproteine und ihre Umsatzrichtungen ausgewiesen sind, deren Kenntnis notwendige Voraussetzung für das Verständnis der anschließend behandelten Pathomechanismen ist.

Der Proteinanteil der Lipoproteine (schwarz im Schema der *Abb. 9.5*) wird im wesentlichen von den **Apolipoproteinen** (*Apo*) gestellt, als ausschlaggebende Determinanten für Struktur (Komplexierung der Lipide) und Funktion (Rezeptorbindung, Aktivierung oder Hemmung lipolytischer Enzyme). Polymorphismen oder Defekte spielen eine große Rolle in der Atherogenese, weshalb die Hauptvertreter in *Tab. 9.1* zusammengefaßt sind.

Apo	kDa	Vorkommen	Funktionen
AI	28,0	**HDL**, Cylomikronen	strukturbestimmmend für HDL, **LCAT-Aktivator**
AII	17,4	HDL, Chylomikronen, VLDL	Phospholipase A_2-Inhibitor, HL-Aktivator?
(a)	300-800	**Lp(a)**	?
B48	264,0	**Chylomikronen**	bestimmend für Struktur und Transport aus dem Darm
B100	545,0	**LDL**, IDL, VLDL, Lp(a)	bestimmend für Struktur aller 4 Partikel und VLDL-Abgabe aus der Leber, **Ligand für LDL-Rezeptor**
CII	8,9	alle Haupt-Lipoproteine	**LPL-Aktivator**
CIII	8,8	alle Haupt-Lipoproteine	LPL-Inhibitor
D	20,0	HDL	?
E (E2, E3, E4)	34,1	LDL, **Remnants**, VLDL, HDL	**Ligand für LDL- und Remnant-Rezeptor**

Tab. 9.1: Wichtigste Apolipoproteine (Apo), Molmassen (kDa), Vorkommen und Funktionen. Fettdruck: entscheidende(s) Funktion oder Strukturelement. Abkürzungen - s. *Abb. 9.5* und Legende.

9.2. Beteiligung der Plasmalipoproteine an der Atherogenese

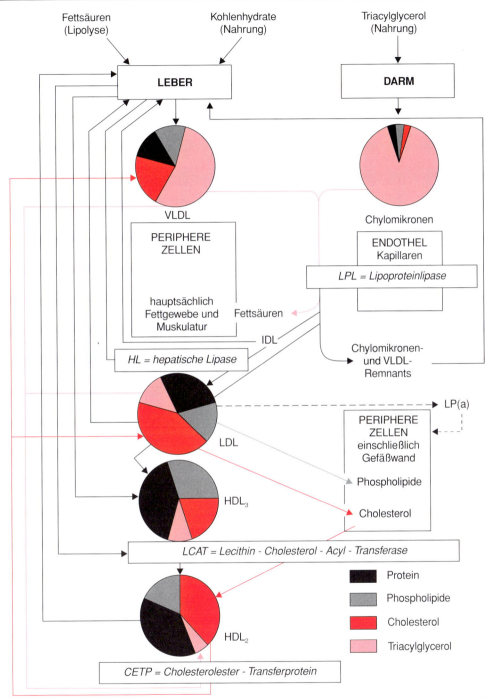

Abb. 9.5: Relative Zusammensetzung der wichtigsten, nach ihrer Dichte auftrennbaren Lipoproteine des Plasmas (VL = **v**ery **l**ow, I = **i**ntermediate, L = **l**ow, H = **h**igh, DL = **d**ensity **l**ipoproteins) - ohne Berücksichtigung von Unterschieden der Partikeldurchmesser - ihre metabolischen Beziehungen untereinander und mit verschiedenen Geweben sowie entscheidend daran beteiligte Enzyme oder Transferproteine. Lp(a) (**L**ipo**p**rotein **(a)**) wurde wegen seiner hohen Atherogenität mit aufgenommen, obwohl seine metabolischen Bezüge ungenügend geklärt sind.

9.2.1. Atherogene Lipoproteine und ihre Wirkungen

Alle z.B. in *Abb. 9.5* aufgeführten Lipoproteine sind physiologische Komponenten des Plasmas. Mit "atherogen" sind solche gemeint, die oberhalb bestimmter Konzentrationen oder nach bestimmten Modifikationen pathogenetisch wirksam sein können.

9.2.1.1. LDL

Der physiologische Konzentrationsbereich liegt beim Menschen mit ca. 4 mmol/l (auf Cholesterol bezogen) um ein Mehrfaches über dem der meisten bisher untersuchten Säugetiere. Die hohe Konzentration wird erst postnatal eingestellt, denn das Neugeborene hat nur etwa 1/4 des später erreichten Wertes.

Wie eingangs Kap. 9.2. schon exemplarisch behandelt, verweisen klinisch-epidemiologische Studien auf die atheroskleroseförderne Funktion hoher LDL-Cholesterolspiegel, und unter den genetischen Defekten ist die *Familiäre Hypercholesterolämie* (☞ Kap. 9.2.3.1.) als "Kronzeugin" dafür zu betrachten.

Entsprechend einer ihrer Funktionen, Cholesterol zu peripheren Zellen zu transportieren, passieren LDL schon normalerweise das Endothel. In Arterien erfolgt dies verstärkt, wenn die Endothelzellen geschädigt oder abgelöst sind und/oder LDL in erhöhter Konzentration vorliegen. Wie in nachf. Kap. ausgeführt, können die LDL bei oder nach Passage oxidativ verändert werden. Beide, native wie modifizierte LDL werden in der Intima abgelagert und können von Monozyten aufgenommen werden. Dabei spielt die **Partikelgröße** eine Rolle: Nach abnehmender Größe und zunehmender Dichte lassen sich verschiedene Fraktionen nativer LDL differenzieren (LDL1 - LDL7, in *Abb. 9.5* unberücksichtigt). Die kleinen LDL (*small dense LDL*) werden fester an Proteine der subendothelialen Matrix gebunden (Collagen, Proteoglycane), sind leichter oxidierbar und daher atherogener. **Hohe Triglyceridspiegel** im Plasma (in *Abb. 9.5* chemisch korrekter als *Triacylglycerol* bezeichnet) - als immer noch umstrittener Risikofaktor - begünstigen die Entstehung kleiner LDL-Partikel. Weitere atherogene Wirkungen entfalten Triglyceride über eine Erhöhung der Plasmaviskosität und PAI-1-Aktivität ($\rightarrow$ Verminderung der Thromboresistenz der Endothelzellen, ☞ Kap.

8.4.1.1.). *Chylomikronen*, als triglyceridreichste Lipoproteinpartikel, können so ungünstige Einflüsse ausüben, wenn z.B. die postprandiale Chylomikronämie besonders stark ist und lange anhält infolge hohen Fettanteils in der Nahrung.

Andere atherogeneseförderde Wirkungen der LDL sind: Steigerung der CD54-Expression und PDGF-Abgabe in Endothelzellen; Förderung der Proliferation glatter Muskelzellen; die von Monozyten/Makrophagen über den klassischen Rezeptor aufgenommenen LDL setzen bei ihrem intrazellulären Abbau Arachidonsäure frei $\rightarrow$ Synthese von Leukotrienen als bedeutende Entzündungsmediatoren (☞ Kap. 5.5.4.).

9.2.1.2. Modifizierte LDL

Pathophysiologisch relevante Formen der Modifikation:

- **oxidativ**

    Einige der in Kap. 9.1. aufgeführten, an der Atherogenese beteiligten Zellen, wie geschädigte Endothelzellen, aktivierte Monozyt/Makrophagen, Schaumzellen, neutrophile Granulozyten u.a., produzieren hochreaktive O_2-Spezies (☞ Kap. 4.1.), die an LDL die in den Kap. 4.1.3.1.-2. behandelten **Lipidperoxidations- und Nachfolgereaktionen** verursachen. Obwohl noch Klärungsbedarf für die Einzelreaktionen besteht, sind primäre Angriffspunkte Linolsäure und Cholesterol, deren Peroxidationsprodukte dann auch das Apo B100 verändern.

    So sind z.B. frühzeitig Vernetzungen zwischen Malondialdehyd und Lysinresten des Apo B nachweisbar (vgl. *Abb. 4.3*, Kap. 4.1.3.2.). Sie sind u.a. immunogen $\rightarrow$ Bildung von Autoantikörpern gegen das veränderte Epitop. Tierexperimentelle Befunde verweisen auf eine verzögernde Wirkung solcher Autoantikörper auf die Atherogenese.

    Diese Modifikation findet wahrscheinlich nur an bereits in der Gefäßwand befindlichen LDL statt (Kurzlebigkeit der Radikale, Antioxidantienkapazität des Plasmas).

    Homocystein als Risikofaktor (☞ Kap. 9.4.3.), bindet an LDL, erzeugt O_2-Radikale, kann selbst Radikalcharakter annehmen und so LDL im Plasma oxidativ modifizieren

- **Glycatierung**

    Nicht-enzymatische Glycosylierung infolge Hyperglykämie verursacht an den Apolipoproteinen der LDL eine AGE-Bildung (*advanced glycation end products*, ☞ Kap. 10.5.2.2.) - womit eine (weitere) Verbindung zum Risikofaktor Insulinresistenz und Diabetes mellitus gegeben ist. Die Proteolyse AGE-modifizierter zellulärer Proteine führt zu sog. *AGE-Peptiden*, die in das Plasma gelangen und LDL ebenso modifizieren. AGE-Peptide akkumulieren sehr stark im Plasma bei eingeschränkter renaler Filtration (vgl. *Tab. 14.1*, Kap.14.3.1.) - und chronische Niereninsuffizienz ist immer mit stärker ausgeprägter Atherosklerose kombiniert. Glycatierung erfolgt auch an plasmatisch verteilten LDL

Auswirkungen:

- **Monozyten/Makrophagen**
  Aufnahme über Scavenger-Rezeptoren → Umwandlung in Schaumzellen - ☞ Kap. 9.1.2.; weiterhin: Induktion der D-Region des HLA-Systems (☞ *Abb. 1.8*, Kap. 1.2.1.) → Steigerung der Antigen-präsentierenden Kapazität; Steigerung der TxA_2- und Leukotriensynthese

- **Endothelzellen**
  Auch Endothelzellen haben Rezeptoren für oxidativ modifizierte LDL (*LOX-1*). Steigerung der Synthese von MCP-1, Adhäsionsproteinen, Wachstumsfaktoren und Endothelin sowie Verminderung der Thromboresistenz - ☞ Kap. 9.1.1. Besonders ausgeprägt ist dabei die fördernde Wirkung auf die Adhäsion von Monozyten am Endothel und die Hemmwirkung auf die EDRF-Freisetzung durch Endothelzellen. Weiterhin: direkte zytotoxische Wirkung

- **glatte Muskelzellen**
  Steigerung der Bildung von FGF-2 und PDGF → Autostimulation - ☞ Kap. 9.1.5.

- **Thrombozyten**
  Förderung der Aggregabilität und TxA_2-Bildung

9.2.1.3. Lipoprotein (a) (Lp(a))

Strukturell entspricht es einem LDL-Partikel, das zusätzlich ein spezifisches Apolipoprotein enthält (= Apo (a)), das mit dem Apo B100 verbunden ist. **Apo (a) hat starke Homologien mit Plasminogen**. Beide Gene liegen unmittelbar benachbart auf 6q26-27. Apo (a) wiederholt in seiner Struktur unterschiedlich oft den sog. *Kringel 4* des Plasminogens, woraus ein beträchtlicher Größenpolymorphismus des Apo (a) resultiert (☞ Kap. 9.2.3.7.). Es enthält auch *Kringel 5* und die Proteinasedomäne, die jedoch nicht zur Fibrinspaltung in der Lage ist.

Lp(a) kann aber wahrscheinlich an alle Strukturen binden, an die auch Plasminogen bindet. Bildungs- und Abbauorte für Lp(a) sind ungenügend geklärt.

Das als eigenständiger Risikofaktor ausgewiesene Lp(a) (☞ Kap. 9.4.2.) wirkt als Inhibitor der Plasminogenbindung an Endothel und der Plasminwirkung auf Fibrin → **Fibrinolysehemmung**. Homocystein fördert in Konzentrationen, die bereits physiologischerweise im Plasma vorkommen, die Bindung von Lp(a) an Fibrin. Über Apo (a) **bindet Lp(a) auch an Proteine der subendothelialen Matrix** (in Plaques immer nachweisbar) und **hemmt** die Apo B100-vermittelte **LDL-Aufnahme** über den klassischen Rezeptor in der Leber (→ LDL-Anstieg im Plasma). Wie LDL ist Lp(a) modifizierbar. Durch Bindung an Plasminogenrezeptoren gelangen modifizierte Lp(a)-Partikel jedoch auch an Stellen, die für modifizierte LDL nicht zugänglich sind.

Apo (a) ist in Nagetieren (und vermutlich allen Säugern außer Primaten) nicht nachweisbar. Transgene Mäuse, die das humane Apo (a) exprimieren, entwickeln unter atherogener Diät im Unterschied zu Kontrolltieren starke atherosklerotische Gefäßveränderungen.

9.2.1.4. Remnants

Nach dem Verlust der Triglyceride aus Chylomikronen und VLDL sind die verbleibenden Remnants relativ reich an Cholesterol. Bei Abbauverzögerung durch die Leber (☞ Kap. 9.2.3.3., "broad-β-disease") und/oder langanhaltend hohen Spiegeln nach fettreichen Mahlzeiten haben sie über Mechanismen, die denen der LDL entsprechen, eine relativ hohe atherogene Potenz. Eine hohe Bindungsaffinität für Remnants hat das LRP (☞ Kap. 9.1.2., "6.") auf Makrophagen und glatten Muskelzellen in atherosklerotischen Läsionen.

9.2.2. HDL als "antiatherogene" Lipoproteine

Die Funktion hoher HDL-Spiegel als Schutzfaktor vor Atherosklerose belegen zahlreiche epidemiologische und klinische Studien sowie genetische Abweichungen (☞ Kap. 9.2.3.).

In den (kleineren) HDL_3-Partikeln wird Cholesterol durch die *LCAT* verestert → Verlagerung der Ester in das Zentrum des Partikels und Abnahme des Gehalts an freiem Cholesterol führt zu einem Konzentrationsgefälle, das durch Aufnahme von Cholesterol aus peripheren Zellen ausgeglichen wird. Es entstehen die (größeren) HDL$_2$-Partikel, die das Cholesterol zur Leber führen (☞ *Abb. 9.5*, Kap. 9.2.) = **reverser Cholesteroltransport**. Auch oxidativ modifizierte Fettsäuren könnten durch Veresterung mit Cholesterol so eliminiert werden - antioxidative Wirkung? Indikator für die Schutzfunktion der HDL ist aus dieser Sicht daher die HDL$_2$-Fraktion, deren Konzentrationsbestimmung labordiagnostisch aber wesentlich aufwendiger ist, als die der Gesamt-HDL (vgl. Kap. 9.2.5.).

Eine weitere protektive Funktion der HDL ergibt sich aus einer inversen Korrelation ihrer Spiegel mit der Verweildauer der (atherogenen) Remnants.

Darüberhinaus gibt es in vitro-Befunde über eine Hemmung der durch IL-1 und TNF-α induzierten Expression von Adhäsionsmolekülen für Monozyten und Granulozyten auf Endothelzellen durch HDL im physiologischen Konzentrationsbereich.

Die Aussage - hoher HDL- oder HDL$_2$-Spiegel = Atheroskleroseschutz - ist jedoch zu pauschal und im Einzelfall zu differenzieren:

- Die Mechanismen der Cholesterolübertragung von Zellen auf HDL sind bezüglich Rezeptoren und Einfluß plasmatischer Faktoren ungenügend geklärt. Apo AI der HDL scheint entscheidend beteiligt zu sein: In transgenen Mäusen, die das humane Apo AI-Gen überexprimieren, steigt die HDL-Konzentration an und die (durch Apo E-Defizienz erzeugte) Atheroskleroserate nimmt ab. HDL$_3$-Partikel sind heterogen: kleinere enthalten mehr Apo AI → bessere Akzeptoren für zelluläres Cholesterol sowie stärkere LCAT-Aktivierung (☞ *Tab. 9.1*, Kap. 9.2.). Personen mit niedrigem HDL-Spiegel haben oft kleinere HDL$_3$-Partikel

- In *Abb. 9.5*, Kap. 9.2. ist mit den beiden ganz links angeordneten Flußrichtungen gezeigt, daß über das an Lipoproteine gebundene *Cholesterolester-Transferprotein* (**CETP**) Cholesterolester von HDL$_2$ auf LDL, VLDL (und auch IDL) übertragen werden und im Austausch aus diesen Triglyceride in HDL$_2$ fließen. Die übertragenen Cholesterolester können prinzipiell zwei weitere Wege einschlagen: a) Abgabe an die Leber aus LDL und damit Teilnahme am reversen Cholesteroltransport = *antiatherogene* Wirkung oder b) über LDL an periphere Zellen (einschließlich denen der Gefäßwand) abgegeben werden = *atherogene* Wirkung. Verschiedene Befunde sprechen für einen **atherogenen Einfluß** dieses Cholesterolestertransfers:

- Versuchstiere, die auf Cholesterolfütterung atherosklerotische Gefäßveränderungen entwickeln, exprimieren CETP, nicht aber solche, die keine Veränderungen zeigen
- Mäuse gehören zu der letztgenannten Kategorie von Tieren. Transgene Mäuse, die das humane CETP exprimieren, reagieren auf Cholesterolfütterung mit Atherosklerose
- Personen mit genetischen Defekten des CETP zeichnen sich durch Langlebigkeit und geringe Atheroskleroseprogredienz aus
- Patienten mit klinisch nachweisbaren Atherosklerosefolgen haben gegenüber Kontrollen höhere Cholesterolestertransportraten von HDL auf VLDL und LDL

Diese Befunde machen auch deutlich, daß **hohe Triglyceridspiegel** auch auf diesem Wege **atherogen sein können** (zusätzlich zu den in Kap. 9.2.1.1., "Hohe Triglyceridspiegel" ausgeführten Mechanismen): Da durch das CETP Cholesterolester und Triglyceride im Verhältnis 1:1 ausgetauscht werden, können letztere über den Konzentrationsgradienten einen atherogenen Cholesterolesterfluß von HDL auf LDL erzeugen

9.2.3. Genetisch bedingte Abweichungen

Mehr als die Hälfte der ≤ 60jährigen Patienten mit gesicherter Koronarsklerose haben genetisch (mit)bedingte atherogene Lipoproteinabweichungen. Unabhängig davon sind sichere Signale dafür Werte für Gesamtcholesterol > 300 mg/dl und/oder Triglyceride > 500 mg/dl (vgl. *Tab. 9.4*, Kap. 9.2.5.) sowie das Auftreten von *Xanthomen*. "(Mit)bedingt" steht, weil exogene Einflüsse, wie bestimmte Lebensgewohnheiten, die Auswirkungen in vielen Fällen deutlich verstärken oder vermindern können - und demzufolge durch Änderung von Lebensgewohnheiten auch therapierbar sind (☞ Kap. 9.5.).

Historisch wurden *primäre Hyperlipoproteinämien* durch die **Typisierung nach FREDRICKSON** erfaßt - ☞ *Tab. 9.2*. Sie klassifiziert **nach** den (elektrophoretisch erfaßbaren) **Phänotypen**, denen nicht immer ein einheitlicher Defekt und Pathomechanismus zugrundeliegt und die z.T. auch erworbene Formen implizieren. Außerdem bleiben HDL- und Lp(a)-Veränderungen unberücksichtigt. In der praktischen Diagnostik und zur Verlaufskontrolle wird die Einteilung jedoch noch häufig verwendet.

Genetisch bedingte, atherogen wirksame Abweichungen im Plasmalipoproteinmuster manifestieren sich häufig zwar überwiegend an einer oder

Typ	Synonym	Chm	β-LP	Prä-β-LP	α-LP	C_t	TG	LDL-C	HDL-C	Atheroskler.
I	fettinduzierte Hypertriglyceridämie	↑	↓	↓	↓	↔	↑	↓	↓	↔
IIa	Hypercholesterolämie		↑	↔	↔	↑	↔	↑	↔ o. ↓	+++
IIb	gemischte Hyperlipidämie		↑	↑	↔	↑	↑	↑	↔ o. ↓	+++
III	broad-β-disease		↑	↔	↓	↑	↑	↔ o. ↑	↓	+++
IV	endogene Hypertriglyceridämie		↔	↑	↓	↔ o. ↑	↑	↔	↓	++
V	endogen-exogene Hypertriglyceridämie	↑	↔	↑	↔	↔ o. ↑	↑	↔ o. ↓	↔ o. ↓	+

Tab. 9.2: Phänotypisierung der *primären Hyperlipoproteinämien* nach FREDRICKSON durch elektrophoretische Auftrennung der Lipoproteine (LP) aus Nüchternplasma, bei der folgende Banden differenzierbar sind: Chm (= *Chylomikronen*, im normalen Nüchternplasma nicht vorhanden), β-*LP* (= LDL), *Prä-β-LP* (= VLDL) und α-*LP* (= HDL) - in ansteigender Wanderungsgeschwindigkeit in Richtung Anode. Bei Typ III ist die Bande der β-LP verbreitert (Name) infolge hohen Gehalts an Chm-Remnants, die etwa gleiche Wanderungsgeschwindigkeit haben.
C_t = totales Cholesterol, TG = Triglyceride, C = Cholesterol - bezüglich Konzentrationsbereiche ☞ *Tab. 9.4*, Kap. 9.2.5.

zwei der Hauptlipoproteinfraktionen (☞ *Abb. 9.5*, Kap. 9.2.), ursächlich kommen aber jeweils verschiedene Defekte der Apolipoproteine, Lipoprotein-umsetzenden Enzyme oder -bindenden Rezeptoren in Frage - im einzelnen:

- **LDL ↑:** Apo B, Apo E, LDL-Rezeptor, lysosomale saure Lipase
- **HDL ↓:** Apo AI
- **VLDL ↑ (= TG ↑) und HDL ↓:** Apo CII, Apo CIII, LCAT, LPL
- **Remnants ↑:** Apo E
- **Lp(a) ↑:** Apo (a)

Die Einteilung erlaubt eine Zuordnung der nachfolgend in dieser Reihenfolge der Parameteränderungen behandelten häufigsten Einzelerkrankungen.

9.2.3.1. Familiäre Hypercholesterolämie (FH)

Ca. 150 verschiedene, bisher bekannte Mutationen des auf Chromosom 19 lokalisierten Gens für den **LDL-Rezeptor**, die zu einer verminderten Aufnahme von LDL durch die Leber führen. Die Erkrankung entspricht Typ IIa der Einteilung nach FREDRICKSON. Pathogenese - ☞ *Abb. 9.6*.

Für die autosomal dominant vererbte Erkrankung besteht eine annähernd lineare Gen/Dosis-Beziehung, mit den in *Tab. 9.3* aufgelisteten Konsequenzen.

Die Häufigkeit Heterozygoter und deren absolute Behandlungsbedürftigkeit (*HMG-CoA-Reductasehemmer*, ☞ Kap. 9.5.3., "Hemmung der Cholesterolsynthese") rechtfertigen das Screenig belasteter Familien und Bevölkerungsgruppen (isolier-

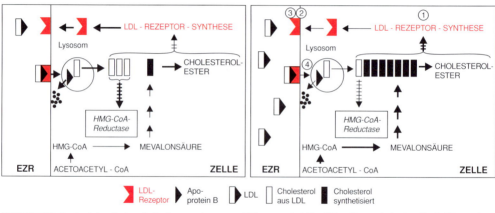

Abb. 9.6: Gegenüberstellung der normalen LDL-Aufnahme und der verschiedenen Störungstypen (Niveaus ① - ④) bei Familiärer Hypercholesterolämie, mit der Folge einer starken LDL-Zunahme im Plasma (EZR=Extrazellularraum).

betroffene Allele	Häufigkeit	LDL-C-Zunahme	Altersbereich für Xanthome	Myokardinfarkte
homozygot	1 : 1.000.000	5 - 7fach	2 - 30 Jahre	in 100 %
heterozygot	1 : 500	2fach	30 - 60 Jahre	in 75 %

Tab. 9.3: Wesentliche Charakteristika der Familiären Hypercholesterolämie.

te LDL-C ↑). Bei ca. 5 % aller Myokardinfarktpatienten liegt eine heterozygote FH vor. Bei homozygoten Defektträgern Lebertransplantation (☞ Kap. 1.3.5.3.) und Gentherapie an isolierten Hepatozyten (☞ Kap. 1.3.5.4., "Hepatozyten").

9.2.3.2. Apo B100-Defekt

Eine Punktmutation (CGG→ CAG) des auf Chromosom 2 lokalisierten Gens führt zum Arg→ Gln-Austausch in Position 3.500 des Proteins. Es resultiert eine verminderte Bindung von LDL an ihren Rezeptor. Der Defekt ist damit das Pendant zu dem bei FH, von dem er häufig nur molekulargenetisch differenziert werden kann. Die Auswirkungen entsprechen daher denen der FH, sind aber meist weniger gravierend, da a) neben dem Abbau auch die Produktion der LDL vermindert ist und b) Apo E

z.T. den Ausfall des defekten Apo B100 kompensiert. Die Heterozygotenfrequenz wird auf ca. 1 : 600 geschätzt; entspricht Typ IIa nach FREDRICKSON; Therapie wie bei FH .

Mutationsbedingte Abwesenheit oder Massenverminderung des Apo B100 wirken sich gleichsinnig auf die LDL-Konzentration aus → *Abetalipoproteinämie* bzw. *Hypobetalipoproteinämie*.

9.2.3.3. Apo E-Polymorphismus

Unter den an knockout-Mäusen (☞ Kap. 1.5.2.3., "knockout-Tiere:") im Rahmen der Atherogeneseforschung überprüften Genen hat die **Entfernung des Apo E-Gens die drastischsten Folgen**: LDL-C ↑ auf ca. 500 (Normalfütterung) oder ca. 2.000 mg/dl (Fettdiät) und massive Atherosklerose, die histologisch der menschlichen Form stark ähnelt.

Aus der Sicht dieser tierexperimentellen Ergebnisse verdienen Apo E-Polymorphismen beim Menschen verstärkte Beachtung.

Das auf Chromosom 19 lokalisierte Gen kommt in 3 allelen Formen vor: ε2, ε3 und ε4 → 6 Phänotypen: Apo E2/2, E2/3, E2/4, E3/3, E3/4, E4/4. Die Variationen der Aminosäuresequenz liegen im Bereich der Bindungsdomäne des im Lipoproteinpartikel verankerten Apo E an seine Rezeptoren. Die Genfrequenzen sind regional unterschiedlich, aber in etwa gilt: ε2 ≈ 5 %, ε3 ≈ 80 %, ε4 ≈ 15 %. Der dominierende Phänotyp ist daher Apo E3/3 (~ 59 %), gefolgt von Apo E3/4 (~ 23 %) und Apo E2/3 (~ 12 %), mit folgenden Konsequenzen für den relativen LDL-C-Spiegel: 100 %, ~110 % bzw. ~90 % - und entsprechenden Trends für Atheroskleroseprogredienz (↔, ↑ bzw. ↓) und Lebenserwartung (↔, ↓ bzw. ↑), bezogen auf die Gesamtpopulation (→ Bedeutung relativ kleiner Unterschiede pathogener Parameter - ☞ *Abb. 9.1*, Kap. 9.).

Die (noch lückenhafte) Erklärung des Phänomens geht von der Tatsache aus, das Apo E der Hauptligand für die Bindung und Internalisierung der Chylomikronen-Remnants und Teilligand für diejenige der LDL (wichtiger für die Bindung ist Apo B100, ☞ *Tab. 9.1*, Kap. 9.2.) in der Leber ist. Die für das Allel ε2 typischen Mutationen betreffen Arg→Cys-Substitutionen, die zu stark verminderter Bindung des Apo E an seine Rezeptoren führen. Bei Phänotypen mit Apo E2 nimmt die Leber daher weniger Cholesterol aus Remnants auf → Stimulation der LDL-Rezeptorsynthese (vgl. *Abb. 9.6*, Kap. 9.2.3.1.) → niedrigere LDL-Spiegel im Plasma. Phänotypen mit Apo E4 tendieren in die entgegengesetzte Richtung.

In Einklang mit dieser Hypothese ist das Auftreten der (seltenen) **broad-β-disease** (Typ III nach FREDRICKSON, ☞ *Tab. 9.2*, Kap. 9.2.3.) bei 2-10 % der Träger des Phänotyps Apo E2/2 (der eine Frequenz von ~ 1 % hat), bei der die Konzentration der atherogenen Chylomikronen-Remnants stark erhöht ist. Hier besteht eine hohe Atheroskleroseprogredienz. Der geringe Prozentsatz betroffener Apo E2/2-Träger verweist jedoch auf weitere pathogenetisch wirksame Faktoren.

Die meisten der seltenen Apo E-Mutationen oder die Apo E-Defizienz vermindern die Bindungsfähigkeit stark und führen daher auch zur broad-β-disease.

Beziehungen des Apo E-Polymorphismus zum *Morbus ALZHEIMER* - ☞ Kap. 20.9., "Apolipoprotein E-Polymorphismus".

9.2.3.4. Familiäre kombinierte Hyperlipidämie (FCHL)

Häufigste genetisch bedingte Erhöhung des Plasmacholesterols: Frequenz ca. 1 : 100, bei etwa 10 % aller Patienten mit Myokardinfarkt und bei 30-50 % der Patienten mit familiär gebundener vorzeitiger Ischämischer Herzkrankheit (IHK). Im Gegensatz dazu stehen mangelnde Kenntnisse über die Art der zugrundeliegenden Abweichungen: wahrscheinlich **polygene Ursache**, an der eine Region auf Chromosom 11 (Gencluster für Apo AI, AIV, CIII), das LPL-Gen auf Chromosom 8 und ein oder mehrere Gene, die zu gesteigerter Apo B100-Bildung führen, beteiligt sind. Überwiegend autosomal dominanter Erbgang.

Der Namensgebung entsprechend, sind meist LDL-C *und* VLDL erhöht = *Hypercholesterolämie* und *Hypertriglyceridämie* - entsprechend Typ IIb der Klassifizierung nach FREDRICKSON (☞ *Tab. 9.2*, Kap. 9.2.3.). Seltener sind a) nur LDL-C oder b) nur VLDL erhöht. Die Varianten können auch intraindividuell wechseln. So beginnt die FCHL in der Kindheit oft als isolierte Hypertriglyceridämie und geht erst später in die kombinierte Form über.

Mögliche Erklärung: Mit der gesteigerten Bildung von Apo B100 durch die Leber werden auch mehr VLDL-Partikel gebildet (Apo B ↑ im Plasma als verläßliches labordiagnostisches Kriterium der FCHL). Ist deren Umwandlung in LDL (☞ *Abb. 9.5*, Kap. 9.2.) nicht limitiert, steigen auch diese an. Ist die Umwandlung gehemmt, z.B. durch Aktivitätsminderung der LPL, so resultiert das unter b) genannte Muster. Ist die Umwandlung beschleunigt oder hält die Triglyceridsynthese mit der gesteigerten Apo B-Bildung nicht Schritt, entstehen favorisiert LDL und es resultiert das unter a) genannte Muster.

Bei allen Variationen der FCHL entstehen auf Grund der gesteigerten Apo B-Bildung vorzugsweise kleine LDL-Partikel (*small dense LDL*) → hohe Atherogenität (☞ Kap. 9.2.1.1., "Partikelgröße") → höheres IHK-Risiko bei allen Varianten.

Wie bei den meisten polygen bedingten Erkrankungen, haben Umweltfaktoren eine wichtige Funktion bei der Manifestation: Fördernd wirken Übergewicht, Diabetes mellitus, Hypothyreoidismus, Alkoholabusus - und damit Faktoren, die für sich allein schon zu (erworbenen) Hyperlipidämien führen (☞ Kap. 9.2.4.). Abbau dieser Faktoren kann daher den Umfang der medikamentösen Therapie der FCHL erheblich verringern.

Die atherogene Wirkung der in Kap. 9.2.3.1.-4. aufgeführten Abweichungen geht vorzugsweise auf eine Erhöhung der LDL und damit *Hypercholesterolämie* zurück (LDL-C stellt 70-75 % des Gesamtcholesterols, vgl. Kap. 9.2.5.). Weitere genetische Varianten oder Defekte mit gleicher Wirkung sind wahrscheinlich im Bereich der intestinalen Cholesterolresorption, der Gallensäurensynthese u.a. zu suchen.

In den nachfolgenden Kapiteln dominieren als Ursachen HDL-Abnahme, Remnant- oder Lp(a)-Erhöhung.

9.2.3.5. Kombination aus Hypertriglyceridämie und HDL-Verminderung

Bereits aus der Typisierung nach FREDRICKSON (☞ Tab. 9.2, Kap. 9.2.3.) geht die häufige Kombination TG ↑ plus HDL-C ↓ hervor. Eine Ursache dafür ist die in Kap. 9.2.2. beschriebene Aktion des CETP: Übernahme von Triglyceriden aus VLDL und Abgabe von Cholesterolestern führt zu HDL-Partikeln, die bevorzugt durch die hepatische Lipase abgebaut werden. Aus dieser Sicht erscheint die HDL-Senkung als sekundäre Folge des Triglyceridanstiegs. Dies trifft auf die häufigen, erworbenen Hypertriglyceridämien mit Sicherheit zu - und ist atherogen (☞ Kap. 9.2.2., "hohe Triglyceridspiegel").

Für die überwiegend genetisch bedingten Störungen ist der Mechansimus ebenfalls wahrscheinlich, aber wegen ihres **polygenen** Charakters schwer faßbar. Sie entsprechen den Typen IV und V der Einteilung nach FREDRICKSON. Häufigste Ursache ist wahrscheinlich ein 2-Allel-Polymorphismus in der Nähe des Apo CIII-Gens im Gencluster für Apo AI, CIII, AIV auf Chromosom 11. Die seltenere Form eines der beiden Allele findet sich etwa 3 mal häufiger bei Patienten mit schwerer Hypertriglyceridämie als bei Kontrollen. Apo CIII ist wichtiger Bestandteil von Chylomikronen und VLDL und hemmt die LPL (☞ Tab. 9.1, Kap. 9.2.). Apo CIII-Konzentration und TG-Spiegel korrelieren direkt. Es ist anzunehmen, daß die seltenere Form der beiden Allele zu erhöhter Apo CIII-Konzentration führt → Abbauhemmung für VLDL und Chylomikronen → TG ↑.

Überexpression des humanen Apo CIII-Gens in transgenen Mäusen führt zu schwerer Hypertriglyceridämie.

Abzugrenzen von diesen Störungen ist die (Typ I nach Fredrickson entsprechende) **LPL-Defizienz:** Ursachen sind Mutationen im LPL-Gen auf Chromosom 8 oder im Gen des Apo CII, dem entscheidenden Aktivator der LPL (☞ Tab. 9.1, Kap. 9.2.), auf Chromosom 19. Pathogenetisch wirksam nur in der homozygoten Form, die sehr selten ist: massive (fettinduzierbare) Hypertriglyceridämie, Xanthome, Hepatosplenomegalie - aber keine gesteigerte Atheroskleroseprogredienz. Grund für letzteres ist möglicherweise eine Aggregation der massiv erhöhten Chylomikronen zusammen mit VLDL und LDL (Abnahme der Prä-β-LP und β-LP, ☞ Tab. 9.2, Kap. 9.2.3.), die sie als Substrate für das CETP ungeeignet machen.

9.2.3.6. Isolierte HDL-Veränderungen

Die Störungen sind selten und werden daher nur kurz aufgelistet.

- **Apo AI-Defizienz**
  Mutationen im Apo AI-Gen auf Chromosom 11 führen bei homozygotem Vorliegen zu stark verminderter Apo AI-Konzentration → HDL-C ↓ → Xanthome und **schwere Atherosklerose**
- **LCAT-Defizienz**
  homozygotes Vorliegen von Mutationen des LCAT-Gens auf Chromosom 16 → HDL-C ↓ mit Anstieg von unverestertem Cholesterol in Plasma und Geweben → Nierenschädigung und **mäßig oder nicht verstärkte Atherosklerose**
- **HL-Defizienz**
  Mutation im Gen der hepatischen Lipase auf Chromosom 15 vermindert die Aktivität dieses Enzyms → HDL_2 können durch die Leber nicht in HDL_3 zurückverwandelt werden (vgl. Abb. 9.5, Kap. 9.2.) → **vorzeitige Atherosklerose trotz erhöhter HDL-Spiegel**
- **Tangierkrankheit**
  Punktmutationen im Apo AI-Gen führen zu Strukturveränderungen des Apo AI → schnellerer Abbau von HDL → HDL-C ↓. Begleitende LPL-Defizienz und Veränderungen der C-Apolipoproteine führen auch zu Störungen des VLDL- und Chylomikronen-Katabolismus. Massive Cholesterolablagerungen in Tonsillen, Milz, Leber, Nerven und Kornea - aber **keine verstärkte Atheroskleroseprogredienz** (ungeklärt)

- **CETP-Defizienz**
  Mutationen des CETP-Gens auf Chromosom 16 sind mit **verminderter Atheroseneigung und Langlebigkeit** assoziiert - ☞ Kap. 9.2.2., "CETP". Der Defekt ist relativ häufig in Japan

9.2.3.7. Erhöhter Lp(a)-Spiegel

Die Mechanismen, über die dieser eigenständige Risikofaktor wirksam wird, sind in Kap. 9.2.1.3. behandelt.

Lp(a) tritt in Populationen in einem **weiten Konzentrationsbereich** auf: < 0,1 - > 200 mg/dl.

Ca. 70 % der Variabilität kommen durch Größenpolymorphismus des Apo (a) zustande: inverse Korrelation zwischen Apo(a)-Größe und Lp(a)-Spiegel. Die häufigsten Formen sind: *F* (400 kDa), *B* (460 kDa), *S1* (520 kDa), *S2* (580 kDa), *S3* (640 kDa) und *S4* (700 kDa).

Der Rest geht auf Strukturpolymorphismus bei gleicher Größe zurück: > 100 Allele, wobei Variationen des mRNA-Spiegel-bestimmenden Teils des Apo(a)-Gens unmittelbare Auswirkungen auf den Lp(a)-Spiegel haben.

Lp(a)-Spiegel > 25 mg/dl bedeuten bereits erhöhtes Risiko für alle Atherosklerosefolgen. In Familien mit IHK vor dem 60. Lebensjahr sind Lp(a)-Konzentrationen > 39 mg/dl die häufigste genetisch bedingte Lipoproteinabweichung. Siehe dazu auch Kap. 9.2.5., "Lp(a)".

Transgene Mäuse für humanes Apo(a) entwickeln unter atherogener Diät um > 1 Größenordnung mehr atherosklerotische Gefäßareale als Kontrolltiere.

Bezogen auf Patienten mit IHK, korreliert die Anzahl der Kringel 4-Wiederholungen im Apo (a)-Gen (☞ Kap. 9.2.1.3.) indirekt mit der Lp (a)-Konzentration und der Schwere der Symptome.

9.2.4. Erworbene Abweichungen

Sie sind in erster Linie Folgen bestimmter Lebensgewohnheiten oder - als *sekundäre Dyslipoproteinämien* - Begleiterscheinungen anderer Erkrankungen. Was eingangs Kap. 9.2.3. für genetisch bedingte Abweichungen ausgeführt wurde, gilt umgekehrt auch hier: genetische Einflüsse sind für das Ausmaß der Störungen mitbestimmend.

9.2.4.1. Metabolisches Syndrom

Synonyme: *athero-thrombogenic syndrome, deadly quartet, familial dyslipidaemic hypertension, Insulin-Resistenz-Syndrom, plurimetabolisches Syndrom, Syndrom X, Wohlstandssyndrom.*

Einige dieser Bezeichnungen verweisen auf Teilelemente einer außerordentlich **komplexen Störung**, die letztlich zu verstärkter Atherosklerose führt - und deshalb hier behandelt wird - aber wegen der pathogenetischen Beteiligung hormoneller Dysregulationen ebensogut in das Kapitel über *Endokrinopathien* passen würde. Die Störung ist z.B. regelmäßig mit der häufigsten Form des Diabetes mellitus, dem Typ IIb, verbunden - ☞ *Abb. 10.8*, Kap. 10.5. und Kap. 10.5.1.2.

Objektiviert wurden diese Beziehungen durch die 1996 publizierten Ergebnisse der *Insulin Resistance and Atherosclerosis Study*, in der eine direkte quantitative Beziehung zwischen dem Ausmaß einer Insulinresistenz und dem Umfang früher atherosklerotischer Gefäßveränderungen (Dicke des Intima- und Mediaanteils der *A. carotis interna*) ausgewiesen wurde.

Die Besprechung der Pathogenese muß daher zwangsläufig über die Grenzen des Lipoproteinstoffwechsel hinausgehen.

Familiäre Häufung legt polygene Einflüsse nahe. Exogene Faktoren spielen aber die entscheidende Rolle.

Wichtigste Merkmale, Symptome und Parameterveränderungen:

1. Übergewicht mit androider Fettverteilung: stammbetont, mit starker Zunahme des viszeral verteilten Fetts; entsprechend den Typen II und III - ☞ Kap. 21.1.

2. essentielle Hypertonie

3. Glucoseintoleranz und Hyperinsulinismus

4. Hypertriglyceridämie

5. Verminderung des HDL-C

6. Hyperurikämie

7. Thromboseneigung

8. Leberverfettung

Im konkreten Fall sind meist nicht alle genannten Punkte gleichzeitig erfüllt.

Ätiopathogenese - ☞ *Abb. 9.7.*

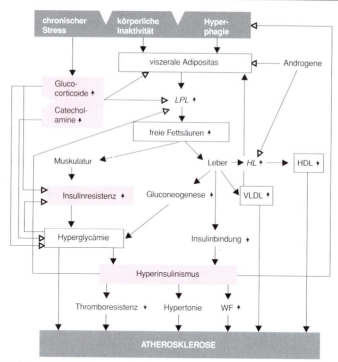

Abb. 9.7: Auswahl ätiologischer Faktoren und pathogenetischer Mechanismen des *Metabolischen Syndroms*, die zur Entstehung atherosklerotischer Gefäßveränderungen führen (nach HAECKEL).
Pfeile mit schwarzen Spitzen = direkte Wirkung, Pfeile mit weißen Spitzen = Förderung, rot unterlegte Kästchen = wichtigste hormonelle Veränderungen, *LPL* = Lipoproteinlipase, *HL* = hepatische Lipase, WF = Wachstumsfaktoren.

"Lesehilfe" für das Schema in *Abb. 9.7*:

- Stress als Störung des psychischen Gleichgewichts führt bei überwiegend sitzender Tätigkeit oft zur Überernährung und bei entsprechender Veranlagung (genetische Faktoren) zur androiden Fettverteilung, mit viszeraler Fettansammlung, die mit Aktivitätssteigerung der LPL verbunden ist. Stresshormone, wie **Cortisol** fördern dies: viszerales Fettgewebe hat mehr Glucocorticoidrezeptoren als subkutanes. Glucocorticoide - ebenso wie Insulin - aktivieren die LPL der Gefäße → hohes Angebot von freien Fettsäuren.
Bei Personen mit Metabolischem Syndrom ist die Sensibilität der Achse Hypothalamus-Hypophyse- Nebennierenrinde erhöht

- An der Ausbildung der **Insulinresistenz** (definiert als überproportionaler Insulinbedarf für die Glucoseutilisation) - die ein entscheidendes pathogenetisches Element ist - sind verschiedene, wahrscheinlich auch genetisch determinierte Mechanismen beteiligt:

  - höhere Spiegel an Insulin-"Antagonisten", wie Glucocorticoide, Catecholamine, VLDL und freie Fettsäuren. Überwiegen der Fettsäureoxidation zur zellulären Energiegewinnung hemmt die Glucoseverwertung auch metabolisch
  - Unter Glucocorticoideinwirkung dominieren in der Muskulatur die insulinunempfindlichen Typ-IIb-Fasern über die (insulinempfindlichen) Typ-I-Fasern
  - Die Hyperglycämie führt zur kompensatorischen Insulinsekretion (Hyperinsulinismus) → down-Regulation der Insulinrezeptoren
  - weitere Mechanismen - ☞ Legende zu *Abb. 10.8*, Kap. 10.5.

- Die **verminderte Thromboresistenz** kommt vor allem durch gesteigerte PAI-1- und verminderte tPA-Synthese zustande (direkte Insulinwirkung und infolge Hypertriglyceridämie)

- An der Ausbildung der **Hypertonie** sind mehr Faktoren beteiligt, als im Schema berücksichtigt, z.B. die unmittelbare Wirkungen der Catecholamine (☞ Kap. 16.1.1., "Catecholamine"). Der auf Hyperinsulinismus zurückführbare Anteil ergibt sich aus Enthemmung zentraler sympathischer Zentren, Wirkungssteigerung der catecholaminvermittelten Vasokonstriktion und möglicherweise vermehrte Bildung von *endogenem Digoxin* (☞ Kap. 16.1.1., "Transmembranaler Na^+- und Ca^{2+}-Transport"). Na^+-Retention und entsprechende Zunahme des EZR, mit verminderter Suppression des Renin-Angiotensin-Systems, sind regelmäßig vorhanden

- Die anderen, unmittelbar atheroskleroseförderndenMechanismen im unteren Teil des Schemas sind aus den vorangehenden Kapiteln bekannt (☞ Kap. 9.1.1., 9.2.1.1., "hohe Triglyceridspiegel", 9.2.2.)

Hyperurikämie und Neigung zur Gicht sind in *Abb. 9.7* unberücksichtigt. Sie gehen wahrscheinlich vorwiegend auf eine gesteigerte Aufnahme exogener Purine zurück (☞ Kap. 1.4.11.3., "sekundäre Hyperurikämien").

Die im Schema der *Abb. 9.7* aufgeführten ätiopathogenetischen Beziehungen sind als Gerüst zu betrachten, das sicher in Zukunft zu modifizieren ist. Sicher aber ist das Metabolische Syndrom häufigste Ursache überwiegend exogen bedingter atherogener Dyslipoproteinämien und schafft auch neue Beziehungen zur Pathogenese des Diabetes mellitus Typ IIb (☞ Kap. 10.5.1.2.) und der essentiellen Hypertonie (☞ Kap. 16.1.1.).

Mögliche Bindeglieder zwischen Übergewicht, Metabolischem Syndrom und Diabetes mellitus Typ II sind auch die erst in jüngster Zeit erkannten, in Kap. 21.1.1. ausgeführten Störungen der *Leptin*-Wirkung und des *$β_3$-Adrenozeptors*.

9.2.4.2. Weitere sekundäre, atherogene Dyslipoproteinämien

Begleiterscheinungen anderer Grundkrankheiten, die mit deren erfolgreicher Therapie verschwinden (aber letztere wegen atherosklerotischer Gefäßveränderungen häufig erschweren). Veränderungen des Lipoproteinstoffwechsels werden in den Kapiteln über diese Erkrankungen mit betrachtet, weshalb hier nur eine Auflistung der Krankheitsbilder (mit Kapitelverweis) und der Lipoproteinabweichungen erfolgt.

- **chronische Nierenschädigung**
  regelmäßig verstärkte Atherosklerose, deren Folgen häufigste Todesursache sind. Verweise auf die wichtigsten Teilursachen sind in Kap. 14.3.2., "Atherosklerose" gegeben
  - **urämisches Syndrom**: VLDL ↑, LDL ↑, HDL ↓ (LPL-Hemmung u.a.)
  - **nephrotisches Syndrom**: VLDL ↑, LDL ↑ (verstärkte Bildung in der Leber)
- **Transplantation**: VLDL ↑, LDL ↑ (immunsuppressive Therapie mit Glucocorticoiden)
- **Diabetes mellitus**: Als *Makroangiopathie* von erheblicher Bedeutung (☞ Kap. 10.5.2.1.)
  - **Typ I**: VLDL ↑ (Synthesesteigerung und LPL-Hemmung - ☞ Kap. 10.5.1.1.,"2. Lipidstoffwechsel")
  - **Typ II**: VLDL ↑, HDL ↓ (☞ voranst. Kap.)
- **Adipositas** (☞ Kap. 21.1.): VLDL ↑, HDL ↓ (☞ voranst. Kap.)
- **Hypothyreose** (☞ Kap. 10.2.5.3.): LDL ↑ (LDL-Rezeptormangel)
- **Leberschädigung**
  Die *primär biliäre Zirrhose* (☞ Kap. 18. "Leberzirrhose") führt wegen der erheblichen Cholestase zur Hypercholesterolämie. Die anderen Zirrhoseformen verursachen keine ausgesprochen atherogenen Veränderungen. Andere, akute Lebererkrankungen gehen zwar auch meist mit Hypercholesterolämie einher, sind aber meist nicht so lang anhaltend, um eine wesentliche Atheroskleroseprogredienz zu bewirken. Die z.T. drastischen Veränderungen des Lipoproteinmusters sind jedoch für Diagnostik und Verlaufsbeurteilung der Lebererkrankungen von Bedeutung (☞ Kap. 18.2.4.)
- **Medikamente**
  bei langfristiger Einnahme und vor allem vorbestehenden Lipoproteinabweichungen anderer Ursache zu beachten
  - **Diuretika auf Thiazid-Basis**: LDL ↑
  - **β-Rezeptorblocker** (unterschiedlich): VLDL ↑, HDL ↓
  - **Kontrazeptiva**
    Estrogene bewirken VLDL ↑ (LPL-Hemmung u.a.), Gestagene steigern VLDL-Abbau → Bedeutung des Verhältnisses beider Komponenten (vgl. Kap. 8.4.1.3., "Kontrazeptiva")

9.2.5. Diagnostische Parameter zur Risikoeinschätzung

Historisch gewachsen und methodisch wenig aufwendig ist die Messung folgender Lipidparameter im Plasma: C_t = Gesamtcholesterol (totales ...), **TG** = Triglyceride (chem. *Triacylglycerol*), **LDL-C** = LDL-Cholesterol, **HDL-C** = HDL-Cholesterol. Alle Parameter sind direkt meßbar. LDL-C kann auch nach der FRIEDEWALD-Formel aus den anderen Parametern errechnet werden: LDL-C = C_t - TG/Faktor - HDL-C (Faktor = 5 oder 2,2 für mg/dl bzw. mmol/l). Der Wert ist auf Grund der Fehlerfortpflanzung relativ unsicher und auch nur bei TG-Werten < 500 mg/dl (5 mmol/l) verwertbar.

Tab. 9.4 weist Risikobereiche für verschiedene Parameter des Lipoproteinstoffwechsels aus.

Lp(a) ist in *Tab. 9.4* nicht aufgeführt, weil Risikobereiche dieser Art nicht formulierbar sind: Keine Normalverteilung in der Population, sondern etwa 3-gipflige Verteilung; es gibt Personen ohne Lp(a) und solche mit > 200 mg/dl. Mit üblichen immunologischen Bestimmungsmethoden werden die wichtigsten, durch Größenpolymorphismus erzeugten Formen gleichermaßen erfaßt. Konzentrationen > 25 mg/dl werden als Risikoindikator angesehen. Werte > 30 mg/dl bedeuten ca. 2,5faches IHK-Risiko. Sind gleichzeitig die LDL-C-Werte auf > 150 mg/dl erhöht, steigt das IHK-Riosiko auf das ca. 6fache (☞ auch Kap. 9.2.3.7.).

Bei gleichartigen Veränderungen (z.B. Zunahmen von LDL-C und HDL-C) können Quotienten herangezogen werden: C_t/HDL-C oder LDL-C/HDL-C. Mit den genannten Parametern werden Verschiebungen zwischen den Subfraktionen HDL_2 und HDL_3 nicht und Remnanterhöhungen nur ungenügend erfaßt. In Zweifelsfällen ist eine subtilere Analytik anzuschließen. Sie betrifft Apolipoproteine, z.B. die Bestimmung von ApoB/ApoAI oder der polymorphen Formen von ApoE mittels immunologischer Methoden bzw. isoelektrischer Fokussierung; die Auftrennung einzelner Lipoproteinfraktionen durch Ultrazentrifiugation oder spezielle Elektrophoresen; die molekulargenetische Erfassung polymorpher oder defekter Formen von Apolipoproteinen, Lipoprotein-Rezeptoren oder -umsetzenden Enzymen.

Auf der Grundlage der leicht und kostengünstig durchzuführenden C_t- und TG-Bestimmung empfiehlt die *European Atherosclerosis Society* eine Einteilung in 5 Gruppen - ☞ *Tab. 9.5*. Sie berücksichtigt unterschiedliche Veränderungen beider Parameter (und damit in gewissem Umfang die Klassifizierung der Hyperlipoproteinämien) und soll den Umfang zusätzlicher Diagnostik (Familienuntersuchung, Eruierung weiterer Risikofaktoren, Labordiagnostik) und die Art der Therapie (Diät, Medikamente - ☞ Kap. 9.5.) festlegen - mit steigendem Aufwand von A - E.

Parameter	kein Risiko	Standardrisiko	hohes Risiko
C_t			
< 20 Jahre	< 170 (< 4,4)	170 (4,4) - 185 (4,8)	> 185 (> 4,8)
20-30 Jahre	< 200 (<5,2)	200 (5,2) - 220 (5,7)	> 220 (> 5,7)
30-40 Jahre	< 220 (< 5,7)	220 (5,7) - 240 (6,2)	> 240 (> 6,2)
> 40 Jahre	< 240 (< 6,2)	240 (6,2) - 260 (6,7)	> 260 (> 6,7)
TG	< 160 (< 1,8)	160 (1,8) - 210 (2,4)	> 210 (> 2,4)
LDL-C	< 150 (< 3,9)	150 (3,9) - 190 (4,9)	> 190 (> 4,9)
HDL-C			
Männer	> 55 (> 1,4)	55 (1,4) - 35 (0,9)	< 35 (< 0,9)
Frauen	> 65 (> 1,7)	65 (1,7) - 45 (1,2)	< 45 (< 1,2)

Tab. 9.4: Auf Grund klinischer Erfahrungen festgelegte Bereiche unterschiedlichen Risikos für leicht bestimmbare Einzelparameter.
Man beachte, daß für die Plasmalipoproteine des Menschen keine "Normalwerte" formulierbar sind. Da sich die SI-Nomenklatur im deutschsprachigen Bereich auf diesem Gebiet nicht durchgesetzt hat, erfolgen die **Konzentrationsangaben in mg/dl** und in Klammern die Werte in mmol/l.

Behandlungsgruppe	C_t	TG
A = mäßige Hypercholesterolämie	200 (5,2) - 250 (6,5)	< 200 (< 2,3)
B = Hypercholesterolämie	250 (6,5) - 300 (7,8)	< 200 (< 2,3)
C = Hypertriglyceridämie	< 200 (< 5,2)	200 (2,3) - 500 (5,6)
D = Hypercholesterolämie plus Hypertriglyceridämie	200 (5,2) - 300 (7,8)	200 (2,3) - 500 (5,6)
E = schwere Hypercholesterol- und/oder Hypertriglyceridämie	> 300 (> 7,8)	> 500 (> 5,6)

Tab. 9.5: Klassifizierung der Hyperlipoproteinämien auf Grund der gemessenen C_t- und TG-Werte nach den Festlegungen der *European Atherosclerosis Society* in 5 "Behandlungsgruppen" mit von A nach E ansteigendem Schweregrad. Angaben in mg/dl, mmol/l in Klammern.

9.3. Bedeutung essentieller Fettsäuren

Essentielle polyungesättigte Fettsäuren vom ω-*3-Typ* und vom ω-*6-Typ* (Beginn der Dopppelbindungsserie vom Methylenende her gezählt) können zwar nicht ineinander übergeführt aber analog metabolisiert werden (durch Einführung weiterer Doppelbindungen und Kettenverlängerung):

	ω-6-Typ	**ω-3-Typ**	
Linolsäure	18:2ω-6	18:3ω-3	α-*Linolensäure*
	↓ (Δ-6-*Desaturase*) ↓		
γ-*Linolensäure*	18:3ω-6	18:4ω-3	
	↓	↓	
Dihomo-γ-Linolensäure	20:3ω-6	20:4ω-3	
	↓ (Δ-5-*Desaturase*) ↓		
Arachidonsäure	20:4ω-6	20:5ω-3	*Eicosapentaensäure*
	↓	↓	
	22:4ω-6	22:5ω-3	
	↓ (D-4-*Desaturase*) ↓		
	22:5ω-6	22:6ω-3	

Neben den beiden essentiellen Ausgangsfettsäuren sind die Namen von 4 im Stoffwechsel entstehenden Fettsäuren mit aufgeführt, die z.T. Ausgangsstoffe für wichtige Mediatoren sind - ☞ Kap. 5.5.1. Zwei davon, TxA_2 und PGI_2, sind im unmittelbaren Zusammenhang mit der Atherogenese in Kap. 9.1.4., "TxA_2-PGI_2-Wechselwirkungen:" bereits betrachtet worden. Darüberhinaus spielen die in Kap. 5.5.4. im Rahmen der Entzündung genannten Wirkungen der Prostaglandine, Leukotriene und Lipoxine ebenfalls eine Rolle. Die essentiellen Fettsäuren selbst sind als Bestandteile der Phospholipide wichtige Strukturelemente und Funktionsdeterminanten zellulärer Membranen, beeinflussen damit Zell/Zell-Interaktionen und fungieren nach Freisetzung aus den Phospholipiden auch als second messenger. Schließlich ist Cholesterol, das mit polyungesättigten Fettsäuren verestert ist, besser löslich und leichter mobilisierbar (vgl. Kap. 9.2.2., "reverser Cholesteroltransport") als solches, das mit gesättigten Fettsäuren verbunden ist.

Aus dem Voranstehenden wird bereits deutlich, das essentielle Fettsäuren auf vielfältige Weise an der Erhaltung oder Störung der Gefäßintegrität beteiligt sein können. Dies läßt sich jedoch nur sehr begrenzt in Regeln für eine optimale Zufuhr umsetzen, weil a) die konkrete Konzentration in Zellmembranen oder Lipoproteinen von der Relation zu anderen nicht-essentiellen Nahrungsfettsäuren oder deren Synthese aus Kohlenhydraten abhängt und b) die Ausgangsfettsäuren für wichtige Mediatoren (☞ Schema) nicht nur aus den essentiellen Fettsäuren synthetisiert, sondern unabhängig davon aus der (vorwiegend tierischen) Nahrung zugeführt werden.

Hinzu kommen oft unspezifizierte Angaben über den Gehalt polyungesättigter Fettsäuren in Nahrungsfetten, die meist den Gehalt an trans- oder Positions-Isomeren nicht ausweisen, die stabiler sind (bessere Haltbarkeit) aber nicht die Effekte essentieller Fettsäuren haben. Dagegen werden die relativ instabilen Fettsäuren vom ω-3-Typ (mit günstigen Effekten, s.u.) durch Nahrungsmittelaufbereitung leicht zerstört.

Trotzdem lassen sich aus experimentellen und epidemiologischen Studien folgende **günstige Effekte** essentieller Fettsäuren und ihrer metabolischen Abkömmlinge formulieren:

- **Senkung des Plasmacholesterolspiegels** durch Linol- und γ-Linolensäure. Beteiligte Mechanismen sind Verminderung der Cholesterolresorption und -synthese, Zunahme des reversen Cholesteroltransports und der Ausscheidung von Cholesterol über die Galle
- **Senkung des Plasmatriglyceridspiegels** durch alle ω-3-Fettsäuren - ungenügend geklärter Mechanismus
- **Hemmung der Thrombozytenaktivierbarkeit** durch beide essentiellen Fettsäuren und ihre Abkömmlinge. Für Linolsäure ist eine Verdrängung der Arachidonsäure (anstatt Synthese) der wahrscheinliche Mechanismus → verminderte TxA_2-Synthese. Aus Eicosapentaensäure synthetisieren Thrombozyten und Endothelzellen analoge Verbindungen wie aus Arachidonsäure: TxA_3 bzw. PGI_3 (vgl. *Abb. 5.19*, Kap. 5.5.2.). TxA_3 wirkt aber viel schwächer als TxA_2, während PGI_3 und PGI_2 etwa identisch wirken, so daß die antiaggregatorische und vasodilatorische Wirkung von PGI_3 überwiegt (☞ Kap. 9.1.4., "TxA_2-PGI_2-Wechselwirkungen:")
- **Blutdrucksenkende Wirkung** haben beide essentiellen Fettsäuren, am stärksten aber γ-Linolensäure, wahrscheinlich durch Verminderung der Gefäßreaktivität auf Angiotensin II und Catecholamine

Risikofaktoren der Atherosklerose wirken überwiegend hemmend auf den limitierenden, durch die Δ-6-Desaturase katalysierten Schritt der Metabolisierung der essentiellen Fettsäuren: Hypercholesterolämie, Diabetes mellitus, Rauchen.

Da der Fettsäureumsatz im Fettgewebe relativ langsam ist (Halbwertszeiten von ca. 1 Jahr), reflektiert der Gehalt an essentiellen Fettsäuren in etwa die Versorgung mit der Nahrung. Aus mehreren Studien ergab sich eine inverse Korrelation zwischen dem Linolsäuregehalt des menschlichen Fettgewebes und der IHK-Inzidenz. Die aus Linol- und α-Linolensäure hervorgehenden Fettsäuren in Blut- und Fettgewebsproben zeigen das gleiche Verhalten. Interventionsstudien, die z.T. noch laufen, zeigen in der Tendenz günstige Effekte vermehrter diätetischer Zufuhr von Linolsäure (pflanzliche Öle, z.B. Sonnenblumenöl) oder von ω-3-Typ-Fettsäuren (marine Öle, besonders von Kaltwasserfischen).

Auf der anderen Seite gibt es Hinweise dafür, daß unkritisch hohe Zufuhr polyungesättigter Fettsäuren die Lipidperoxidationsrate erhöht (☞ Kap. 4.1.3.1.), woraus beispielsweise auch eine verstärkte LDL-Modifikation resultieren könnte (☞ Kap. 9.2.1.2., "oxidativ").

P/S-Quotient - ☞ Kap. 21.2.2.

9.4. Risikofaktoren

Das **Risikofaktorenkonzept** hat Beiträge zur Erkennung von Zusammenhängen der Atherogenese und Ansätze für die Prävention der Atherosklerose erbracht. Es basiert auf epidemiologischen Studien. Demnach ist ein Risikofaktor eine Variable, die in prospektiven Studien statistisch mit einer Erkrankung korreliert - ohne aber deren Ursache sein zu müssen. Im Zusammenhang mit Atherosklerose sind viele Faktoren untersucht worden, woraus > 250 "Risikofaktoren" resultieren, die besser als Risikomarker zu bezeichnen sind. Wenige davon, wie die in *Abb. 9.2*, Kap. 9. aufgeführten, haben unmittelbare Bezüge zur Pathogenese und einen relativ hohen prädiktiven Wert. Historisch werden solche 1. Ordnung - Hypercholesterolämie, Hypertonie und Zigarettenrauchen - von denen 2. Ordnung unterschieden, was jedoch in dieser Form nicht mehr haltbar ist. Die drei genannten Risikofaktoren sind z.B. bestenfalls für die Hälfte aller eintretenden Atherosklerosefolgen prädiktiv. Das liegt daran, daß sie a) zu grob sind, z.B. bleiben bei der Hypercholesterolämie LDL-Subfraktionen, modifizierte LDL und HDL-Veränderungen unberücksichtigt und b) nur Teilaspekte des multifaktoriellen Prozesses der Atherogenese erfaßt werden. Aus letzterem folgt aber auch, daß **beim Vorliegen von Risikofaktorenkombinationen das Ri-**

9.4. Risikofaktoren

siko nicht additiv, sondern exponentiell anwächst. Für die Risikofaktoren 1. Ordnung ist dies ausführlich untersucht worden - ☞ Abb. 9.8.

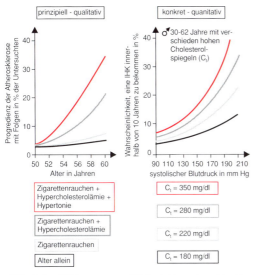

Abb. 9.8: Wirkungen von Risikofaktorenkombinationen: links = prinzipiell-qualitativ und rechts = konkret-quantitativ.

Die in *Abb. 9.2.*, Kap. 9. aufgeführten **Risikofaktoren** werden nachfolgend **aus der Sicht ihres Beitrags zur Atherogenese** betrachtet: kurz, wenn die pathogenetischen Beziehungen in vorangehenden Kapiteln schon ausgewiesen sind und etwas ausführlicher, wenn dies nicht der Fall ist. Dabei ist auch zu beachten, daß sich einzelne Risikofaktoren bedingen, z.B. Rauchen die Entstehung einer Hypertonie begünstigt usw.

9.4.1. Hypercholesterolämie

Ca. 75 % des C_t-Wertes entfallen auf LDL-C. **LDL sind** daher **das atherogene Potential dieses Risikofaktors**, mit den voranstehend unter a) bereits formulierten Einschränkungen.

Die pathogenetischen Mechanismen sind deshalb mit den in Kap. 9.2.1.1.-2. besprochenen identisch, und die wichtigsten Ursachen für die Entstehung ergeben sich aus den Kap. 9.2.3.1.-4. und 9.2.4.1.-2.

9.4.2. Lipoprotein (a)

Lp(a) gilt als **eigenständiger IHK-Prädiktor**. In Kombination mit LDL-C-Erhöhung ist es stark mit der Inzidenz von Myokardinfarkten bei < 60jährigen assoziiert.

Die pathogenetischen Mechanismen sind in Kap. 9.2.1.3. und die Risikobereiche in Kap. 9.2.3.7. und 9.2.5., "Lp(a)" behandelt.

9.4.3. Homocysteinämie

Die ätiopathogenetische Rolle erhöhter Homocysteinkonzentration im Blut ist für Atherosklerose (und Thrombose) in den letzten Jahren zunehmend belegt worden, aber im Vergleich zu anderen Risikofaktoren in klinischer Praxis und Lehre noch zu wenig berücksichtigt, was eine etwas ausführlichere Behandlung notwendig macht.

9.4.3.1. Ursachen für einen Anstieg des Homocysteinspiegels im Blut

L-Homocystein gehört selbst nicht zum Mischpool der zur Proteinbiosynthese notwendigen Aminosäuren, sondern wird **aussschließlich im Zwischenstoffwechsel gebildet** - ☞ Abb. 9.9.

Das gebildete Homocystein ist **zellgängig** und wird aktiv austransportiert, so daß die analytisch im Serum erfaßbare Konzentration auch ein Maß für die intrazelluläre Syntheserate ist. Im Plasma liegt es in unterschiedlichen Formen vor: als freie Aminosäure, ringförmig als *Thiolacton*, oxidiert als *Homocystin*, als *gemischtes Disulfid* mit *Cystein*, als *Dipeptid* aus Homocystein-Thiolacton und Homocystein, und zum überwiegenden Anteil ist es über Disulfid- oder Peptidbindungen an Plasmaproteine und -lipoproteine gebunden. Zwischen den Formen besteht ein Gleichgewicht, das sich relativ rasch einstellt. Bei der Bestimmung werden nach Reduktion der Serumprobe alle Formen als sog. *totales Homocystein* erfaßt.

Aus Untersuchungen an Probanden zwischen 20 und 40 Jahren ergibt sich ein **Referenzwert** für totales Homocystein **von 9,45 ± 4,45 µmol/l** Serum (Mittelwert ± 2SD).

Als *Homocystinurien* bezeichnete Erkrankungen entstehen bei homozygotem Vorliegen **genetischer Defekte** eines der in *Abb. 9.9* gekennzeichneten Enzyme; am häufigsten (1), für die >60 verschiedene Mutationen bekannt sind. Angaben zur Homozygotenprävalenz schwanken zwischen $1:5 \times 10^4$ (Irland) und $1:10^6$ (Japan). Die homozygoten Defektträger haben Homocysteinkonzentrationsanstiege im Plasma auf 200-400 µmol/l, verbunden mit frühzeitig einsetzenden, stark progredienten atherosklerotischen Gefäßver-

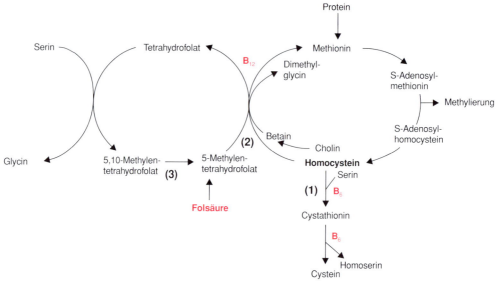

Abb. 9.9: Position von *Homocystein* im Intermediärstoffwechsel.
Es fungiert als Intermediat zweier Zyklen, die der Bereitstellung von "C_1-Körpern" für zahlreiche Stoffwechselreaktionen dienen. Durch Remethylierung wird es zu Methionin und durch Transsulfurierung zu Cystein umgesetzt, die beide zum Aminosäure-Mischpool gehören. Die Metabolisierung des Homocysteins ist von 3 Vitaminen abhängig - B_6, B_{12} und Folsäure - was rot gekennzeichnet ist. Weiterhin sind mit (1) bis (3) Reaktionen beziffert, für die Enzymdefekte bekannt sind: (1) = *Cystathionin-β-Synthetase*, (2) = *5-Methyltetrahydrofolat-Homocystein-Methyltransferase*, (3) = *5,10-Methylentetrahydrofolat-Reductase*.

änderungen und ihren lebensbegrenzenden Komplikationen, sowie gehäuften arteriellen und venösen Thrombosen. Für die Heterozygotenprävalenz sind sichere Angaben wegen der großen Zahl verschiedener Mutationen nicht verfügbar. Einige könnten mit moderaten Konzentrationserhöhungen einhergehen, die bereits gefäßpathogen sind (☞ nachf. Kap.).

Das Gen für die Cystathionin-β-Synthetase ist auf Chromosom 21 lokalisiert. Patienten mit *Trisomie 21* haben im Vergleich zu Normalpersonen ca. 150 % der Enzymaktivität, haben niedrige Homocysteinspiegel und entwickeln keine Atherosklerose.

Häufigste genetisch bedingte Ursache von Hyperhomocysteinämien ist eine durch eine Punktmutation (C→T-Transition) entstandene **Variante der 5,10-Methylentetrahydrofolat-Reductase** ((3) in *Abb. 9.9*). Sie führt zu einem Val→Ala-Austausch, der die Folat-Bindungsstelle betrifft und **mit verminderter Aktivität** des Enzyms einhergeht. Bei autosomal (Genlokalisation 1p36.3) rezessivem Erbgang haben nur homozygote Träger der Variante eine um ca. 25 % erhöhte Homocysteinkonzentration im Plasma, die durch Substitution mit Folsäure normalisiert werden kann (vgl. Kap. 21.2.2., "Vitamin B_6, B_{12} und Folsäure"). Erste Schätzungen zur Häufigkeit ergeben eine Prävalenz von ca. 1 : 20 (= 5 %!) in der Normalbevölkerung, und 10-30 % der Fälle mit moderat erhöhter Homocysteinkonzentration im Plasma kommen durch diese Ursache zustande.

Erworbene Hyperhomocysteinämien finden sich bei Niereninsuffizienz (die bei chronischem Verlauf immer mit gesteigerter Atherogenität einhergeht) auf Grund verminderter Metabolisierungskapazität für die Aminosäure (und wahrscheinlich noch weiterer Ursachen). Hohe Methioninzufuhr mit der Nahrung (Fleisch) könnte ebenfalls eine Rolle spielen (→ labordiagnostische Nutzung durch Methioninbelastung - s.u., Kleindruck).

Häufigste Ursache erworbener Homocysteinzunahmen ist der **Mangel** eines oder mehrerer der zur Metabolisierung notwendigen Vitamine **B_6, B_{12}** und **Folsäure**, der in jedem Falle zum Anstau von Homocystein führt, wie aus dem Schema der *Abb. 9.9* abzuleiten ist. Neben Mangelernährung und Resorptionsstörungen können auch zahlreiche

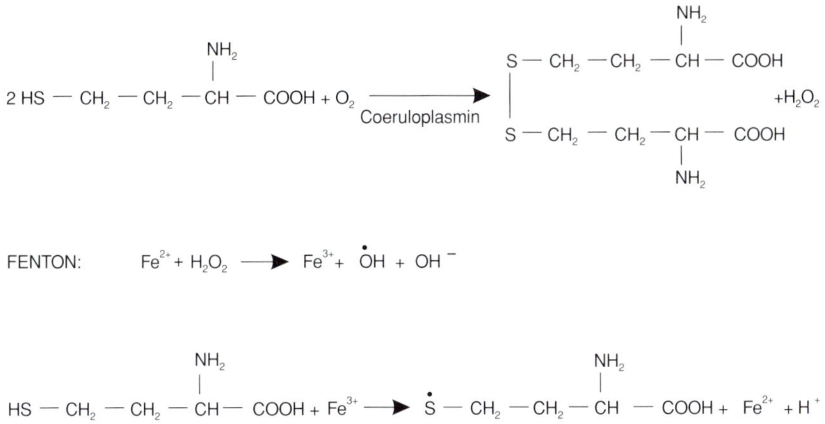

$$2\ HS-CH_2-CH_2-\underset{\underset{NH_2}{|}}{CH}-COOH + O_2 \xrightarrow{Coeruloplasmin} \begin{array}{c} S-CH_2-CH_2-\underset{\underset{NH_2}{|}}{CH}-COOH \\ | \\ S-CH_2-CH_2-\underset{\underset{NH_2}{|}}{CH}-COOH \end{array} + H_2O_2$$

FENTON: $Fe^{2+} + H_2O_2 \longrightarrow Fe^{3+} + \overset{\bullet}{O}H + OH^-$

$$HS-CH_2-CH_2-\underset{\underset{NH_2}{|}}{CH}-COOH + Fe^{3+} \longrightarrow \overset{\bullet}{S}-CH_2-CH_2-\underset{\underset{NH_2}{|}}{CH}-COOH + Fe^{2+} + H^+$$

Abb. 9.10: Durch Oxidation von Homocystein zu Homocystin entsteht Wasserstoffperoxid. Die Reaktion wird durch Cu^{2+} katalysiert, auch in der an Coeruloplasmin gebundenen Form. H_2O_2 kann über die FENTON-Reaktion die außerordentlich reaktionsfreudigen Hydroxylradikale generieren (vgl. Kap. 4.1.3.). Durch Fe^{3+} vermittelt kann Homocystein auch selbst Radikalcharakter annehmen.

Medikamente über verschiedene Mechanismen, wie Resorptionsverzögerung, Kompetition mit Vitaminen an den Homocystein-metabolisierenden Enzymen, gesteigerten Verbrauch der Vitamine in anderen Reaktionen oder gesteigerte renale Elimination, an der Ausbildung solcher Vitaminmangelzustände beteiligt sein. Homocystein, das bei einem Mangel jedes der 3 Vitamine angestaut wird, ist ein besserer Indikator eines intrazellulären Vitaminmangels als etwa die Vitaminbestimmung im Serum - ☞ *Abb. 21.3*, Kap. 21.2.2.. Wie aus Studien hervorgeht, sind solche Mangelzustände im höheren Lebensalter weit verbreitet - ☞ *Abb. 21.4*, Kap. 21.2.2.

Labordiagnostisch kann die Homocystein-metabolisierende Kapazität durch *Methioninbelastung* getestet werden (vgl. Abb. 9.9): Sie ist eingeschränkt, wenn 4-6 h nach peroraler Gabe von 0,1g Methionin/kg Körpermasse die Homocysteinkonzentration im Serum auf Werte > 30 µmol/l ansteigt.

9.4.3.2. Pathogenetische Mechanismen

Schädigende Wirkung entfaltet Homocystein im wesentlichen über **zwei Mechanismen:**

1. kovalente Bindung an Proteine
- über die SH-Gruppe bildet freies Homocystein mit der von Proteinen unter Oxidation Disulfidbrücken aus = *gemischte Disulfide*
- Homocystein-Thiolacton bildet unter Ringspaltung Peptidbindungen mit freien Aminogruppen, z.B. Lysinresten, so daß das Protein eine zusätzliche SH-Gruppe erhält = *Thiolierung*

2. Bildung von hochreaktiven O_2-Spezies und Radikalen
Auswahl von Reaktionen ☞ *Abb. 9.10*.

Schädigungsfolgen an Gefäßwand- und Blutzellen sowie Plasmalipoproteinen mit atherogener und thrombogener Wirkung:

- **Endothelzellen**
Radikal- und H_2O_2-vermittelte Zytotoxizität, die bis zur Ablösung von Endothelzellen führen kann; Verminderung der Thromboresistenz (vgl. Kap. 8.4.1.1.), z.B. durch Abnahme der Thrombomodulinexpression und Protein C-Aktivierung, Förderung der Faktor V-Aktivierung und gesteigerte Synthese und Membranexposition von tissue factor; Förderung der Lp(a)-Bindung an Fibrin (in vitro bereits bei 8 µmol/l !) → Fibrinolysehemmung (☞ Kap. 9.2.1.3.); Bindung des gefäßrelaxierenden und thrombozytenhemmenden EDRF

- **Monozyten und Granulozyten**
Förderung der Aktivierung dieser Zellen und damit ihrer Vasoaggressivität durch Steigerung von Chemotaxis, Adhäsivität, Radikalbildung und Phagozytose

- **Thrombozyten**
Steigerung des Umsatzes innerhalb des Kreislaufs (= erhöhter "Verbrauch") und der Aggregationsbereitschaft

- **Plasma-Lipoproteine**
  Bindung an diese Partikel mit der Konsequenz ihrer Aggregation; oxidative Modifizierung der LDL mit der Konsequenz gesteigerter Aufnahme durch Makrophagen → Schaumzellbildung

Die Ergebnisse bisher abgeschlossener **klinischer Studien** erlauben folgende Schlüsse:

- Patienten mit atherosklerotischen Gefäßerkrankungen, klinisch verifiziert durch verschiedene Formen der IHK, periphere arterielle Verschlußkrankheit oder Apoplexie, haben gegenüber Kontrollen signifikant höhere Homocysteinspiegel im Serum
- Die signifikanten Unterschiede bewegen sich im Bereich 10-50 %iger Zunahmen, woraus zu schließen ist, daß bereits geringfügige chronische Erhöhungen des Homocysteinspiegels gefäßpathogen sind
- Homocystein erscheint als weitgehend unabhängiger Risikofaktor und ist oft noch signifikant unterschiedlich, wenn Plasmalipoproteinparameter keine Diskriminierung zwischen Patienten und Gesunden zulassen.
  Ein multiplikativer Effekt besteht jedoch für Rauchen und Hypertonie
- Der prädiktive Wert des Homocysteinspiegels im Serum entspricht mindestens dem von C_t und wurde in einigen Studien auch höher gefunden. Im Unterschied zum Cholesterol stehen jedoch noch prospektive Studien aus, die belegen, daß eine Senkung des Homocysteinspiegels auch zu einer Verminderung atherosklerotisch bedingter Morbidität oder Mortalität führt
- Hyperhomocysteinämie erhöht auch das Risiko für tiefe Venenthrombosen, unabhängig von den in Kap. 8.4.1.3. aufgeführten, anderen Risikofaktoren dieser Erkrankung

Damit erscheint eine Hyperhomocysteinämie als **weitgehend eigenständiger Risikofaktor**, wobei bereits moderate Erhöhungen pathogen sind. Im Unterschied zum Cholesterol hat Homocystein keine Struktur- und Transportfunktion, so daß bei präventiven oder therapeutischen Maßnahmen zur Verhütung bzw. zum Abbau des Anstaus dieses Stoffwechselintermediats im Blut (☞ Kap. 9.5.2.) die Einhaltung von (unteren) Grenzwerten keine Rolle spielt.

9.4.4. Hypertonie

Die pathogenetischen Mechanismen ergeben sich aus mechanischen Ursachen und hormonellen Verschiebungen, die eine arterielle Hypertonie begleiten (☞ Kap. 16.1.).

- erhöhter Filtrationsdruck → Lipidinfiltration
- Erhöhter shear stress hat vielfältige Konsequenzen für Endothelzellen - ☞ Kap. 9.1.1. - die sich über die freigesetzten Wachstumsfaktoren auf Bindegewebe und glatte Muskelzellen übertragen → Wandverdickung
- Konsequenzen stärkerer Dehnung
  - EDRF ↓, Endothelin ↑ → Vasokonstriktion (☞ Kap. 8.4.1.2.)
  - verstärkte Expression des angiotensin converting enzyme in Endothelzellen → Angiotensin II ↑ → Verstärkung der Endothelzellschädigung
- Thrombozytenaktivierung durch turbulente Strömung und Hypertonie-begleitende Zunahmen der Catecholaminspiegel

Atherosklerotische Gefäßveränderungen und Durchblutungsstörungen tragen darüber hinaus selbst zur Blutdruckerhöhung bei - circulus vitiosus: Renin/Angiotensin/Aldosteron-System (☞ *Abb. 16.3*, Kap. 16.1.2.1.).

9.4.5. Rauchen

Das durchschnittliche Alter von am Erstinfarkt Verstorbenen ist bei Rauchern um 7 Jahre niedriger als bei Nichtrauchern.

- Nicotin: toxische Wirkung auf Endothelzellen, Hemmung der EDRF- und PGI_2-Bildung. So ist der in Kap. 8.4.1.2. im Kleindruck beschriebene Mechanismus der strömungsbedingten Vasodilatation bei Rauchern in Koronararterien stark herabgesetzt → a) verminderte O_2-Versorgung unter Belastung und b) Förderung der Atherogenese durch höheren shear stress
- Hypoxie: Durch relativ hohen CO-Gehalt des Zigarettenrauches können bei starken Rauchern 10-15 % des Hämoglobins als CO-Hb vorliegen (vgl. Kap. 4.3., "Kohlenmonoxid") → hypoxische Endothelzellschädigung; unsicher, da bei beruflicher CO-Exposition verstärkte Atherosklerose nicht nachweisbar ist

- verstärkte oxidative Belastung, nachweisbar durch Anstieg von Lipidperoxidationsprodukten im Blut, verbunden mit Bindung und Verbrauch von Antioxidantien, besonders von β-Carotin und α-Tocopherol (☞ Kap. 4.1.2., "antioxidative Vitamine"), so daß eine verstärkte oxidative Modifizierung von LDL anzunehmen ist. Inverse Korrelation zwischen α-Tocopherol- und β-Carotin-Spiegel im Plasma und Myokardinfarktrate bei Rauchern. Vgl. auch Kap. 21.2.2., "Vitamin C und E"
- Catecholaminausschüttung:
  - Blutdruckanstieg bis 50 % nach einer Zigarette
  - Lipolysesteigerung → Anstieg des Spiegels freier Fettsäuren im Plasma → Endothelzellschädigung
  - Thrombozytenaktivierung - ☞ Kap. 9.1.4., "Aktivierungsauslöser:"
- Steigerung des Fibrinogenspiegels im Plasma (ungeklärter Mechanismus) → Zunahme der Blutviskosität (☞ Kap. 8.4.1.2.)

9.4.6. Hyperfibrinogenämie

Fibrinogen gilt als **eigenständiger Risikofaktor für IHK und Apoplexie**, zeigt aber ebenfalls Beziehungen zu anderen Komplikationen der Atherosklerose.

Zunahme des Fibrinogenspiegels im Rahmen jeder Akute-Phase-Reaktion (☞ *Tab. 5.3*, Kap. 5.2.3.1.), durch Rauchen und Kontrazeptiva. Höhere Spiegel sind auch assoziiert mit Übergewicht, steigendem Alter, körperlicher Inaktivität, Hypercholesterolämie, Streß, Diabetes mellitus u.a. Die Ausgangswerte differieren infolge genetischem Polymorphismus: Im Gen für die β-Kette kann in Position 455 G oder A vorkommen → Genotypen mit ansteigenden Fibrinogenspiegeln: G/G < G/A < A/A. Außerdem werden bei männlichem Geschlecht und Menschen dunkler Hautfarbe höhere Spiegel gemessen.

Pathogenetische Mechanismen:
- Verminderung der Fließfähigkeit des Blutes durch Viskositätszunahme und Förderung der Erythrozytenaggregation (☞ Kap. 8.4.1.2., "Zunahme der Blutviskosität")
- Förderung der Gerinnungsbereitschaft und Thrombusbildung als Gerinnungssubstrat und Brückenmolekül der Thrombozytenaggregation (☞ *Abb. 5.4*, Kap. 5.2.2.1.)
- In atherosklerotischen Läsionen wird Fibrinogen abgelagert und in Fibrin umgewandelt:
  - Lp(a)-Bindung an Fibrin → Fibrinolysehemmung (☞ Kap. 9.2.1.3.)
  - Fibrin(ogen)-Spaltprodukte wirken als Wachstumsfaktoren → Proliferation glatter Muskelzellen und Bindegewebsbildung (vgl. Kap. 9.1.5.)

9.4.7. Insulinresistenz, Stress

Ursachen und Pathomechanismen beider Faktoren sind eng miteinander verbunden und exemplarisch im Zusammenhang mit dem **Metabolischen Syndrom** behandelt worden - ☞ Kap. 9.2.4.1.

9.5. Prinzipien der Prävention und Therapie

Die hier zu behandelnden prinzipiellen Ansatzpunkte ergeben sich aus dem Risikofaktorenkonzept, Kenntnissen zur Atherogenese und mit Atherosklerose assoziierten Grundkrankheiten. Historisch begründet dominieren in praxi Maßnahmen zur Normalisierung des Lipoproteinprofils. Da Atherosklerose eine Zivilisationskrankheit ist, sind Änderungen von Lebensgewohnheiten, vor allem der Diät, die wichtigsten Präventionsmaßnahmen - und bei konsequenter Durchführung sehr erfolgreich, z.B. bei Hypercholesterolämie, die dann nur in 10-20 % der Fälle noch einer zusätzlichen medikamentösen Intervention bedarf.

9.5.1. Nicht-medikamentöse Prävention

1. bei Übergewicht Reduktion auf Normal- oder Optimalgewicht - ☞ Kap. 21.1.3.
Bei Erfolg sinken TG und in geringerem Umfang C_t, vor allem aber ist er Voraussetzung für normgerechtes Ansprechen auf weitere Präventions- oder Therapiemaßnahmen.

2. Diät zur Normalisierung des Plasmalipoproteinprofils - ☞ *Tab. 9.6.*

Komponente	Anteil
Kohlenhydrate	50-60
Protein	10-20
Fett	≤30
gesättigte Fettsäuren	≤10
monoungesättigte Fettsäuren	≤10
polyungesättigte ω-6- und ω-3-Fettsäuren	≤10
Cholesterol	< 300 mg/Tag
Ballaststoffe	ca. 35 g/Tag

Tab. 9.6: Richtlinien der *European Atherosclerosis Society* für eine sog. allgemeine lipidsenkende Diät. Angaben in Prozent der totalen Energieaufnahme, wenn nicht anders vermerkt.

Die entscheidende Arbeit des praktisch tätigen Arztes besteht darin, den Patienten zu befähigen, mit einschlägigen Nahrungsmitteltabellen wirklich umgehen zu können! Entscheidende Cholesterolquellen sind z.B. Eier (versteckt in vielen Teigwaren; ein Eigelb enthält mit 220 mg bereits fast den "Tagessatz"), Milchfett (versteckt in vielen Käsesorten - bis 70 % Fettanteil in der Trockenmasse), Hirn, Innereien, Wild. Der Fettanteil üblicher Wurstsorten liegt bei 20-45 g/100 g Gewicht. Verwertbare mono- und polyungesättigte Fettsäuren sind sicher in natürlichen Ölen (Sonnenblumen-, Sojabohnen-, Olivenöl u.a.), oft aber ungenügend in gehärteten Produkten enthalten (☞ Kap. 9.3.).

Bezüglich geeigneter Ballaststoffe - ☞ Kap. 9.5.3., "...Gallensäurezirkulation:" und 21.1.3.2., "Ballaststoffen"

Die Diät ist über mehrere Monate zu führen und bezüglich Erfolg (und Compliance) regelmäßig zu kontrollieren. Wo notwendig, kann in einem zweiten Schritt der Fett- und Cholesterolanteil weiter reduziert werden. Weitere Maßnahmen sind NaCl-Reduktion, besonders beim Vorliegen einer Hypertonie.

3. Nichtrauchen.

4. Gesteigerte körperliche Aktivität, vor allem ärztlich überwachte sportliche Ausdauerbelastung, erhöht den HDL-C-Spiegel, tendiert zur LDL-C-Senkung und aktiviert die Fibrinolyse (tPA-Anstieg im Plasma).

Der Genuß mäßiger Alkoholmengen (20-60 ml/Tag) erhöht ebenfalls den HDL-C-Spiegel (ungeklärter Mechanismus). Die damit verbundene Problematik ist ausführlicher ausgangs Kap. 18.2.2.2., "atheroskleroseprotektive Wirkung" behandelt.

9.5.2. Vitamintherapie

Ausreichende Versorgung mit den **antioxidativ wirkenden Vitaminen** α-Tocopherol, β-Carotin und L-Ascorbinsäure sollte der oxidativen Modifikation von LDL und Lp(a) (☞ Kap. 9.2.1.2.-3.) entgegenwirken und hat weitere Vorteile - ☞ Kap. 3.5. Bei Therapie mit diesen Vitaminen in relativ hoher Dosierung ergab sich vor allem für α-Tocopherol eine deutliche Verminderung der Oxidierbarkeit isolierter LDL-Fraktionen.

Aus den 1995 publizierten Ergebnissen der *Atherosclerosis Risk in Communities Study* ergibt sich für alle 3 genannten Vitamine eine inverse Korrelation zwischen Höhe der täglichen Zufuhr und ultrasonographisch ermittelter Dicke des Intima- und Mediaanteils der *A. carotis interna*. Die Beziehung wurde bei Personen ermittelt, die > 55 Jahre alt waren und keine spezielle Diät einhielten.

Aus neueren Studien ergibt sich, daß unter den Blutspiegeln antioxidativer Vitamine am stärksten die von α-Tocopherol und β-Carotin invers mit atherosklerotischen Gefäßveränderungen korrelieren - und möglicherweise als Indikatoren fungieren können.

Eine klare Indikation zur Vitamintherapie sind **erhöhte Homocysteinspiegel** im Serum → **B$_6$, B$_{12}$ und Folsäure** - ☞ Kap. 9.4.3. und 21.2.2., "Vitamin B$_6$, B$_{12}$ und Folsäure".

9.5.3. Medikamentöse Therapie

Hemmung der Cholesterolsynthese:

Entsprechend dem in *Abb. 9.6, Kap. 9.2.3.1.* gezeigten Regulationsprinzip der hepatischen Cholesterolsynthese, führt deren Hemmung zu gesteigerter LDL-Aufnahme aus dem Plasma (quasi das Gegenstück zur Familiären Hypercholesterolämie) → **LDL-C-Senkung**. Erfolgreich angewandte Medikamente (*Lova-, Simva-, Pravastatin*) hemmen direkt das syntheselimitierende Enzym, die *HMG-CoA-Reductase*, über Strukturanalogien mit einem enzymgebundenen Intermediat. Die Expression des klassischen LDL-Rezeptors wird reaktiv gefördert. Begleiteffekte geringeren Ausmaßes sind auch TG-Senkung und HDL-C-Erhöhung.

Trends weiterer Entwicklungen sind gerichtet auf Selektivität für das Leberenzym, Hemmung weiterer Schritte der Cholesterolsynthese und Expressionshemmung des HMG-CoA-Reductase-Gens. In Erprobung sind für letzteres einmal oxidativ modifizierte Cholesterolanaloga und zum anderen Hemmstoffe eines späteren Syntheseschrittes (*Lanosterol-14α-Methyl-Demethylase*), durch die Intermediate akkumulieren, die das Gen reprimieren, ohne begleitende down-Regulation des LDL-Rezeptors.

Mit dem Therapieprinzip, das vergleichsweise arm an Nebenwirkungen ist, können Hypercholesterolämien am besten normalisiert werden; auch bei heterozygot vorliegender Familiärer Hypercholesterolämie (☞ Kap. 9.2.3.1.), wo die medikamentöse Therapie allerdings günstigerweise mit *Gallensäuresequestrierern* kombiniert wird (☞ nachfolg. Abschnitt).

Unterbrechung der Gallensäurezirkulation:

Spezielle, wasserunlösliche und peroral aufzunehmende kationische Austauscherharze (*Cholestyramin, Cholestipol*) binden relativ selektiv Gallensäuren im Darm → Verminderung der Rückresorption (die normalerweise ca. 95 % ausmacht) → verstärkte Gallensäuresynthese in der Leber aus Cholesterol → Abnahme des hepatischen Cholesterolpools → vermehrte Aufnahme aus dem Blut über LDL-Rezeptoren → **LDL-C-Senkung**. Der Effekt dieser nebenwirkungsarmen Therapie wurde z.B. in der eingangs Kap. 9.2. zitierten LRC-CPPT-Studie ausgewiesen. Ballaststoffe aus Äpfeln (*Pectine*) und einigen Cerealien (z.B. Haferflocken) haben ähnliche Effekte. Die Notwendigkeit > 10 g der Austauscherharze pro Tag einzunehmen, beeinträchtigt die Compliance. Trends sind daher auf die Entwicklung Gallensäuremodifizierender Substanzen gerichtet, durch die der gleiche Effekt erzielt wird.

Hemmung der Cholesterolresorption:

Cholesterolsequestrierer wirken wie die vorangenannten Substanzen, durch Hemmung der Aufnahme des über die Galle abgegebenen und mit der Nahrung zugeführten Cholesterols.

Vergleichbare Complianceprobleme wie mit Galensäuresequestrierern führten zur Entwicklung von Inhibitoren der *ACAT (Acyl-CoA:Cholesterol-Acyl-Transferase)*. Sie unterbinden die Veresterung des Cholesterols, die zur Resorption notwendig ist, aber auch für die Lipoproteinsynthese in der Leber und z.T. für die Cholesterolablagerung in atherosklerotischen Läsionen.

Primär Triglycerid-senkende Medikamente:

Fibrate (*Clo-, Beza-, Eto-, Fenofibrat; Gemfibrazol*) sind die "klassischen" Lipidsenker mit mehreren, z.T. ungenügend geklärten Ansatzpunkten: Aktivitätszunahme der LPL in Muskulatur und Fettgewebe sowie der HL (vgl. *Abb. 9.5*, Kap. 9.2.) → verstärkter Abbau TG-reicher Lipoproteine; kleine LDL-Partikel werden in (weniger atherogene) größere überführt (☞ Kap. 9.2.1.1.); Verminderung der VLDL-Synthese und gesteigerter Abbau von Apo B100. Neben der TG-Senkung finden sich leichte Anstiege des HDL-C und unterschiedliche Wirkungen auf LDL-C (oft Senkung, bei niedrigen Ausgangswerten aber auch Erhöhung). Einige Präparate senken den Fibrinogenspiegel.

Hauptindikationen sind Hypertriglyceridämien (☞ Kap. 9.2.3.5.), kombinierte Hyperlipidämien (☞ Kap. 9.2.3.4.) und broad-β-disease (☞ Kap. 9.2.3.3.) - nach der FREDRICKSON-Klassifizierung die Typen IIb, IV, V und III. Ungünstige Nebenwirkungen sind Myositis (mit Gefahr der Rhabdomyolyse, ☞ Kap. 7.3.5., "Crush-Syndrom"), Verstärkung der Wirkung von Antikoagulantien und der Gallensteinbildung sowie Kumulation bei Niereninsuffizienz.

Günstige Nebenwirkungen, wie Verbesserung der Glucosetoleranz und Senkung des Uratspiegels, erweitern das Indikationsgebiet auf das Metabolische Syndrom (☞ Kap. 9.2.4.1.). Es ist ebenfalls gut mit **Metformin** therapierbar, das zur Gruppe der antidiabetischen *Biguanide* gehört (☞ Kap. 10.5.4., "orale Antidiabetika") und neben dem fördernden Effekt auf die Glucoseverwertung auch TG (VLDL) senkt, HDL-C erhöht und den PAI-1-Spiegel im Plasma vermindert.

Nicotinsäure und **-derivate** (*Carbinol, Acipimox*) wirken vor allem über eine Hemmung der Lipolyse im Fettgewebe → vermindertes Angebot an freien Fettsäuren in der Leber → Verminderung der VLDL-Synthese. Oft leichter Anstieg des HDL-C. Ungünstige Nebenwirkungen sind Vasodilatation in der Haut (flush), gastrointestinale Erscheinungen, verminderte Glucosetoleranz und Hyperurikämie.

Hemmung der LDL-Oxidation:

Probucol dringt als lipophile Substanz in LDL- und Lp(a)-Partikel ein und verhindert oder terminiert dort Oxidationsprozesse (vgl. *Abb. 4.2*, Kap. 4.1.2.). Tierexperimentell wurde auch eine Hemmung der Expression von Wachstumsfaktoren in der Gefäßwand nachgewiesen. Durch Hemmung der Cholesterol- und Apo AI-Synthese in der Leber senkt es auch LDL-C und HDL-C. Nebenwirkungen betreffen vor allem gastrointestinale Erscheinungen aber auch Schwindel, Kopfschmerzen, Hautausschläge und im Ekg eine Verlängerung des QT-Intervalls (☞ Kap. 15.3.2.6.). Weiterentwicklungen sind auf die Verminderung der HDL-C-Senkung und der Nebenwirkungen gerichtet.

Estrogensubstitution in der Postmenopause:

Epidemiologisch ist die "Schutzfunktion" der Estrogene gesichert und ein entsprechend steiler Anstieg der Morbidität und Mortalität an IHK und zerebralen Ischämien bei Frauen nach der Menopause. Estrogenwirkung auf die Plasmalipoproteine: a) LDL ↓ durch Steigerung der LDL-Rezeptorexpression und Förderung der Gallensäuresynthese in der Leber und b) HDL ↑ durch Hemmung der hepatischen Lipase und Steigerung der Apo AI-Synthese. Über entsprechende Rezeptoren wirken Estrogene aber auch direkt auf Endothelzellen und glatte Muskelzellen der Gefäßwand: a) Vasodilatation über verstärkte Synthese von EDRF und PGI$_2$ und b) Proliferationshemmung glatter Muskelzellen (ungenügend geklärte Mechanismen). Sie verhindern auch den postmenopausalen Anstieg von Faktor VIIa und senken den Fibrinogenspiegel (☞ Kap. 15.6.1., "Koronarsklerose").

Den Vorteilen einer Estrogensubstitution - auch hinsichtlich der Osteoporoseprophylaxe (☞ Kap. 10.6.6., "idiopathische Osteoporosen") - steht jedoch der Nachteil des erhöhten Mammakarzinomrisikos gegenüber (☞ Kap. 3.3.2.4., "Estrogentherapie"). Eine allgemeine Empfehlung ist daher nicht zu geben. Bei Patientinnen mit ungünstiger Konstellation atherogener Risikofaktoren, die einer Estrogensubstitution nicht zustimmen können, sind daher die medikamentösen Möglichkeiten auszuschöpfen. Trend: Entwicklung von Substanzen, die Estrogenwirkungen gewebespezifisch beeinflussen, z.B. die auf Mammae unterdrücken und die auf Gefäße und Knochen fördern.

Thrombozytenfunktionshemmung - ☞ Kap. 8.4.3.3.

Trends:

Ein Teil der im Rahmen der Thrombosetherapie in Kap. 8.4.3.1. sowie zur Verhütung der Restenose in Kap. 9.6 aufgeführten Trends treffen auch für die Therapie der Atherosklerose und ihrer Komplikationen zu und sind deshalb hier nicht mit angegeben.

- somatische Gentherapie der Familiären Hypercholesterolämie - ☞ Kap. 1.3.5.4., "Hepatozyten"
- Applikation von L-Arginin zur Förderung der NO-Bildung - ☞ Ende Kap. 9.1.1.
- Verabreichung von Phospholipiden mit hohem Anteil essentieller Fettsäuren, z.B *Phosphtidylcholin* aus Sojabohnen, dessen Fettsäuren bis zu 50 % von Linolsäure gestellt werden. Es wird u.a. angereichert in HDL (→ LCAT-Aktivierung und Stimulierung des reversen Cholesteroltransports) und in Membranen von Erythrozyten und Thrombozyten (→ Erhöhung des Phospholipid/Cholesterol-Qotienten mit der Konsequenz verbesserter Verformbarkeit bzw. verminderter Aktivierbarkeit)
- Entwicklung von Inhibitoren des CETP oder seiner Expression - ☞ Kap. 9.2.2., "(CETP)"
- *ACE-Hemmer* (☞ Kap. 15.4.4.4.) haben neben ihrer etablierten kardioprotektiven Wirkung auch antiatherogene Effekte, wie Hemmung der Endothelzellschädigung, Hemmung der Thrombozytenaktivierung, Migrations- und Proliferationshemmung glatter Muskelzellen und Blutdrucksenkung und werden deshalb in dieser Richtung weiter entwickelt
- Lokale Applikation von rekombinantem humanem VEGF (☞ Kap. 6.2.1., "5. Gefäßneubildung") oder vektorvermittelte Übertragung des VEGF-Gens, zur Förderung der Kollateralenbildung bei peripherer Verschlußkrankheit

- Entwicklung spezifischer Hemmstoffe für tyrosinspezifische Proteinkinasen von Rezeptoren für Wachstumsfaktoren (☞ Kap. 3.2.2.3. und *Abb. 3.24* Nr. 8., Kap. 3.6.7.), z. B. für den PDGF-Rezeptor → Hemmung der Proliferation glatter Muskelzellen
- Applikation der (rekombinant verfügbaren) an Lipoproteine gebundenen Form der PAF-Acetylhydrolase des Plasmas → Abspaltung oxidativ modifizierter Fettsäuren aus LDL (☞ Kap. 5.6.1.)
- gentechnologische Übertragung oder Überexpression des Apo AI- oder LCAT-Gens → Förderung des HDL-vermittelten reversen Cholesteroltransports (☞ Kap. 9.2.2.)

9.5.4. Extrakorporale LDL-Apherese

Anwendung bei therapierefraktären starken LDL-C- und/oder Lp(a)-Erhöhungen mit hoher Gefährdung für den Patienten. Mittels eines extrakorporalen Durchflußsystems werden Plasma und Blutzellen separiert. Die Zellen werden sofort reinfundiert. Durch Ansäuerung und Heparinzugabe kann aus dem Plasma selektiv ein Komplex aus LDL, Lp(a) und Fibrinogen präzipitiert und ausgefiltert werden; danach wird das Plasma reinfundiert = *H. E. L. P. - System* (**h**eparinvermittelte **e**xtrakorporale **L**DL:Fibrinogen-**P**räzipitation). Bei Wiederholung der Behandlung in 1-2wöchigen Abständen wird, mit medikamentöser Unterstützung, für die genannten Parameter ein neuer steady state mit ca. 50 %iger Senkung gegenüber den Ausgangswerten erreicht.

9.6. Restenosierung

Eines der Standardverfahren zur invasiven Wiederherstellung der myokardialen Blutversorgung bei atherosklerotisch schwer veränderten Koronararterien ist die *PTCA* (**p**erkutane **t**ransluminale **C**oronar-**A**ngioplastie) mittels Balonkatheter. Das Verfahren wird zunehmend auch zur Behandlung von Stenosierungen der Beinarterien, Carotiden und Nierenarterien angewendet. Varianten: *Rotationsangioplastie* - Plaquematerial wird mit Diamantbohrern abgetragen, *direktionale Atherektomie* - Abtragung mit rotierendem Messer, *Laser-Angioplastie* - Abtragung mit Laserstrahl.

Bei > 95 % Initialerfolg mit allen Methoden kommt es nach 3-6 Monaten in 30-50 % der Fälle zur **Restenosierung** der behandelten Gefäßabschnitte: Proliferation glatter Muskelzellen, die bereits 36-48 Stunden nach der Behandlung beginnt, Wanderung durch die Lamina elastica interna in die Intima unter Fortsetzung der Proliferation, starke Vermehrung von Bindegewebe = *neointimale* oder *myointimale Hyperplasie*, die zu starker Lumeneinengung führt. Verminderte Thromboresistenz des Endothels bedingt thrombotische Komplikationen wie bei fortgeschrittenen fibrösen Plaques.

Die Komplikationen sind ähnlich auch für andere operative Korrekturen von Gefäßen, wie bypass oder Gefäßersatz und stellen sich auch nach Herztransplantation ein (☞ Kap. 15.4.4.4., "Koronarangiopathie").

Im Sinne einer *response to injury* läuft ein Prozeß ab, der starke Ähnlichkeit mit zellulären Vorgängen bei der Atherogenese - ☞ Kap. 9.1.4.-5. - und mit Teilprozessen der Wundheilung - ☞ Kap. 6.2.1., Nr. 3.-4. - hat. **Wachstumsfaktoren** aus geschädigten bzw. aktivierten Endothelzellen, Thrombozyten, glatten Muskelzellen oder Fibroblasten **haben entscheidende pathogenetische Funktion**. Gesichert ist die Beteiligung von PDGF, FGF-2, IGF-2, TGF-β (alle in Kap. 6.1.1.) und Thrombin (das frühzeitig an der geschädigten Gefäßwand entsteht und über entsprechende Rezeptoren die Proliferation glatter Muskelzellen bewirkt). Auch eine Überexpression des Rezeptors für Angiotensin II (das auch als Wachstumsfaktor fungiert) ist nachgewiesen.

Entsprechend läßt sich die vorübergehende Expression von Proto-Onkogenen in Gefäßwandzellen nachweisen, wie z.B in *Abb. 3.1*, Kap. 3.2. veranschaulicht ist. In den glatten Muskelzellen restenosierter Abschnitte humaner Koronararterien findet sich aber auch p53 zusammen mit Virusarten, die p53-bindende Proteine produzieren → Funktionsausfall des proliferationshemmenden Proteins? - ☞ Kap. 3.2.1.5., "p53".

Der Wanderung und Proliferation der glatten Muskelzellen geht eine Expression der Gene für Metalloproteinasen (Collagenase, Gelatinasen, Stromelysin) aber auch von uPA voraus → lokaler Matrixabbau als Voraussetzung für die Migration (vgl. Kap. 3.1., "Spaltung von Proteinen der Basalmembran", 6.2.1., Nr. 3. und 9.1.2., Nr 8.).

Unter den Lipoproteinen korreliert nur Lp(a) mit der Restenosierungsrate.

Die systemische Prävention oder Therapie der Restenosierung erfolgt überwiegend mit Antikoagulantien (☞ Kap. 8.4.3.1.) und Thrombozytenfunktionshemmern (☞ Kap. 8.4.3.3.).

Sie ist unbefriedigend, was angesichts der Pathogenese verständlich ist. Es gibt daher verstärkte Bemühungen einer **lokalen Prävention und Therapie**, die ebenfalls über Katheter appliziert werden kann, auf folgenden Niveaus:

- lokale Applikation von "Fibrinhülsen" oder polymeren Mikropartikeln (in die Gefäßwand), aus denen über längere Zeiträume Thrombininhibitoren, Thrombozytenfunktionshemmer, Hemmstoffe für Wachstumsfaktoren, deren Rezeptoren oder für Metalloproteinasen diffundieren
- lokale Applikation von antisense-Oligonucleotiden zur Hemmung der Bildung von Wachstumsfaktoren oder Metalloproteinasen - ☞ Kap. 1.5.2.6.
- Implantation autologer genmodifizierter Endothelzellen mit erhöhter Thromboresistenz oder fibrinolytischer Kapazität: Überexpression von tPA, Thrombomodulin, Protein C, Enzyme zur Synthese von PGI$_2$, Heparansulfat u.a.
- direkte Applikation von Vektoren zur unmittelbaren Übertragung der vorangenannten Gene in die Endothelzellen der betroffenen Gefäßabschnitte - ☞ Kap. 8.4.3.1., "Trends:", letzter Punkt
- zur Hemmung der hohen lokalen Proliferation sind einige der in Kap. 3.6.11.2. für die Tumortherapie ausgeführte Ansätze auch für die Restenosetherapie attraktiv (und tierexperimentell erfolgreich erprobt) - ☞ "Suizidgene" und "p53-Gen"

10. Endokrinopathien

Die Ergebnisse molekularbiologischer Forschung haben eine enorme **Komplexität** der hormonellen Regulation belegt.

- In das System der inneren Sekretion sind neben den klassischen Drüsen auch Zellgruppen und Einzelzellen einzubeziehen
- Ein Hormon wird oft an verschiedenen Orten produziert und an einem Ort mehrere Hormone
- Hormone wirken auch an ihrem Ursprungsort und werden nicht nur über das Blut verbreitet
- Entscheidend für die Hormonwirkung ist die Interaktion mit seinem Rezeptor und den angeschlossenen verschiedenen second messenger Systemen → unterschiedliche Wirkungen
- Hormonelle Effekte variieren erheblich in Abhängigkeit von Entwicklung und Alter des Individuums
- Nerven- und endokrines System sind eng verzahnt und beeinflussen sich gegenseitig
- Die Bezeichnungen der Hormone sind nur historisch erklärbar und entsprechen meist nicht mehr der (später erkannten) dominierenden Funktion, Produktions- oder Wirkstätte

Es folgt daraus auch, daß kaum eine Erkrankung ohne Abweichungen in der endokrinen Steuerung einhergeht. Das vorliegende Kapitel muß sich daher auf wenige typische Endokrinopathien beschränken. Bei diesen lassen sich verschiedene pathogenetische Mechanismen in ihren Auswirkungen in der Regel auf **hormonelle Unter- oder Überfunktion** reduzieren. Die "klassischen" Hormone endokriner Drüsen stehen dabei im Vordergrund der Betrachtung, auch wenn sie sich vom rezeptorvermittelten Wirkungsmechanismus her kaum von Zytokinen, Wachstumsfaktoren und verschiedenen Mediatoren (wie z.B. Kininen, Prostaglandinen usw.) differenzieren lassen - und mit diesen interagieren. Die letztgenannten standen auf Grund ihrer Bedeutung für pathologische Grundprozesse mehr in den voranstehenden Kapiteln (vor allem 4.-9.) im Vordergrund der Betrachtung.

10.1. Prinzipielle Störmöglichkeiten

- Das endokrine Gewebe bildet **kein oder zu wenig Hormon** infolge Gendefekt, Schädigung oder maligner Transformation
- Produktion eines **Hormons mit abweichender Struktur und** (meist verminderter) **Wirkung** infolge Mutation des hormonkodierenden Gens, verändertem Spleißen des primären RNA-Transcripts oder Veränderung der posttranslationalen Proteinmodifikation
- Das endokrine Gewebe ist **nicht in der Lage, Hormon abzugeben**, wegen Störung des Freisetzungsmechanismus oder der Erkennung und Verarbeitung des zur Freisetzung notwendigen Signals
- **gesteigerte Hormonproduktion** infolge Aufhebung der feedback-Kontrolle im hormonellen Regelkreis, in der Regel durch Tumoren endokriner Gewebe oder deren Metastasen, die die Hormone des Ausgangsgewebes ungehemmt weiter produzieren
- **paraneoplastische Endokrinopathien** - ☞ Kap. 3.4.2.
- Wirkungsveränderungen infolge **Störung des Verhältnisses zwischen gebundener** (Transport-)**Form und freiem Hormon** im Blut
- **Verlängerung oder** (seltener) **Verkürzung der Hormonwirkung** durch Hemmung bzw. Steigerung der Inaktivierung oder Ausscheidung
- **Bindung von Hormonen oder** (häufiger) **Rezeptoren** durch Auto-Antikörper
- **verminderte Hormonwirkung infolge Resistenz der Zielzellen** oder des Erfolgsorgans eines Hormons **durch Besetzung des Rezeptors** mit Antikörpern oder strukturell ähnlichen sog. Antihormonen
- **verminderte Synthese oder abweichende Struktur des Rezeptors** (auf den gleichen Ebenen wie bei Hormonen, ☞ die ersten beiden Punkte)
- **gestörte intrazelluläre Umsetzung des Signals** auf dem Niveau der verschiedenen second messenger-Systeme
- **Veränderung des Konzentrationsverhältnisses von Hormonen, die** auf bestimmte (meist metabolische) Funktionen **antagonistisch wirken**

10.2. Adenohypophyse - Hypothalamus

Anmerkung zur Nomenklatur:

Die offiziellen Bezeichnungen **Tropine** für Adenohypophysenhormone und **Liberine** oder **Statine** für Hypothalamushormone (entsprechend ihrer fördernden bzw. hemmenden Wirkung auf die Freisetzung der Tropine) werden in diesem Buch verwendet, weil sie kurz sind und einen Funktionsbezug haben. Im englischen Sprachgebrauch steht für Liberine - *releasing hormones* (**RH**) oder *releasing factors* (**RF**) und für Statine - *release-inhibiting hormones* (**IH**). Da die englischen Bezeichnungen z.T. auch in deutschsprachigen Lehrbüchern und Originalpublikationen verwendet werden, sind im Buch die entsprechenden Abkürzungen in Klammern mit aufgeführt.

Da die zentralen regulatorischen Funktionen der Hypophyse durch neurosekretorische Hormone des Hypothalamus gesteuert werden und weitere hormonelle Systeme ihrerseits über Hypophysenhormone reguliert werden, können endokrine Störungen nur in diesem Zusammenhang betrachtet werden. *Abb. 10.1* bringt den normalen hormonellen Regelkreis in Erinnerung, auf den die nachfolgenden Kapitel aufbauen.

Wie in *Abb. 10.1* an 2 Beispielen veranschaulicht, haben **Bestimmungen der basalen Hormonspiegel** wegen der z.T. erheblichen circadianen Rhythmik, die außerdem noch erhebliche individuelle Schwankungen aufweist, meist nur sehr **begrenzte Aussagekraft**.

Dagegen ist eine **Prüfung der Regelkreisfunktion** ein wichtiges labordiagnostisches Hilfsmittel zum Nachweis endokriner Störungen:

- Hormonapplikation → verringerte Ausschüttung des entsprechenden glandotropen Hormons und Liberins = **Suppressionstest**
- Applikation des glandotropen Hormons oder Liberins → vermehrte Ausschüttung des entsprechenden Hormons = **Stimulationstest**

Auch die **Bezeichnung der Störung** orientiert sich meist am Regelkreis:

- Liegt die Ursache für abweichende Hormonbildung im endokrinen Organ oder Gewebe selbst, wird die Störung als **primär** bezeichnet
- Ist die Ursache im Bereich Adenohypophyse/Hypothalamus lokalisiert oder geht auf andere Hormone zurück, die in den Regelkreis eingreifen, wird die Störung als **sekundär** bezeichnet

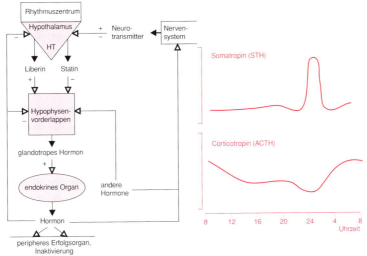

Abb. 10.1: Prinzipieller Aufbau des Regelkreises der Hormonsekretion innerhalb der Achse *Hypothalamus ↔ Adenohypophyse ↔ endokrines Organ, Drüse* oder *Zellgruppe*. "Offene" Stellen des primär durch negative Rückkopplung kontrollierten Systems sind vermerkt.
+ = Förderung, **-** = Hemmung, geschlossene Pfeilspitzen = Bildung und Freisetzung, offene Pfeilspitzen = Wirkung auf...
Rechts Beispiele für circadiane Schwankungen der Konzentrationen zweier ausgewählter glandotroper Hormone im Plasma von Einzelpersonen (in relativen Einheiten unter Glättung kurzfristiger Unterschiede).

Bei beiden Formen ist die klinische Symptomatik oft identisch oder weitgehend gleich, die Unterscheidung aber im Hinblick auf das therapeutische Vorgehen sehr wichtig.

10.2.1. Panhypopituitarismus

Ausfall oder herabgesetzte Bildung einzelner glandotroper Hormone werden in den Kapiteln über die nachgeordneten Hormone mit behandelt. **Ausfall aller wichtigen glandotropen Hormone** ist möglich infolge Tumoren der Hypophyse oder solchen mit prasellärer Lokalisation (Kompression und mangelnde Blutversorgung des durch die Sella begrenzten normalen Gewebes), totaler Hypophysektomie, Strahlentherapie, Infarkt oder Einblutung in die Hypophyse postpartal (*SHEE-HAN-Syndrom*) bzw. durch Tumor, Koagulopathien, Trauma u.a.

Seltene, genetisch bedingte Ursachen können zurückgehen auf Mutationen eines nur in der Hypophyse exprimierten Transkriptionsfaktors: *Pit-1* (von ***pit****uitary* = hypophysär). Er steuert vor allem die Bildung von Somatotropin, Prolactin und Thyrotropin. Der mutationsbedingt veränderte Pit-1 kann noch an DNA binden, aber die Transkription der Gene für die genannten Hormone nicht mehr in Gang setzen. Bei heterozygotem Vorliegen bindet der veränderte Pit-1 den normalen → dominanter Erbgang des Hormonausfalls.

Da alle nachgeordneten Hormone ebenfalls ausfallen, sind Folgen und Symptome entsprechend mannigfaltig - die wichtigsten: Corticotropin → Adynamie, Anorexie, Gewichtsverlust, Nausea, verminderte mentale Aktivität; Thyrotropin → Adynamie, Bradykardie, Hyporeflexie, Kälteintoleranz, Verminderung von Gedächtnis und mentaler Aktivität; follikelstimulierendes und luteinisierendes Hormon → verminderte Libido bei beiden Geschlechtern, beim Mann Hypogonadismus, Verminderung der geschlechtstypischen Behaarung, Gynäkomastie und bei der Frau Menstruationsstörungen bis Amenorrhoe; Somatotropin → Kraftlosigkeit, Abnahme der fettfreien Körpermasse und Zunahme der Fettmasse, verändertes Sozialverhalten. Ist die Neurohypophyse mit betroffen → Diabetes insipidus (☞ Kap. 10.3.).

Bei akutem und vollständigem Ausfall der Adenohypophyse kommt es (unbehandelt) zum **hypophysären Koma**:

Im Vordergrund stehen die Zeichen der Hypothyreose und Nebennierenrindeninsuffizienz - Bradykardie, Hypoglycämie, Hypothermie, Hypotonie, Hypoventilation.

Labordiagnostisch reicht in der Regel die Bestimmung der basalen Hormonkonzentrationen aus, bei unvollständigem Ausfall Stimulationstests mit den genannten Hormonen.

Unbehandelt, ist vor allem der vollständige Ausfall von Corticoliberin und Thyrotropin lebensbegrenzend. Auf Dauer führen Mangel an Somatotropin und Sexualhormonen zu progressiver Atherosklerose und Osteoporose. **Therapeutisch** erfolgt Substitution mit den Hormonen der nachgeordneten endokrinen Drüsen, zusätzlich Somatotropin und bei Einbeziehung der Neurohypophyse auch Vasopressin.

10.2.2. Somatotropin (STH)

Übersicht über Regelkreis und Störungen - ☞ *Abb. 10.2.*

10.2.2.1. STH-Überproduktion

Als Ursachen überwiegen Adenome der eosinophilen Zellen. Die STH-Überproduktion durch diese Adenome geht auf eine somatische Mutation im Gen der α-Untereinheit eines G_S-Proteins zurück → Hemmung der GTPase-Aktivität des G-Proteins → Daueraktivierung mit entsprechend hoher cAMP-Bildung und Unabhängigkeit von der Bindung des Somatoliberins an seinen Rezeptor (vgl. Kap. 3.2.2.4. und 4.3., „Choleratoxin").

Vor Wachstumsabschluß führt überdurchschnittliche STH-Bildung und -Ausschüttung zu proportioniertem **hypophysären Riesenwuchs**. Bei *eosinophilem Adenom* als Ursache kann infolge Verdrängung normaler Zellen durch den Tumor auch die *Gonadoliberin*-Bildung vermindert werden → *sekundärer Hypogonadismus* (☞ Kap. 10.2.4.2.-3.).

Nach Wachstumsabschluß führt die vermehrte STH-Bildung am Knochen nur noch zur Vergrößerung der Akren (Endphalangen, Kinn, Supraorbitalwülste) - **Akromegalie** - zu Hyperostosen, Bandscheiben- und Rippenknorpelverkalkung. Es vergrößern sich auch Organe (Herz, Leber, Nieren, Lunge, Hirn, Speicheldrüsen) und die Hautdicke nimmt zu; beides vorwiegend durch Bindegewebszunahme. Durch Verdrängung der hypophy-

10.2. Adenohypophyse - Hypothalamus

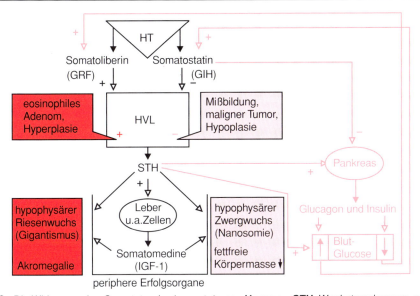

Abb. 10.2: Die Wirkungen des *Somatotropins* (***s**omatotropes **H**ormon* = **STH**, *Wachstumshormon*, ***g**rowth hormone* = **GH**) auf (zahlreiche) Zielgewebe werden überwiegend durch *Somatomedine* vermittelt, hauptsächlich *IGF-1* - ☞ Kap. 6.1.1.3.
Im Zusammenhang mit Wachstum sind a) die anabole Wirkung auf den Proteinumsatz (auch unmittelbar durch STH selbst) und b) im Knochen die Förderung der Knorpel- und Glycoproteinsynthese sowie der Ca^{2+}-Einlagerung, besonders wichtig. Im rechten Teil des Schemas (rot) sind die vielschichtigen Wirkungen der am Regelkreis beteiligten Hormone auf den Blut-Glucosespiegel dargestellt, die bei Störungen einen Teil der Symptome erklären und diagnostische Zugänge ermöglichen. Geschlossene Pfeilspitzen = Bildung und Freisetzung, offene Pfeilspitzen = Wirkung auf..., HT = Hypothalamus, HVL = Hypophysenvorderlappen

sären *Thyreotropin*-Bildung kann eine *Hypothyreose* entstehen (☞ Kap. 10.2.5.3.).

Bei STH-Überproduktion kommt es durch die (bezüglich Blut-Glucosespiegel) Insulin-antagonistische Wirkung des STH und die mangelnde Somatostatin-vermittelte Rückkopplung (besonders Adenome sind in dieser Hinsicht autonom - ☞ Kap. 10.1., "gesteigerte Hormonproduktion") häufig zu verminderter Glucosetoleranz, die bis zum Vollbild eines Diabetes mellitus führen kann - nachvollziehbar in *Abb. 10.2*, rechte Seite des Schemas.

Labordiagnostisch eignet sich die Bestimmung folgender Parameter im Plasma - in ansteigender Zuverlässigkeit: circadianes Profil der STH-Konzentration (☞ *Abb. 10.1*, Kap. 10.2.) → erhöhte Maximalwerte, Glucosebelastungstest → ausbleibende oder stark verminderte Senkung der STH-Konzentration (vgl. *Abb. 10.2*, rechte Seite), basale IGF-1-Konzentration (die keine oder nur geringe circadiane Rhythmik hat) → deutliche Erhöhung über den Referenzbereich.

Außer Operation und Bestrahlung (bei Adenomen) wird therapeutisch auch *Somatostatin* eingesetzt (bei Hyperplasien).

Die Wirkform des **Somatostatin** (*GIH, GHRIH, SRIF*) ist ein zyklisches Peptid aus 14 oder 28 Aminosäuren, das in verschiedenen Hirnregionen und peripheren Geweben (hauptsächlich in Gastrointestinaltrakt und Neuronen endokriner Drüsen) gebildet wird. Es wirkt über 5 bislang identifizierte Rezeptorsubtypen (Glycoproteine mit 7 membranspannenden Domänen, deren intrazellulärer Anteil mit G-Proteinen interagiert), die sich ebenfalls auf sehr verschiedene Gewebe verteilen → **breites Wirkungsspektrum**.

- ZNS: Hemmung der Freisetzung von Corticoliberin, Thyroliberin, Noradrenalin; Beeinflussung der Blutdruckregulation (→ Hypotonie), Thermoregulation (→ Hypothermie); Hyperkinesie

- Adenohypophyse: Hemmung der STH- und TSH-Sekretion

- Schilddrüse: Hemmung der T_3- und T_4-Sekretion

- Nebenniere: Hemmung der Angiotensin II-vermittelten Aldosteron- und der Acetylcholin-vermittelten Catecholaminsekretion

- endokrines Pankreas: Hemmung der Glucagon- und Isulinsekretion sowie der Sekretion des pankreatischen Polypeptids
- exokrines Pankreas: Hemmung der Sekretion von Verdauungsenzymen und Bicarbonat
- Gastrointestinaltrakt: Hemmung der Sekretion fast aller gastrointestinalen Hormone - common peptides, ☞ Kap. 19.7.; Hemmung der Sekretion von Galle, Intrinsic-Faktor, Pepsin, Salzsäure; Herabsetzung der mesenterialen Blutversorgung; Verminderung der Resorption von verschiedenen Aminosäuren, Mono- und Disacchariden, Triglyceriden, Ca^{2+} und Wasser; Verzögerung von Magenentleerung und Gallenblasenkontraktion; Hemmung der Dünndarmmotilität; Hemmung der Mucosaproliferation
- Nieren: Hemmung der Reninfreisetzung; Hemmung der Adiuretin-vermittelten Wasserresorption

Entsprechend breit sind Versuche der **therapeutischen Anwendung**. Im Einsatz sind synthetisches Somatostatin aus 14 Aminosäuren und vor allem Analoga aus 8 Aminosäuren, z.B *Octreotid* (orale Anwendbarkeit, längere Halbwertszeit, wenig Nebenwirkungen).
- Behandlung gastrointestinaler Blutungen
- Behandlung sekretorischer Diarrhoen (☞ Kap. 19.1.4., "Passagebeschleunigung")
- unterstützende Therapie bei akuter Pankreatitis
- Behandlung der Akromegalie bei unzureichendem Erfolg der chirurgischen oder strahlentherapeutischen Therapie oder als alternative Therapie
- Behandlung der Auswirkungen von Hypophysentumoren, die Corticotropin (sekundärer Hypercortisolismus) oder Thyrotropin produzieren
- unterstützende Therapie aller Tumoren endokriner Zellen des Gastrointestinaltrakts (APUDome) - ☞ Kap. 19.7.1.
- Verminderung des Insulinbedarfs bei insulinpflichtigem Diabetes mellitus
- Trend: Entwicklung von Analoga, die spezifisch für einzelne Rezeptorsubtypen sind

10.2.2.2. STH-Mangel

Bei frühkindlichem Mangel kommt es zu **hypophysärem Zwergwuchs = Nanosomie**. Dabei ist die Knochenentwicklung proportional verzögert, so daß im Ergebnis verkleinerte, in den Relationen jedoch weitgehend unveränderte Körperformen resultieren (typisch aber kleines, puppenhaftes Gesicht, dünne Extremitäten und leichte Stammfettsucht). Neben mangelnder oder ausbleibender STH-Produktion kommen ursächlich auch Somatoliberinmangel, abweichende STH-Struktur oder veränderte Rezeptoren für STH oder Somatomedine in Frage - genetisch bedingt (meist Deletionen), im Rahmen verschiedener Fehlbildungen, erworben (Bestrahlung, postinfektiös, traumatisch, Tumoren, vorübergehend psychosozial bedingt). Die Bezeichnung "hypophysär" ist daher streng genommen nur für einen Teil der Patienten zutreffend.

Der Minderwuchs bei Pygmäen ist Folge einer verminderten IGF-1-Sekretion durch die Leber (normale STH-Spiegel im Plasma).

Labordiagnostisch verwertbar ist ein gestörter circadianer Rhythmus der STH-Konzentration (verminderte Sekretion im Tiefschlaf, ☞ *Abb. 10.1, Kap. 10.2.*), verminderte STH-Bildung im Stimulationstest mit Somatoliberin oder nach Insulin-vermittelter Hypoglycämie (vgl. *Abb. 10.2, Kap. 10.2.2.*), herabgesetzte basale IGF-1-Konzentration im Plasma und übernormaler Anstieg der IGF-1-Konzentration nach Stimulation mit STH.

Letzteres weist am sichersten einen STH-Mangel als Ursache aus und verspricht am ehesten eine erfolgreiche **Therapie**, die mit rekombinantem STH durchgeführt wird. Gentherapeutische Ansätze - ☞ Kap. 1.3.5.4., "Fibroblasten"

Die Therapie mit STH setzt das Vorliegen pathologischer Ergebnisse von mindestens zwei verschiedenen Tests voraus. Die Therapie anderer Formen des Minderwuchses mit STH, z.B. bei dialysepflichtigen Kindern, ist in Erprobung.

Sind Fehlfunktion oder Mangel der STH-Rezeptoren Ursache des Zwergwuchses (LARON-Typ), liegt die basale oder stimulierte STH-Bildung im Normbereich oder ist sogar erhöht, aber IGF-1 ist stark erniedrigt und ist durch STH kaum oder nicht stimulierbar. Nützlich ist hier die Bestimmung des *STH-bindenden Proteins* im Serum, das dem extrazellulären Teil des STH-Rezeptors entspricht → starke Verminderung oder Fehlen. Therapeutisach ist IGF-1 im Einsatz.

Relativer **STH-Mangel im Erwachsenenalter** korreliert mit geringerer Lebenserwartung. Im Alter nimmt die spontane STH-Sekretion ab - "Somatopause" - Korrelation mit Verminderung der fettfreien Körper- und der Knochenmasse sowie Zunahme der Fettmasse.

Erste Ergebnisse von Interventionsstudien (STH-Gabe) bei Personen mit niedrigen STH- und/oder IGF-1-Spiegeln erbrachten die Normalisierung der genannten Veränderungen, verbunden mit Steigerung der Leistungsfähigkeit und Lebensqualität. Prospektiv könnten Kachexien, Verbrennungskrankheit u.a. einbezogen werden (anabole Wirkung). Mögliche Nebenwirkungen, wie etwa die Begünstigung der Entwicklung eines Diabetes mellitus, sind zu prüfen.

10.2.3. Nebennierenrinde (NNR)

Übersicht - ☞ *Abb. 10.3.*

Corticoliberin hat, ähnlich wie andere hypothalamische Hormone (☞ *Somatostatin*, Kap. 10.2.2.1.), **verschiedene Wirkungen** - 2 davon sind von klinischem Interesse:

1. Es ist an der **Streßantwort** beteiligt: Von den (neben dem 3. Ventrikel gelegenen) Corticoliberin-produzierenden paraventrikulären Kernen hat die laterale Gruppe direkte Verbindung zu noradrenergen Neuronen des *Locus coeruleus* im Hirnstamm → Noradrenalinausschüttung. Analoge Projektionen zu anderen Neuronen des Hirnstamms führen zur Freisetzung von Proopiomelanocortin → streßbedingte zentrale Schmerzhemmung (☞ Kap. 20.6., "1. Afferenkontrolle:"). Es bewirkt außerdem die streßinduzierte Corticotropinausschüttung und vermehrte Cortisolbildung, hemmt die Gonadotropinfreisetzung → Abfall von luteinisierendem Hormon im Blut (antireproduktive Streßwirkung) und stimuliert die Somatostatinausschüttung → Wachstumshemmung. Auf die vermehrte Cortisolbildung geht u.a. die mit chronischem Streß verbundene antiinflammatorische und immunsuppressive Wirkung zurück (☞ Kap. 5.5.5., "1. Glucocorticoide") → höhere Anfälligkeit gegenüber Infektionen und höhere Tumorrate (☞ Kap. 3.6.5.) aber Verminderung von Autoimmunreaktionen. Umgekehrt besteht eine Prädisposition oder Neigung zu Autoimmunreaktionen, wenn die Corticoliberinwirkung auf einer der Stufen der HT/HVL/NNR-Achse vermindert oder unterbrochen ist (zahlreiche genetische bzw. erworbene Ursachen).

Die wichtigsten Mediatoren der Akute-Phase-Reaktion führen zur Corticoliberin- und damit Cortisolausschüttung. Hier stehen der antiinflammatorischen und immunsuppressiven Cortisolwirkung jedoch entgegengesetzte Wirkungen gegenüber, die durch die gleichen Mediatoren erzeugt werden (☞ Kap. 5.2.3.1., "IL-1" und "IL-6"), was insgesamt wohl im Sinne einer abgestimmten Regulation der Entzündungsantwort zu sehen ist.

2. Mögliche pathogenetische Funktion bei **Depressionen** - vermehrte Corticoliberinbildung mit leichtem Hypercortisolismus, vermindertem Suppressionstest für Corticotropin und erhöhtem Corticoliberinspiegel im Liquor. Bezüglich Auswirkungen auf das noradrenerge System - ☞ Kap. 20.10.1., "noradrenerges System".

Tierexperimentell führt Applikation von Corticoliberin in die Hirnventrikel zu Symptomen, die mit Streß und Depression beim Menschen vergleichbar sind.

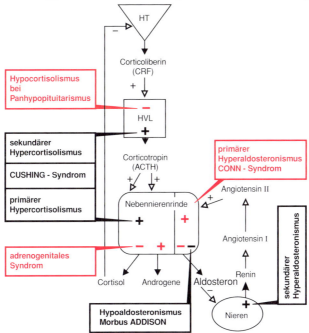

Abb. 10.3: Regelkreis der NNR-Hormonproduktion mit Lokalisation der Störungen und ihren Auswirkungen als Steigerung (+) oder Hemmung (-) der Hormonproduktion. Geschlossene Pfeilspitzen = Bildung und Freisetzung, offene Pfeilspitzen = Wirkung auf...

10.2.3.1. CUSHING-Syndrom

Synonym: *Hypercortisolismus* (vermehrte Cortisolbildung trifft immer zu, aber weitere NNR-Hormone können auch betroffen sein).

Ursachen des **primären CUSHING-Syndroms** sind von der *Zona fasciculata* ausgehende Adenome oder Karzinome der NNR (ca. 20 % aller Patienten mit endogenem CUSHING-Syndrom) → vermehrte Produktion von Glucocorticoiden (bei Karzinomen oft auch von Androgenen und Mineralocorticoiden), die nicht mehr der feedback-Kontrolle unterliegt (☞ *Abb. 10.3*) - weshalb diese Form auch als *ACTH-unabhängig* bezeichnet wird - und die keinen circadianen Rhythmus zeigt (vgl. *Abb. 10.1*, Kap. 10.2.). Die häufigste Ursache des primären Cushing-Syndroms ist jedoch exogener Natur - als unerwünschte Nebenwirkung beim therapeutischen Einsatz von Glucocorticoiden als Antiphlogistika (☞ Kap. 5.5.5.).

Folgen und Symptome, etwa nach (abnehmender) Häufigkeit:

- Proteinabbau → Muskelschwund, Osteoporose (verstärkt durch verminderte Ca^{2+}-Resorption), Hautatrophie mit *Striae cutis distensae*, Blutungsneigung (fragile Gefäße), verzögerte Wundheilung, verminderte Immunabwehr (Bakterien- und Pilzinfektionen)
- verstärkte Fettablagerung mit Umverteilung aus physiologischen Depots zugunsten von Gesicht, Nacken und Rumpf → Übergewicht, Vollmondgesicht, Stiernacken und Stammfettsucht
- Gluconeogenese↑ → Hyperglycämie (häufig) bis diabetische Stoffwechsellage (seltener) = *Steroiddiabetes*
- begleitende Mineralocorticoidausschüttung oder entsprechende Teilwirkung der vermehrt gebildeten Glucocorticoide ist möglich → Hypertonie (vgl. Kap. 10.2.3.2.)
- begleitende Androgenausschüttung (NNR-Karzinom und sekundäres Cushing-Syndrom, s.u.) → Maskulinisierung bei Frauen (Virilismus, Akne, Menstruationsstörungen)

Ursachen des **sekundären CUSHING-Syndroms** (ca. 80 % der Patienten mit endogenem Cushing-Syndrom) sind am häufigsten Adenome der basophilen Zellen des Hypophysenvorderlappens (ca. 65 %), gefolgt von Corticotropin-produzierenden Tumoren anderer Lokalisation (am häufigsten kleinzelliges Bronchialkarzinom, gefolgt von Inselzellkarzinom des Pankreas und Thymom, seltener bei allen anderen Karzinomen) als *paraneoplastische Endokrinopathie* (☞ Kap. 3.4.2.) und funktionell bedingter Corticoliberinüberproduktion. In allen Fällen entsteht durch die vermehrte Corticotropinbildung und -ausschüttung eine *Nebennierenrindenhyperplasie* mit gesteigerter Bildung von Glucocorticoiden, Androgenen und Mineralocorticoiden (vgl. *Abb. 1.35*, Kap. 1.4.9.) - *ACTH-abhängige* Form.

Folgen und Symptome entsprechen denen des primären CUSHING-Syndroms, mit den Modifikationen, daß die vermehrte Bildung der anabol wirkenden Androgene dem Proteinkatabolismus entgegenwirkt → Abschwächung daraus folgender Symptome, dafür aber deren Wirkung und die der Mineralocorticoide mehr in den Vordergrund rücken kann → Virilisierung bzw. Hypertonie.

Aus den Symptomen wird deutlich, daß im Frühstadium die differentialdiagnostische Abgrenzung von essentieller Hypertonie, Diabetes mellitus Typ-II, Adipositas, idiopathischer Osteoporose oder sekundärer Amenorrhoe schwierig sein kann.

Die **Labordiagnostik** ist wichtig für die im Hinblick auf die Therapie notwendige Differenzierung der verschiedenen Formen - ☞ *Tab. 10.1*.

Therapeutisch dominiert beim endogenen CUSHING-Syndrom die chirurgische Intervention.

10.2.3.2. Hyperaldosteronismus

Ursachen des **primären Hyperaldosteronismus (= CONN-Syndrom)** sind Adenome, die histologisch der *Zona glomerulosa* und *fasciculata* ähneln (ca. 65 % der Fälle) oder Hyperplasien (ca: 35 %). Die Adenome haben eine andere Enzymausstattung als die beiden genannten Zonen normalerweise haben → Bildung von *18-Hydroxycortisol* und *18-Oxocortisol*, die beide Mineralocorticoidwirkung haben.

Seltene Ursache ist der sog. *Glucocorticoidsuppressible Hyperaldosteronismus*, eine genetische Variante mit autosomal dominantem Erbgang. Mutationen betreffen das *CYP11B1*-Gen für die *11β-Hydroxylase* (☞ Kap. 1.4.9.) und das *CYP11B2*-Gen für die *Aldosteronsynthetase*, die beide dicht benachbart auf Chromosom 8 liegen. Es entsteht durch crossing over ein zusätzliches, chimäres Gen für beide Enzyme, so daß im

CUSHING-Form	Cortisol im Plasma	circadiane Rhythmik von Cortisol	Corticotropin im Plasma	Stimulationstest mit Corticotropin	Stimulationstest mit Corticoliberin u./o. Vasopressin	Insulinvermittelte Hypoglycämie	Hemmtest mit Dexamethason	Metyrapontest	DHEA im Plasma
primär	↑	↓	↓	↔ o. ↓	↓	↓	↓	↓	↔ o. ↑
sekundär:									
hypophysär/ hypothalamisch	↑	↓	↔ o. ↑	↑	↑	↓	↔	↑	↑
paraneoplastisch	↑	↓	↑*	↔	↓	↓	↓	↓	↔

Tab. 10.1: Richtung der Abweichungen von Laborparametern bei verschiedenen Formen des CUSHING-Syndroms: ↔ = normale, ↑ = gesteigerte, ↓ = verminderte Konzentration oder Reaktion. Grundsätzlich haben Funktionstests (☞ Kap. 10.2., "Prüfung der Regelkreisfunktion") größere Aussagekraft als etwa Einmalbestimmungen basaler Hormonspiegel (Cortisol, Corticotropin).
Beim Stimulationstest mit Corticotropin wird Cortisol und bei dem mit Corticoliberin und/oder Vasopressin (das von einer bestimmten Konzentration an wie Corticoliberin wirkt) werden Corticotropin und Cortisol im Plasma gemessen. Eine Insulin-vermittelte Hypoglycämie führt auch zur Corticotropinausschüttung → Cortisolanstieg. Beim Hemmtest mit *Dexamethason* (synthetisches Corticoid) wird Corticotropin gemessen. *Metyrapon* hemmt die 11β-Hydroxylase in der NNR (☞ *Abb. 1.35*, Kap. 1.4.9.) → Ausfall der feedback-Hemmung der Corticotropinbildung → gesteigerte Bildung von 11-Desoxycortisol und 11-Desoxycorticosteron, die in Plasma oder Urin (hier als 17-Hydroxycorticosteroide) gemessen werden. DHEA = *Dehydroepiandrosteron* (☞ *Abb. 1.35*, Kap. 1.4.9.): Zunahme als Hinweis auf Androgenproduktion durch NNR-Hyperplasie bei der Frau; kann auch bei malignen NNR-Tumoren erhöht sein.
* Bei ektoper Produktion (☞ Kap. 3.4.2.) können mit immunologischen Methoden sehr hohe Werte gefunden werden, da auch Vorstufen (wie *Proopiomelanocortin*) mit erfaßt werden, die von Tumoren freigesetzt werden, aber biologisch wenig aktiv sind.

Resultat die Aldosteronsynthetase auch in der Zona fasciculata exprimiert wird (normal nur in der Zona glomerulosa) und so unter die Transkriptionskontrolle von Corticotropin kommt → übernormale Aldosteronbildung, die durch Glucocorticoide supprimierbar ist (Dexamethasongabe zur Sicherung dieser Diagnose).

Eine andere seltene Form ist mit *scheinbarem Mineralocorticoidüberschuß* verbunden, mit schweren Symptomen, obwohl die Plasmaspiegel von Renin und Mineralocorticoiden vermindert sind. Der Defekt liegt auf der Ebene der Zielzellen für Mineralocorticoide, deren Kerne Typ I-Steroidrezeptoren haben, die Cortisol und Aldosteron gleichermaßen binden können. Die Spezifität kommt normalerweise durch die im endoplasmatischen Retikulum lokalisierte *11β-Hydroxysteroiddehydrogenase* zustande, die vor dem Kontakt mit dem Zellkern das Cortisol in *Cortison* umwandelt, das nicht an Typ I-Rezeptoren binden kann. Aktivität oder Zugänglichkeit dieses Enzyms sind bei der Erkrankung vermindert → Cortisol (dessen Konzentration im Plasma die von Aldosteron um 2-3 Größenordnungen übertrifft) kommt als Mineralocorticoid zur Wirkung, mit drastischer Ausprägung der u.g. Folgen, die durch Suppression der Renin/Angiotensin/Aldosteron-Achse (☞ *Abb. 10.3*, Kap. 10.2.3.) nicht kompensiert werden kann.

Erworben kann die Störung bei Aufnahme von Hemmstoffen der 11β-Hydroxysteroiddehydrogenase auftreten, z.B. von *Glycyrrhetinsäure* (in Lakritze und einigen Medikamenten).

Wichtigste **Folgen und Symptome:**

- Na^+- und H_2O-Retention → Hypernatriämie und Hypervolämie → Hypertonie

  Die für die Erkrankung typische Hypertonie wird durch diesen Mechanismus nur unvollständig erklärt, weil die Na^+-Retention infolge Ausgleich durch das *atriale natriuretische Hormon* oft nur temporär ist. Als weiterer Mechanismus wird eine vasokonstriktive Wirkung von Mineralocorticoiden diskutiert

- renale K^+-Ausscheidung ↑ → Hypokaliämie (☞ Kap. 13.1.4.2.) mit entsprechenden Konsequenzen für die neuromuskuläre Erregbarkeit (Tetanie, Muskelkontraktionsschwäche, EKG-Veränderungen, ventrikuläre Extrasystolen) und für die Nieren (Tubulusschädigung mit Polyurie)

- renale Protonenausscheidung ↑ → Alkalose

Labordiagnostisch ist die Hypokaliämie und der erhöhte Aldosteronspiegel bei erniedrigter Reninkonzentration (Suppression) im Plasma nachzuweisen. Zur (therapeutisch wichtigen) Differenzierung zwischen Adenom und Hyperplasie verhalten sich die beiden vorgenannten Parameter bei Bestimmung nach Blutabnahme im Liegen und im Stehen (Aktivierung des Renin/Angiotensin-Systems) unterschiedlich: kein Anstieg beider Parameter bei Orthostase beim Adenom bzw. deutlicher Anstieg von Aldosteron und leichter Anstieg von Renin bei Hyperplasie. Außerdem kann bei Adenomen nach untypischen Mineralocorticoiden gesucht werden (s.o.). Lokalisationsdiagnostik des Adenoms mittels Szintigraphie mit ^{131}J-markiertem Cholesterol oder Aldosteronmessung im Blut aus den Nebennierenvenen.

Therapeutisch kommen für das Adenom die Operation und für die Hyperplasie die Gabe von Rezeptorantagonisten für Mineralocorticoide (*Spironolacton*) und von Hemmstoffen des Aldosteronabhängigen Na^+-Kanals (*Amilorid*) in den Nieren in Frage.

Sekundärer Hyperaldosteronismus ohne Hypertonie ist Folge vermehrter Reninbildung als Kompensationsmechanismus eines Na^+-Mangels, Volumenmangels oder eines verminderten Herzzeitvolumens (vgl. *Abb. 10.3*, Kap. 10.2.3.): alimentärer NaCl-Mangel, Herzinsuffizienz, schwere Leberzirrhose, nephrotisches Syndrom, BARTTER-Syndrom (☞ Kap. 5.5.6.), Überdosierung von Diuretika, osmotische Diurese (☞ Kap. 10.5.1.1., "Coma diabeticum")

Mit Hypertonie tritt er auf, wenn die vermehrte Angiotensin II-Bildung unter den Bedingungen normaler Blutverteilung im gesamten Gefäßsystem und normaler NaCl-Zufuhr auftritt: Reninproduzierender Tumor, Stenosierung einer Nierenarterie oder andere gefäßbedingte Nierenschäden, die zur Stimulierung des juxtaglomerulären Apparates führen (☞ Kap. 16.1.2.1.). Hier kann sich die vasokonstriktive Wirkung des Angiotensins im Sinne der Blutdruckerhöhung voll auswirken. Bei beiden Formen gehen die anderen Symptome (wie beim primären Hyperaldosteronismus) auf Aldosteron zurück. Abhängig von der Ursache kann eine hypoxiebedingte Lactatakkumulation jedoch die Alkalose kompensieren.

Zur Pathogenese der Hypokaliämie bei sekundärem Hyperaldosteronismus - ☞ *Abb. 13.3*, Kap. 13.1.4.2.

Labordiagnostisch unterscheidet sich der sekundäre vom primären Hyperaldosteronismus durch die Erhöhung der Aldosteron- und Reninkonzentration im Plasma.

Therapeutisch kommt neben der (entscheidenden) Behandlung der Grundkrankheit der Einsatz von Inhibitoren des *Angiotensin I-converting Enzyms* (ACE-Hemmer) in Frage.

10.2.3.3. Morbus ADDISON

Die Erkrankung entspricht einer **primären NNR-Insuffizienz** durch verschiedene Ursachen: Schädigung oder Zerstörung der NNR auf autoimmunologischer Basis (ca. 70 % der Fälle, Assoziation mit HLA-DR3, ☞ *Tab. 1.2*, Kap. 1.2.1.), durch Infektionen (Tbc, AIDS), Infarkte, Blutungen, Tumoren.

Selten ist eine kongenitale Hypoplasie der NNR, bei der auf dem X-Chromosom ein Gen für nukleär lokalisierte Hormonrezeptoren (Xp21) deletiert oder mutiert ist.

Obwohl Glucocorticoid- und Mineralocorticoidsekretion vermindert sind, dominiert letzteres (= **Hypoaldosteronismus**) bei der Ausbildung der **Folgen und Symptome** - etwa in absteigender Häufigkeit:

- K^+-Retention → Hyperkaliämie (☞ Kap. 13.1.4.3.) → körperliche Schwäche, Muskelkontraktionsschwäche (bis zu Lähmungen), intestinale Atonie (Übelkeit, Obstipation bis Ileus, aber auch Diarrhoen), EKG-Veränderungen, ventrikuläre Extrasystolen und Tachykardie (bis Kammerflimmern)
- renale Na^+-Ausscheidung ↑ → Na^+-Mangel bis Hyponatriämie (☞ Kap. 13.1.3.), Hypotonie, hypotone Dehydratation (bis Exsikkose), Gewichtsverlust, Salzhunger
- Protonenretention (fehlender Austausch gegen Na^+) → Neigung zu metabolischer Azidose (☞ Kap. 13.2.1.1.)
- Glucocorticoidausfall → Neigung zur Hypoglycämie, erhöhte Insulinempfindlichkeit, kompensatorisch erhöhte Spiegel an Corticotropin und (begleitend) an Melanotropin führen zu typischer Überpigmentierung von Haut und Schleimhäuten, besonders dort, wo sie mechanisch beansprucht werden
- Verminderte Androgenbildung kann zu entsprechenden Symptomen führen - ☞ Kap. 10.2.4.2.

Bei der **ADDISON-Krise** kann ein Teil der o.g. Symptome akut auftreten und extrem (und damit lebensbedrohlich) sein: Adynamie, Azidose, Diarrhoen, Exsikkose (bis zur Anurie), hypoglycämischer Schock, Hypotonie, Kammerflimmern, Lähmungen. Bei ADDISON-Patienten können fieberhafte Infekte auslösend sein, da sie die streßbedingte Corticoliberinausschüttung (☞ Kap. 10.2.3.) nicht in gesteigerte Corticoidbildung umsetzen können.

Ohne diese Grunderkrankung kann das Bild einer ADDISON-Krise auftreten wenn beide NNR akut durch Thrombosierung oder Einblutung zerstört werden: *WATERHOUSE-FRIDERICHSEN-Syndrom* (Meningokokkensepsis mit Verbrauchskoagulopathie) bzw. extreme hämorrhagische Diathese (Überdosierung von Dicumarolen).

Labordiagnostisch finden sich im Plasma erniedrigte Cortisol- und Aldosteronspiegel, stark erhöhter Corticotropin- und erhöhter Reninspiegel und vor allem ausbleibender oder stark verminderter Anstieg des Cortisolspiegels im Plasma beim Stimulationstest mit Corticotropin. Nachweis von Autoantikörpern bei autoimmunologischer Ursache.

Die **Therapie** besteht in der Substitution mit Hydrocortisol oder Cortisol und *9-α-Fluorohydrocortison* (Mineralocorticoid).

Abzugrenzen ist die **sekundäre NNR-Insuffizienz** durch Corticotropin- oder Corticoliberinmangel bei zu raschem Absetzen einer langdauernden Glucocorticoidtherapie oder im Rahmen eines Panhypopituitarismus (☞ Kap. 10.2.1.). Symptome des Mineralocorticoidmangels sind hier kaum vorhanden wegen intakter NNR und Stimulierbarkeit durch Renin/Angiotensin (☞ Abb. 10.3, Kap. 10.2.3.). Labordiagnostisch ist hier Corticotropin im Plasma erniedrigt und im Stimulationstest mit Corticoliberin steigen Corticotropin und Cortisol nicht an.

Adrenogenitales Syndrom - ☞ Kap. 1.4.9.

10.2.4. Gonadale Steroidhormone

Übersicht - ☞ Abb. 10.4.

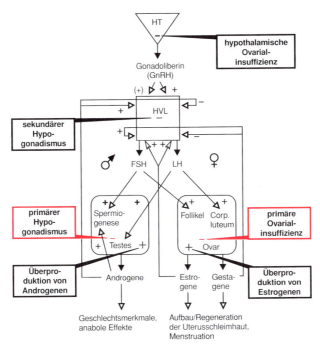

Abb. 10.4: Vereinfachte Darstellung des Regelkreises für die Produktion männlicher und weiblicher Geschlechtshormone - unter Auslassung der Androgenproduktion in der NNR (☞ Abb. 10.3, Kap. 10.2.3.), plazentarer Hormone (☞ Kap. 10.2.4.6.) und des Prolactins (☞ Kap. 10.2.4.5.) - und Zuordnung der wichtigsten Störungen. FSH = *follikelstimulierendes Hormon*, LH = *luteinisierendes Hormon*. Geschlossene Pfeilspitzen = Bildung und Freisetzung, offene Pfeilspitzen = Wirkung auf...

10.2.4.1. Sexuelle Differenzierungsstörungen und Verhaltensmodifikationen

Differenzierungsstörungen sind durch das parallele Vorliegen männlicher und weiblicher Merkmale charakterisiert und vollziehen sich während der frühen Embryonalentwicklung (ab 6. Woche). Einige Formen sind sehr selten - Kleindruck. Ebenfalls klein gedruckt werden einige Grundlagen für Modifikationen des Sexualverhaltens behandelt, da sie unvollständig und z.T. hypothetisch sind.

Hermaphroditismus verus

Vermutete Ursachen: Vereinigung von Zellinien aus ungleichgeschlechtlichen Zygoten in einem Individuum oder partielle Translokation von Genen des Y-Chromosoms auf ein X-Chromosom oder ein Autosom. Karyotyp meist XX, seltener XY oder chromosomales Mosaik (XX/XY oder XX/XXY). Definitionsgemäß liegt gleichzeitig ovarielles und testikuläres Gewebe vor, oft zusammen als sog. Ovotestes im Leistenkanal (*Kryptorchismus*). Sehr unterschiedlich ausgeprägte bisexuelle innere und äußere Genitalien. Ca. 2/3 der Betroffenen werden bis zur Pubertät als männlich eingestuft; dann Brustentwicklung.

Pseudohermaphroditismus masculinus

Ursachen sind Defekte der Entwicklung der LEYDIG'schen Zellen, der Androgensynthese oder (am häufigsten) der Zielzellen für Testosteron (Defizienz der *5 α-Testosteronreductase*, die Testosteron in die Wirkform umwandelt oder Defekt des Rezeptors für diese Wirkform). Trotz Karyotyp XY und primär männlich angelegten Gonaden entwickelt sich eine scheinbare Intersexualität, die je nach Ursache unterschiedlich stark ausgeprägt ist: von Hypogonadismus über Aspermie bis zum femininen Habitus (ohne typische Sekundärbehaarung).

Pseudohermaphroditismus femininus

Häufigste Ursache ist das *angeborene adrenogenitale Syndrom* bei weiblich angelegten Feten - ☞ Kap. 1.4.9.

Hoch dosierte Androgene während der Schwangerschaft (besonders synthetische, die von der Plazenta nicht metabolisiert werden können) können ähnliche Auswirkungen haben.

Minderentwicklung der Gonaden

Beim weiblichen Geschlecht: ULLRICH-TURNER- Syndrom und STEIN-LEVENTHAL-Syndrom - ☞ Kap. 10.2.4.3.

Beim männlichen Geschlecht: KLINEFELTER-Syndrom - ☞ Kap. 10.2.4.2. - und bei chromosomalem Mosaik vom Typ XY/X0, das mit verschiedenen anderen Mißbildungen kombiniert ist (Minderwuchs, Schildthorax, Pulmonalstenose, Aortenisthmusstenose, geistige Retardierung).

Prägungsabweichungen als mögliche Ursache veränderten Sexualverhaltens

Prinzip der *Prägung* - ☞ Abb. 10.5.

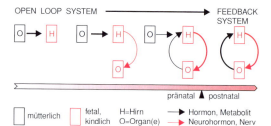

Abb. 10.5: Prägung als Beeinflussung zerebraler, neuraler und humoraler Funktionen beim Übergang vom offenen Regulationssystem zwischen Fet und Mutter zum eigenen, Rückkopplungs-kontrollierten System des Neugeborenen.

Während **kritischer Phasen** der Hirndifferenzierung und -reifung kann das Angebot mütterlicher Regulationsfaktoren die Kenngrößen des sich entwickelnden Rückkopplungssystems beeinflussen. So können z.B. Ansprechbarkeit, Reizschwelle oder Toleranzgrenzen des Systems auf unphysiologische Werte eingestellt werden, wenn während der kritischen Entwicklungsphase die mütterlichen Regulationsfaktoren, krankheits- oder umweltbedingt, stark von der Norm abweichen. Häufig beeinflussen dabei **Hormone** oder **Transmitter** solche Hirnbezirke, in denen sie später zur Wirkung kommen oder gebildet werden.

Die kritische Phase für die (geschlechts)spezifische Prägung *geschlechtsdimorpher* Kerne im mittleren präoptischen Hypothalamus liegt beim Menschen zwischen 4. und 7. Schwangerschaftsmonat:

- weiblicher Fet - niedriger Testosteronspiegel → Hypothalamus und Hypophyse: rhythmische Ausschüttung von Gonadoliberinen und -tropinen = weibliche Funktionsweise → spätere Bildung eigener weiblicher Sexualhormone verstärkt dies

- männlicher Fet - höherer Testosteronspiegel (eigene Hormonproduktion des Feten) → Umprägung der ursprünglich zyklischen Gonadotropinproduktion in eine mehr kontinuierliche = männliche Funktionsweise

Abweichungen der normalen Prägung werden mit solchen des Sexualverhaltens in Verbindung gebracht: **Androgenmangel** während der kritischen Phase **bei männlichen Feten** → Hypo-, Bi- oder Homosexualität. **Zu hoher Androgenspiegel bei weiblichen Feten** → abartige Sexualität mit homosexueller Reaktion auf Androgene.

Prägungsabweichungen sind aber nur eine, mit Sicherheit unvollständige Erklärungsmöglichkeit für Varianten des Sexualverhaltens:

An der männlichen Homosexualität sind auch genetische Faktoren beteiligt. Sie kommt z.B. bei eineiigen Zwillingen immer bei beiden vor, bei zweieiigen jedoch oft nur bei einem - obwohl prägende Faktoren während der Schwangerschaft für Zwillinge als identisch anzusehen sind.

Ungeachtet hoher Androgenspiegel haben Patientinnen mit adrenogenitalem Syndrom (☞ Kap. 1.4.9.) überwiegend eine heterosexuelle Orientierung.

10.2.4.2. Hypogonadismus beim männlichen Geschlecht

Bei der **primären Form** sind die **Ursachen** für die verminderte Androgenproduktion Ausfall, Dysfunktion oder Schädigung der LEYDIG'schen Zellen: KLINEFELTER-Syndrom (XXY-Trisomie mit Hodenatrophie und sklerosierten Tubuli), verschiedene seltene genetische Defekte der Testosteronsynthese, LH-Rezeptordefekte, bilateraler Kryptorchismus, Orchitis (Mumps-Infektion während oder nach der Pubertät), Trauma, Bestrahlung, Kastration.

Da die Androgenproduktion durch die NNR erhalten bleibt, ist bei totalem Ausfall der LEYDIG'schen Zellen die Testosteronkonzentration im Plasma nur um ca. 50 % gesenkt. Die **Folgen** hängen davon ab, wann der Ausfall auftritt:

- **präpubertär**
  Größenverminderung von Prostata, Testes und Penis; Infertilität; eunuchoider Hochwuchs mit verminderter Muskelmasse und weiblicher Fettverteilung; vermindertes Knochenalter; hohe Stimme; stark verminderte maskuline Behaarung; verminderte Libido; Osteoporoseneigung im höheren Lebensalter.

  Wirkt sich die Störung bereits intrauterin aus → *Pseudohermaphroditismus* (☞ Kap. 10.2.4.1.)

- **postpubertär**
  Abnahme von Muskelmasse und -kraft; Verminderung der maskulinen Behaarung; Libidoverlust; Gynäkomastie; Osteoporoseneigung

Labordiagnostisch sind im Plasma Testosteron erniedrigt, FSH und LH erhöht, die 17-Ketosteroidausscheidung im Harn erniedrigt und der Testosteronanstieg nach Stimulation mit LH oder HCG (**h**umanes **C**horion**g**onadotropin) ausbleibend oder stark vermindert.

Bei genetischen Defekten der Androgenrezeptoren sind Testosteronspiegel normal bis erhöht und FSH erhöht, wenn auch die hypophysären Rezeptoren betroffen sind (vgl. *Abb. 10.4*, Kap. 10.2.4.). Es entstehen Pseudohermaphroditismus masculinus (☞ Kap. 10.2.4.1.) bis sog. *testikuläre Feminisierung* (femininer Phänotyp wegen ungehemmter Wirkung der auch in männlichen Individuen produzierten Estrogene, Kryptorchismus bei Fehlen von Uterus, Adnexen und Vagina)

Sekundäre oder **tertiäre Formen** entstehen durch Funktionsbeeinträchtigung der Hypophyse (genetisch → *idiopathischer Eunuchoidismus*, verdrängende Tumoren, im Rahmen eines Panhypopituitarismus) - Verminderung der FSH-, LH- und Testosteronkonzentration - bzw. auf hypothalamischer Ebene - Verminderung der Gonadoliberin-, FSH-, LH- und Testosteronkonzentration.

10.2.4.3. Hypogonadismus beim weiblichen Geschlecht

Eine **primäre Ovarialinsuffizienz** kann anlagebedingt vorliegen, z.B. beim *ULLRICH-TURNER-Syndrom* (X0, Ersatz durch Bindegewebe, keine Bildung weiblicher Steroidhormone) oder *STEIN-LEVENTHAL-Syndrom* (polyzystische Ovarien, Enzymdefekte für die Umwandlung von Androgenen in Estrogene → Androgenspiegel ↑, Menstruationsstörungen, Hirsutismus; häufig mit Adipositas und Insulinresistenz kombiniert). Andere Ursachen sind Tumoren, die das Parenchym zerstören.

Entscheidende Folge ist die *Amenorrhoe*. Im Plasma sind Estriol und Progesteron vermindert und FSH sowie LH erhöht.

Sekundäre Ovarialinsuffizienz geht auf hypophysäre Störungen zurück: Panhypopituitarismus (☞ Kap. 10.2.1.), Hyperprolaktinämie (☞ Kap. 10.2.4.5.). Im Plasma sind die o.g. sowie FSH und LH vermindert.

Die **hypothalamische Ovarialinsuffizienz** entspricht einer tertiären Störung und ist häufigster Grund der Sterilität bei Frauen: psychoreaktiv, Psychosen, Mangelernährung (*Anorexie*), physische Belastung u.a. wirken über das limbische System auf den Hypothalamus. Im Plasma sind die Hormone auf allen 3 Niveaus vermindert (vgl. *Abb. 10.4*, Kap. 10.2.4.). Hormontherapie in Form pulsatiler Gonadoliberinapplikation.

10.2.4.4. Hypergonadismus

- Estradiol-Produktion ↑ bei Thekazelltumoren → weibliche *Pubertas praecox*, später anovulatorische Zyklen, *Dysmenorrhoe*
- Androgen-Produktion ↑ bei Tumoren der LEYDIG'schen Zellen → männliche Pubertas praecox. Seminome, Teratome und Chorionepitheliome können abnorme Virilisierung bewirken
- Estradiol-Produktion ↑ bei Männern kann ebenfalls bei Tumoren der LEYDIG'schen Zellen vorkommen → Feminisierung
- Androgen-Produktion ↑ bei Frauen infolge von Tumoren der eosinophilen Zwischenzellen des Ovars → Virilisierung

10.2.4.5. Hyperprolactinämie

Als **Ursachen** pathologisch erhöhter Prolactinkonzentrationen im Plasma (erniedrigte Werte sind klinisch irrelevant) kommen vor allem Pharmaka in Frage (Psychopharmaka; Antihypertensiva; Estrogene in hoher Dosierung, z.B. zur Therapie des Prostatakarzinoms).

Das hypothalamische *PIH* (*prolactin inhibiting hormone*) ist identisch mit *Dopamin* und ist entscheidendes (hemmendes) Steuerelement der hypophysären Prolactinsekretion. Hier angreifende Medikamente haben daher entsprechende Nebenwirkungen - am stärksten Dopaminantagonisten.

Zweithäufigste Ursache sind Adenome des Hypophysenvorderlappens (*Prolactinome*), seltener sind suprasellärse Tumoren, die Bildung oder Transport (Unterbrechung des hypophysären Pfortadersystems) des PIH hemmen oder eine (begleitende) Stimulierung der Prolactinsekretion durch hohe Thyrotropinspiegel (bei primärer Hypothyreose, ☞ Kap. 10.2.5.3.).

Folgen und Symptome ergeben sich aus den physiologischen Funktionen des Prolactins.

Diese sind: Brustentwicklung (zusammen mit weiblichen Sexualhormonen); Milchproduktion und -sekretion (durch Saugreiz); Prolactinerhöhung bewirkt durch negative Rückkopplung einen Anstieg von Dopamin und Endorphinen im Hypothalamus → Hemmung der Prolactinbildung sowie der pulsatilen Gonadoliberin- und damit LH-Ausschüttung → postpartale Anovulation ("physiologische Geburtenkontrolle").

Hyperprolactinämie ist bei Frauen ca. 6fach häufiger als bei Männern.

- **Frauen**
  sekundäre Amenorrhoe (20-30 % der Amenorrhoen), anovulatorische Zyklen, Mastopathie, Galaktorrhoe, Corpus luteum-Insuffizienz, Libidostörungen, Hirsutismus, Akne
- **Männer**
  Libido- und Potenzverminderung, Hypogonadismus, Galaktorrhoe

Bei beiden Geschlechtern ist der Hypogonadismus funktionell-hypothalamisch bedingt.

Labordiagnostisch reicht in der Regel der Nachweis einer erhöhten basalen Prolactinkonzentration im Plasma aus.

Therapeutisch ist außer der bei Tumoren meist notwendigen Operation der Einsatz von Dopaminagonisten (*Bromocriptin*, *Lisurid*) sehr wirksam, und die Gonadenfunktion kann durch pulsatile Gonadoliberinapplikation wiederhergestellt werden.

10.2.4.6. Erhöhte Choriongonadotropinkonzentration

HCG (*humanes Choriongonadotropin*) steigt bei der **Schwangerschaft** mit charakteristischer Kinetik in Plasma und Harn an. Seine Bestimmung ist daher geeignet zur Diagnose der Frühschwangerschaft (bereits etwa 2 Wochen nach der Ovulation), Ermittlung des Gestationsalters, Erfassung drohender Frühaborte, Ermittlung einer Extrauteringravidität und als Hinweis auf das Vorliegen einer Blasenmole.

Darüberhinaus ist es ein wichtiger **Marker für Keimzell- u.a. Tumoren** (☞ auch *Tab. 3.6*, Kap. 3.4.6.2.) - etwa in abnehmender Häufigkeit erhöhter Werte: Chorionepitheliom (plazentär oder testikulär), Blasenmole, nicht-seminomatöse Hodenkeimzelltumoren (undifferenziertes oder intermediäres Teratom), epitheliales Ovarialkarzinom, Pankreaskarzinom, Seminom, Hepatom, Mammakarzinom. Die Bestimmung von HCG oder seiner β-Kette (HCG-β, manche Tumoren produzieren nur diese) im Serum ist einmal bei Verdacht auf einen der 3 erstgenannten Tumoren sehr nützlich und zum anderen zur Therapiebeurteilung (extragonadale Lokalisation von Primärtumoren oder Metastasen).

10.2.5. Schilddrüse

Schilddrüsenerkrankungern spielen in der medizinischen Praxis eine große Rolle. Über- und Unterfunktionen haben häufig eine autoimmunologische Genese. Regelkreis und Störungen - ☞ *Abb. 10.6*.

Die aus der Schilddrüse freigesetzten Hormone T_4 und T_3 unterliegen Wechselwirkungen und metabolischen Umwandlungen, die ihre Wirksamkeit im Gewebe stark modifizieren können, **unabhängig von dem** in *Abb. 10.6* dargestellten **klassischen Regelkreis**. Die Schilddrüse produziert mehr T_4 als T_3 - ca. 100 bzw. 10 μg/Tag. Im Plasma wird T_4 fester und T_3 lockerer an Trägerproteine gebunden (*TBG = Thyroxin-bindendes Globulin, Präalbumin, Albumin*), so daß nur etwa 0,02-0,05 bzw. 0,1-0,3 % in freier Form vorliegen (*FT_4* bzw. *FT_3*). Nur die freien Anteile penetrieren die Zielzellen und werden dort an subzelluläre Strukturen gebunden: Kern, Mitochondrien, endoplasmatisches Retikulum (EPR). Im EPR unterliegt T_4 der Biotransformation zu zahlreichen Metaboliten. Am wichtigsten ist die **Umwandlung zu T_3** (Dejodierung). Es hat die entscheidende Wirkung auf den Kern. Sie wird vermittelt durch je 2 Isoformen von Rezeptoren, die von 2 Genen auf Chromosom 3 und 17 kodiert werden: $β_1$ und $β_2$ bzw. $α_1$ und $α_2$. Sie gehören zur Familie der Hormon-sensitiven Transkriptionsfaktoren, die über die sog. Zinkfingerstrukturen mit DNA interagieren → Synthese bestimmter Proteine = biochemisches Korrelat für Wachstum, Differenzierung und Entwicklung. Mutationen dieser Rezeptoren haben entsprechende klinische Bedeutung. T_3 wirkt aber im Vergleich zu T_4 auch ca. 5x stärker auf Mitochondrien → Thermogenese, O_2-Verbrauch ↑ = Ursache vieler klinischer Befunde bei Hyper- oder Hypothyreose. Mit T_3 entsteht somit die wirksamste Form in den peripheren Zellen selbst - ca. 25 μg/Tag. Es wird allerdings von dort auch an das Plasma abgegeben. Bei hohem T_3-Spiegel oder geringem -Bedarf wird die Synthese solcher Enzyme induziert, die im EPR das T_4 (= *3,5,3',5'-Tetrajodthyronin*) nicht zu T_3 (= *3,5,3'-Trijodthyronin*) sondern **zu rT_3** (= *3,3',5'-Trijodthyronin = reverses T_3*) dejodieren - bis zu 35 μg/Tag. Das rT_3 ist biologisch inaktiv → **autonome Wirkungsregulation auf zellulärer Ebene**.

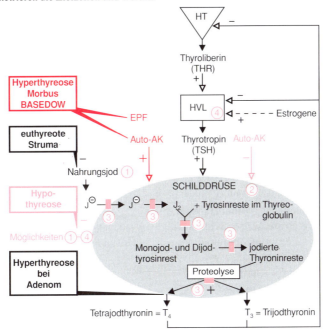

Abb. 10.6: Regelkreis der Schilddrüsenhormonbildung und Zuordnung der wichtigsten Störungen. Nicht vermerkt ist *Somatostatin*, das im Hypothalamus die Thyroliberin- und in der Adenohypophyse die Thyrotropinausschüttung hemmt (☞ Kap. 10.2.2.1., "Somatostatin"). Auto-AK = Autoantikörper, EPF = Exophthalmusproduzierender Faktor - ☞ nachf. Kap. Geschlossene Pfeilspitzen = Bildung und Freisetzung, offene Pfeilspitzen = Wirkung auf...

10.2.5.1. Pathogenetische Grundmechanismen

3 verschiedene Pathomechanismen können jeweils **sowohl zu Hyper- als auch zu Hypothyreose führen oder mit** (meist temporären) **euthyreotischen Zuständen einhergehen**.

1. Immunthyreopathien

Wie in Kap. 1.2.1. erläutert, sind einige Schilddrüsenerkrankungen mit bestimmten Konstellationen des HLA-Systems assoziiert, durch die **Autoimmunreaktionen** besonders gefördert werden. Autoimmunologische humorale und/oder zelluläre Immunreaktionen können **sowohl stimulierende als auch destruierende Wirkung** auf die Schilddrüse haben (vgl. *Abb. 10.6*, voranst. Kap.).

- Verschiedene *TSH-Rezeptor-Antikörper* (**TRAK**) binden an den Thyrotropinrezeptor der Schilddrüsenzellen - mit unterschiedlichen Konsequenzen:
  - Wirkung wie der physiologische Ligand TSH → a) vermehrte T_4- und T_3-Ausschüttung (**TSAB** = *thyroid stimulating antibodies* oder **TSI** = *thyroid stimulating immunoglobulin*, bei lange andauernder Stimulation **LATS** = *long acting thyroid stimulator*) oder b) Wachstumsstimulation (**TGAB** = *thyroid growth-stimulating antibodies* oder **TGI** = *thyroid growth-stimulating immunoglobulin*)
  - Blockade der Rezeptorfunktion (**TBAB** = *thyroid-receptor binding and inhibiting antibodies* oder **TBII** = *thyroid binding and inhibiting immunoglobulin*) → die Schilddrüsenzellen reagieren nicht mehr auf TSH → verminderte T_4- und T_3-Ausschüttung

- Das Auftreten verschiedener **Autoantikörper gegen intrazelluläre Proteine** der Schilddrüsenzellen ist Ausdruck destruktiver autoimmunologischer Prozesse, in deren Verlauf zytotoxische T-Zellen das Schilddrüsengewebe zerstören, wie für die *HASHIMOTO-Thyreoiditis* ausgangs Kap. 1.2.1. (Kleindruck) erläutert ist. Mit (z.T. aufwendiger) immunologischer Diagnostik lassen sich z.B. nachweisen: **TAK** = *Thyreoglobulin-Antikörper*, **MAK** = *Mikrosomale Antikörper*, **Anti-TPO** = *Antikörper gegen Thyreoidea-Peroxidase* (Jodierung der Tyrosinreste im Thyreoglobulin)

Im Verlaufe einer Autoimmunreaktion gegen Schilddrüsengewebe werden meist verschiedene der o.g. Antikörper gebildet. **Das funktionelle Resultat hängt von der Relation zwischen stimulierenden (s) und destruierenden (d) Prozessen ab**: $s > d$ → Hyperthyreose; $s \approx d$ → "Euthyreose"; $s < d$ → Hypothyreose; $(s) \ll d$ → HASHIMOTO-Thyreoditis u.a. chronische Thyreoiditiden. Gleiche Mechanismen können daher zeitabhängig zu unterschiedlichen Zuständen führen. Sie erklären z.B. die Beobachtung einer transienten Hyperthyreose vor Manifestwerden einer Hypothyreose, denn die Destruktion vermindert mit der Zeit das stimulierbare Gewebe.

- Eine **Immunorbitopathie** (*Ophthalmopathie*) kann autoimmunologisch bedingte Schilddrüsenerkrankungen begleiten (bei > Hälfte der Patienten mit Morbus BASEDOW, seltener bei der HASHIMOTO-Thyreoiditis oder scheinbar euthyreoten Zuständen): Glycosaminoglycaneinlagerungen (mit entsprechender Wasseraufnahme) in die äußeren Augenmuskeln und orbitales Fett- und Bindegewebe sowie T-Zellakkumulation führen zur Volumenzunahme → *Exophthalmus*; später Fibrosierung mit irreparablen Veränderungen. Gesichert ist die autoimmunologische Genese, nur lückenhaft bekannt sind die dem (historischen) Begriff "Exophthalmusproduzierender Faktor" (EPF, ☞ *Abb. 10.6*, Kap. 10.2.5.) zugrundeliegenden Mechanismen.

Die bei diesen Erkrankungen zirkulierenden TSH-Rezeptor-Antikörper sind nicht mit EPF identisch. Orbitale Fibroblasten differieren phänotypisch und funktionell (*Chondroitinsulfat* als Hauptkomponente der gebildeten Glycosaminoglycane) und extraokuläre Myozyten bezüglich embryonaler Abkunft (neuroektodermal) von ihren Pendants in anderen Geweben → unterschiedliche Antigenität. Eine Verbindung zum Schilddrüsengewebe ergibt sich aus dem Nachweis von RNA in den beiden o.g. Zelltypen, die mit der für den extrazellulären Anteil des TSH-Rezeptors identisch ist. Gegen Schilddrüsenzellen gerichtete, zirkulierende T-Zellen erkennen dieses (oder ein anderes) Antigen und akkumulieren in der Orbita → Freisetzung von Zytokinen (nachgewiesen: IFN-γ, IL-1, TGF-β) → a) Stimulation der Fibroblastenproliferation und Glycosaminoglycanbildung (vgl. Kap. 6.1.1.5. und 6.2.1., "4. Bindegewebsbildung") und b) Expression von Proteinen, die die Autoimmunreaktion weiter verstärken (nachgewiesen: HLA-D-Region - vgl. Kleindruck am Ende Kap. 1.2.1., "Autoimmunreaktion", HSP-72 - vgl. Kap. 3.6.10., CD54 - ☞ *Tab. 5.2*, Kap. 5.2.2.1.)

- **Antikörper gegen T_3 oder T_4** gehen meist mit TAK (s.o.) parallel und werden möglicherweise mit diesen zusammen gebildet (Thyreoglobulin enthält quasi T_3 und T_4). Sie fungieren im Sinne zusätzlicher Transportproteine, wahrscheinlich ohne gravierende pathologische Auswirkungen, können aber bei der FT_3- und FT_4-Bestimmung interferieren

2. Veränderungen der peripheren $T_4 \rightarrow T_3$-Umwandlung (vgl. Kleindruck voranst. Kap.)

- verminderte T_3- und parallel dazu gesteigerte rT_3-Bildung aus T_4 ist typisch für das Neugeborene; beim Erwachsenen, wenn eine T_3-vermittelte Grundumsatzsteigerung ungünstig ist (hohes Alter, schwere Allgemeinerkrankungen, Trauma, Hunger) oder unter dem Einfluß von Medikamenten (Antiarrhythmika, β-Adrenozeptorblocker, Glucocorticoide) = *Niedrig T_3-Syndrom*. Bei normaler T_4-Produktion entsteht eine Hypothyreose; bei gesteigerter T_4-Produktion kann ein euthyreoter Zustand resultieren, der aus labordiagnostischer Sicht als "T_4-Hyperthyreose" bezeichnet wird
- gesteigerte Umwandlung zu T_3 bei normaler T_4-Produktion führt zur Hyperthyreose = *Hyperkonversions-Hyperthyreose*. Sie kann nach Ausheilung einer primären Hyperthyreose vorkommen

3. T_3-Resistenz

Mutationen des auf Chromosom 3 lokalisierten Gens für die $β_1$-Isoform des nukleären T_3-Rezeptors (☞ Kleindruck voranst. Kap.) führen zu verminderter Bindung und damit Wirkung von T_3 auf dessen Zielzellen. Es können unterschiedliche Zielzellen betroffen sein:

- periphere Zellen und die des hypothalamisch/hypophysären Bereichs (generalisierter Defekt) → Hypothyreose, oft mit schweren Entwicklungsstörungen
- nur der hypothalamisch/hypophysäre Bereich → Hyperthyreose, da wegen verminderter negativer Rückkopplung zu viel Hormone im gesamten Regelkreis gebildet werden (vgl. *Abb. 10.6*, Kap. 10.2.5.)
- nur periphere Zellen, mitunter organspezifisch → Hypo- bzw. als Euthyreose imponierend

10.2.5.2. Hyperthyreose

■ Morbus BASEDOW (GRAVE's disease)

Klassisches Krankheitsbild der autoimmunologisch bedingten pathologischen Steigerung der Schilddrüsenfunktion mit den von BASEDOW beschriebenen Symptomen: Struma, Tachykardie, Exophthalmus = "Merseburger Trias".

- Schilddrüsenvergrößerung reaktiv infolge Stimulation der TSH-Rezeptoren; unterschiedliches Ausmaß
- T_3 ↑ bewirkt am Herzen Aktivitätssteigerungen der Myosin-ATPase und Na^+/K^+-ATPase sowie Sensibilisierung β-adrenerger Rezeptoren → Steigerung von Schlagvolumen, Frequenz und systolischem Blutdruck
- Exophthalmus - ☞ voranst. Kap., "Immunorbitopathie"
- Aus der direkten Hormonwirkung und der (vom Mechanismus her ungenügend geklärten) Sensibilitätssteigerung gegenüber Catecholaminen ergeben sich eine Reihe weiterer Symptome:
  - gesteigerte Thermogenese und weniger effiziente ATP-Bildung → Grundumsatz- und Temperaturerhöhung, Gewichtsverlust, Wärmeintoleranz, warme feuchte Haut, Muskelschwäche
  - Stimulation der glatten Muskulatur des Gastrointestinaltrakts → Diarrhoen
  - Neigung zur Hyperglycämie und Glucoseintoleranz
  - ZNS: feinschlägiger Tremor, Übererregbarkeit, vermindertes Schlafbedürfnis, Hunger, Libidostörungen

■ follikuläre Hyperplasie oder Adenom = "heiße Knoten"

Beides führt zur **Autonomie** der T_4- und T_3-Bildung in der betroffenen Region der Schilddrüse. Bei Adenomen ist der Grund häufig eine somatische Mutation des TSH-Rezeptors, der dadurch unabhängig von der TSH-Bindung die Schilddrüsenhormonbildung stimuliert (= *konstitutiv aktivierende Mutation* - vgl. Kap. 3.2.2.2., Nr. 2.). Der Regelkreis (☞ *Abb. 10.6*, Kap. 10.2.5.) funktioniert aber im umgebenden (normalen) Gewebe: Suppression der T_4- und T_3-Bildung. Das Ausmaß der Hyperthyreose hängt auch von der **Jodversorgung** ab: gering in endemischen Jodmangelgebieten → Gefahr einer *thyreotoxischen Krise* (s.u.) bei Jodgabe (Röntgenkontrastmittel, Medikamente).

Die Symptome entsprechen dem Morbus BASEDOW, jedoch ohne Exophthalmus, da nichtimmunologische Ursache.

Seltenere Formen der Hyperthyreose sind hypophysär durch Adenome oder durch Rezeptordefekt für T_3 (☞ voranst. Kap., Nr. 3.) bedingt → ungehemmte TSH-Produktion; bei genetisch bedingten Defekten der TSH-Rezeptoren der Schilddrüse mit Dauerstimulation (s.o., Adenom) → ungehemmte T_4- und T_3-Produktion; iatrogen durch Überdosierung von T_4 oder T_3.

Bei der **thyreotoxischen Krise** wird für einige Symptome die extreme Ausbildung lebensbedrohlich oder führt zu schwerwiegenden Folgen: Angina pectoris, Vorhofflimmern; Fieber mit psychotischen Reaktionen, Delirium oder Koma; Diarrhoen mit entsprechenden Elektrolytverschiebungen; Ophthalmoplegie und Schädigung des Nervus opticus (nur bei Morbus BASEDOW).

Zur **Therapie** der Hyperthyreosen kommen *Thyreostatika* zum Einsatz, mit verschiedenen Angriffspunkten (vgl. *Abb. 10.6*, Kap. 10.2.5.): a) Hemmung der J^--Aufnahme (*Perchlorat*), b) Hemmung der Umwandlung von J^- in J_2 (*Thiouracile, Mercaptoimidazole*), c) Hemmung der T_4- und T_3-Freisetzung (*Jod-Jodkalium*, temporäre Hemmung der Proteolyse von Thyreoglobulin), d) Hemmung der Umwandlung von T_4 zu T_3 (*Lithium, Thiouracile*), e) strahlenvermittelte Zerstörung des hormonproduzierenden Gewebes (^{131}J) - besonders geeignet zur Behandlung "heißer Knoten", da nur diese das Radiojod aufnehmen, weil das übrige Schilddrüsengewebe supprimiert ist (s.o.). Operative Behandlung, wenn Thyreostatika erfolglos sind oder die Struma zu Kompressionen führt. β-Adrenozeptorblocker zur Behandlung der auf Catecholaminüberempfindlichkeit zurückführbaren Symptome. Immunsuppression ist in Erprobung. Da alle diese Therapieformen nicht kausal sind, ist jahrelange Nachkontrolle notwendig.

Eine Orbitopathie wird (bislang unspezifisch) durch Immunsuppression oder Strahlenschädigung des retrobulbären Gewebes angegangen.

10.2.5.3. Hypothyreose

Ursachen - vgl. ①-④ in *Abb. 10.6*, Kap. 10.2.5:

- ① ausgeprägter Jodmangel in der Nahrung (Aufnahme von < 10 µg Jodid/Tag) - ☞ Kap. 10.2.5.4.
- ② Ausfall der Schilddrüsenfunktion infolge autoimmunologisch bedingter Destruktion (HASHIMOTO-Thyreoiditis) oder nach Strumektomie oder Radiojodbehandlung; Anlagestörung - ☞ *konnatale Hypothyreose*
- ③ genetische Defekte, die für alle Einzelschritte der T_4- und T_3-Synthese nachgewiesen wurden
- ④ Ausfall der TSH-Bildung, z.B. im Rahmen eines Panhypopituitarismus (☞ Kap. 10.2.1.)

Nicht in *Abb. 10.6* vermerkt sind Hypothyreosen auf Grund von T_3-Resistenz der Zielzellen - ☞ Kap. 10.2.5.1., Nr. 3.

Bei der **Hypothyreose des Erwachsenen** sind die **Symptome** in gewissem Sinne als "Gegenstücke" der des Hyperthyreoidismus zu verstehen:

- Abnahme der Herzfrequenz und des Schlagvolumens → Minderdurchblutung von Organen
- verringerte Thermogenese → Grundumsatz- und Temperaturerniedrigung, Kälteempfindlichkeit
- verminderte Darmmotilität → Obstipation
- Neigung zur Hypoglycämie, atherogenes Lipoproteinprofil (☞ Kap. 9.2.4.2.)
- ZNS: Müdigkeit, erhöhtes Schlafbedürfnis, Adynamie, verlangsamte Reflexe, Konzentrationsschwäche, Verminderung von Libido und Potenz
- Haut: Anreicherung von *Hyaluronat* und *Chondroitinsulfat* mit Wasserretention → *Myxödem*, Verminderung von Durchblutung und Sekretion acinärer Drüsen, Hyperkeratisierung

Subklinische Hypothyreosen sind wahrscheinlich relativ häufig, besonders im höheren Lebensalter. Sie sind nur labordiagnostisch erfaßbar (TSH ↑, T_4 und T_3 im Normbereich) und gehen möglicherweise auf eine verminderte TSH-Empfindlichkeit der Schilddrüse zurück. Kontrolle der Laborwerte und Behandlung dann, wenn auch die Konzentration der Schilddrüsenhormone absinkt.

Bei **Kindern und Jugendlichen** kann extremer Schilddrüsenhormonmangel zum *Kretinismus* führen: Zwergwuchs und Schwachsinn durch Ausfall der wachstums- und entwicklungsfördernden Wirkungen. Bei **extremem Jodmangel**, der weltweit als Ursache dafür dominiert, ist er mit Struma verbunden (☞ nachfolg. Kap.). In Gebieten ohne endemischen Jodmangel überwiegt die **konnatale Hypothyreose**. Mit einer Inzidenz von etwa 1 : 4.000 (starke regionale Schwankungen) gehört sie zu den häufigsten angeborenen Erkrankungen, ist jedoch seltener auf Enzymdefekte zurückzuführen (③ in *Abb. 10.6*, Kap. 10.2.5.), sondern meist eine komplex bedingte **Anlagestörung der Schilddrüse** (Agenesie, Hypoplasie, Ektopie). Das Hormondefizit führt bereits intrauterin zu verzögerter Hirnentwicklung, postnatal sofort begonnene Substitutionstherapie kann jedoch noch eine weitgehend normale Entwicklung ermöglichen → Neugeborenenscreening (TSH ↑ im Blut). Die Häufigkeit schwerwiegender T_3-Resistenz als Ursache (☞ Kap. 10.2.5.1., Nr. 3.) ist noch nicht abschätzbar.

Sofern nicht ausschließlich durch Jodmangel erzeugt, ist die geeignete **Therapie** der Hypothyreosen die Substitution mit T_4. Sie kommt auch für die T_3-Resistenz in Frage, da diese nur eine der 4 Rezeptorisoformen betrifft.

10.2.5.4. Jodmangelstruma

Strumen können bei fast allen Schilddrüsenerkrankungen auftreten: Morbus BASEDOW, Adenom, verschiedene Formen der Hypothyreose, Thyreoiditiden, Schilddrüsenkarzinom und - am häufigsten (ca. 70 %) - bei alimentärem Jodmangel. Nur auf letzteren wird hier eingegangen.

In Deutschland und weiten Teilen Mitteleuropas haben die Schmelzwässer der Gletscher das Jod aus den Böden in die Meere abgeführt → Jodmangel im Grundwasser und den davon abhängigen pflanzlichen und tierischen Nahrungsmitteln. Bei extremer Verminderung (einige Gebirgsgegenden) entsprechend höhere Kropfhäufigkeit.

Der von der WHO empfohlenen Aufnahme von 100-180 µg Jodid/Tag für Kinder und von 150-200 für Jugendliche und Erwachsene, stehen in Deutschland Durchschnittswerte von 35 bzw. 60 gegenüber → ca. 30 % der Bevölkerung haben eine infolge Jodmangel vergrößerte Schilddrüse.

Pathogenetisch besteht über lange Zeit eine **kompensierte Hypothyreose**:

- Jodmangel induziert innerhalb der Schilddrüse die Synthese von Wachstumsfaktoren (EGF, IGF, ☞ Kap. 6.1.1.2.-3.) → Proliferation

- absinkende T_4- und T_3-Spiegel bewirken über den Regelkreis eine vermehrte TSH-Bildung (☞ *Abb. 10.6*, Kap. 10.2.5.) → Hypertrophie

Beide Mechanismen führen zu besserer Ausnutzung des Jodangebotes → normale T_4- und T_3-Produktion = *euthyreote Struma*.

Bei langem Bestand können **Funktionsänderungen folgen**: a) Überforderung des Kompensationsmechanismus → Hypothyreose (oft mit Zystenbildung = "kalte Knoten") oder b) Fehlanpassung durch Ausbildung follikulärer Hyperplasie, die auf eine Verbesserung der Jodversorgung mit autonomer T_4- und T_3-Bildung reagiert → Hyperthyreose ("heiße Knoten", ☞ Kap. 10.2.5.2.).

Therapeutisch ist (nach szintigraphischem Ausschluß "heißer Knoten") Jodsubstitution entscheidend, evtl. kombiniert mit T_4-Gabe. **Prophylaktisch** Jodid als Tablette oder als Beimengung zum Kochsalz (10-15 mg/kg) und dessen Verwendung in der lebensmittelverarbeitenden Industrie (die für den Hauptanteil der täglichen NaCl-Zufuhr aufkommt).

Zur **Labordiagnostik** der Schilddrüsenerkrankungen steht eine Vielzahl von Parametern zur Verfügung (totale und freie T_4- und T_3-Spiegel, rT_3, Thyroxin-bindende Proteine, TRH, TSH, Stimulations- und Suppressionsteste, Thyreoglobulin, eine Palette von Autoantikörpern - ☞ Kap. 10.2.5.1., Nr. 1.). Die methodischen Verbesserungen der Sonographie, der Auswertung von Feinnadelbiopsien und der nuklearmedizinischen Diagnostik (^{99m}Tc-Pertechnetat statt ^{131}J geht mit wesentlich geringerer Strahlenbelastung einher und erlaubt ebenfalls den szintigraphischen Nachweis "heißer" oder "kalter Knoten" oder einer funktionellen Autonomie nach Suppression mit T_4) ermöglichen jedoch meist eine **Reduktion auf wenige Größen**: T_3, FT_4, TSH, Suppressionstest für TSH mit T_4, von den Antikörpern TRAK und MAK - Beispiele in *Tab. 10.2*.

* Beispiele für **nicht-thyreoidale Ursachen** einiger in *Tab. 10.2* aufgeführter Parameterveränderungen:

- T_3 ↑: TBG ↑ (☞ Kap. 10.2.5., Kleindruck) durch Estrogene (Schwangerschaft); T_3-Antikörper; T_3-Resistenz peripherer Zellen; starke Jodzufuhr
- T_3 ↓: TBG ↓ (Leberschädigung, nephrotisches Syndrom u.a.); Niedrig-T_3-Syndrom (☞ Kap.10.2.5.1., Nr. 2.)

Erkrankung	T_3	FT_4	TSH	TRAK	MAK
Hyperthyreose					
Morbus BASEDOW	↑	↑	↓	+++	++
"heiße Koten"	↑	↑	↓		
Hypothyreose					
Jodmangel	(↓)	↓	↑		
HASHIMOTO-Thyreoiditis	↓	↓	↑		+++
konnatal (Anlagestörung o. Enzymdefekte)	↓	↓	↑		
sekundär durch Ausfall von TSH	↓	↓	↓		
euthyreote Jodmangelstruma	↔	↔	(↑)		

Tab. 10.2: Richtung der Abweichungen einiger Laborparameter bei häufigen Schilddrüsenerkrankungen, die jedoch nur in Kombination mit anderen Untersuchungsergebnissen (s.o.) Aussagekraft besitzen* und bei Frühformen einiger Erkrankungen (bes. BASEDOW oder HASHIMOTO) auch abweichen können.
T_3=Trijodthyronin, FT_4=freies Tetrajodthyronin, TSH=Thyrotropin, TRAK=TSH-Rezeptor-Antikörper, MAK=Mikrosomale Antikörper.

- FT_4 ↑: T_3-Resistenz peripherer Zellen; starke Jodzufuhr; TBG ↓
- TSH ↓: Alkoholismus; Anorexie; Depressionen; Morbus CUSHING; Tumorkachexie

10.3. Neurohypophyse - Diabetes insipidus

Hormonstrukturen - ☞ Abb. 10.7.

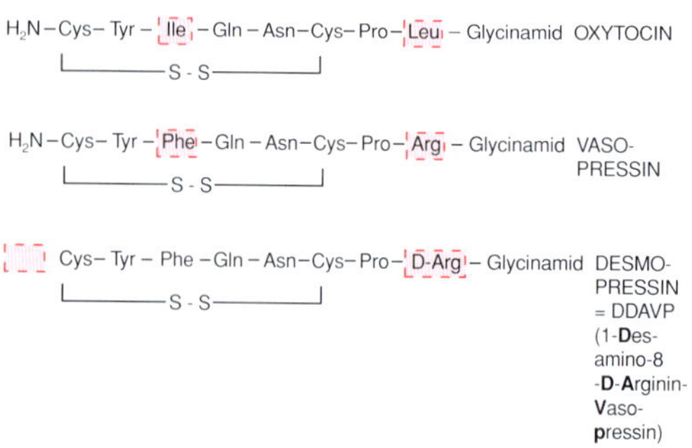

H₂N–Cys–Tyr–[Ile]–Gln–Asn–Cys–Pro–[Leu]–Glycinamid OXYTOCIN
       └────S–S────┘

H₂N–Cys–Tyr–[Phe]–Gln–Asn–Cys–Pro–[Arg]–Glycinamid VASO-
       └────S–S────┘   PRESSIN

[ ] Cys–Tyr–Phe–Gln–Asn–Cys–Pro–[D-Arg]–Glycinamid DESMO-
       └────S–S────┘   PRESSIN
                                                                = DDAVP
                                                                (1-**D**es-amino-8-**D**-**A**rginin-**V**aso-**p**ressin)

Abb. 10.7: Strukturen der von der Neurohypophyse freigesetzten *Nonapeptide* und eines (therapeutisch eingesetzten) synthetischen Analogons (unten).

Von den beiden neurohypophysären Hormonen *Oxytocin* und *Vasopressin* (*Adiuretin, antidiuretisches Hormon* = *ADH*) sind Endokrinopathien nur für letzteres bekannt.

10.3.1. ADH-Defizit = zentraler Diabetes insipidus

Ursachen: Tumoren im Hypothalamus (Bildungsstörung) oder mit Kompressionswirkung auf den Hypophysenstiel (Transportstörung), Verletzungen, autoimmunologisch bedingte Entzündungen (lymphozytäre *Infundibuloneurohypophysitis*), seltener genetisch bedingt (Prozessierungsstörung des gemeinsamen Polypeptids aus Vasopressin mit seinem Trägerprotein, dem *Neurophysin II* → Akkumulation in den neurosekretorischen Granula → Absterben der Neuronen - erklärt die relativ späte Manifestation in der Kindheit). Alkohol wirkt hemmend auf die Vasopressinfreisetzung.

Partieller oder kompletter **Mangel an ADH** führt zu verminderter Wasserrückresorption in distalem Tubulusabschnitt und Sammelrohren → Ausscheidung großer Mengen eines hypotonen Harns (bis 20 l/Tag) = *Polyurie* → Gefahr extremer *hypertoner Dehydratation* (☞ Kap. 13.1.1.1.), die durch entsprechende Flüssigkeitsaufnahme kompensiert wird = *Polydipsie*.

Therapeutisch Substitution mit dem synthetischen Analogon *Desmopressin* (☞ *Abb. 10.7*, weitere Anwendungen - ☞ Kap. 8.1.1.1., "Therapieprinzip" und 8.2.2.1., "Therapie").

10.3.2. ADH-Wirkungsverlust = renaler Diabetes insipidus

Genetisch bedingt (X-chromosomal) durch Mutationen des *V2-Rezeptors* oder erworben im Rahmen von Nierenerkrankungen (*interstitielle Nephritis, Nierenamyloidose, Zystenniere*), bei Hypokaliämie und als Nebenwirkung einer Lithiumtherapie.

Die Symptome sind die gleichen, wie bei der zentralen Form.

Die **labordiagnostische Differenzierung** zwischen beiden Formen gelingt durch Messung der ADH-Konzentration im Plasma, u.U. im Durstversuch (geringer oder kein Anstieg bei zentralem und starker Anstieg bei renalem Diabetes insipidus)

Übermäßige ADH-Sekretion kann psychische Ursachen haben (Angst, Schmerz), die Folge von Hirntraumen, Meningitiden oder Enzephalitiden sein, als Nebenwirkung einiger Pharmakagruppen (*Cholinergika, Antiepileptika*), vor allem aber als paraneoplastische Endokrinopathie auftreten (SCHWARTZ-BARTTER-Syndrom - ☞ Kap. 3.4.2.).

Inadäquate Wasserretention → Zunahme des extrazellulären Volumens → Suppression des Renin/Angiotensin/Aldosteron-Systems → Förderung der Na^+-Ausscheidung = *hypotone Hyperhydratation* und *Hyponatriämie* (☞ Kap. 13.1.1.2. bzw. 13.1.3.).

10.4. Nebennierenmark - Phäochromozytom

Tumoren chromaffiner Zellen des Nebennierenmarks (ca. 90 %) oder der sympathischen Paraganglien (ca. 10 %) können kontinuierlich oder schubweise *Adrenalin* bzw. *Noradrenalin* freisetzen.

- **Adrenalin**
  Tachykardie, Hyperglycämie und Glucosurie, Konzentrationsanstieg der freien Fettsäuren im Blut, Gewichtsabnahme, Zittern, Schweißausbrüche, Blutdruck abhängig vom Ausmaß der Adrenalinfreisetzung - mäßig: → überwiegende Besetzung der vaskulären $β_2$-Rezeptoren → Senkung; stark: → auch Stimulation der α-Rezeptoren → Erhöhung
- **Noradrenalin**
  labile arterielle Hypertonie (extreme Werte möglich → **Hochdruckkrise**, mit akuter Herzbelastung und Gefahr der Hirnblutung), Kopfschmerzen, Schwindel, Sehstörungen

Aus unterschiedlicher Relation beider Catecholamine und phasenhaftem Verlauf resultiert oft eine sehr variable Symptomatik.

Labordiagnostisch eignet sich der Nachweis einer erhöhten Ausscheidung der Catecholamine, ihrer Metabolite (*Metanephrine*) oder Endprodukte (*Vanillinmandelsäure*) im Sammelharn. Die Konzentrationen von Adrenalin und/oder Noradrenalin im Plasma können erhöht sein, jedoch spielen circadiane Rhythmik, Streßfaktoren, Position bei der Blutabnahme u.a. eine große Rolle.

Therapeutisch ist meist die Operation anzustreben, unterstützt durch β- und/oder α-Adrenozeptorblocker. Alternativ Strahlentherapie mit radioaktiv markierten Verbindungen, die in chromaffinen Zellen angereichert werden - ☞ Kap. 3.6.2., "hormonproduzierenden Geweben".

10.5. Diabetes mellitus

Chronische Stoffwechselkrankheit mit größter Häufigkeit in Industriestaaten, wo sie zwischen 5 und 10 % der erwachsenen Bevölkerung betrifft.

WHO-Klassifizierung verschiedener Typen des Diabetes mellitus (1985), unter Angabe gebräuchlicher Abkürzungen:

Klinisch manifester Diabetes

- *Typ-I-Diabetes* = IDDM (*insulin-dependent diabetes mellitus*) = JOD (*juvenile-onset diabetes*)
- *Typ-II-Diabetes* = NIDDM (*non-insulin-dependent diabetes mellitus*) = MOD (*maturity-onset diabetes*)
  - *IIa* (= ohne Adipositas)
  - *IIb* (= mit Adipositas)
  - MODY (*maturity-onset diabetes of youth*)
- Diabetes als sekundäre Folge anderer Grundkrankheiten (andere Endokrinopathien, genetische Defekte, Pankreasschädigungen, toxisch oder medikamentös bedingt)
- *Gestationsdiabetes* = GDM (*gestational diabetes mellitus*)
- Diabetes durch Mangelernährung = MRDM (*malnutrition-related diabetes mellitus*)

Verminderte Glucosetoleranz = IGT (*impaired glucose tolerance*)

Risikogruppen für das Auftreten einer *IGT*

Der Typ-II-Diabetes ist (je nach Region) 10-30 mal häufiger als der Typ-I-Diabetes, und innerhalb Typ II dominiert IIb mit ca. 80 % der Erkrankten.

Die Differenzierung zwischen den Typen I und II aus der Sicht der Behandlung - nach der Insulinabhängigkeit - ist zwar für die späte Phase der Erkrankung oft nicht mehr zutreffend (etwa 20 % der Typ-II-Diabetiker sind dann mit Insulin am besten einstellbar), berücksichtigt aber darüberhinaus **beträchtliche pathogenetische, klinische u.a. Unterschiede zwischen Typ I und Typ II**. Neben qualitativen finden sich auch quantitative Unterschiede in der (prognostisch relevanten) Ausprägung der Folgen der Stoffwechselstörung. Auf letztere wird zunächst in Kap. 10.5.1. eingegangen.

Gemeinsames Merkmal ist per definitionem die **Hyperglycämie** - Glucosekonzentration im Vollblut (nüchtern) mehrfach > 6,7 mmol/l (120 mg/dl) - und die **verminderte Glucosetoleranz** - Anstieg auf > 11,1 mmol/l (200 mg/dl) nach oraler Aufnahme von 75 g Glucose.

Aus den Beziehungen zwischen Insulinbildung, -sekretion, -wirkung und der Antwort auf Glucosebelastung ergeben sich aber bereits deutliche Unterschiede - ☞ *Abb. 10.8*.

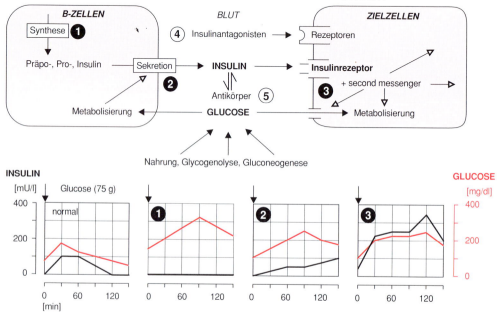

Abb. 10.8: Unterschiede in der Pathogenese verschiedener Formen oder Erkrankungsphasen des Diabetes mellitus aus der Sicht der Insulinbildung und -wirkung auf Glucosetransport und -metabolisierung in Zielzellen (z.B. Muskulatur und Fettgewebe). Im unteren Bildteil sind die zugehörigen prinzipiellen Verläufe der Insulin- und Glucosekonzentration im Blut nach oraler Glucosebelastung dargestellt.

❶**Typ I:** Verminderung bis Ausfall (Kurve) der Insulinsynthese durch B-Zellzerstörung. Beim Typ-II-Diabetiker kann im späten Krankheitsverlauf die Insulinbildung relativ zum Bedarf vermindert sein infolge "Erschöpfung" der B-Zellen.

❷ **Typ IIa**: Verzögerte Insulinsekretion auf Anstieg der Glucosekonzentration im Blut = "Sekretionsstarre" (ungenügend geklärter Mechanismus).

❸ **Typ IIb**: Insulinresistenz der Zielzellen, die auf unterschiedlichen Niveaus auftreten kann: Verringerung der Anzahl von Insulinrezeptoren auf den Zielzellen (down-Regulation; die resultierende Hyperinsulinämie verstärkt dies noch), Hemmung der tyrosinspezifischen Proteinkinase des intrazelluären Rezeptoranteils (vgl. *Abb. 3.4*, Kap. 3.2.2.3., diskutiert werden ursächlich *TNF-α* sowie das Membranglycoprotein *PC-1*) und Hemmung second messenger-abhängiger Reaktionen, z.B. der Translokation des Glucosetransporters in die Plasmamembran (diskutiert wird *RAD*, ein Protein aus der RAS-Familie - ☞ Kap. 3.2.2.4.).

④ Hormone, die antagonistisch zum Insulin wirken (Glucocorticoide, Catecholamine, Somatotropin, Schilddrüsenhormone), haben bei allen Formen absoluten oder relativen Insulinmangels eine krankheitsverstärkende Wirkung.

⑤ Antikörper gegen Insulin neutralisieren dessen Wirkung und werden vor allem als Folge der Therapie mit Insulin gebildet.

10.5.1. Disposition, Manifestation, Verlauf

Unterschiede zwischen Typ I und Typ II machen eine getrennte Betrachtung notwendig.

10.5.1.1. Typ I

Die Erkrankung betrifft 2,5-3 ‰ aller Kinder. Die **familiäre Belastung** ist relativ **gering**: Kinder haben 8-10 oder 10-25 % Risiko zu erkranken, wenn ein Elternteil bzw. beide einen Typ-I-Diabetes haben. Homozygote Zwillinge haben eine Konkordanz von ca. 40 % für die Erkrankung.

Multifaktorielle Erkrankung, an deren Entstehung >10 Gene mitbeteiligt sein können. Es besteht jedoch eine realtiv starke **Assoziation mit bestimmten HLA-Typen** - ☞ *Tab. 1.2*, Kap. 1.2.1. - **autoimmunologische Schädigung und Zerstörung der B-Zellen**, deren wahrscheinlicher Ablauf in Kap. 1.2.1., "Diabetes mellitus Typ I" ausführlich behandelt ist.

Die klinische Manifestation entsteht bei Absenkung der gesamten Insulinsekretionskapazität unterhalb 10-20 % → **absoluter Insulinmangel**.

Eine Übersicht über die **Folgen** des Insulinmangels **für basale Stoffwechselreaktionen** gibt *Abb. 10.9*.

Die in *Abb. 10.9* dargestellten Störungen **treffen überwiegend auch auf Typ II zu** (relativer Insulinmangel), sind dort **aber** infolge der anderen Ätiologie und Ausgangslage vor allem in den klinischen **Auswirkungen anders** (☞ nachf. Kap.).

"Lesehilfe" für das Schema in Abb. 10.9

1. Kohlenhydratstoffwechsel

- verminderte Glucoseverwertung infolge
  - Abnahme des Glucosetransports in Fett- und Muskelzellen
  - ausbleibender Induktion von Glycolyseenzymen in Leber, Fettgewebe und Muskulatur, mit Aktivitätsverlust von *Glucokinase* (Leber), *Phosphofructokinase* und *Pyruvatkinase* (alle Gewebe)

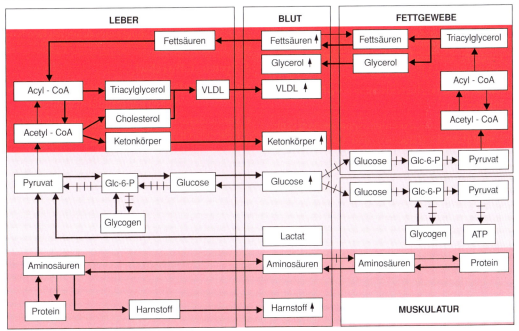

Abb. 10.9: Folgen des Insulinmangels für den Lipid- (oben, rot), Kohlenhydrat- (Mitte, hellrot) und Proteinstoffwechsel (unten, mittelrot) sowie verbindende Reaktionen, in der Leber (als zentralem Stoffwechselorgan) und in Fettgewebe und Muskulatur (als quantitativ überwiegende Vertreter peripherer Gewebe). Gesteigerte oder verminderte Flußraten sind durch entsprechende Stärke der Pfeile realisiert und weitgehend blockierter Transport oder Umsatz zusätzlich durch Querstriche markiert.

- gesteigerte Glycogenolyse in Leber und Muskulatur infolge Aktivierung der *Phosphorylase*, überwiegend durch *Glucagon* als Insulinantagonist
- herabgesetzte Glycogensynthese in Leber und Muskulatur infolge ausbleibender Aktivierung der *Glycogensynthetase* bei erhöhtem cAMP-Spiegel
- gesteigerte Gluconeogenese in der Leber infolge Induktion gluconeogenetischer Enzyme durch die Insulinantagonisten *Glucagon* und *Glucocorticoide*, mit Aktivitätsanstiegen von *Fructosebisphosphatase* und *Pyruvatcarboxylase*. Substrate sind Lactat und glycoplastische Aminosäuren

Resultat: Hyperglycämie - bei Glucosekonzentration > 16 mmol/l (290 mg/dl) → Glucosurie und osmotische Diurese; gesteigerte Glycatierung von Proteinen (☞ Kap. 10.5.2.2.).

Abgeleitete Symptomatik: Schwäche, Gewichtsverlust, Durst, Polyurie; Beitrag der Dehydratation zur Ausbildung eines **diabetischen Komas** (s.u.); *diabetische Mikroangiopathie* (☞ Kap. 10.5.2.2.).

2. Lipidstoffwechsel

- gesteigerte Lipolyse im Fettgewebe infolge Aktivierung der *Triglycerid(=Triacylglycerol)-Lipase* durch cAMP-Anstieg
- verminderte Triglyceridsynthese im Fettgewebe infolge von
  - Mangel an α-Glycerophosphat wegen Substratmangels (Glucose) und Glycolysehemmung
  - Mangel an NADPH wegen Hemmung des Hexosemonophosphatshunts: die *Glc-6-P-Dehydrogenase* hat bei Insulinmangel verminderte Aktivität und wird durch freie Fettsäuren gehemmt
  - Mangel an *Malonyl-CoA* durch herabgesetzte Aktiviät der *Acetyl-CoA-Carboxylase* bei Insulinmangel und erhöhtem Fettsäurespiegel
- veränderter *Acetyl-CoA*-Umsatz in der Leber durch
  - hohes Angebot an freien Fettsäuren aus der gesteigerten Fettgewebslipolyse → vermehrte Bildung von *Acyl-* und *Acetyl-CoA*
  - Verminderung des *Acetyl-CoA*-Umsatzes über den Citratzyklus infolge Hemmung der *Citratsynthetase* durch bestimmte *Acyl-CoA*-Spezies
  - Steigerung der Triglyceridsynthese aus *Acyl-CoA*
  - Steigerung der Cholesterolsynthese aus *Acetyl-CoA*, wobei die *HMG-CoA-Reductase* als Schlüsselenzym zusätzlich durch freie Fettsäuren aktiviert wird
  - Steigerung der Ketonkörperbildung aus *Acetyl-CoA* → Übergang in das Plasma, da die Leber Ketonkörper nicht abbauen kann
- VLDL-Anstieg im Plasma durch
  - Steigerung der VLDL-Synthese in der Leber infolge vermehrter Triglycerid- und Cholesterolsynthese
  - verminderten VLDL-Abbau infolge Abnahme der Aktivität der *Lipoproteinlipase* der Gefäße im Insulinmangel (vgl. Abb. 9.5, Kap. 9.2.)

Resultat: erhöhte Plasmaspiegel an freien Fettsäuren, Glycerol, VLDL und Ketonkörpern.

Abgeleitete Symptomatik: Abmagerung; verstärkte Atheroseneigung = *diabetische Makroangiopathie* (☞ Kap. 10.5.2.1.); *metabolische Azidose* (= *Additionsazidose* - ☞ Kap. 13.2.1.1.) → Beitrag zur Ausbildung eines **diabetischen Komas** (s.u.).

3. Proteinstoffwechsel

- gesteigerte Proteolyse in Muskulatur und Leber durch Überwiegen der Insulinantagonisten
- verminderte Proteinsynthese in Muskulatur und Leber durch
  - Verbrauch von Aminosäuren für die Gluconeogenese in der Leber
  - verminderten Aminosäuretransport in die Muskelzellen
- gesteigerte Harnstoffsynthese in der Leber durch den katabolen Proteinstoffwechsel

Abgeleitete Symptomatik: Abmagerung, Adynamie.

Unbehandelt führen die durch schweren Insulinmangel bedingten Stoffwechselstörungen zum **Coma diabeticum** (praktisch nur bei Typ-I-Diabetikern):

Symptome (etwa in zeitlicher Reihenfolge): Durst, Inappetenz, Müdigkeit, Apathie, Erbrechen, motorische Unruhe, Bewußtseinseinschränkung bis Bewußtlosigkeit mit tiefer, frequenter Atmung (KUSSMAUL'sche Atmung - ☞ *Abb. 17.2*, Kap. 17.4.).

Pathogenese:

1. Osmotische Diurese (s.o.) kann zu Flüsigkeitsverlusten bis zu 100 ml/kg Körpermasse führen → *hypertone Dehydratation*, die auch mit Wasserverlust aus dem Intrazellularraum verbunden ist (☞ Kap. 13.1.1.1.) = *Exsikkose*. Führt der extrazelluläre Flüssigkeitsverlust später zur Einschränkung der glomerulären Filtration (extrem bis zur Anurie), kommt es über eine entsprechende Aldosteronausschüttung zu renalen K^+-Verlusten (vgl. Kap. 10.2.3.2.) → *Hypokaliämie*

2. Unter den verstärkt gebildeten Ketonkörpern sind auch nichtflüchtige Säuren (*Acetessigsäure*, β-*Hydroxybuttersäure*) → *metabolische Azidose* (daher die Bezeichnug **ketoazidotisches Koma**) die überwiegend respiratorisch kompensiert wird. Sinkt bei Überforderung der Kompensation der aktuelle *p*H-Wert im Blut, so tauschen sich die (erhöhten) extrazellulären H^+ mit zellulären K^+ aus, und mit absinkendem intrazellulärem *p*H-Wert wird die Na^+/K^+-ATPase gehemmt → verminderter K^+-Einstrom in die Zellen. Aus beiden Prozessen resultiert ein zelluläres K^+-Defizit. Im Extrazellularraum können diese Mechanismen die unter 1. beschriebene Tendenz zur Hypokaliämie ausgleichen → normale oder sogar erhöhte K^+-Konzentration bei Vorliegen eines erheblichen K^+-Mangels (☞ Kap. 13.1.4.1., "Abweichungen:")

Therapeutisch ist auf alle pathogenetischen Mechanismen einzugehen: Insulininfusion (Notwendigkeit der Steuerung der Zufuhr, da mit Verbesserung der Stoffwechsellage die Insulinempfindlichkeit zunimmt), Infusion hypotoner Elektrolytlösungen, evtl. *p*H-Korrektur mit $NaHCO_3$ und K^+-Substitution unter engmaschiger Kontrolle der Serum-K^+-Konzentration.

In seltenen Fällen kann ohne Azidose die Hyperglycämie isoliert zum **hyperosmolar-hyperglycämischen Koma** führen (extreme hypertone Dehydratation bei einer Osmolalität > 350 mosmol/kg und Glucosekonzentration > 33 mmol/l = 595 mg/dl).

Beim **lactazidotischen Koma** ist Milchsäure Hauptursache der metabolischen Azidose. Die zur *Lactazidose* führende Milchsäureakkumulation kann verschiedene Ursachen haben - ☞ Kap. 13.2.1.1. Bei Diabetikern kommen im wesentlichen zwei in Frage: a) *Hypoxie* infolge schwerer Einschränkung der peripheren Blutzirkulation auf der Grundlage der diabetischen Spätkomplikationen (☞ Kap. 10.5.2.), meist unter Einschluß verminderter Herzleistung und b) als Nebenwirkung der Therapie mit *Biguaniden*, orale Antidiabetika (☞ Kap. 10.5.4.), die aus diesem Grunde zunehmend verlassen werden.

Folgen der Proteinglycatierung, wie die Mikroangiopathie (☞ Kap. 10.5.2.2.), werden später relativ unabhängig von den primären Stoffwechselalterationen und haben für Verlauf und Prognose große Bedeutung: a) *diabetische Nephropathie* → Hypertonie, mit entsprechenden Folgen und Rückwirkungen auf die Nieren selbst, b) *diabetische Retinopathie*, c) *diabetische Neuropathie*.

Bei **Schwangerschaften** (meist Typ-I-)**diabetischer Frauen** entstehen folgende Risiken für die Neugeborenen:

- Mikroangiopathie-bedingte Gefahr der Plazentainsuffizienz → Frühgeburt; idiopathisches Atemnotsyndrom (☞ Kap. 2.1.1.); pathologische Hypoglycämie, an deren Entstehung auch der fetale Hyperinsulinismus beteiligt ist (s.u. und Kap. 2.4.)
- Bei schlechter Einstellung erzeugt die mütterliche Hyperglycämie beim Feten reaktiv einen Hyperinsulinismus → gesteigerte Protein- und Lipidsynthese → große und schwere Neugeborene

Unter **Schwangerschaftsdiabetes** ist dagegen das Auftreten einer Glucosetoleranzverminderung oder eines Diabetes durch Gestation zu verstehen: erhöhter Insulinbedarf, gesteigerter Insulinabbau durch die Plazenta und relatives Überwiegen von Insulinantagonisten, vor allem von *plazentarem Lactogen* (= *Chorion-Somatomammotropin*), aber auch Glucocorticoiden.

Die Situation normalisiert sich meist nach Beendigung der Schwangerschaft, muß aber als Hinweis auf eine spätere Manifestierung eines Typ-I- oder Typ-II-Diabetes gewertet werden.

10.5.1.2. Typ II

Die **familiäre Belastung** ist **höher als bei Typ I**. Kinder haben 25-40 % Risiko zu erkranken, wenn ein Elternteil einen Typ-II-Diabetes hat, und Geschwister von Typ-II-Diabetikern erkranken zu 20-40 %. Monozygote Zwillinge haben eine quasi 100 %ige Konkordanz für die Erkrankung. Für Typ IIa ist das familiäre Risiko wahrscheinlich noch höher (keine klaren Zahlen). Wegen der **polygenen** Determinierung sind die Erbgänge undurchsichtig. Lediglich für den sich in der Jugend etablierenden MODY (☞ Kap. 10.5.) ist ein autosomal dominanter Erbgang wahrscheinlich. Hier scheinen Mutationen des Gens für die *Glucokinase* häufig und entscheidend zu sein.

Im Unterschied zu Typ I finden sich **keine Assoziationen mit bestimmten HLA-Typen**.

Manifestation und deren Zeitpunkt werden entscheidend von **Umweltfaktoren** beeinflußt. Davon hängt z.B. ab, wie lange eine verminderte Glucosetoleranz besteht, bis der Diabetes durch Hyperglycämie manifest wird. Bei dem in der Häufigkeit mit Abstand führenden Typ IIb ist beides überwiegend durch Insulinresistenz bedingt. Diese wiederum ist nur ein pathogenetisches Teilelement eines komplexen Krankheitsbildes, des **Metabolischen Syndroms - ☞ Kap. 9.2.4.1.** Die in Kap. 21.1.1. ausgeführten Störungen der *Leptin*-Wirkung und des β_3-Adrenozeptors stehen ebenfalls in enger Verbindung mit Diabetes mellitus Typ II und Metabolischem Syndrom.

Auf Grund des relativen Insulinmangels treffen die bei Typ I besprochenen Veränderungen des Kohlenhydrat- und Proteinstoffwechsels im wesentlichen auch hier zu, werden aber modifizert. Z.B. wird die Hyperglycämie durch die gesteigerten Glucocorticoid- und Catecholaminspiegel erheblich verstärkt. Abweichend vom absoluten Insulinmangel wirkt sich dagegen der Hyperinsulinismus ungehemmt auf die Gefäß-Lipoproteinlipase (Aktivitätssteigerung), die Induktion von Wachstumsfaktoren u.a. aus - ☞ *Abb. 9.7*, Kap. 9.2.4.1.

Etwas überspitzt formuliert, ist der Typ-IIb-Diabetes eine Begleiterscheinung des mit verstärkter Atherosklerose einhergehenden Metabolischen Syndroms, der klinisch mehr oder weniger ins Gewicht fällt. Manifestiert er sich, haben diese "Diabetiker" eine *diabetische Makroangiopathie* (= Atherosklerose, ☞ Kap. 10.5.2.1.) als Hauptkomplikation.

Eine *Mikroangiopathie* (☞ Kap. 10.5.2.2.) kann sich zusätzlich entwickeln, aber weniger ausgeprägt als beim Typ-I-Diabetiker. Die pathogenetisch entscheidende Hyperglykämie entwickelt sich beim Typ II auch erst sehr viel später (*maturity*-onset diabetes) - und trägt außerdem auch zur Atherogenese bei (☞ Kap. 9.2.1.2., "Glycatierung" und 10.5.2.2.).

10.5.2. Spätkomplikationen

Krankheitsverlauf und Schicksal von Diabetikern werden vorwiegend durch Gefäßveränderungen bestimmt. Nach Lokalisation und pathogenetischen Mechanismen lassen sich *diabetische Makro- und Mikroangiopathie* unterscheiden.

10.5.2.1. Makroangiopathie

Sie ist **identisch mit atherosklerotischen Gefäßveränderungen**. Beim Typ-I-Diabetiker treten sie etwa nach dem 40. Lebensjahr in Erscheinung, setzen damit früher als beim Durchschnitt der Nicht-Diabetiker ein, brauchen aber im Hinblick auf den Zeitpunkt der Diabetesmanifestation relativ lange. Anders beim Typ IIb in Verbindung mit dem Metabolischen Syndrom, wo sie sich mit oder vor dem Diabetes entwickeln (☞ Kap. 9.2.4.1. und 10.5.1.2.).

Nimmt man alle Diabetesformen zusammen, so erscheinen atherosklerotische Gefäßveränderungen gegenüber Stoffwechselgesunden um 10-15 Jahre vorverlegt. Die Veränderungen sind histologisch kaum unterschiedlich; auch nicht zwischen Typ I und II, obwohl verschiedene atherogene Parameter differieren, wie z.B. das Muster der Plasmalipoproteine (☞ Kap. 9.2.4.2., "Diabetes mellitus:"). Das verwundert nicht, wenn man die in Kap. 9. hinreichend belegte multifaktorielle Genese der Atherosklerose betrachtet (☞ z.B. nur *Abb. 9.2*), die von der Gefäßwand im Sinne einer *response to injury* (☞ Kap. 9.1.1., "initiierendes Ereignis") nur relativ stereotyp beantwortet werden kann.

Atherosklerotische Komplikationen, wie Gefäßverschlüsse, weisen aber bei Diabetikern eine bevorzugt periphere Lokalisation auf. Mögliche Ursachen:

- Die mit Diabetes häufig assoziierte Hyperfibrinogenämie (☞ Kap. 9.4.6.) führt zur Viskositätszunahme des Blutes, die sich in den Arterien mit kleinerem Lumen stärker auswirkt

- Die ebenfalls mit Diabetes verknüpfte Thrombozytenhyperreaktivität und das veränderte TxA$_2$/PGI$_2$-Verhältnis (☞ Kap. 9.1.4.) kommen um so stärker zum Tragen, je kleiner die Relation zwischen Blutvolumen und Oberfläche der Gefäßwand ist
- Konsequenz der durch Hyperglycämie vermittelten Veränderungen der extrazellulären Matrix der Gefäßwand (☞ nachf. Kap.) ist u.a. eine verminderte Fähigkeit zur Vasodilatation, z.B. auf EDRF (☞ *Abb.8.5*, Kap. 8.4.), die sich ebenfalls in kleineren Gefäßen stärker auswirkt
- Die begleitende Mikroangiopathie verstärkt die atherosklerotisch bedingte periphere Durchblutungsstörung

10.5.2.2. Mikroangiopathie u.a. Spätschäden durch gleiche Mechanismen

Histologisch ist die *diabetische Mikroangiopathie* charakterisiert durch Verdickung der Basalmembran und der Intima in Kapillaren bzw. Arteriolen (*Arteriolosklerose*). Auch Venolen erfahren Veränderungen, die hier zur Dilatation führen.

Spezifische Veränderungen auf gleicher Basis sind die *noduläre Glomerulosklerose* in Nierenglomerula und *Mikroaneurysmen* im Bereich der Retinagefäße.

Die daraus resultierenden Durchblutungsstörungen betreffen alle Gewebe.

Die zugrundeliegenden Mechanismen verändern nicht nur die kleinen Gefäße, sondern tragen auch zur Makroangiopathie (=Atherosklerose) bei oder bewirken Veränderungen anderer Strukturen, die insgesamt an der Ausbildung der diabetischen Spätkomplikationen beteiligt sind. Die **Hyperglycämie ist** Ausgangspunkt und **entscheidender pathogenetischer Faktor für diese Mechanismen**.

1. Glycatierung → AGE (*advanced glycation end-products*)

Für die **nicht-enzymatische Reaktion von Zuckern**, wie Glucose, **mit** Aminogruppen von **Proteinen**, überwiegend der ε-Aminogruppe von Lysinresten, werden die Begriffe *Glycatierung*, *Glycosilierung* oder *Glykierung* synonym gebraucht. Weitere Reaktionen führen zu den *AGE*, die irreversibel mit den Proteinen verbunden bleiben und zu Funktionseinschränkungen führen (analog zu radikalvermittelten Schäden - vgl. Kap. 4.1.3.2.).

Mechanismen - ☞ *Abb. 10.10*.

Jede temporäre Hyperglycämie führt zur verstärkten Bildung von Ketoaminen und AGE, die auf Grund der Irreversibilität ihrer Entstehung verbleiben und in der nächsten hyperglycämischen Phase weiter akkumulieren, entsprechend der Halbwertszeit des Proteins. **Ketoamine und AGE** in Proteinen mit langsamem Umsatz sind daher

- das **Langzeitgedächtnis** für Dauer und Höhe hyperglycämischer Phasen, was labordiagnostisch genutzt wird - ☞ Kap. 10.5.3.
- die **Langzeitfolgen** der Hyperglycämie, da vom Ketoamin an der Prozess der AGE-Bildung fortschreitet, unabhängig davon, wie die aktuelle Stoffwechsellage gerade ist

Tierexperimentelle Untersuchungen vermitteln einen Eindruck der Zeitabläufe: Hunde mit einer hyperglycämischen Periode von 2 Jahren, entwickelten in der sich anschließenden normoglycämischen Phase nach 2,5 Jahren schwere *Retinopathien*

AGE-Bildung an extrazellulär lokalisierten Proteinen kommt durch *Glucose* zustande, da nur diese dort ansteigt. Intrazellulär kommen auch andere Zucker in Frage, wie *Fructose* oder *Glyceraldehyd-3-P*, die in Zellen mit insulinunabhängiger Glucosepenetration akkumulieren können (s.u.) und im Vergleich zu Glucose mit 7facher bzw. 200facher Rate Proteine glycatieren, da sie zu geringerem Anteil bzw. gar nicht in der nicht reaktionsfähigen Ringform vorliegen.

- Veränderungen der **extrazellulären Matrix Strukturveränderungen** von *Typ IV-Collagen*, *Laminin* und *Vitronectin* behindern deren Interaktion untereinander, die Bindung von Proteoglycanen an Vitronectin, die Adhäsion von Endothelzellen an Typ-IV-Collagen und das Laminin-geförderte Wachstum von Neuriten. Die Verdickung der Basalmembran oder Intima von Gefäßen kommt durch verminderten Abbau (Hemmung von Proteinasen) und Synthesesteigerung zustande. Letztere wird u.a. stimuliert durch AGE-vermittelte Ablagerung plasmatischer Komponenten, vor allem *LDL* (☞ Kap. 9.2.1.2., "Glycatierung") und *Immunglobuline*

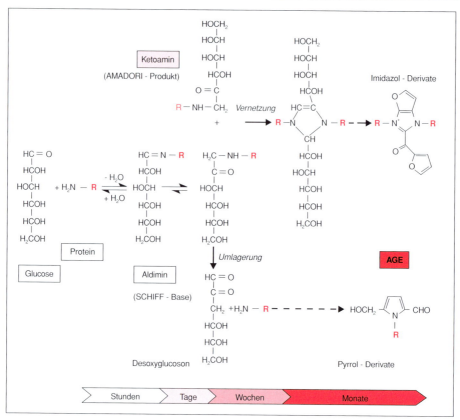

Abb. 10.10: Ablauf der Reaktion von Glucose mit Aminogruppen von Proteinen (= H_2N-R).
In einer Gleichgewichtsreaktion entstehen zunächst *Aldimine*, die langsam (und kaum reversibel) nach der von AMADORI beschriebenen Reaktion in stabilere *Ketoamine* übergehen. Diese Verbindungen dienen z.B. der labordiagnostischen Erfassung der Hyperglycämielage (☞ Kap. 10.5.3.). Aus ihnen entstehen durch Vernetzungen oder Umlagerungen und anschließende Dehydrierungen in einem über Wochen oder Monate andauernden irreversiblen Prozeß die *AGE*, von denen die beiden wichtigsten Typen aufgeführt sind. Histologisch lassen sie sich durch ihre Fluoreszenz oder bräunliche Gewebeverfärbung nachweisen.

- Beeinflussung von **Blut- und Gefäßwandzellen**
  - **Monozyten/Makrophagen** haben spezifische Rezeptoren für AGE-modifizierte Proteine. Binden diese, so produzieren die Zellen vermehrt *IGF-1*, *IL-1* und *TNF-α in Konzentrationen, die z.B. in Nierenglomerula die Typ-IV-Collagensynthese und die Proliferation von Bindegewebs-, Endothel- und glatten Muskelzellen steigern*
  - Rezeptoren für AGE-modifizierte Proteine sind auch auf **Endothelzellen** nachgewiesen, besonders nach deren Aktivierung. Die Interaktion führt a) zur Expression von *tissue factor* → Verminderung der Thromboresistenz (vgl. Kap. 8.4.1.1.) → lokale Thrombosierung, b) zur Produktion von *Endothelin-1* → Vasokonstriktion und c) zur Bildung hochreaktiver O_2-Spezies → oxidative LDL-Modifikation (☞ Kap. 9.2.1.2. "oxidativ")

- **DNA-Veränderungen**
Endothelzellen sind ständig den erhöhten Spiegeln an Glucose ausgesetzt und übernehmen diese insulinunabhängig. Anstieg zellulärer Metabolite, besonders von Glc-6-P, führt zur AGE-Bildung an Kernproteinen (Histone) und NH_2-Gruppen-haltigen Basen, die im Sinne einer chemischen Desaminierung verändert werden (☞ Kap. 1.1.2.1.). Unter dem Einfluß von Glucose sind in Endothelzellen vor allem DNA-Strangbrüche nachgewiesen worden

Aus der (unvollständigen) Aufzählung AGE-vermittelter Veränderungen geht die **Gefäßwand als wichtigste Zielstruktur** klar hervor, und die Veränderung kleiner Gefäßen führt über Mikroperfusionsstörungen zu entsprechenden Symptomen → *diabetische Nephro-*, *Retino-* und *Neuropathie* (s.u.). Sie fördern, zusammen mit den so modifizierten LDL, mit Sicherheit aber auch die Progredienz der mit Atherosklerose identischen *diabetischen Makroangiopathie*, an der jedoch noch weit mehr pathogenetische Faktoren beteiligt sind.

2. Polyol-Stoffwechsel

In Zellen mit insulinunabhängigem Glucosetransport akkumuliert diese bei Hyperglycämie. Werden die entsprechenden Enzyme exprimiert, kann die Glucose in sonst kaum genutzte Stoffwechselwege einmünden: Bildung von *Sorbitol* (durch *Aldose-Reductase*) und anschließend *Fructose* (durch *Polyol-Dehydrogenase*). Diese Wege werden z.B. in Endothel-, Nervenzellen, Perizyten und Augenlinsen beschritten. In letzteren trägt der akkumulierende Sorbitol (Membranimpermeabilität) über entsprechenden Wassereinstrom zur Schwellung und damit zur Kataraktbildung bei (vgl. *Galactidol* bei Galactosämie, *Abb. 1.31*, Kap. 1.4.5.). Der bei diabetischer Retinopathie beobachtete Perizytenschwund wird ebenfalls auf eine toxische Schädigung durch Sorbitol zurückgeführt. In Glomerula und Nervenzellen hemmt Sorbitol kompetitiv die Synthese von *Myo-Inositol* → Hemmung des Phosphoinositol-Metabolismus und damit der Na^+/K^+-ATPase.

Die durch die unter 1. und 2. aufgeführten Prozesse erzeugten, wichtigsten **typischen Komplikationen** im Telgrammstil. Alle Prädilektionsstellen zeichnen sich durch **freie Permeabilität für Glucose** aus.

Nephropathie

Initiale Nierenhypertrophie; verdickte Basalmembran der Glomerula; Zunahme des mesangialen Gewebes; Atherosklerose größerer Gefäße; später Ausfälle von Glomerula mit kompensatorischer Hypertrophie der verbleibenden = *noduläre Glomerulosklerose* (KIMMEL-STIEL-WILSON); im Endstadium atrophische Nieren mit diffuser Glomerulosklerose.

Diabetesspezifische Komplikation mit der höchsten Mortalität. Auftreten bei ca. 40 % der Typ I- und bei ca. 20 % der Typ-II-Diabetiker. Labordiagnostisches Frühzeichen = *Mikroalbuminurie* (30-300 mg Albumin im 24-Stunden-Harn), die innerhalb der nächsten 5-10 Jahre in *Proteinurie* übergehen kann (> 500 mg Protein/l Harn, oder >> 300 mg Albumin im 24-Stunden-Harn). In dieser Zeit kann eine (renale) *Hypertonie* entstehen. In weiteren 5-10 Jahren Entwicklung eines *nephrotischen Syndroms*. Tod durch Nierenversagen möglich, aber weit häufiger durch andere Atherosklerosefolgen, speziell die ischämische Herzkrankheit, für die Diabetiker mit Nephropathie ein 30-40fach höheres Risiko haben als diejenigen ohne Nierenschäden. Alle renalen Beziehungen zur Atherosklerose sind zusammengefaßt in Kap. 14.3.2., "Atherosklerose".

Retinopathie

Nicht-proliferativ - erhöhte Permeabilität der Kapillaren → (sog. harte) Exsudate, Maculaödem; *Mikroaneurysmen* → Hämorrhagien - Visusverschlechterung aber nicht -verlust. **Proliferativ** - Gefäßverschlüsse → Ischämie → Infarkte; Hypoxie stimuliert Neovaskularisierung (vgl. Kap. 2.1.2.) über die Retina hinaus mit Einsprossung in den Glaskörper → Hämorrhagien; Ausbildung von Bindegewebe, das retrahieren kann → Netzhautablösung - Visusverlust möglich.

Entwicklung über lange Zeiträume, jedoch kommen 10 oder 20 Jahe nach Diagnosestellung bei ca. 50 bzw. 90 % der Patienten Retinaveränderungen vor → häufiger bei Typ I als bei Typ II. Häufigster Grund für Erblindungen nach dem 20. Lebensjahr in Industrieländern.

Neuropathie (vgl. Kap. 20.3. und 20.4.1.)

Nach ca. 20jährigem Verlauf bei etwa 50 % der Patienten. Mikroangiopathie der *Vasa nervorum*, AGE-Bildung an Myelin und Hemmung der Na^+/K^+-ATPase (s.o.) sind die wichtigsten Mechanismen, die zu Degeneration von Axonen, Demyelinisierungen bzw. verminderter Nervenleitgeschwindigkeit (überwiegend) sensorischer Nerven führen.

Am häufigsten ist die *distale symmetrische Neuropathie*, mit *Paraesthesien*, später *Hypaesthesien* und brennenden Schmerzen. Bei Einbeziehung des autonomen Nervensystems meist Impotenz, gastrointestinale Erscheinungen (Motilitätsstörungen und Bildungsstörungen gastrointestinaler Hormone) oder Fehlfunktionen der vegetativen Herzsteuerung. Bei langem Verlauf wird auch die motorische Innervierung der Beine einbezogen. Das Vollbild der Erkrankung wird daher als *distale symmetrische senso-motorisch-vegetative diabetische Neuropathie* bezeichnet. Auch asymmetrische Manifestationen mit Hirnnervenausfällen, Radikulopathien oder unilateralem Befall des Lumbosakralplexus sind möglich.

Der sog. **Diabetische Fuß** ist die **Folge aller diabetischen Spätkomplikationen:** Neuropathie → mangelnde sensorische Kontrolle; Mikroangiopathie → Zirkulationsstörung, verzögerte Wundheilung, verminderte Infektresistenz; atherosklerotisch bedingte Gefäßverschlüsse mit bevorzugtem Befall peripherer Arterien.

Folge (etwa in zeitlicher Reihenfolge und steigender Schwere): Osteolyse mit Knochendeformitäten (Mittelfußknochen), Hyperkeratosen, Ulzerationen, Gangrän.

10.5.3. Labordiagnostik

Zur Erkennung einer diabetischen Stoffwechsellage und ihrer Überwachung eignen sich folgende Parameter:

- **Glucose**nachweis **im Urin** mit Teststreifen, die eine geringe physiologische Glucoseausscheidung nicht mit erfassen
- **Glucose**konzentration **im Blut**, nüchtern, postprandial oder im Zusammenhang mit einem oralen Glucosetoleranztest (☞ Kap. 10.5., "verminderte Glucosetoleranz")
- rückwirkende Beurteilung der Glykämie über **glycatierte Proteine:**
  - glycatierte Plasmaproteine, von denen Albumin und Immunglobuline den Hauptanteil stellen, mit einer Halbwertszeit von ca. 20 Tagen → Beurteilung der letzten 3 Wochen. Bestimmt wird das Ketoamin (☞ *Abb. 10.10*, voranst. Kap.), das zwar aus Glucose entsteht (*Aldose*), strukturell aber der Fructose entspricht (*Ketose*), weshalb die Bestimmung als *Fructosamintest* bezeichnet wird
  - Durch intraerythrozytäre Zucker glycatiertes Hämoglobin wird als HbA_1-Fraktion bezeichnet. Der auf Glucose entfallende Anteil ist das HbA_{1c}. Entsprechend der durchschnittlichen Lebensdauer von Erythrozyten ist dieser Zeitraum beurteilbar

Als zusätzliche Parameter kommen in Frage:

- *C-Peptid*, das aus Proinsulin bei der Sekretion abgespalten wird, im Blut eine längere Halbwertszeit als Insulin und keine immunologische Kreuzreaktivität mit diesem hat → Beurteilung der Insulinsekretion, auch unter Insulintherapie
- *Insulin-bindende Antikörper*, als mögliche Folge der Insulintherapie
- *Ketonkörper* in Blut oder Urin und evtl. *Lactat* im Blut zur Beurteilung prä- oder komatöser Zustände
- *Plasmalipoproteine* zur Einschätzung des Atheroskleroserisikos - ☞ Kap. 9.2.5.
- Antikörper gegen Inselzellantigene zur Früherfassung des Typ-I-Diabetes (vgl. Kap. 1.2.1., "Diabetes mellitus Typ I), z. B. in belasteten Familien

- Antikörper gegen *zytoplasmatische Inselzellantigene*
- Antikörper gegen eine in B-Zellen stark exprimierte Isoform der *Glutamatdecarboxylase* (65 kDa)

10.5.4. Therapeutische Prinzipien

- **Basistherapie = Diät**
  Bei Typ IIb ist Hauptziel die Normalisierung des Körpergewichts (☞ Kap. 21.1.3.), womit eine Hauptbedingung des Metabolischen Syndroms beseitigt wird (☞ Kap. 9.2.4.1.). Danach - und bei Typ I und Typ IIa - zielt die Diät auf Erhaltung oder Einstellung einer ausgeglichenen Stoffwechsellage ab: Körpergewichts-adäquate Berechnung der Energie- und Kohlenhydratzufuhr, wenig Mono- und Disaccharide, fettarm (antiketogen), eiweißreich (nicht bei Nephropathie, s.u.), viele kleine Malzeiten

- Als Unterstützung der diätetischen Einstellung wirkt die Einnahme von **Acarbose** zusammen mit den Hauptmahlzeiten.
  Schwer resorbierbares *Pseudotetrasaccharid* mit kompetitiver Hemmwirkung auf die α-*Glucosidase* des intestinalen Bürstensaums → verminderte und verzögerte Glucoseresorption → Suppression des postprandialen Glucose- und Insulinanstiegs im Blut. Abgesehen von der ausgeglichenen Stoffwechsellage wird so ein Spareffekt auf die eigene Insulinproduktion oder die therapeutisch notwendige Dosis an oralen Antidiabetika oder an Insulin erreicht

- **Stimulationstherapie = orale Antidiabetika**
  bei Typ-II-Diabetikern, wenn die diätetische Beeinflussung unzureichend ist. *Sulfonylharnstoffe* wirken hauptsächlich über eine Förderung der endogenen Isulinsekretion (Rezeptor-vermittelte Hemmung eines ATP-abhängigen K^+-Kanals → Depolarisation → Ca^{2+}-Einstrom → Insulinfreisetzung) - günstig bei Typ IIa, während bei Typ IIb der Hyperinsulinismus noch verstärkt wird. *Biguanide* hemmen die enterale Glucoseresorption, vermindern die hepatische Gluconeogenese und fördern den Glucosetransport in die Muskulatur, haben aber Nebenwirkungen auf den Gastrointestinaltrakt und können zur Lactatazidose führen (☞ Kap. 13.2.1.1., "Additionsazidosen:")

- **Substitutionstherapie = Insulin**
  unumgänglich bei Typ I; bei Typ II nach Sekundärversagen der Stimulationstherapie. Das Opti-

mum ist eine individuelle und stoffwechselgerechte Kombinationstherapie mit kurzwirkendem und Depot-Insulin (hochgereinigt tierisch, halbsynthetisch oder gentechnologisch human). Erfolgsentscheidend ist die Qualität der **Selbstkontrolle** durch den Patienten (Papierstreifentest für Blut und Harn).

Der Einsatz von Mikroprozessor-gesteuerten Geräten, die kontinuierlich die Blutglucosekonzentration erfassen und selbsttätig entsprechende Insulinmengen injizieren, ist bei schwer einstellbaren Patienten mit starker Neuropathie indiziert.

Optimal ist eine erfolgreiche Pankreastransplantation. Risiken und Aufwand dieses Eingriffs werden durch heterotope Inselzelltransplantation (in Leber oder Milz) wesentlich vermindert, weshalb diese Therapieform in starker Entwicklung ist

- **Coma diabeticum** - ☞ Kap. 10.5.1.1., "Coma diabeticum"
- Bei der Behandlung der **Mikroangiopathie** hat sich zusätzlich zur (entscheidenden!) Normalisierung der diabetischen Stoffwechsellage die Gabe von *Calciumdihydroxy-2,5-phenylsulfonat* bewährt, das die Kapillarpermeabilität und -fragilität vermindert und durch Steigerung der Erythrozytenverformbarkeit die Mikroperfusion verbessert.
  Durch Hemmstoffe der Aldose-Reductase (*Sorbinil*) kann der Sorbit-vermittelte Anteil zellulärer Schädigung (☞ Kap. 10.5.2.2., "2. Polyol-Stoffwechsel") etwas gebremst werden.
  Fortgang und Folgen der Nephropathie können durch Verminderung der Proteinzufuhr (0,7-0,8 g/kg Körpermasse x Tag) günstig beeinflußt werden.
  Aminoguanidin wirkt dagegen der AGE-Bildung **direkt** entgegen, vorzugsweise indem es mit Desoxyglucosonen (☞ *Abb. 10.10*, Kap. 10.5.2.2.) reagiert. Tierexperimentell wurde so die Ausbildung aller Pendants der menschlichen Nephro-, Retino- und Neuropathie erfolgreich unterdrückt - in klinischer Erprobung

10.6. Endokrin bedingte Mineralisationsstörungen

Es sind im wesentlichen **Störungen der Calcium- und Phosphat-Homöostase**, die eng miteinander verbunden sind.

Abb. 10.11 zeigt eine Übersicht zum **Vorkommen** von Calcium und Orthophosphat im Organismus.

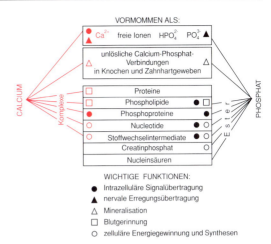

Abb. 10.11: Auflistung der wichtigsten Verbindungsklassen, in denen Calcium und Orthophosphat vorkommen, wobei überwiegend gemeinsames Vorhandensein und funktionelle Verknüpfung hervorgehoben sind.

- 99 % des Calciums und 80 % des Phosphats sind gemeinsam in den Körperhartsubstanzen gebunden
- Die Konzentrationen der freien Ionen im Extrazellularraum liegen für $[Ca^{2+}] \times [HPO_4^{2-}]$ unter und für $[Ca^{2+}]^3 \times [PO_4^{3-}]^2$ über der Grenze des Ionenprodukts. Änderungen einer Ionenspezies führen daher über Zu- oder Abnahme von unlöslichem $Ca_3(PO_4)_2$ auch zu Konzentrationsveränderungen der beiden anderen Spezies. Großen Einfluß darauf haben pH, andere Anionen (HCO_3^-) und Verbindungen, die die Präzipitation unlöslicher Salze verhindern

Regelgröße für die Aufrechterhaltung der Calcium/Phosphat-Homöostase **ist die freie Ca^{2+}-Konzentration im Plasma**, die hauptsächlich durch die Wirkungen von *Parathormon* (*PTH*, *Parathyrin*), *Calcitonin* und *Vitamin D* (*1,25-Dihydroxycholecalciferol*, Hormoncharakter, daher in diesem Zusammenhang besser als *D-Hormon* zu bezeichnen) eingestellt wird. Die Wirkungsübersicht in *Abb. 10.12* dient als Grundlage für das Verständnis der nachfolgend behandelten Störungen.

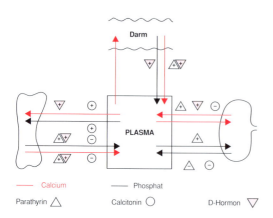

Abb. 10.12: Stark vereinfachte Übersicht über die Wirkungen der 3 wichtigsten Hormone auf den Austausch von Calcium und Phosphat zwischen Plasma, Knochen, Darm und Nieren (tubuläres Sytem). Zusammengerückte Symbole verweisen auf die Notwendigkeit der simultanen Wirkung der entsprechenden Hormone.

Einige Zahlen zu den in *Abb. 10.12* dargestellten Austauschraten für **Calcium** - täglicher Austausch für den normalen Erwachsenen mit ausgeglichener Bilanz:

- Darm: Bei optimaler Zufuhr von 1.000 mg Calcium/Tag (☞ nachf. Kap.) werden 300 mg resorbiert. 100 mg werden mit Verdauungssekreten abgegeben = 200 mg Nettoaufnahme
- Knochen und Zähne: Bei ausgeglichenem Umsatz werden je 500 mg herausgelöst und eingebaut
- Nieren: Filtration von 10.000 mg und Rückresorption von 9.800 mg → enorme regulatorische Kapazität und hormonelle Beeinflußbarkeit

10.6.1. Mangel- oder Fehlernährung

Sie macht sich vor allem in der Calciumbilanz bemerkbar.

- Die für den Erwachsenen empfohlene tägliche Zufuhr von 800-1.000 mg Calcium (im Alter höher, z.B. 1.500 mg für Frauen nach der Menopause) wird bei üblicher Ernährung meist nicht erreicht und liegt bei < 700 mg
- *Phytinsäure* (Getreide) und *Oxalsäure* (Kakao, Rhabarber, Spinat) bilden unlösliche Komplexe mit Calcium → verminderte Resorption
- *Lactose* fördert Vitamin-D-unabhängig die Calciumresorption → Bedeutung von Milch und -produkten, insbesondere für Knochen- und Zahnentwicklung im Säuglings- und Kindesalter. Der Fördereffekt entfällt bei Sauermilchprodukten mit abgebauter Lactose und Menschen mit selektiver Malabsorption für Lactose (☞ Kap. 19.3.2., "Lactoseintoleranz:)

10.6.2. Störungen der Parathormonbildung

10.6.2.1. Primärer Hyperparathyreoidismus

Adenome, diffuse Hyperplasie oder (selten) Karzinome der Nebenschilddrüsen (= Epithelkörperchen) führen zur **ungesteuerter Überproduktion von PTH**. Unter diesen Ursachen dominieren Adenome mit ca. 85 %.

Bei Adenomen ist die Autonomie der PTH-Produktion jedoch nur begrenzt: Es besteht ein Membrandefekt für den Ca^{2+}-Eintransport → ein höherer Ca^{2+}-Spiegel im Plasma (= Sollwert) ist für die Hemmung der PTH-Ausschüttung notwendig.

Auf das Symptom *Hyperkalzämie* bezogen, ist häufigste Ursache aber die Bildung von PTHrP im Rahmen paraneoplastischer Endokrinopathien - ☞ Kap. 3.4.2.

Vermehrte **Mobilisierung von Calcium und Phosphat aus dem Skelett** und vermehrte Phosphatausscheidung durch die Nieren führen zu *Hyperkalzämie* und *Hypophosphatämie* (vgl. *Abb. 10.12*). Phosphat ↑ und (begleitender) Ca^{2+} ↑ in den Nieren führen zur Ablagerung von Calciumphosphat im Nierengewebe (*Nephrokalzinose*) und von Calciumphosphat und -oxalat in den ableitenden Harnwegen (*Nephrolithiasis* - ☞ Kap. 14.6., "primärer Hyperparathyreoidismus"). Auch in anderen Organen finden sich Ablagerungen (Augen, Gelenke, Herz, Lunge, Muskulatur, Trommelfell u.a.). Ca^{2+} ↑ im Plasma → Veränderungen der neuromuskulären Erregbarkeit: Muskelschwäche, Benommenheit bis hyperkalzämisches Koma. Regellose Demineralisation und Abbau der organischen Matrix des Knochens führen zu Osteoporose, Zystenbildung, Skelettdeformierungen und Frakturen (extrem als *Ostitis fibrosa generalisata cystica* = Morbus RECKLINGHAUSEN); bei Kindern zusätzlich Knochen- und Zahnhypoplasie.

Labordiagnostisch sind folgende Veränderungen im Plasma typisch: PTH ↑ bei Adenom und Hyperplasie und ↓, wenn PTHrP die Ursache ist; Calcium ↑, Phosphat ↓, alkalische Phosphatase ↑.

Therapeutisch Operation, unterstützt durch Calcitonin (antagonistische Wirkung am Knochen) oder Bisphosphonate (☞ Kap. 3.4.2., "Hyperkalzämie"). Bei hyperkalzämischem Koma kann zusätzlich eine extrakorporale Dialyse gegen calciumarmes Dialysat durchgeführt werden; durch Infusion wird (das immer verminderte) extrazelluläre Volumen aufgefüllt.

10.6.2.2. Sekundärer Hyperparathyreoidismus

Kompensatorisch vermehrte PTH-Ausschüttung auf Grund eines verminderten extrazellulären Calciumspiegels. Ursachen: Mangelnde Zufuhr oder Resorption (Vitamin-D-Mangel) oder chronische Nierenerkrankungen (*renale Osteodystrophie*). Letztere wirken über zwei Mechanismen - a) verminderte Phosphatausscheidung → Anstieg im Plasma → Überschreiten des Löslichkeitsprodukts (☞ Kap. 10.6.) → Präzipitation und Calcium ↓ und b) D-Hormon-Mangel (Nieren sind Hauptorte für den letzten Schritt der Synthese von 1,25-Dihydroxycholecalciferol). Alle an der Pathogenese des renal bedingten Hyperparathyreoidismus beteiligten Faktoren zeigt *Abb. 14.2*, Kap. 14.3.1.2., und dort im nachfolgenden Text sind die Erscheinungsformen der renalen Osteodystrophie näher betrachtet.

Die Symptome entsprechen denen der primären Form, nur fehlen die auf Hyperkalzämie zurückführbaren. Es findet sich bei der renalen Form auch eine stärkere Ausprägung von Calciumphosphatablagerungen in Geweben (*extraossäre "Verkalkungen"*).

Labordiagnostisch ist im Unterschied zur primären Form im Plasma PTH ↑, bei verminderter oder (infolge Kompensation) normaler Calciumkonzentration. Phosphat ↑ nur bei renaler Ursache. Alkalische Phosphatase meist ↑.

Neben der Behandlung der Grundkrankheit gutes Ansprechen auf Vitamin-D-Therapie.

10.6.2.3. Hypoparathyreoidismus

Meist Folge einer Entfernung oder Schädigung der Epithelkörperchen bei Schilddrüsenoperationen, selten angeborene Hypoplasie.

Ca^{2+} ↓ im Plasma → gesteigerte neuromuskuläre Erregbarkeit bis Tetanie - ☞ Kap. 10.6.5. Phosphat ↑ im Plasma kann bei Überschreiten des Löslichkeitsprodukts zur Präzipitation von Calciumphosphat führen → extraossäre "Verkalkungen", die auch die Basalganglien betreffen können. Da PTH die renale D-Hormonsynthese fördert, ist durch den Mangel auch verminderte Knochenmineralisierung möglich (*Osteomalazie*, vgl. nachf. Kap.). Im Kindesalter immer Wachstumsverzögerung, dentale Hypoplasie und geistige Retardierung.

Labordiagnostisch im Plasma PTH ↓, Calcium ↓, Phosphat ↑.

Therapeutisch PTH-Substitution sowie Calcium- und Vitamin-D-Gabe.

Beim **Pseudohypoparathyreoidismus** liegen meist genetische Defekte der den PTH-Rezeptoren angeschlossenen second messenger-Systeme auf den Zielzellen vor: Bei *Typ I* erfolgt eine ungenügende Aktivierung der Adenylatcyclase (bei *Typ Ia* für viele Hormone und bei *Typen Ib* und *Ic* nur für PTH) und bei *Typ II* ist die Übermittlung des cAMP-ausgelösten Signals in renalen und ossären Zielzellen gestört.

Die Symptome entsprechen denen bei echter Unterfunktion (mit weiteren Störungen bei Typ Ia). Im Gegensatz zur echten Unterfunktion ist labordiagnostisch jedoch PTH ↑. Eine Differenzierung zwischen Typ I und II erlaubt die Messung von Phosphat und cAMP im Harn nach Applikation von PTH (= *Parathormontest*): ausbleibender Anstieg beider Parameter bei Typ I, nur von Phosphat bei Typ II.

10.6.3. Störungen im Vitamin-D-Metabolismus

10.6.3.1. D-Hormon-Mangel

Ursachen sind ungenügende Zufuhr oder Resorption von Vitamin D, mangelnde UV-Lichtexposition der Haut oder chronische Leber- und Nierenerkrankungen.

Syntheseweg (der über 3 Organe verläuft) - Haut (bei UV-Exposition): *7-Dehydrocholesterol → Cholecalciferol (= D_3)*, Leber: *→ 25-Hydroxycholecalciferol (= 25-OH-D_3)*, Nieren: *→ 1,25-Dihydroxycholecalciferol (= 1,25-$(OH)_2$-D_3)*.

Verminderte Calciumresorption im Darm → Calcium ↓ im Plasma → kompensatorische Zunahme der Parathormonausschüttung (= sekundärer Hyperparathyreoidismus, ☞ Kap. 10.6.2.2.). Labordiagnostisch findet sich daher im Plasma der Phosphatspiegel stark, der des Calciums aber nur gering vermindert oder auch normal.

Verminderte Mineralisation und gesteigerte Demineralisation bei etwa normaler Bildung der organischen Knochenmatrix führt zu

- *Rachitis*, bei Auftreten im Säuglings- oder Kindesalter, mit den typischen Symptomen der Knochenerweichung (Skoliose, Trichterbrust, Säbelbeine, Quadratschädel)
- *Osteomalazie*, bei postpubertärem Auftreten, mit Verbiegungen im Bereich der unteren Extremitäten, Fischwirbelbildung u.a.

Begleitend können *Myopathien* vorkommen, da D-Hormon über entsprechende Rezeptoren auch für Wachstum und Funktionserhaltung der quergestreiften Muskulatur notwendig ist.

Labordiagnostisch ist außer den o.g. Parameterveränderungen auch die Aktivität der alkalischen Phosphatase im Plasma erhöht, weil die mangelnde Mineralbildung mit Osteoblastenproliferation einhergeht.

Prophylaktisch und therapeutisch Gabe von D_3. Auf ausreichende Zufuhr von resorbierbarem Calcium ist zu achten (Gefahr der *Tetanie*, ☞ Kap. 10.6.5.).

Selten sind angeborene Formen der Rachitis: *Typ I* infolge (autosomal rezessiv vererbtem) Defekt der 1α-*Hydroxylase* → keine Umwandlung von 25-OH-D_3 zu $1,25$-$(OH)_2$-D_3 (labordiagnostisch ist letzteres im Plasma nicht nachweisbar); *Typ II* infolge Rezeptordefekt für $1,25$-$(OH)_2$-D_3 (im Plasma über die Norm erhöht).

10.6.3.2. Vitamin-D-Hypervitaminose

Meist iatrogen durch Überdosierung.

Verstärkte Calciumresorption im Darm sowie Knochendemineralisierung → Hyperkalzämie → Calciumphosphatablagerungen in den Gefäßen, besonders in den Nieren. Veränderungen der neuromuskulären Erregbarkeit wie beim primären Hyperparathyreoidismus (☞ Kap. 10.6.2.1.).

10.6.4. Störungen der Calcitoninbildung

Eine **Überproduktion** kann bei *C-Zell-Karzinom* der Schilddrüse vorkommen (☞ Kap. 19.7.1., "MEN-2"). Hypokalzämie als Folge ist jedoch selten: kompensatorischer Anstieg der PTH-Bildung.

Eine verminderte Produktion ist als eigenständige Erkrankung nicht bekannt. Mitentfernung der C-Zellen bei totaler Strumektomie wird wahrscheinlich durch Mehrproduktion in Epithelkörperchen und Thymus kompensiert.

Therapeutisch eingesetzt wirkt Calcitonin durch seine hemmende Wirkung auf Osteoklasten unterstützend bei Hyperkalzämien verschiedener Genese, *idiopathischer Osteoporose*, *Morbus PAGET* und *SUDECK-Syndrom* (alle ☞ Kap. 10.6.6.). Bei letzterem ist eine ZNS-vermittelte analgetische Wirkung des Hormons zusätzlich von Vorteil.

10.6.5. Tetanisches Syndrom

Entsprechend der extrazellulären Elektrolytformel nach SZENT-GYÖRGYI für die neuromuskuläre Erregbarkeit kommt es bei **Anstieg des Quotienten**

$$[K^+] \cdot [HCO_3^-] \cdot [HPO_4^{2-}] / [Ca^{2+}] \cdot [Mg^{2+}] \cdot [H^+]$$

zur *Tetanie* (bei Kindern zur *Spasmophilie*): tonische Kontraktionen bis Spasmen der quergestreiften Muskulatur (*Karpopedalspasmen*), Parästhesien, Spasmen der glatten Muskulatur.

Extrazellulärer Anstieg des Quotienten erhöht die Permeabilität von Na^+- und K^+-Kanälen → Senkung des Ruhemembranpotentials und gesteigerter Na^+-Einstrom. Spontanerregungen und (typische) Gruppenentladungen erfolgen zuerst an Muskelgruppen mit häufiger Aktivität.

Ursächlich sind meist **komplexe Ionenverschiebungen** im Extrazellulärraum beteiligt, die bezüglich des Ca^{2+}-Spiegels 2 Kategorien angehören können.

1. Tetanien infolge verringerter Ca^{2+}-Konzentration im Plasma

- Heilungsphase der Rachitis: Aus verabreichtem D_3 oder durch UV-Exposition (Frühjahr) entstandenes $1,25$-$(OH)_2$-D_3 hat stärkere Wirkung auf den Einbau von Calcium in den Knochen als auf die Resorption im Darm, besonders bei Man-

10.6. Endokrin bedingte Mineralisationsstörungen

gel an resorptionsfähigem Calcium in der Nahrung (☞ Kap. 10.6.1.)

- mangelnde Zufuhr oder Resorption von Calcium - ☞ Kap. 10.6.1.
- Hypoparathyreoidismus oder Pseudohypoparathyreoidismus - ☞ Kap. 10.6.2.3.
- Calcitoninüberproduktion - ☞ Kap. 10.6.4.
- Senkung des Ca^{2+}-Spiegels infolge Hyperphosphatämie (Überschreitung des Löslichkeitsprodukts), z.B. bei Leukämien oder Niereninsuffizienz. Komplexe Störung, da auch $[HPO_4^{2-}]$ ↑ zur Steigerung des Quotienten beiträgt
- Bildung schwer löslicher Calciumkomplexe infolge Citratblutinfusion, Sulfatgabe oder Oxalatvergiftung

2. Normokalzämische Tetanien

- *Hyperventilationstetanie* infolge übermäßiger Atmung bei vegetativen und psychoreaktiven Störungen (☞ Kap. 17.4., "Hyperventilation") → respiratorische Alkalose (☞ Kap. 13.2.1.4.) → $[H^+]$ ↓
- *Magentetanie* infolge HCl-Verlust bei Hyperemesis → metabolische Alkalose (☞ Kap. 13.2.1.2.) → $[H^+]$ ↓
- Hyperkaliämie ($[K^+]$↑); meist jedoch Kompensation durch begleitende Azidose ($[H^+]$↑, vgl. Kap. 13.1.4.3.)

10.6.6. Synopsis der Mineralisationsstörungen auf der Hartsubstanzebene

Über die vorangehend betrachteten Hormone hinaus, beeinflussen verschiedene Faktoren die Zellen, die den Auf- und Abbau von Knochen und Zähnen bewerkstelligen. Eine Übersicht gibt *Abb. 10.13*.

Da die in *Abb. 10.13* aufgeführten Zellen für Auf- und Abbau der organischen und anorganischen Bestandteile verantwortlich sind, muß der Begriff "Mineralisationsstörung" beides einbeziehen.

Der relative Anteil kann dabei unterschiedlich sein, sogar beim gleichen Krankheitsbild: Bei Akromegalie (☞ Kap. 10.2.2.1.) geht die Vergrößerung von Kinn,

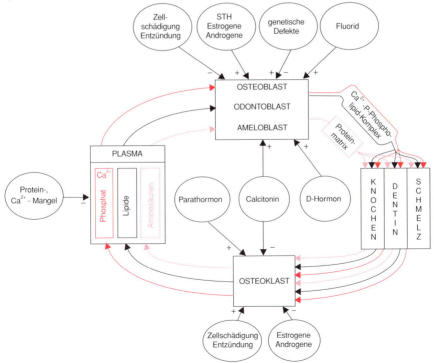

Abb. 10.13: Zusammenfassung der Wirkung hormoneller und anderer Faktoren auf Plasmaparameter sowie auf Zellen, die für den Aufbau oder den Abbau der drei verschiedenen Hartsubstanzen verantwortlich sind.

Endphalangen usw. auf beides zurück, die Ossifizierung von Knorpelgewebe dagegen mehr auf eine gesteigerte Mineralisierung.

Die nachfolgende, kurz gefaßte Zusammenstellung impliziert daher auch Störungen der organischen Matrix als Ursachen für Mineralisationsstörungen. Nicht eingeschlossen sind jedoch Störungen der Bindegewebsbildung, deren Hauptauswirkungen andere Gewebe als den Knochen betreffen.

- **Hormone mit unmittelbarer Wirkung auf den plasmatischen Calciumspiegel**

  Die pathogenetischen Auswirkungen abweichender Bildung von **Parathormon**, **D-Hormon** und **Calcitonin** wurden in den vorstehenden Kapiteln besprochen. Im Zusammenhang mit den damit verbundenen Mineralisationsstörungen sei jedoch aus der Gesamtübersicht hier nachgetragen, daß die Mineralisationsstörungen sich <u>nicht</u> aus der Höhe des Calcium- und Phosphatspiegels im Plasma ableiten lassen, sondern nur im Zusammenhang mit der hormonellen Regulation der Homöostase dieser beiden Parameter zu verstehen sind. Ein Beispiel dafür ist in *Abb. 10.14* veranschaulicht

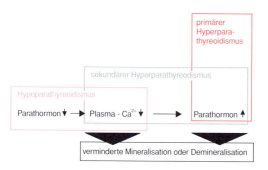

Abb. 10.14: Bei unterschiedlichen plasmatischen Ca^{2+}-Spiegeln ist **verminderte Mineralisation** möglich:
- bei Hypoparathyreoidismus wegen zu geringem Ca^{2+}-Angebot und verminderter renaler D-Hormonsynthese - **Plasma-Ca^{2+}** ↓
- bei sekundärem Hyperparathyreoidismus durch Vitamin-D-Mangel - **Plasma-Ca^{2+} normal**,
- bei primärem Hyperparathyreoidismus durch Steigerung der Osteoklastenaktivität - **Plasma-Ca^{2+}** ↑.

- **Bildungsstörungen anderer Hormone**
  - Sog. **idiopathische Osteoporosen** machen ca. 95 % aller Osteoporosen aus. Wie bei jeder Osteoporose verringern sich Knochenmasse und -dichte; zunächst mit Bevorzugung der spongiösen Anteile (*Typ I*, postmenopausal bei Frauen, Wirbelkörperkompression oder -fraktur als typische Komplikation) und später auch unter Einbeziehung der kompakten Anteile (*Typ II*, im hohen Lebensalter mit einer Geschlechtsverteilung von ca. 2 : 1 = Frauen : Männer, Schenkelhals- und Radiusfraktur als typische Komplikation). Insgesamt sind etwa 30 % aller Frauen und 20 % aller Männer jenseits des 45. Lebensjahres betroffen.

Grundursache ist die zwischen 20. und 30. Lebensjahr einsetzende, annähernd linear verlaufende Abnahme des Knochenmineralgehalts. Verstärkend wirkt bei Frauen das Erliegen der Estrogenproduktion in der Menopause und bei beiden Geschlechtern mangelhafte Calciumzufuhr (☞ Kap. 10.6.1.), mangelnde Knochenbelastung (Erkenntnisse der Weltraummedizin weisen diffusen Knochenmasseverlust unter Schwerelosigkeitsbedingungen aus, der "am Boden" nur sehr langsam regeneriert wird) und Osteoklastenaktivierung im Rahmen chronischer Entzündungen.

Indikation und Überwachung von Prophylaxe und Therapie ist nicht-invasiv mittels *Photonenabsorptiometrie* möglich, durch die der Mineralgehalt quantifiziert wird. So wurden bei beiden Geschlechtern die perorale Substitution mit ca. 1 g Calcium/Tag in gut resorbierbarer Form (-lactat, -gluconat) und bei Frauen mit Estrogenen für mindestens 7 Jahre nach Einsetzen der Menopause, mit dieser Methode als wirksame Prophylaxe objektiviert.

Die postmenopausale Hormonsubstitution hat darüberhinaus vorteilhafte, d.h. antiatherogene Auswirkungen auf das Plasmalipoproteinmuster - ☞ Kap. 9.5.3. "Estrogensubstitution". Estrogensubstitution ist mit zyklischer Applikation von Progesteronen für 10-12 Tage/Monat zu kombinieren, da bei isolierter Estrogengabe das Risiko für Endometriumkarzinome ansteigt. Es verbleibt aber das Risiko für Mammakarzinome (☞ Kap. 3.3.2.4. "Estrogentherapie"), so daß bezüglich einer allgemeinen Empfehlung der Substitution Zurückhaltung geboten ist. Alternativ kommt die Therapie mit Calcitonin und Bisphosphonaten (☞ Kap. 3.4.2. "Hyperkalzämie") in Frage.

Im höheren Alter sind Estrogene oder Alternativen nicht mehr so wirkungsvoll. Die Calciumsubstitution kann durch die mit 1,25-(OH)$_2$-D$_3$ ergänzt werden. Günstigen Effekt haben auch Fluoride bei individueller Dosierung (densitometrische Kontrolle), die darauf ausgerichtet ist, Osteoblasten zu aktivieren und die Stabilität des Knochens zu erhöhen, ohne zur Fluorose zu führen (☞ Ende dieses Kap. und vgl. Kap. 21.2.3., "Fluor")

- Gigantismus oder Akromegalie bei STH-Überproduktion und Nanosomie bei -Unterproduktion - ☞ Kap. 10.2.2.
- vorzeitige Mineralisation des Epiphysenknorpels durch Androgene beim adrenogenitalen Syndrom - ☞ Kap. 1.4.9., "Symptomatik,"
- Zwergwuchs bei extremem Schilddrüsenhormonmangel im Kindesalter - ☞ Kap. 10.2.5.3.
- Osteoporose beim CUSHING-Syndrom (☞ Kap. 10.2.3.1.) durch katabole Wirkung von Glucocorticoiden auf den Proteinstoffwechsel (organische Matrix) und antagonistische Wirkung auf die D-Hormon-abhängige Calciumresorption im Darm (Mineralisation)

- **Zellschädigung und Entzündung**
  - Das *SUDECK-Syndrom* ist gekennzeichnet durch eine lokale Entzündung, mit Rötung, Schwellung, Schmerzen und Knochenabbau, überwiegend im Bereich der Hand- und Sprunggelenke. Es führt zu Funktionseinschränkungen und verminderter Belastbarkeit der betroffenen Regionen. Die Ätiologie ist ungenügend geklärt: Meist gehen Traumen (Frakturen und deren Reposition, Nervenläsionen) oder Gefäßerkrankungen voraus. Durch Veränderungen der spinalen Informationsverarbeitung und Steigerung der sympathischen Aktivität wird ein circulus vitiosus unterhalten, weshalb das Syndrom der *sympathischen Reflexdystrophie* zugeordnet wird und therapeutisch durch Sympathikusblockade unterbrochen werden kann (☞ Kap. 20.6.1.)
  - Beim *Morbus PAGET* werden herdförmig Osteoklasten aktiviert, denen eine reaktive Proliferation der Osteoblasten folgt. Es resultiert ein gesteigerter Knochenumbau, der zu irregulären Strukturen führt → verminderte Belastbarkeit. Ursächlich wird ein Virusbefall der Osteoklasten diskutiert, da sich elektronenoptisch entsprechende Kerneinschlüsse (*PAGET-Areale*) nachweisen lassen
  - Bei Osteomyelitis finden sich sowohl osteolytische Herde als auch verstärkte Mineralisation (Osteosklerose) im Randbezirk der Nekrosen
  - Abbau des Alveolarknochens bei juveniler oder chronischer Parodontitis durch Osteoklastenaktivierung infolge Komplementaktivierung (☞ Kap. 5.7.1.) und Bildung verschiedener Zytokine, z.B. IL-1 (☞ Kap. 5.2.3.1., "IL-1"), im Entzündungsgebiet
  - Lokale Hypoxie bei Sichelzellanämie (☞ Kap. 1.4.2.1.) verursacht Schmelzhypoplasie bei Kindern sowie spontane Knochennekrosen (Femurkopf)
  - *HUTCHINSON-Zähne* (Deformierungen und Schmelzhypoplasie) bei angeborener Syphilis
  - *Arthrosen* beginnen mit einer Schädigung der Knorpelschicht infolge Alterns, genetisch (mit-)bedingter Strukturabweichung oder weitergeleiteter Entzündung (Gicht, ☞ Kap. 1.4.11.3., "Gichttophi:") → Ungleichgewicht zwischen Belastbarkeit und Belastung (gefördert durch Achsenfehlstellungen, Nervenausfälle u.a.). Synovialitis, Veränderungen der Knorpelmatrix (Fibrillen ↓, Proteoglycane ↓), Chondrozytennekrosen oder Zunahme des mineralisierten Knorpelanteils führen über Fissuren zur Freilegung der knöchernen Deckplatte, die schließlich einbricht → Knochendestruktion

- **genetische Defekte**
  - Bei der *Osteogenesis imperfecta* werden von Erbgang und klinischer Ausprägung her verschiedene Formen unterschieden (*Typen I-IV*). Zugrunde liegen allen Formen unterschiedliche Mutationen der Gene beider Ketten des Typ-I-Collagen → instabile Moleküle, veränderte Struktur → verminderter Collagengehalt oder ungenügende Fibrillenbildung der organischen Matrix → verminderte oder gestörte Ablagerung von Calciumphosphatkristallen (vgl. Kap. 6.2.2.2.). Es resultiert eine ausgesprochene Frakturneigung bei den Patienten
  - Ungenügend geklärte genetische Defekte, die sich in Osteoklasten auswirken, vermindern deren Aktivität beim physiologischen Knochenumbau → *Osteopetrose*: Vermehrung der

Knochenmasse, die spröder ist (Frakturen) und den Markraum einengt (Anämien); Zahnanomalien; Hörschäden
- Pseudohypoparathyreoidismus und angeborene Rachitis - ☞ Kap. 10.6.2.3. bzw. 10.6.3.1.

- **Fluorose**

In geringen Konzentrationen begünstigen Fluoridionen die Mineralisation oder Remineralisation nach Defekten und der entstandene *Fluorapatit* ist gegenüber *Hydroxylapatit* etwas stabiler → einer der Gründe für die Fluoridapplikation zur Kariesprävention (☞ Kap. 21.2.3., "Fluor"). Bei höheren Konzentrationen, z.B. > 0,1 mmol/l im Trinkwasser, wird a) die Aktivität von Odontoblasten und Ameloblasten gehemmt → Dentin- und Schmelzhypoplasie und b) durch primär gesteigerte Calciumaufnahme in den Knochen zunächst die Mineralisation gefördert. Durch Abnahme des plasmatischen Calciumspiegels entsteht später ein sekundärer Hyperparathyreoidismus mit Demineralisationsfolge (☞ Kap. 10.6.2.2.)

Gastrointestinale Endokrinopathien und erbliche **multiple endokrine Neoplasien** - ☞ Kap. 19.7.1.

11. Anämien

Bezüglich der Einordnung der Erythrozytenbildung in die Zytokin-vermittelte Hämopoese - ☞ *Abb. 5.6*, Kap. 5.2.3.

Spezifisches und wichtigstes Zytokin der Erythropoese ist *Erythropoietin* (*EPO*): Glycoprotein von 30,4 kDa mit ca. 40 % Kohlenhydratanteil. Hauptbildungsorte sind die peritubulären Kapillaren der Nieren, die den Bedarf durch de novo-Synthese decken. Im Sinne einer negativen Rückkopplung funktionierendes Steuerungssignal für die EPO-Bildung ist der Sauerstoffpartialdruck (pO_2) im venösen Anteil dieses Kapillargebiets.

Die Hämoglobinsynthese hat eine beträchtliche Kapazität: 6 g Hb/Tag, entsprechend 300 mg Häm/Tag (ca. 2,5 Millionen Erythrozyten/sec). Diese Normalrate kann zudem noch auf das 6-8fache gesteigert werden und damit eine (z.B. hämolysebedingte) Verkürzung der Erythrozytenlebenszeit von 110 auf 15-20 Tage kompensieren. Bemerkenswert ist dabei die genau regulierte Synchronisation von Häm- und Globinsynthese.

Anämien sind Zustände von **Hämoglobinmangel** verschiedener Genese. Obwohl sich in der Pathogenese einiger Anämieformen Analogien zu den Porphyrien ergeben (☞ Kap. 12.), sind aber die Auswirkungen beider Erkrankungsgruppen so verschieden, daß sie besser getrennt behandelt werden.

Referenzbereiche für die Konzentration von *Hämoglobin* (*Hb*) im Vollblut bei Erwachsenen:

- Frauen = 7,4 - 9,9 mmol/l (12,0 - 16,0 g/dl)
- Männer = 8,1 - 11,2 mmol/l (13,0 - 18,0 g/dl)

Zur genaueren Differenzierung der Anämien werden *Erythrozytenzahl* und *Hämatokrit* hinzugezogen und die Größen *MCV* (*mean corpuscular volume* = Hämatokrit/Erythrozytenzahl), *MCH* (*mean corpuscular haemoglobin* = Hämoglobin/Erythrozytenzahl) und *MCHC* (*mean corpuscular haemoglobin concentration* = Hämoglobin/Hämatokrit) errechnet (Dimensionierung und Referenzbereiche ☞ Lehrbuch Klinische Chemie, auch Kap. 13.1.1.3.). Mit diesen Parametern können *makro-*, *mikro-* und *normozytäre* sowie *hyper-*, *hypo-* und *normochrome* Anämien unterschieden werden.

Ein Beispiel, das bereits Rückschlüsse auf die Pathogenese zuläßt, zeigt *Tab. 11.1*.

	Hb-Konzentration im Blut	Erythrozytenzahl im Blut
hypochrome Anämie	↓	→ (↑)
normochrome Anämie	↓	↓
hyperchrome Anämie	↓	↓↓

Tab. 11.1: Prinzip der Klassifizierung der Anämien nach dem "Farbgehalt", der sich aus der Relation des Hb-Defizits zur Erythrozytenzahl ergibt (durch MCH quantifizierbar).

Die nachfolgende Unterteilung geht von den **Pathomechanismen** aus - 3 Prinzipien:

1. gesteigerter Verbrauch von Erythrozyten durch Blutverlust oder Hämolyse

2. verminderte Erythrozytenbildung, die überwiegend auf Störungen der Häm-Synthese zurückgeht

3. verminderte Erythrozytenbildung auf Grund zellulärer Proliferations- und Reifungsstörungen

11.1. Blutverluste

Bei schwerem **akuten** Blutverlust stehen zunächst die Symptome des *hypovolämischen Schocks* im Vordergrund (☞ Kap. 7.3.1.1., Nr. 1.). Die Anämie wird durch kompensatorische Volumenverschiebungen und therapeutische -substitution (☞ Kap. 7.3.2.) erst nach einigen Stunden diagnostizierbar: gleichgewichtiger Abfall von Hb, Erythrozytenzahl und Hämatokrit → **normochrome, normozytäre Anämie**. Starke Stimulation der EPO-Bildung verursacht eine (durch das Eisenangebot limitierte) Steigerung der Erythrozytenbildung auf das 2-3fache der Norm, die sich peripher nach ungefähr 5 Tagen in einem Anstieg der Retikulozytenzahl bemerkbar macht.

Weit häufigere Ursache für Anämien sind **chronische Sickerblutungen**, vorwiegend im Verdauungstrakt, z.B. bei Parodontitis, Ulkuskrankheit, Tumoren, entzündlichen Darmerkrankungen, Langzeittherapie mit nichtsteroidalen Antiphlogistika (☞ Kap. 5.5.5., "Gastrointestinaltrakt") u.a.

Auch Dysmenorrhoen können zu erheblichen Verlusten führen. Das Ausmaß chronischer Verluste wird meist unterschätzt. Sie werden schlechter kompensiert, als der einmalige Verlust des gleichen Volumens, da sie als Reiz für die EPO-Ausschüttung häufig "unterschwellig" bleiben. Sie führen zum Bild einer **Eisenmangelanämie** - ☞ Kap. 11.3.1.

11.2. Hämolytische Anämien

Allen Formen ist eine **verkürzte Lebensdauer** der Erythrozyten gemeinsam. Die Ursachen betreffen entweder die reifen Erythrozyten, oder sie gehen auf die Erythropoese zurück und führen über die Bildung labiler Erythrozyten zur Hämolyse. Diese kann intravaskulär und/oder im Bereich des retikuloendothelialen Sytems (RES) stattfinden, wo die Erythrozyten abgebaut werden.

Der unmittelbare **Hämolysemechanismus** hat unterschiedliche Komponenten:

- Nachlassen der Kationenpumpen → Erythrozytenschwellung, mechanische Membranschädigung
- Abnahme der Membranelastizität und -fluidität
- Ruptur und Perforation der Membran
- Abnahme des Redox-Potentials → erhöhte Empfindlichkeit gegenüber oxidierenden Substanzen (vgl. Kap. 4.1.3.1.-3.)

Die meisten dieser Mechanismen vermindern die Fähigkeit für den bei der Kapillarpassage notwendigen (beträchtlichen) Getaltswandel, so daß sich die intravaskulären Hämolysen dort abspielen, z.B. bei der Milz- oder Leberpassage.

Die Rezyklisierung des nach Hämolyse aus dem Hb freigesetzten Eisens erlaubt höhere Neubildungsraten für Erythrozyten (bis zum 6-8fachen der Norm) als z.B. bei Blutverlusten.

11.2.1. Toxisch bedingte hämolytische Anämien

Toxische Substanzen können a) die Erythropoese so stören, daß Erythrozyten mit verkürzter Lebensdauer und erhöhter Hämolysebereitschaft gebildet werden, b) die Erythrozytenmembran unmittelbar schädigen, oder c) in den Glutathion- oder Energiestoffwechsel eingreifen in Analogie zu den enzymopenischen hämolytischen Anämien (☞ Kap. 1.4.4.).

In Frage kommen Chemikalien oder Medikamente, die überwiegend oxidativ wirken (Nitrobenzol bzw. Chloramphenicol, Phenacetin, Sulfonamide u.a.); Schwermetalle (Blei, Kupfer); Schlangengifte (☞ Kap. 4.3., "Schlangengifte"); mikrobielle Toxine (aus *Staphylo-* und *Streptokokken*).

Bei Verbrennungen werden durch den Gewebszerfall hämolytisch wirksame Substanzen freigesetzt.

Niereninsuffizienz führt durch Anstau definierter harnpflichtiger Soffe zur Hämolyse - ☞ *Tab. 14.1*, Kap. 14.3.1. Dies ist jedoch nur eine Teilursache der *renalen Anämie*. Wesentlichen Anteil hat auch die Verminderung der Erythropoetinbildung (☞ Kap. 14.3.1.2.), weshalb diese Anämieform besonders gut auf die Therapie mit rekombinantem humanem EPO anspricht.

Bei *thrombotisch-thrombozytopenischer Purpura* und *hämolytisch-urämischem Syndrom* wird die Hämolyse überwiegend durch bakterielle Toxine in Gang gebracht - ☞ ausgangs Kap. 8.2.1.

11.2.2. Immunologisch bedingte hämolytische Anämien

Sie entsprechen dem durch *IgG-* oder *IgM-Antikörper* ausgelösten Typ II der immunologisch bedingten Überempfindlichkeitsreaktionen. Die Antikörper können a) eine Agglutination der Erythrozyten bewirken, die dann im RES abgefangen und phagozytiert werden, b) durch Opsonierung unmittelbar die Phagozytose vermitteln (☞ Kap. 5.2.4.1.) oder c) über Komplementaktivierung zur intravasalen Hämolyse führen.

11.2.2.1. Isoimmunhämolytische Anämien

- **Transfusionsreaktionen**
  Innerhalb des AB0-Blutgruppensystems kommen bereits normalerweise IgM-Antikörper gegen das jeweils nicht vorhandene Antigen vor.

  Sie werden möglicherweise durch Kontakt mit Mikroorganismen, die ähnliche antigene Determinanten haben, gebildet.

  Bei Kontakt mit einer unverträglichen Blutgruppe werden vom Empfänger diese Antikörper vermehrt sowie IgG-Antikörper gegen fremde Antigene weiterer Blutgruppensysteme gebildet. Transfusion von inkompatiblem Blut führt daher beim ersten (AB0-System) oder zweiten Kontakt (alle Systeme) zur hämolytischen Anämie und *Transfusionsreaktion*. Letztere kann leicht verlaufen, wenn sich Antikörper des Spenderplasmas gegen Erythrozyten des Empfängers richten oder die Inkompatibilität Nebenblutgruppensysteme betrifft. In allen anderen Fällen verläuft sie schwer: Atemnot, Blutdruckabfall, Nausea, Fieber, Rückenschmerzen

- **Morbus haemolyticus neonatorum** - ☞ Kap. 2.5., "Ursachen:"

11.2.2.2. Autoimmunhämolytische Anämie

Autoantikörper werden ohne erkennbare Ursache gegen Antigene der eigenen Erythrozyten gebildet, möglicherweise durch Strukturveränderungen der Erythrozytenmembran oder Mutationen in immunkompetenten Zellen.

- *Kälteautoantikörper* haben ein Reaktionsoptimum bei 0 °C und lösen sich bei 37 °C von der Erythrozytenoberfläche ab. Bei Temperaturabfall unter 37 °C (Finger, Zehen, Akren) können sie über Komplementaktivierung eine intravasale Hämolyse auslösen. Sie richten sich gegen das I-System und kommen im höheren Lebensalter vor (chronisch) oder nach Infektionen mit *Mycoplasma pneumoniae* oder *Zytomegalie-Viren* (meist passagär, Kreuzreaktivität?)
- *Biphasische Kältehämolysine* (*DONATH-LAND-STEINER*) binden in der Kälte und lysieren bei Wiedererwärmung. Früher bei Syphilis, heute bei Kleinkindern in Verbindung mit alterstypischen Infektionen
- *Inkomplette Wärmeautoantikörper* richten sich überwiegend gegen Antigene des Rh-Systems und kommen aus ungeklärten Gründen sowie im Rahmen von Virusinfektionen und myeloproliferativen Erkrankungen vor. Es gibt erythrozytengebundene und frei zirkulierende Antikörper, die im COOMBS-Test differenzierbar sind
- Wie für Thrombozytopenien in Kap. 8.2.1. behandelt, sind auch *medikamenteninduzierte* immunhämolytische Anämien möglich. Die Antikörper können nur gegen das Medikament gerichtet sein und bei Bindung desselben an Erythrozyten diese mitschädigen (sog. *Penicillin-Typ*) oder mit dem Pharmakon Immunkomplexe bilden, die dann an die Erythrozyten binden und über Komplementaktivierung zur Hämolyse führen (sog. *Phenazetin-Typ*) - keine Autoantikörper. Die Bildung letzterer ist aber ebenfalls durch Medikamente möglich (sog. *Methyl-DOPA-Typ*), wenn diese zum Verlust der Selbsttoleranz führen. Sie entsprechen inkompletten Wärmeantikörpern

11.2.3. Enzymopenische hämolytische Anämien

- genetische Defekte im Hexosemonophosphatshunt und zugehörigen Redoxreaktionen, mit der **Glucose-6-Phosphat-Dehydrogenase-Defizienz** als bedeutendstem Vertreter - ☞ Kap. 1.4.4.
- genetische Defekte in Glycolyse und Gluconeogenese, mit der **Pyruvatkinase-Defizienz** als wichtigstem Vertreter - ☞ *Abb. 1.30*, Kap. 1.4.5.

Methämoglobinämie:

$Fe^{2+} \rightarrow Fe^{3+}$-Übergang im Hb eliminiert dessen Fähigkeit zur reversiblen O_2-Bindung. Der Vorgang läuft spontan ab und wird durch die $NADH_2$-abhängige *Methämoglobin-Reductase* rückgeführt. Es resultiert daraus normalerweise ein *Methämoglobin*-Gehalt von ca. 0,5-2 % des gesamten Hämoglobins.

- Hämolytische Anämien durch die vorangenannten Enzymdefizienzen gehen auf Grund der verminderten reduktiven Kapazität immer mit *Methämoglobinämie* einher
- Andere genetische Ursachen für *familiäre Methämoglobinämien* sind Aktivitätsminderungen der Met-Hb-Reductase oder verschiedene Hämoglobinopathien, bei denen Aminosäuren der β-Kette ausgetauscht sind, die in der Nähe des Bindungsortes für Häm liegen → gesteigerte Autoxidation
- Erworbene Methämoglobinämien entstehen durch Oxidationsmittel, wie Nitrite (Trinkwasser, Nahrungsmittel, vgl. Kap. 3.3.2.4., "Nitrit"), Chlorate, Phenacetin u.a.

Die Gefährdung ergibt sich einmal aus der Verminderung der O_2-Bindungskapazität des Blutes → hypoxische Schädigung (☞ Kap. 4.2.). Sie kann bedrohlich werden bei Säuglingen (Zubereitung der Nahrung mit nitrithaltigem Trinkwasser), die ohnehin durch Hypoxie gefährdet sind (☞ Kap. 2.1.). Zum anderen entstehen bei der Met-Hb-Bildung Superoxidanionen → radikalvermittelte Schädigung (☞ Kap. 4.1.). Schwere Methämoglobinämien sind daher durch Infusionen mit Reduktionsmitteln zu behandeln (Ascorbinsäure, Methylenblau u.a.).

11.2.4. Hämolytische Anämien durch Globinsynthesestörungen

- verminderte Globinsynthese bei **Thalassämien** - ☞ Kap. 1.4.2.2.

- strukturell verändertes Globin, mit der **Sichelzellanämie** als häufigster Abweichung - ☞ Kap. 1.4.2.1.

Seltener erfolgt Glu→Lys-Austausch in Position 6 der β-Kette = *HbC*; mit etwa gleichen Konsequenzen wie bei HbS. Ebenfalls sehr selten sind verschiedene andere Punktmutationen innerhalb der β-Kette (*Hb Freiburg*, *Hb Köln* u.a.), die die Anlagerung des Häm beeinträchtigen → erhöhte Lipidperoxidationsrate → Hämolyse (vgl. Kap. 1.4.2.2., "Anämie")

11.2.5. Hämolytische Anämien durch primäre Membrandefekte

Genetisch bedingt sind eine Reihe ungenügend geklärter Membrandefekte, die außer gesteigerter Hämolysebereitschaft und verminderter osmotischer Resistenz zu charakteristischen (namensgebenden) Gestaltsveränderungen der Erythrozyten führen: *Elliptozytose*, *Sphärozytose*, *Stomatozytose*. Die seltene *A-β-Lipoproteinämie*, mit stark eingeschränkter Resorption von Nahrungsfetten und Unfähigkeit zur Synthese von VLDL und LDL, hat zahlreiche schwerwiegende Konsequenzen (☞ z.B. Kap. 20.3.2., "Vitamin E-Mangel"); Erythrozyten haben eine abweichende Phospholipidzusammensetzung der Membran → Gestaltsveränderung (*Akanthozytose*) und Hämolyseneigung. Bei der *Rh$_{Null}$-Krankheit* ist das Fehlen der Rh-Merkmale mit gesteigerter Permeabilität für K^+ verbunden. Die *paroxysmale nächtliche Hämoglobinurie* kommt durch verschiedene Mutationen eines auf Xp22.1 lokalisierten Gens zustande, das ein Bindungsprotein für einige inhibitorische Kontrollproteine der Komplementaktivierung auf der Erythrozytenoberfläche kodiert → komplementvermittelte Hämolyse. Der Defekt betrifft auch andere Zellen, was weitere Symptome erklärt, wie verminderte Hämopoese, Neigung zu venösen Thrombosen mit ungewöhnlicher Lokalisation (Abdomen, Hirn, Leber) oder zu Sepsis u.a.

Mit Ausnahme der Thalassämien sind die meisten hämolytischen Anämien **normochrom**.

Labordiagnostisch kommen außer den in Kap. 11. genannten Basisparametern zur Sicherung und Differenzierung zahlreiche weitere Nachweise in Frage: Hämoglobinämie und -urie, Hämosiderinurie, Hyperbilirubinämie, Hypohaptoglobinämie, Anstieg erythrozytärer LDH-Isoenzyme im Serum, Anstieg der Retikulozytenzahl bzw. Differenzierung der Hb-Typen, molekulargenetischer Nachweis der Defekte, Enzymaktivitätsbestimmungen, HEINZ-Körper-Nachweis, osmotische Resistenz, Antikörpernachweis u.a.

11.3. Hämsynthesestörungen

Eine Übersicht zeigt *Abb. 11.1*.

Alle führen zu **hypochromen** Anämien.

11.3.1. Eisenmangel

Häufigste Anämieursache in Mitteleuropa, besonders bei Frauen. Gründe dafür sind: a) Der Bedarf von ca. 1 mg/Tag für Männer und ca. 3 mg/Tag für Frauen (Verlust bei einer Menstruation etwa 30 mg) wird durch die Nahrung nur ungenügend gedeckt. b) Die Resorptionsmechanismen für porphyringebundenes Eisen oder freie Fe^{2+} sind sehr störanfällig.

Ursachen:

- starke Eisenverluste - ☞ Kap. 11.1., "chronische Sickerblutungen"

- erhöhter Bedarf, z.B. durch Schwangerschaft (insgesamt > 300 mg Zusatzbedarf), Laktation, starkes Wachstum, körperliche Belastung (z.B. Ausdauertraining), Infekte, Tumoren

- mangelnde Zufuhr mit der Nahrung (fleischfreie Kost) oder (häufiger) unangemessene Nahrungszusammensetzung, durch die der resorptionsfähige Anteil vermindert wird: Mangel an Ascorbinsäure oder Cystein, die Fe^{3+} zu Fe^{2+} reduzieren; Bildung nicht resorbierbarer Komplexe durch Phosphat, Phytinsäure (Getreide), Alginat (Zusatz zu Instant-Nahrung)

- Resorptionsstörungen bei verschiedenen Formen der Malabsorption (☞ Kap. 19.3.1.1.-2.), Achlorhydrie (auch medikamentös durch Antacida), Diarrhoen, Enteritiden, nach Magen- und Darmoperationen

Folge des Mangels ist zunächst eine Abnahme des *Ferritins* als wichtigstem Eisenspeicher in Erythroblasten und Makrophagen des RES, die in der

11.3. Hämsynthesestörungen

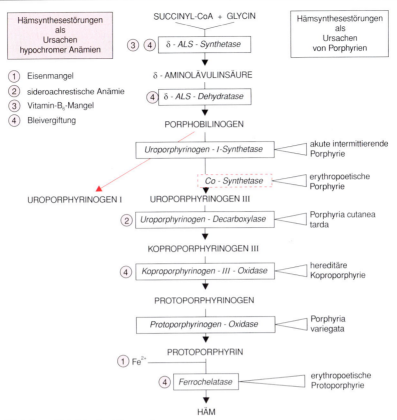

Abb. 11.1: Wichtigste Schritte der Hämsynthese.
Die **linke Seite** zeigt die Angriffspunkte von Störungen, die zu **Anämien** führen und auf der **rechten Seite** sind die verschiedenen **Porphyrien** (☞ Kap. 12.) den dabei primär gestörten Enzymen zugeordnet.

Regel durch den Ferritinspiegel im Serum gut reflektiert wird. Es folgt ein kompensatorischer Anstieg der *Transferrin*-Konzentration (Eisenbindungskapazität ↑) und eine *Hyposiderämie* → **hypochrome** später auch **mikrozytäre Anämie**.

Weitere Folgen des Eisenmangels:

Vor Ausbildung einer Anämie oft dermatologische Veränderungen (brüchiges Haar, längsgefurchte Fingernägel, Pruritus) und Papillenatrophie der Zunge; parallel zur Anämie Dysphagien (PLUMMER-VINSON-Syndrom), verminderte Kälteadaptation, gesteigerte Cadmiumresorption, Einschränkung physischer Belastbarkeit, bei Kleinkindern verminderte motorische und mentale Entwicklung.

Alle Störungen berücksichtigend, betrifft Eisenmangel, einschließlich latenter Formen, 2 - 5% der europäischen und ca. 20% der Weltbevölkerung.

Abzugrenzen sind **Eisenverwertungsstörungen** durch

- chronische Infekte oder bei Tumorerkrankungen, bei denen die Makrophagen das gespeicherte Eisen vermindert abgeben (mangelnde Rezyklisierung) → Hyposiderämie bei normalem oder erhöhtem Serum-Ferritinspiegel

- Eisentransportstörung durch erworbene *Hypotransferrinämie*, z.B. bei nephrotischem Syndrom (☞ Kap. 14.4. "Auswirkungen:") oder genetisch bedingter *Atransferrinämie*

11.3.2. Sideroachrestische Anämien

Sie kommen durch Eisenverwertungsstörungen innerhalb der Hämsynthese zustande. Das nicht verwertbare Eisen akkumuliert in den Erythroblasten → Umwandlung in *Sideroblasten* (weshalb diese Anämien auch als *sideroblastische Anämien* bezeichnet werden). Im Unterschied zu den Anämien des voranstehenden Kap. gehen sie mit normalem oder auch erhöhtem Eisenspiegel im Serum einher.

Genetisch bedingt kommen sie durch einen Mangel an *Uroporphyrinogen-Decarboxylase* zustande (② in *Abb. 11.1*) und sind dann häufig mit *sekundärer Hämochromatose* kombiniert (☞ Kap. 19.5.).

Erworbene Formen sind ursächlich wenig geklärt, gehen aber wahrscheinlich überwiegend auf Intoxikationen zurück.

Wie aus *Abb. 11.1* hervorgeht, können sideroachrestische Anämien Begleiterscheinung von Porphyrien sein.

11.3.3. Vitamin-B$_6$-Mangel

Die δ-*Aminolävulinsäure-Synthetase* ist Pyridoxalphosphat-abhängig (③ in *Abb. 11.1*). Bei Mangel entsteht eine **mikrozytäre hypochrome Anämie** bei normalem Eisenspiegel im Serum. Ein relativ weit verbreiteter Mangel führt oft vor Manifestierung der Anämie bereits zu einer Hyperhomocysteinämie (☞ ausgangs Kap. 9.4.3.1.).

11.3.4. Bleivergiftung

Hemmung der Hämsynthese auf mehreren Stufen - ☞ ④ in *Abb. 11.1*.

Chronische Bleivergiftung führt zu **normo-** bis **hypochromer hämolytischer Anämie**. Begleitend ist immer eine **Porphyrie** (☞ Kap. 12.1.1.), die für gastrointestinale Symptome und Polyneuropathie aufkommt. Im Urin werden deshalb vermehrt δ-*ALS*, *Koproporphyrin III* und *Uroporphyrin I* ausgeschieden, was labordiagnostisch genutzt wird, zusammen mit dem Nachweis einer basophilen Tüpfelung der Erythrozyten.

11.4. Erythrozyten-Reifungsstörungen

Störungen der DNA-Synthese in erythropoetischen Stammzellen verzögern die Erythrozytenreifung. Es resultieren erniedrigte Erythrozytenzahlen im Blut, und die Partikel sind groß (*Makro-* bis *Megalozytose*, MCV ↑) und unreif. Da die Hb-Synthese nicht beeinträchtigt ist, sind sie stärker damit beladen (*hyperchrom*, MCH ↑). Wegen der verminderten Zellzahl ist die Hb-Konzentration im Vollblut jedoch erniedrigt, der MCHC normal bis leicht erhöht. Es entsteht das Bild einer **hyperchromen makrozytären Anämie** (auch: *megaloblastäre Anämie*).

Da sich Hemmungen der DNA-Synthese auf alle stark proliferierenden Systeme auswirken, sind auf hämopoetischer Ebene Granulozyto- und Thrombozytopenien häufige Begleiterscheinungen. Sog. *hypersegmentierte* Granulozyten sind typisch.

11.4.1. Vitamin-B$_{12}$-Mangel

Vitamin B$_{12}$ (*Cobalamin*) ist wegen seiner Beteiligung an C$_1$-Übergängen Cofaktor der DNA-Synthese. Mangel wirkt sich auf die Umwandlung von 5-Methylen-Tetrahydrofolat zu Tetrahydrofolat (☞ *Abb. 9.9*, Kap. 9.4.3.1.), sowie die Methylierung von Uracil zu Thymin aus. Ferner ist die Ribonucleotidreductase cobalaminabhängig.

Ausgeprägter alimentär bedingter Mangel ist selten. Er kann bei langanhaltender Mangelernährung (Vegetarier, "Ziegenmilchanämie") vorkommen. Relativer Mangel ist dagegen häufig - ☞ Kap. 21.2.2., "B$_{12}$". Er ist auch möglich bei stark erhöhtem Verbrauch (Gravidität) oder schweren allgemeinen Resorptionsstörungen (Darmresektion; veränderte Darmflora; Verbrauch durch Parasiten, z.B. Fischbandwurm; Zöliakie; Morbus CROHN).

Prototyp der B$_{12}$-Mangelanämie und häufigste makrozytäre Anämie überhaupt, ist die **perniziöse Anämie:**

Ursachen sind Mangel oder Inaktivität von *Intrinsic-Faktor* (in der Magenschleimhaut gebildetes sialinsäurehaltiges Glycoprotein, das mit B$_{12}$ einen Komplex bildet, der im Ileum resorbiert wird). Atrophische Gastritis mit Histamin-refraktärer Achylie (☞ Kap. 19.6.1., "Typ A") und/oder Autoantikörper gegen die Vitaminbindungsstelle des Intrinsic-Faktors werden bei den meisten Patienten nachgewiesen. Magenresektion kann ebenfalls zu dem Krankheitsbild führen. Genetische Defekte des Faktors sind selten.

11.4.2. Folsäuremangel

Er führt zur Verminderung aller für C$_1$-Übertragungen notwendigen Tetrahydrofolat-Spezies (vgl. *Abb. 9.9*, Kap. 9.4.3.1.) und beeinträchtigt so die DNA-Bausteinsynthese an verschiedenen Stellen. Mangel tritt auf bei Alkoholismus (→ Malnutrition und -absorption), Resorptionsstörungen verschiedener (nicht alkoholbedingter) Ursachen, gesteigertem Bedarf (Gravidität), Verlusten (Hämodialyse) oder therapeutischem Einsatz von Folsäureantagonisten (☞ *Abb. 3.20*, Kap. 3.6.3.) oder anderen Medikamenten, wie z.B. Phenylbutazon.

Relativer Mangel ist häufig - ☞ Kap. 21.2.2., "Folsäure".

Das Bild entspricht dem des B_{12}-Mangels, der außerdem häufig mit Folsäuremangel kombiniert ist.

Makrozytäre Anämie im Rahmen genetischer Defekte kommt bei *hereditärer Orotazidurie* vor - ☞ Kap. 1.4.12.

Aplastische Anämien (normozytär und normochrom) sind Folgen supprimierter Stammzellproliferation, meist als Begleiterscheinung einer Tumortherapie mit Zytostatika oder durch Bestrahlung, bei der auch andere hämopoetische Systeme betroffen sind (☞ Kap. 3.6.2.-3.).

Polyzythämie:

Als überwiegend erythrozytäre Störung sei zum Abschluß des Kapitels über Anämien noch kurz auf ihr "Gegenteil" eingegangen - die absolute **Vermehrung von Erythrozyten** im Blut.

- Ursächlich ungeklärt ist die **Polycythaemia vera**, bei der die Erythrozytenvermehrung (mit Hämatokritwerten von > 55 %) auch mit einer gesteigerten Leukozyten- und Thrombozytenbildung einhergeht. Bezüglich Erythro- und Thrombozytopoese ist eine gesteigerte Empfindlichkeit der Stammzellen gegenüber Erythropoetin und/oder Thrombopoetin (die Strukturhomologien haben) sehr wahrscheinlich. Die Blutbildung erfolgt in Knochenmark, Leber und Milz (→ Hepato-Splenomegalie). Zunahme der Blutviskosität und Thrombozytenvermehrung begünstigen die Entstehung von Thrombosen (vgl. Kap. 8.4.1.2.-3.), die auf dem Boden atherosklerotischer Veränderungen zu lebensbedrohlichen Komplikationen führen können (Myokardinfarkt, Apoplexie). Erythrozytenaggregation führt zu Störungen der Mikroperfusion → häufig zerebrale Durchblutungsstörungen
- **Symptomatische Polyglobulien** (*Polycythaemia secundaria, Erythrozytose*) gehen auf eine **gesteigerte Erythropoetinbildung** zurück und sind daher nicht mit Leukozyten- und Thrombozytenvermehrung verbunden. Die Folgen sind daher weniger gravierend als bei der Polycythaemia vera, aber prinzipiell ähnlich. Ursachen (vgl. Kleindruck eingangs Kap. 11.):
  - autonome Überproduktion von Erythropoietin auf genetischer Basis (selten) oder durch Tumoren (renale Tumoren, Leberkarzinom, Myome des Uterus)
  - pO_2-Verminderung durch gesteigerte Affinität des O_2 zu Hb (erschwerte Abgabe im Gewebe) bei Abnahme des 2,3-BPG-Spiegels (vgl. *Abb. 1.30*, Kap. 1.4.5.)
  - verminderte O_2-Sättigung des Blutes (Hypoxie), die auch die Nieren als Erythropoetinbildungsorte einschließt, ergibt sich bei Herzinsuffizienz, chronischen Lungenerkrankungen, CO- oder Met-Hb-Bildung, Aufenthalten in großer Höhe u.a.

12. Porphyrien

Störungen der Porphyrinbiosynthese, bei denen weniger ein Mangel an Häm und Symptome der Anämie im Vordergrund stehen, als **Akkumulation und Ausscheidung atypischer Porphyrine**.

Abb. 11.1, Kap. 11.3. (rechte Seite), gibt eine **Übersicht** über die Lokalisation der Störungen bei den häufigsten Porphyrien.

Typisch sind schubweise Verläufe. Symptome sind: stark gefärbter Urin und Stuhl; starke Hautpigmentierung und in bestimmten Fällen Photosensibilität mit Erythem- und Blasenbildung = **Photodermatose**; neurologische und psychiatrische Symptome (Unruhe, Desorientierung, Halluzinationen); intestinale Erscheinungen (akute Schmerzattacken).

Nach der überwiegenden Lokalisation der primären Störung in Knochenmark oder Leber werden *erythropoetische* und *hepatische Porphyrien* unterschieden. Den erythropoetischen und akut verlaufenden hepatischen Formen liegen genetische Defekte von Enzymen der Hämsynthese zugrunde, die mit Aktivitätsminderung einhergehen. Chronische hepatische Porphyrien haben genetische und erworbene Ursachen. Unabhängig davon spielen Auslösefaktoren eine große Rolle: Hormone (Estrogene, Progesteron), Pharmaka (Barbiturate, Antiepileptika, orale Antidiabetika u.a.), Alkohol. Gemeinsame Eigenschaft der meisten Auslöser ist eine Induktion des *Cytochrom P450-Sytems* (☞ *Abb. 18.11*, Kap. 18.6.). Da dieses System Hämproteine enthält, ist die Induktion mit einer Aktivitätssteigerung der δ-*ALS-Synthetase* (als limitierendem Enzym der Hämsynthese) verbunden, die im Falle eines relativen Mangels an den nachfolgenden Enzymen zur Akkumulation von Porphyrinen führt (Beispiel in *Abb. 12.1*).

Ausschließlich erworben sind Porphyrien im Rahmen von Intoxikationen, etwa durch Blei - ☞ Kap. 11.3.4.

Die Labordiagnostik orientiert sich am Muster der insbesondere im Urin ausgeschiedenen Metabolite der Hämsynthese und deren Umwandlungsprodukten (δ-*ALS*, *Porphobilinogen*, *Uro-*, *Kopro-* und *Protoporphyrine*).

12.1. Hepatische Porphyrien

12.1.1. Akute Formen

Bei der **akuten intermittierenden Porphyrie** werden große Mengen an Porphyrinvorstufen durch hochaktive δ-ALS-Synthetase gebildet. Ausscheidung von Porphyrinvorstufen im Harn, der burgunderrot bis schwarz gefärbt sein kann, überwiegend durch *Porphobilinogen*. Ursache ist ein genetischer Defekt der *Uroporphyrinogen-I-Synthetase*, der autosomal dominant mit unvollständiger Penetranz vererbt wird. Die Erkrankung ist ein **Modellfall für Konsequenzen einer Enzymaktivitätsminderung in einem feedback-kontrollierten System** - ☞ *Abb. 12.1*.

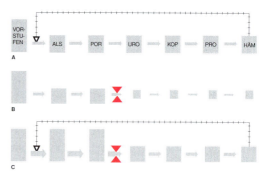

Abb. 12.1: Mechanismen für den Anstau von Vorstufen bei der akuten intermittierenden Porphyrie.
A: Limitierendes Enzym der Hämsynthese ist normalerweise die δ-*ALS-Synthetase*, die durch Häm als Endprodukt des Syntheseweges über feedback-Hemmung kontrolliert wird.
B: Infolge des genetischen Defekts wird die Aktivität der *Uroporphyrinogen-I-Synthetase* vermindert. Sie wird limitierend → Abfall der Hämkonzentration → Aufhebung der feedback-Hemmung der δ-ALS-Synthetase.
C: Der Umsatz über die δ-ALS-Synthetase nimmt daher zu, und alle Intermediate vor dem Block steigen an: starke δ-ALS- und Porphobilinogenausscheidung im Harn. Das höhere Substratangebot für die Uroporphyrinogen-I-Synthetase-Restaktivität erhöht deren Durchsatz, so daß die Hämsynthese nicht nennenswert reduziert ist. Die feedback-Hemmung funktioniert auf entsprechend höherem Durchsatzniveau.

Bei zusätzlicher Induktion der Hämsynthese (☞ Kap. 12.) → akute Schübe (abdominelle Krisen, neurologische Symptome). So erklärt sich z.B.

auch eine Manifestation der Erkrankung in Pubertät oder Schwangerschaft durch Sexualhormone. Aus tierexperimentellen Untersuchungen ergibt sich eine verminderte Neurotransmitterfreisetzung (GABA, Glutamat - vgl. Abb. 20.9, Kap. 20.7.) durch ansteigende δ-ALS-Konzentration.

Der in Abb. 12.1 erläuterte Mechanismus trifft auch auf die beiden nachfolgend genannten akuten hepatischen Porphyrien zu - mit entsprechend anderem Muster der ausgeschiedenen Intermediate.

Bei der **Porphyria variegata** werden auf Grund eines Defektes der *Protoporphyrinogen-Oxidase* neben den o.g. Intermediaten auch *Uro-* und *Koproporphyrin* im Harn ausgeschieden. Autosomal dominanter Erbgang; relativ häufig in der weißen Bevölkerung Südafrikas. Aus der relativ großen Zahl verschiedener Aufstau-Intermediate ergibt sich oft eine Photosensibilität (☞ Kap. 12.2.).

Die **hereditäre Koproporphyrie** hat den gleichen Erbgang, ähnliches Muster der Aufstau-Intermediate und vergleichbare Symptomatik wie die Porphyria variegata. Der Defekt betrifft die *Koproporphyrinogen-III-Oxidase*.

Die in Kap. 11.3.4. behandelte **Bleivergiftung** ist ebenfalls hier zuzuordnen.

12.1.2. Chronische Form - Porphyria cutanea tarda

Häufigste hepatische Porphyrie: ca. 1 % der Bevölkerung jenseits des 40. Lebensjahres ist mehr oder weniger stark betroffen. Bei etwa der Hälfte der Fälle liegt eine autosomal dominant vererbte Aktivitätsminderung der *Uroporphyrinogen-Decarboxylase* vor, die jedoch ohne zusätzliche **exogene Faktoren** nicht zur Manifestation der Erkrankung führt. Voraussetzung ist meist eine chronische Leberschädigung (chronisch-aggressive Hepatitis, Zirrhose, Hämosiderose, Karzinom). Auslösend sind beim Mann überwiegend Alkoholabusus, bei der Frau dieser und/oder Estrogene - beide hemmen das Enzym. Hinzu können Umweltschadstoffe mit gleicher Wirkung kommen: Dioxin, Hexachlorcyclohexan (Fungizid), polychlorierte Biphenyle, Vinylchlorid.

Die Erkrankung durchläuft latente und manifeste Phasen, aber ohne akute Schübe. Entsprechend wird weniger oder mehr *Uroporphyrin* im Harn ausgeschieden. Porphyrine werden in der Leber gespeichert und in der Haut abgelagert → **Photodermatose** (☞ nachf. Kap.).

12.2. Erythropoetische Porphyrien

Sie haben überwiegend chronische Verläufe.

Bei der autosomal rezessiv vererbten **kongenitalen erythropoetischen Porphyrie** liegt eine Defizienz der *Co-Synthetase* zur *Uroporphyrinogen-I-Synthetase* vor. Nur durch gemeinsame Einwirkung beider Enzyme wird Uroporphyrinogen III gebildet, bei Fehlen der Co-Synthetase jedoch nicht verwertbares Uroporphyrinogen I. Dieses akkumuliert. Anstau von *Uroporphyrin I* und dem Folgeprodukt *Koproporphyrin I* führt durch Ablagerung in der Haut zur **Photodermatose** (Mechanismus ☞ Abb. 12.2), die zusammen mit der Ablagerung in Knorpel und Knochen an lichtexponierten Stellen zu erheblichen Verstümmelungen führen kann (Gesicht, Hände). Ablagerung in Erythrozyten führt zu gesteigerter Hämolysebereitschaft und in den Zähnen zur *Erythrodontie* (Braunrotverfärbung). Erythrozyten und Zähne fluoreszieren im UV-Licht intensiv rot. Ausscheidung beider Porphyrine im Harn führt zur Rotfärbung.

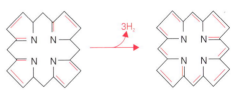

UROPORPHYRINOGEN III   UROPORPHYRIN III

Abb. 12.2: Mechanismus der Photoeffekte.
Nur Porphyrine, nicht Porphyrinogene, weisen Farbigkeit im sichtbaren und Fluoreszenz im UV-Licht auf. Grund dafür ist die am Beispiel des Uroporphyrin III gezeigte Anordnung der Doppelbindungen in *konjugierter* Form. Die durch konjugierte Doppelbindungen hervorgerufene Eigenschaft der Fluoreszenz bedeutet u.a. die Konzentrierung von Lichtenergie in schmalen Banden → Schädigung von biologischem Material, die sich als Lichtdermatose, Hämolyse u.a. ausweist.

Bei der autosomal dominant vererbten **erythropoetischen Protoporphyrie** liegt ein Defekt der *Ferrochelatase* vor. Starker Anstieg des *Protoporphyrins* → Photodermatose. Die permanent gesteigerte Konzentration von Protoporphyrin in Erythrozyten und Plasma, mit Ablagerung in der Leber, führt im fortgeschrittenen Krankheitsstadium regelmäßig auch zur Leberschädigung: Zirrhose, intrahepatische Cholestase. Die Hämsynthese der Leber wird zunehmend mit einbezogen, wodurch die Protoporphyrinbildung verstärkt wird und auch andere Intermediate anstauen (*Kopro-, Uroporphyrin*). Die Erkrankung wird daher auch als *erythrohepatische Protoporphyrie* bezeichnet.

13. Störungen im Wasser/Elektrolyt- und Säure/Basen-Haushalt

Die normalen Körperfunktionen sind in relativ engem Rahmen an eine regelrechte Verteilung von Wasser und Elektrolyten zwischen den verschiedenen Flüssigkeitsverteilungsräumen - intrazellulär, interstitiell, intravasal - gebunden.

Störungen, auch infolge falscher Behandlung, führen schnell zu lebensbedrohlichen Zuständen. Besonders gefährdet sind Säuglinge, Kinder, Operierte, Bewußtlose und Unfallpatienten.

13.1. Störungen im Wasser/Elektrolyt-Haushalt

Körperwasser und darin gelöste Elektrolyte bilden eine funktionelle Einheit → primäre Störung einer Komponente zieht Veränderungen der anderen nach sich.

Veränderungen der durch den Elektrolytgehalt definierten *Osmolarität* oder *Osmolalität* (= Konzentration der osmotisch aktiven Teilchen pro l Lösung oder pro kg Wasser) des Extrazellularraumes werden über die Osmorezeptoren des Hypothalamus perzipiert und durch entsprechende Ausschüttung von **Adiuretin** reguliert → perorale Wasseraufnahme und renale Wasserrückresorption.

Veränderungen des durch den Wasseranteil bedingten *Volumen* des Extrazellularraumes werden durch die juxtaglomerulären Volumenrezeptoren perzipiert und durch das **Renin/Angiotensin/Aldosteron-System** reguliert → renale Na^+-Rückresorption → Anschluß an die adiuretinvermittelte Regulation.

Störungen betreffen sowohl Verlust wie Zufuhr von Wasser und Elektrolyten in physiologischen oder unphysiologischen Proportionen. Primär ist der Extrazellularraum (EZR) und in der Folge - nicht unbedingt gleichsinnig - der Intrazellularraum (IZR) betroffen → beide Verteilungsräume sind zu beurteilen.

Die Bedrohlichkeit **extremer Flüssigkeitsverluste** ist abhängig von:

- **Gesamtkörperwasser**
  Verlust von 15 % sind tödlich. Das Gesamtkörperwasser macht 73 % der fettfreien Körpermasse aus. Da der Fettanteil sehr stark variieren kann, ist das Körpergewicht eine ungeeignete Bezugsbasis
- **Wasserumsatz**
  bei Erwachsenen mit 2-2,5 l/Tag rund 3,3 % der Körpermasse entsprechend; bei Kindern mit ca. 10 % wesentlich mehr → bedrohliche Verluste werden viel schneller erreicht

13.1.1. Volumen- und Osmolaritätsverschiebungen

Da Flüssigkeitsverlust und -aufnahme **primär im EZR** auftreten, wird die Störung nach den Veränderungen von Volumen (*De-, Hyperhydratation*) und Osmolarität (*iso-, hypo-, hyperton*) **in diesem Verteilungsraum** definiert.

Das Bild der primären Störung kann sich infolge physiologischer Kompensationsmechanismen schnell ändern, was bei der Beurteilung zu beachten ist. Osmolaritätsunterschiede zwischen EZR und IZR führen immer zu Wasserverschiebungen zwischen beiden, in Richtung des hypertoneren Raumes.

13.1.1.1. Dehydratation = Wasserdefizit

■ **isotone Dehydratation**

Verlust von Wasser und Elektrolyten im physiologischen Verhältnis. Prototyp ist der Verlust von Blutflüssigkeit.

Typische Ursachen:

- Blutverlust
- Plasmaverlust (Verbrennungen, Peritonitis, Pankreatitis)
- Erbrechen, Diarrhoe, Fisteln = Verlust von Körperflüssigkeit mit annähernd blutisotoner Elektrolytkonzentration, wie neutraler Magensaft, Gallenflüssigkeit, Pankreassaft.
  Bei saurem Magensaft oder bicarbonatreichem Darmsekret sind begleitende Säure/Basen und K^+-Verschiebungen mit zu beachten: *metabolische Alkalose* und *Hypokaliämie* bzw. *metabolische Azidose*.
- Nierenschäden: Polyurie bei mangelnder Reabsorption von Elektrolyten und Wasser.
- Iatrogen durch unkontrollierte diuretische Therapie

Kompensation: Einstrom blutisotoner Flüssigkeit aus dem interstitiellen in den vasalen Raum → "Verdünnung" der Blutzellen im Plasma.

■ hypotone Dehydratation

Verlust von Elektrolyten und relativ weniger Wasser.

Typische Ursachen:

- langanhaltendes Erbrechen und chronische Durchfälle bei Flüssigkeitskorrektur mit unzureichendem Elektrolytgehalt
- Mukoviszidose - ☞ Kap. 1.4.10., "3. Schweißdrüsen:"
- starker Schweißverlust: Obwohl Schweiß isoton oder bei Gewöhnung an Hitze hypoton ist, tritt durch Auffüllen des Flüssigkeitsverlustes mit elektrolytarmen Getränken hypotone Dehydratation auf. "Hitzegetränke" für Wärmeexponierte enthalten daher Elektrolytmengen, die mit dem durchschnittlichen Flüssigkeitsverlust und der Trinkmenge abgestimmt sind
- Na^+-Verluste bei Nebennierenrindeninsuffizienz - ☞ Kap. 10.2.3.3.

IZR-Veränderung: Infolge der relativen Hypotonie des EZR gegenüber dem IZR tritt Wasser in letzteren über und führt dort zu einer Hyperhydratation. Das wird durch Zufuhr elektrolytfreier Getränke noch verstärkt → "intrazelluläres Ödem".

■ hypertone Dehydratation

Verlust von Wasser und relativ weniger Elektrolyten, oder mangelnde Wasseraufnahme.

Typische Ursachen:

- große Wasserverluste über Haut (Perspiratio insensibilis, hypotoner Schweiß), Lunge (Hyperventilation, besonders bei niedriger Außentemperatur), Intestinaltrakt (Erbrechen und Diarrhoen, wenn die Sekrete hypoton sind)
- verminderte Wasserrückresorption bei Diabetes insipidus - ☞ Kap. 10.3.
- durch Glucose bedingte osmotische Diurese bei Diabetes mellitus - ☞ Kap. 10.5.1.1. "Coma diabeticum"
- Polyurie bei Nierenschädigung
- unzureichende Wasseraufnahme bei Schwerkranken, Bewußtlosen, Kleinkindern

IZR-Veränderung: Infolge Hypertonie des EZR tritt Wasser aus dem IZR in den EZR über → Fortsetzung der Dehydratation in den IZR.

13.1.1.2. Hyperhydratation = Wasserüberschuß

■ isotone Hyperhydratation

Retention oder übermäßige Zufuhr von Wasser und Elektrolyten im physiologischen Verhältnis. Prototyp ist die Ödembildung - ☞ Kap. 13.1.2. Kann auch Folge übermäßiger Infusion isotoner Flüssigkeit sein.

■ hypotone Hyperhydratation

Übermäßige Aufnahme von Wasser im Verhältnis zu Elektrolyten oder verminderte Ausscheidung von Wasser.

Typische Ursachen:

- Infusion von "freiem" Wasser, d.h. elektrolytfrei, z.B. Glucoselösung - insbesondere bei gestörter Wasserausscheidung nach Operationen, bei Nieren- und Lebererkrankungen, Nebennieren- und Herzinsuffizienz
- gesteigerte Adiuretinausschüttung bei Ödemen, malignen Tumoren, die ein ähnliches Hormon produzieren (☞ Kap. 3.4.2., "SCHWARTZ-BARTTER-Syndrom") und bestimmten Hirnerkrankungen

IZR-Veränderung: Infolge hypotonem EZR tritt Wasser in den IZR über → Fortsetzung der Hyperhydratation in den IZR.

■ hypertone Hyperhydratation

Zufuhr exzessiver Mengen von Salz im Verhältnis zu Wasser und/oder verminderte Na^+-Ausscheidung. Der Zustand ist selten.

Typische Ursachen:

- Infusionsfehler, fehlerhafte Säuglingsnahrung, Trinken von Meerwasser
- verminderte Na^+-Ausscheidung bei Nierenerkrankungen, begleitende Mineralocorticoidausschüttung beim CUSHING-Syndrom - ☞ Kap. 10.2.3.1.

IZR-Veränderung: Infolge Hypertonie im EZR tritt Wasser aus dem IZR in den EZR über → intrazelluläre Dehydratation.

13.1.1.3. Labordiagnostik

- **EZR**
  - **Volumen:** Eine direkte Messung nach dem Verdünnungsprinzip ist zu aufwendig für die Klinik. Eine Abschätzung ist möglich aus der Erythrozytenzahl (Frauen 4,1-5,1 und Männer 4,5-5,9 x 10^6/µl) und Hb-Konzentration des Blutes (☞ Kap. 11.) sowie Proteingehalt des Serums (66-83 g/l)

- **Osmolalität:** direkte Messung über Gefrierpunktserniedrigung oder Dampfdruckerhöhung - Referenzbereich im Serum für Erwachsene 275-301, für Neugeborene 260-275 mosmol/kg. Eine recht genaue Abschätzung der Osmolalität ergibt sich aus folgenden Laborparametern (in mmol/l): 2 Na^+ + Glucose + Harnstoff. Für praktische Verhältnisse reicht oft die Messung der Na^+-Konzentration in Serum oder Plasma aus (136-145 mmol/l) - ☞ Kap. 13.1.3.

- **IZR**
  Da die Ionenzusammensetzung und der Wassergehalt verschiedener Zellarten variiert, gibt es keine repräsentative Zellart für IZR-Veränderungen. Erythrozyten sind leicht gewinnbar, haben aber nur bedingte Aussagekraft
    - **Volumen:** MCV (80-96 μm^3) - ☞ Kap. 11.
    - **Osmolarität:** MCHC (33-36 g/dl) - ☞ Kap. 11.

- **Mischparameter** = Hämatokrit (Frauen 36-45, Männer 42-50 %): Er reflektiert Osmolaritäts- und Volumenänderungen gleichsinnig, ist aber zur Bestimmung von MCV und MCHC notwendig und ermöglicht eine qualitative Kontrolle aller übrigen Parameter

Die Richtung der Veränderungen ist in *Abb. 13.1* zusammengefaßt.

Aus der Übersicht in *Abb. 13.1* geht hervor, daß sich trotz eingeschränkter Aussage der Erythrozytenparameter aus der Gesamtheit der Parameterverschiebungen die Störungen erfassen und differenzieren lassen.

Bei **Blutverlust** sind jedoch im akuten Zustand alle Parameter normal. Erst nach kompensatorischer Auffüllung des Vasalraumes durch Flüssigkeitseinstrom aus dem Interstitium → Senkung von Erythrozytenzahl, Hb, Plasmaprotein und Hämatokrit → **labordiagnostisches Bild der isotonen Hyperhydratation**, das nicht den Tatsachen entspricht.

Möglichkeiten zur Quantifizierung der Störungen

Zusammen mit Anamnese und klinischen Symptomen erfaßt man mit den angeführten Laborparametern bei einmaliger Messung nur die Art der Verschiebung. Für die Therapie schwerer Störungen ist aber die Bilanzierung wünschenswert, um die zur Korrektur notwendigen Mengen an Ionen und Wasser berechnen zu können. Sie ist nur bei stationärem Aufenthalt durch tägliche Messungen folgender Parameter möglich:

- Menge an ein- und ausgeführter Flüssigkeit. Aus Tabellen sind die Konzentrationen der wichtigsten Ionen für verschiedene verlorene Körperflüssigkeiten zu entnehmen. Für die sog. okkulten Verluste durch Perspiratio insensibilis, Schweiß und Atemluft genügen Abschätzungen über Tabellen für verschiedene Körper- und Außentemperaturen

- Aus Veränderungen der Na^+-Konzentration des Plasmas können Rückschlüsse auf Veränderungen des freien Körperwassers gezogen werden: Veränderungen des freien Körperwassers in l bei Veränderung der Na^+-Konzentration um 10 mmol/l = 2 bei 50 kg Körpermasse, 3 bei 70 kg, 4 bei 90 kg. "Frei" heißt bezüg-

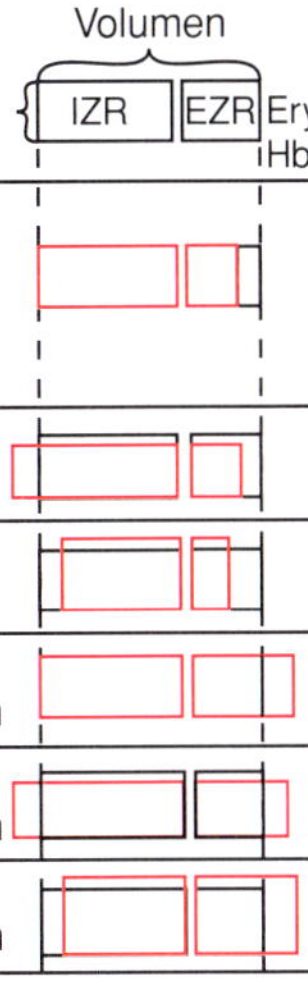

Osmolarität	Volumen IZR EZR	Ery.-Zahl Hb-Gehalt	Plasma-Protein	Plasma-Natrium	Hämatokrit	MCV	MCHC
Isotone Dehydratation, Plasmaverlust, Blutverlust		↑ ↑ —	↑ — —	— — —	↑ ↑ —	— — —	— — —
Hypotone Dehydratation		↑	↑	↓	↑↑	↑	↓
Hypertone Dehydratation		↑	↑	↑	(↑)	↓	↑
Isotone Hyperhydratation		↓	↓	—	↓	—	—
Hypotone Hyperhydratation		↓	↓	↓	(↓)	↑	↓
Hypertone Hyperhydratation		↓	↓	↑	↓↓	↓	↑

Abb. 13.1: Zusammenfassung der verschiedenen Volumen- und Osmolaritätsverschiebungen, ihrer Auswirkungen auf IZR und EZR und die Richtung der Veränderungen der labordiagnostischen Parameter.

lich Elektrolyten aufgegebene Isotonie des EZR (vgl. Kap. 13.1.3.)
- Verwertung von Veränderungen des Körpergewichts. Bei Schwerkranken ist ein Verlust an Zellmasse wegen Katabolismus von ca. 0,3 kg/Tag einzubeziehen (= Katabolismuskorrektur)

```
    Normalgewicht (= Gewicht vor der Störung,
                    z.B. vor einer Operation)
-   Katabolismuskorrektur
-------------------------------------
=   Sollgewicht
-   Istgewicht
-------------------------------------
=   verändertes Körpergewicht (Veränderung des
                                EZR-Volumens)
```

13.1.1.4. Therapieprinzipien

- **Volumenkorrektur** des EZR bei intakter Osmoregulation durch Entzug oder Zufuhr von **Natrium**. Zufuhr als isotone NaCl-Lösung. Bei gleichzeitig vorliegenden Störungen des Säure/Basen-Haushalts kann Cl^- z.T. durch andere Anionen ersetzt werden - ☞ Kap. 13.2.2.
- **Osmolaritätskorrektur** durch Einschränkung oder Zufuhr von **freiem Wasser**

Bei den (meist) **kombinierten Störungen** hat die Volumenkorrektur den Vorrang.

Erfahrungen bei der Therapie der (in der Pädiatrie häufigen) hypertonen Dehydratation haben gezeigt, daß eine zu rasche Osmolaritätskorrektur zum Hirnödem (☞ Kap. 20.2.) führen kann.

Ein Start der Infusionstherapie mit isotonen Elektrolytlösungen hat bei allen nicht-isotonen Dehydratationsformen bereits Osmolaritäts-korrigierende Wirkung.

13.1.2. Ödeme

Grundmechanismen

- Der Flüssigkeitsaustausch zwischen Plasma (25 % des EZR) und Interstitium (75 % des EZR) wird wesentlich durch physikalische Faktoren bestimmt (STARLING): In den Arteriolen nachgeschalteten Kapillaren überwiegt der hydrostatische Druck den onkotischen von 3,3 kPa → Filtration von Wasser und Elektrolyten in das Interstitium. In den Venolen vorgeschalteten Kapillaren ist der hydrostatische Druck niedriger als der onkotische → Rückstrom. **Ödem = onkotischer Druck ↓ und/oder hydrostatischer Druck im venösen Teil ↑**

- Unabhängig von der primären Ursache wird die Ausbildung der meisten Ödemformen durch den **Aldosteronmechanismus** verstärkt: Volumen ↓ im Vasalraum → Reninausschüttung → Angiotensin II ↑ → Aldosteronausschüttung → Na^+-Reabsorption in den Nieren ↑ → **Wasserretention**

- Lokale entzündliche oder allergische Ödeme sind in diese Betrachtung nicht mit einbezogen. Sie kommen durch **Zunahme der Gefäßpermeabilität** zustande - ☞ Kap. 5.1.2.
  Permeabilitätserhöhungen können jedoch auch bei anderen Ödemformen verstärkend wirken, z.B. bei solchen durch venösen Rückstau, weil mit der eintretenden Hypoxie das Endothel geschädigt wird.
  Eine besondere Pathogenese hat das **Hirnödem** - ☞ Kap. 20.2.

Ödemformen

- **nephrotisches Ödem** (vgl. Kap. 14.4.): Primum movens ist der Proteinverlust durch die Nieren → Plasmaproteinspiegel ↓ → onkotischer Druck ↓. Da Albumin für ca. 80 % des onkotischen Druckes aufkommt, ist seine Absenkung entscheidend: Ödeme bei Konzentrationen < 25 g/l

- Das renale Ödem im engeren Sinne entsteht durch **Niereninsuffizienz** (vgl. Kap. 14.3.2.): Überwiegende Ödemursache ist die Na^+- und Wasserretention. Die Akkumulation toxischer Substanzen erhöht außerdem die Gefäßpermeabilität

- Bei **akuter Glomerulonephritis** (vgl. Kap. 14.1.1.) sind gesteigerte Na^+-Reabsorption, Zunahme der Gefäßpermeabilität und Proteinverluste für die Ödembildung verantwortlich

- **kardial bedingte Ödeme** (☞ auch *Abb. 15.10*, Kap. 15.4.4.2. und 15.4.4.3., "Vermehrte Reninausschüttung"): Herzzeitvolumen ↓ → Umverteilung des Blutes im Kreislauf: Abnahme im arteriellen und Zunahme im venösen Teil. Durch erhöhten Sympathikotonus erfolgt Vasokonstriktion im arteriellen Teil, die Hypotonie-kompensierend wirkt. Folge ist aber auch eine Drosselung der Nierendurchblutung → Aktivierung des Renin/Angiotensin/Aldosteron-Systems → Na^+- und Wasserretention → weitere Steigerung des hydrostatischen Druckes im venösen Teil. Eine stauungsbedingte Leberschädigung kann darüberhinaus den Aldosteronabbau verzögern. Die hypoxiebedingte Endothelschädigung führt zusätzlich zur Permeabilitätserhöhung. Typisch sind periphere Ödeme in abhängigen Partien (wo der hydrostatische Druck am stärksten ansteigt), Leberstauung, Aszites und Pleuraergüsse. Bei isolierter Linksherzinsuffizienz dominieren Lungenstauung, evtl. mit Lungenödem und Pleuraergüsse.

Während der nächtlichen Ruhephase werden die Nieren weniger beansprucht und periphere Ödeme durch die Lageveränderung z.T. mobilisiert → *Nykturie*
- **hepatisches Ödem:** entweder Verminderung der Albuminsynthese (☞ Kap. 18.5.1.) → weiter wie nephrotisches Ödem; oder dies plus portale Einflußstauung bei Zirrhose (☞ Kap. 16.3.) → Lokalisation der Ödeme im Bauchraum = *Aszites*
- **Malabsorption oder Mangelernährung** können über den durch Hypalbuminämie verminderten onkotischen Druck zu Ödemen führen

Therapieprinzipien

Neben der (entscheidenden) Therapie der jeweils vorliegenden Grundkrankheit richten sich allgemeine therapeutische Maßnahmen im wesentlichen gegen den Aldosteronmechanismus:
- kochsalzarme Diät
- *Diuretika* bewirken über eine gesteigerte Na^+- auch die Wasserausscheidung. Von den Angriffspunkten innerhalb der Nieren und den Mechanismen her sind 4 Gruppen zu unterscheiden: *Carboanhydrasehemmer*, *Thiazide* (Hemmung des Na^+/Cl^--Carriers), *Schleifendiuretika* (Hemmung des $Na^+/K^+/2Cl^-$-Carriers), *Kaliumsparende Diuretika* (Blockade von Na^+-Kanälen). Durch Kombination von Präparaten, die die K^+-Ausscheidung oder -Retention fördern kann der Kaliumhaushalt im Gleichgewicht gehalten werden. Trotzdem ist die Kontrolle des Plasma-K^+-Spiegels sowie des Säure/Basen-Haushalts angezeigt (vgl. Kap. 13.1.4.2. bzw. 13.2.1.1.)
- *Aldosteronantagonisten* wirken über kompetitive Hemmung der Aldosteronbindung an dessen zellulären Rezeptor in distalen Tubuli und Sammelrohren

Außer beim Lungenödem ist forcierte Diuresesteigerung zu vermeiden: die Geschwindigkeit des Flüssigkeitseinstroms aus dem Interstitium ist limitierend → Gefahr der Dehydratation des Vasalraums mit Blutviskositätserhöhung, Thrombosegefährdung u.a.

Flüssigkeitssequestrierung - "third space"

Im Rahmen der Ödembildung können erhebliche Flüssigkeitsmengen <u>im</u> Körper verlorengehen, z.B. im Darm bei Ileus oder im Bauchraum bei Aszites. Diese Mengen sind nicht mehr im Mischungsgleichgewicht mit den physiologischen Wasserverteilungsräumen, d.h. der Verlust ist durch Flüssigkeitsbilanz und Messungen des Körpergewichts <u>nicht</u> erfaßbar. Notwendige Korrekturen von Wasser- und Elektrolytverschiebungen in EZR und IZR richten sich daher hier ausschließlich nach Veränderungen der Laborparameter (☞ Abb. 13.1, Kap. 13.1.1.3.).

13.1.3. Störungen des Natriumhaushaltes

Die enge Verknüpfung von Na^+-Bestand und extrazellulärem Flüssigkeitsvolumen (ca. 98 % des Na^+ sind im EZR) hat bei erhaltener Osmoregulation gleichsinnige Veränderungen beider Parameter zur Folge: Na^+-Mangel = extrazelluläres Volumendefizit und Na^+-Überschuß = extrazellulärer Volumenüberschuß.

Mangel und Überschuß beziehen sich dabei auf die Na^+-<u>Menge</u>, nicht die Na^+-Konzentration!

■ **Na^+-Mangel = Volumendefizit**

Na^+-Verluste haben vorwiegend adrenokortikale (☞ Kap. 10.2.3.3.) oder renale (☞ Kap. 14.2, "Folgen:" und 14.3.2.) Ursachen. Typisch für diese Ursachen sind Na^+-Konzentrationen im Harn von > 25 mmol/l. Infolge der "isotonen Kontraktion" des EZR bleibt die Na^+-Konzentration im Plasma lange unverändert (136-145 mmol/l). Erst relativ spät wird über Adiuretinausschüttung verstärkt freies Wasser retiniert und die normale Osmolarität im EZR aufgegeben. **Die Na^+Konzentration im Plasma ist daher für die Erfassung von Na^+-Verlusten nicht verwertbar**. Ein Na^+-Defizit ist zunächst an einer Verkleinerung des EZR erkennbar; sobald erniedrigte Na^+-Konzentrationen auftreten, ist auf eine zusätzliche Störung im Wasserhaushalt zu schließen.

■ **Na^+-Überschuß = Volumenüberschuß**

Ursachen sind vorwiegend herabgesetzte Na^+-Ausscheidung oder gesteigerte -Retention infolge Herz/Kreislauf-Erkrankungen und/oder Nierenfunktionsstörungen. Zu hohe Na^+-Zufuhr wird bei intaktem Kreislauf und normaler Nierenfunktion schnell ausgeglichen; nicht jedoch bei *essentieller Hypertonie* - ☞ Kap. 16.1.1., "salzsensitiv". Umgekehrt zum Na^+-Defizit erfolgt eine "isotone Expansion" des EZR. **Die Na^+-Konzentration im Plasma** bleibt lange konstant und **ist ebensowenig wie beim Defizit ein Maß für den Na^+-Überschuß**. Eine Abschätzung der Erhöhung des Na^+-Bestandes stützt sich auf die Erfassung des Volumenüberschusses durch Gewichtskontrolle.

13.1.4. Störungen des Kaliumhaushaltes

98 % des Gesamtbestandes liegen intrazellulär vor (umgekehrt wie bei Na$^+$).

Aufnahme: 50-100 mmol/Tag, Ausscheidung: 35-90 mmol/Tag renal und 5-10 mmol/Tag enteral.

Die Regulation des K$^+$-Haushaltes hat ein **bedeutend geringeres Anpassungsvermögen** an Verschiebungen als die des Na$^+$-Haushaltes → Störungen bei ca. 15 % der internistischen Patienten bei der Aufnahme; überwiegend *Hypokaliämie*.

Da der Quotient [K$^+$]$_{extrazellulär}$ / [K$^+$]$_{intrazellulär}$ die entscheidende Determinante des *Ruhemembranpotentials* ist, können **akute Verschiebungen der K$^+$-Konzentration im EZR** (die sich nicht rasch genug mit der des IZR ausgleichen) durch Veränderungen der Herzerregbarkeit **schnell lebensbedrohlich** werden - sog. *Sekundenherztod*:

- *Hypokaliämie* → Ruhepotential negativer (Hyperpolarisation), Aktionspotential ↑, Erregungsausbreitung in Schrittmacherzellen beschleunigt → Tachykardie. HIS- und PURKINJE-System reagieren empfindlicher als der Sinusknoten → heterotope Erregungsbildung (☞ Kap. 15.3.2.) → ventrikuläre Extrasystolen → Kammerflimmern.
  EKG: Auftreten von U-Wellen, TU-Verschmelzung

- *Hyperkaliämie* → Ruhepotential weniger negativ (Hypopolarisation), Aktionspotential ↓, Erregungsausbreitung in Schrittmacherzellen verzögert → Bradykardie. Die Bradykardie kann extrem sein und bis zum Stillstand gehen. Häufiger ist jedoch der Versuch zur Kompensation der kardial bedingten Mangeldurchblutung durch extreme Adrenalinausschüttung (☞ Kap. 7.3.1.1., "3. Kardiogener Schock"), die zum Kammerflimmern führen kann. Letzteres ist auch bei schnellem Anstieg der extrazellulären K$^+$-Konzentration (Freisetzung aus Infarktbereich, Infusion) sofort möglich, da einzelne Bereiche des Erregungskreises unterschiedlich stark blockiert werden → funktionelle Inhomogenität → kreisende Erregung - ☞ Abb. 15.3, Kap. 15.3.2.
  EKG: hohe spitze T-Wellen, verlängertes PQ-Intervall, ST-Senkung

Es folgt daraus auch, daß neben der Elektrolytbestimmung die Messung der Summenpotentiale bestimmter Organe (EKG, EEG, EMG, ERG) diagnostisch heranzuziehen ist.

13.1.4.1. K$^+$-Konzentration im Plasma als Indikator für den K$^+$-Bestand

Normale K$^+$-Konzentration in Plasma oder Serum: 3,6-4,8 mmol/l. Da der **K$^+$-Bestand** von der Zellmasse abhängt, wären Abweichungen am geeignetsten in % der totalen K$^+$-Menge anzugeben. Dieser Parameter **ist** klinisch-chemisch nicht erfaßbar, aber **aus der K$^+$-Konzentration des Serums oder Plasmas abschätzbar** (im Gegensatz zu Na$^+$) - ☞ Abb. 13.2.

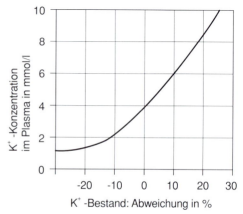

Abb. 13.2: Diagramm über die Beziehung zwischen K$^+$-Konzentration im Plasma und dem K$^+$-Bestand des Gesamtkörpers. Für den linearen Bereich der Kurve gilt in etwa: Einer Veränderung von 1 mmol/l im Plasma entspricht eine solche im K$^+$-Bestand des IZR von 300-400 mmol.

Da die Konstanthaltung der Plasma-K$^+$-Konzentration durch verschiedene Faktoren erschwert wird, ergeben sich jedoch folgende **Abweichungen:**

- Die renale K$^+$-Ausscheidung hat bei Überschreiten bestimmter Grenzen nur ein geringes Adaptationsvermögen → langsame Anpassung an diätetische Schwankungen der Zufuhr
- Beim Transport von Monosacchariden in die Zellen wird gleichzeitig K$^+$ vom EZR in den IZR verlagert - z.B. Glucoseaufnahme unter Insulineinwirkung, zu beachten bei der Therapie des diabetischen Komas - ☞ Kap. 10.5.1.1., "Coma diabeticum"

- K^+ und H^+ können sich intrazellulär gegenseitig ersetzen. Azidose führt daher zur Verlagerung des K^+ vom IZR in den EZR und umgekehrt bei Alkalose. **Eine normale K^+-Konzentration bedeutet beim Vorliegen einer Azidose daher K^+-Mangel und bei Alkalose K^+-Überschuß**. Bei alkalisierender oder ansäuernder Therapie sind diese Verschiebungen zu beachten. Besonders unter den Bedingungen einer akuten Störung im Säure/Basen-Haushalt sind daher auch entgegengesetzte Bewegungen im K^+-Bestand und im Plasma-K^+-Spiegel möglich, z.B. Hyperkaliämie durch Verlust von zellulärem K^+ beim ketoazidotischen Koma - Kap. 10.5.1.1., "Coma diabeticum". Hier hat immer **der therapeutische Ausgleich der veränderten K^+-Konzentration im EZR den Vorrang vor der Korrektur des K^+-Bestandes**

13.1.4.2. Hypokaliämie

Typische Ursachen:

- Verlust K^+-reicher Verdauungssekrete bei Diarrhoen, Fisteln, Laxantienabusus u.a. Bei Erbrechen gehen mit dem Magensaft H^+ und Cl^- verloren → HCO_3^- ↑ im Blut → a) H^+-Austritt vom IZR in den EZR, im Austausch gegen Na^+ und K^+ und b) sekundärer Hyperaldosteronismus, s.u.
- primärer und sekundärer Hyperaldosteronismus (vgl. Kap. 10.2.3.2.). Letzterer führt über einen circulus vitiosus zur Verstärkung der Hypokaliämie - ☞ *Abb. 13.3*.

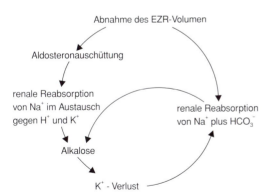

Abb. 13.3: Bei sekundärem Hyperaldosteronismus wird die Entstehung einer Hypokaliämie gefördert, da sowohl Volumenabnahme des EZR als auch K^+-Mangel die HCO_3^--Reabsorption im proximalen Tubulus - und damit die Alkalose - steigern. Die Ausprägung hängt auch vom Na^+-Angebot ab → starke Einschränkung der Na^+-Zufuhr als Therapiemaßnahme.

- Alkalosen verschiedener Genese
- renale Verluste durch Langzeittherapie mit Diuretika ohne K^+-Substitution (vgl. Kap. 13.1.2, "Therapieprinzipien"), in der polyurischen Phase des akuten Nierenversagens und durch Störungen der K^+-Reabsorption bei speziellen Nierenerkrankungen
- Bei Herzinsuffizienz wird außer dem begleitenden sekundären Hyperaldosteronismus durch die verstärkte Catecholaminausschüttung über β_2-Rezeptoren in Leber und Muskulatur die Na^+/K^+-ATPase aktiviert → K^+-Einstrom vom EZR in den IZR
- falsche Infusionstherapie, Mangelernährung (selten)

Auswirkungen:

Die Veränderung des Ruhemembranpotentials ist für die meisten Symptome verantwortlich.

- Herz - ☞ Kap. 13.1.4.
- Müdigkeit, Apathie, Schwäche, Extremitätenparesen (☞ *Tab. 20.2*, Kap. 20.5.1.), intestinale Atonie bis Ileus

Therapieprinzipien:

- bei chronischem Mangel oder sekundärem Hyperaldosteronismus erhöhte orale Zufuhr (KCl)
- bei schwerem Mangel Infusionstherapie zur K^+-Substitution. Infolge der geringen K^+-Menge im EZR → Zufuhr kleiner Mengen unter Kontrolle von Plasma-K^+-Spiegel und EKG
- Korrektur einer vorliegenden Alkalose - ☞ Kap. 13.2.2.

13.1.4.3. Hyperkaliämie

Typische Ursachen:

- Störungen im Renin/Angiotensin/Aldosteron-System spielen eine wichtige Rolle, da die aldosterongesteuerte renale Na^+-Reabsorption im Austausch gegen K^+ erfolgt (vgl. *Abb. 13.3*):
  - verminderte Reninbildung bei interstitiellen Nierenerkrankungen, Therapie mit Cyclooxygenasehemmern (☞ Kap. 5.5.5., "Nieren"), β-Blockern und Cyclosporin A
  - Hemmstoffe des angiotensin converting enzyme
  - verminderte Aldosteronsynthese bei Nebenniereninsuffizienz
  - verminderte Aldosteronwirkung bei Tubuluserkrankungen verschiedener Genese, Therapie mit Aldosteronantagonisten oder genetisch bedingt (Pseudohypoaldosteronismus, adrenogenitales Syndrom)
- Niereninsuffizienz mit Oligurie, besonders bei akuten Formen, da meist mit Azidose kombiniert → Verstärkung. Bei chronischer Nierenfunktionseinschränkung

führt eine Therapie mit kaliumsparenden Diuretika häufig zu Hyperkaliämie
- Gewebsnekrosen, z.B. infolge Hämolyse, Leberdystrophie, Pankreatitis, Verletzungen, postoperativ oder bei Zytostatikatherapie von Tumoren
- Schock verschiedener Genese
- Azidosen verschiedener Genese
- Beim Diabetes mellitus sind verschiedene Mechanismen wirksam: Hyperglycämie (osmotisch bedingte Schrumpfung des IZR, die auch mit dem Übertritt von K^+ in den EZR einhergeht), Azidose, verminderte Reninbildung
- Succinylcholintherapie → Membrandepolarisierung
- diätetisch bei massiver K^+- und verminderter Na^+-Zufuhr
- Transfusion überlagerter Blutkonserven (Hämolyse); Infusion hyperosmolarer Lösungen, insbesondere von Glucoseersatzstoffen; falsch dosierte Infusionstherapie mit K^+

Es sei darauf verwiesen, daß erhöht gefundene K^+-Spiegel in Plasma oder Serum auch **artifiziell** erzeugt sein können durch unsachgemäße Hantierung des Blutes (Lyse verschiedener Blutzellen)

Auswirkungen:

Die Veränderung des Membranruhepotentials ist für die meisten Symptome verantwortlich.

- Herz - ☞ Kap. 13.1.4.
- Unlust, Verwirrtheitszustände, Parästhesien; Schwäche der Muskulatur bis schlaffe Paresen (☞ *Tab. 20.2*, Kap. 20.5.1.); Nausea, Erbrechen, Ileus

Therapieprinzipien:

- Stop jeder Form der K^+-Zufuhr und Unterstützung der Nierenfunktion, evtl. durch extrakorporale Dialyse
- Korrektur einer vorliegenden Azidose - ☞ Kap. 13.2.2.
- Infusion von Glucose plus Insulin → K^+-Translokation vom EZR zum IZR - ☞ Kap. 13.1.4.1., "Abweichungen"

13.2. Störungen im Säure/Basen-Haushalt

Laborparameter:
- *aktueller pH-Wert* im arteriellen oder Kapillarblut: 7,35-7,45
- *aktueller pCO_2-Wert* im arteriellen oder Kapillarblut: 4,67-6,00 kPa (35-45 mm Hg), entsprechend 1,05-1,35 mmol H_2CO_3/l

- *Standard-Bicarbonat* (HCO_3^- bei pCO_2 = 5,34 kPa): 22-26 mmol/l
- *Basenabweichung*: ± 3 mmol/l. Je nach aktuellem pH-Wert Titration mit starker Säure oder Base bis pH 7,4 bei 37 °C und pCO_2 von 5,34 kPa. Die Werte entsprechen der Abweichung von einem Standardbicarbonatwert von 23,5 mmol/l. Einfachste Methode zur Berechnung der zur Korrektur einer Störung einzusetzenden sauren bzw. basischen Äquivalente - ☞ Kap. 13.2.2.
- Zusätzliche Informationen über respiratorische Störungen ergeben sich aus dem im arteriellen oder Kapillarblut gemessenen *aktuellen pO_2-Wert* (8,66-13,30 kPa = 65-100 mm Hg) und der *O_2-Sättigung des Hämoglobins* (90-96 %)
- Eine grobe Klassifizierung der Azidosen gelingt durch Bestimmung der sog. *Anionenlücke* = $[Na^+]$ - ($[Cl^-] + [HCO_3^-]$) (7-16 mmol/l). Sie nimmt bei metabolischen Additionsazidosen zu (s.u.)

13.2.1. Klinische Zustände

Eine Übersicht gibt *Abb. 13.4*.

"Eselsbrücken" zum Verständinis der **Kompensationsmechanismen**, durch die primäre Veränderungen abgefangen werden:

- Prinzip der Erhaltung der Elektroneutralität beachten; z.B. sind Veränderungen der HCO_3^--Konzentration nur möglich bei entsprechender Veränderung in der Verfügbarkeit der Gegenionen (Na^+)
- "Abwandlung" der Henderson-Hasselbalch-Gleichung für das Bicarbonat/Kohlensäure-System ($pH = pK + \log HCO_3^-/H_2CO_3$): $pH = pK + \log$ Nieren/Lunge und Atemzentrum

13.2.1.1. Metabolische Azidose

Häufigste und klinisch wichtigste Störung des Säure/Basen-Haushalts. Durch gesteigerten Anfall nichtflüchtiger Säuren wird Na^+ fixiert und HCO_3^- verdrängt → HCO_3^-/H_2CO_3 ↓. Zunächst pH-Konstanz infolge Kompensation durch vermehrte Abatmung von CO_2 über die Lunge (z.B. KUSSMAUL'sche Atmung im Coma diabeticum - ☞ *Abb. 17.2*, Kap. 17.4.). Nach Aufbrauchen der Pufferkapazität → Dekompensation = pH ↓. Außer über die Atmung werden alle Störungen - bis auf die primär an den Nieren angreifenden (*Retentionsazidosen*) - auch mit durch die Nieren kompensiert:

13.2. Störungen im Säure/Basen-Haushalt

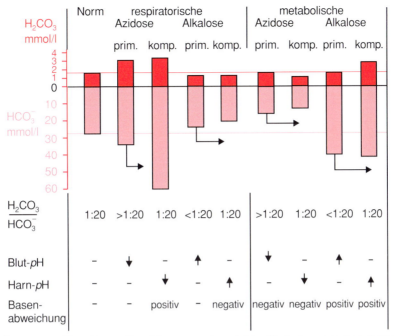

Abb. 13.4: Formen von Säure/Basen-Abweichungen und zugehörige Veränderungen der Laborparameter. Die Pfeile zeigen den Übergang der primären zu den kompensierten Formen.

- Steigerung der H^+-Ausscheidung, z.T. im Austausch gegen Na^+ oder K^+
- gesteigerte HCO_3^--Reabsorption
- Steigerung der NH_4^+-Bildung nach einer Latenz von 1-3 Tagen (Glutaminaseaktivierung)
- Steigerung des $H_2PO_4^-/HPO_4^{2-}$-Verhältnisses im Harn (saurer Harn)
- vermehrte Ausscheidung von Cl^- und HSO_4^-

Formen und Ursachen:
- **Additionsazidosen:** Produktion nichtflüchtiger Säuren
  - *Ketoazidose* bei Diabetes mellitus, Hunger, Thyreotoxikose, Fieber
  - *Lactatazidose* bei Hypoxien verschiedener Genese (Schock, Krampfanfälle, respiratorische Insuffizienz, Herzinsuffizienz mit Stauung, starke Muskelarbeit, schwere Anämien, Methämoglobinämie, CO- oder CN^--Vergiftung), Diabetes mellitus, Alkoholintoxikation, Hypothermie, Biguanidtherapie, Leberversagen und einigen genetischen Stoffwechseldefekten (chronische kongenitale Lactatazidose, Glycogenose Typ I, hereditäre Fructoseintoleranz, Fructose-1,6-Bisphosphatase-Defizienz, Mangel an Pyruvat-Dehydrogenase oder -Carboxylase)
  - *Ammoniumchlorid*: Früher als Diuretikum, heute noch zur Therapie von Alkalosen eingesetzt. NH_3 wird in der Leber zu Harnstoff metabolisiert → es verbleiben H^+ und Cl^-: $HCl + NaHCO_3 = NaCl + H_2CO_3 \rightarrow HCO_3^-/H_2CO_3 \downarrow$
  - Intoxikationen mit Salicylaten, Ethylenglycol (→ Glycolsäure), Methanol (→ Ameisensäure)
- **Subtraktionsazidosen:** Basenverluste
  Sie betreffen den Verlust von $NaHCO_3$ infolge mangelnder Rückresorption von Verdauungssekreten bei Diarrhoe, Fisteln, Ileus
- **Verteilungsazidosen**
  - *Dilutionsazidose* durch übermäßige Infusion iso- oder hypertoner Lösungen → $HCO_3^- \downarrow$
  - *Hyperkaliämische Azidose* durch übermäßige KCl-Zufuhr → Austausch gegen zelluläre H^+
- **Retentionsazidosen:** überwiegend renal bedingte Verminderung der Ausscheidung saurer Äquivalente
  - vorwiegend *glomerulär* bedingt bei akuter oder terminaler Niereninsuffizienz verschiedenster Genese = *urämische Azidose*. Verminderung der H^+-, NH_4^+-, Phosphat- und Sulfatausscheidung
  - Die überwiegend *proximal-tubuläre* Azidose geht auf eine gestörte H^+-Ausscheidung zurück und kann vielfältige Ursachen haben: primär genetisch, frühkindliche Reifungstörung, FANCONI-Syndrom, Begleiterscheinung anderer genetischer Defekte (Tyrosinämie, polyzystische Nierenerkrankung, Galactosämie, hereditäre Fructoseintoleranz, Morbus WILSON), Proteinstoffwechselstörungen (Amyloidose, nephrotisches Syndrom, Myelom),

Intoxikationen (Antibiotika, Cadmium, Quecksilber, Carboanhydrasehemmer), SJÖGREN-Syndrom, nach Nierentransplantation, sekundärer Hyperparathyreoidismus

- Bei der überwiegend *distal-tubulären* Azidose ist die Ansäuerung des Endharns ungenügend - auch hier vielfältige Ursachen: primär genetisch, Begleiterscheinung anderer genetischer Defekte (Sichelzellanämie, Elliptozytose, Carboanhydrasemangel, Morbus FABRY), Autoimmunerkrankungen (systemischer Lupus erythematodes, SJÖGREN-Syndrom, primär biliäre Zirrhose), toxisch (Blei, Toluol, Cyclamat, Analgetika), Nephrokalzinose (primärer Hyperparathyreoidismus, Vitamin-D-Überdosierung), chronische Pyelonephritis
- nicht primär renal sind Retentionsazidosen auf Grund eines Aldosteronmangels (Morbus ADDISON) oder verminderter -wirkung (Aldosteronantagonisten, Nebenwirkungen anderer Medikamente)

13.2.1.2. Metabolische Alkalose

Verlust von H^+ und/oder Retention oder Zufuhr basischer Äquivalente. Verlust von Säureanionen aus deren Salzen setzt Na^+ frei, so daß HCO_3^- ↑ → HCO_3^-/H_2CO_3 ↑. Kompensation vorrangig über die Lunge durch verminderte Abatmung von CO_2. Bei nicht primär renaler Störung erfolgt auch eine Kompensation durch die Nieren:

- vermehrte H^+-Retention im Austausch gegen Na^+ und K^+
- vermehrte HCO_3^--Ausscheidung
- Senkung des $H_2PO_4^-/HPO_4^{2-}$-Verhältnisses im Harn (alkalischer Harn)
- vermehrte Retention von Cl^- und SO_4^{2-}

Formen und Ursachen:
- **Additionsalkalosen**
  - gesteigerte Zufuhr von Salzen organischer Säuren in Obst und Gemüse (Na-Lactat, Na-Citrat, Na-Acetat) → Anionen binden H^+ und werden metabolisiert, während Na^+ durch HCO_3^- neutralisiert wird
  - iatrogen durch Überkompensation einer metabolischen Azidose mit Bicarbonat
- **Subtraktionsalkalosen**
  - primärer und sekundärer Hyperaldosteronismus: vermehrte renale Na^+-Reabsorption gegen H^+
  - Magensaftverluste bei Hyperemesis
  - Hypokaliämie: auf Grund der Kompetition von H^+ und K^+ bei der Na^+-Reabsorption in den Nieren vermehrte H^+-Ausscheidung
  - Diuretika: über begleitende Hypokaliämie

13.2.1.3. Respiratorische Azidose

Verminderte Abatmung von CO_2 → H_2CO_3 ↑ → HCO_3^-/H_2CO_3 ↓. Kompensation ausschließlich renal durch Steigerung der Säureausscheidung und HCO_3^--Retention - ☞ Kap. 13.2.1.1. Die renalen Mechanismen arbeiten langsam → akute Ateminsuffizienz führt daher rasch zur Dekompensation.

Ursachen:
- zentralnervös bei Hirntumor, Schädel-Hirn-Trauma, Enzephalitis, PICKWICK-Syndrom (☞ *Abb. 17.2*, Kap. 17.4.), durch Narkotika und Sedativa
- neurologisch bei Phrenicusparese, hoher Querschnittsläsion, Polyomyelitis, Polyneuropathie
- neuromuskulär bei Myasthenien, Botulismus, durch Muskelrelaxantien
- muskulär bei Muskeldystrophien, Myositis, hypokaliämischer Parese
- knöchern bei Thoraxdeformitäten und Rippenfrakturen
- Verlegung oder Einengung der Atemwege durch Fremdkörper, Larynxödem, Asthma bronchiale
- pulmonal bei Lungenfibrose, Pneumonien, Emphysem, Lungenödem, ARDS
- fehlgesteuerte mechanische Beatmung

13.2.1.4. Respiratorische Alkalose

Gesteigerte Abatmung von CO_2 → H_2CO_3 ↓ → HCO_3^-/H_2CO_3 ↑. Kompensation ausschließlich renal - ☞ Kap. 13.2.1.2.

Ursachen:
- abnorme Reizung des Atemzentrums durch Enzephalitis, Schädel-Hirn-Trauma, bakterielle Toxine, Fieber, hormonell (Thyreotoxikose, Schwangerschaft), medikamentös (Analgetika, Salicylate, Catecholamine) und emotional bedingt (Angst, Erregung)
- reflektorische Stimulation durch Hypoxie bei verschiedenen Lungenerkrankungen, Herzfehlern (Rechts-Links-Shunt), Höhenaufenthalt
- reflektorisch durch Kältereiz oder bei Lungenembolie
- fehlgesteuerte mechanische Beatmung

Die respiratorische Kompensation metabolischer Azidosen kann zur Bewußtlosigkeit führen, da der CO_2-Partialdruck direkt mit der Hirndurchblutung korreliert (☞ Kap. 20.1., "metabolische Autoregulation").

13.2.1.5. Kombinierte Störungen

- **Ursache-Folge-Wirkung**
  schwere respiratorische Azidose hat metaboli-

sche zur Folge wegen O$_2$-Mangel (Lactatazidose)
- additive Wirkung durch **Behinderung der Kompensation**
  - chronische Niereninsuffizienz (= Retentionsazidose) plus Emphysem
  - Erbrechen oder K$^+$-Mangel (= Subtraktionsalkalose) plus Hyperventilation
- **Förderung der Kompensation**
  - chronische Niereninsuffizienz plus Hyperemesis
  - metabolische Azidose plus Reizung des Atemzentrums

13.2.2. Therapieprinzipien

Entscheidend ist die Behandlung der Grundkrankheit. Die in schweren Fällen notwendige (symptomatische) **Korrektur** der Abweichungen des Säure/Basen-Status **erfolgt gleichsinnig**, d.h. respiratorische Störungen werden durch Beeinflussung der Atmung und metabolische durch Infusion von NaHCO$_3$-Lösungen, TRIS-Puffer, KCl-Lösungen (Alkalose durch K$^+$-Mangel) oder perorale NH$_4$Cl-Gabe behandelt. Bei metabolischen Störungen ist zur Berechnung der Dosierung unmittelbar der für die **B**ase**na**bweichung (BA) ermittelte Wert heranzuziehen: BA [mmol/l]x 25 % der Körpermasse [kg]. 25 % der Körpermasse entsprechen etwa dem EZR-Volumen.

Therapiekontrolle durch Überwachung der in Kap. 13.2. aufgeführten Laborparameter, zuzüglich des Plasma-K$^+$-Spiegels, dessen Veränderungen u.U. auch zu therapieren sind (☞ Kap. 13.1.4.2.-3.).

Behandlungserfolg und Prognose hängen weniger vom Ausmaß der BA ab, als von der Ursache der Störung - z.B bei metabolischen Azidosen: gut bei Keto-, mäßig bei Lactat- und schlecht bei Retentionsazidosen, wegen in dieser Reihenfolge zunehmenden Einschränkungen der Lungen- bzw. Nierenfunktion.

13.3. Postoperative Störungen

13.3.1. Einfluß der Narkose

Typisch für die Mehrzahl der Narkotika ist die Ausbildung einer Oligurie als Ausdruck einer verminderten glomerulären Filtrationsrate. Weiterhin erhöhte Na$^+$-Retention und vermehrte K$^+$-Ausscheidung. Die Veränderungen nehmen mit der Narkosetiefe zu → flache Narkose plus Muskelrelaxantien.

Vor allem bei Halothannarkose erfolgt ein K$^+$-Verlust aus dem IZR (Muskulatur, Leber, Hirn) → vorübergehende Hyperkaliämie, dann Normalisierung durch renale K$^+$-Aussscheidung. Ursache: Hemmung des aktiven Na$^+$/K$^+$-Austausches durch die Zellmembranen. Diese Wirkung haben auch Lokalanästhetika.

13.3.2. Einfluß des Operationsstreß

Zunahme der Aldosteronbildung

- vorangegangene Nahrungs- und Flüssigkeitskarenz sowie eventueller Blutverlust stimulieren das Renin/Angiotensin/Aldosteron-System
- streßbedingte Catecholaminfreisetzung bewirkt Reninfreisetzung
- streßbedingte Corticoliberinfreisetzung (vgl. Kap. 10.2.3. "Streßantwort") und Unterbrechung der feedback-Hemmung der Corticotropinbildung
- unphysiologisch hohe Corticotropinspiegel fördern unmittelbar die Aldosteronfreisetzung

Wirkung der gesteigerten Aldosteronfreisetzung

Beispiel - unmittelbar nach einer Cholezystektomie sinkt die tägliche Na$^+$-Aussschidung im Urin auf weniger als die Hälfte ab, während mehr als das Doppelte an K$^+$ ausgeschieden wird. Ein empfindlicher Parameter zur Erfassung dieser Veränderungen ist daher der Na$^+$/K$^+$-Quotient im Harn (Abnahme von 2-3 auf ≪ 1).

Der Prozeß ist in den meisten Fällen erwünscht, weil er zur Volumenauffüllung des EZR führt → therapeutische Korrektur daher nur bei stark überschießender Reaktion.

Der Ausfall des Regulationsprinzips ist dagegen immer gefährlich. So sind z.B. Patienten mit (auch latenter) Nebenniereninsuffizienz stark schockgefährdet, auch bei guter Operationsvorbereitung.

14. Störungen der Nierenfunktionen

In anderen Kapiteln behandelte Teilaspekte gestörter Nierenfunktionen:

- Nierenschäden bei Sichelzellanämie - ☞ Kap. 1.4.2.1., "Organschäden"
- Nierenschäden bei Galactosämie - ☞ *Abb. 1.31*, Kap. 1.4.5.
- Cystinurie - ☞ Kap. 1.4.7.
- polyzystische Nierenerkrankung - ☞ Kap. 1.4.8.
- Nierenschäden bei LESCH-NYHAN-Syndrom - ☞ Kap. 1.4.11.2., "Nephropathie"
- Hyperurikämie und Gicht - ☞ Kap. 1.4.11.3.
- Nierenschäden bei hereditärer Orotazidurie - ☞ Kap. 1.4.12., "Symptomatik,"
- Nierenbeteiligung bei fibrosierenden Erkrankungen - ☞ Kap. 6.2.2.3.
- Schockniere - ☞ Kap. 7.3.4., "1. Schockniere"
- Nierenschädigung durch schweres Trauma - ☞ Kap. 7.3.5., "Crush-Syndrom"
- hämolytisch-urämisches Syndrom - ☞ Kap. 8.2.1., "hämolytisch-urämische Syndrom"
- renal bedingte atherogene Dyslipoproteinämien - ☞ Kap. 9.2.4.2.
- Nierenfunktionen bei Hyper- und Hypoaldosteronismus - ☞ Kap. 10.2.3.2.-3.
- renaler Diabetes insipidus - ☞ Kap. 10.3.2.
- diabetische Nephropathie - ☞ Kap. 10.5.2.2., "Nephropathie"
- Nierenschäden bei primärem Hyperparathyreoidismus - ☞ Kap. 10.6.2.1.
- renale Osteodystrophie - ☞ Kap. 10.6.2.2.
- **Wasser/Elektrolyt-Haushalt** - ☞ Kap. 13.1.
- **Säure/Basen-Haushalt** - ☞ Kap. 13.2.
- **renale Hypertonie** - ☞ Kap. 16.1.2.1.

Im Hinblick auf eine systematische Übersicht zu Nierenerkrankungen sind die voranstehenden Kapitelverweise zu nutzen. Anschließend werden noch ausstehende, häufige Nierenerkrankungen oder Syndrome behandelt, die bei unterschiedlichen Nierenerkrankungen vorkommen.

14.1. Immunologisch bedingte Nierenerkrankungen

14.1.1. Glomerulonephritis

Ursachen:

- Antikörperbildung gegen im Plasma **zirkulierende** Antigene führt zur Bildung von **Immunkomplexen**, die sich in den Glomerula ablagern können
- Fremdantigene können in den Glomerula haften, so daß über zirkulierende Antikörper dort **lokale Immunkomplexe** entstehen
- Bei **autoimmunologischer Genese** können entweder gebildete Antikörper mit Epitopen von Proteinen der Basalmembran kreuzreagieren oder Proteine werden durch Schädigungsreaktionen so modifiziert, daß sie als Fremdantigene angesehen werden
- Seltener ist eine isolierte, nicht durch Immunkomplexe ausgelöste, lokale **Komplementaktivierung** über den alternativen Weg, wie z. B. bei der *membranoproliferativen Glomerulonephritis* (☞ Kap. 5.7.2., "Erworbene Störungen:")

Auswirkungen:

- **lokale Entzündungsreaktion**, die alle Entzündungszellen und humoralen Mediatorsysteme einschließen kann. Vorrangig beteiligt sind jedoch Komplementaktivierung (☞ Kap. 5.7.1.), Aktivierung des Gerinnungssytems (vgl. *Abb. 5.3*, Kap. 5.1.2.) → lokale Fibrinablagerung, Einwanderung neutrophiler Granulozyten und Monozyten (☞ Kap. 5.2.2.3.-4.) und PAF (☞ Kap. 5.6.2.)
- Das **histologische Bild** variiert stark. Je nach Ablauf der Entzündung überwiegen Verdickungen der glomerulären Basalmembran, deren Zerstörung mit Ersatz von Glomerula durch Bindegewebe, starker Infiltration mit Entzündungszellen oder Proliferation von Endothel-, Epithel- und Mesangialzellen einhergeht.

Die Ursachen für die unterschiedlichen Erscheinungsformen sind ungenügend geklärt. Die Proteine der glomerulären Basalmembran (Collagen Typ IV und V, Entactin, Laminin, Proteoglycane u.a.) zeichnen sich durch einen relativ hohen Umsatz aus. Es gibt Hinweise, daß eine pathologische Ab- oder Zunahme der Membrandicke auf Ungleichgewichte zwischen Proteinasen (→ Abbau) und deren Inhibitoren (→ Aufbau) zurückzuführen ist. Die *Metalloproteinasen* Gelatinase, Stromelysin und Typ IV-Collagenase werden hauptsächlich von Mesangialzellen freigesetzt und durch *TIMP* (*tissue inhibitors of metalloproteinases*) gehemmt (vgl. Kap. 3.1., "Spaltung von Proteinen der Basalmembran"). Die *Serinproteinasen* Cathepsin G und Elastase stammen überwiegend aus neutrophilen Granulozyten und werden hauptsächlich durch $\alpha_1 PI$ und $\alpha_1 AC$ gehemmt (☞ *Abb. 7.4*, Kap. 7.3.1.3.). Für beide Proteinaseklassen sind korrigierende Eingriffe denkbar: für erstere auf dem Niveau von Zytokinen und Hormonen (IL-1 und TNF-α fördern und TGF-β sowie Glucocorticoide hemmen die Bildung von Metalloproteinasen), für letztere durch Applikation von Proteinaseinhibitoren (vgl. Kap. 1.4.1., "Therapie:" und 7.3.1.3., "Therapeutisch")

Funktionsstörungen:

- **Abnahme der glomerulären Filtrationsrate** mit *Oligurie* oder *Isosthenurie*
- **verminderte Permeationsselektivität der Glomerula**, als eine Ursache der meist vorhandenen *Proteinurie* (☞ Kap. 14.4., "glomeruläre Proteinurie")
- **vermehrte** proximale und distale **Na$^+$-Reabsorption** mit den Konsequenzen der *renalen Hypertonie* (☞ Kap. 16.1.2.1.) und *Ödem*bildung (☞ Kap. 13.1.2., "akuter Glomerulonephritis")
- **Blutungen** aus zerstörten Kapillaren der Glomerula resultieren in *Hämaturie*

14.1.2. Angiitis und interstitielle Nephritis

Nichtkapilläre Gefäße und der tubulointerstitielle Bereich sind Zielpunkte zellulärer Immunreaktionen, die vor allem bei der **Rejektion von Nierentransplantaten** vorkommen. Die Mechanismen sind in *Abb. 1.9*, Kap. 1.2.2. behandelt.

Immunologisch bedingt sind auch Medikamenteninduzierte interstitielle Nephritiden, überwiegend durch nichtsteroidale Antiphlogistika und Sulfonamide.

14.2. Akutes Nierenversagen

Ursachen:

- **prärenal**
  Schock (☞ Kap. 7.3.4., "1. Schockniere"), Crush-Syndrom (☞ Kap. 7.3.5.), Transfusionszwischenfall (Tubulusblockade durch Hämoglobin), Myelom (Tubulusblockade durch BENCE-JONES-Protein), hepatorenales Syndrom (☞ Kap. 18.4.1., "hepatorenalen Syndrom"), medikamentös ausgelöst bei atherosklerotisch veränderten Nierengefäßen (z.B. durch die Kombination ACE-Hemmer plus Diuretika), postoperativ (☞ Kap. 13.3.)

- **renal**
  Glomerulonephritis (☞ Kap. 14.1.1.); interstitielle Nephritis (☞ Kap. 14.1.2.); Nierentransplantatabstoßung; Nephrotoxine, wie Knollenblätterpilz- und Schlangengifte (☞ Kap. 4.3.), organische Lösemittel (z.B. Tetrachlorkohlenstoff - vgl. Kap. 4.1.3.4.), Ethylenglycol (vgl. Kap. 13.2.1.1., "Additionsazidosen:"), Schwermetalle (Cadmium, Quecksilber); Medikamente, wie Cyclosporin A (☞ Kap. 1.2.2., "immunsuppressive Therapie"), Cisplatin (☞ *Abb. 3.19*, Kap. 3.6.3.), Methotrexat (☞ *Abb. 3.20*, Kap. 3.6.3.), Cephalosporine; Röntgenkontrastmittel

- **postrenal**
  Abflußbehinderung durch Papillennekrose, Nierensteine, Strikturen, Tumoren; Nierenvenenthrombose

Mechanismen:

Die meisten der aufgeführten Ursachen führen zu einer **hypoxischen Schädigung** unter starker Einbeziehung der damit verbundenen Radikalmechanismen - ☞ Kap. 4.2.2. Die Schädigung betrifft vor allem das **Nierenmark**.

Der normale, hohe renale Blutfluß von ca. 20 % des Herzzeitvolumens betrifft vor allem die Nierenrinde zur Sicherung des Glomerulumfiltrats und der nachfolgenden isotonen Reabsorption. Weit weniger fließt durch den Markbereich, so daß die pO_2 in Rinde und Mark stark differieren: 6,7 gegenüber 1,3-2,7 kPa. Die Bildung des osmotischen Gradienten durch aktive Reabsorption von Na$^+$ im dicken Anteil des aufsteigenden Schenkels der HENLE'schen Schleife ist hochgradig O$_2$-abhängig und daher störanfällig gegenüber Mangeldurchblutung.

Frühe, histologisch und histochemisch nachweisbare Folgen hypoxischer Schädigung der Tubuluszellen sind: Umverteilung der Na^+/K^+-ATPase vom basolateralen zum apikalen Membrananteil (vgl. Kap. 1.4.8., "Pathogenetische Mechanismen"), microblebbing (☞ Kap. 4.4.1.), Verlust des Bürstensaums des apikalen Membrananteils, Lösung von tight junctions.

Sofern die glomeruläre Filtrationsrate nicht primär bereits vermindert ist (z.B. bei schwerem Schock), führt die Einschränkung tubulärer Funktionen dazu: $Na^+ \uparrow$ in distalen Tubuli → präglomeruläre Vasokonstriktion (vor allem über Renin/Angiotensin aber auch TxA_2 u.a. Mediatoren).

Folgen:

Die Einschränkung des Glomerulumfiltrats führt zu **Oligurie** (< 400 ml Harn/Tag) bis **Anurie** (< 100 ml/Tag). Sie sind verbunden mit dem Anstau harnpflichtiger Substanzen: **Stickstoffretention** (Creatinin, Harnstoff, Harnsäure) = *Azotämie*, **Hyperkaliämie** (☞ Kap. 13.1.4.3.) und **Retentionsazidose** (☞ Kap. 13.2.1.1.). Nicht obligat - aber häufig bei renaler Ursache - sind Proteinurie, Hämaturie und Epithelzylinder (Tubuluszellen).

Nach Tage bis Wochen andauernder *oligurischer bis anurischer Phase* - und eventueller Überbrückung durch extrakorporale Dialyse - kommt es zur Erholung (hohe Regenerationsfähigkeit des Tubulusepithels) mit entsprechend ansteigender Diurese. Häufig tritt hier eine temporäre, sog. *polyurische Phase* auf, bei immer noch eingeschränkter glomerulärer Filtration (ungenügend geklärter Mechanismus). Bis zur vollständigen Restitution kann die Fähigkeit zur aktiven Na^+-Reabsorption über längere Zeit eingeschränkt sein = Na^+-*Verlustsyndrom*.

Medikamentöse Unterstützung der Restitution:

- *Furosemid* (Schleifendiuretikum - ☞ Kap. 13.1.2., "Therapieprinzipien") hemmt die aktive Na^+-Reabsorption und damit den tubulären O_2-Bedarf und - über ungeklärtem Mechanismus - die präglomeruläre Vasokonstriktion
- Zur Hemmung von radikalvermittelter Schädigung werden *Allopurinol* (☞ ausgangs Kap. 4.2.2.1.), *Superoxiddismutase* (☞ *Abb. 4.1*, Kap. 4.1.2.) und *Mannitol* (Hydroxylradikalfänger) erprobt und *Calciumantagonisten* gegen den damit verbundenen Anstieg des zellulären Ca^{2+}-Spiegels (☞ Legende zu *Abb. 4.7*, Kap. 4.2.1.)
- Ebenfalls in Erprobung ist das *ANP* (***a**trial **n**atriuretisches **P**eptid*) wegen seiner hemmenden Wirkung auf die aktive Na^+-Reabsorption und Reninsekretion

14.3. Chronische Niereninsuffizienz - Urämiesyndrom

Alle Nierenerkrankungen, in deren Verlauf > 50 % der Nephrone zugrunde gehen, führen zur *chronischen Niereninsuffizienz*. Häufige Ursachen sind (etwa in absteigender Reihenfolge): Glomerulonephritis (☞ Kap. 14.1.1.), diabetische Nephropathie (☞ Kap. 10.5.2.2., "Nephropathie"), Nephrolithiasis (☞ Kap. 14.6., "Auswirkungen:"), urologische bakterielle Infektionen, polyzystische Nierenerkrankung (☞ Kap. 1.4.8.), Nierenarterienstenosen verschiedener Ursachen, sog. Analgetika-induzierte tubulointerstitielle Nephropathie (Phenacetin wurde deshalb vom Markt genommen, für Acetaminophen und Salicylate sind Schäden wahrscheinlich und entsprechende Untersuchungen im Gange).

Sie hat außerordentlich **mannigfaltige Folgen**, die sich nicht nur aus der verminderten Ausscheidungsfähigkeit, sondern auch aus den veränderten metabolischen und endokrinen Funktionen der Nieren ergeben - ☞ *Abb. 14.1*.

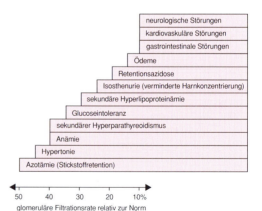

Abb. 14.1: Auflistung der bei chronischer Niereninsuffizienz auftretenden Störungen, mit ungefährer Zuordnung zur glomerulären Filtrationsrate, als Maß noch vorhandener Nierenleistung.

Abb. 14.1 zeigt die Vielfalt primär renal bedingter Störungen, auf deren Pathogenese im Rahmen dieses Kapitels nur unvollständig eingegangen werden kann. Teilaspekte sind in anderen Kapiteln behandelt, auf die verwiesen werden muß.

Bei Wegfall oder Ausschaltung der primären Schädigungsursache kann der Prozeß auf allen Stadien zum Stillstand kommen = *stationäre Funktionseinschränkung* (im Unterschied zum akuten Nierenversagen, bei dem vollständige Restitution möglich ist). In späten Stadien erfolgt jedoch meist auch dann eine Progression durch funktionelle Überlastung der wenigen, noch intakten Nephronen - ☞ Kleindruck ausgangs Kap. 14.3.3.

14.3.1. Akkumulation toxischer Metabolite durch Ausscheidungsinsuffizienz

Entsprechende Kandidaten rekrutieren sich in erster Linie aus dem **Protein- und Aminosäurestoffwechsel**, deren (N-haltige) Produkte im Unterschied zu denen des Kohlenhydrat- und Lipidstoffwechsels obligat der renalen Exkretion bedürfen - ☞ *Tab. 14.1*.

Neben dem Ausmaß der Einschränkung der glomerulären Filtrationsrate wird die Akkumulation N-haltiger Metabolite vom **Proteinumsatz** beeinflußt → Steigerung bei kataboler Stoffwechsellage und vermehrter Nahrungsproteinzufuhr.

Obwohl *Harnstoff* unter den retinierten Substanzen quantitativ überwiegt, ist sein Anteil an den toxisch bedingten Symptomen relativ gering. Stärker zu beachten sind die *Guanidino*verbindungen (an deren Entstehung Harnstoff aber möglicherweise beteiligt ist) und vor allem die als "Mittelmoleküle" bezeichneten *Peptide*: sie erscheinen bei Auftrennung der Plasmabestandteile nach dem Molekulargewicht als typische Urämiefraktion im mittleren Bereich. Daraus ergeben sich Konsequenzen für die Therapie durch extrakorporale Dialyse, weil die Entfernung dieser relativ hochmolekularen Substanzen anderer Bedingungen bedarf als die niedermolekularer Stoffe (☞ Kap. 14.3.3.).

14.3.1.1. Zytotoxische Wirkungen

- Aktivitätsminderungen zellulärer Enzyme, z.B. *Aminooxidasen* durch Dimethylamin, *Glc-6-P-Dehydrogenase* durch Guanidinoverbindungen und *Lactatdehydrogenase* durch Oxalat. Die Hemmungen von *Monoaminooxidasen* durch Harnstoff und von *Decarboxylasen* (für Dopa, Glutamat, 5-OH-Tryptophan) durch Phenole, verweisen auf Störungen des Transmitterstoffwechsels → Teilursache der Enzephalopathie und des Coma uraemicum

- Veränderungen der zellulären Plasmamembranen (die sich u.a. auf die Na^+/K^+-ATPase auswirken → erhöhte Na^+- und verminderte K^+-Konzentration der Zellen)
  - verstärkte Hämolyseneigung der Erythrozyten (auch durch die Glc-6-P-Dehydrogenase-Hemmung) → Teilursache der urämischen Anämie (☞ auch Kap. 11.2.1.)
  - Hemmung der Thrombozytenaktivierbarkeit durch Guanidinosuccinat → Beitrag zur Blu-

	Substanzen (ansteigende Molmasse)					
	Dimethylamin	Harnstoff	Methyl-guanidin	Creatinin	Guanidino-succinat	Peptide
Molekulargewicht [Da]	45	60	73	113	177	300-3.500
Wirkungen:						
zentralnervöse Störungen	+	+	+		+	+
gastrointestinale Störungen		+				+
katabole Wirkungen	+		+			
Glucoseintoleranz			+	+		+
Blutungsneigung			+		+	
Erythropoesehemmung				+		+
Hämolyse				+	+	+
Fibroblastenproliferation ↓						+

Tab. 14.1: Auflistung von Störungen, die durch im Rahmen einer *Azotämie* aufgestaute Metaboliten (mit) erzeugt werden.

tungsneigung. Weitere renal bedingte Ursachen dafür - ☞ Kap. 8.2.1, *Tab. 8.2* und "hämolytisch-urämische Syndrom"
- mögliche Beteiligung an Polyneuropathien - ☞ Kap. 20.3.2., "Urämiesyndrom"

- Hemmung der Zellproliferation durch "Mittelmoleküle". Besonders betroffen sind Fibroblasten, Epithelzellen des Gastrointestinaltrakts (→ Gastritis; an hämorrhagischen Enteritiden sind Darmbakterien beteiligt, die über Urease Ammoniak aus Harnstoff freisetzen) und erythropoetische Stammzellen. Letzteres ist bedeutende Teilursache der urämischen Anämie und kommt sowohl durch verminderte Teilungsaktivität als auch durch Hemmung des Eiseneinbaus zustande

- Hemmung der Immunabwehr auf vielen Ebenen, vor allem durch "Mittelmoleküle", Methylguanidin und Phenole:
  - Hemmung der Chemotaxis von Granulozyten durch C5a-Inaktivatoren (☞ Kap. 5.2.1., "Hemmstoffe der Chemotaxis")
  - verminderte Phagozytoseleistung von Makrophagen und Granulozyten durch Hemmung der Opsonierung (☞ Kap. 5.2.4.1.) und der NADPH-Oxidase (☞ Kap. 5.2.4.3.)
  - Verminderung der Proliferation von T-Zellen und der IL-2-Bildung (☞ Kap. 5.2.3.2.). Ursächlich beteiligt ist eine herabgesetzte Kapazität der Monozyten zur Antigenpräsentation
  Die genannten Veränderungen sind Teilursache der vermehrten Anfälligkeit der Patienten gegenüber Hautinfektionen (*Staphylococcus aureus*), Pneumonien, Pilz- und Virusinfektionen sowie Sepsis. Die Verträglichkeit therapeutischer Nierentransplantation wird dagegen verbessert

- *Parathormon*, dessen Plasmaspiegel bei Urämie fast immer erhöht ist (☞ nachfolg. Kap.), wirkt neurotoxisch auf das Hirn und motorische Neuronen → Teilursache neurologischer Störungen. Die Wirkungen sind in EEG und EMG erfaßbar

- *Hyperaluminämie* ist nicht primär mit Urämie assoziiert, kann aber Therapiefolge sein, wenn Aluminium in der Dialysierflüssigkeit oder in phosphatbindenden Substanzen enthalten ist (☞ Kap. 14.3.3.). Aluminium passiert Dialysemembranen oder wird nach peroraler Gabe von Aluminiumsalzen resorbiert

- Das 1972 erstmals publizierte Syndrom der "**Dialyse-Enzephalopathie**" geht auf Aluminiumintoxikation zurück: hohe Konzentrationen in Hirn, Muskulatur und Knochen; neurotoxische Wirkung durch Hemmung der *Dihydropteridin-Reductase* → Mangel an Tetrahydrobiopterin als Coenzym der *Phenylalanin-* und *Tyrosinhydroxylase* (☞ *Abb. 20.11*, Kap. 20.10.1.) → Mangel an Vorläufern wichtiger Neurotransmitter - vgl. Phenylketonurie, Kap. 1.4.6.

- Wahrscheinlich ist Aluminium auch an der Ausbildung der renalen Osteodystrophie (☞ nachf. Kap.) beteiligt durch unmittelbare Störung der Apatitbildung und Stimulierung der Synthese der organischen Matrix. Wenn Aluminium die Hauptursache ist, dominieren Knochenschmerzen, Skelettdeformierungen und Spontanfrakturen = "Dialyse-Osteomalazie"

- Auch die Anämie kann verstärkt werden → mikrozytär hypochrome Form, auch ohne nachweisbaren Eisenmangel = "Dialyse-Anämie"

14.3.1.2. Endokrine Auswirkungen

- **Erythropoietin**
Der Wachstumsfaktor für die Erythropoese (vgl. *Abb. 5.6*, Kap. 5.2.3.) wird überwiegend in den peritubulären Kapillarzellen der Niere synthetisiert. Signal ist Absinken des pO_2-Wertes im venösen Teil der peritubulären Mikrozirkulation. Aus diesem Grunde korreliert z.B. der Hämatokritwert indirekt mit dem Erythropoietinspiegel im Plasma. Diese Korrelation ist bei Niereninsuffizienz bereits im Anfangsstadium aufgehoben → **Erythropoietinmangel** infolge Verlust an funktionstüchtigem Nierengewebe als **Hauptursache der renalen Anämie**. Die Anämiefrom spricht deshalb gut auf Therapie mit rekombinantem humanem Erythropoietin an.

Zusammenfassung aller in vorangehenden Abschnitten aufgeführten **Ursachen der renalen Anämie:**
verminderte Erythropoietinsynthese, toxisch bedingte Hämolyse durch Aufstau N-haltiger Substanzen (Peptide, Methylguanidin, Creatinin), toxisch bedingte Erythropoesehemmung

durch N-haltige Substanzen (Peptide, Methylguanidin) oder Hyperaluminämie

- **Parathormon und D-Hormon**
Ein **sekundärer Hyperparathyreoidismus** ist oft schon bei 50 %iger Einschränkung der glomerulären Filtrationsrate nachweisbar und bei fortgeschrittener Niereninsuffizienz nahezu obligat. Über das in Kap. 10.6.2.2. dazu bereits ausgeführte hinaus, sind in *Abb. 14.2* alle bisher bekannten pathogenetischen Faktoren aufgeführt

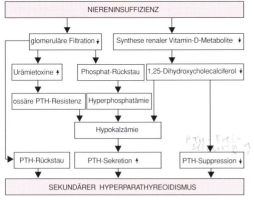

Abb. 14.2: Entstehung des renal bedingten sekundären Hyperparathyreoidismus durch das Zusammenspiel verschiedener pathogenetischer Mechanismen (nach WEISSEL und STUMMVOLL).
Bei Einschränkung der Filtrationsrate auf < 25 % dominiert die erhebliche Phosphatretention als Ursache der *Hypokalzämie*. Vorher kommen aber schon die anderen Mechanismen zur Wirkung, vor allem die Hemmung der renalen Bildung der D-Hormone → Enthemmung der Synthese von Parathormon (PTH).

Die Folge sind umfassende Knochenveränderungen, die mit dem Begriff **renale Osteodystrophie** umschrieben werden.

Erscheinungsformen der renalen Osteodystrophie:

- *Osteitis fibrosa*:
Mesenchymale Zellen des Knochenmarks differenzieren zu fibroblastenähnlichen Zellen → vermehrte Bindegewebsbildung zwischen den Trabekeln. Weiterhin erfolgt ein verstärkter Knochenumbau zugunsten von Osteoid und nicht-lamellärem Knochen, meist im Außenbereich der Röhrenknochen → erhöhte Porosität. PTH↑ und D-Hormon↓ sind gleichermaßen an diesen Veränderungen beteiligt
- *Osteomalazie*:
verminderte Mineralisation bei verstärkter Bildung der organischen Matrix. Letzteres unterscheidet sich von der allein durch D-Hormon-Mangel bedingten Form der Osteomalazie (☞ Kap. 10.6.3.1.). Neben dem D-Hormon-Mangel ist ursächlich die Hyperaluminämie beteiligt - ☞ voranst. Kap., wo auch die Folgen der Osteomalazie genannt sind

Die renale Osteodystrophie ist nur eine Auswirkung der PTH-Zunahme. Der im späten Stadium exzessiv erhöhte PTH-Spiegel beeinträchtigt auch die Funktion anderer Zellen und Gewebe, wie Neuronen, glatte Muskulatur der Gefäße und des Intestinums sowie die Herzmuskulatur

- **Somatotropin (STH)**
Der Basalspiegel von STH im Plasma ist erhöht, wahrscheinlich infolge verminderter renaler Ausscheidung. Auch Somatomedine werden vermehrt gebildet, aber ihre biologische Aktivität als Proliferationssignale (vgl. *Abb. 10.2*, Kap. 10.2.2.) ist herabgesetzt

- **Prolactin**
erhöhter Spiegel im Plasma infolge verminderter renaler Ausscheidung → Laktation möglich

- **gonadale Steroide**
bei Männern nach längerem Verlauf oft *Infertilität* durch Schädigung der LEYDIG'schen Zellen, niedrige Testosteronspiegel. Bei Frauen häufig *Amenorrhoe*, erniedrigte Gonadoliberin- und Estrogenspiegel auf Grund einer hypothalamischen Störung

- **Schilddrüse**
Plasmaspiegel von T_4 leicht und von T_3 stark vermindert, da die Nieren normalerweise zu den Hauptorten der Umwandlung von T_4 zu T_3 gehören (vgl. Kap. 10.2.5., "Umwandlung zu T_3"). Eine mäßig ausgeprägte Hypothyreose kann entstehen. Eine Substitutionstherapie ist aber nicht angezeigt, vor allem wegen der hohen Empfindlichkeit des Herzens gegenüber Schilddrüsenhormonen bei Urämie

- **Nebennierenrinde**
Der basale Cortisolspiegel ist oft erhöht, bei normalem Corticotropinspiegel

14.3.1.3. Auswirkungen auf Hauptstoffwechselwege

- **Kohlenhydratstoffwechsel**
Die häufig zu beobachtende **Glucoseintoleranz** kann einmal mit dem erhöhten STH-Spiegel in Zusammenhang gebracht werden, wie in *Abb. 10.2*, Kap. 10.2.2. und Kap. 10.2.2.1. erläutert

ist. Hinzu kommen die Zunahme von Cortisol als weiterem Insulinantagonisten und eine Insulinresistenz der Zielzellen (vgl. *Abb. 10.8*, Kap. 10.5.)

- **Proteinstoffwechsel**
  Ursachen einer **katabolen Stoffwechsellage** sind a) gesteigerte Gluconeogenese aus Aminosäuren, b) Störungen des transmembranalen Aminosäuretransports und c) Enzymaktivitätsminderungen im Aminosäurestoffwechsel (z.B. Phenylalaninhydroxylase). Die Veränderungen gehen mit einer **Aminosäureimbalanz** in Plasma und Zellen einher: Konzentrationsverminderungen von Tyrosin, Histidin, Tryptophan; -zunahmen von Citrullin, Ornithin, Hydroxyprolin

- **Lipidstoffwechsel**
  Die in Kap. 9.2.4.2., "urämisches Syndrom:" beschriebene **sekundäre Dyslipoproteinämie** und weitere, ausgangs des nachf. Kap. zitierte Mechanismen bewirken eine verstärkte **Atherosklerose**, deren Folgen häufigste Todesursache bei niereninsuffizienten Patienten sind

14.3.2. Gesamtzustand und Wasser/Elektrolyt/*p*H-Verschiebungen

Katabole Stoffwechsellage mit negativer N-Bilanz, Anämie, Glucoseverwertungsstörung und toxisch bedingte gastrointestinale Störungen (Nausea, Erbrechen, Diarrhoe) über lange Zeiträume, führen zu einem Zustand, der einer *Protein-Energieträger-Mangelernährung* ähnlich ist - ☞ Kap. 21.2.1. Dies macht sich jedoch oft nicht in reduziertem Körpergewicht bemerkbar, wenn Flüssigkeit retiniert wird - meist als Ödeme.

Die Verminderung der Zahl intakter Nephrone schränkt den Regulationsbereich für die Na^+-Ausscheidung ein → starke Abhängigkeit von der Na^+-Zufuhr: Überschreitet sie die Ausscheidungskapazität, erhöht sich der Na^+-Bestand = extrazellulärer Volumenüberschuß (☞ Kap. 13.1.3.) → *Ödeme* (☞ Kap. 13.1.2., "Niereninsuffizienz"), *Hypertonie* (an deren Entstehung weitere Mechanismen beteiligt sind - ☞ Kap. 16.1.2.1.). Umgekehrt entsteht bei niedriger Na^+-Zufuhr durch die sog. Zwangsdiurese eine *Dehydratation* mit Blutdruckabfall und Abnahme der Nierendurchblutung → Verstärkung der Urämie.

Analog ist die Situation für Wasser: Zufuhr > Ausscheidungskapazität → *hypotone Hyperhydratation* (☞ Kap. 13.1.1.2.) und umgekehrt → *hypertone Dehydratation* (☞ Kap. 13.1.1.1.).

Infolge tubulärer Sekretion kann die K^+-Ausscheidung besser angepaßt werden. *Hyperkaliämie* tritt daher erst bei fortgeschrittener Erkrankung auf. Sie wird verstärkt oder kann früher auftreten bei Vorliegen der urämischen Form der *Retentionsazidose* (☞ Kap. 13.2.1.1.), ist dann aber meist mit einer Verringerung des K^+-*Bestandes* verbunden (☞ Kap. 13.1.4.1.).

Phosphatretention ist Teilursache des sekundären Hyperparathyreoidismus (☞ Kap. 14.3.1.2.) mit *renaler Osteodystrophie*, die besonders bei Kindern stark zu Wachstums- und Entwicklungsstörungen beiträgt. An diesen sind noch weitere Faktoren beteiligt, wie die katabole Stoffwechsellage, toxisch bedingte Proliferationshemmung, verminderte Immunabwehr u.a.

Entscheidende und lebensbegrenzende Komplikation der chronischen Niereninsuffizienz ist die **Atherosklerose**, die auf verschiedene, an anderen Stellen behandelte Teilursachen zurückgeht, die hier nochmals kurz zusammengefaßt werden:

- verstärkte Bildung modifizierter LDL - ☞ Kap. 9.2.1.2., "Glycatierung"
- sekundäre Hyperlipoproteinämie mit atherogener Wirkung (VLDL ↑, LDL ↑, HDL ↓) - ☞ Kap. 9.2.4.2.
- Homocysteinämie - ☞ Kap. 9.4.3.1., "Erworbene Hyperhomocysteinämien"
- diabetische Nephropathie als Sonderform der chronischen Niereninsuffizienz, mit Atherosklerosefolge - ☞ Kap. 10.5.2.2., "Nephropathie"

14.3.3. Therapieprinzipien

Abgesehen von spezifischen Maßnahmen zur Behandlung der primären Ursache und der zahlreichen Komplikationen wird eine Verminderung der Akkumulation toxischer Substanzen erreicht durch:

- diätetische Einschränkung der Proteinzufuhr. Bei (kontrolliert) hohem Gehalt an essentiellen Aminosäuren führt eine Beschränkung auf 0,5-0,6 g Protein/kg Körpermasse/Tag noch nicht zu einer negativen N-Bilanz, aber deutlicher Besse-

rung toxisch bedingter gastrointestinaler und zentralnervöser Störungen. Ausreichend hohe Zufuhr an Energieträgern ist dabei wichtig - ☞ Kap. 21.2.1., "bei ausreichender Energiezufuhr"
- bei notwendiger Infusionstherapie Zufuhr von Gemischen essentieller Aminosäuren oder α–Ketosäuren (N-Einsparung). Zu weiteren Besonderheiten des Infusionsprogramms - ☞ Kap. 21.3.6. "Niereninsuffizienz"
- extrakorporale Dialyse: Sie ermöglicht einmal die Korrektur von Volumenabweichungen des EZR und zum anderen den diffusionsbedingten Ausgleich von Konzentrationsverschiebungen niedermolekularer Substanzen. Die Austauschgeschwindigkeit wird wesentlich durch den Konzentrationsgradienten zwischen Plasma und Dialysat für die entsprechende Substanz bestimmt und kann daher durch die im Dialysat vorgewählte Konzentration beeinflußt werden. Der Beeinflussung von Hyperkaliämie und Hyperphosphatämie sind auf Grund des großen zellulären Bestands an diesen Ionen Grenzen gesetzt → perorale Gabe von $Al(OH)_3$ als Phosphatadsorbenz, mit möglichen Intoxikationsfolgen - ☞ Kap. 14.3.1.1. $Al(OH)_3$ wird daher zunehmend durch das etwas weniger wirksame aber untoxische Calciumazetat ersetzt.
Zur Entfernung der "Mittelmoleküle" sind Membranen mit größerem Porendurchmesser und längere Dialysezeiten günstig
- Zur Prophylaxe oder Therapie der renalen Osteodystrophie wird zusätzlich zur Bindung von Phosphat
  - die Phosphatzufuhr mit der Nahrung stark begrenzt
  - die Ca^{2+}-Konzentration in der Dialyseflüssigkeit soweit erhöht, daß normale Ca^{2+}-Spiegel im Plasma erhalten werden
  - mit D-Hormon-Präparaten substituiert
- Nierentransplantation: optimale Therapie bei schwerer irreversibler Nierenschädigung. Über das in begrenztem Umfang auch mit der Dialyse Erreichbare hinaus, werden mit erfolgreicher Transplantation auch die alterierten endokrinen und metabolischen Funktionen wiederhergestellt und - bei Kindern - die Wachstumsverzögerung vermieden.
Bezüglich Notwendigkeit der Übereinstimmung der HLA-Antigene bei Empfänger und Spender - ☞ Kap. 1.2.2. Bei Empfängern einer 2. Niere nach Abstoßung des ersten Transplantats, muß infolge der bereits stattgefundenen Sensibilisierung die Übereinstimmung hochgradig sein

Oft ist die Niereninsuffizienz unabhängig von der primär auslösenden Noxe progredient. Ursache ist die Überlastung der intakten Restnephronen: Erhöhung des glomerulären Kapillardrucks und verstärkte Durchblutung des Restgewebes führen zu Gefäßwandverdickungen, die zu weiteren Funktionseinschränkungen führen u.a. Es gibt Hinweise, daß z.B. durch die Wahl der Pharmaka zur begleitenden Therapie der meist vorhandenen Hypertonie dieser Prozeß unterschiedlich beeinflußt werden kann. So sind offenbar *ACE-Hemmer* (*a*ngiotensin *c*onverting *e*nzyme) nephroprotektiver als andere Antihypertensiva (Betablocker, Calciumantagonisten, Diuretika). Neben der Senkung des glomerulären Filtrationsdrucks, hemmen sie die Proliferation glomerulärer Zellen, die Verdickung der Mesangiummatrix, die Entstehung einer tubulointerstitiellen Fibrose und vermindern die glomeruläre Proteindurchlässigkeit. Ein Grund dafür könnte die blockierte Bildung von Angiotensin II sein, das in Kombination mit anderen Wachstumsfaktoren mitogene Wirkung hat.

14.4. Nephrotisches Syndrom

Normalerweise erscheinen nur wenige (kleine) Proteine und Peptide im Ultrafiltrat, von denen die meisten von proximalen Tubuluszellen reabsorbiert werden, z.B. die ca. 2 g des täglich filtrierten Albumins. Als Filtrationsbarriere fungiert die glomeruläre Basalmembran, sowohl mechanisch (Molekularsieb) als auch elektrostatisch (aufgelagerte polyanionische Glycosaminoglycane). Bei den normalerweise im Harn erscheinenden kleinen Proteinmengen von < 150 mg/Tag handelt es sich überwiegend um das im dicken Anteil des aufsteigenden Schenkels der HENLE'schen Schleife synthetisierte *TAMM-HORSFALL-Glycoprotein* und Spuren von *Albumin*.

Übersteigt die Proteinausscheidung im Harn 0,5 g/Tag, liegt eine *Proteinurie* vor; bei Mengen > 3,5 g/Tag, wird der Zustand definitionsgemäß als *nephrotisches Syndrom* bezeichnet.

- Von der Häufigkeit her überwiegt die sog. **glomeruläre Proteinurie**, d.h. es passieren mehr Proteine die glomeruläre Filtrationsbarriere als tubulär reabsorbiert werden können - zunächst **selektiv** (erhöhte Durchlässigkeit durch Verminderung der Ladungs-selektiven Filtrationsbarriere bei unveränderter "Porengröße") → vorrangiger Verlust des kleinen polyanionischen Albumins, später **unselektiv** → auch größere Proteine. Wenn Plasmalipoproteine durchgelassen werden (spätes Ereignis), akkumulieren nach der (Teil-)Reabsorption die Lipidanteile in den Tubuluszellen = *Lipoidnephrose*. Die Schädigung der glomerulären Membranen kann durch Immunkomplexe, Autoantikörper, verschiedene Toxine oder Glycatierung (diabetische Nephropathie) erfolgen

- Die **tubuläre Proteinurie** entsteht durch primäre Schädigung der proximalen Tubuluszellen, z.B. bei *interstitieller Nephritis* → Verminderung der Reabsorptionskapazität für die im Primärharn vorhandenen, kleinen Proteine

- Eine **prärenale Proteinurie** entsteht bei Konzentrationserhöhungen niedermolekularer Proteine im Plasma, die physiologischerweise das glomeruläre Filter passieren (< 60 kDa): *BENCE-JONES-Protein* bei Plasmozytom, Myoglobin oder freies Hämoglobin nach Myo- bzw. Hämolyse

- Bei der **postrenalen Proteinurie** stammen die Proteine aus entzündlichen Exsudaten, nekrotischen oder abgestoßenen Zellen der ableitenden Harnwege infolge Entzündungen oder Tumoren

Unter den **Ursachen** des nephrotischen Syndroms überwiegen glomeruläre Erkrankungen, besonders die verschiedenen Erscheinungsbilder der Glomerulonephritis. Weitere Ursachen sind bei den aufgeführten Proteinurieformen bereits genannt. Bei weiteren Erkrankungen kann es sekundäre Folge sein: Amyloidose, diabetische Nephropathie, Drogenabusus (z.B. Heroin), Infektionen (z.B. Malaria) Malignome (z.B. Morbus HODGKIN), Pharmaka (z.B. Penicillamin), Präeklampsie und Eklampsie, systemischer Lupus erythematodes

Für das sog. *idiopathische nephrotische Syndrom* scheint ein noch nicht sicher identifiziertes Protein verantwortlich zu sein, das im Plasma der Erkrankten vorkommt (Plasmaübertragung auf Tiere erzeugt das Syndrom) und Begleiterscheinung eines anderen pathologischen Prozesses sein könnte.

Auswirkungen:

- Da überwiegend Proteine mit niedrigem Molekulargewicht verloren gehen, sinkt deren Konzentration im Plasma ab, während die größeren Proteine relativ zunehmen, z.B. im Elektropherogramm (Albumin ↓, α_2-Globulin ↑) = **Dysproteinämie**.

Hypalbuminämie ist dabei Hauptursache des **nephrotischen Ödems** - ☞ Kap. 13.1.2., "nephrotisches Ödem".

Bei erheblichem Verlust anderer (kleiner) Proteine können sich die Krankheitserscheinungen ausweiten: α_1PI (☞ z.B. Kap. 7.3.1.3., "Proteinase/Proteinaseinhibitor-Ungleichgewichts"), Transferrin (☞ z.B. Kap. 11.3.1., "Eisenverwertungsstörungen"), Thyroxin-bindendes Globulin (☞ Kap. 10.2.5., Kleindruck)

- Die **sekundäre Hyperlipoproteinämie** (☞ Kap. 9.2.4.2.) mit atherogenen Folgen geht zurück auf eine gesteigerte VLDL-Synthese durch die Leber (durch Proteinverluste pauschal gesteigerte Proteinsyntheserate, die Apolipoproteine mit einschließt?) und eine Hemmung der Lipoproteinlipase (renaler Verlust von Aktivatoren?)

- Die oft **gesteigerte Thrombosetendenz** ist durch Mangel an Antithrombin III (niedermolekulares Protein → renale Verluste), Zunahme von Fibrinogen und Faktor VIII (Synthesesteigerung in der Leber) und gesteigerte Aktivierbarkeit der Thrombozyten (ungenügend geklärte Mechanismen) bedingt

14.5. Störungen proximaler Tubulusfunktionen - FANCONI-Syndrom

Unter dem Begriff *FANCONI-Syndrom* sind einige, zu den *Tubulopathien* zählende Transportstörungen zusammengafaßt. Die betroffenen Systeme und Störmöglichkeiten sind in *Abb. 14.3* dargestellt.

Die Symportsysteme der proximalen Tubuluszellen sind sehr störanfällig. Genetische Defekte einzelner Na$^+$-abhängiger Carrier (**6** in *Abb. 14.3*) führen zu isolierten Reabsorptionsstörungen der betroffenen Substanzen. Das *FANCONI-Syndrom* entsteht bei kombinierten Defekten aller Carrier oder - weit häufiger - auf Grund erworbener Störungen (**1-5** in *Abb. 14.3*) und führt zu der Kombination **Glucos-, Aminazid-, Phosphaturie und** proximal tubuläre **Azidose**. Über die Mechanismen 1-5 können sehr viele Nierenerkrankungen oder auch extrarenale Ursachen zur Entstehung des Syndroms führen. Praktisch dominieren ATP-

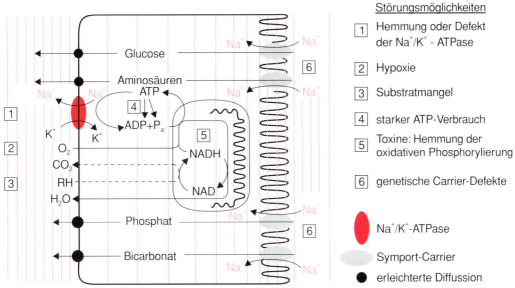

Abb. 14.3: In die proximalen Tubuluszellen werden **Glucose, Aminosäuren, Phosphat und Bicarbonat** durch spezifische Carrier **im Symport mit Na$^+$** aus dem Tubuluslumen aufgenommen (Bürstensaum). Sie diffundieren dann durch die Zelle und die Basolateralmembran in die Kapillaren. Treibende Kraft für diese Ionen- und Substratflüsse ist die in der Basolateralmembran lokalisierte Na$^+$/K$^+$-ATPase, die für die Aufrechterhaltung eines intrazellulären Na$^+$-Gradienten sorgt (rote vertikale Striche im Schema). Sie verbraucht nahezu ausschließlich mitochondrial gebildetes ATP (vereinfachte Darstellung eines Mitochondriums in der Abb.) → hohe O$_2$-Abhängigkeit.
6 verschiedene prinzipielle Störmöglichkeiten sind an entsprechender Stelle markiert.

Mangel infolge Hypoxie, Intoxikationen oder Tubulusblockade - vgl. Kap. 14.2.

14.6. Harnkonkremente

Ausfällungen können sich im gesamten harnableitenden System, vom Tubuluslumen bis zur Harnblase bilden. Häufigkeit: ca. 12% bei Männern und 5% bei Frauen. Eine Übersicht über Zusammensetzung und Hauptursachen gibt *Tab. 14.2*.

Die Steinanalyse erlaubt Rückschlüsse auf die Ursachen der Konkrementbildung. Hinweise ergeben sich bereits aus der **Auswertung der Röntgenaufnahmen:**

- *Calciumoxalat-* und *Calciumphosphat*steine (*Hydroxylapatit* und *Brushit*) sind dicht, scharf begrenzt und haben meist einen Durchmesser von < 1 cm
- *Struvit*steine erscheinen geschichtet, knorrig - vergleichbar mit Ingwerwurzeln
- *Urat*steine geben keinen Schatten → Füllungsdefekte im Pyelogramm
- *Cystin*steine sind homogen und erscheinen von der Dichte her wie Wachs

Auf natürlichem Wege abgegangene oder entfernte Steine werden weiter analysiert durch Inspektion (charakteristische Farbe), (Polarisations-)Mikroskopie von Dünnschliffen und Kristallen aus dem Urinsediment und wo notwendig, zusätzlich durch Infrarotspektroskopie und Röntgendiffraktion - ☞ Lehrb. Klin. Chemie und Lab.-diagnostik.

Entstehungsmechanismen - exemplarisch für Calciumoxalat:

1. Entstehung einer übersättigten Lösung: Im normalen Harn ist die Calciumoxalatkonzentration bereits ca. 4fach übersättigt = *metastabile* Lösung. Eine Ausfällung beginnt bei ≥ 7facher Übersättigung: durch verstärkte Calcium- und Oxalatausscheidung bei niedrigem Harnvolumen und/oder verringerte Ausscheidung von Citrat, das mit Calcium einen löslichen Komplex bildet

2. Ausfällung an *Kristallisationskeimen*: Epithelzellen oder -fragmente, Bakterien, Erythrozyten, Fibrin, andere Kristalle - für Calciumoxalat besonders Harnsäure - → Nebenbestandteile der Konkremente (☞ *Tab. 14.2*) können auf die Ursache verweisen. Da die Kristallisationskeime (meist) anderer Natur sind als die ausgefällte Substanz, wird der Vorgang als <u>*heterogene*</u> *Nukleation* bezeichnet

Zusammensetzung		ungef. Häufigkeit in % aller Steine	häufigste Ursachen*
Hauptbestandteil	Nebenbestandteile		
Calciumoxalat	Hydroxylapatit (= $Ca_{10}(PO_4)_6(OH)_2$) Harnsäure	75	primärer Hyperparathyreoidismus (☞ Kap. 10.6.2.1.) idiopathische Hyperkalzurie Hyperoxalurie Hypozitraturie Hyperurikurie (☞ Kap. 1.4.11.3.)
Struvit (= $NH_4MgPO_4 \cdot 6H_2O$)	Calciumoxalat	15	Harnwegsinfektionen mit Bakterien, die *Urease* exprimieren
Hydroxylapatit und/oder Brushit (= $CaHPO_4 \cdot H_2O$)	Calciumoxalat	5	tubuläre Retentionsazidosen (☞ Kap. 13.2.1.1.)
Harnsäure		5	*pH* ↓ im Harn Hyperurikurie (☞ Kap. 1.4.11.3.)
Cystin		< 1	Cystinurie (☞ Kap. 1.4.7.)

Tab. 14.2: Zusammensetzung und Häufigkeit von Harnkonkrementen sowie Erkrankungen und Zustände, bei denen sie gebildet werden.
* ☞ auch Kleindruck ausgangs dieses Kap., "Ergänzungen zur Pathogenese".

3. Wachstum durch Ablagerung weiterer Salze am Kristallisationskern (= *Apposition*) und/oder *Aggregation* der Partikel miteinander.

Spielen sich die Vorgänge bereits im Tubuluslumen ab, so ist während der ca. 5minütigen Harnpassage eine Verlegung durch Apposition allein nicht möglich, sondern nur durch Aggregation.

Von den Nieren produzierte Proteine hemmen diese Prozesse: *Uropontin* hemmt die Apposition von Calciumoxalat, das TAMM-HORSFALL-Glycoprotein (☞ eingangs Kap. 14.4.) die Aggregation und *Nephrocalcin* die Nukleation sowie beide Formen des Wachstums

Auswirkungen:

Wird der Harnabfluß durch Konkremente behindert oder verlegt, resultieren

- **Verminderung der renalen Ausscheidungsfunktionen**
- Förderung **aufsteigender Harnwegsinfektionen**, die durch Bildung von Kristallisationskeimen oder Auftreten Urease-exprimierender Keime die Konkrementbildung noch fördern und
- **Schädigung des Nierenparenchyms**, die bis zum totalen Ausfall gehen kann

Sog. **Nierensteinkoliken** entstehen, wenn Konkremente in den Ureter gelangen und durch Lumenverlegung im proximalen Anteil zu Druckanstiegen führen.

Plötzlicher Beginn mit Schmerzsteigerung zur Unerträglichkeit innerhalb von 15-30 min, die mit Nausea und Erbrechen einhergeht; "Wandern" der Schmerzen mit entsprechender Bewegung des Steins entlang der Flanke zur Leistengegend, bis zur Dekompression bei Eintritt in die Blase. Spontane Uretherpassage ist meist möglich bei Steinen < 5 mm; kaum noch bei solchen > 7 mm Durchmesser.

Ergänzungen zur Pathogenese der Konkrementbildung für die in *Tab. 14.2* angegebenen Ursachen:

- **primärer Hyperparathyreoidismus** (☞ Kap. 10.6.2.1.)
  Obwohl die Konzentrationen von Calcium und Phosphat im Harn ansteigen, dominiert Calciumoxalat im Konkrement, da dessen Löslichkeitsprodukt stärker überschritten wird als das der Calciumphosphate

- **idiopathische Hyperkalzurie**
 Im Unterschied zum Hyperparathyreoidismus ist der Ca^{2+}-Spiegel im Plasma normal. Trotzdem ist die Ca^{2+}-Ausscheidung durch die Nieren erhöht (> 250 bzw. > 300 mg/Tag für Frauen und Männer). Sie geht einher mit einer gesteigerten intestinalen Resorption des mit der Nahrung zugeführten Ca^{2+} und oft auch gesteigerten D-Hormonspiegeln im Plasma. Bei Verminderung der intestinalen Resorption durch diätetische Zufuhrbeschränkung oder Ca^{2+}-Bindung im Darm durch Ionenaustauscher, entsteht bei den Betroffenen viel früher eine negative Ca^{2+}-Bilanz als bei Normalen, und es kommt auch zur Demineralisation von Hartgeweben mit entsprechenden Folgen. Bei dem Defekt (2 Typen), der bei etwa der Hälfte der Calciumoxalatsteinträger vorliegt und wahrscheinlich autosomal dominant vererbt wird, ist demnach der Umsatz des plasmatischen Ca^{2+} erhöht, durch Steigerung der intestinalen Resorption (dominierend bei Typ 1) und der renalen Ausscheidung (dominierend bei Typ 2). Daneben gibt es X-chromosomal gebundene Defekte (Xp11.22), die einen renalen Cl^--Kanal betreffen. In allen Fällen führt die mit der Steigerung des Ca^{2+}-Umsatzes verbundene Erhöhung der Ca^{2+}-Konzentration im Harn durch Übersättigung zur Calciumoxalatausfällung. Prophylaktisch/therapeutische Senkung der Ca^{2+}-Zufuhr birgt die Gefahr von Mineralisationsstörungen. Erfolgreich erprobt wurden Thiazid-Diuretika (☞ Kap. 13.1.2., "Therapieprinzipien"), da sie u.a. die Ca^{2+}-Reabsorption im distalen Tubulus steigern und die intestinale Ca^{2+}-Resorption hemmen

- **Hyperoxalurie**
 Über die Nieren ausgeschiedene Oxalsäure stammt überwiegend aus dem Abbau von *Glycin* (über *Glyoxylsäure*) und zu geringeren Teilen aus dem *Ascorbinsäure*-Abbau und der Nahrung. Normalerweise werden 25-45 mg/Tag mit dem Harn ausgeschieden; Werte > 100 mg/Tag verursachen Konkrementbildung ohne Präsens weiterer fördernder Faktoren

  - **primäre Hyperoxalurie**
   genetischer Defekt (autosomal rezessiv) der in der Leber exprimierten *Alanin-Glyoxylsäure-Aminotransferase* (= *Oxalose Typ 1*) oder der *Glyoxylsäure-Reductase* (seltener, = *Oxalose Typ 2*). In beiden Fällen staut Glyoxylsäure an, die vermehrt in Oxalsäure umgesetzt wird. Im Harn werden Mengen von 140-270 mg/Tag ausgeschieden → Steinbildung bereits in der Kindheit, tubulointerstitielle Nephropathie → chronische Niereninsuffizienz; Calciumoxalatablagerungen auch in anderen Geweben (Augen, Gelenke, Herz, Knochen). Therapeutisch: hohe Trinkmengen (→ Verdünnung); Vitamin B_6 (Pyridoxin ist Cofaktor einiger Aminotransferasen → Steigerung der Restaktivität - vgl. Kap. 1.3.5.2., "Aktivierung"); Gabe von Phosphat (→ Senkung der Ca^{2+}-Ausscheidung), Citrat und Thiazid-Diuretika (s.o.)

  - **enterale Hyperoxalurie**
   Generalisierte Malabsorption durch Ausfall von Ileum aus verschiedenen Gründen (☞ Kap. 19.2.3.) exponiert die Mucosa des Kolons verstärkt gegenüber Gallensäuren und partiell gespaltenen Neutralfetten, die eine beträchtliche Detergenzwirkung haben → Permeabilitätszunahme für Oxalsäure aus der Nahrung. Zusätzlich bilden die akkumulierten Fettsäuren mit Ca^{2+} Seifen → Ca^{2+} fehlt zur Bildung unlöslicher Komplexe mit Oxalsäure → weitere Steigerung der Resorption. Insgesamt kann so die Ausscheidung über den Harn 100 mg/Tag überschreiten. Therapeutisch diätetische Beschränkung von Oxalsäure und Fetten, Cholestyramin (☞ Kap. 9.5.3., "Unterbrechung der Gallensäurezirkulation:"), Ca^{2+}-Gaben (→ Bildung unlöslicher Komplexe)

  - **nahrungbedingte Hyperoxalurie**
   Aufnahme oxalsäurereicher Nahrungsmittel (Spinat, Rhabarber, Rote Beete, Erdnüsse, Kakao, Schokolade) erhöht die Oxalsäureausscheidung im Harn kaum über 60 mg/Tag, hat aber Bedeutung, wenn weitere Störungen vorliegen, die die Calciumoxalatsteinbildung fördern.
   Eine Hyperoxalurie infolge Therapie mit Vitamin C tritt nur bei extrem hohen Dosierungen auf (>5 g/Tag)

- **Hypozitraturie**
 Verminderte Citratkonzentration im Harn ist ein häufiger Befund bei Steinträgern (ungenügend geklärte Ursache). Citratwirkung - s.o., "Entstehungsmechanismen, Pkt. 1."

- **Hyperurikurie**
 Nicht-renal bedingte Formen der *Hyperurikämie* führen zu gesteigerter Harnsäurekonzentration im Harn - ☞ Kap. 1.4.11.3. Die Ausscheidung von > 800 mg Harnsäure/Tag fördert

  - die Calciumoxalatausfällung (s.o., "Entstehungsmechanismen, Pkt. 2.")
  - die Bildung von Uratsteinen, die durch niedrige pH-Werte im Harn (≤ 5,5) weiter gefördert wird (→ Zunahme der schlechter löslichen, undissoziierten Harnsäure)

 Die Therapie ist identisch mit der der Gicht; bei Uratsteinen Alkalinisierung des Harns auf pH-Werte ≥ 6,0 (durch K^+-Salze)

- **Urease-exprimierende Bakterien**
 Harnwegsinfektionen mit *Enterokokken-*, *Klebsiella-*, *Proteus-* oder *Pseudomonas*-Arten fördern die Bildung von Struvitsteinen durch Ammoniakfreisetzung aus Harnstoff

- **tubuläre Retentionsazidosen** (☞ Kap. 13.2.1.1.)
  Sie führen
  - zur Abnahme des pH-Wertes im Blut → renale Citratausscheidung vermindert und die von Ca^{2+} erhöht
  - zur Zunahme des pH-Wertes im Harn → Zunahme des Anteils 2- und 3-wertiger Phosphatanionen

  Aus beidem resultiert eine verstärkte Neigung zur Bildung der verschiedenen Formen phosphathaltiger Konkremente. Diese Konkremente überwiegen auch dann, wenn zusätzlich noch eine idiopathische Hyperkalzurie vorliegt. Therapie ☞ dort und Kap. 13.2.2.

- **Cystinurie**
  Die Cystinkonzentration im Harn überschreitet bei diesem Defekt meist weit die Löslichkeitsgrenze von 1 mmol/l. Therapie ☞ Kap. 1.4.7.

Während die Therapie vorhandener Konkremente überwiegend chirurgisch oder durch Lithotripsie erfolgt, bedarf die **Prophylaxe** - außer der allgemeinen Maßnahme reichlicher Flüssigkeitszufuhr - eines differenzierten, auf die Ursache ausgerichteten Vorgehens, das sogar entgegengesetzt sein kann, wie etwa Ansäuerung oder Alkalinisierung des Urins - ☞ vorangehender Kleindruckabschnitt. Ein relativ breit gefächertes Parameterspektrum zur Untersuchung von Blutproben (nüchtern und postprandial) - Ca^{2+}, Creatinin, Harnsäure, K^+, Mg^{2+}, Na^+, Phosphat - und 24 Stunden-Sammelurin - Ca^{2+}, Citrat, Creatinin, Cystin, Harnsäure, Mg^{2+}, Oxalsäure, pH-Wert, Phosphat, Volumen - ist für die Ursachenfindung notwendig.

15. Störungen der Herzfunktionen

15.1. Angeborene Mißbildungen

Sie betreffen auf Grund gleicher embryologischer Abkunft **Herz und große Gefäße** und kommen bei ca. 0,5-1,0 % aller Lebendgeburten vor. Sie sind überwiegend genetisch determiniert. Andere genetisch bedingte Herzerkrankungen betreffen vor allem Störungen der Erregungsbildung oder -leitung oder sog. Kardiomyopathien und werden in den entsprechenden Abschnitten mit behandelt (☞ Kap. 15.3. bzw. 15.5.).

Die wichtigsten Störungen sind in *Tab. 15.1* aufgeführt. Dabei wird auf Einzeldefekte und typische kombinierte Mißbildungen von Herz und/oder Gefäßen eingegangen. Sie können isoliert vorliegen oder nicht selten Teil umfassenderer Störungen sein, die weitere Gewebe oder Organe betreffen (z.B. MARFAN-Syndrom). Letzteres bleibt in der Tabelle unberücksichtigt, da es für die pathophysiologischen Konsequenzen des "Herzfehlers" keine Bedeutung hat. Es wird erst danach bei der Diskussion möglicher Ursachen z.T. mit in die Betrachtung einbezogen.

Bezüglich der **Ursachen** dieser Mißbildungen lassen sich aus Befunden molekulargenetischer Untersuchungen folgende Schlüsse ziehen:

- Auch komplexe Mißbildungen können häufig durch monogene Defekte entstehen (vgl. Kap. 1.3.2., "Mißbildungen").
  Bei FALLOT-Tetralogie, Ventrikelseptumdefekt und anderen (selteneren) Defekten finden sich Mikrodeletionen eines Gens auf Chromosom 22 (22q11). Mitwirkung des Gens an der komplexen embryonalen Entwicklung und inkomplette Penetrans der mutierten Varianten erklären die phänotypischen Unterschiede der Mißbildungen

- Einige Gendefekte betreffen ubiquitär vorkommende Proteine → Auswirkungen über die Mißbildungen von Herz und großen Gefäßen hinaus. Die enorme Entwicklung diagnostischer und operativer Techniken ermöglicht das Überleben der meisten Patienten, so daß weitere Schäden erst dadurch erkannt worden sind.
  Aortenstenosen gehen auf Deletionen oder Translokationen des Gens für *Elastin* zurück (7q11.23) → verminderte Bildung elastischer Fasern in den sich entwickelnden Gefäßen, mit kompensatorisch vermehrter Bindegewebsbildung und Proliferation glatter Muskelzellen. Der Defekt erklärt das Vorkommen entsprechender Veränderungen auch an anderen Arterien (Carotiden, Koronararterien), die auch zu Symptomen führen können.
  Pulmonalstenose oder -atresie, oft kombiniert mit Milzatresie, wird auf mutationsbedingte Veränderungen des gap junction-Proteins *Connexin 43* zurückgeführt.
  Septumdefekte werden auf ein (unidentifiziertes) Gen auf 12q2 zurückgeführt.
  Andere Defekte sind von vornherein mit multiplen Mißbildungen assoziiert, z.B. das *MARFAN-Syndrom*: Aortenaneurysmen, Arachnodaktylie, Hochwuchs, Linsenektopie, Mitralklappenprolaps und -insuffizienz. Der Defekt betrifft *Fibrillin-1*, ein Glycoprotein extrazellulärer Mikrofibrillen des Bindegewebes. Zwei unterschiedlich lokalisierte Gene (auf Chromosom 5 und 15) kodieren das Protein. Unterschiedliche Mutationen des einen und/oder anderen Gens sind für die Variabilität des Syndroms verantwortlich, wobei die Herz- und Gefäßmißbildungen offenbar auf einen locus in 15p21.1 zurückgehen. Die dem Syndrom zuzuordnenden Krankheitsbilder haben eine Häufigkeit von ca. 1 : 15.000, sind dominant erblich, treten aber auch häufig spontan auf

15.2. Erworbene Herzfehler

Es handelt sich überwiegend um **Veränderungen der Herzklappen**.

Ursachen:

- **immunologisch**
  Im Rahmen eines *rheumatischen Fiebers* nach pharyngealen Infektionen mit *β-hämolysierenden Streptokokken* entwickelt sich durch zirkulierende Immunkomplexe oder Kreuzreaktivität der Antikörper mit normalen Antigenen eine Myokarditis und **Endokarditis** (vgl. Glomerulonephritis, Kap. 14.1.1.). Letztere kann zu dauerhaften Veränderungen an Herzklappen führen (Mitral- > Aorten- >Trikuspidalklappe): Stenosen und/oder Insuffizienzen

- **bakteriell-infektiös**
  hämatogene Ansiedlung von Bakterien (*Streptokokken, Staphylokokken*) im Herzinnenraum → **Endokarditis**. Ursachen der Bakteriämie sind überwiegend operative Eingriffe im Bereich bakterienbesiedelter Schleimhäute (Periodont, Zahnextraktion, Tonsillektomie, Prostatektomie bei Harnwegsinfektion) → Antibiotika <u>vor</u> dem Eingriff. Besonders gefährdet ist ein

Vitium	funktionelle Auswirkungen	typische Herzgeräusche
Stenosen		
Aortenklappenstenose: Verengung im Niveau der Klappe oder subvalvulär	Druckanstieg im linken Ventrikel und verlängerte Austreibungsphase → linksventrikuläre konzentrische Hypertrophie → Linksherzinsuffizienz - meist erst spät wegen kompensatorischer Vasodilatation in der Peripherie → Stauungslunge und Rechtsherzinsuffizienz können folgen. Hoher O_2-Bedarf des linken Ventrikels und erhöhter diastolischer Druck → ischämische Herzkrankheit	spindelförmiges systolisches Geräusch, das <u>nach</u> dem 1. Herzton einsetzt, mit Maximum 2. ICR rechts
Aortenisthmusstenose: Verengung distal vom Abgang der linken A. subclavia → Kollateralkreisläufe	Druckanstieg <u>vor</u> der Stenose - verstärkt durch verminderte Blutversorgung der Nieren (Renin/Angiotensin/Aldosteron-System) → Hypertonie im kranialen Kreislaufabschnitt (Aortenruptur und Hirnblutungen möglich) → Linksherzinsuffizienz. Verminderung des systolischen Blutdrucks und der Durchblutung in der Stenose nachgelagerten Kreislaufabschnitten	spindelförmiges systolisches Geräusch über 2. Herzton hinaus, mit Maximum paravertebral links zwischen den Schulterblättern
Pulmonalstenose: supra-, sub- oder valvuläre Lokalisation	Druckanstieg im rechten Ventrikel → rechtsventrikuläre konzentrische Hypertrophie → Rechtsherzinsuffizienz - oft erst spät, dann Belastungsdyspnoe, Zyanose, Synkopen	4. Herzton und spindelförmiges systolisches Geräusch, mit Maximum 2.-3. ICR links
Septumdefekte		
Vorhofseptumdefekt: <u>nicht</u> persistierendes Foramen ovale	Links-Rechts-Shunt → Dilatation von rechtem Vorhof und Ventrikel und erhöhter Blutfluß im Lungenkreislauf → meist lange Kompensation, dann Belastungsdyspnoe, pulmonale Hypertonie, Vorhofflimmern. Bei pulmonaler Hypertonie → rechtsventrikuläre Hypertrophie → Shuntumkehr möglich	kein Geräusch durch den Shunt, aber wegen starkem pulmonalem Blutstrom → funktionelle Pulmonalstenose - mit entsprechendem Geräusch
Ventrikelseptumdefekt: variable Größe, kleine Defekte schließen sich oft	großer Defekt: Links-Rechts-Shunt → rechtsventrikulärer Druckanstieg → pulmonale Hypertonie. Oft frühkindliche Herzinsuffizienz, sonst später Gefahr der Shuntumkehr → Zyanose → Rechtsherzinsuffizienz	systolisches Geräusch mit Maximum 3.-4. ICR links, Lautstärke indirekt proportional der Defektgröße
Persistierender Ductus arteriosus BOTALLO: variable Weite und Länge	weiter Ductus: Links-Rechts-Shunt → hoher Blutfluß im Pulmonalkreislauf → Dilatation von linkem Vorhof, Ventrikel und Aortenbogen (mit Abnahme der "Windkessel"-Funktion → Zunahme der Blutdruckamplitude). Bei pulmonaler Hypertonie Shuntumkehr möglich → Zyanose der unteren Körperhälfte, entsprechend der Einmündung in die Aorta	vor Ausprägung einer pulmonalen Hypertonie kontinuierliches Geräusch mit Maximum 2. ICR links

Vitium	funktionelle Auswirkungen	typische Herzgeräusche
kombinierte Defekte		
FALLOT-Tetralogie: 1. *Ventrikelseptumdefekt* 2. *über dem Defekt reitende Aorta* 3. *Pulmonalstenose* 4. *rechtsventrikuläre Hypertrophie*	Krankheitsausmaß hängt vom Schweregrad der Pulmonalstenose ab; wenn hochgradig: Rechts-Links-Shunt → Zyanose. Kompensation durch persistierenden Ductus arteriosus und Kompression von Aorta abdominalis und A. femorales (→ Hockstellung). Chronische Hypoxie → Polyglobulie → zerebrale Gefäßverschlüsse	☞ Pulmonalstenose, Lautstärke indirekt proportional dem Stenosegrad, da das Blut über den Septumdefekt abfließt
FALLOT-Trilogie: 1. *persistierendes Foramen ovale oder Vorhofseptumdefekt* 2. *Pulmonalstenose* 3. *rechtsventrikuläre Hypertrophie*	rechtsventrikulärer Druckanstieg setzt sich in den rechten Vorhof fort → Rechts-Links-Shunt → Zyanose, jedoch geringer oder später als bei der FALLOT-Tetralogie und entsprechend weniger Hypoxiefolgen	☞ Pulmonalstenose
EBSTEIN-Syndrom: 1. ventrikelwärts verlagerte, stenosierte *Trikuspidalklappe* 2. *Vorhofseptumdefekt*	hoher Stenosegrad: → Rechts-Links-Shunt → Zyanose → chronische Hypoxie	uncharakteristisch
Arterientransposition: Aorta entspringt dem rechten und Truncus pulmonalis dem linken Ventrikel; auch inkomplette Transpositionen	komplette Transposition: Parallelschaltung von Lungen- und Körperkreislauf → Überleben nur durch Blutaustausch zwischen beiden Kreisläufen über Persistenz von Ductus arteriosus und/oder Foramen ovale möglich	☞ persistierender Ductus arteriosus
Arterientransposition plus Ventrikelseptumdefekt:	unterschiedlicher Gefäßwiderstand beider Kreisläufe bewirkt Blutstrom vom rechten zum linken Ventrikel → hoher Blutstrom im Lungenkreislauf. Bei Verschluß des Foramen ovale → Lungenödem, Herzinsuffizienz; bei Persistenz längeres Überleben → pulmonale Hypertonie	uncharakteristisch

Tab. 15.1: Zusammenstellung der wichtigsten Herz- und Gefäßmißbildungen und ihrer Auswirkungen. Verschiedene Folgeerscheinungen, wie Hypertrophie, Insuffizienz, Erregungsstörungen, ischämische Herzkrankheit u.a. werden in den nachfolgenden Kapiteln näher erläutert.

vorgeschädigtes Herz: bereits abgelaufene Endokarditis, künstliche Herzklappen, angeborene Mißbildungen, Zustand nach operativen Eingriffen am Herzen. Es resultieren überwiegend Klappeninsuffizienzen

- **mechanisch**
  Pathologisch bedingte Erweiterungen von Herz- und Gefäßabschnitten können die Klappenringe mit einschließen → sog. relative Insuffizienzen: pulmonale Hypertonie → Pulmonalklappe, Aortenaneurysma → Aortenklappe, Ventrikeldilatation rechts oder links → Trikuspidal- bzw. Mitralklappe
- **degenerativ**
  Fibrosierung und "Verkalkung" der Aortenklappe im Alter

- **Papillarmuskelruptur**
  traumatisch oder als Folge eines Myokardinfarktes; überwiegend im linken Ventrikel → Mitralklappeninsuffizienz

Die verschiedenen Klappenveränderungen und ihre Folgen sind in *Tab. 15.2* zusammengestellt.

15.3. Störungen der Erregungsbildung und -leitung

Sog. *Herzrhythmusstörungen* sind einmal eigenständige Krankheitsbilder und zum anderen mit vielen, nicht primär vom Herzen ausgehenden Erkrankungen assoziiert. Ihre Bedeutung nimmt zu, da Herzvitien, -insuffizienz, Kardiomyopathien und vor allem die Folgen der ischämischen Herz-

Vitium	funktionelle Auswirkungen	typische Herzgeräusche
Stenosen		
Mitralklappe	linksatrialer Druckanstieg → Dilatation und Hypertrophie des linken Vorhofs. Neigung zum Vorhofflimmern → Ausfall der Vorhofsystole → a) Stauungslunge → pulmonale Hypertonie mit rechtsventrikulärer Hypertrophie, Gefahr des Lungenödems, b) Verstärkung der Linksherzinsuffizienz durch weiter verminderte Ventrikelfüllung und c) Blutstase im Vorhof → Thromben → arterielle Embolien. Dilatiert der rechte Ventrikel → relative Pulmonalklappeninsuffizienz	abrupte Öffnungsbehinderung der Mitralklappe → Mitralöffnungston, dem 2. Herzton folgend. Danach Wirbelbildung beim Passieren der verengten Klappe → protodiastolisches Geräusch (Decrescendocharakter). Lauter 1. Herzton (schneller Schluß bei hohem Druck). Maximum über der Herzspitze
Trikuspidalklappe	selten. Rechtsatrialer Druckanstieg → Dilatation und Hypertrophie des rechten Vorhofs → Druckanstieg in den Zentralvenen mit Stauungsleber und Ödemen = Symptome der Rechtsherzinsuffizienz. Schwache Füllung des linken Herzens → linksventrikuläres Vorwärtsversagen bei Belastung. Vorhofflimmern seltener als bei Mitralklappenstenose	Wirbelbildung beim Passieren der verengten Klappe → protodiastolisches Geräusch (Decrescendocharakter), das inspiratorisch lauter wird (Zunahme des venösen Zuflusses), mit Maximum 4. ICR links
Aortenklappe	identisch mit angeborener Aortenklappenstenose - ☞ *Tab. 15.1*	
Pulmonalklappe	sehr selten, dann identisch mit angeborener Pulmonalklappenstenose - ☞ *Tab. 15.1*	
Insuffizienzen		
Mitralklappe	systolische Regurgitation in den linken Vorhof → a) Dilatation des linken Vorhofs → Gefahr des Vorhofflimmerns, b) Zunahme des Schlagvolumens des linken Ventrikels → linksventrikuläre exzentrische Hypertrophie. Aus beidem folgt Linksherzinsuffizienz (spät) → Stauungslunge → Rechtsherzinsuffizienz	verminderte Abbremsung des Blutes in der Systole → leiser 1. Herzton. Regurgitation → systolisches Geräusch mit Maximum Herzspitze
Trikuspidalklappe	selten nach Endokarditis, meist als relative Trikuspidalinsuffizienz bei pulmonaler Hypertonie. Systolische Regurgitation in den rechten Vorhof → a) Dilatation des rechten Vorhofs → Gefahr des Vorhofflimmerns, b) Zunahme des Schlagvolumens des rechten Ventrikels → rechtsventrikuläre exzentrische Hypertrophie → durch Dilatation Gefahr des Rechtsschenkelblocks. Bei isoliertem Auftreten selten Rechtsherzinsuffizienz	Regurgitation → systolisches Geräusch, das im Unterschied zur Mitralklappeninsuffizienz bei tiefer Inspiration leiser wird (Volumen- und Druckanstieg im linken Vorhof bremst Regurgitation). Maximum 4.-5. ICR links

Vitium	funktionelle Auswirkungen	typische Herzgeräusche
Aortenklappe	diastolische Regurgitation aus der Aorta → Erhöhung des Schlagvolumens des linken Ventrikels um das Pendelvolumen → a) linksventrikuläre exzentrische Hypertrophie, b) Anstieg des systolischen und Abnahme des diastolischen Blutdrucks. Wegen hoher Leistungsreserve des linken Ventrikels erst spät Linksherzinsuffizienz → a) Stauungslunge → Rechtsherzinsuffizienz, b) ischämische Herzkrankheit (1. ungenügender Blutstrom in die Koronararterien durch den niedrigen diastolischen Aortendruck, 2. hoher intramuraler Druck und 3. gesteigerter O_2-Bedarf des linken Ventrikels), c) relative Mitralklappeninsuffizienz, d) Rhythmusstörungen → Synkopen	Regurgitation → diastolisches Geräusch (Decrescendocharakter, hohe Frequenz) mit Maximum 3.-4. ICR links. Selten erzeugt das zurückströmende Blut auch ein Geräusch am vorderen Mitralklappensegel (mesodiastolisch oder präsystolisch, niedrige Frequenz) mit Maximum über der Herzspitze = AUSTIN-FLINT-Geräusch
Pulmonalklappe	äußerst selten nach Endokarditis, meist als relative Pulmonalklappeninsuffizienz bei pulmonaler Hypertonie, z.B. durch Mitralklappenvitien (s.o.). Letztere bestimmen daher auch die Folgen und klinischen Erscheinungen. Diastolische Regurgitation aus dem Truncus pulmonalis → Erhöhung des Schlagvolumens des rechten Ventrikels um das Pendelvolumen → rechtsventrikuläre exzentrische Hypertrophie	Regurgitation → diastolisches Geräusch (Decrescendocharakter) mit Maximum 2.-3. ICR - links

Tab. 15.2: Zusammenstellung der wichtigsten erworbenen Herzklappenveränderungen und ihrer Auswirkungen. Aus funktioneller Sicht werden reine Formen von Stenosen oder Insuffizienzen betrachtet. Bei Kombinationen aus beiden bestimmt der überwiegende Anteil das Krankheitsbild.
Verschiedene Folgeerscheinungen, wie Hypertrophie, Insuffizienz, Erregungsstörungen, ischämische Herzkrankheit u.a. werden in den nachfolgenden Kapiteln näher erläutert.

krankheit immer erfolgreicher therapiert werden, so daß oft "nur" Erregungsstörungen verbleiben. Außerdem werden elektrophysiologische Methoden über die Diagnostik hinaus zunehmend auch therapeutisch angewendet.

Das Verständnis der zu behandelnden Rhythmusstörungen wird durch die Dokumentation entsprechender *Elektrokardiogramme* sehr erleichtert. Dafür wurden im gesamten Kap. 15.3. Original-EKG's ausgewählt, die freundlicherweise von G. OLTMANNS und F. RICHARD, Erfurt, zur Verfügung gestellt wurden.

15.3.1. Nomotope Störungen der Erregungsbildung

Die Erregungsbildung geht weiterhin vom Sinusknoten aus, daher <u>nomotop</u>. Wie *Abb. 15.1* zeigt, sind deshalb im EKG zwar die Frequenzen, nicht aber die Reihenfolge und die Form der *P-QRS-T-Sequenz* verändert.

15.3.1.1. Sinustachykardie

Ruheherzfrequenz beim Erwachsenen > 100/min = *Tachykardie*. Die *Sinustachykardie* kann 200-220 Schläge/min erreichen. Bei Frequenzzunahme verkürzt sich die Dauer der Diastole stärker als die der Systole, so daß bereits ab Freqenzen von 150-170/min die diastolische Füllung abnimmt - die Konsequenzen zeigt *Abb. 15.2*.

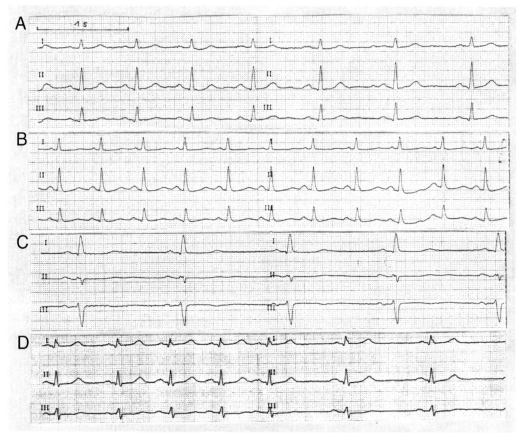

Abb. 15.1: EKG-Verläufe (Standardableitung) als Beispiele für nomotope Erregungsbildungsstörungen.
A = Normale Herzaktion.
B = *Sinustachykardie.*
C = *Sinusbradykardie.*
D = *phasische Sinusarrhythmie* (respirationsbedingt).
Der Zeitmaßstab (1 Sekunde) gilt für alle Ableitungen.

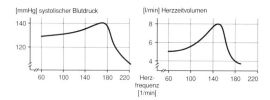

Abb. 15.2: Frequenzabhängigkeit von systolischem Blutdruck und Herzzeitvolumen (nach CORDAY und IRVING). Dargestellt sind prinzipielle, im Einzelfall variable Verläufe. Sie verdeutlichen einmal die Bedeutung der Herzfrequenz als wichtiger Determinante des Herzzeitvolumens und zum anderen die geringe Tachykardietoleranz: steiler Abfall vor dem des Blutdrucks.

Außer der **Verminderung der Organperfusion** (z.B. kardiogener Schock - ☞ Kap. 7.3.1.1., Nr. 3.) resultieren auf Dauer **Hypertrophie** (☞ Kap. 15.4.2.) und in deren Folge sowie unmittelbar aus der Frequenzerhöhung (beide steigern den myokardialen O_2-Bedarf) eine Neigung zur **ischämischen Herzkrankheit** (☞ Kap. 15.6.).

Die verschiedenen **Ursachen** der Sinustachykardie lassen sich vielfach auf einen erhöhten Sympathikotonus zurückführen, wobei Catecholamine die diastolische Depolarisation beschleunigen.

- Kompensation einer Senkung des arteriellen Blutdrucks infolge Schock (☞ Kap. 7.3.1., "Zentralisation des Kreislaufs:"), orthostatischem Kollaps, Herzinsuffizienz (☞ Kap. 15.4.4.3.), Vasodilatation durch Pharmaka (ACE-Hemmer, Calciumantagonisten, Nitro-Vasodilatatoren) u.a.

- *hyperkinetisches Herzsyndrom*: überwiegend emotional bedingter, gesteigerter Sympathikotonus
- Catecholaminfreisetzung bei Phäochromozytom - ☞ Kap. 10.4.
- Sensibilisierung β-adrenerger Rezeptoren bei Hyperthyreose - ☞ Kap. 10.2.5.2., "Morbus BASEDOW"
- Fieber und Hyperthermie (☞ Kap. 7.1) steigern die Frequenz um ca. 10 Schläge/min/°C
- Überdosierung von $β_1$-Sympathomimetika oder Parasympatholytika

15.3.1.2. Sinusbradykardie

Ruheherzfrequenz beim Erwachsenen < 60/min = *Bradykardie*. Bei der *Sinusbradykardie* kann bis zu Frequenzen von 35-40/min durch Zunahme der diastolischen Füllung die Förderleistung in etwa erhalten bleiben; darunter nimmt das Herzzeitvolumen stark ab.

Wie bei der Sinustachykardie resultiert aus dem herabgesetzten Herzzeitvolumen eine **verminderte Organperfusion**. Ebenso wird die Entstehung einer **ischämischen Herzkrankheit** gefördert, hier jedoch durch zu große Intervalle der in der Diastole erfolgenden Koronarperfusion.

Die verschiedenen **Ursachen** lassen sich überwiegend auf einen erhöhten Vagotonus zurückführen. Durch das freigesetzte Acetylcholin wird die diastolische Depolarisationsgeschwindigkeit herabgesetzt.

- Praktisch häufigste Ursachen sind Pharmaka mit unterschiedlichen Angriffspunkten: Calciumantagonisten mit direkter Hemmwirkung auf diastolische Depolarisationsgeschwindigkeit; direkte Parasympathomimetika, die m_2-Cholinozeptoren aktivieren; $β_1$-Adrenozeptorenblocker mit Wirkung auf den Sinusknoten
- erhöhter Vagotonus bei erhöhtem Hirndruck (direkte Stimulation des Vaguskerns); reflektorisch bei peritonealer Reizung, Pleurapunktion, toxisch bedingter Reizung von Chemorezeptoren der Lunge oder mechanischer Stimulation der Pressorezeptoren des Karotissinus
- Hypothermie - ☞ *Tab. 7.1*, Kap. 7.2.
- Hypothyreose - ☞ Kap. 10.2.5.3., "Symptome"
- "physiologisch" durch intensives Ausdauertraining - ☞ Kap. 15.4.3.

15.3.1.3. Automatiestörungen - Sinusknotensyndrom
(sick sinus syndrome)

Ischämie, Degeneration, Entzündung oder Ablagerungen (*Amyloid*) können zur **Schädigung** der *P-Zellen* (= Schrittmacherzellen) oder der *T-Zellen* (= Übergangszellen zum Vorhofmyokard) des Sinusknotens führen.

Mögliche **Folgen**:

- Frequenzunregelmäßigkeiten = *nichtphasische Sinusarrhythmie (phasische Arrhythmie s.u.)*
- Sinusbradykardie (☞ voranst. Kap.), die oft auch unter Belastung persistiert
- Ausfall des Sinusknotens → Bewußtlosigkeit nach 10-15 s, meist kurzzeitig (*Synkope*), da *heterotope* Zentren einspringen: *Ersatzsystolen, supraventrikuläre Tachykardie*; auch *Vorhofflattern* oder *-flimmern* ist möglich - ☞ nachf. Kap.

Von nichtphasischen sind *phasische* Arrhythmien abzugrenzen, wie die *respiratorische Sinusarrhythmie*: Zunahme der Herzfrequenz bei In- und Abnahme bei Exspiration (☞ D in *Abb. 15.1*, Kap. 15.3.1.). Da sie auf die vegetative Herzsteuerung zurückgeht, können Abweichungen entsprechende Störungen anzeigen:

- Verminderung oder Ausfall durch diabetische Neuropathie (☞ Kap. 10.5.2.2., "Neuropathie") bzw. Denervierung
- Steigerung bei erhöhtem Vagotonus

15.3.2. Heterotope Störungen der Erregungsbildung

Die Erregungsbildung erfolgt außerhalb des Sinusknotens, im Reizleitungssytem oder Arbeitsmyokard, daher *heterotop* (auch als *ektop* bezeichnet). Die *Abb.15.4* und *15.5* zeigen Beispiele für EKG-Veränderungen der wichtigsten Störungen. Im Unterschied zu den nomotopen Störungen sind Form und/oder Reihenfolge der P-QRS-T-Sequenz verändert.

- Die (heterotope) Erregungsbildung kann bei Ausfall des Sinusknotens von Schrittmacherzellen untergeordneter Zentren übernommen werden. Sie setzt daher mit **Verzögerung** ein - ☞ Kap. 15.3.2.1.

- Bei allen anderen Formen der heterotopen Erregungsbildung fällt die Depolarisation in den vorhandenen Sinusrhythmus ein. Sie setzt daher **vorzeitig** ein (leicht erkennbar bei Extrasystolen; bei Tachykardien, Flattern oder Flimmern dominiert die heterotope Automatie) - ☞ Kap. 15.3.2.2.-6.

  Mechanismen:
  - **fokale Automatie**
    - Beschleunigung der (normalerweise langsamen) Spontandepolarisation von Fasern in Leitungsbahnen (*HIS-Bündel, PURKINJE-System*)
    - Das Ruhepotential von Zellen des Arbeitsmyokards wird instabil → Spontandepolarisation

    Beides ist möglich im Rahmen einer Hypokaliämie (☞ Kap. 13.1.4.), aber auch durch Catecholaminfreisetzung, Ischämie oder mechanische Schädigung (Dehnung bei Dilatation)

  - **Nachpotentiale** (= *getriggerte Aktivität*)
    - *Frühe Nachpotentiale* entstehen an ischämisch geschädigten PURKINJE-Fasern, die langsamer repolarisieren und so vorzeitig durch unterschwellige Reize depolarisiert werden können
    - *Späte Nachpotentiale* entstehen nach abgeschlossener Repolarisation bei erhöhter intrazellulärer Ca^{2+}-Konzentration → Öffnung eines nichtselektiven Kationenkanals, durch den Na^+ einströmt. Ursachen sind Herzinsuffizienz, Hyperkalzämie, hohe lokale Catecholaminkonzentrationen, Herzglycoside

  - **kreisende Erregung mit Wiedereintrittsmechanismus** (*re-entry*)
    Sie entstehen bei erheblichen Inhomogenitäten in der Refraktärzeit und/oder der Geschwindigkeit der Erregungsleitung in verschiedenen Arealen eines Erregungskreises. Typische Ursache sind Veränderungen nach Myokardinfarkt, die in dem betroffenen Areal zur Verlängerung der Refraktärzeit und Verminderung der Leitungsgeschwindigkeit führen. In *Abb. 15.3* werden die Mechanismen erläutert

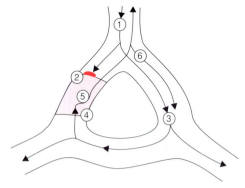

Abb. 15.3: Heterotope Erregungsbildung durch *Wiedereintrittsmechanismus* innerhalb von Bahnen eines Erregungskreises, wie er z.B. typisch für das PURKINJE-System ist.

① Eine vom Sinusknoten ausgehende *anterograde* Erregung trifft ein und verteilt sich in den vorgegebenen Bahnen.
② Auf der linken Bahn trifft sie auf das veränderte Areal, das (noch) refraktär ist (*unidirektionaler Block*).
③ Auf der rechten Bahn breitet sich die Erregung ungehemmt aus.
④ Sie erreicht dabei nach einiger Zeit auch wieder das veränderte Areal, das nun nicht mehr refraktär ist.
⑤ Die Erregung passiert *retrograd* das Areal, jedoch mit stark verlangsamter Geschwindigkeit.
⑥ Nach Austritt trifft sie wieder auf die normale Leitungsbahn, die inzwischen nicht mehr refraktär ist, so daß sich eine erneute anterograde Erregung ausbreitet → *Extrasystole*. Das Ganze kann sich wiederholen → weitere Extrasystolen, bis wieder eine normale, vom Sinusknoten ausgehende Erregung durchkommt.

15.3.2.1. Ersatzsystolen oder -rhythmen

Bei Ausfall des Sinusknotens als Schrittmacher entstehen nach unterschiedlich langer Verzögerung *Ersatzsystolen* oder - wenn anhaltend - *Ersatzrhythmen*. Als untergeordnetes, heterotopes Zentrum fungiert meist das *HIS-Bündel* nahe dem *AV-Knoten* = *AV-junktionale* Ersatzsystolen (der AV-Knoten selbst hat keine Schrittmacherzellen). Da der Vorhof auf diese Weise retrograd erregt wird, ist im EKG die *P-Welle* in einigen Ableitungen negativ und oft an anderer Stelle als beim Sinusrhythmus zu finden.

Ein AV-junktionaler Ersatzrhythmus hat eine Frequenz von 40-60 Schlägen/min (D in *Abb. 15.6*).

15.3.2.2. Supraventrikuläre Extrasystolen

Sie entstehen im Bereich des AV-Knotens oder in der Vorhofmuskulatur (selten durch Wiedereintrittsmechanismen im Sinusknoten selbst und sind dann nicht im eigentlichen Sinne *heterotop*). Die Erregung läuft anterograd zu den Ventrikeln und retrograd zum Sinusknoten, dessen Spontandepolarisation unterbrochen wird → es folgt von da an ein Intervall bis zur nächsten (nomotopen) Erregung = *Phasenverschiebung* des Sinusrhythmus - ☞ A in *Abb. 15.4*. Sie ist nicht identisch mit der *kompensatorischen Pause* bei ventrikulären Extrasystolen - ☞ B in *Abb. 15.4*.

Eine sehr früh einfallende Extrasystole kann auf noch refraktäre Ventrikel treffen → im EKG nur P-Welle, kein Kammerkomplex (= *frustrane* supraventrikuläre Extrasystole).

Die hämodynamischen Konsequenzen weniger, einzelner supraventrikulärer Extrasystolen sind relativ gering: verkürzte Diastole → verminderte Ventrikelfüllung → herabgesetztes Schlagvolumen. Salven solcher Extrasytolen führen zu deutlichem Blutdruckabfall.

Vereinzelt auch bei Gesunden in körperlicher Ruhe, häufiger bei unterschiedlichen neurovegetativen Störungen, ischämischer oder entzündlicher Myokardschädigung, Hypokaliämie.

15.3.2.3. Supraventrikuläre paroxysmale Tachykardie

Das *anfallsweise Herzjagen* kommt meistens durch Wiedereintrittsmechanismen zustande, deren Lokalisation über das EKG gut möglich ist. Der Zustand kann für Sekunden aber auch bis zu Tagen anhalten; selten als beständige Tachykardie. Die Frequenzen liegen bei 150-220/min.

Die Konsequenzen hängen von der Dauer der Anfälle ab. Sie entsprechen prinzipiell denen der Sinustachykardie - ☞ Kap. 15.3.1.1.

Bei etwa der Hälfte der Betroffenen sind Herzschädigungen als Ursache nicht nachweisbar, weshalb sie der Kategorie *vegetative Labilität* zugeordnet werden. Die Folgen für den Kreislauf sind hier meist gering.

Organische Ursachen sind Myokarditis, Hypokaliämie, Ischämie, Vorhofdilatation.

15.3.2.4. Vorhofflattern oder -flimmern

Beide Phänomene entstehen durch Einfall einer supraventrikulären Extrasystole in das Ende des QRS-Komplexes = vulnerable Phase des Vorhofs → kreisende Erregung mit Wiedereintritt: a) wenn regelmäßig im unteren Teil des rechten Vorhofs → *Vorhofflattern* oder b) bei wechselnden kleinen Kreisen → *Vorhofflimmern*.

Wie in A der *Abb. 15.5* gezeigt, finden sich bei **Vorhofflattern** im EKG regelmäßige Ausschläge (*Sägezahn*-Form) mit einer Frequenz von 250-350/min. Die Vorhoferregungen werden in **konstanten Intervallen** auf die Ventrikel übertragen: 2:1 bis 4:1, je nach Frequenz.

Vorhofflattern ist noch mit hämodynamisch wirksamer Vorhofaktion verbunden.

Das häufigere **Vorhofflimmern** äußert sich im EKG in kleinen unregelmäßigen Ausschlägen (*f-Wellen*, ☞ B in *Abb. 15.5*) mit einer Frequenz von 350-600/min. Die Vorhoferregungen werden in unregelmäßiger Folge auf die Ventrikel übertragen → **absolute Arrhythmie**.

Der Verlust der Vorhofkontraktion bewirkt unter Ruhebedingungen eine Verminderung der Kammerfüllung um 15-20 %. **Unter körperlicher Belastung**, mit entsprechender Steigerung der Ventrikelschlagfrequenz, steigt dieses Defizit jedoch stark an. Bei Frequenzen > 120/min **sinkt das Herzzeitvolumen drastisch ab** - wesentlich früher als bei Sinustachykardie (vgl. *Abb. 15.2*, Kap. 15.3.1.1.). Bei stark eingeschränkter diastolischer Füllung entstehen Differenzen zwischen Herz- und Pulsfrequenz = *Pulsdefizit*. Die relative Stase des Blutes in einigen Abschnitten des linken Vorhofs fördert die Thrombenbildung → Gefahr **arterieller Embolien**.

Vorhofflattern ist meist organisch bedingt: Ischämie, nach Myokardinfarkt, Vorhofdehnung bei Herzklappenfehlern.

Vorhofflimmern als paroxysmale Form scheint genetisch determiniert zu sein und wird durch Alkohol, Hypothermie oder Parasympathikotonus ausgelöst. Organische Ursachen führen meist zu dauerhaftem Flimmern: Hypertrophie und Dilatation des linken Vorhofs bei Mitralklappenvitien (☞ *Tab. 15.2*, Kap. 15.2.), ischämische Herzkrankheit, Myokarditis, Hypertonie, thyreotoxische Krise.

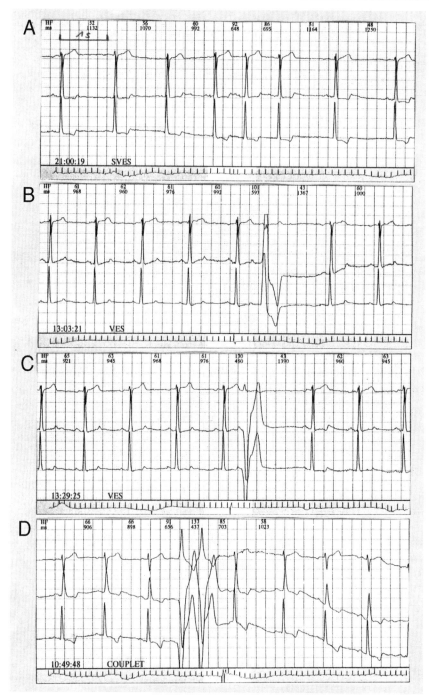

Abb. 15.4: Beispiele für heterotope Erregungsbildungsstörungen - Ausschnitte aus Langzeit-EKG-Aufzeichnungen.
A = *supraventrikuläre Extrasystole*.
B = *ventrikuläre Extrasystole mit kompensatorischer Pause*.
C = wie B, nur mit hoher "Vorzeitigkeit" - ☞ Kap. 15.3.2.5., "R- auf T-Phänomen".
D = zwei unmittelbar aufeinanderfolgende *ventrikuläre Extrasystolen* (= *Couplet*).

15.3. Störungen der Erregungsbildung und -leitung

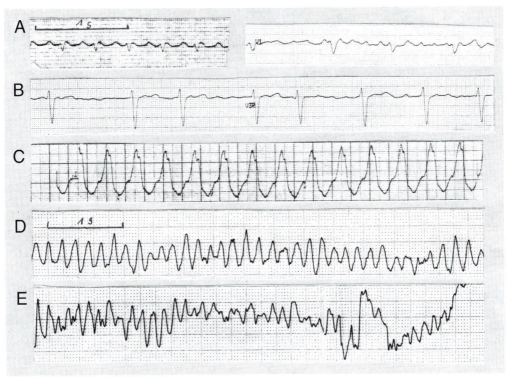

Abb. 15.5: Beispiele für heterotope Erregungsbildungsstörungen.
A = *Vorhofflattern*, links mit 2:1- und rechts mit 4:1-Übertragung.
B = *Vorhofflimmern* mit *absoluter Arrhythmie*.
C = *ventrikuläre Tachykardie*.
D = *Kammerflattern* (veränderter Zeitmaßstab).
E = *Kammerflimmern*.

15.3.2.5. Ventrikuläre Extrasystolen

Sie gehen vom distalen HIS-System, PURKINJE-System oder Arbeitsmyokard aus und werden meist durch Wiedereintrittsmechanismen oder fokale Automatie erzeugt. Überwiegend ist die retrograde Erregungsleitung auf der Ebene des HIS-Bündels oder AV-Knotens blockiert → der Sinusrhythmus wird nicht gestört → a) die Extrasystole ist zwischengeschaltet = *interpolierte* Extrasystole, meist bei Bradykardie oder b) sind die Ventrikel nach der Extrasystole noch refraktär, werden sie erst von der übernächsten Vorhoferregung miterfaßt = Extrasytole mit *kompensatorischer Pause* (☞ B in *Abb. 15.4*).

Im EKG ist der QRS-Komplex meist verbreitert und typische (schenkelblockartige) Deformierungen erlauben Rückschlüsse auf den Ursprungsort der Extrasystole. Sinuserregungen regelmäßig folgende Extrasystolen werden als *Bigeminus* bzw. *Trigeminus* und paarweise auftretende Extrasystolen als *Couplets* (☞ D in *Abb. 15.4*) bezeichnet. Gefährlich sind Extrasystolen die in den aufsteigenden Schenkel der T-Welle einfallen = **R- auf T-Phänomen**. Sie treffen auf die vulnerable Phase des Ventrikels, wo noch keine vollständige Repolarisation vorliegt → kreisende Erregung mit Gefahr der Auslösung von Kammerflattern oder -flimmern. Eine mit hoher "Vorzeitigkeit" eintreffende Extrasystole zeigt C in *Abb.15.4*.

Extrasystolen führen zu inkonstanten Schlagvolumina. Sie nehmen mit der Verkürzung des Abstands zweier aufeinanderfolgender Schläge ab. Bei frühem Einfall der Extrasystole kann auf Grund ungenügender diastolischer Kammerfüllung die Aortenklappe geschlossen bleiben → keine Ejektion. Die nach kompensatorischer Pause auftretende Kontraktion ist dann verstärkt.

Psychovegetativ bedingte Extrasystolen treten bei körperlicher Ruhe auf und verschwinden unter Belastung. Sie werden als harmlos eingeschätzt.

Bei organischen Ursachen (ischämische Herzkrankheit, Myokarditis, Hypokaliämie) nimmt die Zahl der Extrasystolen unter Belastung zu. Monotope Extrasystolen sprechen für eine lokalisierte und polytope für diffuse Herzschädigung. Anzahl der Extrasystolen und Zeitpunkt ihres Einfalls in den Sinusrhythmus sind entscheidende Determinanten für klinische Erscheinungen und Prognose → Übergang zu ventrikulärer Tachykardie, Kammerflattern oder -flimmern - ☞ nachf. Kap.

15.3.2.6. Ventrikuläre Tachykardie, Kammerflattern oder -flimmern

Das Auftreten von drei oder mehr konsekutiven Extrasystolen, die zur Steigerung der Ruhefrequenz auf > 100/min führen, wird als **ventrikuläre Tachykardie** definiert. Eine relativ lange anhaltende ventrikuläre Tachykardie zeigt C in *Abb. 15.5*.

Die Konsequenzen für Herzzeitvolumen, Organperfusion usw. entsprechen denen der Sinustachykardie - ☞ Kap. 15.3.1.1. - wobei der Abfall des Herzzeitvolumens eher früher einsetzt (extrasystolisch bedingter Anteil der Herzaktion erfolgt ohne Vorhofkontraktion) und die Neigung zur ischämischen Herzkrankheit verstärkt ist (Abweichungen der Erregungsausbreitung bedingen solche des Kontraktionsmusters → inadäquat erhöhter O_2-Bedarf).

Beim **Kammerflattern** sind im EKG gleichartig verformte QRS-Komplexe nach Art einer Sinusschwingung aneinandergereiht, mit Frequenzen von 180-300/min (☞ D in *Abb. 15.5*).

Förderung einer absolut ungenügenden Blutmenge → Bewußtlosigkeit und kardiogener Schock (☞ Kap. 7.3.1.1., Nr. 3.).

Kammerflimmern führt im EKG zu hochfrequenten (150-500/min) irregulären Wellen (☞ E in *Abb. 15.5*).

Es wird kein Blut mehr ausgeworfen = *funktioneller Herzstillstand*, der in kurzer Zeit zum Tode führt. Es ist mit 60-70% der Fälle weit häufiger Ursache des **plötzlichen Herztodes** als *Asystolie*. Die Therapie besteht in der *Defibrillation* und gegebenenfalls Herzmassage zur zeitlichen Überbrückung.

Alle drei Phänomene gehen von den gleichen Strukturen aus wie ventrikuläre Extrasystolen und werden durch die gleichen Mechanismen erzeugt - ☞ voranst. Kap.

Wie ebenfalls dort ausgeführt, ist ein *R- auf T-Phänomen* häufig der unmittelbare Auslöser. Die Gefahr eines solchen Aufeinandertreffens erhöht sich, wenn die vulnerable Phase des Ventrikels besonders lang ist - **verlängertes QT-Intervall = QT-Syndrom = long-QT syndrome:**

- **genetische Prädisposition**

  Gehäuftes familiäres Auftreten des plötzlichen Herztodes oder seine Assoziation mit bestimmten autosomal-dominant vererbten Syndromen (JERVELL/LANGE-NIELSEN-Syndrom, verbunden mit Innenohrschwerhörigkeit, sowie ROMANO-WARD-Syndrom ohne diese) legen eine genetische Belastung nahe. Soweit durch EKG erfaßt, haben die Betroffenen (häufige Synkopen oder plötzlicher Herztod) ein verlängertes QT-Intervall (≥ 0,46 s, frequenzkorrigiert). Drei entsprechende Genorte sind bislang lokalisiert oder identifiziert:

  - **LQT1**

    teilidentifiziertes Gen (*KVLQT1*) auf Chromosom 11, das mit dem locus für das H-RAS-Gen (☞ *Tab. 3.1*, Kap. 3.2.) auf 11p15.5 gekoppelt ist. Gefährdete werden daher durch marker identifiziert (Prinzip - ☞ Kap. 1.3.3., "indirekter Nachweis"). KVLQT1 kodiert Untereinheiten eines spannungsabhängigen K^+-Kanals. Bei Defekten → verzögerte Repolarisation → verlängertes QT-Intervall

  - **LQT2**

    Gen (*HERG*) auf Chromosom 7 (7q35-36), das im Herzen exprimiert wird und einen calciumabhängigen K^+-Kanal kodiert, der für den Austransport von K^+ bei der Repolarisation mitverantwortlich ist. Direkt nachweisbare Mutationen (überwiegend Mikrodeletionen) verändern eine der membranspannenden Domänen des Kanals (vgl. *Abb. 1.36*, Kap. 1.4.10.) → verzögerte Repolarisation → verlängertes QT-Intervall

  - **LQT3**

    Gen (*SCN5A*) auf Chromosom 3 (3p21-24), das ebenfalls im Herzen exprimiert wird und einen spannungsabhängigen Na^+-Kanal kodiert. Er ist an der Depolarisation beteiligt. Mutationen (Deletionen und Punktmutationen), die zu einem verlängerten QT-Intervall führen, verändern die zytoplasmatisch lokalisierte Verbindung zwischen zwei membranspannenden Domänen, die für die rasche Inak-

tivierung des Kanals verantwortlich ist → verlängerte Depolarisation
- **erworben**
Inhomogenitäten des Myokards in Bezug auf die Repolarisationsgeschwindigkeit finden ihr morphologisches Korrelat besonders im Randbereich eines überstandenen Myokardinfarkts: Aufhebung der parallelen Orientierung sowie Unterbrechung der Muskelfasern durch die Verbindung mit dem neu gebildeten Bindegewebe. Bei fortgeschrittener Hypothermie (☞ *Tab. 7.1*, Kap. 7.2.) ist das QT-Intervall ebenfalls verlängert

Zustände, die über ein verlängertes QT-Intervall zu ventrikulärer Tachykardie, Kammerflattern oder -flimmern führen können, sind voranstehend genannt. **Weitere Ursachen** (ohne verlängertes QT-Intervall):

- **Patienten nach Myokardinfarkt** sind dann besonders gefährdet gegenüber tödlichen Rhythmusstörungen, wenn sie gehäuft ventrikuläre Extrasystolen (> 10/Stunde), Couplets (> 10/Tag) oder Salven (> 2/Tag) haben. Auch bei der hypertrophen Form der Kardiomyopathie (☞ Kap. 15.5.) birgt das Auftreten von Salven die gleiche Gefahr
- **Ischämie** oder **Reperfusionsschäden** nach thrombolytischer Therapie des Myokardinfarkts oder nach chirurgischen Eingriffen am stillgelegten Herzen betreffen über die in Kap. 4.2.2. besprochenen Mechanismen auch das Reizleitungssystem und können über fokale Automatien und Wiedereintrittsmechanismen ventrikuläre Tachykardien und Kammerflimmern bewirken
- **Linksventrikuläre Hypertrophie** infolge arterieller Hypertonie fördert (im Unterschied zu Hypertrophie infolge Ausdauerbelastung) die Entstehung funktioneller und struktureller Myokardinhomogenitäten (hyperplastische neben normalen Muskelfasern, ischämische und fibrosierte Bereiche) → Wiedereintrittsmechanismen
- Bei **Abweichungen der extrazellulären K^+-Konzentration** können sowohl solche nach unten als auch nach oben über unterschiedliche Mechanismen zum Kammerflimmern führen - ☞ Kap. 13.1.4.
- **Elektrische Stromschläge** wirken analog dem R- auf T-Phänomen
- Durch **stumpfes Trauma** unter physischer Belastung (= *Commotio cordis*) kann ein plötzlicher Herztod durch Kammerflimmern oder extreme Bradykardie eintreten (ungeklärte Mechanismen)
- Plötzlicher Herztod nach erfolgreich korrigierter **FALLOT-Tetralogie** korreliert mit verbreitertem QRS-Komplex (→ ventrikuläre Extrasystolen → Kammerflimmern), der wahrscheinlich eine Konsequenz der chronischen rechtsventrikulären Hypertrophie ist
- **Pharmakologische Ursachen** können überhöhte Dosierung von Adrenalin oder Narkotika sein

15.3.3. Störungen der Erregungsleitung

Wichtige Determinante der Geschwindigkeit der Erregungsleitung ist das *Ruhemembranpotential* der an den Leitungsbahnen beteiligten Zellen. Wird es weniger negativ (>-80 mV), reduziert sich bei Erregung der Na^+-Einstrom durch Inaktivierung der schnellen Na^+-Kanäle - komplett bei ca. -50 mV - → Blockade der Erregungsleitung. Die extrazelluläre K^+-Konzentration hat hier großen Einfluß - ☞ Kap. 13.1.4.

Die vegetative Innervierung beeinflußt besonders die Erregungsleitung im AV-Knoten: Vagotonus → Freisetzung von *Acetylcholin* → Verlangsamung; Sympathikotonus → Freisetzung von *Noradrenalin* → Beschleunigung.

Von wenigen Ausnahmen abgesehen (*Präexzitationssyndrome* - ☞ Kap. 15.3.3.4.), sind Erregungsleitungsstörungen identisch mit Verzögerung oder Unterbrechung = **Block**. Die **Klassifizierung** erfolgt **nach** der **Ebene und** dem **Schweregrad** der (funktionellen oder strukturellen) Störung im Leitungssytem.

15.3.3.1. Sinu-atrialer Block (SA-Block)

Ebene: Erregungsleitung vom Sinusknoten zum Vorhofmyokard.

Schweregrad: Verzögerung = *I. Grades*, intermittierender Ausfall = *II. Grades*, vollständiger Ausfall = *III. Grades*.

Im EKG ist eine Differenzierung nur durch intrakardiale Ableitung möglich.

SA-Blöcke sind häufig Ursache des Sinusknotensyndroms (☞ Kap. 15.3.1.3.).

Der SA-Block I. Grades führt zum Bild der Sinusbradykardie (☞ Kap. 15.3.1.2.). Beim SA-Block II. Grades können entweder einzelne Herzaktionen ausfallen (Fehlen von P-QRS-T-Sequenzen im ansonsten normalen Sinusrhythmus) oder es springen Ersatzsystolen ein, wie beim Ausfall des Sinusknotens (☞ Kap. 15.3.2.1.). Analog entstehen beim SA-Block III. Grades Ersatzrhythmen.

15.3.3.2. Atrio-ventrikulärer Block (AV-Block)

Beispiele zeigt *Abb. 15.6*.

Alternative Ebenen: zwischen Sinus- und AV-Knoten, im AV-Knoten, im HIS-Bündel, im Kammerleitungssystem.

Schweregrad:

- *I. Grades*
  verzögerte Überleitung, die im EKG zu einer Verlängerung des PQ-Intervalls auf >0,2 sec führt (☞ A in *Abb. 15.6*)

- *II. Grades*
  Ein Teil der Vorhoferregungen werden nicht zu den Kammern übergeleitet. Beim *Typ I* verlängert sich zunächst zunehmend das PQ-Intervall, bis eine Überleitung ausfällt (Lokalisation meist im AV-Knoten); beim *Typ II* erfolgt der Ausfall plötzlich (Lokalisation meist unterhalb AV-Knoten) - ☞ B bzw. C in *Abb. 15.6*

- *III. Grades*
  totale Blockade der Überleitung. Sitzt sie im AV-Knoten, entsteht ein *AV-junktionaler Ersatzrhythmus* - ☞ Kap. 15.3.2.1. Sitzt sie unterhalb des AV-Knotens, springt ein tertiärer Schrittmacher ein, mit Frequenzen <40/min, die

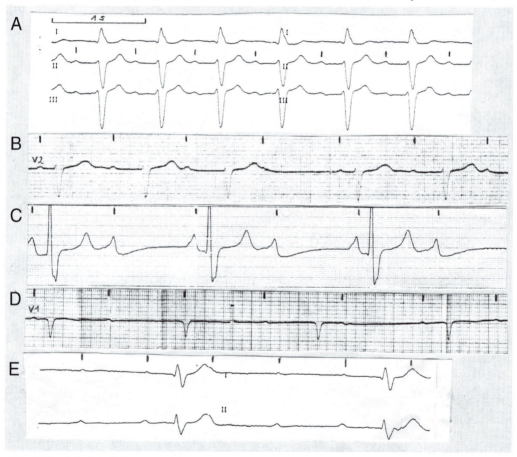

Abb. 15.6: Beispiele für Erregungsleitungsstörungen - *AV-Blöcke*. Zur Erleichterung der Lesbarkeit ist die Position der *P-Wellen* durch Striche markiert.
A = *AV-Block I. Grades*.
B = *AV-Block II. Grades, Typ I*.
C = *AV-Block II. Grades, Typ II*.
D = *AV-Block III. Grades* mit *AV-junktionalem Ersatzrhythmus*.
E = *AV-Block III. Grades* mit *tertiärem Schrittmacher*.

relativ starr sind (unter Belastung kaum ansteigen) und einem verbreiterten QRS-Komplex (☞ D bzw. E in *Abb. 15.6*). Bei verlängertem QT-Intervall bestehen die in Kap. 15.3.2.6. aufgeführten Risiken

■ ADAM-STOKES-Anfall

Sistieren der Herzaktion auf Grund von Erregungsstörungen führt infolge der Minderdurchblutung des Hirns nach 10-20 sec zur Bewußtlosigkeit und nach ca. 1 min zum Aussetzen der Atmung. Verzögerter Einsatz sekundärer oder tertiärer Zentren bei AV-Block III. Grades ist häufige Ursache. Ebenso kommen in Frage: verspäteter Einsatz des Sinusknotens nach supraventrikulärer paroxysmaler Tachykardie, Vorhofflattern oder -flimmern sowie Kammerflattern oder -flimmern.

Ursachen:
- angeboren, häufiger bei Kindern von Müttern mit systemischem Lupus erythematodes
- ischämische Herzkrankheit durch Atherosklerose der Koronararterien (*A. coronaria dextra* → AV-Knoten; *A. coronaria sinistra* → ventrikuläres Leitungssystem)
- Entzündungen (Myokarditis), Fibrosierung (Sarkoidose, Herzklappenvitien), Ablagerungen (Amyloidose), Verdrängung (maligne Tumoren), Atrophie (progressive Muskeldystrophie)
- Überdosierung von Herzglykosiden, Chinidin, β-Adrenozeptorblockern oder Calciumantagonisten
- Hyperkaliämie
- häufigeres Vorkommen nach erfolgreicher chirurgischer Korrektur der FALLOT-Tetralogie

15.3.3.3. Schenkel- oder Faszikelblock

Schweregrad: Leitungsverzögerung, intermittierender oder kompletter Block.

Alternative Ebenen:

Zum Verständnis der Bezeichnungen sei an den anatomischen Verlauf erinnert: Die über das HIS-Bündel laufende Erregung verteilt sich auf den rechten und linken TAWARA-Schenkel und letzterer teilt sich in den linksanterioren und linksposterioren Faszikel.
- *Rechtsschenkelblock* (*RSB*, ☞ B in *Abb. 15.7*)
- *Linksschenkelblock* (*LSB*, ☞ A in *Abb. 15.7*)
- *Linksanteriorer Faszikelblock* (*LAFB*)
- *Linksposteriorer Faszikelblock* (*LPFB*)
- *Bifaszikulärer Block*: RSB + LAFB oder RSB + LPFB
- *Trifaszikulärer Block*: RSB + LAFB + LPFB

Einige typische EKG-Verläufe zeigt *Abb. 15.7*.

Verzögerung oder Blockade der Erregungsleitung bewirkt, daß das nachgeschaltete Gebiet vom benachbarten Arbeitsmyokard her erregt wird → Verzögerung und Verbreiterung des QRS-Komplexes im EKG, die direkt mit der Größe des ausgefallenen Myokardbereichs korreliert. Charakteristische Verformungen des Komplexes erlauben eine genauere Lokalisierung (☞ A und B in *Abb. 15.7*).

Ursachen sind ischämische Herzkrankheit, Kardiomyopathien, Myokarditis, Ventrikelhypertrophie, Hyperkaliämie.

15.3.3.4. Präexzitationssyndrome

Sie unterscheiden sich von den voranstehend betrachteten Erregungsleitungsstörungen durch **vorzeitige Erregung** einzelner Abschnitte des Ventrikelmyokards. Angeborene Ursache sind zusätzliche Leitungsbahnen, die den (langsamer leitenden) AV-Knoten umgehen.

Im EKG ist das PQ-Intervall auf < 0,12 sec verkürzt. Beim *WOLF-PARKINSON-WHITE-Syndrom* erscheint im PQ-Intervall eine sog. Δ-Welle (☞ C in *Abb. 15.7*, links). Die EKG-Veränderungen können intermittierend oder permanent auftreten.

Es besteht eine Tendenz zu intermittierenden supraventrikulären Tachykardien (☞ C in *Abb. 15.7*, rechts). Auftreten von Vorhofflimmern kann durch die Umgehung des AV-Knotens zu schweren *Tachyarrhythmien* führen (vgl. Kap. 15.3.2.4.).

15.3.4. Therapeutische Prinzipien

Für die **medikamentöse Korrektur** von Störungen der Erregungsbildung oder -leitung ist von der Art der Störung auszugehen. Eine Klassifizierung von Stoffgruppen aus dieser Sicht gibt *Tab. 15.3*. Die einzelnen Vertreter mit ihren spezifischen Wirkungen und Nebenwirkungen sind Gegenstand der Pharmakologie. Unerwünschte Nebenwirkungen sind ständiger Anlaß zur Überprüfung der Indikationen, so daß sich ihr Einsatz auf klinisch schwere oder lebensbedrohliche Störungen beschränkt.

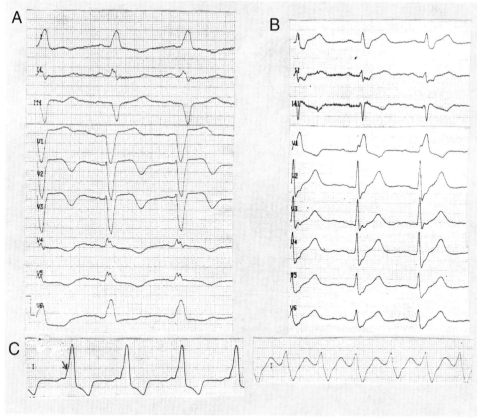

Abb. 15.7: Beispiele für Erregungsbildungsstörungen - *Schenkelblöcke* und ein *Präexzitationssyndrom*.
Die Differenzierung zwischen Links- und Rechtsschenkelblock ist durch Unterschiede in der Verformung des QRS-Komplexes möglich, die sich in den einzelnen Ableitungen unterschiedlich darstellen (weshalb hier neben den Standard- auch die V-Ableitungen angegeben sind).
A = *kompletter Linksschenkelblock*: R-Zacke in Ableitung I breit und in V4 und V5 gesplittert.
B = *kompletter Rechtsschenkelblock*: breite S-Zacke in Ableitung I, gesplitterte R-Zacke in V1.
C = *WOLF-PARKINSON-WHITE-Syndrom*, links bei annähernd normaler Frequenz mit angedeuteter Δ-Welle (Pfeil), rechts mit Tachykardie als Komplikation (☞ Kap. 15.3.3.4.).

Beispiele für unerwünschte Nebenwirkungen (☞ auch Kap. 15.3.1.2., "Ursachen"):

- Vorhofflattern mit konstanter 2:1-Überleitung (☞ Kap. 15.3.2.4.) kann durch medikamentöse Senkung der Flatterfrequenz zur 1:1-Überleitung übergehen → schwere Tachykardie
- Erhöhung der Aktionspotentialdauer durch Antiarrhythmika (☞ *Tab. 15.3*) kann zu verlängertem QT-Intervall führen (☞ Kap. 15.3.2.6.)

Fokale Erregungsbildungsstörungen werden nach genauer Lokalisierung auch mit Methoden der **Mikrochirurgie** angegangen. Sie werden jedoch zunehmend durch kathetervermittelte Hochfrequenz-Verödung des Herdes - **Katheterablation** - ersetzt. Sie ist wegen ihrer relativ einfachen Handhabung, hohen Erfolgs- und niedrigen Komplikationsraten in starker Entwicklung.

Herzschrittmacher sind bei strukturell bedingten, manifesten, mit extremer Bradykardie einhergehenden Erregungsstörungen indiziert: Sinusknotensyndrom, AV-Blöcke II. und III. Grades, bi- und trifaszikuläre Blöcke, häufige Synkopen verschiedener Ursachen. Je nach Art der Störung kann entschieden werden,

- ob die Eigenaktionen des Herzens dabei berücksichtigt werden (= *Detektion*) oder nicht
- wo stimuliert wird (Vorhof, Kammer oder beide)

Art der Störung	Stoffgruppe	Vertreter	Wirkung
Bradykardien, AV-Blöcke	β-*Sympathomimetika*	*Adrenalin*	Aktionspotential ↑ und Refraktärzeit ↓ durch Ca^{2+}-Einstrom ↑ bzw. K^+-Ausstrom ↑
	Parasympatholytika	*Atropin*	kompetitive Hemmung der Muskarinwirkung von Acetylcholin
Tachykardien, Extrasystolen, Flattern, Flimmern	*Klasse-I-Antiarrhythmika*	*Chinidin*	Aktionspotentialdauer ↑ durch Blockade von Na^+-Kanälen (= *Natriumantagonisten*)
	Klasse-III-Antiarrhythmika	*Sotalol*	Aktionspotentialdauer ↑ durch Blockade von K^+-Kanälen (= *Kaliumantagonisten*)
Tachykardien, Extrasystolen	*Klasse-II-Antiarrhythmika*	*Atenolol*	$β_1$-Adrenozeptorblocker
supraventrikuläre Tachykardien	*Klasse-IV-Antiarrhythmika*	*Verapamil*	Depolarisationsgeschwindigkeit ↓ durch Ca^{2+}-Einstrom ↓ (= *Calciumantagonisten*)
	Adenosin		Erregungshemmung im AV-Knoten durch Stimulierung der A_1-Rezeptoren → temporärer AV-Block
supraventrikuläre Tachykardien, Vorhofflattern, -flimmern	*Herzglykoside*	*Digitoxin*	Hemmung der Na^+/K^+-ATPase (vgl. Kap. 15.4.4.4., "Herzglykoside")

Tab. 15.3: Zusammenstellung von Stoffgruppen (mit je einem typischen Vertreter) zur Behandlung von Erregungsbildungs- und -leitungsstörungen (als *Antiarrhythmika* zusammengefaßt) nach Einsatzgebiet und (wahrscheinlichem) Wirkungsmechanismus.

Auch die Art der Steuerung, z.B. die Zeit, nach der der Schrittmacher auf Eigenaktionen reagiert oder wo er in Abhängigkeit von diesen stimuliert, kann eingestellt werden.

Patienten mit besonderer Gefährdung durch plötzlichen Herztod können mit **implantierbaren automatischen Defibrillatoren** ausgestattet werden, die plötzlich auftretendes Kammerflimmern oder auch bereits ventrikuläre Tachykardien terminieren.

Die Indikation zur **Herztransplantation** ergibt sich für schwere Rhythmusstörungen meist nur in Kombination mit stark eingeschränkter Pumpfunktion (vgl. Kap. 15.4.4.4., "Herztransplantation").

15.4. Reaktion auf Mehrbelastung und ihre Störungen

Bei prinzipiell gleichartigem Aufbau wie die Skelettmuskulatur arbeitet das Herz jahrzehntelang ohne "Erholungspause" → Organ höchster strukturell-funktioneller Organisation im Sinne regulativer, adaptiver und kompensatorischer Mechanismen. Mit Ausnahme der akuten Herzinsuffizienz, z.B. infolge ausgedehntem Myokardinfarkt, ist daher bei erhöhter Belastung der Übergang von normaler Adaptation zum pathologischen Zustand fließend: Hyperfunktion → Hypertrophie → Insuffizienz.

15.4.1. Anpassung an akute Mehrbelastung

Ein gesundes Herz ist in der Lage, das *Herzzeitvolumen* von einem Ruhewert von etwa 5 l/min kurzfristig auf 25-30 l/min zu steigern. Dabei wird die *Herzfrequenz* etwa verdreifacht und das *Schlagvolumen* ca. verdoppelt: synergistische Wirkung beider Faktoren mit höherem Anteil der Frequenzsteigerung.

Mechanismen:

- **FRANK-STARLING-Mechanismus:** Steigerung der *Vorlast*, in die Vorhofdruck, enddiastolisches Volumen und enddiastolische Wandspannung eingehen. Aus letzterem ergibt sich eine stärkere Vordehnung der Sarkomere von 1,6 auf optimal 2,2 µm → maximale Kontraktionskraft infolge besserer Zugänglichkeit des Troponin für Ca^{2+}. Kurvenverlauf - ☞ *Abb. 15.9*, Kap. 15.4.4.2.

- **Lokale Sympathikuserregung und/oder Catecholaminfreisetzung** wird wahrscheinlich über Dehnungsrezeptoren erzeugt und wirkt auf unterschiedlichen Ebenen:
  - **positiv chronotrope Wirkung** durch Steigerung der Herzfrequenz
  - **positiv dromotrope Wirkung** durch Erhöhung der Leitungsgeschwindigkeit im AV-Knoten
  - **positiv inotrope Wirkung** durch kürzere und kraftvollere Systole. Daran sind verschiedene Mechanismen beteiligt, die in *Abb. 15.8* veranschaulicht sind - auch im Hinblick auf später zu betrachtende Abweichungen, z.B. bei Herzinsuffizienz

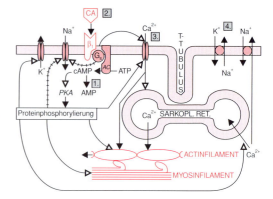

Abb. 15.8: Schematische Darstellung von Angriffspunkten und Mechanismen der *positiv inotropen* Wirkung von Catecholaminen bei der akuten Hyperfunktion des Herzens.
CA = Catecholamine (Adrenalin, Noradrenalin), β_1 = β_1-Rezeptor, G_s = **s**timulierendes **G**-Protein, AC = Adenylatcyclase, PKA = Proteinkinase A.
Pfeile mit ausgefüllten Spitzen = Fluß oder Umwandlung.
Pfeile mit offenen Spitzen = Förderung oder Aktivierung.
Pfeile mit offenen Spitzen und Querstrichelung = Hemmung.
Graue Kästchen lokalisieren Angriffspunkte von Pharmaka, auf die in späteren Abschnitten zurückgekommen wird: 1. = Phosphodiesterasehemmer, 2. = β-Adrenozeptoragonisten oder -blocker, 3. = Calciumantagonisten, 4. = Herzglykoside.

CA-Bindung an β_1- oder β_2-Rezeptoren des Myokards führt über Aktivierung der α-Untereinheit des G_s-Proteins zur Aktivitätssteigerung der *Adenylatcyclase* → cAMP ↑ → Aktivierung der *Proteinkinase A* → Phosphorylierung zahlreicher Proteine, von denen sich folgende im Sinne der Systolenverstärkung und -verkürzung auswirken:

1. Entscheidend ist die (auch durch das aktivierte G_s-Protein selbst bewirkte) Stimulierung des Ca^{2+}-Einstroms über den nach Phosphorylierung stärker durchlässigen spannungsabhängigen Ca^{2+}-Kanal → Ca^{2+}-getriggerte Ca^{2+}-Freisetzung aus den Zisternen des sarkoplasmatischen Retikulums (SR). Ca^{2+} aus beiden Quellen bindet mehr Troponin (dessen Ca^{2+}-Bindungsfähigkeit bei normaler Systole nicht gesättigt ist) → stärkere Rekrutierung von Querbrücken zwischen Actin- und Myosinfilament. Kontraktionssteigernd wirkt darüberhinaus die Phosphorylierung myofi-

brillärer Proteine selbst (Troponin I, C-Protein)

2. Systolenverkürzend wirken der schnellere Verschluß der Na$^+$-Kanäle <u>nach</u> Depolarisation, die Förderung des K$^+$-Austransports bei der Repolarisation und vor allem die Förderung des Ca^{2+}-Rücktransports in die Zisternen des SR (durch Phosphorylierung des Phospholambans, das dadurch seine Hemmwirkung auf die Ca^{2+}-ATPase des SR verliert). Der von außen eingeströmte Ca^{2+}-Anteil wird durch den Na$^+$/Ca^{2+}-Antiporter wieder entfernt (rechts in *Abb. 15.8*), und das so eingeströmte Na$^+$ durch die Na$^+$/K$^+$-ATPase

3. Nicht in *Abb. 15.8* aufgeführt sind Proteinphosphorylierungen, durch die ATP-Gewinnung gefördert wird, wie etwa die der Phosphorylasekinase → Glycogenabbau

Auswirkungen auf das Schlagvolumen des normalen Herzens bei konstanter Vor- oder Nachlast - ☞ *Abb. 15.9*, Kap. 15.4.4.2.

15.4.2. Chronische Mehrbelastung - Hypertrophie

Permanente Belastung führt zur kompensatorischen Hypertrophie = **plastische Sicherung der Hyperfunktion für lange Zeit**.

15.4.2.1. Ursachen

- **Druckbelastung**
  - Widerstandserhöhung im Körper- oder Lungenkreislauf mit arterieller bzw. pulmonaler **Hypertonie** (☞ Kap. 16.1-2.), wobei primär der linke bzw. der rechte Ventrikel betroffen ist = **häufigste Ursache**
  - Widerstandserhöhung der Ventrikelausstrombahn bei Aorten- oder Pulmonalklappenstenose (☞ Kap. 15.1.), hypertropher Kardiomyopathie (☞ Kap. 15.5.)
  - Bei Widerstandszunahme in der Ventrikeleinstrombahn durch Trikuspidal- oder Mitralklappenstenose (☞ Kap. 15.2.) sind primär die Vorhöfe betroffen. Vom linken Vorhof überträgt sich die Hypertrophie durch die pulmonale Hypertonie jedoch relativ schnell auf den rechten Ventrikel
- **Volumenbelastung**
  - Klappeninsuffizienzen (☞ Kap. 15.2.) führen zur Regurgitation des Blutes; diastolisch in Richtung Ventrikel bei Insuffizienz der Aorten- oder Pulmonalklappe oder systolisch in Richtung Vorhöfe, wenn Mitral- oder Trikuspidalklappe betroffen

  sind. <u>Beides</u> wird überwiegend durch Zunahme des Schlagvolumens kompensiert. Es kommt aber auch zur Druckbelastung jeweils des Hohlraums, in den das Pendelblut strömt
  - Links-Rechts-Shunts infolge angeborener Vitien (☞ Kap. 15.1.) wirken kombiniert: Volumenbelastung der linken und Druckbelastung der rechten Herzseite. Auf Dauer kann Druckbelastung zur stärkeren Hypertrophie führen → Shuntumkehr
  - Lange bestehende Sinustachykardie mit allen dafür in Frage kommenden Ursachen (☞ Kap. 15.3.1.1.) wirkt ausschließlich über Volumenbelastung. Bei anhaltend schwerer physischer Belastung ist auch Druckarbeit beteiligt. Außerdem besteht ein fließender Übergang zu der auf Grund periodischer Belastung erzeugten Hypertrophie - ☞ Kap. 15.4.3.

15.4.2.2. Formen

Art und Ort der Belastung entscheiden über Form bzw. Lokalisation der Hypertrophie.

- **konzentrische Hypertrophie**

  Sie erfolgt auf *Druckbelastung* → Wandverdickung bei etwa konstant bleibendem Füllungsvolumen des Ventrikels - Relation Wanddicke/Kammerdurchmesser ↑. Die *Kardiomyozyten* haben vor allem vergrößerte Durchmesser

- **exzentrische Hypertrophie**

  Sie erfolgt auf *Volumenbelastung* → Wanddicke und Füllungsvolumen steigen gleichermaßen an - Relation Wanddicke/Kammerdurchmesser bleibt in etwa konstant. Die *Kardiomyozyten* sind in Durchmesser und Länge vergrößert

Solange keine Dekompensation auftritt, wird so bei <u>beiden</u> Formen die myokardiale **Wandspannung** annähernd **konstant gehalten** → durch die Hypertrophie bleibt die vom einzelnen Sarkomer geleistete Arbeit konstant. Tritt die Dekompensation ein (Übergang zur Insuffizienz) - oberhalb des sog. *kritischen* (Gesamt-)*Herzgewichts* von etwa 500 g - kommt es bei <u>beiden</u> Formen zur Dilatation, mit erheblichem Anstieg der Wandspannung.

15.4.2.3. Mechanismen

Kardiomyozyten verlieren in der neonatalen Phase die Fähigkeit zur Mitose → Hypertrophie als einzige Form der Reaktion auf Belastung oder Gewebsverlust (vgl. Kap. 6., "Hypertrophie"). Hypertrophierte Kardiomyozyten zeigen aber im Vergleich zu normalen phänotypisch wieder Ähnlichkeiten mit fetalen oder neonatalen Kardiomyozyten. Sie gehen also offenbar "einen Schritt zurück" - teilweise *Entdifferenzierung* - was mit den involvierten Mechanismen in Zusammenhang zu bringen ist (s.u.):

1. Auslösung: Zunahme der Wandspannung → unbekannte Kopplung zu Pkt. **2.**

2. Signalübertragung: Phospholipase C-Aktivierung → Inositoltriphosphat (IP_3) ↑ und Diacylglycerol (DAG) ↑ → a) Proteinkinase C-Aktivierung → Phosphorylierung zahlreicher Proteine, u.a. solcher, die zur Expression von Proto-Onkogenen führen (☞ Pkt. **3.**) und b) MAP2-Kinase-Aktivierung → unspezifische Steigerung der Translation von m-RNA (Proteinsynthese ↑).

3. Exprimierte Gene und ihre Produkte

3.1. Expression der Proto-Onkogene **c-FOS**, **c-JUN** und **c-MYC** (☞ *Tab. 3.1*, Kap. 3.2.), deren Mitwirkung bei normalen Proliferationsvorgängen z.B. in *Abb. 3.1*, Kap.3.2. veranschaulicht ist. Die von ihnen kodierten Proteine wirken auf den Zellkern zurück und sind an der Expression weiterer Gene beteiligt (☞ Kap. 3.2.2.5.). Im normalen Herzen werden sie nur während der Fetalentwicklung exprimiert. Damit in Einklang steht das Auftreten von Isoformen kontraktiler Proteine (Actin, Myosin) und von Troponin bei Hypertrophie, die sonst nur in der Fetalzeit nachweisbar sind. Dies trifft auch auf Bindegewebszellen des Herzens zu: Auftreten von fetalem Collagen und Fibronectin. Die Proteine werden insgesamt vermehrt gebildet.

3.2. Endothelzellen des Herzens (hier in Gefäßen und auf dem Endokard vorhanden) exprimieren **Gene für Angiotensinogen und angiotensin converting enzyme (ACE)**. ACE wird als Ektoenzym von den Zellen freigesetzt → grundsätzliche Fähigkeit von Herzgewebe zur lokalen Bildung von Angiotensin II aus Angiotensin I (das über Renin aus Angiotensinogen entsteht). Bei Hypertrophie (und Kardiomyopathien) werden beide Gene **verstärkt exprimiert** (Nachweis auf m-RNA- und Protein-Ebene) → **Angiotensin II** ↑. Ein zweiter Weg geht über die *human heart chymase* aus Mastzellen des Herzens, die Angiotensin II generiert aber kein Bradykinin abbaut (vgl. Kap. 5.3.3., "Präformierte Inhaltsstoffe der Granula:").

Das lokal gebildete Angiotensin II wirkt wahrscheinlich über verschiedene Wege im Sinne der Hypertrophie:

- Es induziert die Expression der unter **3.1.** genannten Proto-Onkogene (und verstärkt so diesen Weg) und darüberhinaus die von Wachstumsfaktoren (A-Kette des PDGF - ☞ Kap. 6.1.1.1., TGF-α - ☞ Kap. 6.1.1.5.)

- Es wirkt über AT_1-Rezeptoren selbst als Wachstumsfaktor

- Über Aktivierung eines Na^+/H^+-Antiporters (vgl. *Abb. 4.7*, Kap. 4.2.1.) wird eine intrazelluläre Alkalinisierung gefördert → Stimulierung der Proteinsynthese (gesichert für die Hypertrophie glatter Muskelzellen)

- Tierexperimentell verhindern AT_1-Rezeptorantagonisten die durch Angiotensin II erzeugte Myokardhypertrophie

- Aus der Auswertung von > 100 klinischen Studien über den Einsatz von ACE-Hemmern beim Menschen ergibt sich deren Wirksamkeit auf die Reduzierung der Herzmasse bei Hypertrophie. Dabei wirken bereits Konzentrationen, die noch keine systemische Wirkung haben, so daß der Effekt nicht über eine Blutdrucksenkung u.a. erklärt werden kann. Die Wirkung ist auch stärker als die von Calciumantagonisten oder β-Adrenozeptorblockern

- Das menschliche ACE-Gen zeigt einen erheblichen Polymorphismus. Darunter gibt es eine Deletion (Fehlen von 287 Basenpaaren in Intron 16). Homozygote Träger dieses Allels (D/D) haben höhere ACE-Aktivität im Herzgewebe, höhere Angiotensinspiegel im Plasma und sind unter Patienten mit Hypertrophie (und solchen mit Myokardinfarkt) wesentlich stärker vertreten

15.4.2.4. Folgen

Kompensation durch Hypertrophie bedeutet nicht, daß die Herzaktion mit der eines normalen Herzens vergleichbar wäre. Besonders bei der linksventrikulären Hypertrophie infolge arterieller Hypertonie (der häufigsten Form) besteht die Gefahr des Übergangs zur **Herzinsuffizienz**, stellen sich Symptome der **ischämischen Herzkrankheit** ein und besteht erhöhtes Risiko für **plötzlichen Herztod** infolge Störungen der Erregungsbildung oder Myokardinfarkt:

1. **Übergang zur Insuffizienz** (☞ Kap. 15.4.4.):

- **verminderte diastolische Relaxation**, die wesentliche Ursache einer relativ verminderten Kontraktionsintensität ist. Bezogen auf Masseneinheit, erreicht die maximale myokardiale Leistungfähigkeit nur etwa 60 % der von normalem Myokard.
  - Durchmesserzunahme der Muskelzellen vermindert die Relation von Oberfläche:Volumen von 1:2 auf bis zu 1:5 → Verminderung der Ca^{2+}-sequestrierenden Kapazität
  - Angiotensin II aktiviert nach Bindung an seinen Rezeptor die Phospholipase C → IP_3 ↑ → verstärkte Ca^{2+}-Mobilisierung aus dem sarkoplasmatischen Retikulum

  Aus beidem folgt, daß die sarkoplasmatische Ca^{2+}-Konzentration während der Relaxation relativ hoch bleibt → unvollständige Dissoziation des Ca^{2+} vom Troponin → verringerte passive Dehnungsfähigkeit der Sarkomere, Vorliegen herdförmiger Subkontraktionen

- **mangelnde O_2- und Energieversorgung**
  - relative Ischämie, besonders unter Belastung, durch erhöhten absoluten O_2-Bedarf der vergrößerten Myokardmasse und Verminderung der *koronaren Reserve* (☞ Kap. 15.6.), die histologisch in einer Mediaverdickung der koronaren Widerstandsgefäße zum Ausdruck kommt
  - kompensatorische Aufnahme des erhöhten Ca^{2+} durch die Mitochondrien → Entkopplung → Einschränkung der ATP-Synthesekapazität

- **mechanische Kontraktilitätsverminderung** durch interstitielle und perivaskuläre Fibrose. Die Hypertrophie-auslösenden Signale (☞ voranst. Kap.) betreffen auch Bindegewebszellen → Proliferation von Fibroblasten und Steigerung der Collagensynthese

2. **Ischämische Herzkrankheit** (☞ Kap. 15.6.)

- arterielle **Hypertonie** als Ursache der Hypertrophie **ist ein Risikofaktor der Atherosklerose** - ☞ Kap. 9.4.4.
- **hypertrophiebedingte Abnahme des koronaren Blutflusses** durch enddiastolische intramurale Druckerhöhung, Abnahme der Relation Koronargefäßdurchmesser/Muskelmasse und der koronaren Reserve (s.o.)
- Bei Koronarverschluß in gleicher Höhe des Gefäßes entsteht im hypertrophierten Ventrikel im Vergleich zum normalen ein absolut **vergrößerter Infarktbereich** - mit entsprechend höherer Gefährdung. Fatale Ausgänge von Myokardinfarkten sind bei linksventrikulärer Hypertrophie häufiger

3. **Ventrikuläre Arrhythmien** (☞ Kap. 15.3.2.5.-6.)

- **Förderung von Wiedereintrittsmechanismen** durch funktionelle und strukturelle Heterogenitäten im Myokard (hypertrophe neben normalen Zellen, ischämische oder fibrosierte Bereiche) oder Dehnung
- Bei arterieller Hypertonie kann eine entsprechende Therapie mit Diuretika zur Hypokaliämie führen (vgl. Kap. 13.1.2., "Therapieprinzipien")

15.4.2.5. Therapieprinzipien

Die (entscheidende) Basistherapie gilt der zur Hypertrophie führenden Grundkrankheit, z.B. der arteriellen Hypertonie (☞ Kap. 16.1.4.). Die im voranst. Kap. genannten 3 Gruppen von Folgen oder Komplikationen der Hypertrophie bedürfen weiterer Maßnahmen, auf deren Prinzipien in den entsprechenden Kap. eingegangen ist (15.4.4.4., 15.6.3. bzw. 15.3.4.).

Spezifika ergeben sich allerdings aus der Tatsache, daß aus dem Spektrum möglicher Therapieformen einige besonders geeignet sind, eine **Regression der Hypertrophie** zu erreichen:

- Hemmung der Angiotensin II-Bildung oder -Wirkung - vgl. Kap. 15.4.2.3.:
  - *Renin-Inhibitoren* hemmen den initiierenden Schritt, die Umwandlung von Angiotensinogen in Angiotensin I. Sie beeinflussen damit auch das Renin/Angiotensin/Aldosteron-System der Nieren. Da sie das angiotensin converting enzyme (ACE) nicht beeinflussen, bleibt dessen zweite enzymatische Aktivität, der Abbau von Kininen (☞ Kap. 5.4.3.), untangiert
  - *ACE-Hemmer* führen eindeutig zur Regression der Hypertrophie, wie in Kap. 5.4.2.3. (Kleindruck) referiert ist
  - *Angiotensin II-Rezeptor-Antagonisten* greifen am letzten Schritt der Renin/Angiotensin-Kaskade an. Sie lassen alle enzymatischen Aktivitäten des ACE unbeeinflußt. Die Antagonisten müssen möglichst spezifisch für den im Herzen dominierenden Rezeptorsubtyp AT_1 sein und z.B. AT_2 im Hirn nicht blockieren

- Trend: Hemmung der Angiotensinogenbildung durch antisense-Oligonucleotide - ☞ Kap. 1.5.2.6.
- Auf wahrscheinlich mittelbarem Wege, z.B. über die Blutdrucksenkung, wirken α_2-Adrenozeptoragonisten, β-Adrenozeptorblocker und Calciumantagonisten (nicht aber Diuretika)

15.4.3. Langsam anwachsende, periodische Belastung - Training

Dosierte Belastung mit adäquaten Pausen der Erholung führt nur zu mäßiger Hypertrophie. Der Trainingseffekt besteht in der effektiveren Nutzung aller Reserven. Ein trainiertes Herz verrichtet unter Ruhebedingungen die gleiche Arbeit wie ein untrainiertes mit bis um die Hälfte verringertem Aufwand: Bei erhöhtem enddiastolischen Volumen wird das gleiche Herzzeitvolumen durch Zunahme des Schlagvolumens und Verringerung der Herzfrequenz bewältigt - "Schongang" mit vagaler Bradykardie. Auch unter Belastung reagieren Trainierte mit geringerer Frequenzzunahme, Blutdrucksteigerung und Sympathikusaktivierung.

Diese (evolutionär entwickelte) Form der Adaptation unterscheidet sich beträchtlich von der kompensatorischen Hypertrophie auf Grund chronischer Dauerbelastung, wie die Gegenüberstellung in *Tab. 15.4* zeigt.

Trainingsbedingte morphologische und biochemische Veränderungen:

- Lumenzunahme der Koronargefäße und verstärkte Kapillarisierung des Myokards → verbessertes O_2-Angebot
- Erhöhung des Kopplungsgrades der oxidativen Phosphorylierung in den Mitochondrien
- starke Aktivierung der Glycolyse während der Relaxation, ohne Lactatakkumulation
- effektivere Ca^{2+}-Sequestrierung → um ca. 30 % beschleunigte Diastole und stärkere Dehnbarkeit der Sarkomere
- Konformationsänderungen des schweren Meromyosins und Zunahme seines Anteils gegenüber leichtem Meromyosin im Myosinfilament → Zunahme der ATPase-Aktivität
- extrakardiale Faktoren mit positiver Rückwirkung: Verringerung des peripheren Gefäßwiderstands durch Training → geringere Herzarbeit; kein Adipositasbedingtes Übergewicht (vgl.*Tab. 21.1*, Kap. 21.1.); geringere Gefährdung durch metabolisches Syndrom (☞ Kap. 9.2.4.1.) und günstige Wirkung auf das Plasmalipoproteinprofil (☞ Kap. 9.5.1., "4.") → verringertes Atheroskleroserisiko

Die Ursachen für die im Sinne der Ökonomie der Herzleistung diametral entgegengesetzten Ergebnisse eines prinzipiell gleichen Anpassungsmechanismus sind ungenügend geklärt. Die unterschiedlichen Halbwertszeiten der in den funktionell unterschiedlichen Strukturen vorhandenen Proteine könnten eine Rolle spielen - Myofibrillen 11 Tage, Mitochondrien 6 Tage, sarkoplasmatisches Retikulum 5 Tage, Sarkolemm 3,5 Tage - so daß bei periodischer Belastung vorwiegend die Systeme mit schnellem Umsatz beeinflußt werden, während Dauerbelastung alle Systeme gleichermaßen fordert.

Parameter	kompensatorische Hypertrophie	trainingsbedingte Herzveränderung
Grad der Hypertrophie	sehr stark	mäßig (weit unter kritischem Herzgewicht)
Form der Hypertrophie	konzentrisch oder exzentrisch	exzentrisch
Kontraktionskraft	absolut erhöht, relativ erniedrigt	absolut und relativ erhöht
Kontraktionsgeschwindigkeit	erniedrigt	erhöht
Relaxationsgeschwindigkeit	erniedrigt	erhöht
Relation Kapillaren/Muskelmasse	verringert	erhöht
O_2-Verbrauch/Masse u. Wandspannung	erhöht	verringert
ATPase-Aktivität des Myosins	verringert	erhöht
Kapazität des Ca^{2+}-Transports	vermindert	erhöht
Catecholaminspeicher	vermindert	normal bis erhöht

Tab. 15.4: Gegenüberstellung von chronisch hoher und periodischer Belastung.

Alle Veränderungen, einschließlich der exzentrischen Hypertrophie und Herzvergrößerung (Sportherz), bilden sich bei Rückkehr zur Normalbelastung zurück.

Kardiale Zwischenfälle bei Hochtrainierten werfen die Frage nach **möglichen Gefahren** dieser Form der Adaptation auf:

- Aus statistischen Erhebungen ergibt sich für Normalbevölkerung und Leistungssportler innerhalb der gleichen Altersgruppe auch die gleiche Gefährdung gegenüber plötzlichem Herztod. Autopsien daran verstorbener Sportler ergeben bei ca. 80 % das Vorliegen eines nicht durch die Belastung hervorgerufenen organischen Herzleidens, das auch in der Normalbevölkerung den Tod hervorrufen kann. Darunter dominiert die hypertrophe Kardiomyopathie (☞ Kap. 15.5.). Zur Erfassung Gefährdeter wird die echokardiographische Messung der Dicke des linken Ventrikels empfohlen: Verdacht bei ≥ 13 mm, da diese Dicke durch Training allein nur selten überschritten wird

- Bei aktiven Sportlern sind Vorhofflimmern und absolute Arrhythmien etwas häufiger als in der altersentsprechenden Normalpopulation. Unklare Ursachen, aber extrakardiale Gründe sind denkbar (Virusinfekte der oberen Luftwege, psychische Belastung)
- Eine objektive Gefährdung bestehen bei älteren Menschen, die bereits Koronarsklerose haben, wenn sie sich plötzlich und unkontrolliert belasten

Fazit: Kardiologische Überwachung und das richtige Maß sind entscheidend. Als Optimum der zur Prävention von Herz/Kreislauf-Erkrankungen geeigneten Bewegungstherapie wird für den Erwachsenen mit vorwiegend sitzender Tätigkeit ein zusätzlicher Energieverbrauch von 1.250-1.800 kJ/Tag (300-400 kcal) empfohlen.

15.4.4. Herzinsuffizienz

Sie liegt vor, wenn das **Herzzeitvolumen nicht den peripheren Bedarf deckt**. Diese Definition impliziert Störungen der Herzfunktion selbst und solche des gesamten Kreislaufsystems. Im Extrem kann bei einem geschädigten Herzen die periphere Perfusion durch Kompensationsmechanismen des Kreislaufs erhalten bleiben (die Insuffizienz ist dann bestenfalls *latent*) oder ein primär ungeschädigtes Herz durch extrakardiale Ursachen überfordert werden. Entsprechend vielfältig sind die möglichen Ursachen einer Insuffizienz.

Davon abgegrenzt werden allerdings akute orthostatische Dysregulationen (☞ Kap. 16.4.), weshalb für eine etwas strengere Definition ein ausreichender Blutzustrom aus der Peripherie zu fordern ist.

Die (allgemein benutzte) Klassifikation nach der *New York Heart Association* (NYHA) teilt unabhängig von den Ursachen nach subjektiven Beschwerden ein:
- *Grad I* - körperliche Belastbarkeit ohne Beschwerden (entspricht latenter Insuffizienz)
- *Grad II* - Beschwerden bei stärkerer körperlicher Belastung
- *Grad III* - Beschwerden bei normaler körperlicher Belastung, aber nicht in Ruhe
- *Grad IV* - Beschwerden in Ruhe, mit Steigerung bei jeder Belastung

15.4.4.1. Ursachen

Entsprechend der eingangs gegebenen Definition können sehr viele extrakardiale oder kardiale Ursachen zur Insuffizienz führen, deren vollständige Aufzählung den Rahmen eines funktionell-mechanistisch orientierten Lehrgebietes sprengen würde. Die Klassifizierung folgt daher der funktionellen Orientierung, wobei sich auf der Ebene der gestörten Herzfunktion beide Ursachenkomplexe wieder treffen - Beispiele: Verminderte Kontraktilität infolge Kardiomyopathie ist primär kardial und infolge Myokardinfarkt oder dekompensierter linksventrikulärer Hypertrophie primär extrakardial (Atherosklerose bzw. arterielle Hypertonie) bedingt.

Bei der nachfolgenden Klassifizierung wird zwischen akuten und chronischen Formen nicht differenziert.

- **Schädigung oder Verlust von Myokard**
  Autoimmunerkrankungen, wie Dermatomyositis, systemischer Lupus erythematodes oder rheumatische Erkrankungen; Intoxikationen durch Alkohol, halogenierte Kohlenwasserstoffe, Cadmium oder Medikamente (β-Adrenozeptorblocker, Antidepressiva, Barbiturate, Zytostatika); ischämische Herzkrankheit, besonders Myokardinfarkt; Kardiomyopathien; Myokarditis; nicht-atherosklerotisch bedingtes O_2- und Energiedefizit, etwa im Rahmen von Anämien oder Lungenerkrankungen; systemische Störungen, die das Myokard (und z.T. das Erregungsleitungssystem) in Mitleidenschaft ziehen, wie Elektrolyt- und Säure/Basenverschiebungen, Endokrinopathien, urämisches Syndrom, oder (extremer) Vitaminmangel; Traumen; Tumoren
- **Erregungsbildungs- und -leitungsstörungen**
  dauerhaft erhöhte Herzfrequenz (Überschneidung mit Myokardschädigung), wie hyperkinetisches Herzsyndrom oder ventrikuläre Tachykardie; stark verminderte Herzfrequenz, wie Sinusbradykardie, SA- oder AV-Block

- **Behinderung der Ventrikelfüllung**
  Herzbeuteltamponade; konstriktive Perikarditis; Stenose der Mitral- oder Trikuspidalklappe

- **Druckbelastung**
  Aortenisthmusstenose; arterielle Hypertonie verschiedener Ursachen; FALLOT-Tetralogie; hypertrophe Kardiomyopathie; Lungenembolie; pulmonale Hypertonie verschiedener Ursachen; Stenose der Aorten- oder Pulmonalklappe

- **Volumenbelastung**
  Shunts infolge peripherer arterio-venöser Fistel, persistierendem Ductus arteriosus, Vorhof- oder Ventrikelseptumdefekt; Insuffizienz der Aorten-, Mitral-, Pulmonal- oder Trikuspidalklappe

Mit Ausnahme der Lungenembolie als Akutereignis, führen **Druck- und Volumenbelastung** (über die in Kap. 15.4.2.1. erläuterten hämodynamischen Mechanismen) **zunächst** zur **Hypertrophie**, aus der sich (über die in Kap. 15.4.2.4. beschriebenen Veränderungen) **danach** die **Insuffizienz** entwickelt.

15.4.4.2. Hämodynamische Mechanismen und Folgen

Die Steigerung der Förderleistung auf maximal das 5-6fache des Ruhewertes erfolgt in etwa durch Verdreifachung der Frequenz und Verdopplung des Schlagvolumens (☞ Kap. 15.4.1.). Beide Mechanismen sind bei der Insuffizienz in ihrer Kapazität vermindert und - je nach Grad - bereits unter Ruhebedingungen ausgeschöpft.

Limitierung der Frequenzsteigerung

Wie in *Abb. 15.2*, Kap. 15.3.1.1. gezeigt, sinkt das Herzzeitvolumen bei Frequenzen oberhalb 150-170/min steil ab. Bei Insuffizienz ist der Regulationsbereich weiter eingeschränkt: a) durch erhöhten Ruhewert infolge Sympathikuserregung (☞ nachf. Kap.) und b) durch verminderten Maximalwert, wenn auf Grund der Herzschädigung das Herzzeitvolumen bereits bei niedrigeren Frequenzen abnimmt. Letzteres ist z.B. für mit Vorhofflimmern einhergehende Erkrankungen typisch - ☞ Kap. 15.3.2.4.

Limitierung der Schlagvolumensteigerung

Abb. 15.9 veranschaulicht die Auswirkungen der Veränderungen von *Vorlast* und *Nachlast* auf das Schlagvolumen.

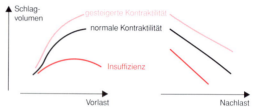

Abb. 15.9: Abhängigkeit des *Schlagvolumens* von der *Vorlast* (die dem enddiastolischen Druck und Volumen direkt proportional und der Ventrikelwanddicke indirekt proportional ist) und der *Nachlast* (direkt proportional dem arteriellen Druck, der Ventrikelwanddicke und dem enddiastolischen Volumen). Kurvenverläufe für das normale Herz ohne und mit Sympathikusaktivierung (schwarz bzw. mittleres Rot) und das insuffiziente Herz (rot).

1. Vorlast: Sie entspricht der füllungsbedingten, passiven diastolischen Faserspannung. Die in *Abb. 15.9* (links) gezeigten Ventrikelfunktionskurven widerspiegeln den FRANK-STARLING-Mechanismus der Autoregulation des Schlagvolumens. Das Herz mit normaler Dehnbarkeit und Kontraktilität beantwortet eine Sarkomerdehnung mit beträchtlicher Steigerung der Kontraktionskraft (☞ Kap. 15.4.1.). Unter Catecholaminwirkung nimmt diese noch zu.

Die Kurve verläuft wesentlich **flacher** beim überlasteten, insuffizienten Herzen infolge Verminderung von Dehnbarkeit (= *diastolische Insuffizienz*) und Kontraktilität (= *systolische Insuffizienz*).

2. Nachlast: Sie entspricht der maximalen systolischen Wandspannung. Wie in *Abb. 15.9* (rechts) gezeigt, sinkt das Schlagvolumen in allen Fällen linear mit ansteigender Nachlast. Unterschiede in der Kontraktilität beeinflussen lediglich die Lage der Kurven.

Normalerweise wird eine nachlastbedingte Abnahme des Schlagvolumens über die nachfolgende Zunahme des enddiastolischen Volumens durch den FRANK-STARLING-Mechanismus wieder kompensiert. Dieser Mechanismus ist bei Insuffizienz wegen des flachen Kurvenverlaufs kaum noch wirksam.

Die positiv inotrope Wirkung der Sympathikusaktivierung (☞ *Abb. 15.8*, Kap. 15.4.1.) verursacht eine Verlagerung beider Kurven zugunsten eines höheren Schlagvolumens. Die zugrundeliegenden Mechanismen sind beim insuffizienten Herzen ebenfalls stark abgeschwächt (☞ nachf. Kap.).

15.4. Reaktion auf Mehrbelastung und ihre Störungen

Die **Folgen** der Insuffizienz sind für vor- und nachgeschaltete Kreislaufgebiete unterschiedlich und hängen auch von dem primär betroffenen Ventrikel ab. Eine grobe Übersicht gibt *Abb. 15.10.*

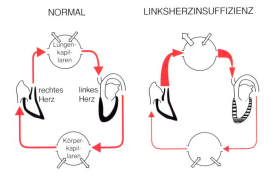

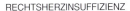

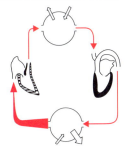

Abb. 15.10: Stark vereinfachte Darstellung der Folgen der *Links-* und der *Rechtsherzinsuffizienz* für den Kreislauf.
Rote Pfeile markieren die Blutflußrichtung. Ihre relative Stärke ist ein Maß für das Herzzeitvolumen - Verringerung = *Vorwärtsversagen.* Verdickte Enden der Pfeile lokalisieren Gebiete, in denen sich das Blut rückstaut = *Rückwärtsversagen.* Weiße Pfeile symbolisieren den Flüssigkeitsaustausch der Kapillargebiete mit dem Interstitium - bei Ungleichheit → Ödembildung.

■ Linksherzinsuffizienz

1. Folge des **Vorwärtsversagens** ist *arterielle Hypotonie*, die bei Werten < 90 mm Hg (11,9 kPa) in Orthostase zur Minderperfusion führt. Kompensation durch Sympathikusaktivierung:

1.1. Wirkung auf das Herz: Die in Kap. 15.4.1. aufgeführten Mechanismen sind am insuffizienten Herzen nur sehr begrenzt wirksam - ☞ nachf. Kap.

1.2. Die periphere Vasokonstriktion dominiert und führt zu einer **Umverteilung des Blutes**: relativ gute Versorgung von Herz, Hirn, Muskulatur und Intestinum und Minderperfusion von Haut und Nieren. Letzteres stimuliert das Renin/Angiotensin/Aldosteron-System und führt - entsprechend einem sekundären Hyperaldosteronismus (☞ Kap. 10.2.3.2.) - zur vermehrten Na^+- und Wasserretention. Dadurch wird der Gefäßwiderstand weiter erhöht. Es entstehen aber auch weitere Folgen, z.B. Förderung der durch das Rückwärtsversagen bedingten pulmonalen Hypertonie und Ödembildung

2. Folge des **Rückwärtsversagens** ist Blutrückstau in die Lungenstrombahn:

2.1. Zur Sicherung des Gasaustausches ist die Distanz zwischen dem Endothel der Lungenkapillaren und dem Epithel der Alveolen sehr kurz. Bei akuter Druckerhöhung im Pulmonalkreislauf mit Überschreitung des STARLING-Gleichgewichts (☞ Kap. 13.1.2., "Grundmechanismen") tritt Flüssigkeit daher zunächst in das Interstitium - *interstitielles Ödem* - und später, wenn sich die Verbindungen zwischen den Epithelzellen lösen, auch in die Alveolen - *alveoläres Ödem.* Mikrorupturen können auch zum Blutaustritt führen.
Chronische Druckerhöhung wird teilkompensiert durch Dickenzunahme der Basalmembran der Lungenkapillaren und Veränderungen im Alveolarepithel (Ersatz von Typ I- durch Typ II-Pneumozyten)

2.2 Das Lungenkapillargebiet ist wesentlich kleiner als das Körperkapillargebiet → Übertragung des Rückstaus auf den rechten Ventrikel (☞ "Stauungspfeile" in *Abb. 15.10*). Da dieser (primär) nicht insuffizient ist, beantwortet er die Zunahme der Vorlast mit Erhöhung des Schlagvolumens (☞ *Abb. 15.9*) → *pulmonale Hypertonie*

■ Rechtsherzinsuffizienz

1. Folge des **Vorwärtsversagens** ist eine verminderte Lungenperfusion. Sie führt insbesondere dann zu klinisch relevanter Einschränkung des Gasaustausches, wenn Lungenerkrankungen an der Auslösung der Rechtsherzisuffizienz beteiligt sind.
So wie sich bei Linksherzinsuffizienz das Rückwärtsversagen auf den rechten Ventrikel überträgt (☞ Pkt. 2.2.), wird aus den gleichen Gründen bei Rechtsherzinsuffizienz das Blutangebot

für den linken Ventrikel vermindert → Auftreten der oben unter Pkt. 1.2. genannten Kompensationsmechanismen

2. Folge des **Rückwärtsversagens** ist venöser Rückstau in den Körperkreislauf → a) *kardiale Ödeme*, *Nykturie* - ☞ Kap. 13.1.2. und b) verstärkte *Thrombose*neigung - ☞ Kap. 8.4.1.2., "im venösen Bereich"

15.4.4.3. Neurohumorale Mechanismen

Sie wirken auf Herz und Kreislauf und sind z.T. mit den zur Hypertrophie und deren Übergang zur Insuffizienz führenden Mechanismen identisch - ☞ Kap. 15.4.2.3.-4.

Die am Herzen wirksamen Mechanismen sind so geartet, daß die Überlastung nicht zu einer Zwangsruhepause des Myokards führt, sondern zur Leistungsminderung → **Insuffizienz als Schutzmechanismus zur Erhaltung der Funktion**.

■ **Veränderte Wirkung der Sympathikusaktivierung und Catecholaminausschüttung**

Bei chronischer Herzinsuffizienz ist bereits in Ruhe der Noradrenalinspiegel im Plasma dauerhaft erhöht, und unter Belastung steigen Noradrenalin und Adrenalin übernormal an. Im Unterschied zur positiv inotropen Wirkung auf das gesunde Herz - ☞ *Abb. 15.8*, Kap. 15.4.1. - sind einige der dort wirksamen Mechanismen **abgeschwächt**:

- β_1-*Rezeptoren*
  Down-Regulation; ihre Anzahl ist indirekt proportional der Noradrenalinkonzentration im Plasma und der Schwere der Insuffizienz

- β_2-*Rezeptoren*
  Abkopplung von der Adenylatcyclase durch Veränderung und Verminderung von (**s**timulierenden) G_s- und Zunahme von (**i**nhibierenden) G_i-Proteinen. Zusätzlich ist auch die Aktivität der Adenylatcyclase herabgesetzt

Aus beidem folgt (vgl. *Abb. 15.8*) cAMP ↓ → a) verminderter Ca^{2+}-Einstrom und entsprechend **verminderte Kontraktionskraft** und b) inkompletter und verzögerter Ca^{2+}-Rücktransport, woraus eine Systolenverlängerung und vor allem eine **verlängerte und inkomplette Diastole** resultiert.

- Die α_1-*Rezeptoren* der Gefäße unterliegen keiner down-Regulation und werden eher sensibilisiert → **Persistenz oder Verstärkung der peripheren Vasokonstriktion**, was zu anhaltender Nachlasterhöhung führt, mit entsprechenden Folgen für das Schlagvolumen (☞ *Abb. 15.9*, Kap. 15.4.4.2.)

■ **Vermehrte Reninausschüttung**

Sie erfolgt auf Grund der gedrosselten Nierendurchblutung sowie durch direkte Stimulation der β_1-Rezeptoren durch die Catecholamine → Stimulation des Angiotensin/Aldosteron-Systems. Bei Leberschädigung durch venösen Rückstau ist darüber hinaus die Aldosteroninaktivierung gehemmt. Aus beidem folgt ein *sekundärer Hyperaldosteronismus* (☞ Kap. 10.2.3.2.) mit **erhöhter Na^+- und Wasserretention**. Aus der Volumenzunahme des EZR (verbunden mit **Förderung der Ödembildung**) ergibt sich eine **Zunahme der Vorlast**, die auf Grund des flachen Verlaufs der FRANK-STARLING-Kurve (☞ *Abb. 15.9*) kaum durch Schlagvolumensteigerung respondiert werden kann.

■ **Vermehrte Angiotensin II-Bildung**

Ebenso wie bei der Hypertrophie, geht chronische Insuffizienz mit verstärkter Expression von Genen einher, die zur lokalen Freisetzung von Angiotensin II (AT II) führen (☞ Kap. 15.4.2.3., "3.2."). Bei linksventrikulärer Insuffizienz sind etwa verdoppelte Spiegel der m-RNA für ACE nachweisbar. Hinzu kommt die systemische AT II-Bildung durch die Stimulierung des Renin/Angiotensin/Aldosteron-Systems → **erhöhte lokale und systemische AT II-Spiegel** - mit zahlreichen kardialen und extrakardialen Auswirkungen:

- Kardiale Wirkungen betreffen vor allem **Veränderungen der Ca^{2+}-Homöostase des Myokards**. Diese sind z.T. gleichgeartet mit den vorangehend aufgeführten Konsequenzen der gestörten β_1- und β_2-Rezeptorfunktionen, die so verstärkt werden. Störungen, die auf veränderte Genexpression zurückgehen, sind wahrscheinlich Folge der *Entdifferenzierung* der Kardiomyozyten, zu der AT II über die in Kap. 15.4.2.3. genannten Mechanismen beiträgt
  - Nach Bindung des AT II an seine Rezeptoren wird die Phospholipase C aktiviert → a) IP_3↑ → Ca^{2+}-Freisetzung aus dem sarkoplasmati-

schen Retikulum und b) DAG↑ → Proteinkinase C-Aktivierung, in deren Gefolge u.a. der Ca^{2+}-Einstrom über L-Typ-Kanäle gefördert wird. Aus beidem folgt eine **Zunahme der sarkoplasmatischen Ca^{2+}-Konzentration**. Durch Überlagerung mit weiteren Veränderungen (s.u.) ergibt sich daraus keine positiv inotrope Wirkung

- verminderte Expression der Ca^{2+}-ATPase des sarkoplasmatischen Retikulums (vgl. *Abb. 15.8*, Kap. 15.4.1.) → verzögerte endsystolische Ca^{2+}-Rückführung → reduzierte Relaxation der Myofibrillen → **inkomplette Diastole und verminderte Kontraktionskraft**

- Durch die erhöhte sarkoplasmatische Ca^{2+}-Konzentration wird der Na^+/Ca^{2+}-Antiporter des Sarkolemms aktiviert. Er wird darüberhinaus bei Insuffizienz überexprimiert → Kompensation der verminderten Ca^{2+}-Rückführung in das sarkoplasmatische Retikulum. Da er jedoch eine Stöchiometrie von 3/1 hat → hohe Aufnahme von Na^+ in die Zellen, das durch die Na^+/K^+-ATPase nur unvollständig entfernt werden kann → Förderung von **Erregungsbildungsstörungen** durch *späte Nachpotentiale* (☞ Kap. 15.3.2.)

- Eine andere Wirkung der erhöhten sarkoplasmatischen Ca^{2+}-Konzentration besteht in einer verstärkten ATP-Hydrolyse durch die Myofibrillen und einem vergrößerten Anteil der Mitochondrien an der Ca^{2+}-Entfernung → Entkopplung. Es resultiert: ATP-Verbrauch > ATP-Resyntheserate → Abfall des ATP- und Creatinphosphatspiegels = **Energiemangel** → Glycolyseaktivierung → Lactatakkumulation (= Ansäuerung). Auf Grund der Kompetition von H^+ und Ca^{2+} um die Bindungsplätze am Troponin → **Abnahme der Kontraktionskraft**

- verzögerte Erregungsüberleitung zwischen den Myozyten (Veränderungen von Proteinen der *gap-junctions* ?) → Förderung von **Erregungsbildungsstörungen** über Wiedereintrittsmechanismen (☞ Kap. 15.3.2.)

- extrakardiale Wirkungen, die die **Flüssigkeitsretention und Vasokonstriktion verstärken**
  - direkte, nicht über Aldosteron vermittelte Steigerung der renalen Na^+-Reabsorption
  - Stimulation des Durstzentrums → verstärkte Flüssigkeitsaufnahme
  - Durch Zunahme der ACE-Aktivität wird lokal gebildetes Bradykinin schneller inaktiviert (☞ Kap. 5.4.3.) → Verminderung eines vasodilatorisch wirksamen Mediators

- Durch **Förderung der Atheroskleroseprogression** (☞ Kap. 9.4.4.) steigt die Gefahr der ischämischen Herzschädigung → Verstärkung der Insuffizienz

■ **Verminderte Bildung und Wirkung von atrial natriuretischem Hormon (ANH)**

Bei langanhaltender Vorhofdilatation wird weniger ANH gebildet. Durch das Überwiegen von vasokonstriktorischen Mechanismen ist darüberhinaus der Renin-supprimierende und vasodilatorische Effekt des ANH stark herabgesetzt.

15.4.4.4. Therapeutische Prinzipien

Eine kurze Auflistung von Pharamaka-Gruppen unter Bezug auf die vorangehend behandelten verschiedenen, zur Insuffizienz führenden Mechanismen bietet sich hier an, weil sie zum besseren Verständnis der durch die Fachgebiete Innere Medizin und Pharmakologie vermittelten, **ursachenbezogenen Therapie** der Herzinsuffizienz beitragen könnte.

- **ACE-Hemmer**
  Hemmstoffe des **a**ngiotensin **c**onverting **e**nzyme **unterdrücken** mit der AT II-Bildung **ein entscheidendes pathogenetisches Prinzip** der Insuffizienz aber auch der (meist damit verbundenen) Hypertrophie und der Atherogenese. Wie sich insbesondere aus voranst. Kap. ergibt, müssen sie über die Vasodilatation (wofür sie primär eingesetzt wurden) hinaus auch hemmend auf die kardialen Umstrukturierungen und hämodynamischen Folgen wirken. Dies ist durch zahlreiche klinische Studien gesichert. Sie sind daher etabliert für die Behandlung der chronischen Insuffizienz mit verminderter Pumpfunktion und verbessern die klinische Symptomatik und Prognose

- **β-Adrenozeptor-Agonisten**
  Sie wirken über cAMP-Erhöhung direkt positiv inotrop (☞ **2.** in *Abb. 15.8*, Kap. 15.4.1.). Da aber die Spiegel der natürlichen Agonisten (Catecholamine) ohnehin erhöht sind und die Störung auf der Ebene der β-Rezeptoren und ihrer Ankopplung liegt, ist ihre Wirkung umstritten und klinisch kaum belegbar

- **Phosphodiesterase-Hemmer**
  Sie verzögern den Abbau von gebildetem cAMP und

wirken so positiv inotrop (☞ **1.** in *Abb. 15.8*, Kap. 15.4.1.). Ihre Wirkung ist etwas günstiger einzuschätzen als die der β-Adrenozeptor-Agonisten

- **Herzglykoside**
  Sie hemmen die Na^+/K^+-ATPase der Kardiomyozyten (☞ **4.** in *Abb. 15.8*, Kap. 15.4.1.) stärker als die anderer Zellen. Durch Zunahme der sarkoplasmatischen Na^+-Konzentration kehrt sich die Flußrichtung des (in beide Richtung arbeitsfähigen) Na^+/Ca^{2+}-Antiporters um → Ca^{2+}-Einstrom → **positiv inotrope** Auswirkung, wenn die sarkoplasmatische Ca^{2+}-Konzentration limitiert. Dies hängt im einzelnen davon ab, welches pathogenetische Prinzip überwiegt: abgeschwächte Catecholaminwirkung (= $Ca^{2+}\downarrow$) oder vermehrte AT II-Bildung (= $Ca^{2+}\uparrow$) - ☞ voranst. Kap. Die gesichert gute Wirkung dieser Pharmakagruppe kommt auch durch weitere Effekte zustande, die die neurale Erregbarkeit und Erregungsleitung betreffen: **Negativ chronotrop** durch Sympathikushemmung, an der auch eine Wiederherstellung der gestörten Barorezeptoren beteiligt ist, die sich inhibitorisch auswirken. Die Wirkung ist besonders nützlich bei Kombination der Insuffizienz mit Sinustachykardie. **Negativ dromotrop** durch Hemmung der Erregungsleitung, besonders nützlich bei Kombination mit Vorhofflattern oder -flimmern. Diese Wirkung ist aber auch Ursache unerwünschter Nebenwirkungen (AV-Block, Förderung heterotoper Erregungsbildung durch späte Nachpotentiale) und der **geringen therapeutischen Breite** der Herzglykoside

- **Calciumantagonisten**
  Hemmung des Ca^{2+}-Einstroms von außen (☞ **3.** in *Abb. 15.8*, Kap. 15.4.1.) ist am Myokard nur sinnvoll, wenn unter dem Einfluß von AT II die sarkoplasmatische Ca^{2+}-Konzentration sehr hoch ist. Entscheidender ist wohl die auf gleichem Mechanismus beruhende **vasodilatorische Wirkung**. Die therapeutischen Effekte sind widersprüchlich und hängen vom Typ des Antagonisten ab

- **Diuretika**
  Bei ausschließlich extrakardialen Angriffspunkten (☞ Kap. 13.1.2., "Therapieprinzipien") wird der exzessiven Na^+- und Wasserretention entgegengewirkt → **Verminderung von Vorlast** (enddiastolischer Druck ↓), **Nachlast** (arterieller Druck ↓) und **Ödemausschwemmung**. Da sie als unerwünschte Nebenwirkung das Renin/Angiotensin/Aldosteron-System aktivieren, empfielt sich die **Kombinationstherapie mit ACE-Hemmern**

- **β-Adrenozeptorblocker**
  Die Hemmung der Catecholaminwirkung (☞ **2.** in *Abb. 15.8*, Kap. 15.4.1.) läßt eine negativ inotrope Wirkung erwarten. Ungeachtet dessen sind günstige therapeutische Effekte bei Insuffizienz auf Grund *dilatativer Kardiomyopathie* (☞ Kap. 15.5.) zu verzeichnen. Mögliche Mechanismen sind Einflüsse auf Ca^{2+}-Transportsysteme des Myokards oder Senkung des Noradrenalinspiegels im Plasma durch bestimmte β-Blocker → periphere Vasodilatation.
  Der Einsatz von α-*Adrenozeptorblockern* zur Vasodilatation führt nur zu Kurzzeiteffekten und langfristig zu starker Aktivierung des Renin/Angiotensin/Aldosteron-Systems

- Eine **Herztransplantation** ist indiziert bei Grad III oder IV (NYHA) mit einer Lebenserwartung von < 1 Jahr bei ausgeschöpfter medikamentöser Therapie. Meist sind es Endstadien der *Kardiomyopathien* (☞ Kap. 15.5) oder *ischämischen Herzkrankheit* (☞ Kap. 15.6.). Ein weitgehend intakter Lungenkreislauf ist Voraussetzung.
  HLA-Kompatibilität für den DR-locus verbessert das Angehen; optimal ist Übereinstimmung der DR-, A- und B-Antigene (vgl. *Abb. 1.8*, Kap. 1.2.1. und Kap. 1.2.2.).
  Die Überlebensraten liegen derzeit bei ca. 80 % nach 1 Jahr und ca. 70 % nach 5 Jahren. Die physiologische Funktion des Transplantats ist nur geringfügig eingeschränkt infolge Denervierung: die maximale inotrope Stimulation bei voller körperlicher Belastung kann nur über zirkulierende, nicht aber lokal zusätzlich freigesetzte Catecholamine erfolgen → geringere Erhöhung von Frequenz und Herzzeitvolumen

2 wesentliche Langzeitkomplikationen:

- **Koronarangiopathie** bei etwa der Hälfte der Transplantatempfänger nach 5 Jahren, mit Proliferation von Intima und glatten Muskelzellen. Sie kann zur ischämischen Herzkrankheit führen, die sich subjektiv infolge der Denervierung nicht in pectanginösen Beschwerden äußert. Sie ähnelt der "normalen" Koronarsklerose, ist aber weniger von den klassischen Risikofaktoren der Atherosklerose (☞ Kap. 9.4.) abhängig und etwa 10fach schneller progredient. Wahrscheinlich ist sie die vaskuläre Folge einer chronischen Abstoßungsreaktion. Sie wird durch Infektion mit *Cytomegalieviren*, die häufig nach Herztransplantation auftritt, gefördert. Der Prozeß entspricht der *Restenosierung* - ☞ Kap. 9.6.

- Fast alle Transplantatempfänger entwickeln eine therapiebedürftige **arterielle Hypertonie**. Sie ist ursächlich ungenügend geklärt, wird aber mit der *Cyclosporin A*-Therapie (☞ Kap. 1.2.2., "immunsuppressive Therapie") assoziiert. Cyclosporin A erhöht die Sympathikusaktivität → Vasokonstriktion. Es wirkt jedoch in gleicher Dosierung bei Transplantation anderer Organe weniger hypertensiv, weshalb eine kardiale Komponente mitbeteiligt sein muß: möglicherweise die infolge Denervierung unterbrochene, Barorezeptor-vermittelte Vasodilatation

15.5. Kardiomyopathien

Der Begriff wird für eine **heterogene Gruppe von Myokarderkrankungen** gebraucht, die zu Insuffizienz führen oder mit besonderer Gefährdung gegenüber Arrhythmien und plötzlichem Herztod einhergehen. Die Erkrankungen betreffen unmittelbar das Myokard und sind nicht Folgen hämodynamischer Überbelastung (wie etwa durch arterielle Hypertonie oder Herzvitien) oder ischämischer Herzkrankheit (wie Angina pectoris oder Myokardinfarkt).

Nach morphologischen und funktionellen Kriterien werden (in abnehmender Häufigkeit) *dilatative*, *hypertrophe* und *restriktive Kardiomyopathien* unterschieden. Histologische Kennzeichen sind Myozytenhypertrophie; herdförmige Myozytenkontrakturen und z.T. -nekrosen, die durch Narbengewebe ersetzt werden; interstitielle und perivaskuläre Fibrose; fibrosierende Endokarditis. Bei den genannten Gruppen sind die histologischen Veränderungen quantitativ unterschiedlich vertreten. In allen 3 Gruppen können wieder **primäre** von **sekundären** Formen differenziert werden. Erstere sind Kardiomyopathien im engeren Sinne und überwiegend genetisch determiniert. Letztere sind Begleiterscheinungen anderer erworbener oder genetisch bedingter Erkrankungen und mitunter schwierig von anderen Herzschäden abzugrenzen.

■ dilatative Kardiomyopathie

häufigste Gruppe, mit einer Frequenz von etwa 1 : 2.500.

In der Regel sind beide Ventrikel stark dilatiert und oft auch die Vorhöfe; auch Hypertrophie ist beteiligt, so daß die linksventrikuläre Wanddicke normal sein kann; häufig Thrombenbildung. Klinisch resultiert Herzinsuffizienz, mit der die Patienten zwischen dem 20. und 50. Lebensjahr auffällig werden, meist bereits mit Grad III oder IV (NYHA), mit ungünstiger Prognose.

Träger von HLA-DR4- und/oder HLA-DQw4-Antigenen haben erhöhtes Risiko (RR ≈ 5, vgl. *Tab. 1.2*, Kap. 1.2.1.).

Genetische Defekte bei der **primären Form**: X-chromosomal lokalisiertes Gen für *Dystrophin* (Xp21, Deletion von Promotorregion und Exon 1), das deshalb in Kardiomyozyten verringert ist → Unterbrechung des membranständigen Zytoskeletts - Details ☞ *Progressive Muskeldystrophien*, Kap. 20.5.1.3. Autosomale Defekte betreffen 1p1-q1, wo möglicherweise ein Gen für das gap-junction-Protein *Connexin 40* betroffen ist. Außer strukturellen Proteinen sind auch Defekte von Enzymen beschrieben, z.B. solchen für die β-Oxidation der Fettsäuren oder die oxidative Phosphorylierung. Außerdem scheint das mitochondriale Genom betroffen zu sein, da sich dort gehäuft Deletionen finden. Hier können X-chromosomale Erbgänge vorgetäuscht werden, da mitochondriale DNA nur von der Eizelle beigesteuert wird. Die pathogenetische Bedeutung der Defekte ist nicht so sicher wie bei der hypertrophen Kardiomyopathie. Die Erkrankung kann Bestandteil einer Vielzahl von Mißbildungssyndromen sein.

Sekundäre Formen sind wahrscheinlich häufiger und können zahlreiche Ursachen haben: toxisch (Blei, Eisen, Ethanol, Kohlenmonoxid, Phenothiazine, Zytostatika), infektiös (Coxsackie- und Zytomegalieviren, Mycobakterien, Rickettsien, Toxoplasmen), Mangelernährung (Kwashiorkor, Selen, Vitamin B_1 oder C), Sarkoidose, systemischer Lupus erythematodes, Endokrinopathien (Hypothyreose, Morbus CUSHING), Muskeldystrophien. Bei einem Teil dieser Erkrankungen sind autoimmunologische Mechanismen wahrscheinlich: Autoantikörper und Zytokine aus Makrophagen (IL-1, TNF-α) blockieren bzw. entkoppeln β-Adrenozeptoren → Folgen entsprechen den eingangs Kap. 15.4.4.3. besprochenen.

■ hypertrophe Kardiomyopathie

Häufigkeit ungenau bekannt, ca. 1 : 5.500. Ungleichmäßige Hypertrophie des linken Ventrikels ohne hämodynamische Belastung. Immer ist das Septum betroffen, wenn im Basisbereich → Einengung der subaortalen Ausflußbahn = *hypertroph-obstruktive Kardiomyopathie*. Hohe sarkoplasmatische Ca^{2+}-Konzentration und verlängertes Aktionspotential, ventrikuläre Arrhythmien. Verminderte Dehnbarkeit der Ventrikel und unvollständige Relaxation. Hohe Gefahr des plötzlichen Herztodes bei oder nach körperlicher Belastung. Dominierende Ursache des plötzlichen Herztodes bei Jugendlichen und Sportlern (☞ Kap. 15.4.3., "möglichen Gefahren").

Genetische Defekte bei der **primären Form**: Gen für die β-Isoform der *schweren Myosinkette* (= *HCM1*-Gen auf 14q11-12,), Gen für das kardiale *Troponin T* (= *HCM2*-Gen auf 1q3), Gen für das kardiale α-*Tropomyosin* (= *HCM3*-Gen auf 15q2) und das *HCM4*-Gen auf 11p13-q13, dessen Produkt noch nicht identifiziert ist. Die verschiedenen, bisher bekannten missense-Mutationen (am meisten für HCM1) führen überwiegend zu Funktionseinbußen dieser kontraktilen Proteine im Herzen, so daß die Hypertrophie als Kompensationsversuch zur Erhaltung der Kontraktilität angesehen werden muß. Molekulargenetisches Screening ist in Entwicklung.

Sekundäre Formen sind wahrscheinlich weniger häufig als primäre. Sie können im Rahmen einer Amyloidose vorkommen (☞ Kap. 18.5.6.), führen dann aber meist zu Rechtsherzinsuffizienz. Mitunter werden sie aber auch einer Hypertrophie auf Grund arterieller Hypertonie oder Aortenklappenstenose zugeordnet.

■ **restriktive Kardiomyopathie**

sehr selten. Es überwiegt die Fibrosierung von Myo- und Endokard, so daß die Dehnbarkeit beider Ventrikel und damit die diastolische Füllung vermindert ist.

15.6. Ischämische Herzkrankheit (IHK)

Sie tritt auf, wenn **auf Grund verminderter Durchblutung der Sauerstoffbedarf des Myokards nicht gedeckt** wird.

Das Herz zählt zu den Organen mit der höchsten arteriovenösen O_2-Differenz (70-80 %) → Mehrbedarf bei Belastung ist vorwiegend durch Zunahme der koronaren Durchblutung zu decken. Das koronargesunde Herz verfügt über eine ausreichende **koronare Reserve**: Bei maximaler Durchblutung ist eine Versorgung mit ca. 45 ml O_2/min/100 g Muskelmasse möglich. Dem stehen ein Ruhebedarf von 10 und eine Maximalbedarf (kurzzeitig) von höchstens 30 gegenüber.

Die Durchblutungsregulation erfolgt weniger durch Lumenveränderungen der großen Koronararterien, als vielmehr auf der Ebene der Arteriolen durch Öffnen oder Schließen der präkapillären Sphinkteren (vgl. *Abb. 5.1*, Kap. 5.1.1.). Neben der neuralen Regulation über Sympathikus und Parasympathikus erfolgt eine weitgehend autonome metabolische Regulation: temporäre O_2-Schuld nach positiv-inotroper Reaktion → Akkumulation von Adenosin, H^+ und Lactat → Dilatation von Arteriolen und Sphinkteren. Auf der Ebene der vasodilato-

risch wirksamen Mediatoren spielen EDRF und PGI_2 die größte Rolle (vgl. *Abb. 8.5*, Kap. 8.4. und Kap. 8.4.1.2.).

Subjektives Symptom der IHK ist die *Angina pectoris*. Der Begriff IHK dient aber auch der Bezeichnung verschiedener **klinischer Erscheinungsformen**: *stabile Angina pectoris* (belastungsabhängige Ischämien, die bezüglich Intensität und Dauer relativ konstant sind), *instabile Angina pectoris* (Anfälle in Ruhe und unter Belastung mit bezüglich Intensität und Dauer progredientem Verlauf, oft in Myokardinfarkt mündend) und *Myokardinfarkt*. Seltenere Varianten sind *Ruhe-Angina* (nächtliche Anfälle durch Blutdruckabfall und Tachykardien) und *Variant-Angina* (überwiegend spastisch bedingt). **Komplikationen** sind Herzinsuffizienz (nach Myokardinfarkt oder lange bestehender instabiler Angina pectoris; aber auch auslösend, bei hoher Vorlast und kurzer, unvollständiger Diastole - s.u. und vgl. Kap. 15.4.2.4., "2."), Sinusknotensyndrom (☞ Kap. 15.3.1.3.), verschiedene heterotope Erregungsbildungsstörungen (☞ Kap. 15.3.2.), AV- sowie Schenkelblöcke (☞ Kap. 15.3.3.2.-3.) und plötzlicher Herztod (überwiegend durch Kammerflimmern oder Asystolie bei Myokardinfarkt).

15.6.1. Ursachen

■ **Koronarsklerose**

Sie ist die mit Abstand **dominierende Ursache**. Alle in Kap. 9.1.-4. behandelten Mechanismen der Atherogenese gelten auch für die Atheroskleroseentwicklung in Koronararterien. Unter den Risikofaktoren korreliert **Hyperfibrinogenämie** stärker mit Koronarsklerose und Atherosklerose zerebraler Arterien als mit der anderer Arterien - ☞ Kap. 9.4.6.

Darüber hinaus erscheinen erhöhte Spiegel an **Faktor VII und VIIa** als spezifische Risikofaktoren der IHK. Besonders VIIa steigt mit zunehmendem Alter, durch Fettaufnahme und bei Frauen in der Postmenopause. Die verstärkte, tissue factor-vermittelte Aktivierung von VII (☞ *Abb. 8.1*, Kap. 8.1.) fördert besonders die Thrombusbildung als Koronarsklerosekomplikation - s.u.

Wie in *Abb. 9.1*, Kap. 9. veranschaulicht, treten klinische Symptome erst bei hochgradiger Stenose auf. Obwohl von der Lage der Stenose abhängig, sind sie in der Regel erst bei Lumeneinengungen > 80 % zu erwarten.

- **Kompensationsmechanismen**
  - **Dilatationsreserve** der Arteriolen, die durch Öffnung der Sphinkteren den Widerstand vermindern - ☞ voranst. Kap.
  - Ausbildung von **Kollateralen**: Querverbindungen zwischen unveränderten und poststenotischen Arterien entwickeln sich in der Folge wiederholter (nicht zur Nekrose führender) Hypoxien in dem betroffenen Bereich → reichlich bei langsam zunehmenden Stenosen und regelmäßiger körperlicher Belastung (Trainingseffekt). Hypoxie als angiogener Stimulus führt im Myokard zu gesteigerter Bildung des VEGF und gesteigerter Expression seines Rezeptors KDR auf Endothelzellen der Koronargefäße - vgl. Kap. 3.1., "Vaskularisierung des Primärtumors" und 6.2.1., "5.". Ein akuter Gefäßverschluß durch Thrombosierung (s.u.) kann daher in Abhängigkeit vom Ausmaß der Kollateralenbildung zu unterschiedlich großen Infarktarealen führen oder sogar keinen Infarkt nach sich ziehen
- **verstärkende Faktoren** der Auswirkung der Koronarsklerose:
  - **erhöhte Blutviskosität** - ☞ Kap. 8.4.1.2., "Zunahme der Blutviskosität"
  - **verminderter O_2-Gehalt des Blutes** auf Grund pulmonaler Erkrankungen, Anämien, Met-Hb- oder CO-Hb-Bildung und durch Rauchen. Rauchen hat außer den in Kap. 9.4.5. behandelten atheroseförderenden Wirkungen auch solche, die unmittelbar die Myokardischämie verstärken: a) CO-Hb-Bildung → O_2-Versorgung ↓, b) catecholamininduzierte Blutdruckerhöhung → Mehrarbeit → O_2-Verbrauch ↑ und c) catecholamininduzierte Lipolysesteigerung → höherer Anteil von Fettsäuren zur Energiegewinnung → O_2-Verbrauch ↑. Aus b) und c) ergibt sich bei starken Zigarettenrauchern ein Mehrverbrauch an O_2 von ca. 20 %
  - **gesteigerter myokardialer O_2-Verbrauch** durch physische Belastung, Streß, Hypertrophie, kompensierte Herzvitien u.a. gehen a conto Frequenz- und Nachlaststeigerung
  - **intramurale Widerstandserhöhung:** Die koronare Perfusion erfolgt nur während der Diastole. Ist sie verkürzt (Tachykardie) oder werden die intramuralen Gefäße stärker oder länger komprimiert (Insuffizienz, Hypertrophie, Myokarditis, Kardiomyopathie, Perikarditis, Herzmehrarbeit durch körperliche Belastung), wird die Perfusion vermindert. Für den Anstieg des enddiastolischen Drucks sind die Konsequenzen und der damit verbundene circulus vitiosus in *Abb. 15.11* veranschaulicht

Die in *Abb. 15.11* dargestellte Situation ist z.B. typisch für die stabile Angina pectoris, bei der Beschwerden oft von einem bestimmten Belastungsgrad an auftreten. Da der intramurale Perfusionsdruck von außen nach innen abnimmt, beginnt die Ischämie innen und ist dort stärker ausgeprägt (☞ relative Stärke der roten Schichten in *Abb. 15.11*).

■ **Thrombusbildung**

Sie ist eine **Komplikation der Koronarsklerose** und kann am Ort der Entstehung oder nach Abriß und Verschleppung distal von der Stenose zum **akuten Verschluß** führen. Letzterer ist typisch für den Myokardinfarkt. Thrombenbildung an einer atheromatösen Plaque, die nicht zum Verschluß aber zur akuten (weiteren) Lumeneinengung führt, liegt häufig einem Anfall bei instabiler Angina pectoris zugrunde. Spontaner Abbau des Thrombus durch Thrombozytendesaggregation und Fibrinolyse beendet den Anfall.

Die Mechanismen der Thrombenbildung an der Plaque sind in Kap. 8.4.1.1.-2. aufgeführt. Die der Thrombusbildung vorausgehende Endothelablösung oder **Plaqueruptur** wird gefördert durch:

- besonders **verletzliche Strukturen**
  - **hoher Lipidanteil** im Inneren der Plaque, besonders Cholesterol → weiche Konsistenz
  - **geringer Gehalt** der Plaqueoberfläche **an fibrillärem Collagen** im Bereich des Übergangs zum intakten Gefäß (= Plaqueschulter) → geringere Festigkeit
  - Plaquebereiche mit **akuter Entzündung**, gekennzeichnet durch Endothelläsionen und Makrophagenakkumulation → Freisetzung von Metalloproteinasen (vor allem Collagenase, Gelatinase B, Stromelysin), die Bindegewebe der Plaque abbauen (alle Collagentypen, Elastin, Laminin, Proteoglycane)

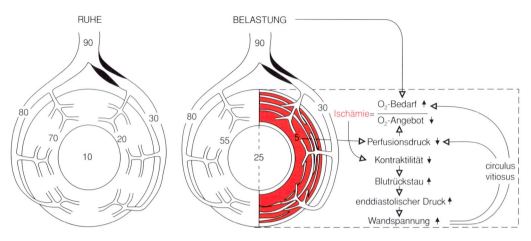

Abb. 15.11: Grobschematische Darstellung der Druckverteilung [mm Hg] in einem normalen und einem poststenotischen Koronararterienbereich des linken Ventrikels in Ruhe und unter Belastung. Der Wert für den intramuralen Perfusionsdruck im inneren Bereich der Kammerwand ergibt sich (vereinfacht) aus dem Druck im vorgeschalteten Koronargefäß minus enddiastolischem Druck. Er ist unter Belastung im poststenotischen Bereich mit 30 - 25 = 5 mm Hg nicht mehr ausreichend für die O_2-Versorgung → Ischämie. Im rechten Bildteil sind Mechanismen aufgeführt, über die sich die Ischämie selbst verstärkt = circulus vitiosus.

- **hämodynamische und mechanische Faktoren**, die typisch für Koranararterien sind
  - Nach dem LAPLACE'schen Gesetz ist die **Wandspannung** dem Lumen und Blutdruck direkt und der Wanddicke indirekt proportional → a) Druckanstieg oder starke Schwankungen (Belastung) führen zum Einreißen an Stellen geringer Festigkeit (s.o.) oder dem Übergang dehnbarer (Bindegewebe) zu steifen Anteilen (kalzifizierte Anteile) und b) bei gleicher Verletzlichkeit sind moderate Stenosen stärker gefährdet als hochgradige (die das Lumen stark vermindern) → Auftreten von Infarkten ohne vorausgehende klinische Symptome, wie z.B. stabile Angina pectoris
  - **Plaquekompression** durch Gefäßspasmen oder Einblutung aus vasa vasorum - seltener
  - zyklische longitudinale **Dehnung** und Verkürzung durch die Herzaktion
  - zunehmende **Scherkräfte** im Bereich der Einengung können zwar Endothelzellen schädigen (☞ Kap. 8.4.1.2.), sind als Rupturursache in Koronarien aber umstritten (gesichert für Karotiden)

Für die Thrombenbildung an rupturierten oder "intakten" Plaques sind weitere Faktoren entscheidend, wie **Hyperkoagulabilität und/ oder verminderte Fibrinolyse** (☞ Kap. 8.4.1.3.) oder **Thrombozytenhyperreaktivität** (☞ Kap. 9.1.4.).

Vor der Thrombusbildung können Einblutungen in rupturierte Plaques bereits erheblich zur Lumeneinengung beitragen.

■ Gefäßspasmen

Sie **verstärken** die Wirkung von Stenosen oder Thromben. Sie entstehen oft im Bereich von Stenosen, weil die durch die Plaque geschädigte Gefäßwand weniger vasodilatative Stoffe freisetzt - EDRF, PGI_2 (☞ Kap. 8.4.1.2.) - so daß vasokonstriktorische Mediatoren - TxA_2 (☞ Kap. 9.1.4., "TxA_2-PGI_2-Wechselwirkungen:") und Serotonin aus Thrombozyten - oder die α-Adrenozeptor-vermittelte Sympathikuswirkung lokal die Oberhand gewinnen. Sie sind besonders wirksam bei exzentrisch lokalisierten Stenosen, wo ein Teil des Restlumens von der noch weitgehend intakten Gefäßwand beigesteuert wird. Die Entstehung der Ruhe- und der Variant-Angina pectoris wird so erklärt. Möglicherweise spielt auch Acetylcholin eine Rolle, das in sklerosierten Gefäßsegmenten mit geschädigtem Endothel eine paradoxe Reaktion bewirken kann: Vasokonstriktion anstatt -dilatation - ☞ Kleindruck ausgangs Kap. 9.1.1.

Schließlich können Spasmen nachgeschalteter kleiner Gefäße ebenfalls zu Ischämien führen. Sie kommen durch die o.g. vasokonstriktiven Mediatoren zustande und sind ebenfalls mit Koronarsklerose gekoppelt. Das Auftreten klinischer Erscheinungen durch Spasmen ohne Koronarsklerose ist umstritten.

Davon abzugrenzen sind strukturelle Veränderungen kleiner intramuraler Arterien und Arteriolen = *small vessel disease*: Intimafibrose und Mediaverbreiterung. Häufig ist überwiegend der linke Ventrikel betroffen, und klinische Erscheinungen treten meist erst im höheren Lebensalter auf. Zusammenhänge mit anderen Grunderkrankungen sind häufig, aber nicht immer erkennbar: Amyloidose, Colitis ulcerosa, Hypertonie, systemische Collagenosen, Vaskulitiden u.a.

15.6.2. Schädigungsmechanismen und Folgen

Die ischämische Myokardschädigung entspricht exakt den Mechanismen der **hypoxischen Schädigung einschließlich dem Schaden durch** spontane oder therapeutische **Reperfusion -** ☞ **Kap. 4.2.**

Herzspezifische Besonderheiten:

- Das Myokard deckt seinen **Energiebedarf** überwiegend aerob aus Fettsäuren, Lactat und Glucose. Bei Unterbrechung der Blutzufuhr reicht der O_2-Vorrat des Myoglobins nur für einige Sekunden. Sistieren der oxidativen Phosphorylierung und Rückstau von NADH blockieren Citratzyklus, β-Oxidation der Fettsäuren und Umwandlung von Lactat in Pyruvat. Für einige Minuten verbleibende ATP-Quellen sind *Creatinphosphat*, die durch die *Adenylatkinase* (= *Myokinase*) katalysierte Reaktion 2ADP → AMP + ATP und die *Glycolysierung* von Glucose aus Glycogen, die selbst bei ausreichender Glucosezufuhr (unvollständige Unterbrechung der Blutzufuhr) bei weitem nicht für die ATP-Gewinnung ausreicht. NADH-Anstau und *p*H-Abfall (bis zu extremen Werten von 4,0) hemmen außerdem den anfänglich enorm gesteigerten glycolytischen Durchsatz

- Der **Anstieg der zellulären Ca^{2+}-Konzentration** wird über die in *Abb. 4.6* und *4.7*, Kap. 4.2.1. erläuterten Mechanismen hinaus im Myokard noch verstärkt durch Verminderung der Ca^{2+}-Rückführung in das sarkoplasmatische Retikulum und die zunehmende Unfähigkeit der Mitochondrien, als Ca^{2+}-Speicher zu fungieren (zusätzliche Schädigung durch Anstieg von freien Fettsäuren, Acyl-Carnitin und Acyl-CoA-Verbindungen)

- **Sympathikusaktivierung** und Entleerung präsynaptischer Catecholaminspeicher verstärken die energetisch ungünstige Situation durch ihre positiv chronotrope, dromotrope und inotrope Wirkung (☞ Kap. 15.4.1.) und über die gesteigerte Lipolyse (cAMP ↑) - durch Anstieg der freien Fettsäuren - die Mitochondrienschädigung (s.o.) und die Glycolysehemmung (auf dem Niveau der Phosphofructokinase)

- Alle vorangenannten und in Kap. 4.2. erläuterten Mechanismen führen rasch zur Verminderung und schließlich zum **Verlust der Kontraktilität**. Die Folgen hängen von der Größe des betroffenen Areals ab:

  - klein → Funktionsübernahme durch das intakte Nachbargewebe, aber das Areal wird während der Systole ausgewölbt, da es keine Wandspannung entwickelt = *paradoxe Pulsation*

  - groß → akute Herzinsuffizienz mit Vorwärts- und Rückwärtsversagen

  - komplette Unterbrechung des koronaren Blutflusses = *globale Ischämie* - Phasen:

    1. störungsfreies Intervall bis 8 sec, entsprechend der geringen O_2-Reserve

    2. Funktionsstörung nach 8 sec und passagéres Kammerflimmern bis Asystolie nach ca. 1 min, entsprechend den Störungen im Energiestoffwechsel und Ionentransport

    3. Asystolie nach 1 min bis irreversible Myokardschädigung nach 20-30 min, entsprechend irreparabler Mitochondrienschädigung, schwerer Membranalteration und Freisetzung lysosomaler Hydrolasen → Ausbildung von Nekrosen (vgl. *Abb. 4.5*, Kap. 4.1.3.4.)

    Bei Wiederherstellung der Perfusion entsprechen 1. und 2. der Überlebens- und 3. der Wiederbelebungsspanne

- **Störungen der Erregbarkeit** hängen von Lokalisation und Zeitdauer der Ischämie ab. Sie können zum Sinusknotensyndrom (☞ Kap. 15.3.1.3.), über fokale Automatie, frühe Nachpotentiale oder Wiedereintrittsmechanismen zu allen Formen heterotoper Erregungsbildungsstörungen (☞ Kap. 15.3.2.) und zu AV- oder Schenkelblöcken (☞ Kap. 15.3.3.2.-3.) führen.

Unabhängig davon führen ischämische Bereiche zu **typischen EKG-Veränderungen** - hierfür **Infarkt**:

1. Frühstadium - hohe, spitze T-Welle ("Erstickungs-T")
2. Akutstadium - Hebung der ST-Strecke und breitere, tiefere Q-Zacke
3. Zwischenstadium - wie 2. plus negative T-Welle
4. Folgestadium - breite, tiefe Q-Zacke, niedrige R-Zacke, negative T-Welle
5. Narbenstadium - wie 4., aber normalisierte T-Welle

Die Veränderungen resultieren überwiegend aus Unterschieden im Ruhemembranpotential und der interstitiellen K^+-Konzentration zwischen ischämichem und nicht-ischämischem Bereich, sowie der typischen Ausbreitung des Infarktes von den inneren nach den äußeren Schichten des Myokards (s.u.). Bezüglich Einzelheiten sei auf spezielle EKG-Literatur verwiesen

- Wegen des höheren intramuralen Drucks (→ Perfusionsverminderung und höherer O_2-Verbrauch) ist die **Ischämie in den inneren Myokardschichten stärker ausgeprägt** als in den äußeren. Bei Verschluß einer Arterie vor Eintritt in das Myokard beginnt der Infarkt ebenfalls innen und breitet sich innerhalb von ca. 4 Stunden in Richtung nach außen bis zu seiner endgültigen Größe aus. Ausbreitungszeit und Infarktgröße hängen allerdings stark von vorhandenen Kollateralen ab (☞ voranst. Kap.)

Wird innerhalb der ersten 3-4 Stunden nach Verschluß durch Thrombolyse (☞ Kap. 8.4.3.2.) die Perfusion wiederhergestellt, so ist eine deutliche Reduzierung des Ausmaßes der entstehenden Nekrose möglich. Sie ist umso kleiner, je früher die Reperfusion erreicht wird. Aber selbst bei frühzeitiger Reperfusion können im strukturell erhalten gebliebenen Myokardbereich über längere Zeit (Tage bis Monate) Störungen verbleiben, die als *myocardial stunning* (stun = betäuben) bezeichnet werden: Kontraktilitätsverminderung und Arrhythmien. Letztere können lebensbedrohlich sein nach Reperfusion im Anschluß an Operationen mit Stillegung des Herzens (*Kardioplegie*). Die Störungen treten auch nach schweren, länger anhaltenden Angina pectoris-Anfällen auf (bei denen eine spontane Reperfusion eintritt). Entscheidende Mechanismen dieses **Reperfusionsschadens** sind Ca^{2+}-Akkumulation - ☞ Kap. 4.2.1. - und Radikalmechanismen - ☞ Kap. 4.2.2. - woraus sich mit Calciumantagonisten und Radikalfängern entsprechende therapeutische Zugänge ableiten (☞ nachf. Kap.).

In geschädigten, aber noch funktionsfähigen Kardiomyozyten können alterierte Mitochondrien und sarkoplasmatisches Retikulum, nicht aber Myofibrillen, ersetzt werden. Da Kardiomyozyten nicht proliferieren können, wird **zugrundegegangenes Myokard** durch Entzündungszellen resorbiert und zunehmend **durch Bindegewebe ersetzt** (☞ Kap. 6.2.1., "4.") = plastische Sicherung der mechanischen Unversehrtheit des Hohlmuskels Herz.

15.6.3. Therapieprinzipien

Ein Abschnitt über die **Prävention der IHK** ist hier obsolet, denn sie **ist identisch mit der der Atherosklerose** - ☞ Kap. 9.5.

Therapieprinzipien werden für den Myokardinfarkt als schwerster Form der IHK nachfolgend kurz umrissen.

Für die Entscheidung zur thrombolytischen Therapie ist die **Sicherung der Diagnose** besonders wichtig. Frühe EKG-Veränderungen (☞ voranst. Kap.) sind nur zu ca. 55% sensitiv und zu 90% spezifisch. Sie sind daher zu ergänzen durch Serodiagnostik: *Myoglobin, Creatinkinase MB, kardiales Troponin I*; Trends - *Carboanhydrase III, Glycogenphosphorylase BB, Myosin-Leichtketten, fettsäurebindendes Protein*. Details - s. Lehrbuch Klinische Chemie.

Bereits behandelt sind:

Antikoagulation - ☞ Kap. 8.4.3.1.

Thrombolyse - ☞ Kap. 8.4.3.2.

Thrombozytenfunktionshemmung - ☞ Kap. 8.4.3.3.

Therapie begleitender Rhythmusstörungen - ☞ Kap. 15.3.4.

Angioplastie und bypass - Problem der Restenosierung - ☞ Kap. 9.6.

Weitere Prinzipien:

- **Verminderung des O_2- und Energiebedarfs des Myokards**
  - Vermeidung jeglicher physischer und psychischer Belastung durch Bettruhe und Sedierung

- **ACE-Hemmer** vermindern die AT II-vermittelte Steigerung der sarkoplasmatischen Ca^{2+}-Konzentration sowie die koronare und periphere Vasokonstriktion. Die koronare Perfusion wird vor allem durch Hemmung des AT II-vermittelten Bradykininabbaus und durch Steigerung der EDRF-Bildung verbessert. Sie hemmen außerdem den Übergang zur Insuffizienz, führen zur Regression einer evtl. vorhandenen Hypertrophie und sind über ihre antiatherogene Wirkung auch für die Sekundärprävention nützlich - vgl. Kap. 15.4.4.4., 15.4.2.5. bzw. 9.5.3., "Trends:"

  - β-**Adrenozeptorblocker** wirken hauptsächlich über ihren negativ chrono-, dromo- und inotropen Effekt (☞ *2.* in *Abb. 15.8*, Kap. 15.4.1.). Durch Lipolysehemmung vermindern sie auch den schädigenden Einfluß freier Fettsäuren. Sehr geringe Förderleistung und Bradykardie sind Gegenindikationen. Durch antihypertensive Wirkung (☞ Kap. 16.1.4.) sind sie auch für die Sekundärprävention wichtig

- **Förderung der koronaren Perfusion**
  - Mit der Identifizierung des EDRF als NO (☞ Kap. 8.4., "(EDRF)" konnte die Wirkung der sog. **Nitro-Vasodilatatoren**, mit den klassischen Vertretern *Nitroglycerin* und *Nitroprussidnatrium*, auf die Mechanismen der NO-Wirkung zurückgeführt werden (cGMP ↑ → Relaxation der glatten Muskulatur der Gefäßwand). Neben der vasodilatierenden Wirkung auf die Koronararterien, durch die vor allem Spasmen im Bereich von Stenosen gelöst werden können (vgl. Kap. 15.6.1., "Gefäßspasmen"), werden auch Venen und Arterien des Körperkreislaufs erweitert → Senkung von Nach- bzw. Vorlast, und es wird die Thrombozytenaktivierbarkeit gehemmt. In Kombination mit ACE-Hemmern werden in der Sekundärprophylaxe bessere Ergebnisse erzielt als mit beiden Substanzgruppen einzeln

  - Reine **Arteriolendilatatoren** sind wenig wirksam, da im poststenotischen Bereich infolge Hypoxie die Gefäße schon maximal erweitert sind. Sie sind eher kontraindiziert, da sie durch Arteriolenerweiterung im gesunden Bereich den Perfusionsdruck und die Versorgung durch Kollateralen im geschädigten Bezirk herabsetzen = sog. *koronares steal-Phänomen* (vgl. *zerebrales steal-Syndrom*, Kap. 20.1.2.)

- **Verminderung des Reperfusionsschadens**
  - **Calciumantagonisten** vermindern den Anstieg der sarkoplasmatischen Ca^{2+}-Konzentration über Blockade des Eintransports oder hemmen seine Auswirkung durch Interaktion mit Calmodulin (vgl. Kap. 4.2.2.1.)
  - α₁-**Adrenozeptorblocker** hemmen den Inositoltriphosphat-vermittelten Ca^{2+}-Anstieg (Trend)
  - **Hemmstoffe des Na^+/H^+-Antiporters** - ☞ Kap. 4.2.1. (Trend)
  - **Hemmung der Radikalbildung** durch *Allopurinol* (Hemmung der Xanthinoxidase - ☞ Kap. 4.2.2.1.) oder zellpenetrable SH-Gruppen-haltige Substanzen (vgl. Kap. 4.1.2., "GSH"), wie *2-Mercaptopropionylglycin*
  - Von den Antioxidantien und **Radikalfängern** kommt die Applikation einiger der in Kap. 4.1.2. aufgeführten physiologischen Substanzen in Frage. Mit rekombinanter humaner *Superoxiddismutase* und *Katalase* werden $\dot{O}_2$ und H_2O_2 abgeführt. Das (nicht physiologische) *Mannitol* ist ein ȮH-Fänger
  - **Hemmung der gesteigerten Leukozyten/Endothelzell-Interaktion** (☞ Kap. 4.2.2.2.) über die in Kap. 5.2.2.7. aufgeführten neuen therapeutischen Zugänge (Trends)

16. Störungen der Blutdruckregulation

16.1. Arterielle Hypertonie (*Hypertension*)

Abb. 16.1 zeigt die Altersverteilung von systolischem und diastolischem Blutdruck bei beiden Geschlechtern.

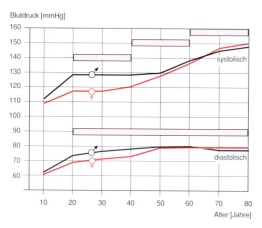

Abb. 16.1: Blutdruckwerte (indirekte Messung über der A. brachialis) aus einer Stichprobe (> 4.000), die für mitteleuropäische Bevölkerung repräsentativ ist (nach STAESSEN et al.).
Den Kurven wurden die Mittelwerte der Altersgruppen in 10jährigen Abständen zugrundegelegt. Die Balken oberhalb der Kurven entsprechen den Grenzwerten bei Erwachsenen, bei deren Erreichen oder Überschreiten - systolisch und/oder diastolisch - definitionsgemäß eine *Hypertonie* vorliegt (gesichert durch Mehrfachmessung an verschiedenen Tagen). Umrechnung: 7,5 mm Hg = 1 kPa.

Aus den in *Abb. 16.1* gezeigten Mittelwerten geht hervor, daß sich im höheren Lebensalter a) die Kurven für die beiden Geschlechter überkreuzen und b) nur der systolische Blutdruck weiter erhöht, während der diastolische konstant bleibt oder sogar zur Abnahme tendiert. Ersteres hat seine Ursache wahrscheinlich in den größeren hormonellen Umstellungen im Klimakterium der Frau. Letzteres ist überwiegend durch Nachlassen der *arteriellen Compliance* bedingt: Elastizitätsverlust der Aorta und großen Arterien.

Bei Erreichen oder Überschreiten der in *Abb. 16.1* für den systolischen Blutdruck angegebenen Grenzwerte wird diese Form der Hypertonie als **Elastizitätshochdruck** bezeichnet. Er kommt bei ca. 5, 21 und 27 % der Bevölkerung im 6., 7. bzw. 8. Dezennium vor. Er ist gekennzeichnet durch gesteigerten systolischen bei gleichbleibendem oder nur leicht erhöhtem Mitteldruck → Blutdruckamplitude ↑ → stärkere zyklische Belastung von Aortenwand und Herz.

Ebenfalls mit einer isolierten Steigerung des systolischen Blutdrucks ist der **Volumenhochdruck** verbunden. Er kommt durch Steigerung des intravasalen Volumens und/oder des Herzzeitvolumens (= *Minutenvolumenhochdruck*) zustande. Er ist entweder nur temporär (durch Normalisierung der Volumenverhältnisse) oder kann im Anfangsstadium primärer und sekundärer Hypertonieformen (☞ nachf. Kap.) vorkommen, bei denen sich im chronischen Stadium immer auch der diastolische Wert erhöht.

Letzteres und sekundäre Zunahme des systolischen Blutdrucks sind typische Erscheinungsformen des **Widerstandshochdrucks**, der durch Steigerung des peripheren Gefäßwiderstands (Arteriolen und kleine Arterien) zustandekommt. Er überwiegt in der Pathogenese aller manifesten, chronischen Hypertonieformen.

Unabhängig von der meist nur primär unterschiedlichen Pathogenese bewirkt die Druckerhöhung in den kleinen Arterien und Arteriolen auf Dauer eine **Manifestierung der Hypertonie**:

- **funktionell** durch endothelvermittelte Tendenz zur Vasokonstriktion - ☞ Kap. 8.4.1.2., "Zunahme des transmuralen Druckes"

- **strukturell** durch Mediahypertrophie

Beides führt zur Lumeneinengung und damit zur Zunahme des peripheren Gefäßwiderstands

Die strukturellen Veränderungen setzen darüber hinaus die Empfindlichkeit arterieller Barorezeptoren herab, so daß zusätzliche vasokonstriktorische Stimuli (z.B. Sympathikusaktivierung bei körperlicher Belastung oder Streß) ungenügend gedämpft werden.

Die nachfolgende Betrachtung unterschiedlicher Hypertonieformen und ihrer Entstehungsmechanismen folgt der üblichen, ätiologisch orientierten Einteilung.

16.1.1. Primäre (= essentielle) Hypertonie

Sie ist mit 90-95 % der Fälle die mit Abstand **häufigste Form** der chronischen Hypertonie und hat in Europa bei Erwachsenen eine Prävalenz von 15-20 % (mit Zunahme im Alter).

Von der Pathogenese her, ist es überwiegend ein Widerstandshochdruck. Der Begriff *essentiell* verweist auf ungenügende Kenntnisse über die Entstehungsmechanismen der Widerstandserhöhung. Es besteht ein komplexes Gefüge miteinander verbundener Ursachen, polygen (deutliche familiäre Häufung) und durch Umweltfaktoren bedingt. Ungeachtet der Verknüpfungen werden die wichtigsten Systeme, die Veränderungen aufweisen, gesondert betrachtet:

■ Transmembranaler Na^+- und Ca^{2+}-Transport

Unmittelbarer Auslöser der Vasokonstriktion ist eine Zunahme der zytosolischen Ca^{2+}-Konzentration in den glatten Muskelzellen der Gefäßwände. Sie resultiert aus der abgestuften Wirkung neuronaler Erregung und Transmitter, humoraler und endothelialer Mediatoren und Faktoren, auf die in diesem Zusammenhang nicht näher eingegangen wird.

Etwa die Hälfte der Patienten mit essentieller Hypertonie sind **salzsensitiv**, d.h. sie reagieren auf erhöhte Kochsalzzufuhr mit deutlichem Blutdruckanstieg.

Der tägliche NaCl-Bedarf wird auf ca. 2 g geschätzt. Unter den derzeit üblichen Ernährungsbedingungen werden 10-15 g aufgenommen, d.h. die NaCl-bedingte Blutdruckerhöhung ist der "Normalzustand" bei diesen Patienten, und sie sind nur durch drastische Senkung der Zufuhr an der damit verbundenen Drucksenkung herauszufinden. Aus internationalen Studien geht eine Abhängigkeit der Hypertonieprävalenz von der NaCl-Zufuhr klar hervor.

In Einklang damit steht eine permanente Zunahme der Na^+- und Ca^{2+}-Konzentration in Blutzellen bei ebenfalls etwa der Hälfte der Patienten, so daß bezüglich Ca^{2+} von einem höheren Ausgangsspiegel auszugehen ist. Er normalisiert sich oft bei erfolgreicher Therapie, u.a. durch NaCl-Restriktion. Inwieweit Blutzellen allerdings für die (zu Laboruntersuchungen nicht verfügbaren) glatten Muskelzellen repräsentativ sind, ist umstritten. Dies trifft auch auf Erklärungen über den Zusammenhang zwischen beiden Ionenspezies und ihre Beziehung zur Blutdruckerhöhung zu, die nur in Teilen bewiesen sind:

- Salzsensitive haben eine verminderte Na^+-Ausscheidungskapazität der Nieren, belegt durch kurative Wirkung von Nierentransplantationen bei essentiellen Hypertonikern. Ursache könnte eine genetisch bedingte, verstärkte up-Regulation der α_2-Adrenozeptoren sein (s.u., "Catecholamine"). Die verminderte Ausscheidungskapazität wird kompensiert durch Hemmung derjenigen Na^+-Reabsorption, die im Austausch gegen K^+ erfolgt. Eine solche Wirkung haben Hemmstoffe der Na^+/K^+-ATPase, wie z.B. Herzglykoside (☞ Kap. 15.4.4.4., "Herzglykoside"). Kreuzversuche mit Plasmen von Hypertonikern und Blutzellen von Normalen verweisen auf die Existenz eines **Faktors mit Hemmwirkung auf die Na^+/K^+-ATPase** im Plasma von Hypertonikern. Kreuzreaktivität von Antikörpern gegen Digoxin mit diesem Faktor führte zur Namensgebung: *endogenes Digoxin* oder *Endoxin* (auch als *natriuretisches Hormon* bezeichnet und nicht zu verwechseln mit ANH, s.u.). Es wird wahrscheinlich aus dem Hypothalamus bei Volumenexpansion des EZR freigesetzt. Seine Wirkung erstreckt sich über die Nieren hinaus auch auf andere Zellen: In den glatten Muskelzellen der Gefäßwände führt der Anstieg der Na^+-Konzentration über eine Zunahme des Na^+/Ca^{2+}-Antiports (vgl. *Abb. 4.7*, Kap. 4.2.1., aber umgekehrte Flußrichtung) auch zum Anstieg der Ca^{2+}-Konzentration → Vasokonstriktion, die im Falle der kleinen Arterien und Arteriolen zur Hypertonie führt. In sympathischen Neuronen wird über diesen Mechanismus die Noradrenalinabgabe gefördert und -aufnahme gehemmt.
  In *Abb. 16.2* ist die von BLAUSTEIN auf dieser Grundlage entwickelte Hypothese der Hypertonieentstehung zusammengefaßt.

  Die Beschränkung auf indirekte Hinweise und seit Jahren ausstehende Strukturaufklärung des plasmatischen Faktors (Endoxin) sind entscheidende Kritikpunkte dieser Hypothese

- Ebenfalls bei ca. der Hälfte der Hypertoniker findet sich in Blutzellen eine erhöhte Aktivität und Affinität des **Na^+/H^+-Antiporters** (☞ *Abb.4.7*, Kap. 4.2.1.), allerdings bislang ohne molekulargenetisches Korrelat im Sinne eines Polymorphismus. In glatten Muskelzellen der Gefäßwände könnte eine über diesen Weg vermittelte Zunahme der Na^+-Konzentration über den Na^+/Ca^{2+}-Antiporter zur Erhöhung der zellulären Ca^{2+}-Konzentration führen → Vasokonstriktion. Weiterhin fördert die mit dem Austransport von H^+ verbundene Alkalinisierung des Zytosols die Signaltransduktion von rezeptorgebundenen Wachstumsfaktoren → Proliferation.

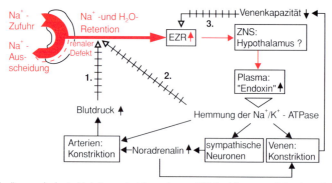

Abb. 16.2: Die primär verminderte Na⁺-Ausscheidungskapazität der Nieren und damit verbundene Volumenzunahme des Extrazellularraums (EZR) wird durch *Endoxin* kompensiert.
Bezifferte Hemmpfeile: **1.** = Druckdiurese, **2.** = Hemmung der renalen Na⁺-Reabsorption, **3.** = Volumenverminderung des venösen Stromgebiets. Folge dieser Kompensation ist die Entstehung eines Widerstandshochdrucks.

■ Catecholamine

Adrenozeptorenblocker sind in der Therapie der essentiellen Hypertonie etabliert. Die Noradrenalinkonzentration im Plasma zeigt aber in dieser Patientengruppe sehr starke Schwankungen und ist dauerhaft nur bei einem relativ geringen Prozentsatz erhöht.

Eine Erklärung für die blutdrucksteigernde Wirkung normaler oder sogar verminderter Noradrenalinspiegel bieten wiederum die salzsensitiven Patienten: Sie respondieren gesteigerte NaCl-Zufuhr mit einer up-Regulation der vasokonstriktorisch wirkenden α_2-Rezeptoren und einer down-Regulation der vasodilatorisch wirkenden β_2-Rezeptoren. In den Nieren bewirkt Stimulation der α_2-Rezeptoren eine vermehrte Na⁺-Reabsorption im proximalen Tubulus → Na⁺-Retention und Volumenzunahme des EZR (s.o.). Familiäre Häufung spricht für eine genetische Determinierung dieses **abweichenden Regulationsverhaltens**.

Im Hinblick auf die funktionelle und strukturelle Manifestation einer Hypertonie (☞ voranst. Kap.) reichen aber wahrscheinlich auch wiederholte temporäre Sympathikusaktivierungen aus, die durch Noradrenalinbestimmung nicht unbedingt erfaßbar sind und durch inadäquate Erhöhung des Herzzeitvolumens zu einem (zunächst *labilen*) Volumenhochdruck führen. Im Zusammenhang mit der Atherogenese beim **metabolischen Syndrom** wurde auf die Bedeutung des Teilfaktors Streß und die häufige Assoziation von Hypertonie mit viszeraler Adipositas und Hyperinsulinismus bereits hingewiesen - ☞ Kap. 9.2.4.1. Der sog. **Persönlichkeitstyp A** reagiert auf mentale und physische Belastung mit stärkerem Anstieg der Catecholaminspiegel im Plasma, der Herzfrequenz und des systolischen Blutdrucks (entsprechend einem Minutenvolumenhochdruck) als sein Counterpart, der Persönlichkeitstyp B. β-Adrenozeptorblocker hemmen den Anstieg der beiden letztgenannten Parameter, steigern aber den Anstieg der Catecholamine.

Aus epidemiologischen Studien ergibt sich auch für **Alkohol** eine blutdrucksteigernde Wirkung, wenn er in gleichen oder etwas größeren Mengen getrunken wird, als aus der Sicht einer Atheroskleroseprävention tolerabel ist (☞ ausgangs Kap. 9.5.1. und 18.2.2.2., "Atheroskleroseprotektive Wirkung"). Ungeachtet der bekannten erweiternden Wirkung auf Hautgefäße überwiegt dann wahrscheinlich eine sympathikusvermittelte Vasokonstriktion in anderen Bereichen, z.B. der Skelettmuskulatur.

■ Renin/Angiotensin/Aldosteron-System

Neben seiner unbestrittenen Funktion bei der Entstehung sekundärer Hypertonien (☞ nachf. Kap.), scheint es auch in die Pathogenese der essentiellen Hypertonie einbezogen zu sein, da ACE-Hemmer und AT II-Rezeptorantagonisten (☞ Kap. 15.4.2.5.) therapeutisch gut wirken.

Das Gen für *Angiotensinogen* ist polymorph. Verschiedene marker aus der flankierenden Region des Gens korrelieren bei belasteten Familien stark mit Hypertonie. Von den bisher bekannten Punktmutationen im Gen selbst, korrelieren zwei Varianten - *T174M* und *M235T* (Austausch von **T**hreonin in Position **174** des Proteins gegen **M**ethionin usw.) - mit Hypertonie und erhöhten Angiotensinogenspiegeln im Plasma.

Die **tierexperimentellen** Hinweise auf die pathogenetische Beteiligung dieses Systems sind sehr klar: Entfernung oder Vervielfachung (knockout oder Genkopien - ☞ Kap. 1.5.2.3.) jedes einzelnen der Gene für *Renin*, *Angiotensinogen*, *angiotensin converting enzyme* oder *AT₁-Rezeptor* (einer der beiden Rezeptoren für Angiotensin II) führt bei Mäusen zur Verminderung bzw. Erhöhung des Blutdrucks.

■ Atrial natriuretisches Hormon (ANH)

ANH wirkt diuretisch wie Endoxin, aber im Gegensatz zu diesem vasodilatorisch. Außerdem hat es eine direkte Hemmwirkung auf die stimulierte Aldosteronfreisetzung in der Nebennierenrinde. Bei essentieller Hypertonie findet sich keine verminderte ANH-Konzentration im Plasma. Sie ist oft sogar erhöht - Kompensationsmechanismus?

Tierexperimentelle Befunde: Heterozygote knockout-Mäuse (☞ Kap. 1.5.2.3.) für das ANH-Gen reagieren auf NaCl-Belastung im Unterschied zu Normaltieren mit Blutdrucksteigerung. Solche mit fehlendem Gen für den ANH-Rezeptor werden hypertensiv, unabhängig von der NaCl-Zufuhr.

■ Lokale Mediatoren

Von den aus Gefäßwand- oder Blutzellen freigesetzten Mediatoren mit sehr kurzer Halbwertszeit wirken vasokonstriktorisch: TxA_2 und Serotonin aus Thrombozyten und Endothelin aus Endothelzellen, sowie vasodilatorisch: PGI_2 und EDRF aus Endothelzellen. Unter den Oxidationsprodukten der Arachidonsäure sind zahlreiche weitere Mediatoren mit Wirkung auf Gefäßlumina (☞ *Abb. 5.19*, Kap. 5.5.2.), die jedoch mehr bei entzündlichen oder allergischen Reaktionen zum Tragen kommt.

Die Bedeutung dieser Mediatoren für die physiologische Durchblutungsregulation legt die Annahme nahe, daß Gleichgewichtsverschiebungen zugunsten vasokonstriktorisch und/oder zuungunsten vasodilatorisch wirkender Mediatoren an der Pathogenese der Hypertonie beteiligt sind. Die Befunde für solche Gleichgewichtsverschiebungen sind zahlreich, jedoch insofern problematisch, als oft Kausalitätsbezüge schwer herzustellen sind und unklar bleibt, ob die Verschiebungen sekundärer Natur sind oder nur modulierend auf die Veränderungen der vorgenannten Systeme einwirken.

Unberührt davon bleibt aber eine zur Blutdrucksenkung führende diätetische oder pharmakologische Beeinflussung dieser Mediatoren.

Auswahl relevanter Befunde:
- Die Endothelzell-vermittelte Vasodilatation ist bei Hypertonikern infolge verminderter EDRF-Bildung herabgesetzt. Knockout-Mäuse für das Gen der endothelialen NO-Synthetase sind hypertensiv
- Patienten mit essentieller Hypertonie haben verminderte Konzentrationen an stabilen Abbauprodukten des PGI_2 (☞ Kap. 5.5.2.) im Harn und beantworten Reize, die zu vermehrter PGI_2-Bildung führen, schwächer als Normotoniker
- Ein beträchtlicher Teil der blutdrucksenkenden Pharmaka führt zu vermehrter Produktion vasodilatorischer Mediatoren, und die Wirkung dieser Pharmaka wird durch Synthesehemmer dieser Mediatoren vermindert
- Blutdrucksenkende Wirkung der diätetischen Zufuhr polyungesättigter Fettsäuren - ☞ Kap. 9.3., "Blutdrucksenkende Wirkung"

16.1.2. Sekundäre Hypertonien

Im Unterschied zur primären Hypertonie sind sie **Begleiterscheinung definierter Grundkrankheiten**.

16.1.2.1. Renale Hypertonien

Sie machen etwa 5 % der Hypertonien aus. Ätiologisch werden unterschieden:

- **renovaskuläre Hypertonie**
  primäre Störung der Nierendurchblutung durch Lumeneinengung einer oder beider Nierenarterien oder von deren Abzweigungen - von innen (Atherosklerose, Thrombose, Embolie, Gefäßwandhyperplasie) oder durch Kompression (Tumoren)

- **renal parenchymatöse Hypertonie**
  Alle zur Niereninsuffizienz führenden Erkrankungen gehen mit Hypertonie einher (☞ *Abb. 14.1*, Kap. 14.3.). Praktisch dominieren Glomerulonephritis und Pyelonephritis

Die **Pathogenese** beider Formen zeigt anfangs Unterschiede, später Gemeinsamkeiten - ☞ ***Abb. 16.3***.

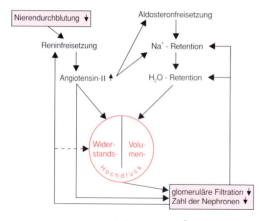

Abb. 16.3: Pathogenese der mit Nierenerkrankungen verbundenen Hochdruckentwicklung.
Die jeweils initialen Veränderungen bei renovaskulärer oder renal parenchymatöser Hypertonie sind durch rosa unterlegte Kästchen markiert.

Bei der **renovaskulären Form** ist der Renin/Angiotensin/Aldosteron-Mechanismus voll wirksam: In *Phase 1* (innerhalb von Minuten) dominiert durch den abfallenden Perfusionsdruck die Reninausschüttung aus den juxtaglomerulären Zellen der Vasa afferentia → Angiotensin II ↑ (aus Angiotensinogen über Angiotensin I), aus dessen konstriktiver Wirkung auf die peripheren Widerstandsgefäße zunächst ein Widerstandshochdruck resultiert. In *Phase 2* kommt die Angiotensin II-vermittelte Na^+- (direkt und über Aldosteron) und Wasserretention (über Adiuretin) hinzu → Zunahme des extrazellulären und damit auch des intravaskulären Volumens, wodurch ein Volumenhochdruck hinzukommt.

Letzteres und die hochdruckbedingte Verbesserung der Nierenperfusion lassen die Renin- und Angiotensin II-Konzentration wieder absinken, so daß ihr labordiagnostischer Aussagewert dann relativ gering ist. Das kann auch die bezüglich Ursachenlokalisation so wichtigen Unterschiede der Reninkonzentration in beiden Nierenvenen betreffen.

In *Phase 3* sind durch den anhaltenden Hochdruck strukturelle Veränderungen der Nierengefäße entstanden (Mediahypertrophie), die zur Nierenschädigung führen (Nephrosklerose). In den Nieren freigesetztes Angiotensin II trägt als Wachstumsfaktor (vgl. Kap. 15.4.2.3., "3.2.") zu weiteren,

funktionseinschränkenden Veränderungen bei - ☞ Kleindruck ausgangs Kap. 14.3.3. Bei Stenosierung <u>einer</u> Nierenarterie als Ursache, wird jetzt die zweite, primär gesunde Niere mit einbezogen. Die Hochdruckpathogenese erhält somit eine renal parenchymatöse Komponente (s.u.). Nach längerer Zeit kann daher die Hypertonie bestehen bleiben, auch wenn die primäre Ursache beseitigt wird. Sie ist außerdem "notwendig" für die Na^+- und Wasserausscheidung, die nur noch über erhöhten Filtrationsdruck in der ausreichenden Menge erfolgen kann.

Bei der **renal parenchymatösen Form** bewirkt der Rückstau von Na^+ und Wasser einen Volumenhochdruck. Der Zustand geht normalerweise mit <u>verminderter</u> Renin- und damit Angiotensin II-Bildung einher. Es findet sich für beide aber oft ein normaler und mitunter auch erhöhter Spiegel im Plasma, was einer der Situation inadäquat hohen Reninproduktionsrate entspricht. Sie resultiert wahrscheinlich aus der Überlastung der funktionell noch intakten Restnephronen und trägt zur Widerstandskomponente des Hochdrucks bei. An letzterer sind noch weitere, ungeklärte Faktoren beteiligt (gestrichelter Pfeil in *Abb. 16.3*). Die durch die Nieren selbst ausgelöste Widerstandserhöhung hat erheblichen Anteil an der parenchymatösen Hypertonie, da eine Entfernung der erkrankten Niere(n) häufig zur Blutdrucknormalisierung führt.

16.1.2.2. Sonstige sekundäre Hypertonien

Sie machen < 5 % der Hypertonien aus und sind überwiegend Begleiterscheinungen von Endokrinopathien. Ätiologie und Pathogenese der meisten dieser Hypertonieformen sind an anderen Stellen behandelt, auf die hier nur zu verweisen ist. Andere, noch nicht behandelte Formen werden kurz skizziert.

- **angeborenes adrenogenitales Syndrom** - ☞ **Kap. 1.4.9.**
- **CUSHING-Syndrom** - ☞ **Kap. 10.2.3.1.**
- **primärer oder sekundärer Hyperaldosteronismus** - ☞ **Kap. 10.2.3.2.**
- **Phäochromozytom** - ☞ **Kap. 10.4.**
- **Präklampsie und Eklampsie**
  Von den beiden Schwangerschaftskomplikationen ist erstere durch die Trias Hypertonie, Pro-

teinurie, Ödeme gekennzeichnet und bei letzterer kommen noch zerebral ausgelöste Krämpfe hinzu. Immer sind auch Gerinnungsstörungen im Sinne einer DIC beteiligt, mit entsprechenden Folgen (☞ Kap. 8.1.2.4. bzw. 7.3.4.). Es entsteht ein **Widerstandshochdruck**, der sich durch erhöhte Empfindlichkeit der Gefäße gegenüber der konstriktiven Wirkung von Angiotensin II bemerkbar macht (was auch als Test dienen kann). Lokale Mediatoren sind einbezogen:

- Die Konzentration des (vasokonstriktiv wirkenden) Endothelin-1 im Plasma ist erhöht. Es könnte aus Amnion- und Endometriumzellen stammen, die eine hohe Synthesekapazität haben. Es überwiegt die vermindert gebildeten (vasodilativ wirkenden) Mediatoren EDRF und PGI_2
- Analoge Wirkung hat der erhöhte TxA_2/PGI_2-Quotient (vgl. Kap. 9.1.4., "TxA_2-PGI_2-Wechselwirkungen:"), der durch *low-dose aspirin* verringert werden kann (☞ Kap. 8.4.3.3., "Gruppe ⑥") - mit guter Wirkung bei gefährdeten Schwangeren

- **durch Medikamente ausgelöste Hypertonien**
  - *Kontrazeptiva* führen zu leichtem Blutdruckanstieg. Bei entsprechender Veranlagung (familiäre Belastung, Diabetes mellitus, Adipositas, Metabolisches Syndrom, Präklampsie während vorausgegangener Schwangerschaft) können sie zum Manifestwerden des Hochdrucks beitragen. Der Estrogenanteil wirkt wahrscheinlich über eine gesteigerte Angiotensin II-Bildung
  - Gabe von *Mineralo-*, *Glucocorticoiden* oder *Sympathomimetika* wirkt wie die entsprechenden Endokrinopathien (s.o.)
  - *nichtsteroidale Antiphlogistika* - ☞ Kap. 5.5.5., "Kreislauf"
  - *Glycyrrhetinsäure* - ☞ Kap. 10.2.3.2., "primären Hyperaldosteronismus"

- Bei der sog. **kardiovaskulären Hypertonie** liegen meist Herzvitien zugrunde: angeboren (Aortenisthmusstenose, persistierender Ductus arteriosus - ☞ *Tab. 15.1*, Kap. 15.1.) oder erworben (Aortenklappeninsuffizienz - ☞ *Tab. 15.2*, Kap. 15.2.)

- Erkrankungen des ZNS können zu **neurogener Hypertonie** führen, wenn die Vasomotorenzentren mitbetroffen sind (Hirndruck, Enzephalitis, Tumoren)

- Beim **LIDDLE-Syndrom** liegt eine Mutation des auf Chromosom 16 lokalisierten Genanteils eines Na^+-Kanals vor, die zu gesteigerter Aktivität des Kanals führt → vermehrte Na^+-Reabsorption in den Nieren.

16.1.3. Folgen der arteriellen Hypertonie

- **Risikofaktor für Atherosklerose - ☞ Kap. 9.4.4. - einschließlich Koronarsklerose - ☞ Kap. 15.6.1.**
- **Herzhypertrophie - ☞ Kap. 15.4.2.1. - mit Folge der Herzinsuffizienz - ☞ Kap. 15.4.4.1.**
- **Nierenschädigung**
  Alle Hypertonieformen führen auf Dauer zur Nierenschädigung, die bis zur Niereninsuffizienz gehen kann. Ursache ist einmal die gesteigerte Atheroskleroseprogredienz, die auch die Nierengefäße einschließt. Noch bedeutsamer sind jedoch die mit der strukturellen Manifestierung der Hypertonie verbundenen Gefäßeinengungen (☞ Kap. 16.1., "strukturell"), mit den Folgen **herdförmiger Tubulusatrophien**, **interstitieller Fibrose** und **Verödung von Glomerula**
- **zerebrovaskuläre Folgen - Schlaganfall**
  Hypertonie und Folgen sind wichtigste, aber nicht ausschließliche Ursachen **zerebraler Durchblutungsstörungen**. Die häufigsten Mechanismen (etwa in absteigender Reihenfolge) sind:
  - **Embolien**
    Ablösung von Thromben an atherosklerotischen Plaques der *A. carotis interna*, die intrakraniell zum Arterienverschluß und damit zum **Hirninfarkt** führen (vgl. Kap. 15.6.1., "Thrombusbildung:"), sind häufigste Ursache. Es folgen solche aus der *A. vertebralis* oder aus dem Herzen (Arrhythmien, Herzklappenschäden oder -ersatz u.a.). Letztere können wiederum auf Hypertonie zurückgehen → Herzhypertrophie → ventrikuläre Arrhythmie (☞ Kap. 15.4.2.4., "3.")
  - **Veränderungen intrakranieller Gefäße**
    Die funktionelle und strukturelle Manifestierung einer langjährig bestehenden Hypertonie

(☞ Kap. 16.1.) macht sich im Hirn besonders an den kleinen Arterien des Marklagers und Hirnstammes bemerkbar. Konsequenz des erhöhten Strömungswiderstands ist die Notwendigkeit gesteigerter Blutdruckwerte für die Aufrechterhaltung der Perfusion. Im Rahmen von Blutdruckschwankungen auftretende oder therapeutisch erzeugte Blutdrucksenkungen gefährden die Durchblutung → **transitorisch-ischämische Attacken** bis lakunäre **Hirninfarkte** (☞ Kap. 20.1., "klassische Einteilung").

Stärkere Blutdruckanstiege könne dagegen zum Zerreißen der vulnerablen Gefäße führen → **Einblutungen**, herdförmig oder als Massenblutung

- **Stenosierung extrakranieller Gefäße**
Hochgradige, atherosklerotisch bedingte Stenosen oder Verschlüsse durch Thrombenbildung können in intrakraniellen Arealen mit ungenügender Kollateralgefäßversorgung zu **Hirninfarkten** führen

Alle Mechanismen, aber besonders die Embolien, führen durch die Stase des Blutes in dem betroffenen Gefäß zu **sekundärer Thrombosierung** (vgl. Kap. 8.4.1.2., "Verminderte Strömungsgeschwindigkeit"), durch die das ischämische Areal vergrößert wird. Mit steigender Größe des Areals wächst nicht nur der Umfang neurologischer Ausfälle, sondern auch die Gefahr der Ausbildung eines *vasogenen Hirnödems* - ☞ Kap. 20.2. Daraus ergibt sich therapeutisch die Notwendigkeit der Antikoagulation (☞ Kap. 8.4.3.1.) und vor allem einer frühzeitigen Thrombolyse (☞ Kap. 8.4.3.2.). Letztere sollte, wie beim Myokardinfarkt, innerhalb der ersten 3-4 Stunden erfolgen.

Bezüglich Verlaufsformen zerebraler Durchblutungsstörungen und neurologischer Ausfälle - ☞ Kap. 20.1.

16.1.4. Therapeutische Prinzipien

Endokrin, neurogen oder kardiovaskulär bedingte Hypertonien sind im Rahmen der zugrundeliegenden Primärerkrankungen kausal zu behandeln. Dies trifft auch auf einen Teil der renalen Hypertonien zu, z.B. die einseitige renovaskuläre Form. Die anderen Formen, besonders die essentielle Hypertonie, werden **symptomatisch** behandelt. Zielwerte der Therapie sind ≤140/90 mm Hg. Wenn Allgemeinmaßnahmen, wie Einschränkung der Kochsalzzufuhr (5-8g/Tag), Gewichtsreduktion, körperliche Aktivität und Reduktion der Alkoholzufuhr (<30g/d), nicht ausreichen, ist eine medikamentöse Therapie notwendig. Die nachfolgend kurz aufgelisteten Stoffgruppen haben zwar einen Bezug zur Pathogenese der Hypertonie, soweit sie bekannt ist, meist aber auch zu der ihrer wichtigsten Folgen - Hypertrophie und IHK - weshalb einige von ihnen schon in den Kap. 15.4.2.5. bzw. 15.6.3. aufgeführt sind.

- *β-Adrenozeptorblocker* wirken über Verminderung von Reninfreisetzung, Herzzeitvolumen und Noradrenalinfreisetzung bei sympathischer Erregung (letzteres durch Blockade präsynaptischer β-Rezeptoren)
- $α_1$-*Adrenozeptorblocker* führen zur Dilatation peripherer Gefäße
- *ACE-Hemmer* führen über die Verminderung der Angiotensin II-Bildung vor allem zur Senkung des peripheren Widerstands, aber auch zu geringerer Aldosteronfreisetzung und Na^+-Retention (vgl. *Abb. 16.3*, Kap. 16.1.2.1.). Außerdem verlängern sie die (vasodilatierende) Wirkung von Bradykinin (☞ Kap. 5.4.3.). Trend: Hemmung der Angiotensinogenbildung durch antisense-Oligonucleotide - ☞ Kap. 1.5.2.6.
- *Angiotensin II-Rezeptor-Antagonisten*, die den Rezeptorsubtyp AT_1 blockieren, wirken ähnlich wie ACE-Hemmer, aber ohne Verlängerung der Bradykininwirkung
- *Calciumantagonisten* wirken durch Hemmung des Ca^{2+}-Einstroms in die glatten Muskelzellen der Gefäßwände vasodilatierend
- *Diuretika* senken initial das Herzzeitvolumen über die Steigerung der Na^+- und Wasserausscheidung (☞ Kap. 13.1.2., "Therapieprinzipien"). Nach Normalisierung des Blutvolumens hält ihre blutdrucksenkende Wirkung jedoch an, wahrscheinlich über eine Wirkungsbeeinflussung vasokonstriktorischer und -dilativer Mediatoren: negativ bzw. positiv. Sie sind daher bewährter Bestandteil der Kombinationstherapie der Hypertonie
- *Nitroprussidnatrium* wirkt über NO-Freisetzung vasodilatierend (☞ Kap. 15.6.3., "Nitro-Vasodilatatoren"). Der kurzzeitige, aber über Infusion quantitativ abstufbare Effekt fixiert das Einsatzgebiet auf die Therapie der Blutdruckkrise oder die Erzeugung einer steuerbaren Hypotonie bei chirurgischen Eingriffen

16.2. Pulmonale Hypertonie

Wesentlich geringere Wanddicke des rechten im Vergleich zum linken Ventrikel, aber gleiches Herzzeitvolumen für rechtes und linkes Herz verweisen bereits auf bedeutend geringeren Strömungswiderstand und Blutdruck im Lungenkreislauf (< 1/5 der Werte des Körperkreislaufs). Vasodilatatoren haben kaum Einfluß auf die normale Lungenstrombahn. Abweichungen gehen daher nur in Richtung Druckerhöhung.

Eine *pulmonale Hypertonie* liegt vor, wenn der Pulmonalarteriendruck von normal 10-22/5-16 mm Hg (systolisch/diastolisch) auf Werte >30/>18 mm Hg ansteigt. Sie ist *manifest*, wenn bereits unter Ruhebedingungen auftretend und *latent*, wenn erst unter Belastung. Abrupte Anstiege können zu akuter Rechtsherzinsuffizienz führen. Häufiger sind jedoch chronische Entwicklungen. Sie führen dann zu **pathologischen Druckwerten, wenn der gesamte Strombahnquerschnitt im Lungenkreislauf auf etwa die Hälfte reduziert ist**.

16.2.1. Ätiopathogenese

Im Unterschied zur arteriellen Hypertonie sind (fast) alle pulmonalen Hypertonieformen **sekundär**, d.h. Folge definierter und faßbarer Erkrankungen.

Selten sind die Ursachen einer ausgeprägten pulmonalen Hypertonie nicht erkennbar = *primäre pulmonale Hypertonie*, die überwiegend Frauen im mittleren Lebensalter betrifft. Pulmonale Endothelzellen der Patientinnen exprimieren mehr *Endothelin-1*, und es finden sich auch höhere Spiegel dieses vasokonstriktiven Mediators im Plasma. Morphologisch finden sich fibrosierende Intimaverdickungen der Arterien.

■ **akute pulmonale Hypertonie**

Massive *Lungenembolie* (☞ Kap. 8.5.), *Fett-* oder *Gasembolien* sowie schwere *DIC* (☞ Kap. 8.1.2.4.) können durch Verschlüsse der Pulmonalarterien bzw. der terminalen Strombahn zu extremen Druckanstiegen führen.

Auch **extreme körperliche Belastung** geht mit einer Druckerhöhung im kleinen Kreislauf einher, um den notwendigen Druckanstieg im linken Vorhof zu sichern, der zur Füllung des linken Ventrikels notwendig ist (vgl. Kap. 15.4.1., "FRANK-STARLING-Mechanismus:").

■ **chronische pulmonale Hypertonie**

- **Passiver Blutrückstau** in den Lungenkreislauf infolge *Linksherzinsuffizienz* (☞ Kap. 15.4.4.2., "Linksherzinsuffizienz") ist eine der häufigsten Ursachen. *Mitralklappenstenose* (☞ Tab. 15.2, Kap. 15.2.), die noch nicht mit Insuffizienz einhergeht, hat die gleiche Wirkung

- **Hypervolämie** im Lungenkreislauf führt infolge *Herzvitien mit Links-Rechts-Shunt* (☞ Tab. 15.1, Kap. 15.1.) zum Hochdruck

- **Lungengefäßobstruktion** als Ursache betrifft überwiegend die **Arteriolen** und z.T. auch die Kapillaren. In Frage kommen *rezidivierende Thromboembolien* oder *Pneumonien, Pneumokoniosen* oder *Sarkoidose* (☞ Kap. 17.2.2.2.) und seltene *Angiopathien*, wie die *Panarteriitis nodosa*

- **Vasorestriktive Formen** entstehen bei Verlust von normalem Lungenparenchym, der mit entsprechender **Einschränkung des Kapillarbetts** einhergeht. Unter den *obstruktiven Ventilationsstörungen* überwiegt hier das *Lungenemphysem* (☞ Kap. 17.1.2., "Lungenemphysem") und unter den *restriktiven Ventilationsstörungen* fast alle *fibrosierenden Erkrankungen* (☞ Kap. 17.2.2.2.). Ebenfalls in Frage kommen *chronische Pneumonien*. Einseitige *Pneumektomie* führt nur dann zur Druckerhöhung, wenn das verbleibende Lungengewebe pathologisch verändert ist (vgl. Kap. 8.5., "Konsequenzen für die Herzaktion:")

- **Chronische Konstriktion der kleinen Lungenarterien** kann Folge aller Lungenerkrankungen sein, wenn sie im fortgeschrittenen Stadium zu einer Senkung des alveolären pO_2/pCO_2-Quotienten führen, die sich peripher durch *Hypoxie* und *Hyperkapnie* äußert = **EULER-LILJESTRAND-Mechanismus:** Hypoxie ist wahrscheinlich der entscheidende Auslösemechanismus, da es z. B. auch bei Aufenthalt in großer Höhe (keine Hyperkapnie) zur Ausbildung einer pulmonalen Hypertonie kommt. Unter den hypoxiebedingten Veränderungen lokaler Mediatoren mit Gefäßwirkung sind sowohl verminderte Bildung von Vasodilatatoren (EDRF, PGI_2) als auch gesteigerte Bildung von Vasokonstriktoren (TxA_2, Serotonin) beschrieben.

Akute Catecholaminausschüttung führt über die extreme periphere Vasokonstriktion durch Überlastung des linken Ventrikels auch zur Druckerhöhung im Lungenkreislauf → Entstehung des sog. *neurogenen Lungenödems*. Auch bei *ARDS* (☞ Kap. 7.4.1.) im Zusammenhang mit schwerem Trauma, bewirkt Catecholaminausschüttung einen vorübergehenden Druckanstieg

16.2.2. Folgen

Die chronische Druckerhöhung führt in den **Lungenarterien** zur kompensatorischen Wandverdickung, die mit Lumeneinengung einhergeht (circulus vitiosus). Auch atherosklerotische Veränderungen mit Thrombusbildung sind möglich = *Pulmonalgefäßsklerose*.

Die Folgen der pulmonalen Hypertonie für die **Lungenkapillaren** sind in Kap. 15.4.4.2., "2.1." ausgeführt. Der **rechte Ventrikel** reagiert auf chronische Druckerhöhung mit Hypertrophie, Dilatation und schließlich Rechtsherzinsuffizienz - *Cor pulmonale*, wenn Lungenerkrankungen die primäre Ursache für diese Veränderungen sind.

Zur **diagnostischen Quantifizierung** der pulmonalen Hypertonie dient der *Rechtsherzkatheter*, der mittels "Einschwemmtechnik" über eine Kubitalvene, die *V. cava superior*, den rechten Vorhof und den rechten Ventrikel bis in die *A. pulmonalis* vorgeschoben wird.

Die **Therapie** der pulmonalen Hypertonie richtet sich in erster Linie auf die auslösende Grundkrankheit. Zur Verminderung der hypoxiebedingten Vasokonstriktion sind *Calciumantagonisten* und *Theophyllin* im Einsatz. Letzteres hat außer der dilatierenden Wirkung auf die Bronchien (☞ Kap. 7.4.2.4., "Bronchodilatatoren") eine gleichartige auch auf die Lungengefäße. Durch Infusion von *Prostacyclin-Analoga* (☞ Kap. 5.5.6., "Hochdrucks im kleinen Kreislauf") und *L-Arginin* (→ NO-Bildung - ☞ Ende Kap. 9.1.1.) sind Kurzzeiteffekte erzielbar.

16.3. Portale Hypertonie

Der Blutdruck in der *Pfortader* beträgt normal 3-6 mm Hg (0,4-0,8 kPa) und ist maximal um 4 mm Hg (0,53 kPa) höher als der in den Hohlvenen. Er ergibt sich aus dem Produkt aus dem gesamten transhepatischen Gefäßwiderstand (der hauptsächlich durch die Weite der Sinusoidalgefäße determiniert wird) und dem Blutfluß im Splanchnikusgebiet. Physiologische Schwankungen des Blutflusses, z. B. postprandiale Anstiege, werden durch geringfügige Lumenänderungen der Masse der Sinusoidalgefäße so kompensiert, daß der Druck konstant bleibt. Die wichtigsten beteiligten Mediatoren, die über ihre Wirkung auf die perisinusoidalen Zellen den Widerstand regulieren, sind: konstriktorisch - Endothelin-1, Angiotensin II und dilatorisch - EDRF, PGI_2. Sie werden hauptsächlich von Endothelzellen und VON KUPFFER'schen Sternzellen freigesetzt.

Eine *portale Hypertonie* liegt vor bei Blutdruckwerten in der Pfortader von > 7 mm Hg (0,93 kPa) und/oder einem transhepatischen Druckgradienten (= Druckdifferenz zwischen Pfortader und Hohlvenen) von > 5 mm Hg (0,67 kPa).

Ätiologisch dominieren weltweit die *Schistosomiasis* (= *Bilharziose*: *Trematoden* der Gattung *Schistosoma* in tropischen und subtropischen Gebieten besiedeln in einer bestimmten Entwicklungsphase das Pfortadersystem und legen dort auch Eier ab, die u.a. in der Leber zu Granulombildung und Fibrosierung führen) und in Industrieländern die *Leberzirrhose* (☞ Kap. 18., "Leberzirrhose").

Pathogenetisch führt die morphologische Einengung und/oder funktionelle Beeinträchtigung der Dilatationsfähigkeit der Sinusoidalgefäße zur Erhöhung des transhepatischen Gefäßwiderstands → reaktive Hyperperfusion des Splanchnikusgebiets durch Dilatation von Arteriolen → Druckerhöhung. Übersteigt der transhepatische Druckgradient 10-12 mm Hg (1,3-1,6 kPa) → Ausbildung *portosystemischer Kollateralen*, besonders im Bereich der Submukosa und Mukosa von Magen und Ösophagus, aber auch im Bereich des Rektums oder nach Wiedereröffnung der *V. paraumbilicalis* zur *V. iliaca* (extreme Erweiterung = *"caput medusae"*).

Bei Leberzirrhose als Ursache ist die Hyperperfusion des Splanchnikusgebiets wahrscheinlich nicht nur reaktiv, sondern auch primär an der Druckerhöhung beteiligt. Dafür spricht, daß die portale Hypertonie auch nach Ausbildung von Kollateralkreisläufen bestehen bleibt. Welche Mediatoren dabei die Hauptfunktion haben, ist noch unklar.

Die schwerwiegendste **Folge** der portalen Hypertonie ist die Ausbildung von *Varizen* im Bereich der Kollateralen mit der Gefahr einer **intestinalen Blutung**, überwiegend aus Ösophagusvarizen.

Patienten mit Leberzirrhose haben zum Zeitpunkt der Diagnosestellung etwa in der Hälfte der Fälle Ösophagusvarizen; die anderen entwickeln sie in den Folgejahren. Bei ca. 1/3 der Varizenträger kommt es zur Blutung.

Weitere Folge der portalen Hypertonie ist die Ausbildung von Ödemen mit vorrangiger Lokalisation im Bauchraum = *Aszites*. Primäre Ursachen dafür sind erhöhter hydrostatischer Druck in den Kapillaren, gesteigerte Lymphproduktion in der Leber, die die Kapazität der abführenden Lymphgefäße übersteigt, und bei Zirrhose spielt infolge Hypalbuminämie auch der erniedrigte onkotische Druck eine Rolle. Eine sekundäre Verstärkung erfolgt über den Aldosteronmechanismus - ☞ Kap. 13.1.2., "Aldosteronmechanismus".

Schließlich ist infolge der Stauung meist auch eine Milzvergrößerung vorhanden.

Neben der Behandlung der Grundkrankheit, endoskopischer Verödung oder Ligatur von Varizen und operativer Schaffung portosystemischer Kollateralen sind zur unterstützenden **medikamentöse Therapie** β-*Adrenozeptorblocker* (vgl. Kap. 16.1.4.), *Nitro-Vasodilatatoren* (☞ Kap. 15.6.3.) oder *Octreotid* zur Hemmung der mesenterialen Durchblutung (☞ Kap. 10.2.2.1., "therapeutischen Anwendung") im Einsatz.

16.4. Arterielle Hypotonie

Menschen mit Blutdruckwerten unterhalb der Norm (vgl. *Abb. 16.1*, Kap. 16.1.) haben statistisch eine höhere Lebenserwartung als Normo- oder Hypertoniker. Krankheitswert besitzt die Hypotonie nur bei schwerer orthostatischer Dysregulation oder permanenter zerebraler Minderdurchblutung. Die dafür zu unterschreitenden systolischen Blutdruckwerte variieren individuell und zeigen eine starke Altersabhängigkeit: Bei Jugendlichen liegen sie zwischen 80 und 90 mm Hg. Im Alter und besonders bei Hypertonikern können auf Grund der vorgeschädigten Gefäße bereits Normwerte für eine ausreichende Perfusion zu niedrig sein - ☞ Kap. 16.1.3., "Veränderungen intrakranialer Gefäße".

Orthostatische Dysregulation

Beim Übergang vom Liegen zum Stehen erfolgt innerhalb von 10-20 sec eine Umverlagerung des Blutes in das Abdomen und die Beine → venöser Rückstrom ↓ → Herzzeitvolumen ↓. Die **normale Gegenregulation** besteht in einer durch Druck- und Dehnungsrezeptoren vermittelten Sympathikusaktivierung → Zunahme der Konzentrationen von Catecholaminen, Renin und Angiotensin II im Plasma → a) Arteriolenkonstriktion, b) Tonuszunahme der Venen und Venolen, c) Zunahme der Herzfrequenz. Die Konsequenzen für die wichtigsten hämodynamischen Parameter sind im linken Teil der *Abb. 16.4* gezeigt ("NORMAL").

Normale und pathologische Reaktionen können durch eine Reihe von Testverfahren differenziert werden. Mit dem *Stehtest nach SCHELLONG* können auf einfache Weise die beiden häufigsten Abweichungen ermittelt werden - ☞ *Abb. 16.4*.

Die in *Abb. 16.4* gezeigten Störungen sind wie folgt zu interpretieren:

- *hyperdiastolische Regulationsstörung*
  Sie kommt bei > 80 % der Personen mit orthostatischer Dysregulation vor. Es bleibt eine übernormale **Diskrepanz zwischen venösem Gefäßbett und Blutvolumen** bestehen. Die erhebliche Schlagvolumensenkung kann durch die Frequenzsteigerung nicht ausgeglichen werden → systolischer Blutdruck ↓. Der Anstieg des diastolischen Blutdrucks ist Konsequenz der Sympathikusaktivierung.
  Wichtigste Gründe sind Herzinsuffizienz, Hypovolämie, ungenügende Venentonisierung oder Behinderung des venösen Rückstroms, die alle wiederum verschiedene Ursachen haben können - ☞ *Tab. 16.1*

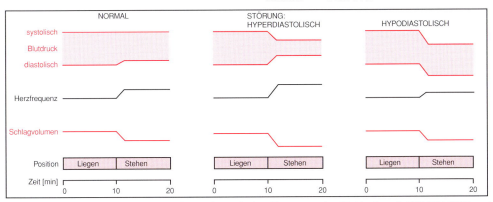

Abb. 16.4: Prinzipielle Veränderungen hämodynamischer Parameter im Stehtest nach SCHELLONG, unter Vernachlässigung von Details der Einschwingphase beim Übergang vom Liegen zum Stehen.

- *hypodiastolische Regulationsstörung*
  Hier erfolgt eine **ungenügende Sympathikusaktivierung**, so daß systolischer und diastolischer Blutdruck absinken und die Herzfrequenz nicht oder nur mäßig erhöht wird.
  Die primäre Störung kann außer den sympathischen Efferenzen auch das Kreislaufzentrum in der Medulla oblongata, hypothalamische Zentren oder die Afferenzen betreffen

Permanente Minderperfusion

Sie führt zu Beschwerden, die nicht nur unter den Bedingungen der orthostatischen Gegenregulation auftreten (die aber pathologisch ist). Im Vordergrund stehen die Symptome der zerebralen Minderdurchblutung: Schwindel, Ohrensausen, Kopfschmerz, Müdigkeit, Synkopen u.a. Zerebral und pulmonal bedingt sind Zwang zur tiefen Inspiration, Gähnen, Schwarzwerden vor Augen. Gastro-

• primäre (= essentielle oder konstitutionelle) Hypotonie		
• sekundäre Hypotonien		
- Endokrinopathien	• Panhypopituitarismus (☞ Kap. 10.2.1.)	
	• Morbus ADDISON (☞ Kap. 10.2.3.3.)	
- kardiale Ursachen	• Herzinsuffizienz (☞ Kap. 15.4.4.2.)	
	• Aortenklappenstenose (☞ *Tab. 15.1* und *15.2*, Kap. 15.1. bzw. 15.2.)	
	• Mitralstenose (☞ *Tab. 15.2*, Kap. 15.2.)	
	• Pericarditis constrictiva	
	• Rhythmusstörungen (☞ gesamtes Kap. 15.3.)	
	• {Hyperkaliämie (☞ Kap. 13.1.4.3.)}	
- Abnahme des peripheren Gefäßwiderstands	• Medikamente	
	- Überdosierung von Antihypertensiva	
	- Nebenwirkungen von Antidepressiva, Phenothiazinen, Barbituraten, L-Dopa u.a.	
	• {vasodilatorischer Schock (☞ Kap. 7.3.1.1., "2.")}	
	• {Hitzschlag (☞ Kap. 7.1., "Hitzschlag")}	
- vermindertes Blutangebot für das Herz	• venöse Insuffizienz (Varikosis)	
	• Venenkompression (Tumoren, Schwangerschaft)	
	• {hypovolämischer Schock (☞ Kap. 7.3.1.1., "1.")}	
	• {Lungenembolie (☞ Kap. 8.5.)}	
- neurogene Ursachen	• asympathikotone Hypotonie: Degeneration sympathischer Neurone	
	• hypersensitiver Karotissinusreflex	
	• SHY-DRAGER-Syndrom: Degenerationen in Substantia nigra, Putamen u.a., mit schwerer orthostatischer Dysregulation	
	• Medikamente	
	- Neuroleptika	
	- {Narkotika}	
	• {Hirntraumen oder -tumoren}	
	• {vago-vasale Synkopen}	

Tab. 16.1: Einteilung der wichtigsten chronischen und {akuten} Hypotonieformen nach ätiologischen Gesichtspunkten.

intestinale Störungen äußern sich in Appetitlosigkeit, Schmerzen und kardiale in Extrasystolen, Angina pectoris. Die kompensatorische Konstriktion der Hautgefäße (weniger bei ungenügender Sympathikusaktivierung) verursacht Blässe, Kühle, Neigung zum Frieren.

Auslösend ist oft psychische Belastung oder Schmerz. Verstärkt treten die Symptome in Pubertät, Klimakterium oder während der Schwangerschaft auf. Chronische Hypotonien können daher in der klinischen Ausprägung stark schwanken.

Ätiologisch wird die (häufigere) **primäre** (= *essentielle* oder *konstitutionelle*) Form von den **sekundären** Formen unterschieden - ☞ *Tab. 16.1*. Diese Einteilung erfolgt nicht nach den voranstehend beschriebenen Arten der begleitenden orthostatischen Dysregulation. Bei der primären Hypotonie kommen z.B. beide Arten vor, und an den sekundären Formen sind sie unterschiedlich beteiligt.

Die sekundären Formen bessern sich mit der erfolgreichen Behandlung der Grundkrankheit. Für die symptomatische **Therapie** der primären Hypotonie bieten sich zwei unterschiedliche Angriffspunkte an, die sich an der Pathogenese orientieren.

- Steigerung des Venentonus, z.B. durch *Dihydroergotamin* - vor allem bei hyperdiastolischer Regulationsstörung
- Steigerung des peripheren Widerstands und der Herzkontraktilität durch *Sympathikomimetika* - nur bei hypodiastolischer Regulationsstörung

17. Atmungs- und Lungenfunktionsstörungen

Die wichtigsten Pathomechansimen und Grunderkrankungen werden systematisch behandelt oder an entsprechender Stelle zitiert, wenn sie in anderen Kapiteln abgehandelt sind.

17.1. Obstruktive Ventilationsstörungen

Atmungsbehinderung auf Grund erhöhten Strömungswiderstands infolge Einengung großer und/oder kleiner Atemwege.

17.1.1. Grundmechanismen

Extrathorakale Atemwegsverlegung durch Fremdkörper oder Tumor behindert Inspiration und Exspiration in gleicher Weise. Abbau oder Erweichung des Knorpels (= *Laryngo-* und/oder *Tracheomalazie*) oder *Croup* führen dagegen fast ausschließlich zu einer Behinderung der Inspiration, da sich die Wände im Minimum des intraluminalen Drucks am stärksten annähern.

Intrathorakale Atemwegsverlegung betrifft entweder Trachea und große Bronchien (Tumoren) oder weit häufiger kleine Bronchien und Bronchiolen. Bei letzteren wird überwiegend die Exspiration behindert: Am Ende der Exspiration überwiegt der Druck von außen auf die Bronchien den intraluminalen Druck an oder proximal der Verengung und die elastischen Kräfte des Lungengewebes, die die Bronchien offen halten. Im Extrem bleibt Luft distal von kollabierten Bronchien eingeschlossen (= *trapped air*). An der **Einengung des Bronchiallumens** können folgende **Mechanismen** beteiligt sein:

- **Abbau von peribronchialem Elastin**
  überwiegend an der Emphysementstehung beteiligt - ☞ nachfolg. Kap.
- **Broncho- und Bronchiolospasmus**
  Die zugrundeliegenden neuralen und humoralen Mechanismen sind ausführlich am Beispiel des Asthma bronchiale dargestellt - ☞ Kap. 7.4.2.2.
- **Schleimhautödem**
  Es entsteht entweder durch Blutrückstau bei pulmonaler Hypertonie (☞ Kap. 16.2. und 15.4.4.2., "2.1.") oder weit häufiger als entzündliche Reaktion auf Reizstoffe, Allergene, Bakterien, Viren u.a., die maßgeblich beteiligt sind an der Pathogenese der chronischen Bronchitis (☞ nachf. Kap.) und des Asthma bronchiale (☞ Kap. 7.4.2.2.)
- **Veränderungen des Bronchialschleims**
  Hyperkrinie = Überproduktion von Schleim und **Dyskrinie** = Produktion eines veränderten, zäheren Schleims. In beiden Fällen ist ein ausreichender Abtransport durch koordinierte Zilienbewegung nicht mehr gewährleistet. Meist sind beide Mechanismen beteiligt; mit Überwiegen von ersterem bei chronischer Bronchitis und Asthma bronchiale und von letzterem bei Mukoviszidose (☞ Kap. 1.4.10., "1.")
- **Verminderung der Zilientätigkeit**
  Sie führt zum mangelnden Abtransport des Bronchialschleims. Sie ist selten angeboren und häufiger das Ergebnis von entzündlichen und/oder allergischen Reaktionen oder der Inhalation von Reizstoffen (Tabakrauch). Beteiligt sind sowohl Lähmung als auch Zerstörung der Zilien

17.1.2. Krankheitsbilder

Mukoviszidose - ☞ Kap. 1.4.10.

Asthma bronchiale - ☞ Kap. 7.4.2.

■ **chronische Bronchitis**

Sie kommt primär meist durch eine gestörte Zilienfunktion zustande, veranlagungsbedingt und/oder durch chronische Einwirkung von Reizstoffen, wie Tabakrauch oder SO_2, sowie chronisch-rezidivierende virale oder bakterielle Atemwegsinfekte.

Rauchen ist als entscheidender ätiologischer Faktor der chronischen Bronchitis gesichert. Wirksam sind neben den Partikeln vor allem Stickoxide und Ammoniak - abgesehen von den für andere Erkrankungen entscheidenden Noxen (Karzinome - ☞ Kap. 3.3.2.4., "Zigarettenrauch" und *Tab. 3.5*, Kap. 3.3.4., Atherosklerose - ☞ Kap. 9.4.5., Herzbelastung - ☞ Kap. 15.6.1., "Verminderter O_2-Gehalt des Blutes").

Problematik des **Passivrauchens:** Neben dem gesicherten Zusammenhang zwischen Passivrauchen und Bronchialkarzinom ließ sich in den letzten Jahren auch die Beziehung zu obstruktiven Ventilationsstörungen ob-

17.1. Obstruktive Ventilationsstörungen

jektivieren. Dies gelang vor allem durch Messung von *Cotinin*, einem stabilen Nicotinmetaboliten, im Harn als Maß für die Rauchinhalation. Kinder rauchender Eltern haben häufiger Atemwegsinfekte, schwerere Verläufe bei vorbestehendem Asthma bronchiale und verminderte Werte der Funktionsparameter für obstruktive Ventilationsstörungen (gemessen wurden FEV_1 und $MEF_{25,75}$ - ☞ Kap. 7.4.2.1.). Langjähriges Passivrauchen im Erwachsenenalter führt zu Lungenfunktionseinschränkungen, die denen schwacher Raucher entsprechen.

Die Untersuchungen wurden für Zigarettenrauchen durchgeführt. Beim Passivrauchen überwiegt quantitativ der sog. Nebenstromrauch, der aus der Glimmzone unmittelbar entweicht. Er enthält eine höhere Konzentration an Schadstoffen als der vom Raucher ausgeatmete Hauptstromrauch.

Neben der Belastung mit verschiedenartigen **Stäuben** sind zahlreiche chemisch definierte **Luftschadstoffe** bekannt, deren wichtigste in *Tab. 17.1* zusammengestellt sind.

Im nicht abtransportierten Bronchialschleim akkumulieren Schadstoffe aus den Keimen (Endotoxin - ☞ Kap. 4.3., "Lipopolysaccharid A"; Histamin - ☞ Kap. 5.3.2.), der Luft (☞ *Tab. 17.1*) oder Entzündungszellen (Elastase und Cathepsin G - ☞ Kap. 7.3.1.3., "Freisetzung von Proteinasen"), die die Schädigung des Bronchialepithels unterhalten. Dadurch werden auch interzellular lokalisierte Rezeptoren sensibilisert, die so normalerweise unterschwellige Reize über die in Kap. 7.4.2.2. beschriebenen Wege in entzündliche Reaktionen, Bronchokonstriktion und Hyperkrinie umsetzen.

Die chronische Bronchitis kann über längere Zeit mit mehr oder weniger Auswurf einhergehen, ohne obstruktiv zu sein. Sind aber die entsprechenden Funktionsparameter erst mal verändert (☞ Kap. 7.4.2.1.), ist eine Rückführung kaum möglich - was die Bedeutung der Prävention unterstreicht.

Für Raucher ist Entwöhnung die entscheidende Maßnahme: durchschnittliche FEV_1-Abnahme bei Rauchern ca. 50 ml/Jahr, bei Nichtrauchern ca. 25 ml/Jahr.

Medikamentös-**therapeutisch** sind β_2-*Sympathomimetika*, *Anticholinergika* oder *Theophylline* zur Bronchodilatation und *Glucocorticoide* zur Entzündungshemmung im Einsatz. In diesen Punkten ist die Therapie der des Asthma bronchiale analog - ☞ Kap. 7.4.2.4. Akute Exazerbationen mit purulentem Sputum werden mit *Antibiotika* behandelt (*Aminopenicilline*), und *Mukolytika* erleichtern das Abhusten. Hierin entspricht die Therapie der der Mukoviszidose - ☞ Kap. 1.4.10., "Therapie:".

■ Lungenemphysem

Pathologisch-anatomisch kann die Zerstörung eines Teils der Alveolarwände und der Kapillaren, mit Überdehnung des verbleibenden Gewebes, un-

Substanz	Herkunft
flüchtige organische Lösemittel	in Innenräumen aus verschiedenen Baumaterialien, Böden und Möbeln
Formaldehyd	Gerbereien, chemische Industrie, Kunststoffherstellung, Photoarbeiten
Isocyanate	Lackierarbeiten, Schaumstoff- und Kunststoffherstellung
Kobaltdämpfe	Schweißarbeiten, Metallindustrie
Kolophoniumdämpfe	Lötarbeiten
Nickelsalze	Schmuckindustrie, Schneidereien, Galvanisierarbeiten
Ozon	Großstadtsmog
Persulfate	chemische Industrie, Friseurgewerbe
Phthalsäureanhydrid	chemische Industrie, Kunststoffherstellung
saure Aerosole: HCl, HNO_3, H_2SO_4, $(NH_3)_2SO_4$	Kraftwerke, Autoabgase
Schwefeldioxid	Energiegewinnung aus fossilen Brennstoffen
Stickstoffdioxid	Autoabgase, Erdgasverbrennung, Zigarettenrauch

Tab. 17.1: Auflistung der wichtigsten Luftschadstoffe mit Reizwirkung oder toxischen Einflüssen auf die Atemwege (in ungewichteter, daher alphabetischer Reihenfolge), die überwiegend obstruktive Ventilationsstörungen hervorrufen (nach BAUR). Alle tragen zur Entstehung der chronischen Bronchitis bei, häufig aber auch zu der des Asthma bronchiale, direkt oder als Allergen.

terschiedliche Teile der Lunge betreffen: *basales, zentrolobuläres, panazinäres, perifokales, bullöses* oder *subpleurales Emphysem.*

Funktionell ergibt sich eine erhebliche Einschränkung der Atemreserve - ☞ Kap. 7.4.2.1. Reduzierung der Oberfläche für den Gasaustausch sowie Verteilungsstörungen vermindern die Arterialisierung - ☞ Kap. 17.5. Durch die Rarifizierung der Gefäße kommt eine Verminderung der Lungendurchblutung hinzu. Die damit verbundene Widerstandserhöhung führt zum pulmonalen Hochdruck, und dieser verstärkt sich noch durch zusätzliche Vasokonstriktion infolge Hyperkapnie und Hypoxie → *Cor pulmonale* (☞ Kap. 16.2.1.-2.). Die Obstruktion entsteht in erster Linie durch Abbau von peribronchialem Elastin, so daß die Bronchiolen am Ende der Exspiration kollabieren = *Entspannungsobstruktion*. Da so auch der Selbstreinigungsprozeß behindert wird, können sich chronische Entzündungen einstellen = *obstruktive Emphysembronchitis.*

Pathogenetisch überwiegt eine Störung des Proteinase/Proteinaseinhibitor-Gleichgewichts, wie sie für den *α₁-Proteinaseinhibitor-Mangel*, als wichtigster Emphysemursache, in Kap. 1.4.1. behandelt ist. Emphysembildungen in der Umgebung von Atelektasen oder Narben haben mehr mechanische Ursachen durch Überdehnung (perifokal, subpleural).

Therapeutisch sind die bei der chronisch obstruktiven Bronchitis aufgeführten Maßnahmen sinnvoll (s.o.). In Erprobung ist die Substitution mit Proteinaseinhibitoren - ☞ Kap. 1.4.1., "Therapie:". Bei persistierender Atmungsinsuffizienz - objektiviert durch p_aO_2 (= arterieller O_2-Partialdruck) ≤55 mm Hg in Ruhe oder unter Belastung - und Hinweisen auf die Entstehung eines Cor pulmonale trotz optimaler medikamentöser Therapie, ist die Sauerstofflangzeittherapie idiziert (12-16 Stunden/Tag). Lungentransplantation in sehr schweren Fällen.

Funktionsmessungen bei obstruktiven Ventilationsstörungen - ☞ Kap. 7.4.2.1.

17.2. Restriktive Ventilationsstörungen

Atmungsbehinderung durch verminderte Ausdehnungsfähigkeit des Thorax oder der Lunge.

17.2.1. Funktionsmessungen und -veränderungen

Von den spirometrisch erfaßbaren Funktionsparametern finden sich typischerweise **Verminderungen für Totalkapazität, Vitalkapazität, funktionelles Residualvolumen** (das etwa dem plethysmographisch gemessenen **intrathorakalen Gasvolumen** entspricht - ☞ Kap. 7.4.2.1.) und **Residualvolumen** - ☞ *Abb. 17.1*. Quantität und Gleichsinnigkeit dieser Veränderungen unterscheiden sich deutlich von denen obstruktiver Störungen. Andere (in Kap. 7.4.2.1. behandelte) Parameter zeigen weniger charakteristische Veränderungen.

Das Pendant zur *totalen Resistance* für die Quantifizierung obstruktiver Störungen ist bei restriktiven Störungen die **Compliance:**

$C_L = \Delta V / \Delta P_{Pl}$

C_L = Lungencompliance

ΔV = Zunahme des Luftvolumens bei normaler Inspiration aus Atemmittellage, wobei bei offener Glottis vor und nach Inspiration die Thoraxstellung durch die Atemmuskulatur kurz fixiert wird

ΔP_{Pl} = inspirationsbedingte intrapleurale Druckabnahme, wobei aus praktischen Gründen die Druckänderung im Ösophagus mittels Ballonsonde gemessen wird, da $\Delta P_{Pl} \approx \Delta P_{Ös}$

Die unter diesen Bedingungen ermittelten Werte entsprechen der *statischen* Compliance. Im Unterschied dazu wird bei der (meßtechnisch schwierigeren) *dynamischen* Compliance bei ruhiger Spontanatmung ohne zwischengeschaltete Atempausen gemessen.

Sie ist ein **Maß für die Dehnungsfähigkeit der Lunge**. Erwachsene zeigen eine altersbedingte Abnahme. Der jeweilige Normalwert ergibt sich aus:

C_L [l/kPa] = 3,067 - (0,0182 x Lebensjahre)

Subjektive Beschwerden treten bei Werten < 1,1 l/kPa auf, und bei Werten < 0,4 l/kPa ist die Atmungsinsuffizienz lebensbedrohlich. Auf Grund der dann auftretenden *alveolären Hypoventilation* steigt der arterielle CO_2- und sinkt der O_2-Partialdruck - ☞ Kap. 17.4., "②" und 17.5.

In *Abb. 17.1* sind Veränderungen für einige restriktive Ventilationsstörungen den Normalwerten und einer obstruktiven Störung gegenübergestellt.

17.2. Restriktive Ventilationsstörungen

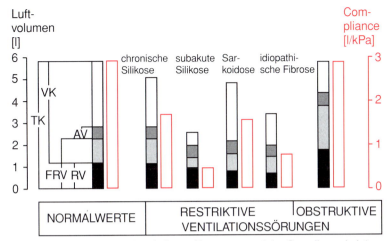

Abb. 17.1: Veränderungen spirometrisch erfaßbarer Parameter und der Compliance bei 4 ausgewählten restriktiven Ventilationsstörungen (☞ nachf. Kap.), im Vergleich mit Normalwerten und einer typischen obstruktiven Ventilationsstörung (☞ Kap. 7.4.2.1.).
TK = **T**otal**k**apazität, **VK** = **V**ital**k**apazität, **FRV** = **f**unktionelles **R**esidual**v**olumen, **RV** = **R**esidual**v**olumen, **AV** = **A**temzug**v**olumen.

17.2.2. Krankheitsbilder und Mechanismen

Im Unterschied zu obstruktiven Störungen ist die Ätiopathogenese sehr unterschiedlich, so daß sich gemeinsme Grundmechanismen kaum definieren lassen.

17.2.2.1. Extrapulmonale Störungen

- **Skelettveränderungen** nach Unfällen oder durch Kyphoskoliose schränken die Atemexkursionen und den intrathorakalen Raum ein
- **Störungen der Atemmuskulatur**
  - **mechanische Behinderung** der Zwerchfellaktionen durch Aszites, Lebervergrößerung oder viszerale Adipositas
  - **Lähmungen** der Atemmuskulatur, z.B. durch Ausfall des *N. phrenicus* oder solche im Rahmen einer Poliomyelitis
  - **Hemmung der Erregungsübertragung**, z.B. bei Myasthenia gravis (☞ Kap. 20.5.1.1.)
  - **Muskelschädigung**, überwiegend genetisch bedingt, z.B. bei progressiver Muskeldystrophie Typ DUCHENNE (☞ Kap. 20.5.1.3.)
- **Pleuraveränderungen**
  - **Verwachsungen** (Pleuritis, Mesotheliom, Asbestose) führen zur "Lungenfesselung" → Verminderung des Atemzugvolumens und kompensatorisch erhöhte Atemfrequenz
  - **Erguß** - als *Hämo*- (tumor- oder verletzungsbedingt), *Chylo*- (*Ductus thoracicus*-Ruptur), *Hydro*- (Transsudat infolge Stauung oder Proteinmangel), *Sero*- (entzündliches Exsudat) oder *Pyothorax* (eitrige Entzündung) - schränkt durch Lungenkompression die Atemexkursionen ein
- **Pneumothorax**

Da der intrapleurale Druck niedriger als der atmosphärische ist, führen Verletzungen der Pleura parietalis (*äußerer Pneumothorax*) oder visceralis (*innerer Pneumothorax*), die Kontakt zur Außenluft haben, zum Lufteintritt in den Pleuraspalt → Schrumpfung des betroffenen Lungenflügels auf etwa Faustgröße (bei normaler Elastizität der Lunge und unveränderter Pleura). Da Perfusion und Durchblutung dieses Lungenflügels sistieren, kann bei Gesunden der intakte Flügel unter Ruhebedingungen das Blut ausreichend arterialisieren, so daß oft nur eine *Belastungsdyspnoe* resultiert.

Anders ist die Situation beim **Spannungspneumothorax:** Er kommt durch einen Ventilmechanismus zustande, da sich die Pleuraperforation bei der Exspiration schließt und bei der Inspiration öffnet. Er ist lebensbedrohlich durch den Druckanstieg im Pleuraraum → Verlagerung des Mediastinums → Kompression der Hohlvenen → Behinderung des venösen Rückstroms zum rechten Herzen

Da die Lungendehnbarkeit primär nicht verändert ist, sind bei den extrapulmonalen Störungen zwar die spirometrisch erfaßbaren Parameter, nicht oder kaum aber die Compliance vermindert.

17.2.2.2. Pulmonale Störungen

Hier ist die Lungendehnbarkeit immer eingeschränkt, weshalb sich die Compliance zur Beurteilung des Störungsausmaßes gut eignet. Allerdings sind Kombinationen mit obstruktiven Störungen nicht selten.

■ **fibrosierende Lungenveränderungen**

Diffus verteilte oder herdförmige Einlagerungen von Bindegewebe, die zu Veränderungen des Lungengerüsts führen. Es überwiegen Collagenfasern, die Elastin verdrängen. In der unmittelbaren Umgebung der Herde wird das Lungenparenchym gedehnt oder auch zerrissen → *perifokales Emphysem*, das röntgenologisch als sog. *Honigwabenlunge* imponiert. Neben Alveolen gehen auch Kapillaren zugrunde oder nehmen am Fibrosierungsprozeß teil → Wandverdickung. Es resultiert eine **Vergrößerung der Diffusionsstrecke** zwischen Alveolen und Kapillaren und eine **zunehmende Reduzierung der Gasaustauschfläche**, die sich morphologisch in Bindegewebszunahme und Abnahme des Luftanteils der Lungen äußert.

Der Vielfalt von Ursachen (s.u.) sind wiederholte oder chronische **Entzündungen** gemeinsam, die den Prozeß in Gang bringen und unterhalten. Primär sind die Alveolen betroffen - *Alveolitis* - von denen die Entzündung auf Bindegewebe und Gefäße übergreift.

Alveolitiden müssen klinisch nicht in Erscheinung treten. Sie sind dann nur durch zytologische Untersuchung der *bronchoalveolären Lavage* diagnostizierbar.

Als Initiatoren der Bindegewebsbildung sind die im Rahmen der Entzündung akkumulierten und aktivierten *Alveolarmakrophagen* entscheidend: Produktion und Freisetzung von Wachstumsfaktoren, insbesondere PDGF (☞ Kap. 6.1.1.1.), FGF (☞ Kap. 6.1.1.4.) und TGF-β1 (☞ Kap. 6.1.1.5.), die proliferierend auf Fibroblasten wirken und deren Synthesekapazität für Collagen steigern. Die Überproduktion von TGF-β1 ist für alle fibrosierenden Erkrankungen typisch - ☞ Kap. 6.2.2.3.

- **Pneumokoniosen**

  Der Begriff subsummiert zwar alle Staubansammlungen in der Lunge, die zu Reaktionen führen, wird aber meist eingeschränkt gebraucht für *fibrogene* Staubarten:

  - *Quarzpartikel* (kristallines SiO_2) führen bei Dauerexposition (Bergwerke, Steinbrüche, Gießereien, Sandstrahlarbeiten) zu subakuter oder chronischer **Silikose**. Phagozytose dieser Partikel durch Makrophagen und Granulozyten bewirkt (über ungenügend geklärte Mechanismen) verstärkte Radikalbildung und Absterben der Zellen → Freisetzung von Proteinasen. Gewebsschädigung und Entzündung werden so unterhalten. Abtransport von Partikeln über Lymphgefäße könnte Ursache für die überwiegend dort lokalisierten *histiozytären Granulome* sein, die später vernarben. Neben der Fibrosierung entsteht auch eine obstruktive Bronchitis.

  - *Asbestfasern* (kompliziert aufgebaute Silikate unterschiedlicher Zusammensetzung) führen zur **Asbestose**. Die primären Mechanismen entsprechen denen bei Silikose. Die Ausprägung restriktiver Ventilationsstörungen hängt von der Asbestart ab, ist aber meist geringer als bei der Silikose. Eine spezielle Gefährdung liegt in der kanzerogenen Wirkung von Asbest - ☞ Kap. 3.3.1.3.

- Akute Alveolitis mit nachfolgender interstitieller Fibrosierung kann auch **Bestrahlungsfolge** sein (Strahlentherapie von Lungentumoren)

- **Hyperoxie**

  Ein O_2-Anteil von ca. 70 % in der Atemluft führt nach einigen Tagen zur *Sauerstoff-Pneumopathie*. Zielzellen der (radikalvermittelten?) Schädigung sind a) Kapillarendothelien → Mikrothromben und interstitielles Ödem, b) Typ I-Pneumozyten → alveoläres Ödem, Bildung hyaliner Membranen und interstitielle Fibrose und c) Typ II-Pneumozyten → ungenügende Surfactantbildung (vgl. Kap. 2.1.1. u. 7.4.1., "Surfactant") → Atelektasen.
  Schädigungen weiterer Gewebe hängen vom pO_2-Wert des Blutes ab

- **Stauung** des Blutes bei Linksherzinsuffizienz führt sowohl zur Abnahme der Compliance als auch zur Zunahme der totalen Resistance = restriktive und obstruktive Wirkung

- Als **immunologische Überempfindlichkeitsreaktion vom Typ III** (durch Immunkomplexe) gegen Antigene aus Stäuben können akute Alveolitiden und bei chronischer Exposition diffuse Fibrosen entstehen (vgl Kap. 14.1.1.).

  Häufig entstammen die Allergene Pilzen: *thermophile Aktinomyzeten* aus a) moderndem Heu → *Farmerlunge*, b) Klimaanlagen → *Luftbefeuchter-Krankheit* oder c) Speisepilzverarbeitung → *Mushroomworkers lung*. Bei der *Vogelzüchterkrankheit* entstammen sie dem Kot der Tiere

- Als Organmanifestation oder Begleiterscheinung von **Autoimmunerkrankungen** sind Lungenfibrosen bekannt bei (etwa in absteigender Reihenfolge) *viszeraler Sklerodermie, rheumatoider Arthritis, Periarteriitis nodosa, systemischem Lupus erythematodes* und *Polymyositis*

- Unter den **Granulomatosen** führt besonders die *Sarkoidose* der Lunge (*Morbus BOECK*) über wiederholte Entzündungsschübe zur Fibrose.

  Die Progredienz hängt von der Frequenz der Schübe ab, die mit Glucocorticoiden behandelbar aber klinisch schwer erkennbar sein können → Messung von *Neopterin* in Serum oder Urin zur Erfassung der Schübe - ☞ Kap. 5.2.3.2., "Neopterin"

- Ursächlich ungeklärt ist das *HAMMAN-RICH-Syndrom* (= *idiopathische Lungenfibrose*). Es beginnt mit einem fibrinreichen interstitiellen und intraalveolären Ödem, dem sich relativ rasch eine diffuse Fibrose anschließt

■ Atelektasen

Der Begriff charakterisiert Lungengebiete, in denen die Alveolen kollabiert sind, so daß ihre Wände aneinander liegen.

- Bei **Okklusionsatelektasen** werden primär die zuführenden Atemwege verschlossen (häufige Begleiterscheinung obstruktiver Ventilationsstörungen - ☞ Kap. 17.1.1.) → Resorption der Luft aus den von der Ventilation ausgeschlossenen Alveolen, daher auch als *Resorptionsatelektasen* bezeichnet

- **Kompressionsatelektasen** entstehen durch Druckeinwirkung von außen, z.B. infolge Pleuraerguß oder bei schwerer Kyphoskoliose

- **Infiltrationsatelektasen** sind Folge der Ansammlung von Entzündungszellen, überwiegend bei Pneumonien; selten auch durch Tumorzellen (*Lymphangiosis carcinomatosa*)

- **Surfactantmangel** als Ursache von Atelektasen ist entscheidend für das an anderer Stelle behandelte

  Idiopathische Atemnotsyndrom (IRDS) - ☞ Kap. 2.1.1.

  Auch beim **ARDS** - ☞ Kap. 7.4.1., "Surfactant" - spielt er eine wichtige Rolle

Lungenödeme unterschiedlicher Ursache wirken sich ähnlich wie Atelektasen aus.

Der **Zustand nach Lob- oder Pneumektomie** ist im weiteren Sinne ebenfalls den restriktiven Ventilationsstörungen zuzurechnen.

17.3. Störungen der Lungendurchblutung

Sie beeinflussen Atmungs- und Kreislauffunktionen und sind deshalb im Zusammenhang mit letzteren in anderen Kapiteln behandelt, auf die hier nur zu verweisen ist.

Pulmonale Hypertonie - ☞ Kap. 16.2.

ARDS - ☞ Kap. 7.4.1.

Schocklunge - ☞ Kap. 7.3.4., "2."

Die drei genannten Zustände gehen in unterschiedlicher Ausprägung mit Blutstau und -stase und/oder **interstitiellem**, später **alveolärem Lungenödem** einher. Sie münden auf diese Weise ein in:

- obstruktive Ventilationsstörungen (☞ Kap. 17.1.): Bronchialwandödem, reflektorische Bronchokonstriktion
- restriktive Ventilationsstörungen (☞ Kap. 17.2.): Abnahme der Lungencompliance
- Diffusionsstörungen (☞ Kap. 17.5.): Verlängerung der Distanz zwischen Alveolaroberfläche und den Kapillaren

Bislang nicht erwähnte Ursachen für die Entstehung von Lungenödemen sind **Pneumonien, Inhalation von Reizstoffen** (Cadmiumoxid, Dimethylsulfat, Fluor, Metallcarbonyle, Ozon, Phosgen, Stickstoffdioxid; vgl. auch *Tab. 17.1*, Kap. 17.1.2.), **Aspiration** oder **Hyperoxie** (☞ voranst. Kap.). Sie wirken überwiegend durch Schädigung des Kapillarendothels.

Lungenembolie - ☞ Kap. 8.5.

17.4. Störungen der Atmungsregulation

Die Ursachen solcher Störungen sind oft komplex und können zentralnervöse Zentren und/oder Afferenzen aus der Peripherie betreffen. Eine Übersicht gibt *Abb. 17.2*.

① **Hyperventilation**

- Arterielle **Hypoxie**, mit oder ohne gleichzeitig bestehender *Hyperkapnie* ($pCO_2\uparrow$), wird durch Chemorezeptoren perzipiert. Sie kommt bei Höhenaufenthalt, im fortgeschrittenen Stadium aller Lungenerkrankungen, die eine Steigerung der Atemarbeit zulassen und bei Linksherzinsuffizienz vor. Bei Lungenerkrankungen mit Störungen der Mikrozirkulation (Stauung, Entzündung) signalisieren auch die juxtakapillären Rezeptoren.

  Therapeutische Normalisierung der Hypoxie durch O_2-angereicherte Luft kann durch Dämpfung des Atemzentrums eine mitbestehende Hyperkapnie (obstruktive Ventilationsstörungen) verstärken.
  Bei extremer Hypoxie wird das Atemzentrum infolge Hirnschädigung gelähmt.

- respiratorische Kompensation einer **metabolischen Azidose** - ☞ Kap. 13.2.1.1. Prototyp ist die KUSSMAUL'sche Atmung (❶ in *Abb. 17.2*) im Coma diabeticum (☞ Kap. 10.5.1.1., "Coma diabeticum")

- Akuter **Blutdruckabfall** stimuliert das Atemzentrum über abnehmende Impulse der Pressorezeptoren

- **psychoreaktiv** bei emotionaler Erregung und vegetativer Labilität → normokalzämische Tetanie - ☞ Kap. 10.6.5., "2."

  Das Atemzeitvolumen ist zwar gesteigert, aber das spirometrische Bild sehr different zu dem unter ❶ in *Abb. 17.2* gezeigten: unruhige Atmung mit wechselnder Mittellage und tachypnoischen Phasen

- **Steigerung der Körpertemperatur**, sowohl bei Fieber wie bei Hyperthermie (☞ Kap. 7.1.); aber auch am Beginn einer Unterkühlung (☞ *Tab. 7.1*, Kap. 7.2.)

- Auf **hormoneller** Ebene kann besonders Adrenalin eine Hyperventilation auslösen

- Einige **Pharmaka** führen über Reizung von peripheren Chemorezeptoren (*Almitrin*) oder zentrale Erregung (*Pentetrazol*) zur Hyperventilation

Alle Hyperventilationsformen, die nicht primär durch $pCO_2\uparrow$ oder metabolische Azidose verursacht werden, führen zur respiratorischen Alkalose - ☞ Kap. 13.2.1.4.

② **Hypoventilation**

- Bei der (seltenen) **primären Hypoventilation** liegt wahrscheinlich ein Ausfall der zentralen Chemorezeptoren vor, so daß das Atemzentrum nicht auf $pCO_2\uparrow$ reagiert. Da die Steuerung über die peripheren Chemorezeptoren nicht ausreicht, entwickeln sich Zyanose, Polyglobulie und häufige somnolente Phasen

- Bei der **respiratorischen Globalinsuffizienz** (☞ Kap. 17.5.) reicht die äußere Atmung nicht für die Erhaltung normaler Blutgaswerte aus. Die **Hypoventilation** ist also **relativ** zum Erfolg zu sehen. Alle Erkrankungen mit Behinderung der äußeren Atmung können dazu führen. Chronische Hyperkapnie führt darüberhinaus im Regelkreis der Atmung zu einer Sollwertverstellung des Atemzentrums auf höhere pCO_2-Werte (Analogie zum Fieber - ☞ Kap. 7.1.).

  Die Bedeutung des pO_2-Wertes für den Atemantrieb wird größer - zu beachten bei therapeutischer Applikation O_2-angereicherter Luft → Verstärkung der Hyperkapnie und respiratorischen Azidose

- respiratorische Kompensation einer **metabolischen Alkalose** - ☞ Kap. 13.2.1.2.

- akuter **Blutdruckanstieg** → Reizung der Pressorezeptoren → Dämpfung des Atemzentrums

- **Schreck** führt über übergeordnete Zentren zu temporärer Atmungshemmung

- **Hypothermie** mit Abnahme der Körperkerntemperatur auf Werte < 34 °C (vgl. *Tab. 7.1*, Kap. 7.2.) führt zur Lähmung der Zentren in der Medulla oblongata → flache Atmung (❷ in *Abb. 17.2*), die bei weiterer Temperatursenkung zunehmend von Pausen unterbrochen wird

- Unter den **Pharmaka** mit atmungshemmender Wirkung sind *Opiate* und *Barbiturate* hervorzuheben. Sie vermindern die Empfindlichkeit der zentralen Chemorezeptoren und können tödliche Atmungsdepressionen hervorrufen

Alle Hypoventilationsformen, außer der infolge metabolischer Alkalose, führen zur respiratorischen Azidose - ☞ Kap. 13.2.1.3. Die Hypoxie führt in peripheren Geweben zu Schädigungen (☞ Kap. 4.2.) und im Lungenkreislauf zur Wider-

17.4. Störungen der Atmungsregulation

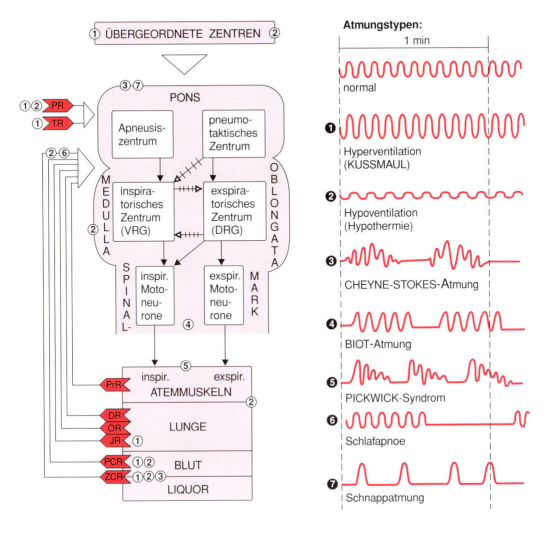

Abb. 17.2: **Links:** Stark vereinfachte Darstellung des *pontomedullären Atemzentrums*, der Innervation der Atmungsmuskulatur und der Beeinflussung des Zentrums über rezeptorvermittelte (überwiegend Rückkopplungs-) Mechanismen.
Die beiden *medullären Zentren* (VRG = **v**entrale **r**espiratorische **G**ruppe, DRG = **d**orsale **r**espiratorische **G**ruppe) erzeugen wahrscheinlich den Grundrhythmus, u.a. durch wechselseitige Hemmung. Die beiden *pontinen Zentren* modulieren: Das *Apneusiszentrum* stimuliert die Inspiration, wird aber durch Dehnungsrezeptoren der Lunge gehemmt (= HERING-BREUER-Reflex). Das *pneumotaktische Zentrum* stimuliert die Exspiration und hemmt die Inspiration. Von zahlreichen peripheren *Rezeptoren* ausgehende afferente Signale beeinflussen stimulierend wie hemmend Teilbereiche des pontomedullären Zentrums: PR = *Pressorezeptoren* signalisieren Blutdruckschwankungen, TR = *Thermorezeptoren*, PrR = *Propriorezeptoren* reagieren auf Muskelspannungs- und Gelenkwinkeländerungen, DR = *Dehnungsrezeptoren* sitzen in der Bronchialmuskulatur, OR = *Oberflächenrezeptoren* im Atmungsepithel reagieren auf Entzündung und Reizstoffe, JR = *juxtakapilläre Rezeptoren* der Bronchiolen und Alveolen reagieren auf Änderungen der Mikrozirkulation, PCR = *periphere Chemorezeptoren* in Aorta und Karotiden reagieren auf Änderungen des arteriellen pH- und pO_2-Wertes, ZCR = *zentrale Chemorezeptoren* an der Oberfläche der Medulla reagieren auf pCO_2-Änderungen des arteriellen Blutes und pH-Änderungen des Liquors.
Rechts: Schematisierte Spirogramme pathologischer Atmungstypen (im Vergleich zur normalen Ruheatmung). Über die Ziffern sind im Regulationsschema die Angriffspunkte der Störungen lokalisiert.
Für Hyper- und Hypoventilation sind sie zahlreich und werden im nachfolgenden Text spezifiziert.

standserhöhung → pulmonale Hypertonie (☞ Kap. 16.2.1.).

Die nachfolgend genannten **speziellen pathologischen Atmungstypen** weisen charakteristische Spirometerkurven auf, die in *Abb. 17.2* gezeigt sind. Sie werden (in der Reihenfolge der dort ausgewiesenen Numerierung) daher hier nur noch bezüglich ihrer möglichen Ursachen betrachtet. **Die funktionellen Auswirkungen entsprechen** in allen Fällen **denen einer Hypoventilation**.

❸ **CHEYNE-STOKES-Atmung**

Ursächlich kommen einmal ein verzögertes Ansprechen der zentralen Chemorezeptoren infolge verlängerter Kreislaufzeit bei Linksherzinsuffizienz und zum anderen eine hypoxische, toxische oder medikamentenbedingte (*Barbiturate*) Schädigung des pontomedullären Atemzentrums in Frage.

❹ **BIOT-Atmung**

Sie tritt bei Frühgeborenen infolge Unreife oder bei Schädigung der Motoneurone infolge Hirntrauma, -druck oder Meningitis auf.

❺ **PICKWICK-Syndrom**

Der auch als *Seufzeratmung* bezeichnete Atmungstyp tritt bei starker Adipositas durch Behinderung der Atemmechanik auf. Wahrscheinlich sind auch zentrale Regulationsstörungen beteiligt, die sich u.a. in ständiger Schläfrigkeit äußern. Gewichtsreduktion bzw. körperliche Arbeit normalisieren die Atmung.

❻ **Schlafapnoe**

Obstruktiv durch schlafbedingten Tonusverlust der oropharyngealen Muskulatur, der z.B. durch Alkohol gefördert wird. Begünstigend sind Makroglossie, Retrognathie, durch vergrösserte Tonsillen oder Fetteinlagerung eingeengter Pharynx (oft beim PICKWICK-Syndrom). Die Weckreaktion mit Atmungsnormalisierung wird durch Signale der Proprio- und Chemorezeptoren ausgelöst.

Zentral bedingt ist sie mit der primären Hypoventilation vergesellschaftet (s.o.), meist jedoch durch eine Verstärkung der physiologischerweise schlafbedingten Sensibilitätsabnahme gegenüber $pCO_2\uparrow$ bedingt. Sich einstellende arterielle Hypoxie und Hyperkapnie führen zur Weckreaktion und Atmungsnormalisierung.

Die durch die apnoischen Phasen bedingte Schlaffragmentierung führt nicht nur zu chronischer Übermüdung, sondern auch zu erheblichen Störungen zirkadianer Rhythmen: fehlendes Absinken des Sympathikotonus, Rhythmusverschiebungen im Renin/Angiotensin/Aldosteron-System. Letzteres ist in die Pathogenese der meisten kardiovaskulären Erkrankungen einbezogen, so daß klinisch bekannte Assoziationen der Schlafapnoe mit arterieller und pulmonaler Hypertonie, Cor pulmonale, Herzrhythmusstörungen, ischämischer Herzkrankheit, Apoplexie und Kardiomyopathien hierin eine (Teil-)Erklärung finden. Diese Erkrankungen sind Hauptursache für die relativ hohe Mortalität schwerer Schlafapnoesyndrome.

Sistieren der Atmung im Schlaf ist dagegen Hauptursache des unerklärbaren *plötzlichen Kindstodes* (*SIDS* = *sudden infant death syndrome*). Bei Frühgeborenen führt oft die Hypoxie (☞ Kap. 2.1.) und Abkühlung (☞ Kap. 2.3.) zu einer Atemdepression. Für andere ist eine anlagebedingte Sensibilitätsminderung gegenüber $pO_2\downarrow$ und $pCO_2\uparrow$ wahrscheinlich (familiäre Häufung).

❼ **Schnappatmung**

Sie tritt in der Agonie auf und ist Ausdruck der schweren hypoxischen Schädigung des Atemzentrums → Einschränkung auf den sog. Atemgrundrhythmus.

Künstliche Beatmung kann a) über die *Intubation* maschinell auf der Basis der Blutgasanalyse erfolgen - Narkose, Bewußtlosigkeit mit Atemstillstand - oder b) *nichtinvasiv* nasal - überwiegend im fortgeschrittenen Stadium obstruktiver Ventilationsstörungen, bei schwerer Kyphoskoliose oder neuromuskulären Erkrankungen. Die nichtinvasive Beatmung erfährt als intermittierende (Heim-)Behandlung immer breitere Anwendung. Wichtigste Ziele sind Erholung der Atemmuskulatur und Kontrolle der nächtlichen Hypoventilation oder Apnoe. Die Beatmung kann druck- (obstruktive Störungen) oder volumen*kontrolliert* erfolgen (neuromuskuläre Störungen), wobei die externe Beatmung der eigenen Atmung aufgeprägt wird. Dies ist anders bei der *assistierten* Beatmung, bei der im Optimalfall das individuelle Atemmuster beibehalten und unterstützt wird.

Mit **Dyspnoe** wird das subjektive Gefühl der Atemnot oder der unangenehmen Belastung durch die Atemtätigkeit bezeichnet. Das Ausmaß dieses Symptoms (das nicht auf eine Atmungsregulationsstörung zurückgeht) korreliert kaum mit den pathologischen Veränderungen der beiden Blutgaswerte (☞ nachf. Kap.). Statt dessen korreliert es direkt mit der totalen Resistance und dem intrathorakalen Gasvolumen (☞ Kap. 7.4.2.1.) und indirekt mit der Compliance (☞ Kap. 17.2.1.). Damit in Einklang ist das Auftreten bei schweren obstruktiven und restriktiven Ventilationsstörungen. Rezeptoren und Afferenzen sind ungenügend geklärt. Wahrscheinlich sind eher Proprio- als Chemorezeptoren beteiligt: Atmung aus erhöhter Mittellage gegen erhöhten Strömungswiderstand bei obstruktiven bzw. hochfrequente Atmung mit kleinem Atemzugvolumen bei restriktiven Erkrankungen. Die Dyspnoe-Empfindung bei psychoreaktiver Hyperventilation oder neuromuskulären Erkrankungen, die die Atemmuskulatur mit einbeziehen, könnte auch über Mechanorezeptoren vermittelt werden.

Außer bei pulmonalen tritt Dyspnoe auch bei kardialen Erkrankungen auf, die mit Blutrückstau in die Lungen einhergehen, z.B. Linksherzinsuffizienz (☞ Abb. 15.10, Kap. 15.4.4.2.). Da auch hierbei Resistance und Compliance verändert werden, liegen sicher die gleichen Mechanismen zugrunde.

Die Dyspnoe tritt zunächst nur unter *Belastung* auf und kann mit fortschreitender Erkrankung in *Ruhedyspnoe* übergehen. Sie wird durch O_2-Applikation kaum beeinflußt.

Bessert sich eine im Liegen auftretende Dyspnoe durch Aufsetzen, wird diese Atmungsform als **Orthopnoe** bezeichnet: Verminderung des thorakalen Blutvolumens bei Stauungslunge erhöht die Compliance; Tiefertreten des Zwerchfells vermindert Obstruktionen; besserer Einsatz der auxiliären Atemmuskulatur.

17.5. Konsequenzen für die O_2-Versorgung und CO_2-Abgabe

Alle in den voranstehenden Kapiteln behandelten Ventilations-, Perfusions- und Atmungsregulationsstörungen können mit *arterieller Hypoxie* - $p_aO_2\downarrow$ unterhalb des Normalbereichs von ca. 65-100 mm Hg (= 8,7-13,3 kPa) für Erwachsene (starke Altersabhängigkeit) - und *arterieller Hyperkapnie* - $p_aCO_2\uparrow$ über den Normbereich von 35-45 mm Hg (= 4,7-6,0 kPa) - einhergehen.

Erstere allein = **respiratorische Partial-**, beide zusammen = **respiratorische Globalsuffizienz**

Zwei Ausnahmen:

1. **Hyperventilation**, die nicht hypoxisch bedingt ist (☞ voranst. Kap.), ist eine Atmungsregulationsstörung, die mit $p_aCO_2\downarrow$ einhergeht. Wird sie mutwillig herbeigeführt (z.B. zur Verlängerung von Tauchgängen) kann die Zeit bis zum Erreichen des kritischen (zum Auftauchen zwingenden) CO_2-Partialdrucks so weit verzögert werden, daß u.U. bereits eine hypoxische Hirnschädigung auftritt → Bewußtlosigkeit (tödliche Unfälle)

2. Die sog. **inspiratorische Hypoxie** ist nicht pulmonal, sondern durch verminderten O_2-Partialdruck der Atemluft bedingt - *Höhenatmung*. Meßbare Reaktionen treten ab ca. 2.000 m Höhe auf: Hyperventilation, die dem Abfall des p_aO_2-Wertes entgegenwirkt, aber zur $p_aCO_2\downarrow$ führt → gegensätzliche Signale für das Atemzentrum. Bei der *akuten Höhenkrankheit* äußern sich $p_aO_2\downarrow$ und $p_aCO_2\downarrow$ in Müdigkeit, Kopfschmerzen, Schwindel und Nausea.

Die **Höhenadaptation** umfaßt mehrere Vorgänge mit unterschiedlichem Zeitbedarf:

- unmittelbar: Steigerung des Herzzeitvolumens
- ca. 1 Tag: Sog. Rechtsverlagerung der O_2-Bindungskurve des Hämoglobins durch verstärkte Bindung von 2,3 BPG → erleichterte O_2-Abgabe
- ca. 1 Woche:
  - Zunahme des Hämoglobin- und Erythrozytengehalts des Blutes infolge Erythropoietinausschüttung
  - Normalisierung des alkalischen pH-Wertes im Liquor durch verminderte HCO_3^--Abgabe aus den *Plexus chorioidei* → zentrale Chemorezeptoren wirken den peripheren nicht mehr entgegen (s.o.) → Aufrechterhaltung eines hohen Hyperventilationsgrades

Die Konsequenzen der beiden pulmonalen Insuffizienzformen sind in *Abb. 17.3* ausgewiesen. Sie sind bezüglich der $p_aO_2\downarrow$ zu untersetzen in:

- **O_2-Angebot**, das durch die *O_2-Sättigung des Hämoglobins* determiniert wird. Sie beträgt bei $p_aO_2 = 60$ mm Hg noch 91 %. Unterhalb dieses Wertes wird das Angebot unzureichend, und bei < 85 % ($p_aO_2 < 50$ mm Hg) besteht die akute Gefahr einer lebensgefährdenden hypoxischen Hirnschädigung

- **O_2-Versorgung**, die durch die *O_2-Differenz zwischen arteriellem und gemischtvenösem Blut* ausgedrückt wird. Sie ist unabhängig vom p_aO_2-Wert und erfaßt außer pulmonalen auch andere Parameter, wie Herzzeitvolumen, Perfusion, Hämoglobingehalt u.a. Werte > 5 ml/dl verweisen auf Hypoxie. Die Bestimmung ist nützlich, wenn p_aO_2 und O_2-Sättigung noch oberhalb der kritischen Grenzen sind oder therapeutisch durch Beatmung angehoben wurden

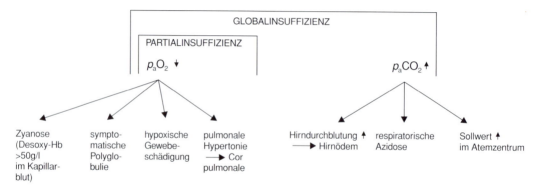

Abb. 17.3: Auswirkungen der Blutgasveränderungen bei *Partial-* und *Globalinsuffizienz*.
Eine entstehende **Zyanose** ist primär *zentral* (= *arteriell*) - im Unterschied zu *peripherer* (= *venöser*) Zyanose, die auf Grund verminderter peripherer Perfusion durch vermehrte O_2-Ausschöpfung zustande kommt. Da das Symptom an einen bestimmten Absolutgehalt an desoxygeniertem Hämoglobin im Blut gebunden ist, wird es bei gleichzeitig bestehender Anämie kaum oder nicht auftreten oder sich mit der Entwicklung einer symptomatischen Polyglobulie (☞ Anschluß an Kap. 11.4.2.) verstärken. Die **gesteigerte Hirndurchblutung** geht auf eine besondere Empfindlichkeit zerebraler Gefäße gegenüber $p_aCO_2\uparrow$ zurück, die mit starker Dilatation reagieren (☞ Kap. 20.1., "metabolische Autoregulation"), wodurch über eine Druckerhöhung im Kapillarbereich die Ausbildung eines *vasogenen Hirnödems* gefördert werden kann (☞ Kap. 20.2.). Die übrigen aufgeführten Störungen sind an anderen Stellen bereits behandelt: hypoxische Gewebsschädigung - ☞ Kap. 4.2., pulmonale Hypertonie - ☞ Kap. 16.2., respiratorische Azidose - ☞ Kap. 13.2.1.3., Sollwerterhöhung im Atemzentrum für p_aCO_2 - ☞ voranst. Kap., "② Hypoventilation".

Die Konsequenzen der Hyper- und Hypoventilation für den Gasaustausch wurden im vorangegangenen und zu Beginn dieses Kapitels bereits behandelt.

Auf pulmonaler Ebene lassen sich die verschiedenen Störungen vom Mechanismus her den beiden nachfolgend besprochenen Kategorien zuordnen, die sich in ihren Folgen bezüglich Partial- oder Globalinsuffizienz unterscheiden.

17.5.1. Diffusionsstörungen

Der alveolokapilläre Gasaustausch erfolgt durch *Diffusion*, wobei der Diffusionskoeffizient für CO_2 ca. 20fach höher ist als der für $O_2 \rightarrow$ reine Diffusionsstörungen führen deshalb meist nur zur **Partialinsuffizienz**.

Eine zum $p_aCO_2\uparrow$ führende Diffusionsstörung hätte vorher eine mit dem Leben unvereinbare $p_aO_2\downarrow$ verursacht.

Die *Diffusionskapazität* der Lunge (D_L) für O_2 ergibt sich aus:

$D_L = \dot{V}/\Delta P$.

$\dot{V}$ = O_2-Aufnahme pro Zeiteinheit

ΔP = mittlere alveolokapilläre O_2-Partialdruckdifferenz

Der Normalwert beträgt beim Erwachsenen ca. 30 ml/min/mm Hg (= 230 ml/min/kPa).

Zur Durchführung der technisch aufwendigen Bestimmung wird meist CO eingesetzt, da es gut meßbar ist und qualitativ dem O_2 bezüglich Löslichkeit im Blut und Bindung an Hämoglobin gleicht. Zwischen verschiedenen Methoden differieren die ermittelten Werte z.T. erheblich.

Alternative **Pathomechanismen:**

1. Eine **Abnahme der Gasaustauschfläche** kommt durch Einschränkung des Raums belüfteter Alveolen und/oder der Gesamtoberfläche der Kapillaren zustande

2. Zunahme des Diffusionswiderstands zwischen Alveolen und Kapillaren durch **Verbreiterung der alveolokapillären Membran = alveolokapillärer Block**

3. **Diffusionsbehinderung im Kapillarblut** durch

3.1. **Zunahme der Diffusionsstrecke** infolge Verlagerung der Perfusion auf Kapillaren mit größerem Durchmesser (*Strom-* anstatt *Netzkapillaren*)

3.2. **Verkürzung der Kontaktzeit** durch Zunahme der Durchströmungsgeschwindigkeit. Für die normale Lunge ist die Kontaktzeit auch bei

17.5. Konsequenzen für die O₂-Versorgung und CO₂-Abgabe

belastungsbedingter Perfusionszunahme ausreichend für die O_2-Sättigung des Blutes: Es reichen etwa 2/3 der gesamten Kapillarstrecke aus. Die Kontaktzeit wird bei zunehmender Diffusionsbehinderung aber limitierend, zunächst nur unter Belastungs-, später auch Ruhebedingungen

3.3. **Verminderung der O_2-Bindungskapazität**, z. B. durch Abnahme der Erythrozytenzahl und/oder Hämoglobinkonzentration oder durch verminderte Perfusion infolge Abnahme des Herzzeitvolumens

Die verschiedenen pulmonalen aber auch eine Reihe extrapulmonaler Erkrankungen führen oft über eine Kombination aus den drei genannten Pathomechanismen zur Diffusionsstörung, oder die Anzahl beteiligter Mechanismern nimmt mit fortschreitender Erkrankung zu. Eine Übersicht gibt *Abb. 17.4*.

Erläuterung der **Zusammenhänge** zwischen den Pathomechanismen an zwei konkreten Beispielen häufiger pulmonaler Störungen:

- **Lungenemphysem** (☞ Kap. 17.1.2.)
  Zerstörung von Alveolarwänden und Kapillaren (Hauptmechanismus) → **Abnahme der Gasaustauschfläche**; Rarifizierung der Gefäße → verminderte Perfusion und Verkürzung der Kontaktzeit = **Diffusionsbehinderung im Kapillarblut**; später entstehende pulmonale Hypertonie führt zu Gefäßwandverdickungen → **alveolokapillärer Block**

- **fibrosierende Lungenveränderungen** (☞ Kap. 17.2.2.2.)
  Bindegewebseinlagerung in Interstitium und Gefäßwände → **alveolokapillärer Block**; perifokales Emphysem → **Abnahme der Gasaustauschfläche** (beides Hauptmechanismen); Gefäßrarifizierung → verminderte Perfusion und Verkürzung der Kontaktzeit = **Diffusionsbehinderung im Kapillarblut**

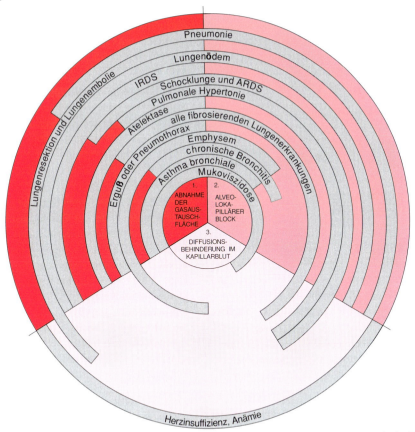

Abb. 17.4: Zuordnung in Kap. 17. behandelter pulmonaler Störungen (von innen nach außen in der Reihenfolge der Stichworte) und einiger extrapulmonaler Erkrankungen zu den drei Pathomechanismen der Diffusionsstörungen, die in der Bildmitte aufgeführt sind.

17.5.2. Verteilungsstörungen

Intrapulmonale **Inhomogenitäten** von Ventilation, Perfusion oder Diffusion können (je nach Art und Ausmaß) zu **Partial- oder Globalinsuffizienz** führen. Nachfolgend werden primäre Inhomogenitäten jedes dieser 3 Parameter getrennt betrachtet, wobei aber zu beachten ist, daß a) Ventilation und Perfusion sich gegenseitig beeinflussen und b) der gleiche Zustand durch gegensinnige Veränderungen zweier beteiligter Parameter entstehen kann, wie z.B. Veränderungen des Verhältnisses aus alveolärer Ventilation ($\dot{V}_A$) und Perfusion ($\dot{Q}$).

Der Über-alles-Normalwert für $\dot{V}_A/\dot{Q}$ beträgt beim Gesunden in Ruhe ca. 0,8-1,0 (z.B. 0,9 bei 4,5 l/min alveolärer Ventilation und einem Herzzeitvolumen von 5 l/min).

- **ventilatorische Verteilungsstörung**
  Bei allen obstruktiven, restriktiven oder kombinierten Ventilationsstörungen treten regionale Unterschiede der alveolären Belüftung auf (unterschiedlich stark veränderte totale Resistance bzw. Compliance). Erhebliche Abnahme des alveolären pO_2/pCO_2-Quotienten in den am wenigsten belüfteten Bereichen führt über den EULER-LILJESTRAND-Mechanismus (☞ Kap. 16.2.1.) auch zur Drosselung der Perfusion, so daß die Senkung des $\dot{V}_A/\dot{Q}$-Quotienten dort etwas gebremst wird. Diese "Kompensation" hat den Nachteil der Förderung einer **pulmonalen Hypertonie**. Eine weitere Begrenzung besteht darin, daß Gebiete mit verringertem $\dot{V}_A/\dot{Q}$-Quotienten durch solche mit normalem oder erhöhtem $\dot{V}_A/\dot{Q}$-Quotienten zwar bezüglich der CO_2-Abgabe gut kompensiert werden können, nicht aber bezüglich der O_2-Aufnahme, da das Hämoglobin bei $\dot{V}_A/\dot{Q} \approx 1,0$ schon gesättigt ist → **arterielle Hypoxie**. Eine arterielle Hyperkapnie - und damit der Übergang von der Partial- zur Globalinsuffizienz - tritt erst bei schweren ventilatorischen Verteilungsstörungen auf. Im Extrem wird ein hoher Alveolenanteil gar nicht mehr belüftet, aber perfundiert = *Shunt-Perfusion* - ☞ nachf. Punkt

- **Shunt-Perfusion**
  Der Begriff bezieht sich im Zusammenhang mit Verteilungsstörungen auf eine **venös-arterielle Kurzschlußperfusion = Rechts-Links-Shunt**.
  Sie ist in geringem Ausmaß physiologisch: Im Liegen oder Stehen passieren ca. 8 bzw. 3 % des Herzzeitvolumens die Lungen, ohne in den Gasaustausch einbezogen zu sein.
  Eine pathologisch hohe Shunt-Perfusion kann je nach Ursache den ventilatorischen oder zirkulatorischen Verteilungsstörungen zugeordnet werden.
  Zu ersteren gehören unbelüftete, aber perfundierte Alveolen, typisch für **Atelektasen** verschiedener Ursache. Zu letzteren sind **Verbindungen zwischen Pulmonalarterien- und Pulmonalvenenästen** sowie einige der in *Tab. 15.1*, Kap. 15.1. aufgeführten **angeborenen Herz- und Gefäßmißbildungen** zu zählen.
  Solange eine Kompensation durch Ventilationszunahme möglich ist, bleibt es bei **arterieller Hypoxie**, danach kommt **arterielle Hyperkapnie** hinzu. Typisch für die durch Shunt-Perfusion verursachte arterielle Hypoxie ist, daß sie sich durch O_2-Atmung nicht oder nur wenig bessert, weil nur die Gebiete mit normalem $\dot{V}_A/\dot{Q}$-Quotienten erreicht werden

- **zirkulatorische Verteilungsstörung**
  Verminderte oder sistierende Perfusion in einer Region - z.B. durch Gefäßverluste bei Emphysem bzw. durch Lungenembolie - erlaubt dort wegen der noch vorhandenen Ventilation den kompletten Gasaustausch. Bei gleichbleibendem Herzzeitvolumen werden aber dafür andere Regionen hyperperfundiert → der $\dot{V}_A/\dot{Q}$-Quotient nimmt ab und der Gasaustausch kann wegen der verminderten Kontaktzeit limitierend für die Oxygenierung werden → **arterielle Hypoxie**. Der Zustand entspricht der im voranst. Kap. unter "3.2." besprochenen Diffusionsbehinderung im Kapillarblut

- **Diffusionsinhomogenität**
  Sie trifft auf das vorangenannte Beispiel regionaler Hyperperfusion zu. Aber auch der alveolokapilläre Block kann bei fibrosierenden Erkrankungen oft sehr unterschiedlich ausgeprägt sein. Regionen mit starker Blockade sind nur bedingt durch solche mit normaler Diffusion kompensierbar wegen der nicht mehr steigerbaren Hämoglobinoxygenierung (s.o.) → **arterielle Hypoxie**

18. Störungen der Leberfunktionen

Die Leber kann als das zentrale (apparativ auf Dauer nicht ersetzbare) Stoffwechselorgan des Organismus bezeichnet werden, das zahlreiche Funktionen erfüllt - ☞ *Abb. 18.1*.

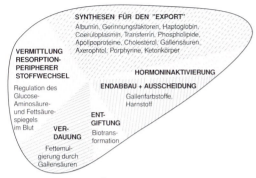

Abb. 18.1: Grobe Übersicht der wichtigsten, einander überlappenden Leberfunktionen.

Für die Vermittlerfunktion zwischen Resorption und peripherem Stoffwechsel bestand über lange Zeiträume der Evolution ein Selektionsdruck: Wechsel zwischen kurzzeitigem Nahrungsüberangebot und längeren Perioden der Karenz. Es macht verständlich, weshalb in der Leber solche Enzymsysteme mit hoher Kapazität vorliegen, die die reversible Umwandlung resorbierter Monomere in schwer wasserlösliche Polymere (= osmotisch inaktive Depots) katalysieren - Glucose → Glycogen, Fettsäuren → Triglyceride - oder zur homöostatischen Regulation der Blutspiegel von Glucose, Fettsäuren und Aminosäuren beitragen.

Ihre besondere Rolle im Stoffwechsel ergibt sich einmal aus der **Spezifität** bestimmter Reaktionen und zum anderen - für basale Leistungen, die auch in anderen Geweben möglich sind - aus der **Quantität** auf Grund der großen Masse an Zellen.

Basis dieser Funktion sind folgende energetische, anatomische und strukturelle Besonderheiten:

- etwa 1/7 der gesamten Energieproduktion des menschlichen Körpers erfolgt in der Leber
- etwa 1/3 des Herzzeitvolumens passiert die Leber
- neben der normalen Blutversorgung ist sie in den Pfortaderkreislauf eingeschaltet, der etwa 3/5 der Perfusion ausmacht
- enge Verflechtung verschiedener struktureller Systeme:
  - Parenchymzellen - ca. 72 % der Lebermasse
  - Extrazellularraum (Volumina der Sinusoide und anderer Blutgefäße, der Gallenwege und des DISSE'schen Raumes) - ca 20 %
  - Nicht-Parenchymzellen sind hauptsächlich Endothelzellen (die der Sinusoide sind zur Phagozytose befähigt), VON KUPFFER'sche Sternzellen und Fettspeicherzellen (die zu Fibroblasten differenzieren können → Bindegewebsbildung) - ca. 8 %
  - Die histologisch augenfällige Substrukturierung der Leber in *Leberläppchen* ist aus der Sicht des Blutflusses und des Stoffwechsels noch zu unterteilen in *Leberazini*. Die Zusammenhänge erläutert *Abb. 18.2*

Durch die überwiegende Versorgung der Leber mit Blut aus dem Einzugsgebiet der Pfortader werden Noxen, die zur **Leberschädigung** führen, meist über diesen Weg herangebracht (chemische Stoffe, Toxine, Viren). Weil die Leber das wichtigste Organ der *Biotransformation* ist (☞ Kap. 18.6.), werden einige Substanzen erst durch entsprechende Umwandlung hepatotoxisch = *Giftung* (vgl. Kap. 3.3.2.1.). Da die Leber das tierexperimentelle "Modellorgan" zum Studium des molekularen Ablaufs zellulärer Schädigungsreaktionen ist, sei diesbezüglich auf **Kap. 4.1.3.4.** verwiesen. Der dort geschilderte Ablauf trifft prinzipiell auch auf die Schädigung der menschlichen Leber zu. Die verschiedenen Noxen unterscheiden sich meist nur darin, welcher Zelltyp oder welche funktionelle Zone im *Leberazinus* (☞ Abb. 18.2) primär betroffen ist: Auf Grund des Blutflusses von *Zone 1* nach *Zone 3* treffen z.B. Toxine, für die Bindungsstellen existieren (α-Amanitin - ☞ Kap. 4.3., "Knollenblätterpilzgifte", *Abrin* und *Ricin* - ☞ Kap. 3.6.6.3., "Immuntoxine"), in der höchsten Konzentration auf Zone 1. Schädigung durch Blutstauung (Rechtsherzinsuffizienz), Substratmangel oder Hypoxie wird sich dagegen am stärksten in Zone 3 auswirken, desgleichen Substanzen, die erst durch Biotransformation gegiftet werden. Der klinisch-chemische Nachweis entsprechender Enzyme zur Abschätzung des Schädigungsausmaßes, gibt Hinweise auf die betroffenen Zonen (und damit auf die Art der Noxe), z.B. ALAT↑ für Zone 1 und GLDH↑ für Zone 3. Konzentration der Noxe und Zeitdauer ihrer Einwirkung spielen eine weitere Rolle - **akuter** oder **chronischer Leberschaden**.

Nachfolgend werden einige Spezifika von Noxen, die bei menschlichen Lebererkrankungen häufig vorkommen, kurz betrachtet.

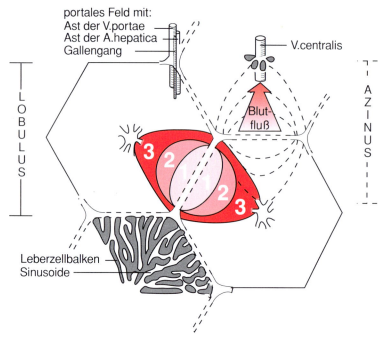

Abb. 18.2: Gegenüberstellung der morphologischen Leberstrukturierung - mit dem *Lobulus* als Baueinheit - und der funktionellen Zonierung - mit dem *Azinus* als Grundstruktur.
Als zentrale Achse eines Azinus (zwei in der Darstellung, rot und gestrichelt) fungieren die von den portalen Feldern ausgehenden Endverzweigungen der Äste der *V. portae* und *A. hepatica*, aus denen das Blut über die Sinusoide zur *V. centralis* des Lobulus fließt. **Der Azinus ist** demnach **eine durch die Mikrozirkulation determinierte Struktur.** Ein Azinus erstreckt sich daher je zur Hälfte auf Teile zweier benachbarter Lobuli, und ein Lobulus enthält im dargestellten Querschnitt sechs einander in Zone 3 überlappende Azinushälften. Perfusionsbedingt ergibt sich für den Azinus eine **Zonierung** in die beiden extremen Zonen 1 und 3 und die intermediäre Zone 2. Die Parenchymzellen dieser Zonen unterscheiden sich in Enzymausstattung, Funktion und Anfälligkeit gegenüber Schädigung:
Zone 1: Die Hepatozyten erhalten mit dem Blut die höchsten Konzentrationen an O_2, Substraten (resorbierte Nahrungsspaltstücke) und Hormonen. Die bevorzugten metabolischen Aktivitäten dieser Zellen sind Citratzyklus und oxidative Energiegewinnung, Fettsäure-β-Oxidation, Gluconeogenese, Aminosäureabbau und Harnstoffsynthese sowie Gallensäuresynthese und -sekretion. Von den für die klinisch-chemische Diagnostik von Lebererkrankungen wichtigen Enzymen liegen hier hohe Aktivitäten an *ALAT* (**A**lanin-**A**mino**t**ransferase), *PEPCK* (**P**hospho**e**nol**p**yruvat-**c**arboxy**k**inase) und *Glucose-6-Phosphatase* vor.
Zone 3: Den Hepatozyten wird O_2-, Substrat- und Hormon-armes, aber mit CO_2 und Stoffwechselprodukten angereichertes Blut angeboten. Ihre metabolische Aktivität ist hauptsächlich ausgerichtet auf Glycolyse, Lipidsynthese, Biotransformation und Ammoniakbindung. Unter den Enzymen sind in hoher Aktivität *GK* (**G**luco**k**inase), *PK* (**P**yruvat**k**inase), *GLDH* (**G**lutamat**d**e**h**ydrogenase) und *ADH* (**A**lkohol**d**e**h**ydrogenase) vorhanden.
Zone 2: Sie nimmt von der Blutversorgung und dem Stoffwechsel her eine intermediäre Stellung zwischen den Zonen 1 und 3 ein. Als Spezifikum ist jedoch zu vermerken, daß regenerative Prozesse nach Schädigung sich hauptsächlich hier abspielen (höchste Mitoserate).

■ akute Hepatitis

Am häufigsten durch **Viren** - ☞ *Tab. 18.1*.

In Mitteleuropa dominieren von der Häufigkeit her *Hepatitis A* und *B* (etwa gleich häufig) gegenüber den durch verschiedene Viren ausgelösten *Non-A, Non-B Hepatitiden*. Alle drei zeigen jedoch seit 1990 eine ansteigende Tendenz. Alle Viren verursachen auf dem Boden einer **diffus verteilten Entzündung** eine Leberschädigung, deren akuter Verlauf bezüglich der klinischen Symptomatik weitgehend identisch ist: Abgeschlagenheit, Fieber, Appetitlosigkeit, mitunter Oberbauchbeschwerden, meist Ikterus (☞ Kap. 18.4.3.), der nach 2-6 Wochen abgeklungen ist. Die Erregerdiagnostik ist für *HAV-HDV* serologisch möglich (☞ Lehr-

	Hepatitis-A-Virus (***HAV***)	*Hepatitis-B-Virus* (***HBV***)	*Hepatitis-C-Virus* (***HCV***)	*Hepatitis-D-Virus* (***HDV***)	*Hepatitis-E-Virus* (***HEV***)
Erkrankungsbezeichnung	Hepatitis A	Hepatitis B	Non-A, Non-B Hepatitis		
Art des Virusgenoms	DNA	DNA	RNA	RNA	RNA
Infektionsweg	fäkal-oral	parenteral	parenteral	parenteral	fäkal-oral
chronische Form möglich	nein	ja	ja	ja	nein

Tab. 18.1: Beim Menschen bislang nachgewiesene Viren, die primär hepatotrop sind.

buch Immunologie) und für *HEV* in Entwicklung. Sie ist aus folgenden Gründen wichtig:

- Klärung des Infektionsweges → Epidemiologie
- Für Hepatitis A sind in ca. 0,1 % und für B und C in ca. 1 % der Fälle fulminante Verläufe mit schwerer Leberzerstörung beschrieben, die zum Leberversagen führen können
- Für Hepatitis B, C und D besteht die Gefahr des Übergangs in eine chronische Verlaufsform (s.u.) - am häufigsten bei HCV-Infektion (50-70 %). Für HBV sind verschiedene Mutanten bekannt, die möglicherweise zu einer veränderten Immunantwort führen. Erhöhtes Karzinomrisiko - ☞ Kap. 3.3.3.3., "HBV"

■ Hypoxie

Als Mechanismus der akuten Leberschädigung überwiegt sie bei Stauung infolge akuter Herzinsuffizienz (z.B. durch Myokardinfarkt), Schock (☞ Kap. 7.3.4., "3. Leberschädigung"), Thrombosierung der *A. hepatica* (z.B. auf dem Boden einer Atherosklerose). Besonders in der **Reperfusionsphase** werden hochreaktive O_2-Radikale erst von den VON KUPFFER'schen Sternzellen und später von neutrophilen Granulozyten freigesetzt. Die Radikalfreisetzung aus Leukozyten (☞ Kap. 4.2.2.2.) überwiegt bei der Leberschädigung die aus der Xanthinoxidase-Reaktion (☞ Kap. 4.2.2.1.). Außerdem wird in der ischämischen Phase vermehrt TNF-α synthetisiert, der während der Reperfusion freigesetzt wird und erheblich zur Schädigung der Hepatozyten beiträgt (vgl.. Kap. 3.6.8.).

■ chronische Hepatitis

Unterschiedliche Ursachen können über verschiedene Formen der chronischen Entzündung zum gemeinsamen Endzustand der *Leberzirrhose* mit Leberversagen führen. Einige chronische Hepatitiden gehen auch mit erhöhtem Risiko für das *hepatozelluläre Karzinom* einher, gesichert für Hepatitis B und C.

Für **Virushepatitiden** (s.o.) sind als Gründe der Chronifizierung a) Verminderung der T-zellvermittelten Immunabwehr (primär chronischer Verlauf bei HIV-Infektion, entzündliche Schübe bei Virusträgern bei therapeutischer Immunsuppression) und b) Infektion mit Virusmutanten mit verminderter Antigenität (z.B. *HBeAg-Minusvarianten* oder *Subtyp II* des *HCV*) anzunehmen.

Autoimmune Hepatitiden treten gehäuft bei Personen mit entsprechender Disposition auf - ☞ Kap. 1.2.1. Die dort in *Tab. 1.2* angegebene Assoziation mit bestimmten HLA-Merkmalen ist bei Patienten sehr häufig anzutreffen - obligate Konstellation, aber nicht hinreichend (niedriges relatives Risiko). Klassifizierung der Erkrankungen - ☞ *Tab. 18.2*.

Wie aus *Tab. 18.2* hervorgeht, ist für die Sicherung der autoimmunen Genese der Ausschluß von Antikörpern gegen HCV (sowie andere Hepatitisviren) und der Nachweis von Autoantikörpern gegen AGPR entscheidend. Letztere sind zwar nicht spezifisch, weil sie auch bei viralen Hepatitiden auftreten, aber bei autoimmuner Genese immer vorhanden. Die anderen Autoantikörper gestatten die Subklassifizierung. Die serologische Diagnostik ist wichtig im Hinblick auf die Therapie: Immunsuppression, die bei Virushepatitiden kontraindiziert wäre.

Im Unterschied zu den anderen Formen sind bei der *primär-biliären Zirrhose* die Gallengänge Zielstrukturen der Entzündung = *Cholangitis*. Obliteration und Cholestase führen zur Zirrhose (s.u.).

Pharmaka mit gesicherten toxischen Nebenwirkungen auf die Leber sind *Dantrolen* (☞ Kap. 7.1., "Maligne Hyperthermie"), *Methyldopa* (α$_2$-Adre-

	ANA	LKM	SLA	SMA	AMA	AGPR	anti-HCV
Autoimmunhepatitis							
Typ 1	+			+		+	
Typ 2		+				+	
Typ 3			+	(+)		+	
Typ 4				+		+	
primär-biliäre Zirrhose					+	(+)	

Tab. 18.2: Unterteilung der Autoimmunhepatitiden und jeweils nachweisbare Autoantikörper.
ANA - Gruppe *antin*ukleärer *A*ntikörper, LKM - *l*iver-*k*idney-*m*icrosome-Antikörper (gegen mikrosomale Cytochrome, hier Typ *I* der Antikörper), SLA - Antikörper gegen ein *s*oluble *l*iver *a*ntigen, SMA - Gruppe von *A*ntikörpern gegen *s*mooth *m*uscle (hier gegen *Actin* der glatten Muskelzellen), AMA - Gruppe *a*nti*m*itochondrialer *A*ntikörper (hier der Typ *M2*), AGPR - Antikörper gegen den *A*sialo*g*lyco*p*rotein-*R*ezeptor.

nozeptoragonist), *Nitrofurantoin* (Chemotherapeutikum). Eine beträchtliche Anzahl weiterer Medikamente kann über die Induktion einer Autoimmunreaktion schädigend wirken (vgl. Kap. 8.2.1., "medikamenteninduzierten Immunthrombozytopenien"). Weitere Stoffe, die auch zu akuten Schäden führen können, sind in Kap. 18.6.1., "Entstehung hepatotoxischer Verbindungen" aufgeführt.

Bezüglich chronischer Leberschädigungen im **Zusammenhang mit anderen Erkrankungen** sei auf die entsprechenden Kapitel verwiesen:

α_1-*Proteinaseinhibitor-Mangel* - ☞ Kap. 1.4.1., *Galactosämie* - ☞ Kap. 1.4.5., *Glycogenosen* - ☞ Kap. 1.4.3., *Hämochromatosen* - ☞ Kap. 19.5., *Morbus WILSON* - ☞ Kap. 18.5.3.

■ Leberzirrhose

Endzustand chronischer Leberschädigung, relativ unabhängig von der Ursache. Degenerative und entzündliche Schübe führen über Hepatozytenverluste auf der einen und gesteigerte Bindegewebsbildung - *Fibrosierung* (☞ Kap. 6.2.2.3.) - auf der anderen Seite zu einem **Umbau der Läppchenstruktur**. Funktionseinschränkend sind die meist verminderte Masse an Leberparenchym insgesamt und die Histologie der *Regeneratknoten*, die nicht mehr die normale Azinusstruktur (☞ *Abb. 18.2*) aufweist → Unterbrechung der regulären Mikrozirkulation und damit des Stoffaustausches und Entwicklung einer portalen Hypertonie mit portosystemischen Kollateralen und Aszites - ☞ Kap. 16.3.

Histologisch findet sich bei der häufigsten, sog. *gewöhnlichen* oder *LAENNEC'schen Leberzirrhose* nach perilobulärem Parenchymverlust und entzündlicher Reaktion ein Ersatz durch Bindegewebe und Bindegewebsvermehrung um die Leberzellbalken herum, sowie eine **ungeordnete Regeneration** von Parenchymzellen, Sinusoiden und Schaltstücken → Vorbeiführung des Blutes an den Parenchyminseln (= *intrahepatische Shunts*), Stenosierung kleiner Gefäße und exzentrische Lage der Zentralvene.

Alle Zirrhosen sind chronisch-progredient und verlaufen in Schüben, die auch Phasen der Stagnation einschließen. Lebensbegrenzend sind entweder Blutungen infolge portaler Hypertonie oder zunehmende Einschränkung aller Leberfunktionen, unter Ausbildung eines Ikterus (☞ Kap. 18.4.3.) und final eines Leberkomas (☞ Kap. 18.4.2.). Die *biliäre Zirrhose* - *primär* auf autoimmunologischer Ebene oder *sekundär* auf Grund angeborener Gallengangsatresie oder durch Mukoviszidose, Gallengangsverschluß durch Steine oder Tumoren - beginnt perilobulär, geht mit Cholestase einher, die hepatotoxisch ist (☞ Kap. 18.3.1., "Pathologische Auswirkungen:") und führt erst relativ spät zum Umbau der Leberläppchen.

■ alkoholische Leberschädigung - ☞ Kap. 18.2.2.1.

In den folgenden Kapiteln werden **Störungen einzelner Leberfunktionen** behandelt. Die Abweichungen sind nach Funktionen oder Stoffklassen geordnet und **nicht identisch mit bestimmten Krankheitsbildern**. Eine solche Zuordnung ist nicht möglich, da bei den verschiedenen Erkrankungen immer mehrere dieser Funktionsstörungen quantitativ unterschiedlich vorhanden sind, je nach Schweregrad und Verlauf.

Auf der anderen Seite gehen die klinischen Konsequenzen der Störungen meist über die Leber hinaus und werden daher hier mit besprochen, oder es bietet sich für Noxen, wie Alkohol, die systematische Behandlung hier an.

18.1. Störungen des Kohlenhydratstoffwechsels

18.1.1. Homöostatische Blutzuckerregulation

Bei nahrungsbedingt sehr wechselndem Glucosezustrom über die Pfortader (2,8-28 mmol/l) ist die Konstanterhaltung des Glucosespiegels im Blut zwischen 3,4 und 5,5 mmol/l durch die Leber **multivalent abgesichert** - *Glucostatfunktion* der Leber:

- Hepatozytenmembranen enthalten die *Isoform 2* des *Glucosetransporters* (*Glut2*) - ebenso wie Pankreas-B-Zellen und Enterozyten auf ihrer basolateralen Seite - der eine rasche Glucosepenetration ermöglicht, die **insulinunabhängig** ist (im Unterschied zu *Glut4* in Fettgewebe, Skelett- und Herzmuskulatur). Er transportiert in beide Richtungen, so daß je nach Konzentrationsgradient Glucose sowohl aufgenommen als auch abgegeben werden kann. Unterstützend wirkt der in geringerer Kapazität vorhandene *Glut1*, der in zahlreichen Zelltypen stabil exprimiert wird

- Existenz von **zwei** primär phosphorylierenden Enzymen - *Hexokinase* und *Glucokinase* - mit unterschiedlichen k_M-Werten für Glucose → Erweiterung des Regulationsbereiches. Darüberhinaus ist Glucokinase induzierbar, z.B. durch Insulin

- **Metabolische Zonierung** im Azinus (☞ *Abb. 18.2*) erlaubt eine effektivere Aktivierung entweder des glycolytischen oder des gluconeogenetischen Stoffdurchsatzes

- Induktion oder Aktivitätssteigerung von Schlüsselenzymen der Blutzuckerregulation in der Leber durch zahlreiche **Hormone** - ☞ *Abb. 18.3*.
Die hormonellen Aktionen werden durch entsprechende **vegetative Innervierung** der Leber unterstützt: Sympathikusaktivierung → Glucosefreisetzung, Parasympathikusaktivierung → Glucoseaufnahme

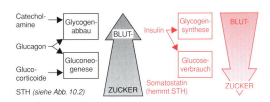

Abb. 18.3: Wichtigste Angriffspunkte blutzuckersteigernder und -senkender Hormone.
Bezüglich der Wechselbeziehungen zwischen STH und anderen blutzuckerregulierenden Hormonen sei auf *Abb. 10.2*, Kap. 10.2.2. verwiesen. Es spielt, ebenso wie Glucocorticoide, als Gegenspieler einer insulinausgelösten Hypoglycämie jedoch im Vergleich zu Glucagon und Catecholaminen eine untergeordnete Rolle.

- An der **Glycogenspeicherung** nach Kohlenhydratzufuhr mit der Nahrung beteiligt sich außer der Leber auch die Skelettmuskulatur: Normalerweise liegen ca. 15 % der gesamten Glycogenmasse der Muskulatur als *Proglycogen* vor. Nach Kohlenhydratzufuhr, z.B. bei Sportlern vor Wettkämpfen, wird aus diesem Anteil *Makroglycogen* synthetisiert. Da sich die molaren Massen dieser beiden Glycogenformen mit 4×10^5 bzw. 10^7 stark unterscheiden, steigt so die Glycogenspeicherung um ein Vielfaches

■ Hypoglycämie

Bei Blutglucosespiegeln < 3,6 mmol/l werden vermehrt Adrenalin und Glucagon ausgeschüttet. Bei < 3,2 mmol/l treten **Symptome** auf, die auf die neurohumoralen Gegenregulationen zurückzuführen sind: Schweißausbrüche und Hitzegefühl, Zittern, Angst, Unruhe, Übelkeit. Bei < 2,8 mmol/l gehen die Symptome auf die verminderte Glucoseversorgung des ZNS zurück: Schwindel, Müdigkeit, Schwäche, Verwirrtheit, Seh-, Konzentrations- und Sprachstörungen, Kopfschmerzen → *hypoglycämisches Koma*.

Das Hirn ist auf kontinuierliche Glucosezufuhr aus dem Blut angewiesen. Vorrat und Eigensynthese reichen nur für wenige Minuten.

Die Versorgung von außen vermitteln andere Isoformen des *Glucosetransporters*, als eingangs des Kap. für die Hepatozyten genannt sind: *Glut1* auf Endothelzellen der Blut/Hirn-Schranke und auf Astrozyten, *Glut3* auf Neuronen und *Glut5* auf Mikroglia. Wenn die Glucosekonzentration im Endothel der Hirnkapillaren absinkt, wird Glut1 aus intrazellulären Membranen in die Plasmamembran transloziert und seine Synthese induziert.

Die voranstehend erwähnte neurohumorale Gegenregulation wird durch Sensoren in ventromedianen Hypothalamuskernen vermittelt, die bereits bei Blutglucosespiegeln < 4,2 mmol/l die sympatho-adrenerge Reaktion einleiten.

Langzeitadaptation des Hirns an Ketonkörperverwertung - ☞ Kap. 21.1.3.3.

Hepatische Ursachen sind selten wegen der hohen Absicherung der Glucoseversorgung (s.o.): schwere akute Leberschädigung mit starkem Schwund an Hepatozyten; genetische Defekte wie Galactosämie (☞ Kap. 1.4.5.), Glycogenosen (☞ Kap. 1.4.3.), hereditäre Fructoseintoleranz (☞ 2 in *Abb. 1.30*, Kap. 1.4.5.).

Häufiger sind **extrahepatische Ursachen** (unvollständige Auswahl aus zahlreichen bekannten Zuständen und Erkrankungen): Defekt des Glut1 im Hirn; Defekte im Amino- oder Fettsäurestoffwechsel; Endokrinopathien, wie Morbus ADDISON (☞ Kap. 10.2.3.3.), Panhypopituitarismus (☞ Kap. 10.2.1.), STH-Mangel (☞ Kap. 10.2.2.2.); Früh- oder Neugeborenenhypoglykämie (☞ Kap. 2.4.); Hunger (☞ Kap. 21.1.3.3.); Insulinom (☞ *Tab. 19.1*, Kap. 19.7.1.); Pharmaka-bedingt, z.B. durch β-Adrenozeptorblocker, Chinin, *Haloperidol* (Neuroleptikum), Isulinüberdosierung; Schock in der Phase der Dekompensation (☞ Kap. 7.3.3., "3."); Unterernährung (☞ Kap. 21.2.1.).

■ **Hyperglycämie**

Die **Konsequenzen** anhaltend erhöhter Blutglucosespiegel sind im Zusammenhang mit den Spätfolgen des Diabetes mellitus in Kap. 10.5.2.2. ausführlich behandelt. Er ist zugleich die häufigste **extrahepatische Ursache**.

Hepatische Ursachen - *hepatogener Diabetes* - gehen meist auf verminderten Glucagonabbau durch die Leber zurück, besonders bei Zirrhosen, wo portocavale Anastomosen dem Hormon eine "Umgehung" der Leber ermöglichen.

18.1.2. Verwertung von Nicht-Glucose-Monosacchariden

Fructose (z.B. aus Rohrzucker) und *Galactose* (z.B. aus Milchzucker) werden über spezifische Enzyme in die Glycolyse eingeschleust - ☞ *Abb. 1.30*, Kap. 1.4.5. Störungen ergeben sich bei entsprechenden genetischen Defekten: hereditäre Fructoseintoleranz - ☞ gleiche *Abb.* und Galactosämie - ☞ Kap.1.4.5.

Die Verwertung dieser Zucker ist auch bei erworbenen Lebererkrankungen oft eingeschränkt. Sie eignen sich daher für **Belastungsproben zur Leberfunktionsdiagnostik**: Nach oraler Applikation bleiben bei Leberschäden die Blutspiegel länger erhöht, so daß mehr im Harn ausgeschieden wird. Die Galactosebelastung wird bevorzugt, da dieser Zucker ausschließlich in der Leber umgewandelt wird, die Aufnahme insulinunabhängig ist, in den Nieren keine Schwelle für die Ausscheidung besteht und dort keine Reabsorption erfolgt. Starke inter- aber geringe intraindividuelle Schwankungen schränken den Test auf longitudinale Verlaufsbeobachtungen ein.

Galactosamin (= *2-Amino-2-desoxy-D-Galactose*) dient als Modellsubstanz der tierexperimentellen Erzeugung akuter oder chronischer Hepatitiden, die menschlichen Virushepatitiden außerordentlich ähnlich sind. Der Aminozucker wird wie Galactose von den Hepatozyten aufgenommen, phosphoryliert und uridyliert - vgl. *Abb. 1.30*, Kap. 1.4.5. Da die entstehenden Produkte aber nicht weiter metabolisiert werden, verarmen die Leberzellen an UTP, UDP-Glucose und UDP-Glucuronsäure → Hemmung von Transkription, Biotransformation, Glycogen- und Glycoproteinsynthese. Sekundär ergibt sich daraus eine gesteigerte Empfindlichkeit gegenüber anderen Noxen, z.B. Endotoxin - ☞ Kap. 4.3., "Lipopolysaccharid A". Das aus dem Darm über die Pfortader herangeführte Endotoxin führt zur Freisetzung von TNF-α (vor allem aus den VON KUPFFER'schen Sternzellen), mit zahlreichen Konsequenzen (☞ Kap. 3.6.8.), von denen für die Leber die zytotoxische Wirkung und die entzündliche Akkumulation von Granulozyten in den Sinusoiden von besonderer Bedeutung sind (Analogie zu den Virushepatitiden).

18.2. Störungen des Lipidstoffwechsels

Wichtigste **Funktionen** der Leber im Lipidstoffwechsel:

- **leberspezifisch**
  - Synthese, Abgabe und Aufnahme von Plasmalipoproteinen - ☞ *Abb. 9.5*, Kap. 9.2.
  - Ketonkörperbildung
  - Gallensäurensynthese aus Cholesterol
- **nicht leberspezifisch, aber quantitativ überwiegend**
  - Fettsäuresynthese aus Acetyl-CoA
  - Fettsäureabbau (β-Oxidation)
  - Triglycerid- und Phospholipidsynthese
  - Cholesterolsynthese

18.2.1. Leberverfettung

Abnorme Anhäufung von überwiegend *Triglyceriden* in den Hepatozyten - bis zu 50 % des Lebergewichts (normal ca. 5 % totale Lipide). Die Löslichkeit der Triglyceride wird in der Leber durch Synthese von Emulgatoren vermittelt: *Apolipoproteine* und *Phospholipide*. Bei relativem Überwiegen der Triglyceridkonzentration über die Apolipoprotein- und/oder Phospholipidbereitstellung fallen erstere in feintropfiger oder vakuoliger Form in den Parenchymzellen aus.

Wie im Zusammenhang mit der Azinusstruktur in Kap. 18., "Leberschädigung" ausgeführt, hängt auch die Lokalisation der Verfettung von der Ursache ab: In Zone 1 der Azini bei toxischer Schädigung, in Zone 3 bei Hypoxie oder alkoholischer Schädigung. Intrazellulär ist fein verteiltes Fett zunächst mit den Membranen des endoplasmatischen Retikulums und des GOLGI-Apparates assoziiert und fließt später zu vakuoligen Fetttropfen zusammen.

Zahlreiche verschiedene Ursachen können daher, einzeln oder in Kombination, über den **gleichen Mechanismus** zur Leberverfettung führen - ☞ *Abb. 18.4*.

Eine **akute Leberverfettung** ist in den meisten Fällen nach Beseitigung der Ursachen **reversibel**. Klinisch-chemisch findet sich oft eine temporäre Erhöhung der Aminotransferasen- oder GLDH-Aktivitäten im Plasma, die aber mit den histologischen Veränderungen in Leberbioptaten schlecht korrelieren. Eine **chronische Leberverfettung** muß als **Ausdruck eines permanent wirksamen Schädigungsmechanismus** angesehen werden, der mit weiteren morphologischen und funktionellen Ausfällen einhergehen kann oder auf eine übergeordnete Störung hinweist, z.B. das Vorliegen eines Diabetes mellitus oder Metabolischen Syndroms. Die Ausbildung weiterer Schäden hängt dabei allerdings sehr von der jeweiligen Ursache ab. Häufigste Ursache in sog. entwickelten Ländern ist **Alkohol** (gefolgt von Metabolischem Syndrom und Diabetes mellitus).

Als extremes Beispiel wurde bei 132 durch Verkehrsunfälle getöteten Personen (die vor dem Ereignis als gesund zu betrachten waren) autoptisch in 84 % der Männer und 72 % der Frauen eine Leberverfettung nachgewiesen.

Der Bedeutung des Alkohols als Noxe entsprechend, werden im nachfolgenden Kapitel nicht nur

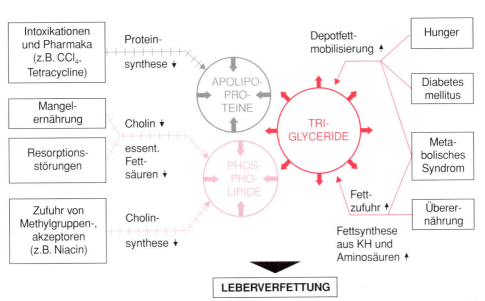

Abb. 18.4: Zusammenführung verschiedener prinzipieller Ursachen der Leberverfettung auf einen einheitlichen Mechanismus: relatives Überwiegen der Triglyceridkonzentration über die von Apolipoproteinen und/oder Phospholipiden.

die Schadwirkungen auf die Leber sondern auch die auf andere Organe systematisch behandelt.

18.2.2. Alkoholbedingte Schäden der Leber und anderer Organe

1994 betrug der durchschnittliche Alkoholkonsum in Deutschland 12 Liter Ethanol/Einwohner/Jahr. In den davorliegenden Jahren war etwa der gleiche Verbrauch zu verzeichnen. Zieht man Kinder und einen Teil der erwachsenen Bevölkerung ab, die nicht bzw. selten Alkohol trinken, verbleibt eine Gruppe, deren täglicher Konsum auf ca. 60 ml Ethanol zu schätzen ist. Dieser hohe Konsum geht einher mit etwa 2-3 Millionen Alkoholabhängigen und 30.000-40.000 durch Alkohol bedingten Todesfällen/Jahr.

Nach peroraler Aufnahme wird Ethanol rasch durch Diffusion resorbiert (ca. 20 % im Magen und 80 % im Dünndarm). Die Leber ist mit einem Anteil von > 90 % Hauptort der Metabolisierung - ☞ Abb. 18.5.

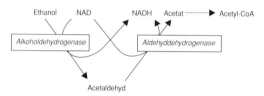

Abb. 18.5: Wichtigste Abbauschritte für Ethanol bis zur Stufe des ubiquitären Intermediats Acetyl-CoA, das aus Acetat unter ATP-Verbrauch entsteht und via Citratzyklus, Fettsäure- oder Cholesterolsynthese abfließt.
Unberücksichtigt ist das *MEOS* (= **m**icrosomal **e**thanol **o**xidizing **s**ystem), das über das *Cytochrom P4502E1* in geringem Umfang zur Acetaldehydbildung aus Ethanol beiträgt, aber bei chronischem Alkoholabusus mit der Entgiftung von Medikamenten interferiert (☞ nachf. Kap., "Beeinflussung der Biotransformation").

Limitierendes Enzym ist die zytosolisch vorliegende **ADH** (*Alkoholdehydrogenase*). Die Gene ADH 1-5 kodieren verschiedene Untereinheiten, aus denen sich unterschiedliche Isoenzyme rekrutieren; darüberhinaus existiert ein genetischer Polymorphismus → individuell unterschiedliche Alkoholverträglichkeit. Da die Substratsättigung aber meist schon bei Blutalkoholspiegeln von 1 ‰ (!) erreicht ist, kann für Erwachsene eine durchschnittliche Abbaurate von 100 ± 25 mg Ethanol/kg/h angesetzt werden. Sehr langsame postnatale Enzymreifung bis etwa zum 5. Lebensjahr (Neugeborene haben nur etwa 10 % der ADH-Aktivität von Erwachsenen) → hohe Alkoholtoxizität bei Feten und Kindern.

Auch die **ALDH** (*Aldehyddehydrogenase*) ist polymorph. Das mitochondrial lokalisierte Isoenzym *ALDH2* kann auf Grund einer Punktmutation im ALDH2-Gen in stark verminderter Aktivität vorliegen. Bei Individuen mit hoher Alkohol- und niedriger Aldehyddehydrogenaseaktivität (verbreitet in Asien) akkumuliert nach Ethanolaufnahme Acetaldehyd, dessen unangenehme Nebenwirkungen (flush, besonders im Gesicht; Nausea; Tachykardie; Kopfschmerzen) die Tendenz zur Alkoholabstinenz erklären.

18.2.2.1. Hepatische Wirkungen

■ **Leberverfettung**

• **erhöhte Triglyceridsynthese**
  - verstärkte Lipolyse infolge Adrenalinausschüttung in der akuten Phase der Alkoholaufnahme → Überangebot an freien Fettsäuren
  - Acetyl-CoA wird über Citratzyklus und Atemkette oxidiert: Bei Substratsättigung der Alkoholdehydrogenase werden ca. 85 % des gesamten O_2-Verbrauchs der Leber beansprucht → Einschränkung anderer oxidativer Prozesse, z.B. des Fettsäureabbaus
  - Zunahme des NADH/NAD-Quotienten fördert reduktive Reaktionen:
    - die Umwandlung von DAP zu αGP (vgl. Abb. 1.30, Kap. 1.4.5.), als Vorläufer der Triglyceridsysnthese
    - nach Wasserstoffübertragung auf das NADPH/NADP-System die endogene Fettsäuresynthese
  - Steigerung der Synthese der *Phosphatidsäure-Phosphohydrolase* → Bereitstellung von Diacylglycerol für die Triglyceridsynthese. Alkohol wirkt hier wahrscheinlich mittelbar über eine Zunahme des Glucocorticoid plus Glucagon/Insulin-Quotienten

• **verminderte Synthese von Emulgatoren**
  Acetaldehyd hemmt die Proteinsynthese → Apolipoproteine ↓ und Ethanol die CDP-Cholinsynthese → Phospholipide ↓. Aus beidem resultiert eine verminderte Bereitstellung von VLDL

• **verminderte Triglyceridabgabe durch die Leber**
  Acetaldehyd bildet u.a. Addukte mit *Tubulin* (Analogie zu den Reaktionen von Malonaldehyd - ☞ *Abb. 4.3*, Kap. 4.1.3.2.), wodurch die regelrechte Ausbildung von Mikrotubuli behin-

dert wird → Transportbehinderung der noch synthetisierten VLDL im GOLGI-Apparat, wo die Partikel demzufolge akkumulieren

■ **akute Alkoholhepatitis**

Chronischer Alkoholismus kann bei ca. 20 % der Trinker zu akuten Hepatitiden führen, die immer mit Fettleber assoziiert sind, eine hohe Mortalitätsrate haben oder die Ausbildung einer Zirrhose fördern (s.u.).

Nekrosen, überwiegend in Zone 3 der Azini, entstehen durch verstärkte Bildung hochreaktiver O_2^--Radikale (☞ Kap. 4.1.), an deren Entstehung vorwiegend Acetaldehyd beteiligt ist: a) durch Reaktion mit SH-Gruppen wird die Konzentration an reduziertem Glutathion vermindert → verminderter Schutz vor physiologisch gebildeten Radikalen (☞ Abb. 4.1, Kap. 4.1.2.) und b) verstärkte Radikalproduktion durch Umsetzung von Acetaldehyd über eine *Aldehydoxidase*. Auch die Xanthinoxidase ist an der Radikalbildung beteiligt, wobei wahrscheinlich Ethanol selbst an der Umwandlung der Xanthindehydrogenase in die -oxidase beteiligt ist (vgl. Kap. 4.2.2.1.). Acetaldehyd-Protein-Addukte führen darüberhinaus zur Mitochondrienschädigung, mit den in Kap. 4.2.1. beschriebenen Folgen. Auch Peroxidationsreaktionen an den Phospholipiden der Mitochondrienmembranen sind beteiligt (☞ Kap. 4.1.3.1.).

Auch an der Entstehung **entzündlicher Granulozyteninfiltrate** scheint Acetaldehyd vorrangig beteiligt: Addukte mit Membranproteinen führen zur Bildung von Antikörpern und T-Zellaktivierung, die über die Freisetzung chemotaktischer Stoffe zur Granulozytenakkumulation führen. Die verstärkte Produktion von Zytokinen, wie TNF-α, TGF-β1, IL-1, IL-2 und IL-8 (☞ Kap. 5.2.3. und 6.1.5.), an der sich auch die VON KUPFFER'schen Sternzellen beteiligen, steht damit in Einklang und erklärt die beträchtlichen Allgemeinerscheinungen im Sinne einer Akute-Phase-Reaktion und Anorexie (☞ Kap. 5.2.3.1.).

Auf der Grundlage der alkoholischen Leberschädigung gehen außerdem Infektionen mit HBV und HCV leichter an → chronische Hepatitiden (☞ Tab. 18.1, Kap. 18.).

■ **Zirrhose (vgl. Kap. 18., "Leberzirrhose")**

Ca. 40 % der Alkoholiker entwickeln eine Leberzirrhose. Mehr als der Hälfte aller Zirrhosen ist durch Alkohol bedingt (und in einigen Regionen Europas steht sie an 4. Stelle der Todesursachenstatistik). Die für die Zirrhose obligaten Parenchymzellnekrosen wurden bezüglich der Mechanismen bereits bei der Alkoholhepatitis behandelt. Die verstärkte Bindegewebsbildung geht von den Fettspeicherzellen aus, die durch Acetaldehyd-Protein-Addukte an ihren Membranen in fibroblastenähnliche Zellen umgewandelt werden und so zu vermehrter Collagenbildung und -freisetzung angeregt werden. TNF-α und vor allem TGF-β1 fördern darüberhinaus die Fibrosierung (☞ Kap. 6.2.2.3.). Die (häufige) Infektion mit HCV verstärkt ebenfalls die Ausbildung der Zirrhose.

■ **Beeinflussung der Biotransformation**

Normalerweise werden < 10 % des Ethanols über das MEOS zu Acetaldehyd umgewandelt - ☞ Legende zu *Abb. 18.5*. Das Cytochrom P4502E1-enthaltende System ist aber auch an der oxidativen Entgiftung von Pharmaka oder Giftung von Fremdsubstanzen beteiligt (vgl. *Abb. 18.11*, Kap. 18.6.). Diese Prozesse werden durch Alkohol auf unterschiedliche Weise beeinflußt:

- **Akute Alkoholzufuhr** in größeren Mengen (wie etwa bei einem gelegentlichen Gelage) führt zur Kompetition → mögliche Wirkungssteigerung und -verlängerung für Pharmaka, die überwiegend vom gleichen System entgiftet werden. Dies trifft z.B. auf die (häufig mit Alkohol kombinierte) Aufnahme von Drogen, Tranquilizern oder Barbituraten zu

- **Chronischer Alkoholismus ohne Zirrhose** führt zu einer Induktion des MEOS, die bis zum 10fachen der normalen Aktivität führen kann - mit drei wichtigen Folgen:
  - erhöhte Toleranz gegenüber akuten Alkoholwirkungen infolge des schnelleren Abbaus
  - Wirkungsverminderung und -verkürzung für die von diesem System entgifteten Pharmaka, z.B. *Barbiturate, Diazepam, Meprobamat, Propranolol, Rifamycin, Tolbutamid, Warfarin*
  - Für Pharmaka oder Fremdsubstanzen, aus denen über das MEOS schädliche Produkte entstehen können, besteht eine gesteigerte Gif-

tungsrate (☞ Kap. 18.6.1., "Giftung" und vgl. Kap. 3.3.2.1.). So kann z.B. *Paracetamol* in therapeutischen Dosen bei Alkoholikern schwere toxische Leberschäden bewirken. Aus Umweltschadstoffen, wie verschiedenen Lösemitteln, werden über das Cytochrom P4502E1 Radikale freigesetzt, deren Wirkung durch die Verminderung der Konzentration an reduziertem Glutathion (s.o.) noch verstärkt wird

- Ist die Leber bereits chronisch geschädigt, z.B. durch eine sich entwickelnde oder ausgeprägte **Zirrhose**, ändern sich die Verhältnisse wieder, da die Kapazität des Biotransformationssystems vermindert wird

Labordiagnostische Erfassung des Alkoholabusus

Durch Alkoholbestimmung in Blut oder Harn ist nur die aktuelle Situation erfaßbar. Eine objektive Information über das Ausmaß eines chronischen Alkoholabusus und in etwa auch über die damit verbundenen Schädigungen ist bislang am ehesten durch **Parameter** möglich, **die auf hepatische Wirkungen zurückgehen** - ☞ *Tab. 18.3*.

Parameter	Sensitivität [%]	Spezifität [%]
*ASAT (Aspartat-Aminotransferase)/ ALAT (Alanin-Amino-transferase) > 2	20	95
CDT (carbohydrate-deficient transferrin)	91	98
γ-GT (γ-Glutamyl-transferase)	60	50
MCV (mean corpuscular volume der Erythrozyten)	65	60

Tab. 18.3: Auswahl gängiger Laborparameter zur Beurteilung des Ausmaßes eines Alkoholabusus und Angaben über ihre diagnostische Wertigkeit (Durchschnittswerte aus meheren Quellen). Bezüglich der Grenzwerte - ☞ Lehrbuch der Klinischen Chemie.
*Synonyme für ASAT und ALAT = GOT (**G**lutamat-**O**xalacetat-**T**ransaminase) bzw. GPT (**G**lutamat-**P**yruvat-**T**ransaminase.

Den Angaben in *Tab. 18.3* ist zu entnehmen, daß die Bestimmung der drei auch sonst bei Lebererkrankungen mit herangezogenen Enzymaktivitäten im Plasma nur mäßig geeignet ist. Das gleiche trifft auf das erhöht gefundene Erythrozytenvolumen zu. Wesentliche Ursache für dessen Zunahme ist wahrscheinlich ein mit Alkoholismus oft verbundener Fohlsäuremangel (☞ nachf. Kap.), der zu makrozytärer Anämie führt (☞ Kap. 11.4.2.) - die auch andere Ursachen haben kann. Höchste Sensitivität und Spezifität für Alkohol hat das **carbohydrate-deficient transferrin** (= *desialiniertes Transferrin*): Der Kohlenhydratanteil des in der Leber synthetisierten Transferrins wird im GOLGI-Apparat komplettiert. Endständig wird *Sialinsäure* mit Galactose verknüpft - überwiegend 4 Sialinreste/Transferrinmolekül (selten bis zu 8). Ethanol und/oder Acetaldehyd führen a) zu verminderter Synthese einiger an der Kohlenhydratseitenkettensynthese beteiligter Enzyme, u.a. der Sialyltransferase und b) zur Aktivierung der Sialidase, die Sialinsäure abspaltet. Aus beidem resultiert die Freisetzung von Transferrin in das Plasma, das um ein oder mehrere Sialinsäurereste vermindert ist. Der Anteil dieser Formen kann mittels isoelektrischer Fokussierung oder immunchemischer Methoden quantifiziert werden.

18.2.2.2. Extrahepatische Wirkungen

Akute oder chronische Pankreatitis - ☞ Kap. 19.6.3.

■ erhöhte Tumorrate

Eine Assoziation von chronischem Alkoholismus mit Tumoren des Respirations- und Intestinaltrakts ist gesichert und für das Mammakarzinom wahrscheinlich. Entscheidender Mechanismus ist wahrscheinlich die verstärkte Giftung von potentiellen zu ultimaten Kanzerogenen durch das Cytochrom P4502E1, in Analogie zu anderen Cytochrom P450-Spezies, wofür ein Beispiel in *Abb. 3.7*, Kap. 3.3.2.1. gezeigt ist. Mangel an Vitamin A und Retinoiden, durch verminderte Aufnahme bzw. gesteigerten Abbau im Biotransformationssystem, könnte - über die in Kap. 3.5., "Vitamin A und seine Derivate" und 3.6.9. besprochenen Mechanismen - ebenfalls zur gesteigerten Tumortransformation beitragen.

■ Fehlernährung

Der Brennwert von Ethanol ist mit 29,7 kJ/g (= 7,1 kcal/g) höher als der von Kohlenhydraten oder Proteinen und entspricht etwa dem von Fetten. Bei Alkoholikern entfällt durchschnittlich etwa die Hälfte der mit der Nahrung zugeführten Energie auf Ethanol. Auch wenn die tägliche Gesamtenergiezufuhr dem Arbeitsumsatz entspricht, sind Alkoholiker oft energetisch **unterernährt**, mit entsprechend vermindertem Körpergewicht. Ursachen sind a) Verdauungs- und Resorptionsstörungen infolge Schädigung von Darmschleimhaut, exokrinem Pankreas (Alkoholismus ist die häufigste Ursache der chronischen Pankreatitis - ☞ Kap. 19.6.3., "chronische Pankreatitis") und Leber, b) verstärkte Ethanoloxidation über das MEOS, bei der weniger energetisch verwertbares NADH gebildet wird und c) durch Leberschädigung gestörte Verwertung anderer Energieträger, z.B. Verminderung der Fettsäureoxidation - ☞ voranst. Kap., "Leberverfettung".

Oft noch gravierender ist auf Grund des hohen Anteils "leerer Kalorien" der spezifische **Mangel an essentiellen Nahrungsbestandteilen**, wie Vitaminen, Spurenelementen, essentiellen Amino- oder Fettsäuren u.a. (der durch Malabsorption noch gefördert wird). So ist Alkoholismus wahrscheinlich häufigster Grund eines Folsäuremangels, aber auch an Vitamin B_{12}- und Eisen-Defiziten maßgeblich beteiligt, mit entsprechenden Konsequenzen - ☞ Kap. 9.4.3.1., "Häufigste Ursache erworbener Homocysteinzunahmen", 11.3.1. und 11.4.

Aus der permanenten Erhöhung des NADH/NAD-Quotienten resultiert auch eine Verschiebung der von der Lactatdehydrogenase katalysierten Reaktion zugunsten von Lactat → a) Hemmung der Gluconeogenese → Neigung zur **Hypoglycämie** und b) sekundäre Hyperurikämie → Neigung zur **Gicht** - ☞ Kap.1.4.11.3., "verminderte tubuläre Sekretion:"

Bei entsprechender Veranlagung werden Gichtanfälle durch Kombination purinreicher Mahlzeiten mit Alkohol ausgelöst.

■ Alkoholmyopathie

Abhängig von der Art der Diagnostik (Elektromyogramm oder histologische Untersuchung) haben 1/3 bis 2/3 der Alkoholiker chronische Veränderungen der Skelettmuskulatur: Atrophie (= Abnahme des Durchmessers) der *Typ II-Fasern* (überwiegend anaerobe Energiegewinnung), die nur im Anfangsstadium der Erkrankung durch Hypertrophie der *Typ I-Fasern* (überwiegend aerobe Energiegewinnung) kompensiert werden kann. Da kaum Membranschäden auftreten, ist die Creatinkinaseaktivität im Plasma meist nicht erhöht. Da die Skelettmuskulatur durchschnittlich 40 % der Körpermasse ausmacht, trägt die Atrophie wesentlich zum Gewichtsverlust und zur negativen Stickstoffbilanz bei. Klinische Ausdrucksformen sind Muskelschwäche und Krampfneigung. Auch die Herzmuskulatur kann einbezogen sein → sekundäre Form der dilatativen Kardiomyopathie - ☞ Kap. 15.5.

Bei < 5 % der Alkoholiker können akute Exazerbationen auftreten → Rhabdomyolyse - ☞ Kap. 7.3.5., "Crush-Syndrom".

Die Ursachen sind nur unzureichend aufgeklärt - in Frage kommen:

- Mangelernährung (s.o.): Neben dem Proteinmangel scheint eine Unterversorgung mit Selen und α-Tocopherol von besonderer Bedeutung zu sein → verminderter Schutz vor radikalvermittelter Schädigung - ☞ Kap. 4.1.2. Für diese Schädigungsform - etwa nach den für die akute Alkoholhepatitis im voranst. Kap. besprochenen Mechanismen - spricht auch der bevorzugte Befall der Typ II-Fasern, die im Vergleich zu Typ I-Fasern eine geringere Kapazität aller in Kap. 4.1.2. aufgeführten Schutzmechanismen haben
- Eine Verminderung des Ruhemembranpotentials und der Ca^{2+}-Freisetzung aus dem sarkoplasmatischen Retikulum geht wahrscheinlich auf eine unmittelbare Ethanolwirkung zurück
- Tierexperimentelle Befunde und in vitro-Untersuchungen verweisen auf eine Hemmung der Proteinsynthese in der Muskulatur durch Acetaldehyd auf der Ebene der Translation

■ zentralnervöse und neurologische Wirkungen

Akute Alkoholzufuhr führt zunächst zu psychomotorischen Erregungszuständen mit Hyperventilation und später zu überwiegender Hemmung neuronaler Aktivitäten, so daß bei Blutspiegeln ≥ 2 ‰ Hypothermie (Wärmeabfuhr über erweiterte Hautgefäße durch Hemmung des Vasomotorenzentrums und direkte Wirkung auf die Gefäße) und Zeichen der Narkose auftreten. Typische Erscheinungen sind in *Tab. 18.4* aufgelistet.

Bei **chronischem Alkoholismus** sind als permanente Erscheinungen Gangstörungen, Tremor, Reizbarkeit, Gedächtnisschwäche, Leistungsabnahme vorhanden und als schwerste Folgen Polyneuropathien (☞ Kap. 20.3.2., "Alkohol"), epileptische Anfälle und Alkoholdelir im Entzug sowie KORSAKOW'sche Psychose (☞ Fachgebiet Neurologie/Psychiatrie).

Die **Mechanismen** der psychotropen Wirkung gehen auf Ethanol selbst und weniger auf Acetaldehyd zurück:

Konzentration in ‰	Symptome
0,3	Reflexsteigerung, Redseligkeit, Beginn von Gangstörungen
0,5	Störung von Zielbewegungen mit geschlossenen Augen
0,6	verlängerte Reaktionszeit, Beginn von Artikulationsstörungen
0,7	leichter Nystagmus, Verminderung von Tiefensehschärfe und Dunkeladaptation
0,8	→ Fahrvermögen und Verkehrstüchtigkeit sind nicht mehr gegeben
1,0	deutlicher Rauschzustand mit Euphorie und Enthemmung
1,4	kräftiger Rauschzustand, Koordination deutlich eingeschränkt
2,0	Bewußtseinseintrübung, aufgehobenes Erinnerungsvermögen
2,5	Lähmungserscheinungen
3,5-5,0	Narkose oder Koma, Grenzkonzentration zu tödlichem Ausgang

Tab. 18.4: Typische Symptome akuter zentralnervöser Alkoholwirkungen, den ungefähren Alkoholkonzentrationen im Blut zugeordnet, bei denen sie beginnen aufzutreten, ohne Berücksichtigung individueller Schwankungen.

Einlagerung in die Lipide der Membranen erhöht deren Fluidität, die u.a. durch zunehmende Cholesteroleinlagerung und Ersatz ungesättigter durch gesättigte Fettsäuren in den Phospholipiden wieder normalisiert wird (= *Toleranz*entwicklung), mit der Konsequenz, daß sie in Abwesenheit von Ethanol weniger fluide sind als normal → Hemmung des O_2-Austausches durch die Membranen, aber auch der Wirkung von Hypnotika und Narkotika (= *Kreuztoleranz*). Die Fluiditätsänderungen in beide Richtungen - je nach Ethanolkonzentration und Zeitpunkt der Einwirkung - sind eine Erklärung für die häufig **biphasischen Effekte** des Alkohols, denn sie haben aktivierende oder hemmende Wirkungen auf die in die Membranen eingelagerten Proteine, besonders die Na^+/K^+-ATPase und verschiedene Ionenkanäle. Letztere wiederum beeinflussen die Transmitterfreisetzung: Akut fördert Ethanol z.B. über eine Steigerung des Cl^--Einstroms die GABAerge Neurotransmission (die eine überwiegend inhibitorische Wirkung hat, vgl. Kap. 20.7., "Glutamat und GABA"); im Entzug ist sie gehemmt.

Letzteres ist Grundlage der Therapie des entzugsbedingten Alkoholdelirs mit *Clomethiazol*, das die Leitfähigkeit von Cl^--Kanälen erhöht.

Ethanolbedingte Membranveränderungen ziehen vielschichtige, in ihrer Bedeutung z.T. umstrittene Störungen weiterer Transmittersysteme nach sich, z.B. des noradrenergen oder serotonergen Systems, auf die hier nicht eingegangen wird.

Andere Wirkungen, wie Gedächtnisstörungen, sind wahrscheinlich mehr auf Acetaldehyd zurückzuführen, z.B. durch dessen Hemmwirkung auf die Proteinsynthese.

Schlafstörungen im Entzug - ☞ Kap. 20.12.2., "Alkoholentzug".

■ **Alkoholembryopathie** (= *fetales Alkoholsyndrom*)

Statistische Angaben über die Häufigkeit alkoholbedingter Verzögerungen der körperlichen und geistigen Entwicklung werden durch Unsicherheiten in der ätiologischen Zuordnung geringgradiger Veränderungen erschwert. Aus einer Hochrechnung aus dem Jahre 1977 ergibt sich eine Alkoholembryopathie bei ca. 1.500-3.000 Neugeborenen/Jahr für Deutschland. Weltweit wird eine Inzidenz von ca. 2/1.000 Lebendgeburten angenommen.

Klinisch ergibt sich bereits intrauterin ein Wachstumsrückstand gegenüber dem Gestationsalter, der nach der Geburt ausgeglichen werden kann, mit Ausnahme des Schädelwachstums - *Mikrozephalie*. Aus einer gestörten Morphogenese des Gesichts resultieren typische Veränderungen, wie verkürzte, "antimongoloid" verlaufende Lidachsen, Ptosis, Ober- und Unterkieferhypoplasien, Epikanthus. Weitere Mißbildungen sind Vorhof- und Ventrikelseptumdefekte, Brachy- und/oder Polydaktylie und typische Abweichungen im Handfurchenmuster, die bei Mißbildungen anderer Ursachen nicht vorkommen (scharf abgeknickte Dreifinger-, verkürzte Fünffinger- und schwach ausgeprägte Daumenfurche). Schicksalsentscheidend sind die zerebralen Schäden: frühe Auffälligkeiten sind Hypermotilität, muskuläre Hypotonie und Störungen der Feinmotorik, später wird bei etwa der Hälfte der Kinder eine Verzögerung der intellektuellen Entwicklung deutlich (IQ < 80).

Pathogenetisch entscheidend ist, daß Ethanol auf Grund seiner Wasser- und Lipidlöslichkeit frei permeiert und demzufolge Spermio- und Oogenese sowie intrauterine Entwicklung beeinflussen kann. Hinzukommt die Unfähigkeit der fetalen Leber zum Alkoholabbau wegen der fehlenden Alkoholdehydrogenase - ☞ Kap. 18.2.2., "ADH". Gesichert ist die *teratogene* Wirkung in der Frühschwangerschaft, wo bei Aufnahme von ca. 30 g Ethanol/Tag in etwa 10 % der Schwangerschaften mit Schäden bei den Kindern zu rechnen ist. Entsprechend höher ist die Mißbildungsrate bei höheren Dosen, wobei der Ethanolspiegel im mütterlichen Blut und die Dauer seiner Einwirkung entscheidend sind, was die in Bezug auf die konsumierte Menge hohe interindividuelle Schwankungsbreite festgestellter Schäden erklärt. Obwohl die Mechanismen im einzelnen ungeklärt sind, ist anzunehmen, daß über längere Zeit vorhandene, auch geringe Ethanol- und Acetaldehydkonzentrationen, z.B. durch ihre Wirkung auf Zellmembranen bzw. Proteinsynthese (s.o.), die embryonale Organogenese stören.

■ genetisch bedingte Veranlagung zur Alkoholabhängigkeit

Im Unterschied zu genetisch bedingten Variationen in der Alkoholverträglichkeit, die sich auf Polymorphismen weniger Enzyme zurückführen lassen, ist die Neigung zum Alkoholismus **polygen** determiniert, mit entsprechend großem Einfluß von **Umweltfaktoren** auf die Ausprägung. Die Penetrans solcher Gene, Kopplungen untereinander und mit anderen Genen spielen darüberhinaus eine große Rolle. Bislang sind daher nur **Assoziationen** mit möglichen Genen bekannt, die sich aus bestimmten *markern* ergeben (☞ Kap. 1.3.3., "indirekter Nachweis"), die nicht selbst verursachend sein müssen.

- Ein bestimmtes Allel des auf 11q23 lokalisierten Gens des **DRD2** (*Dopaminrezeptor D2*) kommt gehäuft bei schweren Alkoholikern vor.

  2 Formen des Rezeptors sind bekannt: *A1* und *A2*. Das bei Alkoholikern ca. 3x häufiger gefundene Allel determiniert A1. Dieser Rezeptor spielt auch bei der Entstehung der Cocainabhängigkeit eine Rolle (☞ Kap. 20.11.)

- Auf der Proteinebene finden sich Assoziationen des Alkoholismus mit erniedrigter Aktivität der **MAOB** (*Monoaminooxidas B*) in Thrombozyten (als diagnostisch zugängliche Blutpartikel, die für den entsprechenden neuronalen Transmitterstoffwechsel repräsentativ sind) und der **Adenylatcyclase** in verschiedenen Blutzellen. Letzteres geht auf Mutationen der stimulierend auf das Enzym wirkenden G_s-Proteine zurück (vgl. Kap. 3.2.2.4.)

Den ausgangs Kap. 18.2.2. genannten, mit verminderter Alkoholverträglichkeit einhergehenden Varianten der ethanolmetabolisierenden Enzyme kommt dagegen eine **protektive** Funktion zu, denn sie finden sich seltener bei Alkoholikern und scheinen auch die o.g. Risikokonstellationen kompensieren zu können → polygene Determinierung des Alkoholismus.

■ atheroskleroseprotektive Wirkung

Aus statistischen Untersuchungen, die überwiegend die **ischämische Herzkrankheit** als Kriterium atherosklerotischer Veränderungen oder Komplikationen (☞ Kap. 15.6.1.) haben, ergibt sich für alle Formen dieser Erkrankung eine bis zu 30prozentige Verringerung des relativen Risikos bei mäßigem Alkoholgenuß, im Vergleich zur Abstinenz. "Mäßig" wird dabei als 1-3 drinks/Tag definiert, was etwa 20-60 g Ethanol/Tag entspricht. Die Art des Getränks spielt eine untergeordnete Rolle, entgegen früherer Untersuchungen, die Rotwein favorisierten. Labordiagnostisch wird eine signifikante Zunahme der HDL-Cholesterolfraktion gefunden, deren vasoprotektive Rolle in Kap. 9.2.2. behandelt ist. Die Zunahme könnte mit der gesteigerten Lipolyserate zusammenhängen. Daneben spielt sicher auch eine dilatierende Wirkung des Ethanols auf die Koronararterien eine Rolle. Ein Teil der günstigen Wirkungen kann allerdings bei entsprechender Disposition durch eine alkoholbedingte Blutdruckerhöhung wieder neutralisiert werden (☞ Kap. 16.1.1., "Alkohol").

Dieser, mit großer Aufmerksamkeit bedachten Alkoholwirkung stehen jedoch eine Fülle von Schadwirkungen gegenüber, von denen diejenigen auf die Leber bereits im Bereich der angegebenen Trinkmengen liegen. Hinzukommt die Gefahr der Abhängigkeit, die bei Disponierten provoziert werden kann.

18.2.3. Ketogenese

Die Leber ist Hauptsyntheseort für *Ketonkörper* (*Acetoacetat*, *Aceton*, β-*Hydroxybutyrat*). Unter normalen Bedingungen und im postprandialen Zustand ist die Produktion gering. Sie nimmt beträchtlich zu bei verstärkter Depotfettmobilisierung und/oder Kohlenhydratmangel, z.B. bei Diabetes mellitus (☞ *Abb. 10.9*, Kap. 10.5.1.1.) oder im Hunger (☞ *Abb.21.2*, Kap. 21.1.3.3.). Aus dem Überangebot an freien Fettsäuren werden durch die Leber auf diese Weise energetisch noch nutzbare Substrate exportiert. Sie werden hauptsächlich durch die Muskulatur und unter bestimmten Bedingungen auch durch das ZNS (☞ Kap. 21.1.3.3.) utilisiert. Wenn die Produktion den Verbrauch übersteigt, können als pathologische Konsequenzen ketoazidotisches Koma (☞ Kap. 10.5.1.1., "ketoazidotisches Koma") und Additionsazidose (☞ Kap. 13.2.1.1.) auftreten.

18.2.4. Cholesterolstoffwechsel bei Lebererkrankungen

Funktionen der Leber im Cholesterolstoffwechsel

Die von der Leber gebildeten Gallensäuren fördern im Darm die Resorption des Nahrungscholesterols durch Mizellenbildung und Aktivierung der Cholesterolesterase und hemmen die Cholesterolsynthese in der Darmmukosa auf dem Niveau der HMG-CoA-Reductase. Die Cholesterolsynthese in der Leber wird reguliert über das Ausmaß des aus den LDL des Plasmas durch die Leber aufgenommenen Cholesterols - ☞ *Abb. 9.6*, Kap. 9.2.3.1. Das in der Leber synthetisierte oder aus dem Plasma aufgenommene Cholesterol kann in 3 Richtungen weitergeleitet werden:

1. Umwandlung in Gallensäuren

2. Abgabe in die Galle (zusammen mit Gallensäuren und Phospholipiden)

3. Abgabe in das Blut über die VLDL - ☞ *Abb. 9.5*, Kap. 9.2.

Bei allen Erkrankungen, die mit *Cholestase* (intra- oder extrahepatische Behinderung des Gallenabflusses) einhergehen, tritt eine *Hypercholesterolämie* auf. Ursachen sind a) vermindertes Cholesterolangebot an die Leber durch mangelnde Resorption des Nahrungscholesterols → Enthemmung der hepatischen Cholesterolsynthese und b) verminderter Abfluß des Cholesterols in die o.g. Richtungen 1. und 2. → Förderung der Richtung 3. Mechanismus a) steht in Einklang mit der Beobachtung, daß unter parenteraler Ernährung die hepatische Cholesterolsynthese stark zunimmt. Der Prozeß wird außerdem noch gefördert durch das bei Cholestase im Plasma auftretende, abnorme *LP X* (*Lipoprotein X*): Das darin transportierte Cholesterol führt im Unterschied zu dem der LDL nicht zu einer Hemmung der hepatischen Cholesterolsynthese.

LP X ist physiologischerweise bei etwa der Hälfte der Neugeborenen im Plasma nachweisbar. Jenseits des ersten Lebensjahres gilt es als Indikator einer Cholestase. Seine Bestimmung kann die labordiagnostische Differenzierung verschiedener Ikterusformen (☞ Kap. 18.4.3.) verbessern.

Im Zusammenhang mit Lebererkrankungen ist die Zunahme des Cholesterolspiegels im Plasma meist mit einer drastischen Senkung des veresterten Cholesterolanteils verbunden = *Estersturz*. Sie ist Folge einer verminderten LCAT-Bereitstellung durch die geschädigten Hepatozyten (vgl. *Abb. 9.5*, Kap. 9.2.).

Auf Grund der wichtigen Rolle der Leber im Umsatz der Plasmalipoproteine (☞ *Abb. 9.5*, Kap. 9.2.), ist die medikamentöse Senkung des Plasmacholesterolspiegels u.a. auf den hepatischen Cholesterolstoffwechsel ausgerichtet - ☞ Kap. 9.5.3., "Hemmung der Cholesterolsynthese:"

18.3. Störungen der Gallenbildung und -ausscheidung

Aus Cholesterol entstehen primär *Cholsäure* und *Chenodesoxycholsäure*, die mit *Glycin* oder *Taurin* gekoppelt werden. Ein Teil der primären wird in den unteren Darmabschnitten mikrobiell in sekundäre Gallensäuren umgewandelt: *Desoxycholsäure* bzw. *Lithocholsäure*. Die Gallensäurekonjugate haben zusammen mit der Pankreaslipase entscheidende Bedeutung für die **Fettverdauung und -resorption**: Emulgierung von Triacylglycerol durch Gallensäuren und die unter Lipaseeinwirkung entstandenen Di- und Monoacylglycerole, Aktivierung Cholesterolester-spaltender Lipasen. Enterohepatischer Kreislauf der Gallensäuren: 2-5 g rezyklieren zwischen Leber und Darm 3-10x/Tag. Der Verlust mit dem Stuhl beträgt nur etwa 0,5 g/Tag, was durch Neusynthese in der Leber ausgeglichen wird.

18.3.1. Cholestase

Eine **Behinderung des Gallenabflusses** kann **mechanische** Ursachen haben, die **intrahepatisch** (Cholangitis, Gallenwegsatresie, Transplantatabstoßung, Tumoren, Zysten) **oder extrahepatisch** (Ascariden, Steine, Tumoren) lokalisiert sein können.

Aber auch alle primär parenchymatösen Lebererkrankungen unterschiedlicher Genese (Autoimmun- und Virushepatitiden, Zirrhosen, alkoholische oder durch Toxine bedingte Leberschäden, die in Kap. 18., "Zusammenhang mit anderen Erkrankungen" genannten, die Leber einbeziehenden genetischen Defekte) können mit einer intrahepatischen **funktionellen** Cholestase einhergehen. Dabei sind hepatozelluläre Sekretion und Bildung der Gallensäuren (GS) gestört, die sich gegenseitig beeinflussen - s.u. Verminderung der hepatozellulären Sekretion und der Bindung der im enterohepatischen Kreislauf zirkulierenden GS durch die Leber führt zur **Zunahme der Gallensäurekonzentration im Blut**, die damit ein **empfindlicher Indikator für Leberschädigungen** und/oder portosystemische Kollateralen ist. Oft ist damit auch eine vermehrte Ausscheidung im Harn verbunden, besonders, wenn die Leber durch Sulfatierung oder Glucuronidierung die GS noch in eine renal leichter eliminierbare Form überführen kann.

Damit verbundene Veränderungen des Gallensäuremusters sind aus differentialdiagnostischer Sicht bislang nicht ergiebig - mit wenigen Ausnahmen, z. B. dem Fehlen sekundärer GS, das auf einen kompletten Gallengangsverschluß hinweist.

Pathologische Auswirkungen:

- Die mit Cholestase verbundene Zunahme der Gallensäurekonzentration in den Hepatozyten wirkt **zytotoxisch und funktionseinschränkend auf die Leber**
  - **Mitochondrienschädigung**, vorzugsweise durch die Detergenzwirkung der GS
  - **Verminderung der Synthese normaler GS** durch Produkthemmung der ergastoplasmatisch lokalisierten *Cholesterol-7-α-Hydroxylase* → Wiedereröffnung fetal beschrittener, mitochondrial lokalisierter Synthesewege mit **Bildung von** (für die Postnatalperiode) **atypischen GS**. Dazu gehört z.B. die lipophile, nur nach Glucuronidierung oder Sulfatierung aus der Leber eliminierbare *3β-OH-Δ5-Cholensäure*, die zytotoxisch und cholestatisch wirkt → circulus vitiosus
  - Normale wie fetale GS führen zur **Hemmung oder Schädigung** der Cytochrom P450-abhängigen Enzymsysteme der Biotransformation - ☞ Kap. 18.6.1., "Cholestase"
- Die Ablagerung unkonjugierter GS in der Haut führt zu **Juckreiz**

- **Mangel an GS im Darmlumen** führt zur Verminderung der Fettemulgierung und damit -resorption → a) Ausscheidung von Fettstühlen und b) bei chronischen Störungen Mangel an fettlöslichen Vitaminen, wie z.B. von Vitamin K → Koagulopathie - ☞ Kap. 8.1.2.3.
- **hepatischer Cholesterolstoffwechsel und LP X** - ☞ Kap. 18.2.4.
- **Bilirubinretention** → **Ikterus** - ☞ Kap. 18.4.3.2.-3.

In den beiden letztgenannten Kapiteln werden wichtige **labordiagnostische Parameter** der Cholestase mit behandelt. Sie sind zu ergänzen durch einige **Enzyme**, deren Aktivitätszunahme im Serum ebenfalls charakteristisch für Cholestase ist:

- **AP** (*alkalische Phosphatase*): Im Serum lassen sich Isoenzyme differenzieren, die zu unterschiedlichen Anteilen aus Leber, Knochen, Darm, Nieren, Lunge oder Plazenta und Tumoren stammen können. Pathologische Zunahme der AP-Gesamtaktivität im Serum geht meist auf Leber- und Knochenerkrankungen oder maligne Tumoren zurück. Einengung auf die Leber erfolgt durch Messung des leberspezifischen Isoenzyms und auf Cholestase a) durch Vergleich mit der Aktivität der beiden Transaminasen ASAT und ALAT (☞ *Tab. 18.3*, Kap. 18.2.2.1.), die relativ zur AP geringer ansteigen als bei nicht mit Cholestase einhergehenden Lebererkrankungen und b) durch Bestimmung der sog. **Gallengangs-AP**: Es ist der membrangebundene Anteil der AP in Hepatozyten, der sich vom zytoplasmatischen Anteil in der (posttranslational entstandenen) Kohlenhydratzusammensetzung unterscheidet. GS induzieren die Synthese des membrangebundenen AP-Anteils und sorgen durch Solubilisierung des kanalikulären Membrananteils der Hepatozyten (Detergenzwirkung) gleichzeitig für die Freisetzung des Enzyms

- **γ-GT** (*γ-Glutamyltransferase*): In vielen Organen (aber nicht im Knochen) vorkommendes Enzym, das in Hepatozyten aber, wie die Gallengangs-AP, membranlokalisiert ist und deshalb bei Cholestase freigesetzt wird. Ihr Anstieg im Serum ist sehr sensitiv, aber nicht spezifisch, da er auch bei Alkoholismus (☞ *Tab. 18.3*, Kap. 18.2.2.1.) und bei Therapie mit Sedativa und Antikonvulsiva (ungeklärter Mechanismus) vorkommt

- **LAP** (*Leucin-Aminopeptidase = Leucin-Arylamidase*): Exopeptidase, die in vielen Organen vorkommt, aber nicht im Knochen, so daß ihre Bestimmung bei erhöhter AP-Gesamtaktivität zur Differenzierung zwischen ossärer und hepatischer Ursache Bedeutung hat

- **5'-N** (*5'-Nucleotidase*): Sie spaltet Phosphat von Nucleosid-5'-Monophosphaten ab. Trotz ubiquitärer Gewebsverteilung sind Aktivitätszunahmen im Serum nahezu spezifisch für cholestatische Lebererkrankungen und -malignome. Aufwendige Bestimmung

18.3.2. Gallensteine

Ca. jeder 10. Erwachsene trägt Gallensteine (*Cholelithiasis*), wobei die Prävalenz mit steigendem Lebensalter zunimmt und Frauen etwa doppelt so häufig betroffen sind wie Männer. Geographische und ethnische Differenzen, z.B. Häufung in Nordeuropa bzw. bei Ureinwohnern Amerikas.

In der Mehrzahl der Fälle verursachen die Steine keine Symptome - "Steinträger". Wenn sie auftreten, äußern sie sich als Koliken oder Dauerbeschwerden. Komplikationen sind Cholezystitis (selten mit Perforation, in chronischer Form wahrscheinlich fördernd für die Entstehung eines Gallenblasenkarzinoms) und Verschluß des Gallenausführungsganges → posthepatischer Ikterus (☞ Kap. 18.4.3.3.) und bei Verweilen in Höhe der VATER'schen Papille → (rückstaubedingte) akute Pankreatitis (☞ Kap. 19.6.3.).

Mehr als 2/3 der analysierten Gallensteine enthalten **Cholesterol** als Hauptkomponente (> 80 %). Entstehungsbedingungen und -mechanismen zeigt *Abb. 18.6*.

Dispositionen oder Erkrankungen können über Konzentrationsverschiebungen der in *Abb. 18.6* beschriebenen Komponenten zur Bildung einer **lithogenen Galle** führen - ☞ *Tab. 18.5*.

Genetische Komponenten sind für den Menschen wegen ethnischer Häufung wahrscheinlich, aber ungenügend geklärt. Bei Mäusestämmen mit verstärkter Steinbildung findet sich mit *Lith1* ein Gen auf Chromosom 2, durch das wahrscheinlich die hepatische Cholesterolsynthese gesteigert wird (mangelnde down-Regulation der HMG-CoA-Reduktase).

Cholesterolausfällungen in den hepatischen Gallengängen - *Hepatholithiasis* - mit Häufung in Japan, unterscheidet sich in der Pathogenese von der Cholelithiasis: Lebersegmente, in denen sich die Konkremente finden, haben verringerte Konzentrationen von *Apolipoprotein AI* (☞ *Tab. 9.1*, Kap. 9.2.) in Hepatozyten und Gallengangsepithel. Aus in vitro-Untersuchungen ist eine hem-

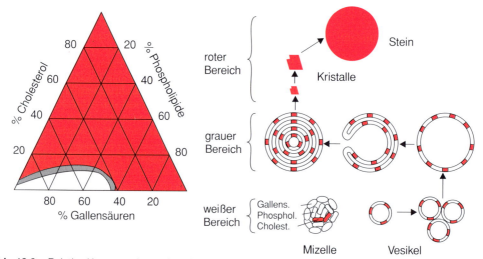

Abb. 18.6: Relative Konzentrationen der 3 für die Löslichkeit des Cholesterols in der Gallenflüssigkeit entscheidenden Komponenten.
Die Phospholipide sind hauptsächlich durch Phosphatidylcholin vertreten. Im weißen Bereich des links gezeigten Diagramms wird Cholesterol in Form von *Mizellen* und kleinen *unilamellaren Vesikeln* in Lösung gehalten. Diese und weitere Partikel sind rechts vereinfacht dargestellt, ohne Berücksichtigung der Größenverhältnisse; Cholesterol rot. Im grauen Übergangsbereich fließen kleine Vesikel zu größeren zusammen, aus denen *multilamellare Vesikel* entstehen. Dort können in cholesterolreichen Zonen bereits *Mikrokristalle* von Cholesterol ausfallen. Im roten Bereich fällt Cholesterol obligat aus und die *Kristalle* wachsen zu *Cholesterolsteinen* heran. Nicht dargestellt sind verschiedene Proteine der Gallenflüssigkeit, besonders *Mucoproteine*, die die Steinbildung fördern, indem sie a) Kristallisationskeime darstellen und b) auf der Oberfläche der Steine zur Anlagerung weiterer Cholesterolkristalle führen → alternierende Schichtung der Steine aus Mucoproteinen und Cholesterol, wobei die Menge ersterer direkt mit der Härte der gebildeten Steine korreliert.

Disposition oder Erkrankung	Hypersekretion von Cholesterol	Hyposekretion von Gallensäuren	erhöhter Proteingehalt der Galle
Überernährung und Übergewicht	+		
geographische Häufung in Nordeuropa	+		
Erkrankungen des terminalen Ileum		+	
Leberzirrhose		+	
Fasten		+	
höheres Lebensalter	+	+	
Estrogentherapie	+	+	
genetisch determiniert bei Ureinwohnern Amerikas	+	+	
Schwangerschaft			+
parenterale Ernährung			+
rapider Gewichtsverlust			+

Tab. 18.5: Bedingungen, unter denen über die aufgeführten Mechanismen die Bildung von **Cholesterolsteinen** gefördert wird.

mende Wirkung des Proteins auf die Cholesterolkristallbildung bekannt.

10-30 % der Steinträger in Industrieländern haben sog. **Pigmentsteine**, deren Hauptkomponenten aus **Bilirubin** und **Calcium** bestehen, überwiegend *Calciumhydrogenbilirubinat* und *Calciumcarbonat*. Außerdem sind Mucoproteine immer mit enthalten. Die Pathogenese unterscheidet sich erheblich von der der Cholesterolsteine, und different ist auch die Ätiologie der beiden häufigsten Formen - der *braunen* und *schwarzen Pigmentsteine*:

- **Braune Pigmentsteine** finden sich in den Gallengängen, und ihre Entstehung ist an eine **chronische bakterielle Infektion** gebunden. Bakterielle *Hydrolasen* setzen aus löslichen Verbindungen schwer lösliche frei, die Calciumsalze bilden:
  - β-*Glucuronidase* - Bilirubindiglucuronid → Hydrogenbilirubinat
  - *Gallensäurehydrolasen* - konjugierte Gallensäuren → freie Gallensäuren
  - *Phospholipase A$_1$* - Phosphatidylcholin → gesättigte Fettsäuren
- **Schwarze Pigmentsteine** sind vorzugsweise in der Gallenblase lokalisiert und sind typisch für höheres Lebensalter und Patienten mit hämolytischen Anämien oder Leberzirrhose. Im Alter und bei hämolytischen Anämien ist der Anteil an unkonjugiertem Bilirubin absolut erhöht, und bei Zirrhose wird die Löslichkeit dieses Anteils durch Mangel an Gallensäuren vermindert. Das schwarze Pigment entsteht durch oxidative Veränderungen des Bilirubins

Therapeutisch wird außer der chirurgischen Intervention und der extrakorporalen Lithotripsie auch die **Auflösung** von Cholesterolsteinen versucht, die sich an der Pathogenese orientiert:

- Orale Applikation von *Chenodesoxycholsäure* oder *Ursodesoxycholsäure* (Hauptgallensäure bei Bären) wirkt überwiegend durch Hemmung der hepatischen Cholesterolsynthese und Zunahme des Gallensäureanteils in der Gallenflüssigkeit
- Kathetervermittelte lokale Applikation verschiedener, von Butanol oder Propanol ausgehender *Etherverbindungen* in die Gallenblase wirken als organische Lösemittel für Cholesterol

18.4. Störungen der Ausscheidungsfunktion

Es werden Störungen des Endabbaus der Aminosäuren sowie des Hämoglobinabbaus betrachtet. Der Begriff "Ausscheidungsfunktion" ist daher nur im weiteren Sinne gerechtfertigt insofern, als die zur Ausscheidung gelangenden Endprodukte *Harnstoff* und *Bilirubindiglucuronid* quasi ausschließlich in der Leber entstehen. Außerdem besteht eine enge Verknüpfung mit der Entgiftungsfunktion der Leber (☞ Kap. 18.6.).

18.4.1. Störungen der Harnstoffsynthese

Wie bei allen terrestrisch lebenden Vertebraten erfolgt die Stickstoffausscheidung beim Menschen in Form von *Harnstoff*, der in der Leber synthetisiert und zu ca. 95 % über die Nieren ausgeschieden wird. Im Stickstoffgleichgewicht werden daher täglich aus z.B. 100 g aufgenommenem Protein 16 g N (= 34 g Harnstoff) freigesetzt. Der hochtoxische Ammoniak wird der Leber überwiegend in gebundener Form in *Glutamat*, *Glutamin* und *Aspartat* zugeführt - ☞ *Abb. 18.7*. Freier Ammoniak entsteht im Darm aus der bakteriellen Zersetzung von unverdautem Nahrungsprotein und der Spaltung von in Verdauungssekreten enthaltenem Harnstoff. Er erreicht die Leber über die Pfortader und wird dort normalerweise vollständig in die Harnstoffsynthese überführt.

In *Abb. 18.7* sind die wichtigsten **Ursachen** von Störungen der Harnstoffbildung lokalisiert.

Alle in *Abb. 18.7* aufgeführten Ursachen einer verminderten Harnstoffsynthese führen zur **Hyperammonämie**: > 80 µmol/l bei Erwachsenen (Normalwerte bei Frauen 10-50 und bei Männern 15-60 µmol/l). Ihre Auswirkungen werden im nachf. Kap. behandelt.

Die Höhe der Hyperammonämie ist differentialdiagnostisch kaum von Wert. Außerdem gibt es zahlreiche **extrahepatische Ursachen** - Auswahl:

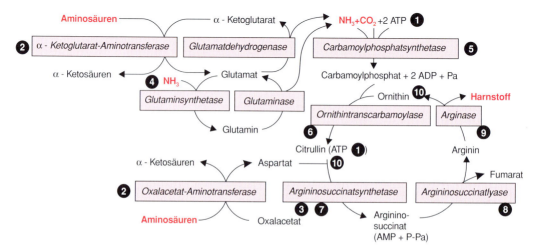

Abb. 18.7: Harnstoffzyklus und die Ammoniak-zuführenden Reaktionen. Die Ziffern kennzeichnen verschiedene Niveaus von Störungen:

❶-❷ **Schwere akute Leberschädigung** (infektiös oder toxisch) wirkt sich durch ATP-Mangel (vgl. *Abb. 4.5*, Kap. 4.1.3.4.) und Aktivitätsminderung oder Verlust von Aminotransferasen aus.

❸-❹ Chronische Leberschädigung im Rahmen einer **Zirrhose** führt einmal wegen des Verlustes von intaktem Parenchym zur Syntheseverminderung auf dem Niveau des limitierenden Enzyms - der Argininosuccinatsynthetase - und zum anderen wird auf Grund der portosystemischen Anastomosen der zu bindende Ammoniak an der Leber vorbeigeleitet.

❺-❾ **Genetische Defekte** sind für die 5 gekennzeichneten **Enzyme** bekannt, aber relativ selten: X-chromosomaler Erbgang für ❻, autosomal-rezessiv für die anderen 4 Enzyme. Immer sind die NH_3- und Glutaminkonzentrationen im Plasma erhöht. Einzelne Aminosäuren erlauben eine weitere Differenzierung: Citrullin ↓ bei ❺ und ❻, Citrullin ↑ bei ❼ und ❽, Argininosuccinat ↑ und Arginin ↑ bei ❾. Aktivitätsbestimmungen in Leberbioptaten (und unterschiedlichen anderen repräsentativen Zellen) erlauben die exakte Diagnose, die im Hinblick auf die therapeutisch zu substituierenden Aminosäuren wichtig ist. Pränatale Diagnostik auf dem Genniveau ist in Entwicklung.

❿ Seltene **genetische Defekte von Aminosäuretransportsystemen**, die Intermediate des Harnstoffzyklus einbeziehen:
Sie betreffen vor allem Ornithin und Citrullin, die zwischen mitochondrialem Raum (Lokalisation der Enzyme ❺ und ❻ des Harnstoffzyklus) und Zytoplasma (Lokalisation der Enzyme ❼ - ❾) ausgetauscht werden müssen. Von den eingangs Kap. 1.4.7. genannten Störungen von Aminosäuretransportsystemen ist die Harnstoffsynthese bei dem *Hyperornithinämie-Homocitrullinurie-Hyperammonämie-Syndrom* und der *lysinurischen Proteinintoleranz* vermindert, was mit NH_3 ↑ im Plasma einhergeht.

- transiente neonatale Hyperammonämie bei Frühgeborenen
- Infektionen des Harn- oder Gastrointestinaltrakts mit Bakterien, die Harnstoff spalten (hohe *Urease*aktivität)
- starke diätetische Einschränkung der Zufuhr von Arginin, deren Eigensynthese limitiert ist ("halbessentielle" Aminosäure), so daß Harnstoff- und Proteinsynthese um Arginin kompetieren
- Genetisch determinierte organische Azidämien (*Glutarat-*, *Isovaleriat-*, *Methylmalonat-*, *Propionatämie* u.a.) gehen mit verminderter Bildung von *N-Acetylglutamat* in den hepatozellulären Mitochondrien einher (durch relativen Mangel an Acetyl-CoA), das als obligater Aktivator der Carbamoylphosphatsynthetase fungiert

Der **Harnstoffspiegel im Plasma** ist im wesentlichen eine Resultante aus Syntheserate in der Leber und Ausscheidungsrate über die Nieren. Bei Abweichungen von der Norm müssen daher beide Organe in Betracht gezogen werden. Konzentrationszunahmen von Harnstoff und anderen N-haltigen Verbindungen - *Azotämie* - sind am häufigsten bei akutem oder chronischem Nierenversagen (☞ Kap. 14.2. bzw. 14.3.). Eine leberbedingte Verminderung der Harnstoffsynthese geht meist mit nur geringfügig gesenkten oder auch normalen Harnstoffspiegeln im Plasma einher. Sie können aber auch erhöht sein, wenn die Nieren miterkrankt sind. Das ist der Fall bei Intoxikationen, die beide Organe einbeziehen, z.B. durch CCl_4 (☞ Kap. 4.1.3.4.) und Knollenblätterpilzgifte (☞ Kap. 4.3., "Knollenblätterpilzgifte").

Eine obligate Verbindung zwischen beiden Organen ist auch beim **hepatorenalen Syndrom** gegeben: Primäre Lebererkrankungen, vor allem Zirrhose und akute Leberdystrophie, können eine Minderperfusion der Nieren nach sich ziehen, die zu Oligurie oder Anurie führt. Da sich die Nieren nach erfolgreicher Lebertransplantation erholen und umgekehrt Nieren von an dem Syndrom Verstorbenen nach Transplantation normal arbeiten, muß eine funktionelle Störung angenommen werden. Die Mechanismen sind unvollständig geklärt. Diskutiert werden alle vasoaktiven Mediatoren (Bradykinin, EDRF, Endothelin, PGI_2, Renin/Angiotensin, TxA_2), aus deren Veränderungen eine Vasokonstriktion in der Nierenrinde bei gleichzeitiger Vasodilatation anderer peripherer Gefäße (→ Blutdruck ↓) resultieren müßte.

18.4.2. Hepatogene Enzephalopathie

Nichtentzündliche **Hirnschädigung** auf Grund schweren Leberschadens, der mit Einschränkung zahlreicher hepatischer Funktionen einhergeht.

Wichtigste Symptome - etwa in zeitlicher Reihenfolge und zunehmendem Schweregrad:

gesteigerte Erregbarkeit → Antriebsarmut → Schlafstörungen → Verwirrtheit → Tremor → Krämpfe → Delirium → Bewußtlosigkeit (Leberkoma).

Eine neurologische Einteilung berücksichtigt vier Stadien (I-IV).

Die Reihenfolge ist typisch für die chronisch-progrediente Leberinsuffizienz, während das akute Leberversagen rasch zum Koma führen kann. Die Enzephalopathie bei akutem Leberversagen weicht auch insofern ab, als sie häufig mit vasogenem Hirnödem verbunden ist (☞ Kap. 20.2.), mit den Konsequenzen der intrakraniellen Druckerhöhung und Minderperfusion.

Die **Pathogenese** der hepatogenen Enzephalopathie ist nicht eindeutig geklärt. Die verschiedenen, nachfolgend aufgeführten Mechanismen sind jedoch insofern relevant, als daraus ableitbare therapeutische Zugänge im Sinne der Symptomminderung wirksam sind. Gemeinsam ist den Mechanismen, daß verminderte Ausscheidungs- und Entgiftungsfunktionen der Leber zur Akkumulation von Verbindungen im Blut führen, die nach Übertritt in Hirngewebe und Liquor schädigend wirken oder den Transmitterstoffwechsel verändern.

- **Hyperammonämie** als Konsequenz verminderter Harnstoffsynthese (☞ voranst. Kap.) führt zum $NH_3 \uparrow$ im Liquor, wo es von den Gliazellen aufgenommen wird und a) mit Glutamat zu *Glutamin* umgesetzt wird (☞ *Abb. 18.7*) → Verdrängung des exzitatorisch wirksamen Transmitters Glutamat sowie Hemmung des Glutamat-abhängigen Substrataustausches in den Mitochondrien (herabgesetzte Energiegewinnung) und b) mit 2-Oxoglutarat zu *2-Oxoglutarimid* reagiert → hirntoxische Effekte.
  Verstärkende Effekte ergeben sich bei Vorliegen von:
  - Alkalose, durch Zunahme des NH_3-Anteils im Dissoziationsgleichgewicht $NH_3 + H^+ \leftrightarrow NH_4^+$. NH_3 penetriert leichter durch Zellmembranen als NH_4^+ und kann sich so im Hirn anreichern
  - Diuretikatherapie, z.B. zur Ausschwemmung hepatischer Ödeme (☞ Kap. 13.1.2., "Therapieprinzipien"), durch Einsparung des durch die Glutaminase freigesetzten NH_4^+ in den Nieren.

  Das Ausmaß der Hyperammonämie korreliert nur mäßig mit dem Schweregrad der Enzephalopathie → Notwendigkeit weiterer Faktoren, z.B. der Wirkung von *Mercaptanen* (s.u.)

- **Veränderungen im γ-Aminobuttersäurestoffwechsel**
  GABA ist ein inhibitorischer Transmitter - ☞ Kap. 20.7., "GABA". Sie entsteht auch beim bakteriellen Proteinabbau im Darm (*E. coli, Bacteroides fragilis*), wird resorbiert und passiert die Leber. Bei Leberschädigung und vor allem dem Vorliegen portosystemischer Anastomosen (Umgehung) ist der Abbau durch die hepatische *GABA-Transaminase* (vgl. Abb. 20.9, Kap. 20.7.) unvollständig → erhöhte Spiegel in Blut und Liquor.
  Die gleiche Wirkung haben auch **Benzodiazepine** (*Tranquillantien* - ☞ Lehrbuch der Pharamakologie). Nach Bindung an spezielle Rezeptoren bewirken sie eine allosterische Veränderung des $GABA_A$-*Rezeptors*, so daß GABA effektiv wirkt. Bei Patienten mit hepatogener Enzephalopathie finden sich in Blut und Liquor signifikant erhöhte Spiegel von Substanzen, die identisch mit oder ähnlich den Benzodiazepinen sind. Das Ausmaß der Erhöhung korreliert mit dem Schweregrad der Erkrankung. Quellen (Darm?) und Ursachen für die Zunahme (verminderter hepatischer Abbau?) dieser Substanzen sind nicht sicher bekannt

- **Toxische Produkte aus bakterieller Zersetzung im Darm**, die in der geschädigten Leber vermindert entgiftet werden oder sie über portosystemische Anastomosen umgehen, betreffen:
  - **Mercaptane** (*Dimethyldisulfid, Dimethylsulfid, Ethanthiol, Methanthiol*), die überwiegend aus der bakteriellen Umsetzung von *Methionin* entstehen. Ihre neurotoxische Wirkung geht wahrscheinlich auf Störungen von Membranfunktionen (Na^+/K^+-ATPase) und Hemmung der NH_3-Bindung zurück. Sie erzeugen auch den typischen Geruch der Ausatmungsluft der Erkrankten (*Foetor hepaticus*)
  - **Phenole und -derivate** (*p-Hydroxyphenylacetat, -lactat*) entstehen aus dem bakteriellen Abbau von *Phenylalanin* und *Tyrosin*. Ihre neurotoxische Wirkung ist von Vergiftungen her bekannt (Krämpfe, Bewußtlosigkeit, Atemlähmung) aber bezüglich der Mechanismen ungenügend geklärt
  - **Kurzkettige Fettsäuren** (*Butter-, Propion-, Valeriansäure*) entstehen aus unvollständigem Abbau nicht resorbierter Nahrungsfette. Im Plasma binden sie an Albumin und vermindern so die Bindung anderer toxischer Verbindungen oder setzen diese frei, so daß sie die Blut/Hirn-Schranke passieren können → Verstärkungseffekt

- **Bildung falscher Neurotransmitter**
  Basis dieser Veränderungen sind für die Leberschädigung typische **Veränderungen des Aminosäuremusters im Plasma** (Beispiel in *Abb. 21,7*, Kap. 21.3.6.). Obwohl ihr Ausmaß von der Art und Dauer des Schadens sowie der Proteinzufuhr abhängt, sind folgende Tendenzen immer nachweisbar:
  - absolute Zunahme der aromatischen Aminosäuren *Phenylalanin* und *Tyrosin* aber auch von *Methionin* und *Aspartat* infolge herabgesetzter Aktivitäten einiger am Abbau dieser Aminosäuren beteiligten Enzyme in der Leber sowie verminderter Aufnahme der im Darm resorbierten Aminosäuren durch die Leber
  - Zunahme des freien (nicht an Albumin gebundenen) Anteils von *Tryptophan* infolge Hypalbuminämie (☞ Kap. 18.5.1.) oder Verdrängung durch kurzkettige Fettsäuren (s.o.)
  - Abnahme der verzweigtkettigen Aminosäuren *Isoleucin, Leucin* und *Valin* infolge verstärkten Abbaus durch die Muskulatur u.a. Gewebe durch einen erhöhten Glucagonspiegel. An letzterem ist die Leber beteiligt, da sie Hauptort der Glucagoninaktivierung ist.

  Die Konsequenzen dieser Aminosäureimbalanz sind in Abb. 18.8 veranschaulicht.

  Die in *Abb. 18.8* aufgeführten falschen Neurotransmitter gehen auch in das Plasma und den Harn über, wo ihre Konzentrationen mit dem Schweregrad der Enzephalopathie korrelieren. Aus dem vom Hirn ebenfalls vermehrt aufgenommenen Tryptophan wird *Serotonin* gebildet, das überwiegend inhibitorisch wirkt

Alle voranstehend betrachteten Mechanismen sind, soweit sie mit Veränderungen im Neurotransmitterstoffwechsel einhergehen, dadurch charakterisiert, daß sie zur **Hemmung exzitatorischer und Förderung inhibitorischer Aktivitäten** führen.

Therapeutische Prinzipien orientieren sich an den vorangenannten Pathomechanismen:

- Senkung der enteralen Produktion von Ammoniak, GABA und toxischen Produkten durch proteinarme Kost, Darmsterilisation mit Antibiotika und Gabe von *Lactulose*. Letztere ist ein nicht resorbierbares Disaccharid aus Fructose und Galactose, das die Darmpassage fördert und im Kolon bakteriell zu organischen Säuren (Ameisen-, Essig- und Milchsäure) abgebaut wird → $pH\downarrow$ → Einschränkung der Wachstumsbedingungen für Fäulniserreger

- Senkung der Synthese falscher Neurotransmitter durch Zufuhr von verzweigtkettigen Aminosäuren und Dopa und/oder Verminderung von Zufuhr und Resorption aromatischer Aminosäuren. Bei parenteraler Ernährung entsprechendes Infusionsprogramm - ☞ Kap. 21.3.6., "hepatogene Enzephalopathie"

- Hemmung der Wirkung endogener Benzodiazepine (und damit auch der von GABA) durch Antagonisten der entsprechenden Rezeptoren (*Flumazenil*)

18.4. Störungen der Ausscheidungsfunktion

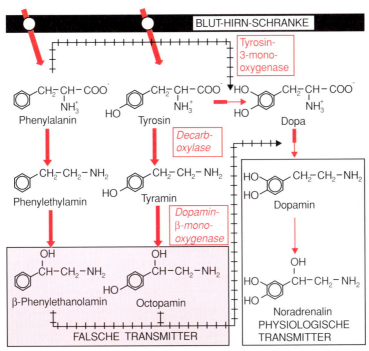

Abb. 18.8: Aromatische und verzweigtkettige Aminosäuren konkurrieren bei der Aufnahme in das Hirn um einen gemeinsamen Carrier. Aus den voran beschriebenen Veränderungen der Aminosäurekonzentrationen im Plasma resultiert daher eine stärkere Aufnahme von Phenylalanin und Tyrosin. Infolge kompetitiver Hemmung der *Tyrosin-3-monooxygenase* durch Phenylalanin geht die Bildung physiologischer Transmitter zurück, und im Sinne eines Ausgleichsstoffwechsels werden verstärkt falsche Transmitter gebildet, die ihrerseits die Bildung physiologischer Transmitter weiter vermindern. Die beiden falschen Transmitter haben nur einen Bruchteil der sympathikomimetischen Wirkung von Noradrenalin → Störung der synaptischen Erregungsübertragung im Sinne einer Hemmung exzitatorischer Aktivitäten.

18.4.3. Hämoglobinabbau und Bilirubinstoffwechsel → Ikterus

Reminiszenz der im Hinblick auf Störungen wichtigen **physiologischen Grundvorgänge** (vgl. *Abb. 18.9*):
Aus dem Hämabbau entstandenes *Bilirubin* entstammt zu >80 % dem Hämoglobin und der Rest aus Cytochromen, Katalase und Myoglobin. Aus dem RES freigesetztes Bilirubin wird im Plasma überwiegend an Albumin gebunden (Löslichkeitsvermittlung). Klinisch-chemisch entspricht es dem "freien" (= unkonjugierten) Bilirubin, das durch die indirekte VAN DEN BERGH-Reaktion erfaßt wird. Hepatozyten nehmen Bilirubin über Carrier auf, transportieren es über die intrazellulären Bindungsproteine Y und Z weiter und überführen es durch Glucuronierung in die wasserlösliche Form = konjugiertes Bilirubin (direkte VAN DEN BERGH-Reaktion). Im Falle eines Rückstaus in das Plasma ist diese Bilirubinform harngängig. Normalerweise wird es durch aktiven Transport vollständig in die Gallenkanäle abgegeben. Nach Ausscheidung über die Galle wird es im Ileum dekonjugiert. Dieses Bilirubin und das daraus gebildete *Mesobilinogen* durchlaufen einen enterohepatischen Kreislauf. Ein sehr geringer Teil davon erscheint im Harn als *Urobilinogen*. Mit den Fäzes wird *Stercobilinogen* abgegeben, das bei Luftzutritt zu *Stercobilin* oxidiert wird (Stuhlfärbung).

Erhöhung des (Gesamt-)Bilirubinspiegels im Plasma auf > 40 µmol/l bei Erwachsenen (Normalbereich 5-22 µmol/l) oder auf > 70 µmol/l bei Neugeborenen und Kleinkindern (Normalbereiche ☞ Kap. 2.5.) verursacht einen **Ikterus**: Ablagerung im Gewebe führt zur Gelbfärbung von Haut, Skleren und Schleimhäuten; bei Biliverdin grün.

Neonatale Hyperbilirubinämie und Bilirubinenzephalopathie - ☞ Kap. 2.5.

Aus pathogenetischer Sicht kann eine Einteilung in drei Gruppen vorgenommen werden - *prähepatischer*, *hepatischer* und *posthepatischer Ikterus* - von der nachfolgend ausgegangen wird, auch wenn in praxi Mischformen vorkommen können.

Eine Übersicht, einschließlich diagnostischer Parameter, gibt *Abb. 18.9*.

Für die neonatale Hyperbilirubinämie gilt diese Einteilung ebenfalls und ist in Kap. 2.5. berücksichtigt.

18.4.3.1. Prähepatischer Ikterus (vgl. *Abb. 18.9*)

Ursachen vor der Leber. Bei allen Formen hämolytischer Anämien - ☞ Kap. 11.2. - (daher auch *hämolytischer Ikterus*) oder verstärktem Abbau von Hämatomen.

Seltener als sog. *Shunt-Hyperbilirubinämie* auftretend, wenn Erythrozytenvorstufen zerstört und das darin bereits enthaltene Hämoglobin abgebaut wird, etwa bei erythropoetischen Porphyrien (☞ Kap. 12.2.), perniziöser Anämie (☞ Kap. 11.4.1.) oder Thalassämien (☞ Kap. 1.4.2.2.).

Bei ungeschädigter Leber tritt der Ikterus auf, wenn die Bilirubineliminationsrate etwa das 4fache der Norm überschreitet. Da die Glucuronidierung limitiert → indirektes Bilirubin ↑.

18.4.3.2. Hepatischer Ikterus (vgl. *Abb. 18.9*)

Ursachen in der Leber. Pathogenetisch sind die in *Abb. 18.9* mit ① - ③ bezeichneten Niveaus unterscheidbar, die klinisch jedoch oft kombiniert vorliegen.

① **Transport- oder prämikrosomaler Ikterus**, bei dem im wesentlichen die Aufnahme des Bilirubins in die Hepatozyten gestört ist → indirektes Bilirubin ↑.

- Häufig ist das **GILBERT-Syndrom**; einschließlich (überwiegender) klinisch unauffälliger Formen, die nur unter die "Labordiagnose" *Hyperbilirubinämie* fallen, schwanken Inzidenzangaben zwischen 3 und 10 % der Bevölkerung. Neben ungenügend geklärten Transportbehinderungen des Bilirubins in die Hepatozyten liegt eine Mutation (TA-Insertion) in der Promotorregion der *UDP-Glucuronyltransferase 1* vor, mit autosomal rezessivem Erbgang, die bei homozygotem Vorliegen zu deutlich verminderter Expression des Enzyms führt. Auf Grund der so herabgesetzten Glucuronidierungskapazität für Bilirubin (die unveränderte Isoform *2* des Enzyms reagiert nicht mit Bilirubin) könnte die Erkrankung zwar auch dem Niveau ② zugeordnet werden (s.u.), aber das Ausmaß der Einschränkung reicht bei dieser Erkrankung meist nicht für die Erklärung des Anstiegs der Bilirubinkonzentration im Plasma aus (nur schwache indirekte Korrelation)
- Selten, aber schwerwiegend ist das im jugendlichen Alter auftretende MEULENGRACHT-Syndrom. Sporadisch oder familiär auftretende Aufnahmedefekte für Bilirubin, wahrscheinlich auf der Ebene der Transportproteine
- Spezielle Pharmaka (*Flavaspidinsäure*, *Novobiocin*) vermindern die Bilirubinaufnahme durch Kompetition mit diesem um die Bindung an das Z-Protein

② **Konjugations- oder mikrosomaler Ikterus** durch Verminderung der Glucuronierungskapazität → indirektes Bilirubin ↑.

- am häufgsten durch **Leberschäden verschiedener Genese**: Hepatitis, Zirrhose, alkoholbedingte Schädigung. Sie gehen mit verminderter UDP-Glucuronyltransferaseaktivität einher
- Hemmung der UDP-Glucuronyltransferase durch Medikamente, wie z.B. *Chloramphenicol*
- Beim seltenen CRIGLER-NAJJAR-Syndrom liegen Mutationen im Strukturgen der UDP-Glucuronyltransferase 1 vor, die mit totalem Ausfall (Typ I) oder Minderung der Enzymaktivität einhergehen

③ **Exkretions- oder postmikrosomaler Ikterus** durch verminderte Ausschleusung des konjugierten Bilirubins aus den Hepatozyten → direktes Bilirubin ↑; da es harngängig ist, erscheint es auch dort.

Der in *Abb. 18.9* vermerkte Anstieg von Urobilinogen im Harn ist nicht obligat. Er kann aber trotz eingeschränkter Menge des im enterohepatischen Kreislauf zirkulierenden Bilirubins und Mesobilinogens zustandekommen, wenn die Exkretionsfähigkeit der Leber auch für diese Metaboliten vermindert ist.

- am häufgsten durch **Leberschäden verschiedener Genese**: wie bei ②. Oft früher als andere Ikterusformen, da die energieabhängige Ausschleusung der störanfälligste Teil der Bilirubinelimination ist
- ebenfalls häufig bei erworbenen Lebererkrankungen, die mit entzündlich bedingter oder funktioneller **intrahepatischer Cholestase** einhergehen - ☞ Kap. 18.3.1.
- als mögliche Nebenwirkung zahlreicher Pharmaka durch direkte Schädigung oder im Rahmen einer Überempfindlichkeitsreaktion. Bekannt für *anabole Steroide*, *Indometazin*, *Kontrazeptiva*, *Phenothiazine*, *Retinoide* u.a.

18.4. Störungen der Ausscheidungsfunktion

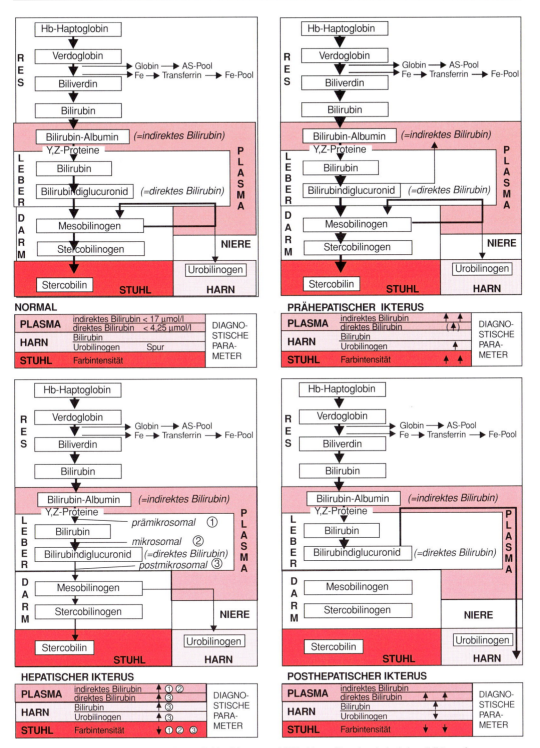

Abb. 18.9: Veränderungen des Hämoglobinabbaus und Bilirubinstoffwechsels bei den 3 Ikterusformen - vergleichende Übersicht einschließlich des normalen Ablaufs.

- seltene genetische Defekte im Ausscheidungssystem, die z.T. auch andere Verbindungen betreffen: DUBIN-JOHNSON-Syndrom und ROTOR-Syndrom

Wie aus den Aufzählungen bereits deutlich wird, liegen bei den häufigsten Lebererkrankungen, wie Hepatitiden und Zirrhosen, Mischformen aus ② und ③ vor.

18.4.3.3. Posthepatischer Ikterus (vgl. *Abb. 18.9*)

Ursachen nach der Leber infolge Obstruktion der ableitenden Gallenwege durch die eingangs von Kap. 18.3.1. genannten Gründe einer **mechanischen** Behinderung des Gallenabflusses. Die in *Abb. 18.9* gezeigte Situation entspricht einem kompletten Verschluß bei sonst intakter Leber. Der Bilirubinanstieg erfolgt dann langsamer als z.B. bei akuter Hepatitis. Bei langer Persistenz des Verschlusses kann sich das Bild durch Rückwirkung auf andere Leberfunktionen mit dem des hepatischen Ikterus vermischen.

Für die Differentialdiagnostik des Ikterus auf Laborebene sind neben den Parametern des Bilirubinstoffwechsels auch LP X (☞ Kap. 18.2.4.) und Cholestase-anzeigende Enzyme (☞ Kap. 18.3.1., "labordiagnostische Parameter") mit einzubeziehen. Farbstoffeliminationsteste, wie solche für *Bromsulfalein* oder *Indocyaningrün* (☞ Lehrbuch der Klinischen Chemie) sind demgegenüber in ihrer Bedeutung zurückgetreten.

18.5. Störungen von Synthesen für den "Export"

Die Leber ist für die Synthese zahlreicher Verbindungen verantwortlich, die über den Eigenbedarf hinausgehen und an anderen Zielorten wirksam werden (vgl. *Abb. 18.1*, Kap. 18.). An anderer Stelle bereits betrachtet wurden ihre Bedeutung für die Synthese der **Akute-Phase-Proteine** - ☞ *Tab. 5.3*, Kap. 5.2.3.1., **Gerinnungsfaktoren** - ☞ Kap. 8.1.2.2.-3., **Glucose** - ☞ Kap. 18.1.1., **Plasmalipoproteine und Cholesterol** - ☞ *Abb. 9.5*, Kap. 9.2., Kap. 18.2.1. und 18.2.4., **Ketonkörper** - ☞ Kap. 18.2.3. und **Gallensäuren** - ☞ Kap. 18.3. - und die zugehörigen schädigungsbedingten Störungen.

Dieser Abschnitt beschränkt sich im wesentlichen auf einige in diesem Zusammenhang noch nicht behandelte **Proteine**, da die Leber mit Ausnahme der Immunglobuline die Mehrzahl der im Plasma transportierten Proteine synthetisiert. Die Leistung macht je nach Bedarfslage 30-40 % der Proteinbiosyntheserate der Leber aus. Diese reagiert empfindlich auf die mit Leberschädigung verbundene Alteration des endoplasmatischen Retikulums und verminderte ATP-Bildung - ☞ *Abb. 4.5*, Kap. 4.1.3.4. Ausmaß und Zeitpunkt der Konzentrationsverminderung eines Plasmaproteins oder anderer Verbindungen hängen jedoch nicht nur vom **Schweregrad der Leberschädigung** ab, sondern auch von **Vorrat und Umsatzzeit der betroffenen Substanz**.

18.5.1. Albumin und Globuline → hepatisches Ödem

Albumin hat eine Halbwertszeit von ca. 20 Tagen → Störungen treten weit später auf als etwa die infolge verminderter Synthese von Gerinnungsfaktoren, deren Halbwertszeiten im Bereich von Stunden liegen. Neben Albumin sinken auch α-Globuline ab. Bei elektrophoretischer Trennung überwiegen daher γ-Globuline relativ (absolut bei infektiöser Genese). Da Albumine hauptverantwortlich für den kolloidosmotischen Druck sind → *hepatisches Ödem* - ☞ Kap. 13.1.2. Bei Zirrhose mit portaler Stauung Lokalisation des Ödems im Bauchraum = *Aszites* - ☞ Kap. 16.3. Labordiagnostik: Elektrophorese der Plasmaproteine; sog. Serumlabilitätsproben sind oft empfindliche Indikatoren, aber unspezifisch.

18.5.2. Haptoglobin (Hp) → Nierenschädigung

Das polymorphe Protein (*Hp 1-1*, *Hp 2-1*, *Hp 2-2*) ist Bestandteil der α_2-Globuline. Es bindet freies Hämoglobin (Hb) im Plasma zu einem nicht nierengängigen Komplex, der vom RES aufgenommen wird (vgl. *Abb. 18.9*, Kap. 18.4.3.).

Relativer Mangel an Hp kann genetisch determiniert sein (Hp 1-1 ↓ bei einem Teil der schwarzen Bevölkerung Nigerias) oder (häufiger) erworben, vor allem bei Zirrhose. Er führt zu Hb-Abbaustörungen und *Hämoglobinurie* mit Gefahr der **Tubulusschädigung** durch reabsorbiertes Hb; verstärkt bei gleichzeitigem Vorliegen einer hämolytischen Anämie.

18.5.3. Coeruloplasmin (Cp) → Morbus WILSON

Kupferbindendes Glycoprotein der α_2-Globuline. Nach Resorption wird Kupfer im Pfortaderblut an Albumin gebunden und in der Leber - nach Vermittlung durch *Metallothionein* - von Cp übernommen, so daß normalerweise ca. 95 % des Kupfer im Plasma an Cp gebunden sind.

Der *Morbus WILSON* ist genetisch determiniert, mit autosomal-rezessivem Erbgang; Angaben zur Homozygoteninzidenz 1:40.000-200.000. Für belastete Familien ist durch marker-Fragmente (☞ Kap. 1.3.3., "indirekter Nachweis") aus der Region 13(q14-q21) eine molekulargenetische Diagnostik möglich.

Alle klinischen Erscheinungen lassen sich auf zytotoxisch wirkende **Kupferablagerungen in verschiedenen Geweben** zurückführen:

- **primär in der Leber**
  Ursachen sind a) Mangel oder Veränderung von Metallothionein, so daß die Übergabe von Cu an Cp gestört ist und b) Mangel an Cp, dessen Syntheserate aber wiederum von der Kupferbeladung abhängig ist. b) allein scheint als Ursache nicht auszureichen, da ca. 15 % der Patienten mit Morbus WILSON keine erniedrigten Cp-Werte im Plasma haben und auf der anderen Seite verringerte Cp-Werte bei Heterozygoten oder aus anderer Ursache (z.B. beim nephrotischen Syndrom) nicht mit Symptomen einhergehen. Die Akkumulation von ungebundenen Cu-Ionen in den Hepatozyten führt über die in Kap. 4.1.3. besprochenen Reaktionen zur Bildung hochreaktiver O_2-Radikale, mit Nekrosen als Folge. Die asymptomatische Phase (Stadium I) läßt sich labordiagnostisch bereits aus der Kombination Cp ↓ und Cu ↓ im Serum, Cu-Ausscheidung ↑ im Harn und Cu-Gehalt ↑ in Leberbioptaten (am verläßlichsten) erfassen. Überschreitet die Cu-Akkumulation in der Leber einen kritischen Wert, manifestiert sich die Erkrankung (meist im Kindes- oder Jugendalter) durch unspezifische Hepatitis oder akutes Leberversagen (selten) oder es entwickelt sich langsam eine Zirrhose (überwiegend). In allen Fällen wird dann Cu aus der Leber freigesetzt und lagert sich

- **sekundär in anderen Organen** ab:
  ZNS (typisch ist Degeneration des *Putamen* und *Nucleus lenticularis* → PARKINSON-Syndrom - ☞ Kap. 20.5.4.2., "Parkinson-Syndrom"), **Nieren** (überwiegende Schädigung der proximalen Tubuli), **Kornea** (Kupferablagerung, sichtbar als KAYSER-FLEISCHER'scher Kornealring)

Da Cp auch eine katalytische Aktivität bei Oxidationsreaktionen besitzt, besonders der von Eisen ($Fe^{2+} \to Fe^{3+}$), sind bei stark vermindertem Cp-Spiegel im Plasma Störungen der Eisenmobilisierung aus dem RES und der Bindung an Transferrin und Ferritin möglich.

Wichtigstes **therapeutisches Prinzip** beim Morbus WILSON ist die Bindung von freiem Kupfer durch entsprechende Chelatoren (*D-Penicillamin*) - möglichst frühzeitig, vor Auftreten von Organschäden, so daß der molekulargenetischen und klinisch-chemischen Diagnostik große Bedeutung zukommt.

18.5.4. Pseudocholinesterase → Wirkverlängerung von Muskelrelaxantien

Stark polymorphe Enzymgruppe (11 Varianten) mit geringer Substratspezifität, die außer Acetylcholin auch andere Ester spalten (im Unterschied zu den spezifischen Acetylcholinesterasen). Die im Serum nachweisbare Aktivität (mit ungeklärter physiologischer Funktion) stammt überwiegend aus der Leber, die das Enzym als inaktive Vorstufe abgibt.

Auf Grund des Polymorphismus sind genetische Varianten der *Pseudocholinesterasen* möglich, die Muskelrelaxantien (*Succinylbischolin*) verzögert hydrolysieren → Narkosezwischenfälle - ☞ ausgangs Kap. 1.2.3. Unabhängig davon können die Aktivitäten auch bei Leberschäden verringert sein, besonders bei chronischer Hepatitis, Zirrhose und toxisch oder medikamentös bedingter Leberschädigung. Die Aktivitätsbestimmung im Serum ist bei diesen Erkrankungen daher vor operativen Eingriffen mit Einsatz von Muskelrelaxantien ratsam und dient außerdem (zusammen mit ALAT, ASAT und γ-GT) der Beurteilung des Ausmaßes der Parenchymschädigung und des Krankheitsverlaufes. Aus den Laborparametern ergeben sich auch differentialdiagnostische Hinweise: Pseudocholinesterase- und Albuminabgabe durch die Leber sind gekoppelt. Unter Berücksichtigung der Halbwertszeiten (10 bzw. 20 Tage) verweist eine isolierte Verminderung der Enzymaktivität auf Intoxikation mit organischen Phosphorsäureestern, z.B. aus Insektiziden. Sie bewirken eine irreversible Hemmung aller Cholinesterasen. Sind die voranstehend in Klammern genannten Enzyme im Normbereich, aber Pseudocholinesterase und Albumin vermindert, sind meist extrahepatische Ursachen, wie schwere Krankheitsbilder mit kataboler Stoffwechselsituation, verantwortlich.

18.5.5. Vitamin A → Hemeralopie (Nachtblindheit)

An leberbedingten Störungen der Versorgung mit diesem lipidlöslichen Vitamin oder seinen Vorstufen (*Carotine*) sind meist zwei Bedingungen beteiligt:

- mangelhafte (Gallensäure-abhängige) Aufnahme bei gestörter Lipidresorption (Cholestase)
- verminderte Speicherkapazität, überwiegend bei Zirrhose

Mangelerscheinungen spät infolge hoher Speicherkapazität der Leber; nur bei *Kwashiorkor* (☞ ausgangs Kap. 21.2.1.) bestehen kaum Reserven, und therapeutische Proteinsubstitution erhöht den Bedarf → extremer Mangel möglich. Dieser umfaßt verminderte Dunkeladaptation (Retinalfunktion bei der Rhodopsin/Opsin-Umwandlung) = *Hemeralopie* und übermäßige Keratinisierung, die sich besonders an Kornea und Konjunktiven auswirkt = *Xerophthalmie*.

Bezüglich möglicher Auswirkungen für die Krebsprävention - ☞ Kap. 3.5., "Vitamin A und seine Derivate".

18.5.6. Serum-Amyloid A, Transthyretin → Amyloidose

Ein Teil der Proteine, aus denen sich das *Amyloid* bilden kann, werden in der Leber synthetisiert.

Vorläuferproteine für Amyloid sind: freie κ- oder γ-Leichtketten der *Immunglobuline*, Serum-Amyloid A (= Akute-Phase-Protein, ☞ Tab. 5.3, Kap. 5.2.3.1.), *Transthyretin* (Protein der Präalbumin-Fraktion), *Apolipoprotein AI* (☞ Tab. 9.1, Kap. 9.2.), β_2-*Mikroglobulin* (Leichtkettenprotein der ABC-Region der HLA) u.a.

Sie haben quantitativ unterschiedlichen Anteil an der Bildung verschiedener **Amyloide**, die folgende gemeinsame Merkmale haben: Schwer lösliche, starre Fibrillen unterschiedlicher Länge mit 7,5-10 nm Durchmesser, die **extrazellulär** abgelagert werden und proteolytisch quasi nicht abbaubar sind. Sie bestehen aus Proteinfilamenten, deren Anordnung (β-Faltblattstruktur) zu der lichtmikroskopisch nachweisbaren *Eosinophilie* und bei Anfärbung mit *Kongorot* zu einer apfelgrünen Doppelbrechung im Polarisationsmikroskop führt, die entscheidend für die Diagnosestellung an Gewebeproben ist.

- *Amyloid L*

überwiegende Bildung aus den *Leichtketten der Immunglobuline* und Ablagerung in collagenreichem Bindegewebe. Es verursacht die sog. **primäre Amyloidose**.

Im Zusammenhang mit einer systematischen Aufzählung gehört sie als häufigste Form an erste Stelle, obwohl die Leber an ihrer Entstehung keinen Anteil hat.

Bei generalisierter Ablagerung dominieren meist klinische Erscheinungen aus dem Befall folgender Organe: Nieren → nephrotisches Syndrom, Niereninsuffizienz; Nervensystem → Polyneuropathie; Herz → hypertrophe Kardiomyopathie; Gastrointestinaltrakt → Passageverminderungen, Blutungen. (Seltenere) lokale Ablagerungen betreffen obere Luftwege und ableitende Harnwege.

Sie kommt als idiopathische Form vor (ca. 80 % der Fälle) oder im Zusammenhang mit symptomatischen (auch: malignen) monoklonalen Gammopathien, wie dem multiplen Myelom. Labordiagnostisch lassen sich bei den meisten Patienten monoklonale Immunglobuline oder -fragmente (BENCE-JONES-Protein) in Serum oder Harn nachweisen

- *Amyloid A*

überwiegende Bildung aus *Serum Amyloid A* und Ablagerung in retikulärem Bindegewebe, vorwiegend in Basalmembranen kleiner Gefäße der Endstrombahn, einschließlich der Sinusoide von Leber und Milz. Es verursacht **sekundäre Amyloidosen**. Sie entstehen meist im Rahmen chronisch-entzündlicher und/oder -infektiöser Erkrankungen (Morbus CROHN und rheumatoide Arthritis in Industrieländern, Tuberkulose und Lepra in denen der "dritten Welt"), aber auch im Zusammenhang mit malignen Tumoren. Sie äußern sich überwiegend als nephrotisches Syndrom, während Nervensystem und Herz seltener einbezogen sind. Die labordiagnostische Bestimmung von Serum Amyloid A oder anderen Akute-Phase-Proteinen, wie C-reaktivem Protein, ist für die Indikation zu therapeutischen Maßnahmen bei diesen Erkrankungen sinnvoll, um die Ausbildung einer Amyloidose zu verzögern

- **Familiäre Amyloidosen** sind genetisch determiniert, mit überwiegend autosomal-dominantem Erbgang und sehr später Manifestation (3.-7. Lebensdekade). Generalisierte Ablagerung von Amyloid führt zu ähnlichen Erscheinungen wie bei der primären Amyloidose. Das Amyloid kann aus unterschiedlichen Proteinen bestehen, häufig dominiert aber *Transthyretin*, meist in veränderter Form auf Grund von Mutationen des Gens (ca. 50 verschiedene Mutationen), das nur in der Leber exprimiert wird. Lebertransplantation ist daher eine Kausaltherapie (vgl. Kap. 1.3.5.3.), die das Fortschreiten der Erkrankung verhindert und z.T. zur Milderung bereits vorhandener Symptome führt

- Bei den sog. **senilen Amyloidosen** findet sich im hohen Lebensalter (meist erst autoptisch) eine isolierte Amyloidbildung, überwiegend aus normalem *Transthyretin*, im Herzen. Sie geht mit hypertropher Kardiomyopathie und entsprechenden klinischen Zeichen einher (☞ Kap. 15.5.)

- Rolle spezieller Vorläuferproteine und Amyloide bei **Morbus ALZHEIMER** - ☞ Kap. 20.9., "aus Amyloid β"

18.6. Biotransformation: Entgiftung/Giftung

Die Leber ist zentrales Organ für die Umwandlung von Fremdstoffen und von körpereigenen Substanzen, die ausgeschieden werden müssen, weil sie toxisch sind (z.B. Bilirubin) oder weil ihre Entfernung aus Regelkreisen für die Aufrechterhaltung biologischer Regulationen notwendig ist (z.B. Steroidhormone). Durch eine **geringe Substratspezifität der beteiligten Enzyme** betrifft die Biotransformation von Fremdstoffen auch eine zunehmende Zahl von Substanzen, mit denen sich der menschliche Organismus während der Phylogenese nicht auseinandersetzen konnte. Sie führt jedoch nicht immer zur Entgiftung, sondern vielfach sind die Produkte der Biotransformation schädlicher als die Ausgangssubstanzen - "Giftung", z.B. bei der Entstehung terminaler aus potentiellen Kanzerogenen - ☞ Kap. 3.3.2.1.

Aus biophysikalischer Sicht bedeutet Biotransformation die Umwandlung *lipophiler* Ausgangs- in *hydrophile* Endprodukte, die in Harn und Stuhl ausgeschieden werden können - ☞ *Abb. 18.10*.

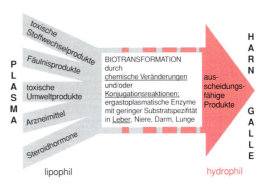

Abb. 18.10: Gemeinsames Grundprinzip der Biotransformation unterschiedlicher Ausgangsstoffe, durch das über entsprechende Enzyme, die eine direkte Veränderung oder Kopplung der Verbindungen katalysieren, deren Wasserlöslichkeit erhöht wird.

Die Biotransformation der meisten Verbindungen erfolgt durch **chemische Veränderung** und **Konjugation**, die dann in dieser Reihenfolge ablaufen = **Phase-I-** bzw. **Phase-II-Reaktion**. Eine Übersicht über die wichtigsten Reaktionen gibt *Tab. 18.6*.

Größte Bedeutung für die Phase-I-Reaktion haben Oxidationen, die durch das *Cytochrom-P450-System* katalysiert werden. Zu der mit *CYP* bezeichneten Superfamilie gehören > 480 Gene (Stand Ende 1995). Aus der Bezeichnung eines konkreten Enzyms geht die genetische Herkunft hervor - *P4503A4* (Beispiel aus *Abb. 3.7*, Kap. 3.3.2.1.) = Cytochrom P450, das von Gen 4 der Subfamilie A der Familie 3 der CYP-Gene kodiert wird. Die allen Vertretern gemeinsame Grundreaktion zeigt *Abb. 18.11*.

Von erheblicher praktischer Bedeutung ist die **starke Induzierbarkeit** der Vertreter des P-450-Systems, mit Konsequenzen für Entgiftung und Giftung, wie z.B. für die Alkoholwirkung in Kap. 18.2.2.1., "Beeinflussung der Biotransformation" betrachtet.

Von den Enzymen der Phase II-Reaktion befindet sich die *Glucuronyltransferase* in den Membranen des glatten EPR in unmittelbarer Nachbarschaft des P-450-Systems, dessen Produkte es unmittelbar übernimmt. Wichtigstes endogenes Substrat ist Bilirubin.

Sulfatierung ist dagegen von Bedeutung für die Ausscheidung von Steroidhormonen oder Gallensäuren.

Acetylierung weicht als Hauptmechanismus der Sulfonamidentgiftung von dem in *Abb. 18.10* dargestellten Prinzip insofern ab, als die Konjugate schwerer wasserlöslich sind als die Ausgangsverbindungen → Gefahr der Auskristallisierung in den Nieren → hohe Flüssigkeitszufuhr.

18.6.1. Konsequenzen normaler oder gestörter Biotransformation

- **genetisch bedingte Variabilität** - ☞ Kap. 1.2.3. und 3.3.2.1., "genetischen Polymorphismus"
- **Giftung**
  - **Umwandlung potentieller in terminale Kanzerogene** - ☞ Kap. 3.3.2.1.
  - **Entstehung hepatotoxischer Verbindungen aus Fremdstoffen**
    Auf die Beteiligung der Biotransformation verweist, daß in solchen Fällen Nekrosen bevorzugt in Zone 3 der Azini auftreten - ☞ Legende zu *Abb. 18.2*, Kap. 18. Auch hier hat das Cytochrom P-450-System entscheidende Bedeutung, da es die Bildung von **Radikalen** fördert.
    Beispiele für Pharmaka *(Anthracycline)* und Lösemittel *(CCl4)* sind bereits betrachtet - ☞ Kap. 4.1.1. bzw. 4.1.3.4. Andere Pharmaka und hepatotoxische Lösemittel wirken analog.
    Häufig erwachsen die Schäden aus einer **Kompetition zwischen Phase I- und Phase II-Reaktionen**.

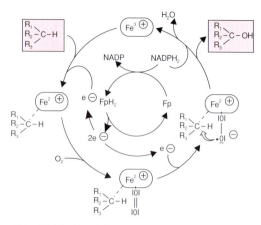

Abb. 18.11: Vereinfachte Reaktionssequenz der Cytochrom P450-vermittelten Oxidation eines Substrats (nach KARLSON).
Außer dem Cytochrom, dessen Hämgruppe hier durch das Eisen vertreten ist, sind Elektronentransferketten, die vom NADPH$_2$ ausgehen und ein Flavoprotein (Fp) einschließen, entscheidend beteiligt. Typischerweise wird, wie im Beispiel, eine Hydroxylgruppe generiert, aber oxidative Desalkylierungen oder Desaminierungen sind ebenfalls möglich.

Gruppenreaktion	veränderte Verbindungsklassen oder chemische Gruppen
chemische Veränderung = Phase-I-Reakt.	
- Oxidation	Aldehyde, aliphatische Kohlenwasserstoffe, Alkohole, (N-, S-, O-)Alkylverbindungen, Amine, Aromaten (Hydroxylierung), Doppelbindungen (Epoxidbildung), Thioether
- Hydrolyse	Acetale, Epoxide, Ester, Säureamide
- Reduktion	Aldehyde, Azoverbindungen, Halogenverbindungen (reduktive Dehalogenierung), Nitrogruppen
- Decarboxylierung	Aminosäuren
Konjugation mit = Phase II-Reaktion	
- (aktivierter) Glucuronsäure	Alkohole, Amine, Carbonsäuren, Phenole
- (aktivierter) Essigsäure	Amine
- (aktivem) Sulfat	Amine, Phenole
- Glycin	Carbonsäuren
- Glutathion	Epoxide, Halogenverbindungen, Thiocyanate
- Adenosylmethionin	N-, O- oder S-Methylierung

Tab. 18.6: Auflistung der wichtigsten Gruppenreaktionen der Biotransformation. Die Reihenfolge der aufgeführten Reaktionen entspricht in etwa ihrer Häufigkeit und Bedeutung.

Das Analgetikum *Paracetamol* kann unter bestimmten Bedingungen zu schweren Nekrosen führen. *P4502E1* erzeugt aus der Verbindung das elektrophile n-Acetylchinonimin, das kovalente Bindungen mit Sulfhydrylgruppen von Proteinen eingeht → Vernetzung und Inaktivierung (vgl. Kap. 4.1.3.2.). Entscheidend ist, daß die zur Entgiftung führenden Phase II-Reaktionen (Kopplung mit Glucuronsäure, Sulfat oder Glutathion) nicht Schritt halten können: Überdosierung des Pharmakons und/oder Induktion des P4502E1 und Verminderung des GSH-Gehalts durch Alkohol - ☞ Kap. 18.2.2.1., "Nekrosen".

Solche Kompetitionen spielen auch bei der chemischen Kanzerogenese eine Rolle - Beispiel in *Abb. 3.7*, Kap. 3.3.2.1.

Andere Faktoren, wie **genetische Variabilität oder Pharmakakombinationen** haben großen Einfluß auf Giftungsprozesse.

Das Antituberkulotikum *Isoniazid* wird überwiegend acetyliert, und aus dem Produkt können *Hydrazine* entstehen. Unter diesen ist Monoacetylhydrazin nach N-Hydroxylierung durch das P-450-System stark hepatotoxisch. Eine Gefährdung ergibt sich aus ungünstigen Konstellationen, wie genetisch bedingter, hoher Acetylierungskapazität (☞ Kap. 1.2.3., "bimodale Verteilungen") und Induktion des P-450-Systems durch andere Pharmaka oder Alkohol

- **Einfluß von Leberschäden auf die Biotransformation**
  - **Parenchymschäden** bewirken eine Wirkungsverlängerung von Medikamenten oder Hormonen (z.B. Glucagon - ☞ Kap. 18.4.2., "Veränderung des Aminosäuremusters im Plasma").

    Medikamentengruppen, deren Elimination vorwiegend von der funktionellen Leistungsfähigkeit des Leberparenchyms abhängt, sind *Analgetika, Antibiotika, Barbiturate, Benzodiazepine, Xanthine*
  - **Cholestase** führt a) zu verstärkter Bindung von Gallensäuren an das P-450-System → kompetitive Hemmung des oxidativen Abbaus von Fremdstoffen und Pharmaka = **reversibel** oder b) auf Grund der Detergenzwirkung der Gallensäuren → Ablösung von Flavoproteinen und Cytochrom P-450 von den Membranen des EPR = **irreversibel**
  - **Portosystemischer Shunt** bei Zirrhose kann bei oraler Gabe von Pharmaka mit starker hepatischer Extraktion, durch die Umgehung der Leber z.T. zu toxisch hohen Wirkkonzentrationen führen → Notwendigkeit der Shuntmessung.

    Entsprechende Medikamentengruppen sind *Betablocker, Opiate, Sedativa*

- **gegenseitige Wirkungsbeeinflussung von Pharmaka**
  - **Wirkungsverkürzung und/oder -senkung** kann durch Induktion der Synthese von Enzymen der Biotransformation erfolgen → schnellere Inaktivierung der Pharmaka. Stoffe, die das bewirken, sind meist stark lipophil und verweilen lange in der Leber, typisch z.B. für chronischen Alkoholismus unter bestimmten Bedingungen - ☞ Kap. 18.2.2.1., "Chronischer Alkoholismus ohne Zirrhose".

    Auf das Zielsystem bezogen und nach Prototypen von Verbindungen, die die Induktion bewirken, wird differenziert zwischen:

    - Induktoren vom *Phenobarbitaltyp*, die überwiegend die Synthese des Cytochrom-P450-Systems und in geringerem Grade die der Glucuronyltransferasen und der Glutathion-S-Transferasen induzieren. Außer Barbituraten wirken auch andere Pharmaka, wie einige Antibiotika (*Griseofulvin, Rifampicin*), das Antiepileptikum *Hydantoin*, das Antirheumatikum *Phenylbutazon*, das orale Antidiabetikum *Tolbutamid* u.a. - von den Fremdstoffen alle Insektizide
    - Induktoren vom *Methylcholanthrentyp*, die Cytochrom-P448 und Glucuronyltransferasen induzieren. Die wichtigsten Vertreter rekrutieren sich aus aromatischen Kohlenwasserstoffen und Herbiziden

  - **Wirkungsverlängerung und/oder -steigerung** durch Kompetition mehrerer Pharmaka um das gleiche Biotransformationssystem ist seltener, weil die k_M-Werte der Entgiftungsenzyme in der Regel weit oberhalb der Wirkkonzentrationen von Pharmaka liegen (anders bei der akuten Alkoholwirkung - ☞ Kap. 18.2.2.1., "Akute Alkoholzufuhr").

    Für Wirkungssteigerungen bestimmter Medikamente (z.B. *Diphenylhydantoin*) unter der Therapie mit *Chloramphenicol, Cimetidin, Cumarinen* u.a. sind daher nicht-kompetitive Hemmungen, be-

schleunigter Abbau oder verminderte Synthese der Entgiftungsenzyme anzunehmen
- **Pro-Pharmaka** sind Substanzen, aus denen erst durch Biotransformation die eigentlichen Wirkstoffe entstehen, weil sie schlecht schmecken, schwer wasserlöslich oder resorbierbar sind u.a. Technisch wird eine funktionelle Gruppe mit einer Verbindung konjugiert, die diese Eigenschaften beseitigt und durch Biotransformation abgespalten wird.

Chloramphenicol-palmitat → *Chloramphenicol* (bitter), *Methylprednisolon-hemisuccinat* → *Methylprednisolon* (schwer wasserlöslich), *Clofibrat* → *Clofibrinsäure* (schwer resorbierbar) u.a.

18.6.2. Diagnostik

Aus der Testung von Biotransformationsprozessen, die typische Leistungen der Leber sind, lassen sich Rückschlüsse auf Funktionseinschränkungen oder Induktionen ziehen:

- direkte Messung der Aktivität einzelner Enzyme oder Systeme im Bioptat oder molekulargenetische Analyse in repräsentativen Blutzellen. Nachteilig ist, daß entscheidende zusätzliche Faktoren, wie Blutversorgung, metabolische Situation oder Exkretionsmechanismen, nicht mit erfaßt werden
- Indirekte Methoden schließen diese Faktoren mit ein, indem für einige repräsentative Pharmaka (*Antipyrin, Coffein, Phenylbutazon* u.a.) nach intravenöser Applikation die Eliminationskinetik im Blut ermittelt wird. ^{14}C-markierte Verbindungen, aus denen im Rahmen der Biotransformation CO_2 freigesetzt wird, lassen sich eleganter durch Radioaktivitätsmessung in der Atemluft verfolgen (z.B. *[^{14}C]-Aminopyrin*).

Die Bestimmungen von *Hippursäure* im Harn, die nach Applikation von *Benzoesäure* durch Konjugation mit Glycin entsteht, oder von *Bromsulfalein* im Plasma, das durch Mercaptursäurebildung eliminiert wird, werden zunehmend durch die o.g Methoden verdrängt

19. Funktionsstörungen des Gastrointestinaltrakts

Neben der Pathogenese allgemeiner Symptome gastrointestinaler Funktionsstörungen werden Erkrankungen betrachtet, die primär vom Gastrointestinaltrakt ausgehen und solche, für die er bevorzugte Zielstrukturen bietet.

19.1. Störungen von Passage und Motilität

Motorische Funktionsstörungen als **Begleiterscheinungen** einer großen Anzahl von Erkrankungen, die sich in behinderter Passage, verminderter oder gesteigerter Motilität äußern können und Spezifika hinsichtlich der Lokalisation - von oral nach aboral - aufweisen.

Wiederholung der **Kontraktionsformen** der glatten Muskulatur des Verdauungstrakts, die bei Motilitätsstörungen verändert sein können:

- *tonische Kontraktionen*
  - schwach und verteilt → basaler *Wandtonus*
  - stark und lokalisiert → *Sphinkteren*
- *phasische Kontraktionen* (= Peristaltik)
  - zur Durchmischung des Inhalts als *Segmentierung* (Ringmuskulatur) oder *Pendelbewegung* (Längsmuskulatur)
  - zur Fortbewegung des Inhalts als *propulsive* oder *retropulsive* Kontraktionswellen (Transport von oral nach aboral bzw. umgekehrt)

19.1.1. Schluckstörungen und Tonusabweichungen im Ösophagus

Schluckschmerzen gehen überwiegend auf Entzündungen verschiedener Genese zurück, die im Bereich von Mundhöle, Tonsillen, Pharynx, Larynx oder Ösophagus lokalisiert sein können.

Schluckbehinderung durch Lähmungen auf oraler oder pharyngealer Ebene sind (selten) lokal bedingt, z.B. im Gefolge einer Diphtherie, oder haben (häufiger) zentrale Ursachen, wie Vergiftungen (Botulismus), neuromuskuläre Erkrankungen (Bulbärparalyse, Dermatomyositis, Morbus PARKINSON, Myasthenia gravis, Syringomyelie) oder Globus hystericus.

Auf der Ebene des **Ösophagus** lassen sich folgende Störungen unterscheiden:

- erhöhter Tonus und/oder Verminderung der schluckbedingten Relaxation des oberen Ösophagussphinkters, z.B. als Schädigungsfolge der Kerne der Hirnnerven IX, X, XII, → Schmerzen und Nahrungsregurgitation = *ösophageale Dysphagie*. Begleitende Druckerhöhung im Pharynx kann zur Ausbildung von *Pulsationsdivertikeln* führen, z. B. dem *ZENKER'schen Divertikel*

- Der *diffuse Ösophagusspasmus* betrifft den tubulären, zwischen den beiden Sphinkteren gelegenen Abschnitt. Die Ursachen sind ungeklärt. Der (mit starken Schmerzen hinter dem Sternum einhergehende) Zustand kann sowohl "spontan" (oft emotional) als auch im Anschluß an einen Schluckvorgang auftreten. Die Kontraktionen der (meist hyperplastischen) zirkulären Muskulatur sind <u>nicht</u> peristaltisch, also nicht fortgeleitet - im Unterschied zum sog. *hyperkontraktilen Ösophagus*

- Bei der *Achalasie* sind Peristaltik im distalen Ösophagus und schluckabhängige Relaxation des unteren Ösophagussphinkters stark vermindert → Nahrungsregurgitation, -stase und Ösophagusaufweitung = *Megaösophagus*. Die ätiologisch vielschichtige Erkrankung (hypoxisch, immunologisch, viral) geht mit degenerativen Veränderungen im Plexus myentericus aber auch im Nucl. dorsalis einher

19.1.2. Störungen der Magenentleerung

- **Gastroösophagealer Reflux** ist in geringem Ausmaß physiologisch, wenn sich der untere Ösophagussphinkter nach der Nahrungsaufnahme kurzzeitig öffnet. Eine pathologische Häufung - mit der Konsequenz einer *Refluxösophagitis* - entsteht bei Insuffizienz des Sphinkters (idiopathisch, medikamentös durch Anticholinergika oder Calciumantagonisten, bei chronischem Alkoholismus) oder morphologischen Abweichungen (verkürzter intraabdominaler

Anteil des Ösophagus, Gastrektomie, Retentionsmagen - s.u.)

- Chronische **Verzögerung** der Magenentleerung - oft mit starker Magenerweiterung verbunden = *Retentionsmagen* - ist bei Erwachsenen meist mechanisch bedingt (Narbenbildung durch Ulcus ventriculi, Karzinom). Die (seltenere) Hemmung vago-vagaler Reflexe (= *Gastroparese*) kann auf verschiedenen Ebenen liegen: Vagotomie, diabetische viszerale Neuropathie, medikamentös (Anticholinergika, Analgetika, L-Dopa), zentralnervös (Anorexia nervosa, Depression, Hirntumor) u.a. Diesen Störungen ist eine *Hypomotilität*, mit verminderten Antrumkontraktionen, gemeinsam

- Eine **Beschleunigung** der Magenentleerung kann Begleiterscheinung des Ulcus duodeni sein, wahrscheinlich infolge Störung der HCl-vermittelten Hemmung der Entleerung. Sog. Sturzentleerung, besonders von Flüssigkeiten = *Dumpingsyndrom*, kommt nach proximaler Vagotomie oder in der Frühphase nach subtotaler Gastrektomie vor und bei funktionellen Störungen, die dieser entsprechen. Begleitende systemische Beschwerden, wie Schwächegefühl, Schweißausbruch, Tachykardie und Kopfschmerzen, gehen auf die rasche Füllung nachgeordneter Dünndarmabschnitte zurück - Dehnung, Flüssigkeitsverschiebungen (je nach Osmolarität des Mageninhalts) - und hormonelle Verschiebungen - ☞ Kap. 19.7.2., "gesteigerte Gildung von GIP".

Operative Eingriffe, wie subtotale Gastrektomie oder Pyloroplastik, können Störungen in beide Richtungen nach sich ziehen - Stase bis Sturzentleerung

- Eine **funktionelle Dyspepsie** (auch: *Reizmagen*) kommt (zumindest intermittierend) bei ca. 20 % der Bevölkerung vor.

Die Symptome (Schmerzen im Epigastrium, Appetitlosigkeit, Völlegefühl, Übelkeit, Erbrechen u.a.) kommen auch bei organischen Erkrankungen im Oberbauchbereich vor. Solche Erkrankungen sind daher vor der Diagnosestellung sorgfältig auszuschließen.

Beschleunigte oder (häufiger) verzögerte Magenentleerung reichen zur Erklärung der Symptome nicht aus. Typischer scheinen zu rasche Antrumfüllung nach Nahrungsaufnahme sowie Weitstellung dieser Region im Nüchternzustand zu sein. Sensibilitätssteigerungen spielen eine Rolle - Analogie zum Colon irritable (☞ Kap. 19.1.4., "Colon irritable")

- **Erbrechen** kann auf lokale Reizung der Magenschleimhaut zurückgehen, die über cholinerge Mechanismen das *Brechzentrum* in der Formatio reticularis der Medulla oblongata erregt. Verbindungen zum Zwischenhirn, limbischen System und übergeordneten Zentren erlauben auch die vestibuläre bzw. emotionale Auslösung. Daneben gibt es am Boden des IV. Ventrikels in der Area postrema eine *Chemorezeptoren-Triggerzone*, über die Erbrechen auslös- oder hemmbar ist.

Der Vorgang selbst ist komplex und schließt Motilitätsänderungen und Kontraktionen quergestreifter Muskulatur ein.

Vorgeschaltet sind retrograde Kontraktionen vom Dünndarm zum Antrum, der phasische Kontraktionen und eine Periode eingeschränkter motorischer Aktivität folgen. Das Vordringen des Mageninhalts in den Ösophagus wird durch starke Kontraktion der trunkalen Muskulatur besorgt, unterstützt durch Kontraktionen im Antrumbereich. Durch Thoraxdehnung und Öffnung des oberen Ösophagussphinkters wird der Widerstand weiter vermindert, so daß der Übertritt in die Mundhöhle erfolgt

19.1.3. Dünndarmmotilitätsstörungen

Vorbemerkungen:

1. Für alle Phasen des interdigestiven und des Verdauungs-Motilitätsmusters (☞ Lehrbuch der Physiologie) sind Abweichungen registriert worden. Auf ihre systematische Auflistung wird hier verzichtet, weil isolierten Abweichungen z.T. klinische Korrelate fehlen und bei den wichtigsten Störungen meist unterschiedliche Kombinationen vorliegen können.

2. Dünndarmmotilitätsstörungen sind oft mit gleichartigen Störungen des Dickdarms kombiniert oder beeinflussen zwangsläufig die Passage durch diesen.

- Störungen mit **verminderter Passage**

  Als Begleiterscheinung einer Hypothyreose wird der autonome Grundrhythmus (*slow waves*) vermindert. Bei der *postoperativen Darmatonie* sind alle Phasen der interdigestiven Motilität vermindert → Obstruktion und bakterielle Überwucherung → Gefahr des *paralytischen Ileus* (s.u.). Sie wird auf Sympathikusaktivierung zurückgeführt. Bei Ulcus duodeni und Diabetes mellitus setzt postprandial die interdigestive Motilität verspätet ein. Ungeklärt sind *chro-*

nische *Pseudoobstruktionen*, die durch vom Jejunum ausgehende (ektope Schrittmacher), in oraler Richtung wandernde Kontraktionen zustandekommen. Überwiegend mechanisch bedingt sind Motilitätsverminderungen bei Sklerodermie und Amyloidose (☞ Kap. 18.5.6.)

- **Passageunterbrechung = Dünndarmileus**

Praktisch dominiert der *mechanische Ileus*, auf Grund folgender Ursachen (nach abnehmender Häufigkeit gereiht): Verwachsungen, Hernien, Tumoren, Invaginationen, Volvulus, Fremdkörper und Gallensteine. Nur etwa 1/10 der Patienten hat einen *funktionellen Ileus*: reflektorisch (postoperativ oder -traumatisch, Koliken), neurogen (Wirbelfrakturen, Hirntraumen, Enzephalitis), durch Elektrolytverschiebungen (Hypokaliämie), metabolisch (Urämie, Porphyrien, Diabetes mellitus) oder toxisch (Peritonitis, Sepsis, Abszesse; Überdosierung von Ganglienblockern oder Opiaten u.a.).

Die **Folge** ist bei mechanischer Ursache eine prästenotische Hypermotilität. Hochsitzender Verschluß führt darüberhinaus zu starkem, reflektorisch ausgelöstem Erbrechen, mit entsprechenden Verlusten: Flüssigkeit → isotone Dehydratation, H^+ → metabolische Alkalose, K^+ → Hypokaliämie.

Da Histamin und Serotonin entscheidende Mediatoren der Hypermotilität sind, wird auch die Permeabilität der Darmgefäße erhöht → Darmwandödem. Durch Sympathikusaktivierung und Erschöpfung der Energiereserven tritt später eine Motilitätshemmung auf → Darmwanddehnung → Verminderung des venösen Rückstroms → Ödemverstärkung und hypoxische Schädigung. Bei allen Ileusformen kommt es in dieser Phase zum Zusammenbruch der sog. Mukosabarriere. Es sistiert nicht nur die Absorption, sondern Flüssigkeit und Elektrolyte sequestrieren in das Darmlumen. Auf der anderen Seite können die stark vermehrten Bakterien in die Bauchhöhle auswandern → Peritonitis. Bakterielle Toxine und toxische Produkte der bakteriellen Nahrungszersetzung gelangen in den Kreislauf (vgl. hepatogene Enzephalopathie - ☞ Kap. 18.4.2., "Toxische Produkte aus bakterieller Zersetzung").

Aus der Vielzahl sich verstärkender Mechanismen folgt, daß der Schweregrad der Allgemeinerscheinungen quasi exponentiell mit der Zeit zunimmt → möglichst frühzeitige Unterbrechung. Der Ileus führt über die o.g. Elektrolytverschiebungen hinaus - je nach Dominanz der Pathomechanismen - zum hypovolämischen oder septischen Schock (☞ Kap. 7.3.1.1., "1." bzw. "2."), mit allen lebensbedrohlichen Folgen (☞ Kap. 7.3.3.-4.).

Der *Strangulationsileus* hat wegen der Unterbrechung der Gefäßversorgung einen foudroyanten Verlauf: Nekrosen der betroffenen Darmabschnitte mit starker Bakterienauswanderung und Gefahr der Perforation

- Störungen mit **gesteigerter oder beschleunigter Passage**

Auf den Dünndarm rückführbare *Diarrhoen* müssen bei intakter Funktion des Kolons wegen dessen hoher Flüssigkeitsreabsorptionskapazität mit massivem Mehrangebot an Darminhalt einhergehen (> 3 l/Tag). Typischerweise ist dann mehr das Volumen als die Frequenz der abgesetzten Stühle erhöht. Bei den meisten Durchfallerkrankungen sind aber die nachfolgend aufgeführten **Pathomechanismen** in Dünn- und Dickdarm wirksam

- **Motilitätszunahme** als Ursache kommt bei Hyperthyreose vor, durch Beschleunigung des autonomen Grundrhythmus. Bei Karzinoiden, medullärem Schilddrüsenkarzinom und Einnahme von Rhizinusöl wird vor allem Phase 3 der interdigestiven Motilität gesteigert

- **Gesteigerte Sekretion** ist neben verstärkten oder gehäuften Kontraktionen überwiegende Ursache bei Darminfektionen mit Protozoen (*Giardia lamblia*) oder Bakterien, deren Toxine diese Wirkung haben; bezüglich der Mechanismen - ☞ "Choleratoxin" in Kap. 4.3.

Die wichtigsten bakteriellen Erreger mit sekretionssteigernder Wirkung sind *Campylobacter jejuni*, *Clostridium difficile* oder *perfringens*, *Escherichia coli* (bestimmte Stämme), *Shigella dysenteria* (bestimmte Stämme), *Vibrio cholerae*.

Ebenfalls beteiligt ist sie bei Zöliakie (☞ Kap. 19.3.1.1.) durch hohe Sekretionsraten neu gebildeter Enterozyten und bei endokrin aktiven Tumoren (Gastrinome und VIPome), die über vermehrte Magensaft-, Pankreassaft- und Gallebildung wirken (☞ *Tab. 19.1*, Kap. 19.7.1.).

Chronische Diarrhoen sind wesentliche Ursachen der hohen Kindersterblichkeit in sog. Entwicklungsländern. Die zugrundeliegenden Darminfektionen persistieren infolge einer stark verminderten Immunabwehr. Diese wiederum ist im wesentlichen eine Folge der Protein-Mangelernährung - ☞ Kap. 21.2.1. - und einer mangelnden Zinkversorgung - ☞ Kap. 21.2.3., "Zink" - die sich im Sinne eines circulus vitiosus durch die Diarrhoen verstärken. Einfachste Form der Intervention ist die orale Zinksupplementierung - mit deutlichen Erfolgen

- **Verminderte Resorption**, vor allem von Wasser und Elektrolyten, ist bei allen Formen *generalisierter Malabsorption* (☞ Kap. 19.3.1.) an der Entstehung der Diarrhoen mitbeteiligt und betrifft Dünn- und Dickdarm
- **Osmotische Wirkung** entfalten Lactulose (☞ Kap. 18.4.2., "Therapeutische Prinzipien") oder Sorbitol und natürliche Disaccharide aus der Nahrung bei entsprechender Malabsorption (☞ Kap. 19.3.2.) sowie einige Laxantien
- **Ileumresektion oder -funktionseinschränkung** → *chologene Diarrhoe* - ☞ Kap. 19.2.3.

19.1.4. Dickdarmmotilitätsstörungen

- Störungen mit **verminderter Passage** führen zur *Obstipation*. Sie ist Symptom unterschiedlicher Erkrankungen und kann durch entsprechend viele Mechanismen zustandekommen. Am verbreitetsten sind funktionelle Formen, wie die *chronisch habituelle Obstipation*, an der 3 Faktoren zu verschiedenen Anteilen beteiligt sein können:
  - Mangel an Stuhlmasse durch ballaststoffarme Ernährung
  - Verminderung propulsiver Kontraktionen
  - Steigerung nicht-propulsiver Kontraktionen

Bei der ebenfalls häufigen *postoperativen Darmatonie* ist vorübergehend die Motilität insgesamt stark eingeschränkt, wobei im Dickdarmbereich die linke Kolonhälfte besonders betroffen ist.

Beim *Megacolon congenitum* (= *Morbus HIRSCHSPRUNG*) fehlen in unterschiedlich langen Bereichen des Dickdarms - meist aber im Übergang des Sigmoids zum Rektum - die intramuralen Ganglien → propulsive Kontraktionen sistieren am aganglionären Segment → hochgradige Obstipation von Geburt an, mit starker Aufdehnung des Rektums. Häufigkeit 1 : 5.000- 8.000. In Bioptaten oder Resektaten finden sich keine Ganglienzellen aber gesteigerte Acetylcholinkonzentrationen und Acetylcholinesteraseaktivitäten im aganglionären Segment, die auf eine kompensatorische Hyperplasie präganglionärer parasympathischer Nervenfasern zurückgehen. Durch Messung der Acetylcholinesteraseaktivität in Bioptaten kann die Erkrankung von anderen (meist später auftretenden) Ursachen eines Megakolons abgegrenzt werden (Entscheidungshilfe für operative oder konservative Therapie). Die Ursache könnte eine Deletion des Proto-Onkogens *RET* sein, die bei den bislang molekulargenetisch untersuchten Patienten nachgewiesen wurde. RET ist während der Embryonalentwicklung für die Wanderung neuroektodermaler Zellen mitverantwortlich - vgl. *MEN-2* in Kap. 19.7.1.

Eine Neigung zu chronischer Obstipation ist für eine Reihe von Erkrankungsgruppen typisch: Endokrinopathien (Diabetes mellitus, Hyperparathyreoidismus, Hypothyreose, Morbus ADDISON, Phäochromozytom), Herzinsuffizienz, mit Kachexie einhergehende Grunderkrankungen, multiple Sklerose, Porphyrien u.a.

Temporäre Obstipation ist häufige Begleiterscheinung bei intraabdominalen Entzündungen, Infekten, Milieu- oder Nahrungswechsel u.a.

Die Häufigkeit von Obstipationen hat zu einem beträchtlichen **Abusus von Laxantien** geführt, deren Anwendung einfacher erscheint, als die Behandlung der Grundkrankheiten oder Korrektur von Lebens- und Eßgewohnheiten. Als Nebenwirkungen chronischen Gebrauchs sind Hypokaliämie (Sekretverluste) und Schädigungen der neuralen Plexus der Darmwand zu verzeichnen → Störungen von Motilität und Defäkationsreflex = circulus vitiosus. Bei schwerer Schädigung des intramuralen Plexus kann jegliche Motilität so weit vermindert werden, daß eine chronische, therapieresistente Diarrhoe resultiert.

Ein physiologischerer therapeutischer Zugang ist die Normalisierung der bei chronischer Obstipation meist veränderten Darmflora. Dazu werden normale *E. coli*-Stämme in magensaftresistenten Kapseln verabreicht. Sie verdrängen unphysiologische Keime (und ihre Produkte), erhöhen durch ihre Proliferation die Masse des Darminhalts und fördern durch Freisetzung kurzkettiger Fettsäuren (besonders Acetat) im Rahmen ihres anaeroben Stoffwechsels die Sekretion und Durchblutung.

- **Passageunterbrechung = Dickdarmileus**
  Im Unterschied zum Dünndarmileus erfolgen Stuhlverhaltung früher und Erbrechen später. Bleibt die Ventilfunktion der *Valv. iliocoecalis* erhalten → starke Aufdehnung des Zäkums, mit Gefahr der Perforation.
  Die Allgemeinerscheinungen und ihre Pathogenese entsprechen denen des Dünndarmileus - ☞ voranst. Kap.

- **Passagebeschleunigung** führt zu Diarrhoen, über analoge Mechanismen, wie für den Dünndarm ausgeführt. Einige Formen werden im Dünndarm ausgelöst und kommen im Dickdarm zur Wirkung, z.B. chologene Diarrhoe - ☞ Kap. 19.2.3.
  Motilitätsveränderungen sind uncharakteristisch, sowohl starke propulsive Kontraktionen als auch verminderte Kontraktionen im sigmoido-rektalen Bereich werden beobachtet.
  Infektionen mit Bakterien oder Protozoen spielen eine große Rolle: Eine **Sekretionszunahme** bewirken die im voranst. Kap., "Gesteigerte Sekretion" genannten Keime oder *Enterotoxine*, die über bakteriell kontaminierte Nahrung aufgenommen werden. Zusätzliche Mechanismen sind **Mukosaschädigung und -entzündung**, die für einige bereits genannte Keime zutreffen (*Shigellen*) und überwiegendes Wirkprinzip bei *Salmonellen*, *Yersinien* und *Amöben* sind → Tenesmen, blutig-schleimige Stühle. Beide Mechanismen bewirken auch die Diarrhoen bei *Morbus CROHN* und *Colitis ulcerosa* (☞ Kap. 19.6.4.-5.), unterstützt durch hohe Lactatkonzentration und niedrigen pH-Wert des Darminhalts.
  Die **osmotische Wirkung** der im Zusammenhang mit den im Dünndarm ausgelösten Diarrhoen genannten Kohlenhydrate (☞ voranst. Kap., "Osmotische Wirkung"), setzt sich im Dickdarm fort. Sie wird zum führenden Pathomechanismus bei den durch Antibiotika ausgelösten Diarrhoen: Ca. 30 g der täglich zugeführten Nahrungskohlenhydrate werden verdaut, aber nicht resorbiert und erreichen das Kolon. Dort werden sie normalerweise durch die Darmbakterien zu kurzkettigen Carbonsäuren metabolisiert, die resorbiert werden. Nach Darmsterilisation durch Antibiotika bleiben die niedermolekularen Kohlenhydrate liegen und binden Wasser

- **Colon irritable**
  Das Kolon kann Zielorgan psychischer Belastungen sein: Angst führt zur Steigerung propulsiver Motilität, Verbissenheit und Verkrampfung zu ihrer Verminderung und zur Steigerung nicht-propulsiver Aktivität → Wechsel zwischen Diarrhoe und Obstipation. Blähungen und abdominale Schmerzen sind ebenfalls obligate Symptome.

  Das oft nicht nur auf das Kolon beschränkte Phänomen des übersensiblen *Reizdarms* ist bezüglich der zugrundeliegenden Mechanismen nur unvollständig geklärt. Wahrscheinlich ist die viszerale Schmerzperzeption gesteigert. Beteiligt ist eine Aktivierung sog. *ruhender Nozizeptoren*, die afferente spinale Neuronen sensibilisieren. Das führt u.a. zu einer Senkung der Schmerzschwelle, so daß alle intestinalen Vorgänge stärker und schmerzhafter wahrgenommen werden. Eine generelle Senkung der Schwelle für somatische Schmerzen liegt jedoch nicht vor. Sie ist oft sogar erhöht

- **Divertikulosis**
  Ausstülpungen von Mukosa und Submukosa, meist an Gefäßabgängen, vor allem im Sigmabereich. Es sind sog. *falsche Divertikel*, im Unterschied zu *echten*, an denen alle Wandschichten beteiligt sind. Die Inzidenz beträgt in Industrieländern bei > 50jährigen 30-50 %, wobei Männer häufiger betroffen sind. Die Pathogenese ist ungenügend geklärt. Mangel an Ballaststoffen in der Nahrung und wahrscheinlich auch psychische Faktoren (s.o.) spielen eine Rolle → geringere Fäkalmasse und enges Kolonlumen benötigen höheren Druck zur Fortbewegung = *Pressionsdivertikel*. Vorgegebene Wandschwäche könnte ein weiterer Faktor sein.

  Sie bleiben symptomlos bei der überwiegenden Zahl von Divertikelträgern. Kotretention und Bakterienvermehrung können jedoch zu Ulzeration und Perforation bzw. akuter Divertikulitis mit Abszedierung, Fistelbildung oder narbigen Strikturen führen

- **Rektoanale Inkontinenz** ist ätiopathogenetisch differenzierbar in **myogene** (traumatisch nach Geburtskomplikationen oder Operationen), **neurogene** (Schädigung des Rückenmarks oder übergeordneter Zentren im Frontalhirn) und **sensorische** Formen (Sensibilitätseinschränkung im Analkanal nach Operationen, im Rahmen diabetischer Neuropathie oder zerebraler Prozesse)

Pharamakologische Beeinflussung der Motilitätsstörungen:

Zielpunkte sind die zahlreichen Transmitter und Rezeptoren, die in die Regulation der gastrointestinalen Motilität einbezogen sind.

- **Motilitätsförderung**
  - *Parasympathomimetika* und *Cholinesterasehemmer* durch direkte bzw. indirekte Wirkung auf die durch Acetylcholin erregbaren (muskarinergen) M_2-Rezeptoren der glatten Darmmuskulatur
  - *Serotonergika* verstärken die Acetylcholinwirkung. Vertreter dieser Gruppe haben auch *dopaminantagonistische* Wirkung (☞ Antiemetika), sind z.T. selektiv (oberer oder unterer Abschnitt des Gastrointestinaltrakts) und haben weniger Nebenwirkungen als die beiden vorangenannten Gruppen
- **Motilitätshemmung**
  - $α_2$-*Sympathomimetika* erregen $α_2$-Rezeptoren, die an den (motilitätssteigernden) cholinergen Neuronen die Acetylcholinfreisetzung hemmen
  - *Dopaminergika* hemmen die Magenmotilität (ungenügend geklärter Mechanismus)
  - *Opiatagonisten* mit weitgehend selektiver, stimulierender Wirkung auf motilitätshemmende intestinale Opiatrezeptoren
- **Antiemetika**
  - *Dopaminantagonisten* hemmen die (dopaminergen) D_2-Rezeptoren der Chemorezeptoren-Triggerzone (☞ Kap. 19.1.2., "Erbrechen")
  - H_1-*Antihistaminika* wirken besonders bei vestibulär ausgelöstem Erbrechen im Rahmen von Kinetosen

19.2. Verdauungsstörungen = Maldigestion

Eine **verminderte Verdauungsleistung** durch Ausfall von Verdauungsenzymen reduziert sich im wesentlichen auf die Ebenen Magen, Pankreas und Galle.

Auf den Abbau der drei Hauptnahrungskomponenten bezogen, ergeben sich dabei folgende Besonderheiten:

- **Proteinabbau**
  Der Ausfall von Pepsin kann weitgehend kompensiert werden durch die pankreatischen Proteinasen Trypsin, Chymotrypsin, Elastase, Carboxypeptidasen - umgekehrt nicht
- **Kohlenhydratabbau**
  Der Ausfall der α-Amylase des Pankreas ist teilweise durch die des Speichels ersetzbar.

Für die Protein- und Kohlenhydratverdauung bestehen **große Reserven**. Selbst bei schweren Erkrankungen überschreiten intestinale Verluste kaum 50 bzw. 30 % des Angebots

- **Fettabbau**
  Die Emulgierung von Triglyceriden und deren Spaltung, sowie die Spaltung von Phospholipiden, Cholesterolestern u.a. Lipiden, ist fast ausschließlich an die koordinierte Aktion der beiden pankreatischen Enzyme (Pankreaslipase und Gallensäure-aktivierbare Lipase) mit den Gallensäuren gebunden.

  Hierfür bestehen nur **geringe Reserven**. Leitsymptom vieler Verdauungsstörungen sind daher Fettstühle = *Steatorrhoe*, oft mit > 80 % Verlust. Quantifizierung durch Bestimmung des Stuhlfettgehaltes (☞ Lehrbuch der Klinischen Chemie)

19.2.1. Reduzierung oder Ausfall der Verdauungsfunktion des Magens

Ursachen sind Resektion oder chronisch-atrophische Gastritis - ☞ Kap. 19.6.1.

Wie oben bereits ausgeführt, ist die Proteinverdauung kompensierbar.

Die *Achlorhydrie* kann jedoch durch Förderung der Bildung schwer löslicher Eisenkomplexe im neutralen Milieu die Ausbildung eines Eisenmangels begünstigen - ☞ Kap. 11.3.1. Irrelevant für die Verdauung, aber nicht zu unterschätzen, ist auch der Ausfall der bakteriziden Wirkung des Magensafts → Zunahme der Keimzahl um mehrere Größenordnungen.

19.2.2. Reduzierung oder Ausfall der exokrinen Pankreasfunktion

Vielfältige Ursachen: chronische Pankreatitis (☞ Kap. 19.6.3., "chronische Pankreatitis"), Mukoviszidose (☞ Kap. 1.4.10., "2."), Karzinom, Resektion, mechanische Verlegung des Ausführungsgangs (☞ eingangs Kap. 18.3.2.), Ausfall von Sekretionsstimulatoren (Pankreozymin und Sekretin nach Magenresektion) oder Aktivatoren von Verdauungsenzymen (Enteropeptidase → Trypsinogen, Gallensäuren → Gallensäuren-aktivierbare Lipase). Genetische Defekte einzelner Verdauungsenzyme des Pankreas sind sehr selten.

Die Verdauungsinsuffizienz des Pankreas verstärkt sich selbst durch Verzögerung der Bildung von Spaltprodukten und der Freisetzung von GIP (gastrisches inhibitorisches Peptid) in der intestinalen Verdauungsphase → verminderte Hemmung der Magenentleerung.

Unter den Verdauungsenzymen wird die Aktivität der Pankreaslipase am stärksten vermindert, weil ihre Bildung besonders störanfällig ist und sie besonders empfindlich auf pH-Senkung und gegenüber proteolytischer Spaltung reagiert, z.B. bei ZOLLINGER-ELLISON-Syndrom - ☞ Tab. 19.1, Kap. 19.7.1. Es resultiert daher in erster Linie eine Steatorrhoe, deren Ausmaß eine Klassifizierung der Pankreasinsuffizienz ermöglicht: leicht - nur nach Erhöhung des Fettanteils in der Nahrung, mäßig - bei Normalkost, schwer - bei fettreduzierter Kost. Übergreifende Folgen sind Gewichtsreduktion, Mangel an fettlöslichen Vitaminen und Durchfallneigung. Zur labordiagnostische Objektivierung der Insuffizienz eignet sich der Sekretin-Pankreozymin-Test: Nach intravenöser Applikation der beiden Hormone wird mittels Sonde Duodenalsaft gewonnen und der Gehalt an Verdauungsenzymen und HCO_3^- bestimmt (☞ Lehrbuch der Klinischen Chemie).

Die symptomatische Therapie besteht in der oralen Substitution mit säureresistenten Enzympräparaten und Reduzierung der Fettzufuhr.

19.2.3. Reduzierung oder Ausfall der Gallensäurenwirkung

Mangel durch Cholestase - ☞ Kap. 18.3.1. und 18.4.3.3.

Folgenschwerer ist der **Verlust von Gallensäuren** (GS) aus dem enterohepatischen Kreislauf. Die Rückresorption erfolgt überwiegend **im terminalen Ileum**. Alle Erkrankungen dieses Abschnitts (Entzündungen, stark beschleunigte Passage, Bestrahlungsschäden, bakterielle Fehlbesiedlung, seltene Carrierdefekte für GS), Resektion (bereits ab 20 cm), blinde Schlinge, Fisteln oder bypass führen zum *Gallensäuren-Verlustsyndrom* - mit den **Folgen**:

- Die **Beeinträchtigung der Fettverdauung und -resorption** hängt von der Kapazität der Leber zur kompensatorischen Mehrproduktion ab → GS-Verlust *mit* oder *ohne Kompensation*

- Die vermehrt in das Kolon gelangenden primären GS werden bakteriell in sekundäre GS umgewandelt (☞ Kap. 18.3.). Diese wirken stark sekretionsfördernd → **chologene Diarrhoe**

- verminderter GS-Pool in der Leber → Abnahme der GS-Konzentration in der Galle → Ausfällung von Cholesterol → **Gallensteinbildung** - ☞ *Tab. 18.5*, Kap. 18.3.2.

- Förderung einer enteralen Hyperoxalurie - ☞ Kap. 14.6., "enterale Hyperoxalurie" - → **Nierensteinbildung**

Labordiagnostisch kann das Ausmaß des Verlustes durch GS-Bestimmung im Stuhl oder die Retentionskapazität des Darmes durch Applikation radioaktiv markierter GS (z.B. *23-[^{75}Selen]-25-Homotaurocholsäure*, wobei die emitierte γ-Strahlung im Ganzkörperzähler erfaßbar ist).

Die **Therapie** richtet sich auf die Grundkrankheit, symptomatisch unterstützt durch Antibiotika (bei bakterieller Fehlbesiedlung), Bindung (und damit Inaktivierung) der GS an Cholestyramin oder Cholestipol - ☞ Kap. 9.5.3., "Unterbrechung der Gallensäurezirkulation:" - und diätetische Maßnahmen, wie Ca^{2+}-reiche und Oxalsäure-arme Diät, Ersatz langkettiger durch mittelkettige Fettsäuren in den Nahrungstriglyceriden und Substitution mit fettlöslichen Vitaminen sowie B_{12}. Letzteres erfolgt wegen der meist mit beeinträchtigten B_{12}-Resorption (☞ Kap. 11.4.1.) und hat keinen Bezug zum Gallensäure-Verlustsyndrom.

19.3. Verminderte Resorption - Malabsorption

Besser: **Dünndarmepithelstörungen**, da die Enterozyten nicht nur an der Resorption sondern auch an der Endverdauung beteiligt sind, z.B. durch die *Disaccharidasen* des Bürstensaums.

Die meisten Erkrankungen des Dünndarms mit den Leitsymptomen Diarrhoe und Gewichtsverlust sind mit Malabsorption verbunden; *primär*, wenn die Mukosa morphologisch unverändert ist und *sekundär*, wenn sie geschädigt oder der Abtransport der resorbierten Stoffe durch Blut oder Lymphe behindert ist.

19.3.1. Generalisierte Malabsorption

Sie betrifft mehr oder weniger alle dem Dünndarm zur Endverdauung und/oder Resorption zugeführten Stoffe. Überwiegend sind es erworbene Störungen vom sekundären Malabsorptionstyp. Die Folgen hängen auch davon ab, welche Darmanteile überwiegend betroffen sind. Eine Übersicht gibt *Abb. 19.1*.

Das Ursachenspektrum ist breit: autoimmunologisch bedingte Schädigung oder Entzündung, bakterielle oder parasitäre Darminfektionen, Bestrahlungsfolgen, Ischämie auf atherosklerotischer Grundlage, Resektionen, Alkoholismus u.a. Sie kann auch Begleiterscheinung von Systemerkrankungen sein, die das Darmepithel einbeziehen, wie Amyloidose (☞ Kap. 18.5.6.), Sklerodermie oder Dermatomyositis. Hier können daher nur wenige typische Erkrankungen näher betrachtet werden.

19.3.1.1. Zöliakie (= einheimische Sprue oder Glutenenteropathie)

Glutenenteropathie ist der übergeordnete Begriff, *Zöliakie* bei Auftreten im Kindesalter und *einheimisch* soll von tropischer (erregerbedingter) Sprue abgrenzen.

Überempfindlichkeitsreaktion gegenüber *Gluten*.

Sog. *Klebereiweiß*, das die Backfähigkeit von Weizen- und Roggenmehl ermöglicht. Gluten besteht aus 2 Proteingruppen - *Gluteline* und *Gliadine*. Letztere lösen die Erkrankung aus. Sie gehören wegen ihres hohen Gehalts an **Prolin** und *Glutamin* zu der in Getreiden verbreiteten **Prolamin**-Proteingruppe.

Viele Befunde sprechen für eine überwiegend **autoimmunologische Genese** der Erkrankung.

Nachweis der Zunahme immunkompetenter Zellen in der Lamina propria, die IgA, IgG und IgM produzieren. Zirkulierende Antikörper finden sich außer gegen Gliadin auch gegen die körpereigenen Strukturen *Endomysium* (Bindegewebe um Muskelfasern) und *Reticulin* (Collagen Typ III-Fibrillen des retikulären Bindegewebes). Serologisch haben IgA-Endomysiumantikörper die höchste Spezifität und Sensitivität, gefolgt von IgA-Gliadinantikörpern. Ein weiterer Hinweis ist die starke Assoziation mit HLA-Subtypen, die sich häufig bei Autoimmunerkrankungen finden - ☞ *Tab. 1.2*, Kap. 1.2.1. Außer den dort angegebenen Assoziationen finden sich auch solche mit Subtypen des DQ-locus (vgl. Kap.

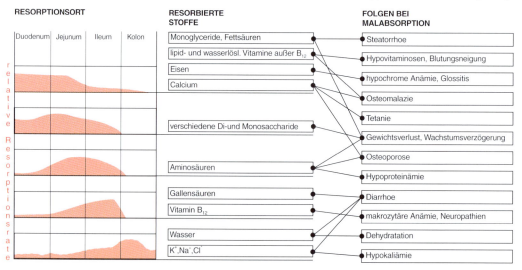

Abb. 19.1: Grobübersicht über die wichtigsten Folgen chronischer Malabsorption, unter Zuordnung zu den jeweils vermindert aufgenommenen Stoffen.
Links sind relative Resorptionsraten dieser Stoffe oder Stoffgruppen in den verschiedenen Darmabschnitten unter Normalbedingungen angegeben, so daß aus dem Ort der Schädigung auf mögliche Folgen geschlossen werden kann. Für Gallensäuren ist hier nur auf die (chologene) Diarrhoe verwiesen; bezüglich weiterer Folgen ☞ Kap. 19.2.3.

1.2.1., "DQ-locus"), für die aber noch zu wenig Zahlen vorliegen. Eine gewisse genetische Prädisposition (ca. 10 % Prävalenz unter Verwandten 1. Grades in belasteten Familien) ist jedoch allein über die HLA-Konstellation nicht erklärbar → weitere Gene? Andererseits könnte die Tatsache, daß nur ein relativ geringer Teil von Personen mit identischer HLA-Konstellation an Zöliakie erkrankt, auch durch eine auslösende Virusinfektion erklärt werden (Analogie zum Diabetes mellitus Typ I, ☞ Kap. 1.2.1., "Diabetes mellitus Typ I"). Hinweise dafür ergeben sich aus höheren Infektionsraten mit *Typ 12-Adenoviren* bei den Erkrankten. Eines der Virusproteine hat Sequenzhomologien mit einem der Gliadinproteine → Kreuzreaktivität der gegen das Virus gebildeten Antikörper.

Aus der Zellschädigung durch Antikörper- und T-Zell-vermittelte Zytotoxizität resultiert Enterozytenverlust, der durch gesteigerte Regeneration teilkompensiert wird, aber zu einer **Umformung der Schleimhaut** im Dünndarm führt: Epithelabflachung, Reduktion der Zotten und Vertiefung der Krypten, in denen sich viele Mitosen nachweisen lassen; zelluläre Infiltrate, überwiegend Lymphozyten. An den betroffenen Stellen kann die resorptionsfähige Oberfläche bis auf 1/5 reduziert sein. Duodenum und Teile des Jejunum sind immer betroffen; Ausdehnung auf den gesamten Dünndarm ist möglich, wobei das Ileum meist relativ wenig einbezogen ist.

Funktionelle Konsequenzen sind primär Resorptionsstörungen, denen Verdauungsstörungen folgen: Abnahme der Disaccharidaseaktivitäten → osmotische Wirkung nicht resorbierter Kohlenhydrate, verminderte Stimulierbarkeit der Sekretin- und Pankreozyminausschüttung, starke Behinderung der Fettresorption → Mangel an fettlöslichen Vitaminen und Ca^{2+} (Seifenbildung mit Fettsäuren), verminderte Eisenresorption u.a.

Die **Folgen** sind dementsprechend vielgestaltig: Diarrhoen, Steatorrhoe, aufgetriebenes schmerzhaftes Abdomen, Gewichtsverlust, Schwäche, Knochenschmerzen, Tetanie, Anämie, Glossitis. Bei Beginn in der Kindheit kommt Wachstumsverzögerung hinzu, die sich labordiagnostisch oft bereits vorher in erniedrigten Konzentrationen des IGF-1 (☞ Kap. 6.1.1.3.) im Serum ausweist. Bei schwerem Verlauf kommen Frakturneigung, Ödeme und Neuropathien hinzu.

Der Schweregrad der Erkrankung hängt u.a. vom Umfang betroffener Darmabschnitte ab. Häufige symptomärmere Verlaufsformen beschränken sich auf Folgen des Eisen- und Calciummangels: Eisenmangelanämie, Osteomalazie.

Die Inzidenz maligner Tumoren erscheint erhöht, gesichert für maligne Lymphome, die von T-Zellen der Mukosa ausgehen.

Bei gesicherter Diagnose (Parameter ☞ Kap. 19.3.3.) - besonders dem Ausschluß anderer Sprueformen - besteht die entscheidende **Therapie** aus glutenfreier Diät (Entfernung aus Weizen, Roggen, Gerste, Hafer; unbehandelt sind Reis, Mais und Hirse eßbar), lebenslang. > 90 % der Patienten sprechen darauf an, Milderung oder Rückbildung aller Symptome einschließlich labordiagnostischer Abweichungen, Verminderung des Malignomrisikos.

Patienten können Nahrungsmittel selbst mit einem einfach zu handhabenden immunologischen Test auf Glutengehalt testen.

19.3.1.2. Kurzdarmsyndrom

Ileumresektionen führen zum Gallensäuren-Verlustsyndrom - ☞ Kap. 19.2.3. Größere Resektionen im Bereich des Jejunum werden besser toleriert.

Alle im Zusammenhang mit der Zöliakie genannten Symptome der generellen Malabsorption können auftreten. Besonders gravierend sind allerdings osmotisch bedingte Diarrhoen über die in Kap. 19.1.3.-4. genannten Mechanismen → hohe Exsikkosegefahr. Verminderte Neutralisation von Magensäure führt zur Inaktivierung der Pankreaslipase - ☞ Kap.19.2.2.

19.3.1.3. Bakterielle Überbesiedlung des Dünndarms

Eine pathologische Zunahme der Keimzahl im Dünndarm kann sehr verschiedene **Ursachen** haben:
- **strukturelle Veränderungen**, die eine Einwanderung aus dem Kolon begünstigen (enterokolische Fisteln) oder zu Abschnitten mit ungenügender Passage führen (blinde Schlingen, Divertikel, entzündliche oder tumorbedingte Obstruktionen)
- **Motilitätsverminderung** - ☞ Kap. 19.1.3. - besonders, wenn Kontraktionen in der interdigestiven Phase ausbleiben, die das Lumen vorübergehend entleeren ("Hausmeister"-Funktion)
- **Abwehrverminderung** kann die chemische Bakterizidie (durch Hyp- oder Anazidität) oder Prolifera-

tionshemmung der Keime (durch Mangel an konjugierten Gallensäuren) betreffen oder die immunologische Abwehr (bei Hypogammaglobulinämie, Mangel an sekretorischen IgA)

Folgen sind vorzeitige und überschießende Dekonjugierung und Dehydroxylierung von Gallensäuren → Störungen der Fettverdauung und -resorption → **Steatorrhoe** bzw. zytotoxische Wirkung auf das Epithel → **Diarrhoen**. An letzteren sind auch Hemmungen der Disaccharidasen (osmotische Wirkung nicht resorbierter Zucker), Umwandlung ungesättigter Fettsäuren in Hydroxysäuren (Sekretionssteigerung im Kolon) und freigesetzte bakterielle Toxine beteiligt. Durch Bindung von Vitamin B_{12} an Bakterien wird dessen Resorption vermindert → **makrozytäre Anämie** (☞ Kap. 11.4.1.).

19.3.1.4. Vaskuläre Störungen

Die Splanchnikusregion ist eine bevorzugte Kreislaufregion, die bei der **Schock**ausbildung vermindert perfundiert wird - ☞ Kap. 7.3.1., "Zentralisation" - und in der Dekompensationsphase erheblich zur Schadensverstärkung beiträgt - ☞ Kap. 7.3.3., "3.".

Portale Hypertonie - ☞ Kap. 16.3.

Malabsorption ist Begleiterscheinung dieser Störungen. Sie besteht auch bei chronischer arterieller Minderdurchblutung auf Grund **atherosklerotischer Veränderungen**. Verstärkend wirkt eine damit verbundene Einschränkung der Nahrungsaufnahme, wenn diese zu Schmerzen führt (Ischämieverstärkung durch erhöhten, aber nicht realisierbaren Blutbedarf).

Bei akuten arteriellen oder venösen Thrombosen dominieren die schweren Allgemeinerscheinungen über die Malabsorptionsfolgen.

Intestinale Lymphangiektasien sind gekennzeichnet durch abnorme Erweiterung der Lymphgefäße in Submukosa, Serosa und Mesenterium des Dünndarms und können unterschiedlich große Darmanteile betreffen. Sie führen zum **intestinalen Proteinverlustsyndrom:**

Vermehrter enteraler Verlust von Plasmaproteinen, der durch Synthesesteigerung nicht kompensierbar ist und vor allem Albumin und Gammaglobuline betrifft. Neben gastrointestinalen Erscheinungen kommt es zur Ausbildung von Ödemen über die in Kap. 13.1.2. besprochenen Mechanismen, zu verminderter Infektresistenz und bei Kindern zur Wachstumsretardierung. Meist ebenfalls vorhandene Malabsorption von Vitamin D führt zu den in Kap. 10.6.3.1. behandelten Störungen.

Das Proteinverlustsyndrom kann auch andere intestinale Erkrankungen begleiten, besonders wenn sie entzündlicher Genese sind (☞ Kap. 19.6.4.-5.).

19.3.2. Selektive Malabsorption

Spezifische genetische Defekte auf der Ebene der:

- **Disaccharidasen** des Bürstensaums → *kongenitale Disaccharid-Malabsorptionssyndrome*. Einzeldefekte für *Lactase, Saccharase-Isomaltase, Trehalase*
- **Carrier**, die Monosaccharide durch die Bürstensaummembran transportieren → *Glucose-Galactose-, Galactose-* oder *Fructose-Malabsorption*. Einige Störungen kommen auch in anderen Epithelien vor, z.B. betrifft der Carrierdefekt bei der Glucose-Galactose-Malabsorption auch die proximalen Tubuluszellen → *renale Glucosurie Typ B*

Alle sind relativ selten, mit Ausnahme der **Lactoseintoleranz:**

Genetisch determiniert ist eine Abnahme der Lactasebildung im Bürstensaum, die meist erst im Jugend- oder frühen Erwachsenenalter manifest wird. Starke ethnische Differenzen, sehr häufig in Ostasien, in Europa im Durchschnitt bei ca. 10 % der Bevölkerung.

Erworben als Begleiterscheinung autoimmunologischer (Zöliakie - ☞ Kap. 19.3.1.1.) oder infektiöser Darmerkrankungen, da das Enzym von allen an der Endverdauung beteiligten Enzymen der Mukosa am empfindlichsten auf deren Schädigung reagiert.

Folge ist mangelnde Spaltung von *Lactose* → osmotische Diarrhoe und Flatulenz.

Therapeutisch sind ungesäuerte Milch oder -produkte zu meiden. In Sauermilchprodukten, wie Kephir oder Joghurt, ist die überwiegende Menge von Lactose vergoren. Lactase kann auch substituiert werden.

Im Rahmen der Kariesprävention und der Therapie des Diabetes mellitus werden Saccharose und Glucose häufig durch sog. **Zuckeraustauschstoffe** ersetzt: *Sorbitol, Xylitol* und z.T. *Fructose*. Abgesehen von Nebenwirkungen bei der Metabolisierung dieser Zucker (☞ Kap. 21.3.1.), sind Malabsorptionen doch relativ häufig: Sorbitol >> Fructose > Xylitol. Die der Lactoseintoleranz ähnlichen Beschwerden hängen von den eingenommenen Mengen ab. Bei entsprechenden Diätempfehlungen kann die noch tolerierte Menge durch den H_2-Exhalationstest leicht individuell ermittelt werden - ☞ nachf. Kap.

Die (seltenen) **Carrierdefekte für Aminosäuren** betreffen entweder nur den Dünndarm - *Tryptophan-*, *Methionin-Phenylalanin-Malabsorption* - oder diesen und die proximalen Tubuluszellen der Nieren - *Cystinurie* (☞ Kap. 1.4.7.), *HARTNUP-Syndrom*, *Dicarboxyaminazidurie*. Eine Teilkompensation des Aminosäureverlustes ist durch gesteigerte Aufnahme von Di- oder Tripeptiden möglich. Sie werden im Symport mit H^+ transportiert (Aminosäuren mit Na^+) und dann intrazellulär zu den Aminosäuren gespalten.

Gallensäuren-Verlustsyndrom - ☞ Kap. 19.2.3.

Spezifische Resorptionsstörung für Vitamin B_{12} - ☞ Kap. 11.4.1.

19.3.3. Aus der Pathogenese ableitbare labordiagnostische Prinzipien

- Entsprechend *Abb. 19.1*, Kap. 19.3.1., ergeben sich **Hinweise** auf eine Malabsorption bereits aus Parametern, die zur Diagnostik der in der Abb. aufgeführten Störungen eingesetzt werden
- Wenn Maldigestion auf Pankreas- oder Gallensäureebene ausgeschlossen wurde, ist die Bestimmung des *Stuhlfettgehalts* als **allgemeiner Parameter** am besten geeignet
- **Funktionstests** erlauben eine topographische und stoffliche Zuordnung
  - *H_2-Exhalationstest*
    Bei der bakteriellen Zersetzung nicht resorbierter Zucker im Dickdarm wird Wasserstoff freigesetzt. Ein Teil davon wird resorbiert und gelangt über Blut und Lunge in die Ausatmungsluft, wo er quantifiziert werden kann. Je nach Art des oral applizierten Zuckers können sowohl generalisierte als auch selektive Malabsorptionen diagnostiziert werden. Für den Nachweis einer bakteriellen Überbesiedlung des Dünndarms wird Glucose eingesetzt, für die Malabsorption selten ist. Hohe Sensitivität, geringe Belastung der Patienten und vielfältige Anwendbarkeit favorisieren diesen Test
  - *D-Xylose-Test*
    Nach oraler Aufnahme wird der Zucker in Duodenum und Jejunum aktiv resorbiert. Ein beträchtlicher Teil davon wird über die Nieren ausgeschieden, so daß aus der Menge im Sammelharn, aber auch der Konzentration im Serum, auf die Monosaccharid-Resorptionskapazität des oberen Dünndarmabschnitts geschlossen werden kann. Im wesentlichen werden so Erkrankungen erfaßt, die mit einer Einschränkung der Resorptionsfläche dieses Darmanteils einhergehen
  - *Lactosetoleranztest*
    Spaltung peroral verabreichter Lactose durch die Lactase des Bürstensaums und anschließende Resorption der beiden entstandenen Monosaccharide führt zu temporärem Anstieg des Blutzuckerspiegels, der bei Enzymmangel ausbleibt oder verringert ist. Wichtiger Test zur Erfassung und Quantifizierung der Lactoseintoleranz. Er fällt auch bei anderen Malabsorptionssyndromen pathologisch aus und ist dann ein Maß für die Einbeziehung des oberen Dünndarmabschnitts
  - *Vitamin B_{12}-Resorptionstest (= SCHILLING-Test)*
    Es wird im Harn die Ausscheidung von oral verabreichtem radioaktiv markiertem Vitamin B_{12} ermittelt. Verminderung zeigt Malabsorption im unteren Dünndarmabschnitt an oder Mangel an Intrinsic-Faktor (☞ Kap. 11.4.1.). Eine Differenzierung zwischen beiden Ursachen ist durch gleichzeitige Gabe von Intrinsic-Faktor möglich
  - Zur Quantifizierung des Proteinverlustsyndroms (☞ Kap. 19.3.1.4.) eignen sich Messungen der mit den Fäzes ausgeschiedenen Menge körpereigener Proteine, die intestinal nicht oder nur wenig gespalten werden - *$α_1$-Proteinaseinhibitor* (vgl. Kap. 1.4.1. und 7.3.1.3.), am günstigsten als *Clearance*, d.h. auf die aktuelle Konzentration im Serum bezogen, da es sich um ein Akute-Phase-Protein handelt. Eine andere Möglichkeit ist die Bestimmung der Ausscheidung radioaktiv markierter Proteine nach intravenöser Applikation - *[^{51}Cr]-Albumin, [^{64}Cu]-Coeruloplasmin* u.a.

- Erfassung des Gallensäurenverlustes im unteren Dünndarm - ☞ Kap. 19.2.3.
- Antikörpernachweis bei Zöliakie - ☞ Kap. 19.3.1.1., "autoimmunologische Genese"

Wesentliche und häufig notwendige Ergänzung der Laborbefunde sind endoskopische Betrachtung der Schleimhaut und histologische Untersuchung gewonnener Bioptate.

19.4. Resorption von Makromolekülen

Neugeborene können wasserlösliche Makromoleküle, besonders *IgG*, ungespalten über Pinozytose aus dem Darm aufnehmen → passiver immunologischer Schutz, besonders bei Frauenmilchernährung (s.u.). Unter ungünstigen Bedingungen können aber auch toxische Makromoleküle aufgenommen werden: bakterielle Endotoxine bei Darminfektionen, Virusantigene, unphysiologische Peptide aus der Nahrung bei ungeeigneter künstlicher Ernährung.

Auch beim **Erwachsenen** nehmen sog. *M-Zellen* der PEYER'schen Platten ständig Antigene, z.B. von Darmbakterien, aus dem Darmlumen auf und transportieren sie in das darunter liegende lymphatische Gewebe → Sensibilisierung immunkompetenter Zellen als "Abwehrvorbereitung".

Ursprünglich aus dem Bereich des Intestinaltrakts hervorgegangene Plasmazellen siedeln sich in den Mammae an → Aufnahme entsprechender Antikörper durch den gestillten Säugling.

19.5. Gesteigerte Resorption - Eisen

Der **primären** (= *idiopathischen*) **Hämochromatose** liegt eine genetisch determinierte Veränderung des Eisencarriers in der Mukosa zugrunde, die bei homozygoten Trägern etwa zu einer Verdopplung der Eisenresorption führt. Das verantwortliche Gen liegt auf Chromosom 6 in der Nähe des HLA-locus → Kopplung mit bestimmten HLA-Subtypen - ☞ *Tab. 1.2*, Kap. 1.2.1. Die Erkrankung gehört zu den häufigsten genetischen Defekten, mit einer Homozygotenprävalenz von ca. 1 : 200 und autosomal rezessivem Erbgang. Heterozygote (wahrscheinlich > 1 : 10) erkranken nicht oder nur, wenn sie zusätzlich mit Eisen belastet werden (sekundäre Hämochromatose, s.u.). Aber auch für homozygote Träger liegt die Häufigkeit klinisch manifester Erkrankung um knapp eine Größenordnung niedriger, da a) Ernährungs- und Umweltfaktoren große Bedeutung haben und b) die Eisenüberladung erst nach Jahrzehnten zur Auswirkung kommt - ☞ *Abb. 19.2*.

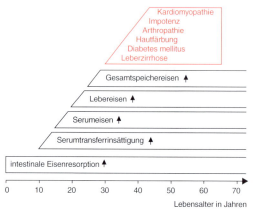

Abb. 19.2: Durchschnittlicher zeitlicher Verlauf der Eisenakkumulation in labordiagnostisch zugänglichen Kompartimenten und der klinischen Erscheinungen bei *primärer Hämochromatose*.

Die Eisenüberladung der Gewebe führt zur Zunahme von proteingebundenem (*Ferritin*, *Hämosiderin*) aber auch freiem Eisen. Vor allem letzteres wirkt zytotoxisch durch Förderung der Radikalbildung, z.B. des hochreaktiven OH über die FENTON- oder HABER-WEISS-Reaktion (☞ Kap. 4.1.3.). Hinzu kommt eine Hemmung der Superoxiddismutase und damit eines wichtigen Abwehrmechanismus (☞ *Abb. 4.1*, Kap. 4.1.2.). Die Auswirkungen der gesteigerten Radikalbildung auf die betroffenen Zellen entsprechen den im gesamten Kap. 4.1.3. behandelten Abläufen.

Von der anhaltenden Eisenüberladung besonders betroffen sind Leber (alle Zelltypen), B-Zellen des Pankreas, Adenohypophyse, Zona glomerulosa der Nebennierenrinde, Osteoidsäume im lamellären Knochen, Myokard, Drüsenepithel der Haut. Die in *Abb. 19.2* aufgeführten Störungen lassen sich überwiegend auf diese privilegierte Ablagerung zurückführen. Die sog. *Pigmentzirrhose* der Leber unterscheidet sich von der LAENNEC'schen Zirrhose (☞ Kap. 18., "Leberzirrhose") durch kleinknotigere Veränderungen. Die Bindegewebsbildung geht auf eine eisenvermittelte Steigerung der Collagensynthese zurück. Leberinsuffizienz und portale Hypertonie treten später auf, aber es besteht eine deutlich gesteigerte Neigung zur malignen Entartung - *Leberzellkarzinom*. Die typische Hautpigmentierung an lichtexponierten Stellen, Handinnenlinien, Mamillen, Perineum - aber auch von Schleimhäuten - kommt primär durch gesteigerte Melaninbildung zustande (ungeklärt) und schlägt später durch Eisenakkumulation in einen grauen Farbton um. Die Kombination mit Diabetes mellitus hat zu der Bezeichnung *Bronzediabetes* geführt. Die spät auftretenden, meist an den Metakarpophalangealgelenken beginnenden Arthrosen sind bezüglich der Mechanismen ungenügend geklärt.

Labordiagnostisch ist eine *Eisensättigung des Transferrins* von > 55 % hinweisend (als Screening geeignet). Die *Eisenkonzentration im Serum* (> 200 µg/dl) ist weniger geeignet wegen hoher inter- und intraindividueller Schwankungen. Die *Ferritinkonzentration im Serum* (> 400 µg/l) reflektiert zwar am besten das Gesamtspeichereisen, kann aber durch Freisetzung aus Parenchymzellen (Lebererkrankungen) oder Zunahme im Rahmen von Entzündungen eine Eisenüberladung auch vortäuschen. Die Diagnosesicherung erfolgt daher durch **Leberbiopsie**: Nachweis durch Eisenfärbung, Eisenkonzentration > 2,5 mg/g Trockengewicht.

Den **sekundären Hämochromatosen** liegt keine Resorptionsstörung zugrunde. Die Eisenüberladung kann verschiedene **Ursachen** haben:

- Überangebot von Hämeisen aus hämolysierten Erythrozyten und Bluttransfusionen über lange Zeit, typisch für Thalassaemia major (☞ Kap. 1.4.2.2.) und Sichelzellanämie (☞ Kap. 1.4.2.1.)
- relative Akkumulation auf Grund mangelnder normaler Eisenverwertung, z.B. bei sideroachrestischen Anämien (☞ Kap. 11.3.2.), Porphyria cutanea tarda (☞ Kap. 12.1.2.), erythropoetischer Protoporphyrie (☞ Kap. 12.2.)
- Verminderung der hepatischen Eisenspeicherkapazität bei (meist alkoholbedingten) Zirrhosen (☞ Kap. 18.2.2.1., "Zirrhose")
- hohe und langzeitige Eisenmedikation oder alimentäre Aufnahme.

Die sog *Bantusiderose* wird auf die Gewohnheit der Bantus zurückgeführt, ein alkoholisches Getränk in eisenhaltigen Gefäßen zu brauen, wodurch leicht resorbierbare Eisenkomplexe entstehen sollen

- genetischer Defekt der Transferrinbildung

Da die Herkunft des Eisens für seine pathologischen Auswirkungen irrelevant ist, entstehen prinzipiell die gleichen Störungen, wie bei der primären Hämochromatose. Ort und Umfang der Eisenfreisetzung bewirken allerdings graduelle Unterschiede. So sind Arthropathien selten. Transfusionsbedingtes akutes Eisenüberangebot übersteigt die Bindungskapazität des Transferrins. Hier schädigt das ungebundene Eisen im Blut besonders das Herz, so daß z.B. Kardiomyopathien die Haupttodesursache bei Patienten mit homozygoter β-Thalassämie sind (vgl. *Abb. 1.27*, Kap. 1.4.2.2.).

Therapeutisch sind bei der primären Form *Aderlässe* am wirksamsten, als "physiologische" Form der Eisenentspeicherung. Ebenfalls wirksam - und bei den sekundären Formen mit Anämien überwiegend angewendet - sind *Eisenchelatbildner*, die ebenfalls zur Eisenentfernung aus Speichern (vor allem der Leber) und zur Verminderung des Eisengehalts im Blut bei den hämolytischen Anämien führen und über Urin und Stuhl ausgeschieden werden: *Deferoxamin* (parenteral), *Deferipron* (oral).

19.6. Typische entzündliche Erkrankungen des Intestinaltrakts

Mit Ausnahme von Gastritis und Ulkus, an deren Entstehung *Helicobacter pylori* maßgeblich beteiligt ist, werden gastrointstinale Infektionen mit Bakterien, Viren, Protozoen, Nematoden, Zestoden und Trematoden sowie AIDS-assoziierte Infektionen hier nicht betrachtet. Wenige typische Erreger sind in Kap. 19.1.3.-4. bei der Besprechung der Pathogenese der Diarrhoe mit aufgeführt.

19.6.1. Chronische Gastritis

Oft mit Reizmagen verwechselt (☞ Kap. 19.1.2., "funktionelle Dyspepsie"), die Diagnose ist daher nur durch Gastroskopie und Untersuchung von Bioptaten zu stellen. Ist sie gesichert, verdient die Erkrankung Beachtung wegen ihrer Bedeutung für die Ulkus- oder Karzinomentstehung.

Ätiopathogenetisch sind **3 Haupttypen** zu unterscheiden:

- **Typ A** = *Autoimmungastritis*
  Autoantikörper (überwiegend IgG) gegen intrazellulär oder auf der Zelloberfläche lokalisierte Antigene der *Parietalzellen* (**PCA** = *parietal cell antibodies* bzw. **PCSA** = *parietal cell surface antibodies*) oder gegen den *Intrinsic-Faktor* (**IFA** = *intrinsic factor antibodies*) sind bei der Mehrzahl der Patienten in Serum und/oder Magensaft nachweisbar. Für PCSA (bei ca. 90 % der Patienten im Serum nachweisbar) sind die Zielantigene die α- oder β-Untereinheit der H^+/K^+-ATPase (= *Protonenpumpe*).
  Der autoimmunologisch unterhaltene Entzündungsprozeß führt zur verminderten Bildung von Pepsinogen, HCl und Intrinsic-Faktor (letzterer wird auch blockiert) und schließlich zur Schleimhautatrophie im Fundus- und Korpusbereich. Es resultieren Achlorhydrie (☞ Kap. 19.2.1.) und perniziöse Anämie (☞ Kap. 11.4.1.). Kompensatorischer Ersatz der Schleimhautverluste durch nicht magentypische Zellen führt zur *Metaplasie*. Sie muß als Vorstufe der Entstehung von Magenkarzinomen angesehen werden, die bei dieser Form der chronischen Gastritis gehäuft vorkommen

- **Typ B** = *bakteriell bedingte Gastritis*
  80 - 90 % aller Gastritiden werden durch *Helicobacter pylori* verursacht, ein Geißeln-tragendes, von einer Schleimhülle umgebenes Bakterium, das *Urease* freisetzt → NH_3-Bildung.
  Die Geißeln ermöglichen das Eindringen in den Mukus. Die Urease-vermittelte NH_3-Freisetzung aus Harnstoff (der aus dem Blut in das Magenlumen diffundiert) führt zur Neutralisation der bakteriziden HCl. Die Anheftung an das Epithel wird durch spezifische Glycoproteine auf dessen Oberfläche vermittelt, z.B. durch das auf Magenepithel stark exprimierte Blutgruppenantigen Le^b (☞ *Abb. 3.17*, Kap. 3.4.6.2.).
  Es siedelt sich überwiegend auf der Schleimhaut im Antrumbereich an und führt dort zu einer chronischen Entzündung (mit Lymphozyteninfiltration), die exazerbieren kann (Hinzukommen neutrophiler Granulozyten). Pepsinogen- und HCl-Produktion sind normal, oft auch gesteigert (andere Ursachen dafür - ☞ nachf. Kap.). Sie sind Voraussetzung für die Entstehung peptisch bedingter Erosionen und Ulzera auf dem Boden der Helicobacter-Infektion, die sich bei Patienten mit Ulcus duodeni in 90 % und mit Ulcus ventriculi in 70 % der Fälle nachweisen läßt.

  Einfachste Nachweisform ist die Messung der Ureaseaktivität durch Harnstoffspaltung in CO_2 (Messung von [^{13}C]-CO_2 oder [^{14}C]-CO_2 in der Atemluft nach Gabe entsprechend markierten Harnstoffs) und NH_3 (über den damit verbundenen $pH\uparrow$; bei Messung in Magensaft oder Bioptaten). Daneben ist der direkte Nachweis des Erregers in Bioptaten oder der serologische Nachweis von Antikörpern gegen den Keim im Serum möglich.

  Neben der Beziehung zur Ulkusentstehung können über viele Jahre fortschreitende Entzündungen auch zur Atrophie der normalen Schleimhaut führen, die mit erhöhtem Zellumsatz und Metaplasie verbunden ist → Magenkarzinome. So haben Personen mit Helicobacter pylori-Infektionen ein 3-12fach erhöhtes Risiko für die häufigste Form des Magenkarzinoms (s.u.), aber auch gehäuftes Auftreten seltenerer Formen (gastrale Non-HODGKIN-Lymphome).

  Für die Persistenz der Infektion mit dem Keim sind offenbar genetische Faktoren von Bedeutung. Aus den Ergebnissen einer Studie ergab sich z.B. bei getrennt voneinander lebenden Zwillingen eine Konkordanzrate für die Infektion von 82 % (homozygot) und 66 % (heterozygot)

- **Typ C** = *chemisch-toxische Gastritis*
  Schleimhautschädigung durch Alkohol, einseitige Kostformen (z.B. Kochsalz- und Nitratreich), erhöhten duodenogastrischen Reflux u.a. Faktoren. Hyperazidität kann förderlich sein, z.B bei Reflux, wo Gallensäuren und Lysophosphatide aus dem Duodenum die Permeabilität für HCl erhöhen. Die Lokalisation ist meist im Antrumbereich, bei herdförmiger Verteilung. Wie bei Typ B gehäuft Ulzera

Bei allen Formen chronischer Gastritis, die mit Hyp- oder Anazidität einhergehen, kann einer hoher Nitratgehalt von Nahrung oder Trinkwasser zur **Karzinomentstehung** beitragen: längeres Überleben von anaeroben Bakterien, die Nitrat zu Nitrit reduzieren → Fortsetzung ☞ Kap. 3.3.2.4., "Nitrit". Eine *chronisch atrophische Gastritis*, die bei allen 3 Gastritistypen entstehen kann, prädisponiert vor allem zum sog. *intestinalen Typ* des *Adenokarzinoms*, das tubuläre, drüsenähnliche Zellverbände bildet und dem eine längere Metaplasie-Phase vorausgeht.

Abzugrenzen ist der *diffuse Typ* des *Adenokarzinoms*, der keine Zellverbände bildet und die Magenwand infiltriert (seltener, sehr ungünstige Prognose). Eine Minorität der Magenkarzinome sind *Leiomyosarkome* oder *Non-HODGKIN-Lymphome*.

Die begünstigenden Bedingungen und Faktoren für die einzelnen Gastritistypen treffen damit auch für das Magenkarzinom zu. Entsprechend dem Mehrschrittcharakter der Tumortransformation (vgl. Kap. 3.2., "Mehr-Schritt-Prozess" und *Abb. 3.6*, Kap. 3.3.) sind jedoch weitere Faktoren beteiligt.

Z.B. ist eine medikamentös erzeugte Achlorhydrie (☞ *Abb. 19.3*, Kap. 19.6.2.3.) keine ausreichende Bedingung für die Karzinomentstehung.

Genetische Faktoren spielen eine Rolle (familiäre Häufung) und Träger der Blutgruppe A sind häufiger betroffen. Auf molekularer Ebene werden Deletionen von Tumorsuppressorgenen häufig gefunden, z.B. für die auch mit der Entstehung des Kolonkarzinoms verbundenen Vertreter APC, MCC und p53 - ☞ Kap. 3.2.1.5., "kolorektale Karzinome". Unter den dominanten Onkogenen finden sich Amplifikationen von ERB-B-2 (☞ Kap. 3.2.1.2.), dagegen selten die für viele andere Tumoren typischen Mutationen der RAS-Familie (☞ Kap. 3.2.1.1.).

19.6.2. Ulcus ventriculi und duodeni

Die Erkenntnis, daß eine Besiedlung der Antrumschleimhaut mit *Helicobacter pylori* eine nahezu obligate Voraussetzung für die Ulkusentstehung ist (Zahlen ☞ Gastritis Typ B, voranst. Kap.), hat insbesondere das therapeutische Vorgehen revolutioniert: Erfolgreiche Eradikation des Keimes (☞ Kap. 19.6.2.3.) führt zu höherer Heilungs- und weit geringerer Rückfallquote als die konventionelle antisekretorische Therapie.

Dabei darf nicht übersehen werden, daß aber die Infektion mit dem Keim nicht obligat zum Ulkus führt.

Weltweit wird eine Durchseuchung von etwa der Hälfte der Bevölkerung angenommen. Sie ist besonders hoch in Entwicklungsländern. Hauptinfektionsquellen sind Speichel und fäkalienverunreinigte Nahrung oder Trinkwasser. Unbehandelt bleibt die Infektion meist lebenslang bestehen, aber schätzungsweise nur 10-15 % der Infizierten haben in ihrem Leben mal ein Ulkus.

Weitere ätiopathogenetische Faktoren spielen daher eine Rolle.

19.6.2.1. Pathogenese

(Peptische) Ulzera entstehen, wenn die schleimhautschädigende Wirkung des Magensaftes (hauptsächlich HCl) die Schutzmechanismen der Mukosa - *Mukosabarriere* - übersteigt. Pathogenetisch ist demzufolge eine Wirkungsverstärkung des ersteren und/oder Funktionsminderung der letzteren möglich. Der relative Anteil beider Mechanismen ist dabei mitentscheidend für die Lokalisation des Ulkus: je distaler, desto mehr überwiegt ersterer.

- **Magensaft**
  - Personen ohne nachweisbare HCl-Produktion haben keine Ulzera
  - bei verminderter HCl-Produktion (< 10 mmol/h nach Stimulation) selten Ulcus duodeni
  - Ulzera entstehen nur an Mukosabezirken, die Kontakt mit Magensaft haben
  - Hypersekretion liegt bei ca. 30 % der Patienten mit Duodenal- und bei ca. 10 % der mit Magenulkus vor
  - Patienten mit Duodenalulkus setzen nach Nahrungsaufnahme mehr Gastrin frei als Gesunde und haben eine schnellere Magenpassage (☞ Kap. 19.1.2.)
  - Hypersekretion als dominierender pathogenetischer Faktor bei den mit Ulkus einhergehenden gastrinproduzierenden Tumoren (☞ *Tab. 19.1*, Kap. 19.7.1.)

- **Mukosabarriere**

  Elastizität, Hydrophobizität und Proteolyseresistenz des Mukus werden durch miteinander interagierende, sphärische Mizellen aus Lipiden und Glycoproteinkomplexen vermittelt, und HCl wird durch hohen Gehalt an HCO_3^- abgepuffert.

  - verminderte Mukusproduktion unter Therapie mit nichtsteroidalen Antiphlogistika - ☞ Kap. 5.5.5., "Gastrointestinaltrakt"
  - mangelnde Mukusbildung durch verminderte Blutversorgung der Mukosa auf atherosklerotischer ("Altersulkus"), nerval-humoraler Grundlage (psychische Faktoren) oder durch Störungen der Mikrozirkulation (Streß, Schock, Glucocorticoide)

- Verringerung der (normalerweise sehr hohen) Teilungsaktivität der Mukosazellen, so daß kleine Defekte ungenügend repariert werden - vor allem durch toxische Einflüsse
- Veränderung der Mukuszusammensetzung infolge Freisetzung von Phospholipasen und NH_3 durch Helicobacter pylori (☞ Gastritis Typ B): Erstere spalten Phospholipide des Mukus und der durch NH_3 erzeugte $pH \uparrow$ im Mukus löst die Interaktion zwischen Lipiden und Glykoproteinen in den sphärischen Mizellen und führt zu einer Ablösung des Mukus von der Zelloberfläche
- Die unterschiedlichen Auswirkungen einer Helicobacter pylori-Infektion gehen möglicherweise auf verschiedene Stämme zurück: *Typ I* produziert *VacA*, ein Zytotoxin, das Mukosazellen schädigt durch Ausbildung großer Vakuolen (Störung der Endozytose) sowie ein diesem Zytotoxin assoziiertes Antigen (*CagA*), das zu vermehrter Bildung des Entzündungsmediators IL-8 führt - ☞ Kap. 5.2.3.5. Der Typ dominiert bei Patienten mit Ulkus oder Karzinom. *Typ II* produziert diese beiden Proteine nicht und bleibt daher in seiner Auswirkung "nur" auf die Unterhaltung einer chronischen Gastritis beschränkt

19.6.2.2. Begünstigende Bedingungen

Genetische Faktoren sind nur für das Ulcus duodeni nachgewiesen: Sichere Kopplung mit *Hyperpepsinogenämie* (autosomal dominant). Träger dieser Abweichung haben ca. 8fach höheres Risiko. Häufungen finden sich auch bei Trägern der Blutgruppe 0 und "Nicht-Sekretoren" (Fehlen der Blutgruppenantigene im Speichel).

Umwelteinflüsse sind entscheidender. Gesicherte Risikofaktoren sind Zigarettenrauchen (gesteigerter duodenogastrischer Reflux), stark abweichende Nahrungszusammensetzung (☞ Gastritis Typ C, Kap. 19.6.1.) und regelmäßige Einnahme von nichtsteroidalen Antiphlogistika, besonders Acetylsalicylsäure.

Ulcus ventriculi bei ca. 1/4 der Personen, die ≥ 3 g Aspirin/Tag für ≥ 3 Monate einnehmen, meist ohne begleitende Gastritis.

Sozioökonomische Faktoren wirken sich wahrscheinlich in stärkerer Durchseuchung mit Helicobacter pylori aus. Unter den psychischen Faktoren wirken Streß, unregelmäßige Nahrungszufuhr und häufige Perioden gesteigerter Nüchternsekretion fördernd.

19.6.2.3. Therapeutische Prinzipien

- **Therapie der Helicobacter pylori-Infektion**
  Die Entfernung ist schwierig und bedarf meist des kombinierten Einsatzes von **Antibiotika** - *Amoxicillin* wirkt intraluminal und hemmt die Zellwandbildung der Keime, *Clarithromycin* ist säurestabil und hemmt die bakterielle Proteinsynthese, *Metronidazol* wird aktiv in den Magensaft sezerniert und führt unter anaeroben Bedingungen zu DNA-Schädigung und -Synthesehemmung, *Tetracycline* wirken unter sauren Bedingungen hemmend auf die Proteinsynthese - und **Wismutverbindungen**, die lokal die Zellwände des Keims angreifen. Die Therapie mit den 3 erstgenannten Antibiotika wird mit Protonenpumpenhemmern (s.u.) - z.B. *Omeprazol* - kombiniert, weil so die Wirkungsbedingungen optimiert werden

- **Hemmung Schleimhaut-aggressiver und/oder Förderung -protektiver Faktoren**
  Abb. 19.3 gibt eine Übersicht über die verschiedenen Angriffspunkte

- **Förderung der Angiogenese** durch FGF-2 - ☞ Kap. 6.2.1., "5."

19.6.3. Pankreatitis

Die **akute Pankreatitis** ist eine Erkrankung mit zunehmender Häufigkeit (1 : 1.000 in einigen Industrieländern). Sie ist ätiopathogenetisch 2 Hauptgruppen zuzuordnen:

- **obstruktiv** infolge Verlegung des Ausführungsganges, am häufigsten durch Gallensteine (☞ Kap. 18.3.2.), in einigen Ländern (Indien) auch durch Ascariden → Abflußbehinderung. Bei Verschluß in Höhe des *Sphincter-Oddi* auch Gallerückfluß → *biliäre nekrotisierende Pankreatitis*

- **toxisch**, am häufigsten durch Ethanol, seltener durch Methanol, bestimmte Insektizide und eine große Zahl von Pharmaka

An dritter Stelle der Häufigkeit sind die *idiopathischen* Formen, gefolgt von solchen, die mit extremer Hypertriglyceridämie assoziiert sind (z.B. Typ V der Einteilung nach FREDRICKSON, ☞ Tab. 9.2, Kap. 9.2.3. - ungeklärter Zusammenhang).

19.6. Typische entzündliche Erkrankungen des Intestinaltrakts

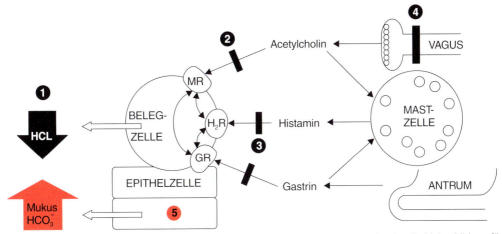

Abb. 19.3: Angriffspunkte von Pharmaka, die die HCl-Bildung vermindern (❶ - ❹) oder die Mukusbildung fördern ❺.

❶ = **Antazida** zur unmittelbaren Pufferung der sezernierten HCl. Postprandiale Zufuhr von Medikamenten, die Aluminiummagnesiumsilicat oder Calciumcarbonat und Magnesia enthalten. Die HCl-Bildung kann durch **H^+/K^+-ATPase-Blocker** (*Protonenpumpenhemmer*) unterbunden werden.

❷ = **Blocker der Muscarinrezeptoren** (MR) für Acetylcholin der Parietalzellen → deutliche Hemmung der HCl-Sekretion, da Wirkungsverstärkung infolge von Wechselwirkungen zwischen den 3 Rezeptorarten. Allgemeine Parasympatholytika haben stärkere Nebenwirkungen.

❸ = **H_2-Antihistaminika** blockieren entsprechende Rezeptoren (H_2R) der Parietalzellen → starke Hemmung der HCl-Sekretion, da Acetylcholin und Gastrin z.T. auch über Histaminfreisetzung wirken.

❹ = **Selektiv proximale Vagotomie** - operative Unterbrechung der parasympathischen Innervierung von distalem Ösophagus, Corpus und Fundus → Verminderung von Menge und HCl-Gehalt des sezernierten Magensafts.

❺ = Lokale Applikation von **mukosaprotektiven Substanzen**. *PGE-Analoga* steigern Mukus- und HCO_3^--Produktion des Epithels (vgl. Kap. 5.5.5., "Gastrointestinaltrakt"), wirken aber erst in Dosen, die erhebliche Nebenwirkungen haben. In geringeren Dosen sind sie aber als Begleittherapie bei längerer Gabe von nichtsteroidalen Antiphlogistika gut zur Vermeidung gastrointestinaler Nebenwirkungen geeignet. *Basisches Aluminium-Saccharose-Sulfat* (= *Sucralfat*) bildet Komplexe mit Proteinen auf vorhandenen Ulzera und hemmt dadurch den Angriff von HCl, Pepsin und Gallensäuren. *Somatostatin* kommt bei Blutungen aus Ulzera oder Erosionen zum Einsatz - ☞ Kap. 10.2.2.1., "therapeutischen Anwendung".

Initialer Mechanismus dürfte bei allen Formen eine Sekretionsstörung der inaktiven Vorstufen der Verdauungsenzyme sein = *Pankreastasis*. Aufgestaute Zymogengranula können z.T. mit Lysosomen fusionieren oder ein Teil der Lysosomen zerfällt im Rahmen einer Schädigungsreaktion (vgl. Kap. 4.1.3.4., "Lysosomen"). Radikalvermittelte Schädigung (☞ gesamtes Kap. 4.1.3.) spielt dabei offenbar eine wichtige Rolle.

Für letzteres liegen überwiegend tierexperimentelle Evidenzen vor. Beim Menschen indirekte Hinweise:

- Produkte der Lipidperoxidation, wie Malondialdehyd (☞ *Abb. 4.3*, Kap. 4.1.3.2.), sind im Plasma von Patienten mit Pankreatitis erhöht
- Verringerung der antioxidativen Kapazität im Plasma von Patienten, z.B. von Vitamin E und A sowie Selen, als essentiellem Bestandteil der Glutathion-Peroxidase (☞ *Abb. 4.1*, Kap. 4.1.2.). Substitution mit Selen, z.B. als Natriumselenit, zu einem möglichst frühen Zeitpunkt, bessert Verlauf und Prognose

Es resultiert eine vorzeitige Freisetzung von Verdauungsenzymen, insbesondere von *Trypsin*, durch lysosomlae Hydrolasen. Dieser Prozess schaukelt sich auf und seine Begrenzung hängt von der Kapazität des Trypsininhibitors des Pankreas sowie, bei Übertritt der Enzyme in den Blutkreislauf, von der an α_1PI, ITI und α_2M ab - ☞ *Abb. 7.4*, Kap. 7.3.1.3. Freigesetzte *Phospholipase A_2*, die nicht inaktiviert wird, destruiert Membranen durch die entstehenden Lysolecithine (vgl. Kap. 4.3., "Hymenopterengifte"). Es ergibt sich daraus insgesamt ein **schwer vorhersehbarer Krankheitsverlauf:**

- **Lokal** kann eine ödematös-interstitielle (bei ca. 85 %) oder nekrotisierende Entzündung (bei ca. 15 %) auftreten

- Beide Formen, besonders aber letztere, führen zu **systemischen Komplikationen**, die zum Multiorganversagen führen können
  - An der Entstehung eines **Schocks** sind unterschiedliche Mechanismen beteiligt - a) Hypovolämie durch Flüssigkeitssequestrierung - ☞ Kap. 7.3.1.1., "1.", b) Vasodilatation, anfangs mit hyperdynamem Stadium, wie bei septischem Schock - ☞ Kap. 7.3.1.1., "2." und c) Minderung der Herzleistung durch Freisetzung des myocardial depressant factor - ☞ Kap. 7.3.3., "3.". Da das Ungleichgewicht zwischen Proteinasen und ihren Inhibitoren pathogenetisch dominiert, entspricht der spätere Verlauf einem septischen Schock. Dieser kann sich außerdem durch Begünstigung lokaler und systemischer bakterieller Besiedlung aufpflanzen
  - Lungenfunktionsstörungen vom Typ des **ARDS**, unter Einbeziehung aller in Kap. 7.4.1. behandelten Pathomechanismen. Bei schwerem Verlauf häufig auch Pleuraerguß
  - **Nierenfunktionsstörungen**, denen im wesentlichen die gleichen Pathomechanismen wie bei der Schockniere zugrunde liegen - ☞ Kap. 7.3.4., "1." - und die wahrscheinlich auch meist auf diesen zurückzuführen sind
  - Eine **Hypokalzämie** kommt durch Verschiebungen im Gleichgewicht Ca^{2+}-regulierender Hormone zustande (relativer Hypoparathyreoidismus) und durch Verseifung von Ca^{2+} durch Fettsäuren, die aus häufig auftretenden Fettgewebsnekrosen freigesetzt werden. Letztere wiederum könnten auf eine Lipasewirkung zurückgehen
  - Eine initiale **Hyperglycämie** ist ursächlich ungenügend geklärt. Vermehrte Ausschüttung von Glucagon und Streßhormonen (Adrenalin, Glucocorticoide) spielt wahrscheinlich eine Rolle

Bei schwerem Verlauf werden nahezu alle Mediatoren vermehrt gebildet, die in der Pathogenese von Entzündung und Schock eine Rolle spielen.

Außer der klinisch noch weiter zu erprobenden Selenbehandlung (s.o.) besteht die Basistherapie aus Infusionen zur parenteralen Ernährung und Schockbekämpfung, Analgesieerzeugung und Antibiotikagabe.

Die **chronische Pankreatitis** ist Folge eines chronischen Alkoholismus und/oder inkompletter Abflußbehinderung. Bezüglich Alkohol entsprechen die Mechanismen wahrscheinlich denen der alkoholischen Hepatitis und Zirrhose - ☞ Kap. 18.2.2.1. Schmerzen, Einschränkung der exokrinen Funktion mit Steatorrhoe und der endokrinen Funktion (→ Diabetes mellitus) sind die wichtigsten Folgen. Bei der alkoholischen Form sind akute Schübe nicht selten, da Ethanol ursächlich für beide Verläufe in Frage kommt.

Chronische Pankreatitis geht mit erhöhter Inzidenz an **Pankreaskarzinom** einher. So finden sich für das Pankreaskarzinom typische Punktmutationen in Codon 12 des K-RAS-Proto-Onkogens (vgl. *Tab. 3.1*, Kap. 3.2. und Kap. 3.2.1.1.) bereits bei über der Hälfte der Patienten mit chronischer Pankreatitis.

19.6.4. Morbus CROHN

Die **Ätiopathogenese** ist ungenügend geklärt und wahrscheinlich uneinheitlich. Initiale bakterielle oder virale Infektionen oder andere exogene Faktoren können Mukosaschäden verursachen, die bei Disponierten zu überschießender Immunantwort führen. Entzündungsfördernde IgG-Antikörper (Subtyp *IgG2*) treten vermehrt auf, zu Lasten einer mukosaprotektiven IgA-Antwort. Autoantikörper sind im Frühstadium oft nachweisbar. Die überschießende Immunantwort führt über entsprechende Zytokinproduktion zur Attraktion anderer Entzündungszellen.

In Einklang damit sind histologische Befunde zu den frühen Veränderungen: erst Akkumulation von Lymphozyten und Plasmazellen, dann Einwanderung von Makrophagen → Granulombildung.

Die Erkrankung kann alle Darmabschnitte befallen, bevorzugt aber das terminale Ileum. Immer sind nur einzelne Abschnitte befallen. Typischerweise sind Granulome im Bereich von Lymphbahnen lokalisiert → Obstruktion → Ödem → Fibrosierung. Letztere führt zur Verdickung aller Wandschichten → Lumeneinengung, Strikturen. Entzündliche Geschwüre betreffen ebenfalls alle Wandschichten → Fistelbildung, Abszesse.

Die **Folgen** sind entsprechend mannigfaltig: Schübe mit Fieber, Abgeschlagenheit und Gewichtsverlust; Gallensäuren-Verlustsyndrom - ☞ Kap. 19.2.3.; Proteinverlustsyndrom - ☞ Kap. 19.3.1.4.; generalisierte Malabsorption je nach befallenem Darmabschnitt - ☞ *Abb. 19.1*, Kap.

19.3.1.; Diarrhoen, die durch entsprechende Mechanismen sowohl vom Dünndarm als auch vom Dickdarm ausgehen können (☞ Kap. 19.1.3.-4.); mechanischer Ileus - ☞ Kap. 19.1.3. Extraintestinale Komplikationen, wie Arthritiden, Episkleritis, Iritis, Pyodermien und Erytheme werden mit der immunologischen Genese in Zusammenhang gebracht.

19.6.5. Colitis ulcerosa

Die Erkrankung wird sehr wahrscheinlich durch **Autoantikörper** ausgelöst. Die antigenen Zielstrukturen befinden sich in der Mukosa des Kolons und Rektums. Entsprechend finden sich entzündliche Veränderungen dort (nach oral abnehmend): Epithelschäden → entzündliche Infiltrate → Ersatz von Becherzellen durch anderes Epithel → Erosionen und Ulzerationen → Vernarbungen.

Folgen sind vom Dickdarm ausgehende Diarrhoen, Blutungen, Dickdarmileus (☞ Kap. 19.1.4.). Extraintestinale Komplikationen entsprechen denen bei Morbus CROHN. Verlauf in Schüben, u.U. mit länger anhaltenden Remissionen. Häufung von Kolonkarzinomen (chronische Entzündung als Grundlage des Mehrschrittprozesses der malignen Entartung).

19.7. Klinische Bedeutung gastrointestinaler Hormone

Das gemeinsame Vorkommen von Peptidhormonen in ZNS, Gastrointestinaltrakt und endokrinen Organen (*common peptides*) geht auf die gemeinsame embryonale Herkunft der produzierenden Zellen zurück: *APUD-System* (**a**mine **p**recursor **u**ptake and **d**ecarboxylation, nach der Fähigkeit, biogene Amine aus ihren Vorstufen zu synthetisieren). Die Produkte fungieren als Hormone (*Cholecystokinin, gastric inhibitory polypeptide, Gastrin, Glucagon, Insulin, pankreatisches Polypeptid, Sekretin*), Statine (*Somatostatin*) oder als Transmitter und neurokrine Faktoren (*Bombesin, Enkephaline, Substanz P, vasoaktives intestinales Polypeptid*). Auf Grund der diffusen Verteilung von APUD-Zellen im gesamten Gastrointestinaltrakt kann dieser auch als (größtes) endokrines Organ betrachtet werden. Die enge Verbindung zum ZNS ist bekannt aus der Regulation von Verdauung und Resorption, Immunmodulation, Pathogenese gastrointestinaler Erkrankungen (z.B. Ulkus) und der Adipositas u.a. Solche Zusammenhänge liegen jedoch nicht immer vor, und die nachfolgend genannten Störungen wirken sich seltener auf ZNS-Funktionen aus.

19.7.1. Gastrointestinale hormonaktive Tumoren

Sog. *APUDome* sind **selten**, mit einer Inzidenz von ca. 1 : 100.000 (am häufigsten noch *Insulinom* und *Gastrinom*). Etwa 70 % der APUDome produzieren die entsprechenden Peptidhormone (und werden dadurch auffällig), eutop oder ektop - ☞ Kap. 3.4.2. Die wichtigsten sind in *Tab. 19.1* aufgeführt.

Ergänzend zu den in *Tab. 19.1* aufgeführten labordiagnostischen Parametern wird für alle APUDome die *Octreotidszintigraphie* eingesetzt: APUD-Zellen exprimieren Somatostatinrezeptoren, die sich durch radioaktiv markierte Somatostatin-Analoga markieren lassen → Lokalisationsdiagnostik - vgl. Kap. 10.2.2.1., "Somatostatin". Unmarkiert dienen sie der unterstützenden Therapie → Hemmung der überschießenden Hormonbildung.

In analoger Weise wird auch radioaktiv markiertes VIP eingesetzt, da zahlreiche gastrointestinale Tumoren VIP-Rezeptoren exprimieren.

Hier mit eingeordnet werden können 2 Formen **genetisch determinierter Tumorleiden** (vgl. Kap. 3.2.1.5.), mit autosomal dominantem Erbgang:

- **MEN-1** (*multiple endokrine Neoplasie-1*)
  Adenome in Nebenschilddrüse, Hypophyse, Pankreas (hier auch Karzinome); Karzinoide. Auch Tumoren der Schilddrüse und Nebennierenrinde sind möglich. Die Tumoren können synchron, aber auch über Jahre versetzt auftreten. Die Symptome entsprechen der Vielzahl überproduzierter Hormone. Diejenigen des primären Hyperparathyreoidismus (☞ Kap. 10.6.2.1.) sind in > 90 % der Fälle vorhanden und treten meist zuerst auf.
  Das verantwortliche Gen liegt auf Chromosom 11q12-q13. Die zur Prädisposition führenden Mechanismen entsprechen den für Tumorsuppressorgene eingangs Kap. 3.2.1.5. besprochenen. Die Häufigkeit wird auf ungefähr 1 : 100.000 geschätzt (Ungenauigkeiten, da Patienten mit scheinbar singulären Tumoren meist nicht mit erfaßt sind)

- **MEN-2** (*multiple endokrine Neoplasie-2*)
  obligat medulläres Schilddrüsenkarzinom (C-

Tumor	Hormon o. Transmitter	Produktionsort	Folgen	Labordiagnostik
Insulinom	Proinsulin, Insulin	B-Zellen des Pankreas	Hypoglycämie → ZNS-Schäden	Insulin ↑, Blutzucker ↓
Gastrinom	Gastrin	Pankreas > Antrum oder Duodenum	HCl-Hypersekretion → a) Ulzera (Duodenum, Magen, Jejunum), b) Inaktivierung der Lipase - ☞ Kap. 19.2.2. (= ZOLLINGER-ELLISON- Syndrom)	Gastrin im Serum basal und nach Sekretininjektion ↑, kaum jedoch nach Standardmahlzeit
Glucagonom	Glucagon, z.T. auch pankreatisches Polypeptid	A-Zellen des Pankreas	Gluconeogenese ↑ → a) milder Diabetes mellitus b) Hypaminazidämie. Dermatitis, Thrombembolien, psychische Symptome	Glucagon ↑ im Serum
VIPom	vasoaktives intestinales Peptid (VIP), auch pankreatisches Polypeptid	D_1-Zellen des Pankreas	HCl-Hyposekretion, starke Sekretionssteigerung des Pankreas und Dünndarms (analog Choleratoxin - ☞ Kap. 4.3.) → extreme wässrige Diarrhoe, Exsikkose, Hypokaliämie (= VERNER- MORRISON-Syndrom)	VIP ↑ im Serum
Karzinoide	Serotonin, alternativ auch Gastrin, Kallikrein, Motilin, Somatostatin, VIP u.a.	chromaffine Zellen der Mukosa (Appendix > Ileum > Rektum), Bronchien	Flush, Bronchospasmus, Diarrhoe, Ulkus, Pellagra-ähnliche Hautveränderungen	Serotonin ↑ im Serum, 5-OH-Indolessigsäure ↑ im Harn

Tab. 19.1: Häufigste hormonaktive gastrointestinale Tumoren, klinische Folgen und Diagnostik.

Zellkarzinom → Überproduktion von Calcitonin - ☞ Kap. 10.6.4.) und in ca. 50 % der Fälle (meist bilaterales) Phäochromozytom (☞ Kap. 10.4.). Bei **MEN-2a** in ca. 20 % der Fälle zusätzlich Adenom der Nebenschilddrüse (→ primärer Hyperparathyreoidismus - ☞ Kap. 10.6.2.1.). Bei **MEN-2b** (seltener) obligat zusätzlich *Ganglioneuromatose* (Knoten mit Ganglienzellen und irregulären, gewundenen Nervensträngen) im Oralbereich, an Augenlidern und intestinal. Letztere Lokalisation führt zu Symptomen, die denen des Morbus HIRSCHSPRUNG entsprechen (☞ Kap. eingangs 19.1.4.).

Das verantwortliche Gen liegt auf Chromosom 10q11.2. Es ist das Proto-Onkogen *RET*.

Sein Produkt ist ein transmembranaler Rezeptor (Cadherin-ähnlich, vgl. Kap. 5.2.2.1., "Cadherine"), dessen intrazellulärer Anteil die Aktivität einer tyrosinspezifischen Proteinkinase hat - ☞ Kap. 3.2.2.3. Es wird embryonal exprimiert und ist für Wanderung und Verteilung neuroektodermaler Zellen mitverantwortlich.

Der Übergang zum Onkogen erfolgt durch Mutation (☞ Kap. 3.2.1.1.): Bei MEN-2a Punktmutationen, die zum Ersatz von Cystein durch eine andere Aminosäure im extrazellulären Anteil des Proteins führen und bei MEN-2b solche, durch die in der Proteinkinasedomäne Methionin durch Threonin ersetzt wird. Die Mutationen führen zur Daueraktivierung des Rezeptors (vgl. Kap. 3.2.2.3.), weshalb eine Veränderung <u>eines</u> Allels bereits die Prädisposition zur Tumorerkrankung bewirkt - Unterschied zu erblichen Tumorerkrankungen infolge Verlust von Tumorsuppressorgenen, ☞ Kap. 3.2.1.5. Die Häufigkeit wird auf 1 : 30.000 geschätzt

19.7.2. Funktionelle Störungen

- Auch ohne Gastrinom sind **Hypergastrinämien** möglich, die verschiedene Ursachen haben können: G-Zell-Hyperplasie, verstärkte Ausschüttung bei Ulkuspatienten, familiäre G-Zell-Überfunktion, andere Endokrinopathien begleitend (Hyperparathyreoidismus, Hyperthyreose); "kompensatorisch" durch Unterbrechung der normalen Regulation (und daher mit verminderter HCl-Produktion verbunden) bei Gastritis Typ A und atrophischer Gastritis verschiedener Genese, nach Gastrektomie
- **verminderte Gastrinausschüttung** unter Bedingungen verstärkter Bildung hormoneller Inhibitoren, wie Calcitonin, gastric inhibitory polypeptide (GIP), Glucagon, Sekretin, Somatostatin, vasoaktives intestinales Polypeptid (VIP)
- Beim Dumpingsyndrom (☞ Kap. 19.1.2., "Beschleunigung") bewirkt der schnelle Eintritt des Mageninhalts in den Dünndarm eine **gesteigerte Bildung von GIP** (und *Neurotensin*) → Hemmung der Magenmotilität und Magensaftsekretion sowie Stimulierung der Insulinausschüttung → postprandiale Hypoglycämie
- **gesteigerte Enteroglucagonproduktion** bei einheimischer und tropischer Sprue, Dünndarmteilresektionen, jejunoilealem bypass, Mukoviszidose → Hypertrophie der Dünndarmschleimhaut
- **gesteigerte Motilinbildung** bei Colitis ulcerosa, Morbus CROHN und den meisten infektiös bedingten Diarrhoen
- **verminderte Bildung von pankreatischem Polypeptid** bei exokriner Pankreasinsuffizienz und diabetischer Polyneuropathie, die das autonome Nervensystem einschließt (hier auch verminderte GIP-Bildung)

19.7.3. Diagnostische und therapeutische Anwendung

- Sekretin-Pankreozymin-Test zur Erfassung der Verdauungsfunktion des Pankreas - ☞ Kap. 19.2.2.
- Labor- und Lokalisationsdiagnostik hormonaktiver gastrointestinaler Tumoren - ☞ Kap. 19.7.1.
- Diagnostik funktioneller Abweichungen (vgl. voranst. Kap.)
  - Verminderung des Anstiegs von pankreatischem Polypeptid im Plasma nach Insulin-vermittelter Hypoglycämie bei diabetischer viszeraler Neuropathie
  - Verminderung des postprandialen Anstiegs von pankreatischem Polypeptid im Plasma bei exokriner Pankreasinsuffizienz
  - Anstieg des Gastrinspiegels im Serum nach Standardmahlzeit bei G-Zell-Überfunktion (nicht bei Gastrinom)
  - fraktionierte Magensekretionsanalyse mit *Pentagastrin* (synthetisches Pentapeptid, das dem hormonell wirksamen Anteil des Gastrins entspricht)
  - Nachweis erhöhter basaler Motilinspiegel im Serum bei Morbus CROHN und Colitis ulcerosa
  - erhöhte Enteroglucagonspiegel nach oraler Fett- und Glucosebelastung bei Dumpingsyndrom (auch GIP-Anstieg), jejunoilealem bypass, Mukoviszidose, Zöliakie
- Einsatz zur röntgenologischen oder endoskopischen Diagnostik, z.B. Hemmung der Motorik des Duodenums mit Glucagon
- unterstützende Therapie aller hormonaktiven gastrointestinalen Tumoren (außer Somatostatinom) mit Somatostatin-Analoga → Hemmung überschießender Hormonproduktion.
  Weitere therapeutische Anwendungen - ☞ Kap. 10.2.2.1., "therapeutischen Anwendung"
- unterstützende Therapie des Ulcus duodeni durch Sekretin → gesteigerte Ausschüttung von alkalischem Pankreassekret

20. Zentralnervöse, neurologische und muskuläre Störungen

Aus der Sicht der Grundelemente *Neuronen* (ca. 2×10^{10} im ZNS und ca. 2×10^7 im peripheren Nervensystem) und *Gliazellen* (ca. 2×10^{11}) ist eine gemeinsame Besprechung dieser Störungen gerechtfertigt - abgesehen von primären Störungen der Skelettmuskulatur, die hier mit aufgenommen wurden, weil sie zu gleichen motorischen Ausfällen führen, wie neuronale Ursachen.

Störungen des Hirnstoffwechsels als Ursachen von Fehlentwicklungen und Alterationen des Hirns sind z.T. **in anderen Kapiteln behandelt:**

- genetische Defekte
  - Galactosämie - ☞ Kap. 1.4.5.
  - Phenylketonämie - ☞ Kap. 1.4.6.
  - LESCH-NYHAN-Syndrom - ☞ Kap. 1.4.11.2.
  - hereditäre Orotazidurie - ☞ Kap. 1.4.12.
  - lysosomale Speicherkrankheiten - ☞ Kap. 1.4.13.
  - fragiles X-Syndrom - ☞ Kap. 1.4.14.
- Störungen der Perinatalphase
  - Hypoxie - ☞ Kap. 2.1.
  - pathologische Hypoglycämie - ☞ Kap. 2.4.
  - neonatale Hyperbilirubinämie - ☞ Kap. 2.5.
- Allgemeinreaktionen auf eine Schädigung
  - Hypothermie - ☞ Kap. 7.2.
  - Schock - ☞ Kap. 7.3.1.
- Endokrinopathien
  - Hypothyreose - ☞ Kap. 10.2.5.3.
  - Coma diabeticum - ☞ Kap. 10.5.1.1., "Coma diabeticum"
  - diabetische Neuropathie - ☞ Kap. 10.5.2.2., "Neuropathie"
  - Tetanie - ☞ Kap. 10.6.5.
- überwiegend erworbene Stoffwechselstörungen und toxische Schädigung
  - Coma uraemicum - ☞ Kap. 14.3.1.1.
  - Störungen der Atmungsregulation - ☞ Kap. 17.4.
  - hypoglycämisches Koma - ☞ Kap. 18.1.1.
  - alkoholische Schädigung - ☞ Kap. 18.2.2.2., "zentralnervöse und neurologische Wirkungen"
  - hepatogene Enzephalopathie - ☞ Kap. 18.4.2.
  - Morbus WILSON - ☞ Kap. 18.5.3.
- Ernährungsstörungen
  - Fasten - ☞ Kap. 21.1.3.3.
  - Protein-Energieträger-Mangelernährung - ☞ Kap. 21.2.1.

Hier behandelt werden häufige Störungen, die entweder definierte Krankheitsbilder betreffen oder einheitliche Symptomkomplexe, die auf verschiedene Ursachen zurückgehen können.

20.1. Zerebrale Durchblutungsstörungen - Schlaganfall

Bei einem Anteil von nur etwa 2,5 % an der Körpermasse entfallen auf das Hirn ca. 20 % des Herzzeitvolumens sowie des Grundumsatzes.

Ungefähre Durchblutungsraten des Hirns: im Mittel 55, graue Substanz 90 und weiße Substanz 25 ml/100g/min.

Die Regulation der Durchblutung ist relativ unabhängig von systemischen neurohumoralen Mechanismen. Das trägt zu einer konstanten Blutversorgung bei, z.B. beim Schock, wo die Hirngefäße nicht in die catecholaminvermittelte Konstriktion einbezogen werden (☞ Kap. 7.3.1., "Zentralisation des Kreislaufs:"). Es dominiert die lokale, bedarfsgerechte **Autoregulation**, bei der die endotheliale NO(=EDRF)-Bildung das entscheidende Steuerelement ist (☞ *Abb. 8.5* und nachfolgender Text in Kap. 8.4.) - **2 Ebenen:**

1. sog. **myogene Autoregulation,** benannt nach der Reaktion der glatten Muskulatur der Hirngefäßwände auf hämodynamische Veränderungen. Innerhalb des Bereichs von etwa 70-170 mm Hg des systemischen Blutdruckes werden Änderungen der Strömungsgeschwindigkeit und des transmuralen Druckes so durch Vasokonstriktion oder -dilatation beantwortet, daß die Hirndurchblutung konstant bleibt. Bei Unterschreiten droht pauschale Ischämie, bei Überschreiten ist eine Vorbedingung für die Ausbildung eines Hirnödems gegeben (☞ Kap. 20.2.).

Atherosklerotische Gefäßveränderungen engen diesen Regulationsbereich ein, mechanisch oder durch Aktivitätsverlust der NO-Synthetase (☞ Kap. 9.1.1., "Wirkungen:"). Arterielle Hypertonie verschiebt den Bereich zu höheren Werten → Hochdruck als Bedingung ausreichender Durchblutung (☞ Kap. 16.1.3., "Veränderungen intrakranieller Gefäße").

2. sog. **metabolische Autoregulation,** durch die einzelne Hirnbereiche stoffwechselgerecht mit Blut versorgt werden. Zur Vasodilatation führen Anstiege von H^+, K^+ und pCO_2 (stärkster Stimulator der endothelialen NO-Synthese) und Abfall des pO_2-Wertes. Veränderungen in umgekehrter Richtung bewirken Vasokonstriktion.
Bei extremen Stimuli, wie starker Hypoxie oder Hypoglycämie, kann die metabolische Regulation die myogene dominieren → maximale Vasodilatation (sog. *Vasoparalyse*), auch der Widerstandsgefäße, so daß der Blutdruck im Kapillarbereich stark ansteigt → Hirnödem oder -blutungen.

Die Kapazität der metabolischen Autoregulation ist diagnostisch erfaßbar durch Messung der Durchblutung (z.B. mittels transkranieller Dopplersonographie oder Positronenemissionstomographie) nach maximaler Stimulation mit CO_2 (Inhalation oder Injektion eines Carboanhydrasehemmers).

Zerebrale Ischämien sind **häufigste Ursache neurologischer Erkrankungen:** Ca. 1 Million Neuerkrankungen/Jahr in Europa (Gesamt-Inzidenz: 1:550-800), 3. Stelle der Todesursachenstatistik (nach ischämischer Herzkrankheit und Malignomen). Starke Zunahme der Inzidenz mit steigender Lebenserwartung: 55-64 Jahre - ca. 1:250, ≥ 65 Jahre - ca. 1:50.

Schlaganfall (engl.: *stroke*) ist nur eine besonders schwere Form der zerebralen Ischämie. Die **klassische Einteilung** nach Schweregrad und Verlauf unterscheidet folgende Formen:

- **TIA** = *transitorisch-ischämische Attacke*
  akute Durchblutungsstörung mit temporären neurologischen Ausfällen, die sich innerhalb 24 h spontan zurückbilden. Sie weist auf pathologische Gefäßveränderungen hin und ist daher häufig **Vorbote** der schwereren Formen: bei etwa 1/4 der Patienten mit TIA tritt Hirninfarkt innerhalb der folgenden 5 Jahre auf, und bei ca. 1/3 der Patienten mit atherothrombotischem Hirninfarkt (☞ nachf. Kap.) geht TIA voraus

- **PRIND** = *pronlongiertes reversibles ischämisches neurologisches Defizit*
  Rückbildung neurologischer Symptome innerhalb ca. 1 Woche

- **progredienter Hirninfarkt**
  Zunehmende Ausfallerscheinungen, z. B. durch in immer kürzeren Abständen aufeinanderfolgende TIA's (sog. *Crescendo-TIA's*)

- **manifester Hirninfarkt oder Schlaganfall**
  Bleibende Ausfälle, mit Teilremission (die innerhalb mehrerer Wochen stattfinden kann) oder ohne diese (= kompletter Schlaganfall) - engl. *minor stroke* bzw. *major stroke*

Bei sorgfältiger Untersuchung lassen sich bei den ersten beiden Kategorien oft noch neurologische Ausfälle über längere Zeiträume nachweisen, die z.B. bei Übermüdung auch in Erscheinung treten. Da die gleichen pathogenetischen Mechanismen zugrundeliegen und sich die ischämischen Bezirke nur in Umfang und Lokalisation unterscheiden, ist die Einteilung kritisch zu betrachten. Sie berücksichtigt außerdem nur überwiegend monofokale Ausfälle. Einige **multifokale Erkrankungen** gehen wahrscheinlich auch auf Ischämien zurück:

- *Pseudobulbärparalyse* - bilaterale lakunäre Läsionen

- *vaskuläre* oder *Multiinfarkt-Demenz* - Zustand nach multiplen Hirninfarkten nach weitgehender Rückbildung der neurologischen Ausfälle

- *SAE* = *subkortikal atherosklerotische Enzephalopathie* = *Morbus BINSWANGER* - multiple Läsionen der periventrikulären weißen Substanz

- Bilaterale Atherothrombose der Karotiden führt zu akutem Krankheitsbild, bei dem die intrakranielle Druckerhöhung dominiert

20.1.1. Ursachen

- **Atherosklerose** der Hirn-versorgenden Arterien - *A. carotis interna* und *A. vertebralis* - aber auch der vorgeschalteten Gefäße - *A. carotis communis*, *Arcus aorticus* - ist die mit Abstand **häufigste Ursache** zerebraler Ischämien. Das akute Ereignis kommt durch Bildung eines Thrombus an einer atherosklerotischen Plaque zustande, der dort oder - nach Abriß - im nachgelagerten Gefäßabschnitt (= *arterio-arterielle Embolie*) zum Verschluß führt. Die Mechanismen sind identisch mit den in Kap. 15.6.1. für die "Thrombusbildung" als Ursache der ischämischen Herzkrankheit besprochen. Die so verursachten zerebralen Ischämien sind somit Komplikationen der Atherosklerose und haben daher prinzipiell die gleichen Risikofaktoren - ☞ gesamtes Kap. 9.4.
Im Vergleich zu anderen Atherosklerosekomplikationen ist bei zerebraler Ischämie aber unter den Risikofaktoren quantitativ die **arterielle Hypertonie** stärker vertreten (Mitbeteiligung bei ca. 70 % der Schlaganfälle). Alle damit verbundenen, zur zerebralen Ischämie führenden Mechanismen sind in **Kap. 16.1.3.,** "**zerebro-**

vaskuläre Folgen" behandelt.

Auch **Gefäßrupturen** setzen (erhebliche) atherosklerotische Gefäßveränderungen voraus (selten durch Aneurysmen) und Hypertonie → plötzlicher Druckanstieg führt zur *Rhexisblutung*. Bezüglich Minderversorgung des nachgeschalteten Gebiets führt die Ruptur zur gleichen Konsequenz wie der Gefäßverschluß. Sind größere Gefäße betroffen - oft im Bereich der *A. cerebri media* - führt das austretende Blut zusätzlich vor Ort zur Zerstörung von Hirngewebe, bis hin zum Einbruch in das Ventrikelsystem. Diese *hämorrhagischen Insulte* sind mit ca. 15% der Schlaganfälle seltener als die *ischämischen*. Die diagnostische Differenzierung zwischen beiden Formen (z.B. durch Computertomographie) ist aber wegen der unterschiedlichen therapeutischen Konsequenzen wichtig

- Bei den sog. **kardial-embolischen Hirninfarkten** (ca. 30-40% der Fälle) werden Thromben aus dem linken Vorhof abgelöst → arterielle Embolie. Hauptursache ist absolute Arrhythmie infolge Vorhofflimmern - ☞ Kap. 15.3.2.4. Da diese ursächlich wiederum häufig auf ischämische Herzkrankheit und/oder Hypertonie zurückgeht, ergibt sich auch hier die Verbindung zur Atherosklerose

- **Seltenere Ursachen** kommen vor allem bei jüngeren Patienten (< 50 Jahre) in Frage: Darunter sind am häufigsten Gefäßdissektionen bei fibromatöser Hyperplasie, gefolgt von venöser Thrombose; weiterhin Aneurysmen, Angiome, Bestrahlungsfolgen, Polyzythämie, Traumen, Vaskulitiden u.a.

Erzeugung oder Verstärkung zerebraler Ischämien oder Blutungen durch Medikamente oder Drogen geht auf unterschiedliche Angriffspunkte zurück: Blutdrucksenkung (Antihypertensiva, Diuretika), -steigerung (Cocain, Secalealkaloide, Sympathomimetika), Endothelschädigung (Cocain), Gerinnungsstörungen (Antikoagulantien), Spasmen (Sympathomimetika). Zur Cocainwirkung ☞ auch Kap. 20.11. Heroin (= Diamorphin) kann bei Süchtigen durch Vaskulitiden Schlaganfälle bereits im Alter von ≤30 Jahren hervorrufen

20.1.2. Folgen

Abb. 20.1 gibt eine Übersicht über neurologische Ausfälle bei Verschluß der größeren, hirnversorgenden Arterien.

Neben Lage und Ausmaß des Verschlusses bestimmen Vorhandensein und Qualität von **Kollateralen** in starkem Maße die Größe des Hirninfarkts - **Beispiele:**

- Kompletter Verschluß der *A. carotis interna* im Halsbereich kann symptomlos bleiben oder nur mit leichten, temporären Ausfällen einhergehen, wenn der *Circulus arteriosus cerebri* intakt ist und so die Blutversorgung aufrecht erhalten wird - vgl. *Abb. 20.1*.

  Bei ca. der Hälfte aller Menschen ist diese Bedingung von der Anlage her nicht gegeben: zu geringer Durchmesser einzelner Gefäßabschnitte

- Neurologische Ausfälle erlauben nicht immer sichere Rückschlüsse auf die Lage des Verschlusses - ☞ *Abb. 20.2*

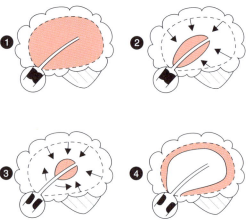

Abb. 20.2: Kollateralbedingte Unterschiede in Lage und Ausmaß von Hirninfarkten bei proximalem Verschluß der *A. cerebri media* an gleicher Stelle (nach ZÜLCH). Einzugsbereich der Arterie im Sagittalschnitt = gestrichelte Linie; im Kreis vergrößert = Ausmaß des Verschlusses; Infarktbereich = rot.
❶ vollständiger Verschluß ohne kollaterale Blutversorgung.
❷ vollständiger Verschluß bei kollateraler Blutversorgung über corticopiale Anastomosen (Pfeile).
❸ wie ❷, nur bei unvollständigem Verschluß.
❹ Deutliche Lumeneinengung der *A. cerebri media* ohne kollaterale Blutversorgung → zusätzliche Verminderung der O_2-Versorgung - z.B. hämodynamisch (Blutdruckabfall, Viskositätserhöhung) oder durch Anämie bedingt - verursacht Infarkte in den Endzonen des Versorgungsbereichs (sog. "letzte Wiesen").

- Unter Belastung können kollaterale Gefäßverzweigungen aber auch die Minderversorgung verstärken - sog. *zerebrales steal-Syndrom*:

20.1. Zerebrale Durchblutungsstörungen - Schlaganfall

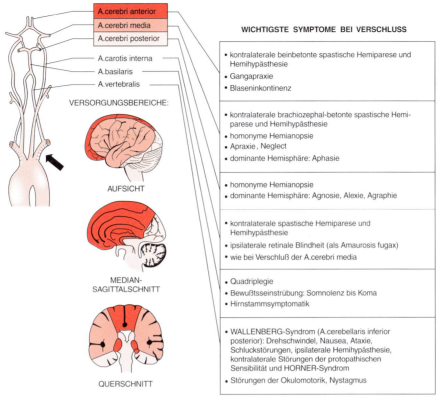

Abb. 20.1: Wichtigste Symptome bei vollständigem Verschluß einzelner Hirnarterien.
Typische Syndrome ergeben sich für *A. cerebri anterior, media* und *posterior*, deren ungefähre Einzugsbereiche in der Mitte dargestellt sind (rot, mittleres Rot und helles Rot). Für die *A. carotis interna*, *basilaris* und *vertebralis* hängt die Symptomatik stärker von der Lage des Verschlusses ab, je nachdem, welche abzweigenden Arterien von der Blutversorgung abgeschnitten sind.
Der Pfeil an der *A. subclavia sinistra* dient zur Erläuterung des *Subclavian-Steal-Syndroms* - s. Text.

Sinkt aus systemischen Gründen die Blut- oder O_2-Versorgung, z.B. durch Hypotonie bzw. pulmonal bedingte Hypoxie, beantworten die atherosklerotisch veränderten Gefäße wegen ihrer eingeschränkten Fähigkeit zur myogenen oder metabolischen Autoregulation diesen Reiz kaum oder nicht mit Dilatation, weniger veränderte oder gesunde Gefäße erweitern sich aber → das Blut strömt an den Verzweigungen stärker in die ohnehin besser versorgten Gebiete, zuungunsten der minderversorgten, denen es "gestohlen" wird.

Kritisch für die gesamte Hirndurchblutung ist das *Subclavian-steal-Syndrom*: Ist eine *A. subclavia* vor dem Abgang der *A. vertebralis* hochgradig verengt (häufiger durch Anomalie als durch Atherosklerose) - ☞ Pfeil in *Abb. 20.1* - erfolgt eine kollaterale Blutversorgung aus der anderen *A. subclavia* über die beiden *Ae. vertebrales*. Bei hohem Blutbedarf im betroffenen Schulter/Arm-Bereich durch Muskelarbeit kann durch diese Umleitung die Hirndurchblutung akut auf kritische Werte absinken

20.1.3. Pathogenetischer Ablauf

Akute, totale Unterbrechung des Blutzuflusses führt im betroffenen (nicht durch Kollateralen versorgten) Hirnbereich nach ca. 5 min zu irreversiblen Schäden. Zeitlich vorausgehend finden sich bereits nach 6-7 sec verminderte Entladungen der Neurone und nach ca. 20 sec dort ein isoelektrisches EEG. Grund ist, daß für die zerebrale Energiegewinnung die oxidative Glucosemetabolisierung essentiell ist. Maximale Stimulation der Substratphosphorylierung über die Glycolyse aus Glucose- und Glycogenreserven sowie ATP-Bildung aus Creatinphosphat reichen nur für kurze Zeit. Intrazelluläre pH-Senkung und Stillstand der Ionenpumpen (→ K^+-Ausstrom → Repolarisationsblockade) entwickeln sich in wenigen Minuten und leiten die irreversible Schädigung ein - vgl. *Abb. 4.5*, Kap. 4.1.3.4.

An der ischämisch bedingten Hirnschädigung sind alle Mechanismen der **hypoxischen Schädigung einschließlich Reperfusionsschaden** beteiligt - ☞ Kap. 4.2.

Hirnspezifische Besonderheiten:

- **2 Isoformen der NO-Synthetase** (*NOS*) im Hirngewebe, mit unterschiedlicher Lokalisation:
  - endothelial (= *ecNOS*) - synthetisiertes NO wirkt gefäßerweiternd und damit schadensbegrenzend
  - neuronal (= *ncNOS*) - synthetisiertes NO setzt u.a. ein zum Zelltod führendes Programm (☞ Kap. 1.1.3., "Apoptose") in Gang und wirkt daher wahrscheinlich schadensverstärkend.

  Knockout-Mäuse für ncNOS sind weitgehend resistent gegen experimentell erzeugte zerebrale Ischämie

- Tierexperimentelle Untersuchungen verweisen auf eine wichtige Rolle des **Superoxidanions** in der Pathogenese der zerebralen Ischämie, da die Applikation von Superoxiddismutase den geschädigten Bereich stark verringert. Als O_2^--Quellen kommen die Xanthinoxidase-Reaktion (☞ *Abb. 4.8*, Kap. 4.2.2.1.) und die NADPH-Oxidase aus gefäßinfiltrierenden Leukozyten (☞ Kap. 4.2.2.2.) in Frage

- Die therapeutisch erzeugte oder spontane Reperfusion (Verkleinerung oder Auflösung von Thromben) wird häufig durch zusätzliche Faktoren stark behindert, die während der ischämischen Phase zunehmend entstehen - sog. **no-reflow-Phänomen**:
  - Lumeneinengung der Kapillaren durch das entstandene lokale oder generalisierte *Hirnödem*, das sowohl *vasogen* als auch *zytotoxisch* ist - ☞ Kap. 20.2.
  - Vasospasmen durch Kontraktion der glatten Muskelzellen der Gefäßwände (vgl. Kap. 15.6.1., "Gefäßspasmen"), z.B. auf Grund metabolischer Störungen (hypoxisch bedingte Zunahme der Ca^{2+}-Konzentration - ☞ *Abb. 4.7*, Kap. 4.2.1.), durch mangelnde NO-Synthese der geschädigten Endothelzellen oder aus aktivierten Thrombozyten freigesetzte Mediatoren (TxA_2, Serotonin).

  Reaktive Vasospasmen können auch primär zur Vergrößerung des ischämischen Bereichs beitragen, typisch z.B. bei Subarachnoidalblutungen

  - Stase-bedingte Bildung von Fibrin- und Thrombozytenablagerungen distal von dem primär stenosierten Gefäßabschnitt

- Stärker ausgeprägt als z.B. beim Myokardfarkt, läßt sich bei der zerebralen Ischämie neben dem sog **Infarktkern** - als direkter Folge der sistierenden Perfusion - eine vom Volumen her oft ebenso große **Randzone** (= *Penumbra*) differenzieren. In der Randzone findet sich auf Grund der Kollateralversorgung zunächst nur eine mäßige Ischämie. Sie kann sich aber verstärken, wenn durch spontane Depolarisationen, den hypoxiebedingten K^+-Austritt aus den Zellen und Akkumulation des exzitatorischen Transmitters *Glutamat* ein höherer Energiedarf für die Repolarisation entsteht, für den über die Kollateralen nicht genügend O_2 und Glucose herangebracht werden können. Die Wiederaufnahme von freigesetztem Glutamat aus dem synaptischen Spalt ist auch ATP-abhängig. Bei ATP-Mangel verbleibt es dort länger und hat zytotoxische Wirkung:

  Verbleib von ca. 5 min im synaptischen Spalt in der nach Freisetzung erreichten Konzentration verursacht bereits das Absterben des entsprechenden Neurons.

In der Randzone spielen sich auch auf dem Gen-Niveau Prozesse ab, die für den weiteren Schädigungsablauf sehr wichtig sind. Z.B. werden innerhalb kurzer Zeit die sog. *immediate-early genes* exprimiert (vgl. Kap. 6.1., "Leberregeneration"). Zu diesen gehören die zellulären Proto-Onkogene FOS und JUN (☞ *Tab. 3.1* und vgl. *Abb. 3.1*, Kap. 3.2.). Da ihre Produkte im Sinne von Transkriptionsfaktoren auf den Zellkern zurückwirken (☞ Kap. 3.2.2.5.), werden Programme in Gang gesetzt, die entweder zur Apoptose führen (→ nach Stunden oder Tagen eintretende irreversibler Zellverlust) oder über die Synthese von Stressproteinen, besonders HSP-70, zytoprotektiv wirken (☞ Kap. 3.6.10.) und über Wachstumsfaktoren auch Regenerationsprozesse initiieren können, z.B. VEGF-vermittelte Angiogenese (☞ Kap. 6.2.1., "5.") oder FGF-2-

und TGF-β1-vermittelte Neubildung von Synapsen (☞ Kap. 6.1.1.4.-5.).

Die Ermittlung der konkreten Bedingungen, die zur Favorisierung eines bestimmten Weges führen und daraus abzuleitende neue therapeutische Ansätze, sind aktuelle Forschungsgegenstände

20.1.4. Therapieprinzipien

Aus den im voranst. Kap. aufgeführten Zeitverläufen ergibt sich - wie beim Myokardinfarkt - die Notwendigkeit **sofortiger** Therapie.

- **allgemeine Maßnahmen**
  - Blutdrucknormalisierung nicht bei arterieller Hypertonie, da die Minderdurchblutung so noch gefördert wird - ☞ Kap. 16.1.3., "Veränderungen intrakranieller Gefäße". Bestenfalls leichte Senkung bei Werten > 220 mm Hg systolisch oder > 110 mm Hg diastolisch. Arterielle Hypotonie ist dagegen durch Volumensubstitution oder Catecholamine zu korrigieren → Verbesserung der Durchblutung
  - intensivmedizinische Überwachung von Herz- und Atmungsfunktionen bei Herzinsuffizienz, Rhythmusstörungen bzw. Koma

- **spezielle Maßnahmen**
  - Thrombolyse - ☞ Kap. 8.4.3.2. - ist im Unterschied zum Myokardinfarkt noch in klinischer Erprobung. Ausschluß hämorrhagischer Insulte!
  - Antikoagulation - ☞ Kap. 8.4.3.1. - durch Heparin intravenös oder niedermolekulares Heparin in der Akutphase, nach Ausschluß eines hämorrhagischen Insults. Low dose heparin zur Sekundärprophylaxe
  - Hämodilution mit den in Kap. 7.3.2. aufgeführten Stoffen zur Senkung des Hämatokrits um mindestens 15 % → Viskositätssenkung des Blutes verbessert die kollaterale Durchblutung der Randzone. Die Therapieform ist umstritten, u.a. wegen möglicher Förderung der Ausbildung eines Hirnödems
  - Calciumantagonisten zur Verminderung des hypoxiebedingten zellulären Ca^{2+}-Anstiegs sind in klinischer Erprobung
  - Therapie eines begleitenden Hirnödems (☞ nachf. Kap.) durch hyperosmolare Infusionen oder entlastende Operation bei Hirnstammkompression

Präventionsmaßnahmen entsprechen denen der Atherosklerose - ☞ Kap. 9.5. - unter besonderer Beachtung der Hypertonie als bedeutendem Risikofaktor für zerebrale Ischämien.

Migräne, als pathogenetisch andere Form der zerebralen Ischämie - ☞ Kap. 20.6.4.

20.2. Hirnödem

Verschiedene Ursachen können zur extra- und/oder intrazellulären Flüssigkeitszunahme in der weißen bzw. grauen Hirnsubstanz führen. Wie im voranst. Kap. bereits erwähnt, ist ein lokales Hirnödem häufige Begleiterscheinung einer zerebralen Ischämie. Wegen der spezifischen anatomischen Situation können nur etwa 10 % Volumenzunahme toleriert werden. Überschreitung dieses Grenzwertes bei Vergrößerung eines lokalen Ödems oder (häufiger) Generalisierung führt zum **intrakraniellen Druckanstieg**.

Mögliche Folgen:

- Druckischämie - die im Sinne eines circulus vitiosus die Ödembildung verstärkt - macht sich am stärksten am Hirnstamm bemerkbar → Störungen der Atmungs- und Kreislaufregulation bis Koma
- Hernienbildung, z.B. im Temporalhirn durch Einpressung in Öffnungen des *Tentorium cerebelli*
- als Extremform Einpressung der Kleinhirntonsillen in das *Foramen occipitale* (sog. *Druckkonus*) → funktionelle Dezerebrierung

Aus ätiopathogenetischer Sicht werden **2 Formen** des Hirnödems unterschieden, die sich jedoch gegenseitig bedingen können, so daß sie im fortgeschrittenen Stadium meist kombiniert vorliegen.

■ vasogenes Hirnödem

Infolge **defekter Blut/Hirn-Schranke** passiert Flüssigkeit, meist einschließlich von Proteinen, die Kapillarendothelien; Lösung von *tight junctions* und/oder allgemeine Permeabilitätszunahme der endothelialen Plasmamembranen. Ursachen: Ischämie ($pO_2\downarrow$, $pCO_2\uparrow$, Lactat $\uparrow$ und radikalvermittelt besonders in der Reperfusionsphase), Entzündungen (Enzephalitiden), schwere Azidose (Diabetes mellitus), Sinusvenenthrombose, arterielle Hypertonie, Trauma, Toxinwirkungen, Tumoren. Außer Permeabilitätssteigerungen spielen auch Anstiege des hydrostatischen Drucks eine Rolle, z.B. bei der Vasoparalyse - ☞ Kap. 20.1., "2.".

Der Flüssigkeitsübertritt in den interstitiellen Raum erfolgt meist im Bereich der **weißen Hirnsubstanz**, möglicherweise weil durch den parallelen Faserverlauf hier der Gewebswiderstand am geringsten ist. Es erfolgt eine Ausbreitung in der weißen Substanz. Das Ödem führt durch Kompression der Gefäße zu oder verstärkt Ischämie, mit entsprechenden Konsequenzen für den Metabolismus von Neuronen und Gliazellen → Hinzukommen eines zytotoxischen Ödems. Auf diesem Wege erfolgt eine Generalisierung des Hirnödems.

- **zytotoxisches (auch zelluläres oder metabolisches) Hirnödem**

Ursache des Hirnödems ist hier eine Zunahme des intrazellulären Raumes durch **Zellschwellung**. Es ist überwiegend in der **grauen Hirnsubstanz** lokalisiert. Es kommt durch alle Ursachen zustande, die in den Hirnzellen zu einem **Energiedefizit** führen. Dominierend ist daher die hypoxische Schädigung. ATP-Verarmung und pH-Senkung haben Rückwirkungen auf Ionentransportprozesse, die über folgende Mechanismen zur Schwellung führen:

- Anstieg der zellulären Na^+-Konzentration durch hohe Aktivität des Na^+/H^+-Antiporters und verminderte Aktivität der Na^+/K^+-ATPase - ausführlich beschrieben in *Abb. 4.7*, Kap. 4.2.1.
- Anstieg der extrazellulären K^+-Konzentration geht mit lokaler Depolarisation einher, im Verlaufe derer Glutamat aus entsprechenden Synapsen freigesetzt werden kann. Dieses wirkt bei längerem Verbleib zytotoxisch (☞ Kap. 20.1.3., "Randzone") oder steigert durch Rücktransport in die Zellen im Symport mit Na^+ dort weiter die Na^+-Konzentration

Der mit dem ATP-Mangel stehts verbundene Anstieg der zellulären Ca^{2+}-Konzentration (☞ *Abb. 4.6* und *4.7*, Kap. 4.2.1.) führt außerdem über die Aktivierung der zytosolischen Phospholipase A_2 zur Arachidonsäurefreisetzung (☞ Kap. 5.5.1.) und damit zur Bildung vasodilatorisch wirksamer Prostaglandine sowie permeabilitätssteigernder Lipoxine und Leukotriene (☞ *Abb. 5.19*, Kap. 5.5.2.) → Hinzukommen eines vasogenen Ödems, das wiederum die Hypoxie verstärkt = circulus vitiosus, der zur Generalisierung führen kann.

Therapeutisch bei ischämisch bedingten Hirnödemen Infusion von hyperosmolaren Lösungen, sog. *Osmodiuretika* (z.B. 20%ige *Mannitol*-Lösung); bei anderen Formen auch *Glucocorticoide*.

20.3. Periphere Neuropathie

Mechanische Beschädigungen oder Erkrankungen peripherer sensorischer oder motorischer Nerven können sich auf der Strecke zwischen peripherer Nervenendigung mit oder ohne Rezeptor und Eintritt in das bzw. Austritt aus dem ZNS abspielen. Funktionell zählen auch noch die Leitungswege innerhalb des ZNS bis zum jeweiligen sensiblen Neuron oder vom Motoneuron mit zur Peripherie.

Die ätiologische Vielfalt mündet letztendlich überwiegend in einer Verminderung oder Unterbrechung des axoplasmatischen Transports, Markscheidenläsion oder ischämisch/hypoxischer Schädigung, die sich durch Energiedefizit und Aktivitätsminderung der Ionenpumpen auf Axone und Markscheiden auswirkt. Konsequenz ist immer eine Verminderung der Nervenleitgeschwindigkeit bis zum Leitungsblock. Für primäre Ionenverschiebungen als pathogenetisches Element sind dagegen nur Erregbarkeitssteigerungen bekannt = Tetanie - ☞ Kap. 10.6.5.

Bei Verletzungen meist *Mono*- und im Gefolge genetisch bedingter oder erworbener Erkrankungen überwiegend *Polyneuropathien*.

20.3.1. Klassifizierung nach strukturellen und mechanistischen Kriterien

Neuronopathien

Verlust vollständiger Neuronen, deren Axone Bestandteil peripherer Nerven sind - sensorisch bei Ganglionschäden und motorisch bei spinalen und bulbären Muskelatrophien (☞ Kap. 20.5.3.-4.).

Mechanische Nervenschädigung

Lokale Schnitt- oder Quetschschäden unterbrechen die Kontinuität des gesamten Nerven (= *Neurotmesis*) oder lassen nur die widerstandsfähigeren Hüllstrukturen intakt (= *Axonotmesis*). Der proximale Teil des Neuriten wächst mit einer Geschwindigkeit von 1-2 mm/d und kann so die Kontinuität wieder herstellen, bei Axonotmesis infolge der noch vorhandenen "Leitschienen" noch nach Wochen. Wird sie nicht erreicht, degeneriert wegen Unterbrechung der axonalen Transportprozesse der distale Teil = *WALLER'sche Degeneration*. Führt die Verletzung über eine Ischämie zur Schädigung, resultiert wegen der bald wieder einsetzenden Blutversorgung meist nur ein vorübergehender Leitungsblock (= *Neuropraxie*). Hält sie länger an, ist auch Degeneration möglich.

Bei geschlossenen Traumen sind diese Verletzungsarten anfangs nicht zu differenzieren, da sie

20.3. Periphere Neuropathie

zunächst alle einen Leitungsblock verursachen. Für motorische Anteile der Nerven resultiert ein stummes Elektromyogramm (EMG) in den nachgeordneten Muskelfasern. Für eine sichere Kontinuitätstrennung spricht (nach 2-3 Wochen) das Auftreten pathologischer Spontanaktivität in Form von *Fibrillationspotentialen*, scharfen positiven Wellen und später auch *Faszikulationen*: selbständige Erregungen der Muskelfasern als adaptive Überempfindlichkeit auf Denervierung.

Druckschäden verursachen Markscheidenläsion → Verzögerung der Erregungsleitung und dann Entmarkung → Leitungsblock.

Axonopathien

Degeneration oder Verlust von Axonen bei Erhalt des Zellkörpers des Neurons. Sie sind dominierend bei toxisch (Alkohol, Exotoxine), metabolisch (Urämie, Malabsorption, Vitaminmangel) und genetisch bedingten Polyneuropathien (☞ nachf. Kap.). Beeinträchtigt sind sowohl der schnelle und langsame anterograde als auch der retrograde axonale Transport, weshalb die distalen Abschnitte zuerst und am stärksten betroffen sind → Fortschreiten von distal nach proximal = *dyingback-Polyneuropathie*. Auch sind sensible Fasern empfindlicher als motorische, wegen dickerer und längerer Axone, in denen Transportprozesse eine größere Rolle spielen.

Da die Myelinscheiden intakt und die Membranen erregbar sind, bleibt die **Nervenleitgeschwindigkeit lange unverändert**, bis schließlich keine Erregbarkeit im Bereich der Schnürringe mehr vorhanden ist → Leitungsblock.

Myelinopathien

Läsionen der Markscheiden sind überwiegend Folgen mechanischer (Druck), entzündlich-allergischer (autoimmunologisches *GUILLAIN-BARRÉ-Syndrom* - ☞ nachf. Kap.) oder endokrin-metabolischer (diabetische Polyneuropathie) Prozesse. Es kommt zu segmentaler Demyelinisierung und bei autoimmunologischer Genese zur Infiltration mit mononukleären Zellen.

Elektrophysiologisch folgen

- **Abnahme der Nervenleitgeschwindigkeit**
  Demyelinisierung in der Nachbarschaft der Schnürringe führt

  - zur Demaskierung von K^+-Kanälen → K^+-Ausstrom kompensiert den Na^+-Einstrom im Anstieg des Aktionspotentials
  - zur Vergrößerung des aufzuladenden Membranareals → höherer Zeitbedarf

  Endpunkt ist der Leitungsblock

- **Zunahme der Refraktärzeit**
  Das größere erregte Schnürringareal braucht auch längere Zeit für die Repolarisierung. In Bereichen starker Demyelinisierung kann die saltatorische in kontinuierliche Leitung übergehen

Im ZNS sind Verlauf und funktionelle Folgen von Demyelinisierungen sehr ähnlich, z.B. bei *multipler Sklerose* - ☞ Kap. 20.8.

20.3.2. Ätiologische Klassifizierung - Beispiele für Polyneuropathien

Endokrinopathien = diabetische Neuropathie - ☞ Kap. 10.5.2.2., "Neuropathie"

Übergreifende Stoffwechsel- und Proteinsynthesestörungen

- **Urämiesyndrom**
  Sensibilitätsstörungen infolge distaler Axonopathie. Mechanismen unvollständig geklärt; möglicherweise auf die gleichen aufgestauten Metabolite zurückgehend, die für die (dominierenden) zentralnervösen Störungen verantwortlich sind - ☞ *Tab. 14.1*, Kap. 14.3.1.

- **Hypoglycämie** (vgl. Kap. 18.1.1., "Hypoglycämie")
  Chronische hypoglycämische Episoden können mit motorischen Schäden einhergehen infolge Verlust von motorischen Vorderhornzellen (= Neuronopathie)

- **Amyloidose** (☞ Kap. 18.5.6.)
  Durch Amyloid L verursachte primäre Amyloidosen führen zu distalen, symmetrischen, sensorischen und motorischen Neuropathien. Frühe Symptome sind Hypalgesie und verminderte Temperaturempfindlichkeit. Häufig ist auch das autonome Nervensystem einbezogen. Amyloidablagerungen finden sich in Nervensträngen und autonomen Ganglien. Es resultieren Axondegeneration und segmentale Demyelinisierung

- **Paraproteinämien**
  Unabhängig von einer eventuell mit diesen Erkrankungen assoziierten Amyloidose, finden sich bei *benignen monoklonalen Gammopathien* (meist κ-Leichtketten von IgM) häufig schwere sensorische und motorische Neuropathien auf Grund von Demyelinisierungen. Das Paraprotein ist in den Nerven nach-

weisbar und dort angelagert an das *MAG* (*myelin-associated glycoprotein*)

Ernährungs- und Resorptionsstörungen

- **Mangel an Vitamin B_{12} und/oder Folsäure**
  Bekannteste Mangelerscheinung ist eine makrozytäre Anämie - ☞ Kap. 11.4. Sorgfältige neurologische Untersuchungen fördern aber oft schon vor dem Auftreten von Anämien Einschränkungen zerebraler Funktionen und Polyneuropathien zutage. Letztere betreffen symmetrische distale Sensibilitätsstörungen, vorwiegend durch Axondegeneration. Mögliche Pathomechanismen ergeben sich aus dem in *Abb. 9.9*, Kap. 9.4.3.1. gezeigten Stoffwechselschema:
  - Beide Vitamine fungieren als Coenzym bzw. Ausgangssubstanz für die Synthese von "C_1-Körpern". Mangel macht sich im Nervensystem besonders durch verminderte Methylierungsreaktionen mit S-Adenosylmethionin bemerkbar, die z.B. in Proteinbausteinen des Myelins stattfinden müssen (Methylierung von Arginin)
  - Mangel führt zum Anstau von *Homocystein*, dessen (über Radikale und oxidativ vermittelte) zytotoxische Wirkung in Kap. 9.4.3.2. im Zusammenhang mit der Atherogenese ausgewiesen ist, die sich aber ebenso in anderen Geweben entfalten kann.
  Außerdem mehren sich Hinweise auf eine dem Glutamat vergleichbare Wirkung von Homocystein auf NMDA(*N-Methyl-D-Aspartat*)-Rezeptoren mit neurotoxischen Folgen (☞ Kap. 20.1.3., "Randzone")

- **Vitamin E-Mangel**
  Alle Tocopherole werden fettabhängig im Dünndarm resorbiert und mit Chylomikronen zur Leber transportiert. Dort wird α-Tocopherol durch ein spezifisches Transferprotein auf naszierende VLDL übertragen, gelangt so in die Zirkulation und in die LDL (Lipoproteine als wichtige Transportform für α-Tocopherol - vgl. *Abb. 4.2*, Kap. 4.1.2.). Seltene Krankheitsbilder, wie *A-β-Lipoproteinämie* oder *Defizienz des α-Tocopherol-Transferproteins* gehen daher mit extremem Vitamin E-Mangel einher → spinozerebellare Degeneration (→ Ataxie) mit schwerer sensorischer Neuropathie - Details ☞ Kap. 20.5.4.3., "oxidative Schädigung" - die durch frühzeitige Vitamin E-Supplementierung vermieden werden können. Mangel infolge generalisierter Malabsorption (☞ *Abb. 19.1*, Kap. 19.3.1.) verursacht gleiche, aber mildere Erscheinungen. Distale Axonopathie, die wahrscheinlich durch radikalvermittelte und oxidative Membranschädigung der für den axonalen Transport wichtigen Vesikel auf Grund der ausgefallenen Schutzfunktion des α-Tocopherols (☞ Kap. 4.1.2.) zustandekommt

Entzündliche und/oder autoimmunologische Ursachen

- **GUILLAIN-BARRÉ-Syndrom:** autoimmunologisch bedingte akute Erkrankungen, die je nach Zielpunkten der Autoimmunreaktion verschieden verlaufen, z.B.
  - akute entzündliche <u>demyelinisierende</u> Polyneuropathie: Symmetrische Polyneuropathie, die motorische Nerven stärker betrifft, als sensorische und bis zur Ateminsuffizienz führen kann
  - akute motorische und sensorische <u>axonale</u> Polyneuropathie: wie voranstehend
  - akute motorische <u>axonale</u> Polyneuropathie: Nur motorische Ausfälle
  - *MILLER-FISCHER-Syndrom*: Axondegenaration <u>und</u> Demyelinisierung motorischer Anteile von Hirnnerven (→ Ophthalmoplegie) und sensorischer peripherer Nerven (→ sensorische Ataxie)

  Neuere Befunde verweisen auf eine primäre Infektion mit *Campylobacter jejuni* (vgl. Kap. 19.1.3., "Gesteigerte Sekretion"), im Verlaufe derer die Betroffenen Antikörper gegen die Keime entwickeln, mit Kreuzreaktivität für nervale Proteine

- **chronische entzündliche demyelinisierende Polyneuropathie**
  chronischer und weniger gravierender Verlauf der entsprechenden Variante des GUILLAIN-BARRÉ-Syndroms. Assoziation mit HLA-DR2 verweist auf eine autoimmunologische Genese

- **multifokal motorische Neuropathie**
  chronischer Verlauf mit asymmetrischen, distalen Paresen. Myelinopathie, oft mit hohen Antikörpertitern gegen Ganglioside

- **vaskulitische Neuropathien**
  umschriebene ischämische Schädigungen → segmentale Leitungsblöcke

Toxische Schädigung

- **Alkohol**
  Im Unterschied zu den direkten Alkoholwirkungen auf das ZNS (☞ Kap. 18.2.2.2., "zentralnervöse und neurologische Wirkungen"), sind Neuropathien bei Alkoholikern wahrscheinlich eher sekundäre Folgen eines Mangels an Vitaminen (Folsäure, Vitamin B_{12})

- **Umweltschadstoffe**
  In *Tab. 20.1* sind einige wichtige Stoffe und ihre Wirkungen zusammengefaßt

- **Medikamente**
  als seltene Nebenwirkungen bei *Amiodaron* (= Klasse-III-Antiarrhythmikum - ☞ *Tab. 15.3*, Kap. 15.3.4.), *Disulfiram* (zur Alkoholentwöhnung, es akkumuliert der zytotoxische Acetaldehyd), *Isoniazid* (Antituberkulotikum, hemmt Vitamin B_6-Wirkung → Homocysteinanstau - ☞ *Abb. 9.9*, Kap. 9.4.3.1., Gefährdung von "Langsamacetylierern" - ☞ Kap. 1.2.3.), *Nitrofurantoin* (Bakteriostatikum bei Harnwegsinfektionen, hemmt kompetitiv Vitamin B_1-ab-

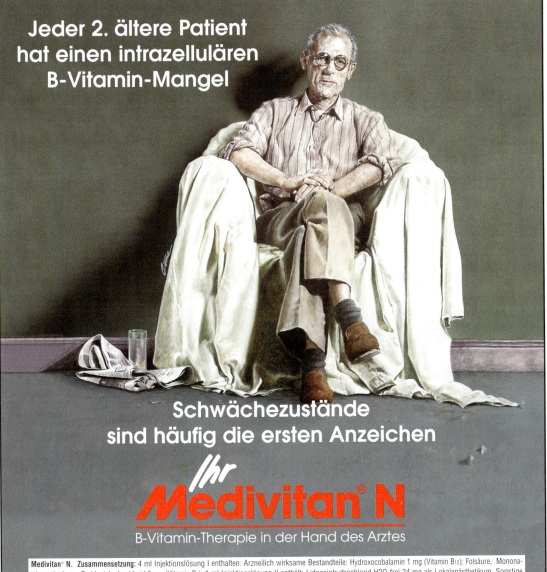

Substanzen	beeinträchtigtes System			Zielstrukturen		wahrsch. Angriffspunkte
	sensor.	motor.	vegetat.	Axon	Myelin	
Acrylamid (Monomer)	+	+		+		Transporthemmung
Arsenverbindungen	+	(+)		+		Enzymhemmungen
Bleiverbindungen		+	(+)	+		Membranschädigung
Orthokresylphosphat	+	+		+	+	Membranschädigung
Thalliumsalze	+	+	(+)	+		Membranschädigung

Tab. 20.1: Auflistung einiger Schadstoffe, die (u.a.) Neuropathien verursachen und Versuch ihrer Charakterisierung.

hängige Reaktionen), *Vinca-Alkaloide* (Zytostatika - ☞ Kap. 3.6.3., Tubulinbindung in Axonen → Transporthemmung) u.a.

Genetisch bedingte Neuropathien

- Die *chronisch-progressive externe Ophthalmoplegie* kommt durch spontane Deletionen der mitochondrial lokalisierten DNA zustande → schwere Störungen der oxidativen Phosphorylierung
- *hereditäre motosensorische Neuropathien* der Typen I-IV, selten
- Alle *Lipidspeicherkrankheiten* können hier eingeordnet werden, da auch periphere Neuronen betroffen sind - ☞ Kap. 1.4.13.2.

20.4. Sensibilitätsstörungen

Die Sensorik der inneren Organe bleibt hier unberücksichtigt; Beschränkung auf Störungen der Sensorik der Körperoberfläche und des Bewegungsapparates.

Sie äußern sich als

- **Minussymptome**
  Verminderung oder Ausfall der Empfindung von Berührungs- und Druckreizen = *Hyp-* oder *Anästhesie*, Schmerzreizen = *Hyp-* oder *Analgesie*, Temperaturreizen; Veränderungen des Vibrationsempfindens; Störungen der Propriozeption (Tiefensensibilität, Bewegungs- und Positionssinn)

- **Plussymptome**
  gesteigerte Empfindung von Berührungsreizen = *Hyperästhesie*, Schmerzreizen = *Hyperalgesie*; inadäquate Mißempfindung von Berührungsreizen (z.B. Brennen) = *Dysästhesie*; Miterregung von Nozisensoren = *Hyperpathie*; Mißempfindungen (Kribbeln, Stiche) = *Parästhesie*

Unabhängig von den Ursachen werden nachfolgend die Störungen nach Niveaus geordnet, in denen die Schädigung vorkommen kann. Sie unterscheiden sich erheblich in den Einzugsgebieten und der Qualität der Sensibilitätsstörungen, was anatomisch begründet ist und deshalb hier nur durch wenige Beispiele belegt werden kann.

20.4.1. Periphere Sensibilitätsstörungen

Schäden betreffen weniger die Sensoren selbst, als vielmehr die primären neuronalen Afferenzen des somatosensorischen Sytems, deren Zellkörper in den Spinalganglien lokalisiert sind. Da periphere Nerven gemischt sind (afferente und efferente Fasern), sind bei Läsionen sensible (Hypästhesie, Hyperalgesie, Parästhesie - einzeln oder in Kombination) mit motorischen (verminderter Muskeltonus, Lähmungen) und trophischen Störungen (verminderte Schweißsekretion) kombiniert (→ verminderte oder erloschene Eigenreflexe).

Bezüglich der typischen sensiblen, motorischen und funktionellen Auswirkungen in den Versorgungsgebieten *einzelner Nerven* oder von *Wurzelläsionen*, sei auf neurologische und orthopädische Lehrbücher verwiesen.

Bei den meisten *peripheren Polyneuropathien* (☞ voranst. Kap.) machen sich die trophisch bedingten Schäden als Sensibilitätsstörungen zuerst und am stärksten an den dicksten und längsten afferenten Axonen bemerkbar: Dicke markhaltige *Aβ*- (auch: *II-*)*Afferenzen* der Hautnerven sind den *Mechanosensoren* zugeordnet → Hyp- und Parästhesien. Frühzeitig sind Füße, später Hände betroffen = strumpf- bzw. handschuhförmige Verteilung;

zuerst Ausfall des Achillessehnen-, dann des Patellarsehnenreflexes.

20.4.2. Spinale Sensibilitätsstörungen

Der anatomische Verlauf der Afferenzen im Rückenmark ist für die verschiedenen sensorischen Qualitäten unterschiedlich, weshalb je nach Lokalisation einer Läsion auch verschiedene und oft *dissoziierte* Sensibilitätsstörungen auftreten können - ☞ *Abb. 20.3*.

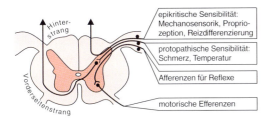

Abb. 20.3: Schematische Darstellung der Weiterleitung der über die *Radix dorsalis* dem Rückenmark zugeleiteten sensiblen Afferenzen über drei verschiedene Wege (ohne Berücksichtigung des *Tractus spinocerebellaris posterior*).
Entscheidend für Lokalisation und Art der Sensibilitätsstörungen ist die hirnwärts gerichtete Weiterleitung der *epikritischen* Sensibilität durch die Hinterstränge der gleichen Seite und die der *protopathischen* Sensibilität durch die Vorderseitenstränge der gegenüberliegenden Seite.

Aus den in *Abb. 20.3* gezeigten Verläufen ergeben sich folgende *dissoziierte Sensibilitätsstörungen*:

- **reine Hinterstrangläsion**
  Ausfall der Berührungs-, Vibrations-, Bewegungs- und Lageempfindung bei Erhalt von Reflexen, Schmerz- und Temperaturempfindung, deren Lokalisierung eingeschränkt ist (verminderte Reizdifferenzierung). Ist nur ein Hinterstrang betroffen, sind die Ausfälle *homolateral*
- **reine Vorderseitenstrangläsion**
  Ausfall der Schmerz- und Temperaturempfindung bei Erhalt der anderen Qualitäten. Ausfall der Reflexe in den betroffenen Segmenten. Ist nur ein Vorderseitenstrang betroffen, sind die Ausfälle *kontralateral* (mit Ausnahme der beeinträchtigten Reflexe)
- **halbseitige Rückenmarksläsion**
  Homolateral finden sich die Symptome der Hinterstrangläsion und kontralateral die der Vorderseitenstrangläsion
- **zentrale Rückenmarksläsion**
  Bild der Läsion beider Vorderseitenstränge im betroffenen Segment (Kreuzungsbereich)

Nicht dissoziiert sind die Störungen bei **vollständiger Rückenmarksläsion:** totaler Sensibilitätsverlust.

20.4.3. Zerebrale Sensibilitätsstörungen

Während die im Vorderseitenstrang hirnwärts geleiteten sensiblen Afferenzen bereits spinal kreuzen (☞ *Abb. 20.3*), geschieht dies mit den in den Hintersträngen geleiteten erst auf dem Niveau der 2. Neuronenpopulation in der Schleifenkreuzung (*Decussatio lemniscorum*) - ☞ *Abb. 20.4*.

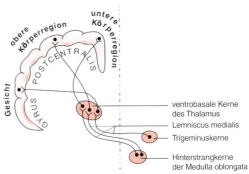

Abb. 20.4: Schematische Darstellung des Verlaufs und der Projektionen der sensiblen Bahnen im Hirn. Die Axone aus sensorischen Kernen des Trigeminus und Hinterstrangkernen der Medulla oblongata kreuzen und ziehen in der medialen Schleife (*Lemniscus medialis*) zum Thalamus. Ein Teil der bereits auf spinalem Niveau gekreuzten, im Vorderseitenstrang geleiteten Fasern, schließt sich auch der medialen Schleife an (nicht gezeigt). Afferenzen aus Gesicht und Fingern dominieren in den ventrobasalen Thalamuskernen und werden über die 3. Neuronenpopulation entsprechend "verzerrt" in den **somatosensorischen Cortex** (*Gyrus postcentralis*) projiziert.

Es resultieren aus Schädigungen des Gyrus postcentralis einer Seite demnach immer **kontralaterale Sensibilitätsstörungen**, die dem jeweiligen Projektionsfeld entsprechen. Überwiegend ist die epikritische Sensibilität und weniger die protopathische Sensibilität gestört. Bei pathologischer Reizung entstehen Mißempfindungen, wie z.B.

beim sensiblen *JACKSON-Anfall* (☞ Kap. 20.7., "Elektrophysiologische Veränderungen").

In *Abb. 20.4* nicht gezeigt ist das sich an das primäre *Projektionsareal* im Gyrus postcentralis anschließende *parietale Assoziationsareal*, das der Integration somatosensorischer, motorischer und visueller Informationen dient. Bei Schädigung im Bereich der dominanten Hemisphäre tritt **sensorische Agnosie** auf, bei der bestastete Gegenstände nicht erkannt werden und auch Einschätzungen der Form des eigenen Körpers beeinträchtigt sind.

Die Pendants der sensorischen Agnosie sind bei Störungen der sekundären visuellen oder akustischen Projektion die sog. *Seelenblindheit* bzw. *-taubheit*.

Ist die nicht-dominante Hemisphäre betroffen, ist kontralateral die sensible Beurteilung nur eingeschränkt.

Schäden im Bereich der Hirnkerne und -bahnen sind wegen der engen Nachbarschaft meist kombiniert sensibel und motorisch.

Isolierter Verlust der Schmerzempfindung oder das Auftreten schwer lokalisierbarer Schmerzen infolge Reizung, geht oft auf Schädigung der *paläospinothalamischen Bahn* zurück, die Afferenzen des Vorderseitenstrangs zum Thalamus leitet und sich dabei nicht den Fasern des Lemniscus medialis anschließt.

Ist der Lemniscus medialis betroffen, fallen alle sensiblen Qualitäten aus, da Fasern aller Qualitäten hier hindurchziehen (☞ Legende zu *Abb. 20.4*).

Zu diagnostischen Zwecken können sensorische Bahnen in toto, oder Teilabschnitte von ihnen elektrophysiologisch durch Ableitung **evozierter Potentiale** erfaßt und beurteilt werden:

Mittels Elektroden werden Sensoren in Hautarealen, Nerven, sensorische Bahnen oder Kerne gereizt und über dem Gyrus postcentralis von der Kopfhaut positive Potentiale abgeleitet (hohe Verstärkung und Unterdrückung anderer Potentiale des Spontan-EEG's notwendig). Sie sind keine Aktionspotentiale, sondern gehen auf die synaptischen Aktivitäten der Pyramidenzellen zurück. Ein *primäres* Potential (ca. 10 ms lang) aus dem kortikalen Projektionsfeld des peripheren Reizpunktes wird von einem *sekundären* (ca. 20 ms) gefolgt, das aus einem ausgedehnteren Rindenbezirk stammt.

Außer *sensorisch* können in analoger Weise auch *akustisch* oder *visuell* evozierte Potentiale abgegriffen werden, die alle ihre eigenen Charakteristika haben.

20.5. Motorische Störungen

Wie bei den Sensibilitätsstörungen, wird auch in diesem Kap. nach Niveaus systematisiert - von peripher nach zentral - obwohl einige Störungen übergreifend sind.

20.5.1. Myopathien

Der Begriff bezieht sich auf Erkrankungen der Skelettmuskulatur (einige davon betreffen aber auch Herz- und glatte Muskulatur). Schädigungsorte sind motorische Endplatten, Muskelfasern, Bindegewebe oder Membransystem → Vielzahl von Erkrankungen. Ihre wichtigsten gemeinsamen Merkmale sind **Muskelschwäche und Paresen**.

Tab. 20.2 ist ein Versuch der Systematisierung dieser Erkrankungen nach funktionellen Gesichtspunkten, einschließlich einer kurzgefaßten Beschreibung. Sie ist nur als grobe Orientierung gedacht. Soweit an anderer Stelle behandelt, sind entsprechende Kapitelbezüge gegeben. Wenige, häufigere Erkrankungen werden in den nachf. Unterkapiteln ausführlicher betrachtet. Diese sind in der Tabelle fett hervorgehoben.

Elektromyographische Diagnostik: In dem mittels eingestochener Nadeln abgeleiteten Routine-EMG (*Elektromyogramm*) haben die (Summen-) Potentiale bei Myopathien im Vergleich zur Norm eine erniedrigte Amplitude und verkürzte Dauer, da bei Willkürinnervation eine geringere Anzahl von Muskelfasern erregt wird.

Myotonien sind dadurch charakterisiert, daß nach Reizung oder Willkürinnervation gegenüber der Norm bedeutend länger Potentiale abgeleitet werden können. Beweisend sind Entladungssalven im ruhenden Muskel (= *myotone Ausbrüche*).

Störungen im Bereich der neuromuskulären Synapse sind diagnostizierbar und differenzierbar durch *repetitive indirekte Stimulation* (elektrische Stimulation eines Nerven und Ableitung von einem abhängigen Muskel): a) präsynaptische Störungen bessern sich bei wiederholter Reizung durch Optimierung der ACh-Freisetzung (ungeklärter Mechanismus, typisch für LAMBERT-EATON-Syndrom) → Amplitudenzunahme = *pathologisches Inkrement*, b) postsynaptische Störungen verschlechtern sich (typisch für Myasthenia gravis) → Amplitudenabnahme = *pathologisches Dekrement*.

20.5. Motorische Störungen

Störungstyp und Erkrankungen	Kurzcharakteristik
Erregungsstörungen	überwiegend Veränderungen des Erregungablaufs
motorische Endplatte	Hemmung der neuromuskulären Übertragung
präsynaptisch	
Acetylcholinsynthese ↓	
toxisch	Hemicholin behindert Cholinaufnahme
Cholinacetylasemangel	bei Erkrankungen der Vorderhornzellen, die das Enzym bilden
Acetylcholinfreisetzung ↓	
Botulismus	Exotoxin aus *Clostridium botulinum*; Freisetzungshemmung aus allen ACh-Speichern - ☞ Ende Kap. 20.5.4.2., "chemische Denervierung:"
Mg^{2+}-Vergiftung	kompetitiver Antagonismus zu Ca^{2+} bei der elektrochemischen Ankopplung
LAMBERT-EATON-Syndrom	wahrscheinlich Immunpathogenese; Begleitkrankheit bei kleinzelligem Bronchialkarzinom - ☞ Ende Kap. 3.4.2.
postsynaptisch	Acetylcholinwirkung ↓ an postsynaptischer Membran
Muskelrelaxantien	
Kompetition mit Acetylcholin	Besetzung der ACh-Rezeptoren ohne Eigenwirkung; Curare-Gruppe (☞ Lehrbuch Pharmakologie)
Dauerdepolarisation	Wirkung wie ACh, aber mit stark verzögertem Abbau → keine Repolarisation; Succinylbischolin
Ca^{2+}-Freisetzung ↓ aus SPR	Dantrolen - ☞ Kap. 7.1., "Maligne Hyperthermie"
Myasthenien	Anzahl der ACh-Rezeptoren ↓; durch ACh-Überschuß initial ausreichende, später verminderte Transmission → Ermüdbarkeit; autoimmunologische Genese
Myasthenia gravis	genetische Prädisposition (HLA-Assoziation - ☞ *Tab. 1.2*, Kap. 1.2.1.)
symptomatische Myasthenien	in Kombination mit anderen autoimmunologischen Erkrankungen (rheumatische Polyarthritis, HASHIMOTO-Thyreoiditis), bei Tumoren, nach Antibiotika
Membranen	
primäre, genetisch bedingte Membranfunktionsstörungen	im Unterschied zur nachfolgenden Krankheitsgruppe, sind "Elektrolytverschiebungen" hier Folge und nicht Ursache der Störungen
familiäre hyperkaliämische Lähmung	autosomal dominant vererbte Membranstörung mit erhöhter K^+-Permeabilität, bei Beanspruchung erfolgt Dauerdepolarisation → episodische Lähmungen
familiäre hypokaliämische Lähmung	autosomal dominant vererbte Membranstörung mit gesteigerter K^+- und Glucoseaufnahme → episodische Lähmungen (ungeklärter Mechanismus)
Myotonien	verschiedene genetische Defekte (Ionenkanäle, eine Proteinkinase) bewirken repetitive Potentiale nach einer Kontraktion → verzögerte Relaxation, tetanische Kontraktionen (= *myotone Reaktion*)
THOMSON'sche Myotonia congenita	Defekt des Cl^--Kanals, autosomal dominant; Typ IIB-Fasern fehlen; Besserung der myotonen Reaktion unter Muskelarbeit

Störungstyp und Erkrankungen	Kurzcharakteristik
BECKER'sche Myotonia congenita	wie THOMSON'sche Form, aber autosomal rezessiv und zusätzlich episodische Muskelschwäche
Paramyotonia congenita	Defekt des Na^+-Kanals, autosomal dominant; "paradoxe" myotone Reaktion: Auslösung durch Kälte und Verstärkung unter Muskelarbeit; episodische Muskelschwäche
myotone Dystrophie	Defekt der Myotonin-Proteinkinase, autosomal dominant; außer myotoner Reaktion auch progrediente Dystrophie der Typ I-Fasern mit zunehmender Muskeldegeneration; Einbeziehung weiterer Organe: Hypersomnie, Polyneuropathien, kardiale Arrhythmien, Katarakt, Diabetes mellitus, Hypogonadismus
Maligne Hyperthermie ☞ Kap. 7.1.	sarkoplasmatische Ca^{2+}-Konzentration ↑ → extremer ATP ↓ → Rigor
Elektrolytverschiebungen	betrifft extrazelluläre K^+-Konzentration → Änderungen des Membranruhepotentials und damit der Erregung
Hypokaliämie ☞ Kap. 13.1.4.2.	Hyperpolarisation → Erregbarkeit ↓ → Schwäche, Paresen
Hyperkaliämie ☞ Kap. 13.1.4.3.	Hypopolarisation → Erregbarkeit ↑ → Dauerdepolarisation → Schwäche, Paresen
Endokrinopathien	
Hyperthyreose ☞ Kap. 10.2.5.2.	Membranschäden (ATP-Mangel?) → Permeabilität ↑ → Schwäche
Hyper-, Hypoaldosteronismus ☞ Kap. 10.2.3.2.-3.	Wirkung über Hypo- bzw. Hyperkaliämie - s.o.
genetische Stoffwechseldefekte	Energiedefizit unter metabolischer Belastung → a) Membranschäden und b) Kontraktilität ↓ → Schwäche
Glycogenosen II, III, V ☞ Kap. 1.4.3.	
Muskellipidosen (vgl. Kap. 1.4.13.2.)	mitochondriale Transportstörung für langkettige Fettsäuren → Substratmangel für oxidative Phosphorylierung
mitochondriale Myopathien	strukturelle oder Atemketten-Defekte in Mitochondrien durch Mutationen mitochondrialer DNA → Entkopplung
Alkoholmyopathie ☞ Kap. 18.2.2.2.	
strukturelle Störungen	überwiegend Veränderungen der Kontraktilität und Degeneration
progressive Muskeldystrophien	X-chromosomale genetische Defekte
Typ DUCHENNE	Fehlen des Membranproteins Dystrophin → a) Enzymverluste (Creatinkinase), b) Ca^{2+}-Einstrom mit Aktivierung von Proteinasen → Abbau kontraktiler und zytoskelettärer Proteine sowie Nekrosen; schwere, lebensbegrenzende Muskeldegeneration
Typ BECKER	Im Unterschied zu der DUCHENNE-Form nur Veränderung des Membranproteins Dystrophin → geringere und nicht lebensbegrenzende muskuläre Veränderungen
Myositiden	autoimmunologische Genese (Überexpression von HLA-Antigenen - ☞ ausgangs Kap. 1.2.1.); entzündlich-degenerative Veränderungen des Muskelgewebes mit bindegewebigem Ersatz; progrediente, proximale, oft symmetrische Muskelschwäche; Myalgien

Störungstyp und Erkrankungen	Kurzcharakteristik
Polymyositis	Beginn im Erwachsenenalter, häufig in Verbindung mit anderen Autoimmunerkrankungen und nach viralen, bakteriellen und parasitären Infektionen; nach Penicillamin; Beschränkung auf die Muskulatur
Dermatomyositis	Beginn im Kindes- oder Jugendalter; seltener assoziiert mit anderen Autoimmunerkrankungen, häufiger mit Sklerodermie (vgl. Kap. 6.2.2.3.); immer verbunden mit (oft vorangehenden) Hautveränderungen: violette Verfärbungen, Erytheme, Schuppungen, Hyper- und Depigmentierungen im Gesicht, an Stamm und Extremitäten, aber nicht an Fingern (Unterschied zum systemischen Lupus erythematodes)
Eischlußkörper-Myositis	Beginn nach 50. Lebensjahr; Muskelatrophien, die oft auch distale Muskelgruppen einbeziehen; charakteristischer histologischer Befund: von basophilen Granula umgebene Vakuolen in nativen Muskelbioptaten
Trauma oder Ischämie	bei erheblicher Ausdehnung der Nekrosen umfassende Gewebsverluste möglich; akute Gefährdung durch Crush-Syndrom - ☞ Kap. 7.3.5.

Tab. 20.2: Funktionelle Klassifizierung der Myopathien.
2 große Gruppen - Erregungsstörungen und strukturelle Störungen - die durch Einrückungen weiter untersetzt sind. Im rechten Teil sind weitere Mechanismen und die wichtigsten Folgen und Symptome aufgeführt.

20.5.1.1. Myasthenia gravis

Griechischer Wortstamm - frei übertragen etwa: schwere Muskelkraftlosigkeit.

Autoimmunologische Erkrankung; Prävalenz ca. 1 : 10.000; Manifestation mit zweigipfliger Verteilung: 2.-3. Dekade überwiegend bei Frauen und 6.-7. Dekade überwiegend bei Männern.

Bei schleichendem Beginn zunehmende Muskelschwäche und -ermüdbarkeit, bevorzugt Lid- und äußere Augenmuskeln (Ptosis bzw. Doppelsehen), Gesicht (maskenhafter Ausdruck, hängender Unterkiefer), Pharynx und/oder Larynx (Schluck- bzw. Sprachstörungen), proximale Extremitätenabschnitte, Diaphragma (lebensbedrohliche Krisen).

Individuelle Unterschiede in der Verteilung auf die genannten Muskelgruppen und Schweregrad:

Grad I = Begrenzung auf kleine Muskelgruppen, z.B. der Augen; generalisierter Befall, aber leicht = IIa, mäßig = IIb und schwer = III; IV = lebensbedrohliche Ventilationsstörung.

Zunehmende Schwäche unter Belastung der Muskulatur und Besserung in Ruhe.

Basisdefekt ist eine **verminderte Anzahl von Acetylcholinrezeptoren in der postsynaptischen Membran** der neuromuskulären Synapse, einschließlich einiger weiterer Veränderungen, die alle in Abb. 20.5 veranschaulicht sind.

Die in Abb. 20.5 dargestellten Veränderungen machen deutlich, daß bei Erregung eines Motoneurons eine gegenüber der Norm verminderte Anzahl von Muskelfasern Aktionspotentiale generiert → Muskelschwäche. Die normale Reserve eines "überschwelligen" präsynaptischen Aktionspotentials, das immer eine vollständige Erregung der nachgeschalteten Muskelfasern erzeugt, ist nicht mehr gegeben. Die starke Ermüdbarkeit unter Belastung erklärt sich ebenfalls daraus: Bei wiederholter Stimulation wird weniger Acetylcholin freigesetzt wird, was im Normalfall ausreicht, bei Myasthenie aber die Situation weiter verschlechtert.

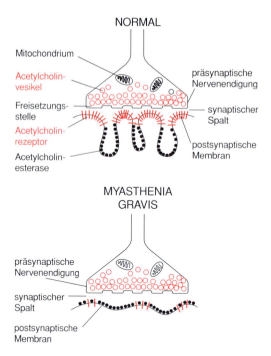

Abb. 20.5: Schematische Gegenüberstellung der normalen und der myasthenischen neuromuskulären Synapse.
Normal - schnelle Diffusion des freigesetzten Acetylcholins durch den engen synaptischen Spalt zu den auf den Falten der postsynaptischen Membran lokalisierten, zahlreichen Rezeptoren, Terminierung durch die in den Krypten lokalisierte Acetylcholinesterase; Myasthenia gravis - verbreiterter synaptischer Spalt, stark reduzierte Anzahl an Rezeptoren und verwischte Faltung der postsynaptischen Membran.

Acetylcholinrezeptor (AChR) der Skelettmuskulatur (= *Nicotinrezeptor*): Glycoprotein (250 kDa), aus 2 α- und je einer β-, δ- sowie ε- oder γ-Untereinheit bestehend, die den Kationenkanal formieren. Bindung des Acetylcholins an die Aminosäuren 192 und 193 der extrazellulären Anteile der beiden α-Untereinheiten öffnet den Kanal. In der Nähe dieser Bindungsstelle befinden sich auch die entscheidenden immunogenen Epitope des Proteins.

Untermauerung der **autoimmunologischen Genese** durch folgende Befunde:

- Im Serum nahezu aller Patienten sind Antikörper gegen den AChR nachweisbar
- In Bioptaten von Patienten sind histochemisch IgG an den postsynaptischen Membranen nachweisbar
- Injektion der IgG von Patienten in Versuchstiere führt zu Symptomen der Erkrankung
- Immunisierung von Versuchstieren mit menschlichem AChR errzeugt ebenfalls die Symptome
- Senkung des Antikörperspiegels durch Immunadsorption, Plasmapherese oder Immunsuppression läßt die Symptome abklingen

Mechanismen der Antikörper-vermittelten Rezeptorschädigung:

- sterische **Blockade** der Acetylcholinbindung an die α-Untereinheit des AChR
- Die IgG binden über die Fab-Anteile an jeweils 2 AChR → Zusammenführung von Rezeptoren in *Clustern* innerhalb der Membran, die durch Endozytose **internalisiert und abgebaut** werden
- Immunkomplexe aus Antikörpern und Rezeptoren führen zur Komplementaktivierung über den klassischen Weg (☞ *Abb. 5.22*, Kap. 5.7.1.) → Anlagerung des terminalen Komplexes C5b6789 an die **postsynaptische Membran**, die entsprechend **geschädigt** wird → Strukturveränderungen (verwischte Faltung - ☞ *Abb. 20.5*)

Mögliche **Ursachen** für die Ausbildung der Autoimmunreaktion:

Für eine genetisch bedingte Prädisposition sprechen die in *Tab. 1.2*, Kap. 1.2.1. ausgewiesenen (mäßigen) Assoziationen mit HLA-Subtypen, die für Autoimmunerkrankungen typisch sind und die Tatsache, daß bei Patienten und deren Blutsverwandten gehäuft weitere Autoimmunerkrankungen vorkommen.

Ca. 75 % der Patienten haben entweder eine *Thymushyperplasie* (davon 85 %) oder ein *Thymom*, und Thymektomie bessert die Erscheinungen bei den meisten von ihnen. Thymusgewebe enthält immer einen kleinen Anteil sog. *myoider Zellen*, die den AChR exprimieren können. Die Einbettung dieser Zellen in eine "Übermacht" von Antigen-präsentierenden Zellen und Helfer-T-Zellen läßt erwarten, daß geringfügige Alterationen zum Verlust der Selbsttoleranz führen können.

Virusinfektionen als Auslöser - wie z.B. bei Diabetes mellitus Typ I oder HASHIMOTO-Thyreoiditis (☞ Kap. 1.2.1.) - wurden bislang nicht nachgewiesen.

Kreuzreaktivität von Antikörpern gegen Viren und Bakterien mit dem AChR konnte jedoch bei einem kleinen Prozentsatz von Patienten nachgewiesen werden.

Aus der Pathogenese ableitbare **therapeutische Prinzipien** sind:

- *Cholinesterase-Blocker* → Wirkungsverlängerung des an der Endplatte freigesetzten Acetylcholins
- *Thymektomie*
- medikamentöse *Immunsuppression*
- *Immunadsorption* oder *Plasmapherese* zur Entfernung der Antikörper oder *Immunglobulingaben* (unbekannter Mechanismus)

Trends:

- Erzeugung einer Immuntoleranz durch orale Applikation von (rekombinant verfügbaren) AChR-Proteinen
- Verminderung der Zahl der Helfer-T-Zellen durch Antikörper gegen ihre Rezeptoren (CD4, ☞ *Tab. 5.2*, Kap. 5.2.2.1.)
- In Analogie zu den Immuntoxinen (☞ Kap. 3.6.6.3., "Immuntoxine") sollen chimäre Komplexe aus AChR und Toxin die B-Zellen abtöten, wenn sie mit ihnen interagieren = *hot-antigen suicide*
- Ebenfalls analog dazu würde ein Komplex aus Toxin und (rezeptorbindendem Teil von) IL-2 mit differenzierenden T-Zellen interagieren (☞ Kap. 5.2.3.2.) und diese abtöten
- Spezifischer wäre die Applikation von Antigenpräsentierenden Zellen für den AChR, die (durch Fixierung) so verändert sind, daß sie AChR-spezifische T-Zellen nur binden aber nicht stimulieren = *guided missiles*

20.5.1.2. Myotone Dystrophie

Genetisch bedingte Multiorganerkrankung; Synonym: *CURSCHMANN-STEINERT-Syndrom*; Prävalenz in Europa etwa 1 : 8.000; autosomal dominant mit unvollständiger Penetranz; Manifestation im späten Jugend- oder frühen Erwachsenenalter, in Familien jedoch oft *genetische Antizipation* = Verringerung des Manifestationsalters in der Generationsfolge.

Der **Defekt** betrifft das auf Chromosom 19 lokalisierte (19q13.2-13.3) Gen der **Myotonin-Proteinkinase**, einer cAMP-abhängigen *Serotonin-Threonin-Proteinkinase*, die in verschiedenen Isoformen in unterschiedlichen Geweben exprimiert wird, z.B. Gonaden, Herz- und Skelettmuskulatur, Hirn, Leber, Lunge. Bei Patienten findet sich in den Organen eine mit dem Schweregrad der Erkrankung korrelierende **Verminderung** des Enzyms und der entsprechenden m-RNA.

Verminderung eines a priori gewebeunspezifischen Regulatorproteins, mit der Konsequenz eines veränderten Phosphorylierungsmusters davon abhängiger Proteine, erklärt die **Vielfalt klinischer Erscheinungen:**

Die Einordnung in dieses Kapitel geht auf folgende Veränderungen der **Skelettmuskulatur** zurück:

- *myotone Reaktion*: repetitive Potentiale nach einer Kontraktion → verzögerte Relaxation, tetanische Kontraktionen
- fortschreitende *Muskelschwäche*, vergleichbar mit den Myasthenien

Für beides sind wahrscheinlich abweichende Phosphorylierungen von Ionenkanälen verantwortlich.

Veränderungen **anderer Gewebe oder Organe** betreffen glatte Muskulatur des Darms (Diarrhoen, Obstipationen), Herzmuskulatur (Rhythmusstörungen), zentrales und peripheres Nervensystem (Hypersomnie, Polyneuropathien), endokrines System (Diabetes mellitus, Hypogonadismus), Augenlinsen (Katarakt).

Alle Erscheinungen können unterschiedlich in Konstellation und Schweregrad auftreten.

Mildeste Form ist das isolierte Auftreten präseniler Katarakte. Kinder und Enkel der Betroffenen haben dann aber oft zunehmend mehr Erscheinungen.

Diese Variabilität erklärt sich aus dem **molekulargenetischen Verlauf:**

Aus dieser Sicht weist die Erkrankung starke Analogien mit dem *Fragilen X-Syndrom* (und weiteren dort genannten Erkrankungen) auf - ☞ Kap. 1.4.14. Die Abweichung besteht aus tandemartig wiederholten CTG-Sequenzen (*CTG-repeats*) im nicht translatierten 3'-Ende des Gens, und die Anzahl der repeats korreliert in etwa mit dem Schweregrad der Erkrankung: 5-30 in der gesunden Normalbevölkerung, bis 200 bei minimalen Symptomen und > 1.000 (oft ein Vielfaches davon) bei voller Ausprägung.

Aus der Genvergrößerung durch die repeats ergibt sich wahrscheinlich eine zunehmend defekte Transkription oder Instabilität der m-RNA als Ursache der verminderten Enzymkonzentration.

Bei der Weitergabe der Mutation an die nächste Generation wird oft die Anzahl der repeats erhöht → Schweregrad ↑, Manifestationsalter ↓.

Der intraindividuell unterschiedliche Ausprägungsgrad in verschiedenen Geweben erklärt sich aus dem genetischen Mosaik der in der Ontogenese entstandenen Somazellen bezüglich der Anzahl der repeats (vgl. Kap. 1.4.4., "Art des molekularen Defekts,").

Die molekulargenetische Analyse in Leukozyten (verlängerte Restriktionsfragmente im SOUTHERN-blotting - vgl. *Abb. 1.17*, Kap. 1.3.3.) muß daher nicht repräsentativ für zu erwartende Veränderungen in Organen sein.

20.5.1.3. Progressive Muskeldystrophien

X-chromosomale genetische Defekte, die das Gen für *Dystrophin* (Xp21) betreffen.

Es ist mit > 2,5 mb (*Megabasen*!) und 79 Exons das längste, bisher beim Menschen identifizierte Gen und hat eine sehr hohe Mutationsrate. Die entsprechende mRNA wird hauptsächlich in Skelett-, Herz- und glatter Muskulatur exprimiert, in geringeren Mengen in neuronalen Zellen.

Verschiedene Formen von Deletionen innerhalb des Gens führen

a) zum Verlust oder starker Syntheseminderung für Dystrophin = **Typ DUCHENNE**, Inzidenz ca. 1 : 3.300 (männliche Lebendgeborene), sehr schwerer Krankheitsverlauf oder

b) zur Synthese eines verkürzten oder strukturell veränderten Dystrophins = **Typ BECKER**, Inzidenz ca. 1 : 30.000 (männliche Lebendgeborene), leichterer Krankheitsverlauf.

Die Konsequenzen ergeben sich aus der Funktion des Dystrophins - ☞ *Abb. 20.6*.

Fehlstrukturierung und Funktionsminderung bewirken daher beim Typ DUCHENNE eine **fortschreitende Atrophie der Muskelfasern**, die durch Binde- und Fettgewebe ersetzt werden. Die Degeneration wird beschleunigt durch Membranschäden → Zunahme der sarkoplasmatischen Ca^{2+}- Konzentration → Aktivierung von Proteinasen → Nekrose. Folgen der Membranschäden und Nekrosen sind auch (diagnostisch nutzbare) extreme Anstiege der Creatinkinaseaktivität im Serum. Die Messung der Enzymaktivität ist als Screeningmethode ab 4-6 Wochen nach der Geburt geeignet. Die Atrophien sind bereits nach der Geburt an stammnahen Muskelgruppen nachweisbar und breiten sich dann aus. Muskulatur und Reizleitungssytem des Herzens sind oft eingeschlossen → dilatative Kardiomyopathie (☞ Kap. 15.5.) bzw.

AV-Block (☞ Kap. 15.3.3.2.). Meist tödlicher Ausgang nach der ersten oder zweiten Lebensdekade (Atem- oder Herzinsuffizienz, plötzlicher Herztod).

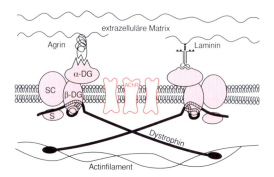

Abb. 20.6: Anordnung und Funktion der Dystrophinmoleküle (hier 2, schwarz) in der quergestreiften Muskelfaser (nach TINSLEY et al.).
Strukturelles Verbindungsglied zwischen den *Actinfilamenten* des Sarkoplasmas und den am oder im Sarkolemm lokalisierten *Dystrophin-assoziierten Proteinkomplexen*: S = *Syntrophin*, SC = *Sarcoglycankomplex*, α-DG und β-DG = α-*Dystroglycan* bzw. β-*Dystroglycan*. Diese wiederum stellen über die Brückenmoleküle *Agrin* und *Laminin* die Verbindung zur extrazellulären Matrix her, wodurch auch die regelrechte Anordnung der *Acetylcholinrezeptoren* (= AChR) ermöglicht wird (vgl. *Abb. 20.5*, Kap. 20.5.1.1.).

Wesentlich leichterer Verlauf bei Typ BECKER, da das strukturell veränderte Dystrophin oft noch Bindungsstellen für Actin und/oder Dystrophin-assoziierte Proteinkomplexe besitzt.

Bei der Vielzahl möglicher Mutationen beschränkt sich die **molekulargenetische Diagnostik** auf belastete Familien: Nachweis von Defektträgern, Konduktorinnen und pränatale Diagnostik. Sie ist möglich über marker-Fragmente (vgl. *Abb. 1.18*, Kap. 1.3.3.) oder durch direkten Nachweis der Mutationen in Lymphozyten aus dem Blut mittels PCR (☞ Kap. 1.3.3., "2.2."). Die Erkrankungen haben außerdem eine hohe Spontanmutationsrate.

Selten werden Muskeldystrophien mit autosomalem Erbgang beschrieben. Sie gehen auf Mutationen der autosomal lokalisierten Gene der Dystrophin-assoziierten Proteine oder des Laminins zurück. Sie haben für die Muskulatur ähnliche Folgen wie die Mutationen des Dystrophin-Gens, da sie zum gleichen Komplex gehören (☞ *Abb. 20.6*).

Schwerer Verlauf und unzureichende symptomatische Therapie haben zu verschiedenen Versuchen einer möglichst kausalen **Therapie** geführt - **Trends:**

- Injektion von Myoblasten von normalen Spendern in die Muskulatur Erkrankter → Fusion mit Muskelfasern. Erste klinische Versuche ergaben allerdings keine guten Erfolge wegen unzureichender Fusion und immunologischen Reaktionen
- Injektion von Plasmid-DNA, die das intakte Dystrophin-Gen enthält

20.5.2. Schädigung peripherer motorischer Nerven

Schädigungen der von den Vorderhörnern der Medulla oblongata oder des Rückenmarks ausgehenden 2. Motoneuronen führen zu **schlaffer Parese** (= graduelle Lähmung) **bis Paralyse** (= vollständige Lähmung). Folge ist eine **Inaktivitätsatrophie** der nachgeordneten Muskelfasern und ihr bindegewebiger Ersatz. Zugehörige **Eigen- und Fremdreflexe** sind **abgeschwächt oder aufgehoben**.

Reflexabschwächung oder -verlust ist jedoch nicht nur Folge der Schädigung motorischer Nerven, sondern kann auf die aller Elemente des Reflexbogens zurückgehen (vgl. Abb. 20.3, Kap. 20.4.2.): Vorderhorn (z.B. *Spinale Muskelatrophien*), motorischer Nerv (z.B. *Neuropathie*, *Neuritis*), motorische Endplatte (z.B. *Myasthenien*); Propriozeptor (z.B. Schädigung der Muskelspindeln) Propriozeption-vermittelnder afferenter Nerv (z.B. *Neuropathie*, *Neuritis*), Spinalganglion (z.B. *Herpes zoster*), Hinterhorn (z.B. *Tabes dorsalis*).

Im **Elektromyogramm** finden sich je nach Anzahl der ausgefallenen motorischen Einheiten (= ein Motoneuron mit allen von ihm innervierten Muskelfasern) bei Maximalinnervation weniger (= *gelichtetes Muster*) oder keine Einzelpotentiale mehr. Durch Nervenreizung an verschiedenen Stellen und Ableitung im abhängigen Muskel können Störungen lokalisiert werden, z.B. zur Differenzierung zwischen *Wurzelkompression* und *Engpaßsyndrom*.

Ca. 2-3 Wochen nach Denervierung sind spontane Erregungen als *Fibrillationspotentiale* und scharfe positive Wellen nachweisbar, die offenbar mit einer gesteigerten Empfindlichkeit gegenüber Acetylcholin zusammenhängen. Die Rückkehr einzelner Potentiale bei Willkürinnervation signalisiert eine Reinnervation lange vor der funktionellen Wiederherstellung.

Ursachen können Verletzungen, Neuritiden und die in Kap. 20.3.2. aufgeführten Neuropathien sein. Hier einzugruppieren sind auch die verschiedenen, genetisch bedingten *spinalen Muskelatrophien*, bei denen Vorderhornzellen zugrundegehen. Letztere sind auch bevorzugte Zielgruppe bei *Poliomyelitis*.

In die periphere Richtung gehen die in Kap. 20.5.1. mit behandelten Störungen der neuromuskulären Übertragung. Erkrankungen mit Übergang zu zentralen Formen sind z.B. die in das nachf. Kap. eingeordnete *amyotrophe Lateralsklerose*, bei der neben peripheren auch zentrale Motoneuronen degenerieren. Alle diese Störungen führen zu schlaffen Paresen.

20.5.3. Spinale motorische Störungen

20.5.3.1. Vollständige Unterbrechung - Querschnittssyndrom

Die **Frühphase** wird auch als *akute Spinalisierung* oder *spinaler Schock* bezeichnet und dauert meist mehrere Wochen. Es fallen alle nervösen Funktionen unterhalb der Läsion aus: nicht nur die auf die Unterbrechung zurückführbaren, sondern auch die segmental-spinalen. Letzteres wird erklärt durch den Ausfall des von den deszendierenden Bahnen vermittelten "Erregungshintergrundes". Es resultieren:

- *schlaffe Para-* oder *Tetraplegie*, je nach Lokalisation der Unterbrechung
- Ausfall aller sensomotorischen Reflexe mit Bahnen unterhalb der Läsion
- Ausfall aller vegetativen Reflexe unterhalb der Läsion, wichtige Konsequenzen: Paralysen von Harnblase (→ Überlaufinkontinenz) und Mastdarm (→ Stuhlretention)
- vollständiger Sensibilitätsverlust - ☞ Kap. 20.4.2.

In der **Spätphase** (= *chronische Spinalisierung*) erholen sich die segmental-spinalen Funktionen wieder, z.T. aber unausgewogen: Vor allem werden die Beugereflexe wieder auslösbar. Es ändern sich dabei die Reflexmuster → Auftreten von *Massenreflexen*.

Durch Einsprossen von Interneuronen oder Axonkollateralen afferenter Bahnen in efferente Bahnen.

Damit verbunden ist übernormale Tonussteigerung der Beugermuskeln → *Beugerstarre*, mit Beugehaltung der gelähmten Extremitäten.

Zur Erklärung wird auf die Phylogenese verwiesen, da bei Landtieren zur Fortbewegung die Innervation der Streckermuskeln einer stärkeren übergeordneten Kontrolle unterliegt, als die der Beugermuskeln.

Die Überlaufinkontinenz der Harnblase geht in eine Reflexinkontinenz über: unwillkürliche reflektorische Entleerung.

Ist das im Sakralmark gelegene parasympathische Zentrum selbst mit in die Läsion einbezogen, entfallen auch die segmentalen Reflexe und die Blase wird muskulär autonom.

20.5.3.2. Unvollständige Unterbrechung durch partielle Läsionen

Bei **Erhalt** der *Streckerbahnung* (im Vorderstrang), aber **Ausfall** des zum Pyramidenbahnsystem gehörigen *Tractus corticospinalis lateralis* (→ *Lähmung*) sowie der *Streckerhemmung* (im Seitenstrang) entstehen *spastische Paresen*. Entstehung und Erscheinungsbild entsprechen den zerebral ausgelösten spastischen Paresen - ☞ Kap. 20.5.4.1.

Bei **halbseitiger Läsion** des *Tractus corticospinalis lateralis* ist die Parese homolateral, da die Fasern bereits weiter zentral gekreuzt haben (*Decussatio pyramidum* im kaudalen Abschnitt der Medulla oblongata). Bezüglich der zugehörigen Sensibilitätsausfälle - ☞ Kap. 20.4.2.

20.5.3.3. Degenerative motoneuronale Erkrankungen

■ **spinale Muskelatrophien**

genetisch determinierte Degenerationen von α-Motoneuronen mit Unterschieden in Lokalisation, Manifestationsalter und Erbgang (überwiegend autosomal rezessiv, 2 Formen autosomal dominant). Eine Genlokalisation gelang auf Chromosom 5 (5q11.2-13.3), Identifizierung von Gen und Produkt sowie der zugrunde liegenden Mutationen stehen noch aus.

■ **amyotrophe Lateralsklerose**

häufigste Erkrankung dieses Formenkreises. Sporadisches Auftreten im Erwachsenenalter; nur in ca. 10 % der Fälle familiäre Bindung. Fortschreitende Degeneration peripherer Motoneurone, die im Verlaufe von durchschnittlich 5 Jahren zu fatalem Ausgang führt (Atemlähmung). Nicht betroffen sind Okulomotorik, Blasen- und Mastdarmfunktionen. Auch zentrale Motoneurone werden befallen → Reflexsteigerungen und Spastik - ☞ Kap. 20.5.4.1.

Ätiologie und Pathogenese sind unzureichend geklärt - Hinweise:

- Transgene Mäuse (☞ Kap. 1.5.2.3.), die das menschliche Gen für die schwere Untereinheit der *Neurofilamente* überexprimieren, entwickeln eine dem menschlichen Krankheitsbild ähnliche Symptomatik. In den Motoneuronen finden sich **Neurofilamentakkumulationen** in Zellkörper und proximalen Axonanteilen. Dieser Befund ist auch für die menschliche Erkrankung typisch. Bei einigen Patienten konnten auch Abweichungen im Gen für die schwere Untereinheit nachgewiesen werden. Eine durch Neurofilamente bedingte, schwere Behinderung des axonalen Transports, insbesondere von Mitochondrien und glattem endoplasmatischen Retikulum, könnte daher der Grund für das Absterben des Neurons sein

- Bei einigen Patienten sind **Autoantikörper gegen Ca^{2+}-Kanäle** im Serum nachweisbar, die bei Einwirkung auf Zellkulturen zytotoxisch sind

- Es gibt Hinweise auf eine **verminderte Glutamataufnahme** durch Gliazellen in motorischen Bereichen bei Patienten. Längere Persistenz dieses exzitatorischen Transmitters ist zytotoxisch - ☞ Kap. 20.1.3., "Randzone"

- Bei familiärem Auftreten werden bei einem Teil der Patienten **Mutationen des Gens der CuZn-Superoxiddismutase** (☞ Legende zu *Abb. 4.1*, Kap. 4.1.2.) gefunden, mit autosomal dominantem Erbgang. Bei den heterozygoten Defektträgern führt aber offensichtlich nicht der Mangel an normalem Enzym zur Erkrankung (z.B. durch verminderten Schutz vor oxidativer Schädigung - ☞ Kap. 4.1.2.), sondern die pathogenetische Funktion scheint dem veränderten Enzym zuzufallen: Transgene Mäuse, die zusätzlich zu ihren beiden eigenen Genen das mutierte menschliche Gen exprimieren, erkranken, und solche , die zusätzlich das normale menschliche Gen exprimieren, erkranken nicht. Möglicherweise führt die Mutation zur Freisetzung des Kupfers aus dem Enzym, das zytotoxisch wirkt - ☞ Kap. 4.1.3., "Hydroxylradikal" und 18.5.3. In Gegenwart von Dopa und Dopamin führen Spuren von Cu zu DNA-Schäden

Unter den (überwiegend) spinalen motorischen Störungen wäre auch der **Tetanus** (= *Wundstarrkrampf*) einzuordnen, bei dem aber keine degenerativen Veränderungen nachweisbar sind. Das von *Clostridium tetani* unter anaeroben Bedingungen gebildete *Tetanustoxin* (= *Tetanospasmin*, 145 kDa) wird von motorischen Endplatten internalisiert und retrograd axonal bis in die Vorderhornzellen transportiert. Es verläßt diese und dringt in die präsynaptischen Endigungen inhibitorisch auf die Vorderhornzellen wirkender Neurone ein, wo es die Transmitterfreisetzung hemmt (Analogie zu Botulinum-Toxin, ☞ ausgangs Kap. 20.5.4.2., "chemische Denervierung:") → **Übererregung der Motoneurone**. Es resultieren Spasmen mit typischer Lokalisation: *Trismus*, *Risus sardonicus*, *Pfötchenstellung*, *Opisthotonus*. Auslösung durch Licht oder emotionale Reize verweist auf Mitbefall zentralnervöser Strukturen.

20.5.4. Zentrale motorische Störungen

Zur Erleichterung der Zuordnung der in Kap. 20.5.4.1.-2. behandelten Störungen des pyramidalen und extrapyramidalen motorischen Systems sind in *Abb. 20.7* die ungefähren Verläufe der Bahnen dargestellt.

20.5.4.1. Überwiegend pyramidal bedingte Störungen

Isolierte Läsionen der Pyramidenbahn sind wegen der engen Nachbarschaft zu den anderen motorischen Zentren oder Bahnen (☞ *Abb. 20.7*) **selten**: Verlust der Feinmotorik distaler Extremitätenabschnitte und schlaffe Parese auf der kontralateralen Seite. Da ein Teil der Fasern ungekreuzt

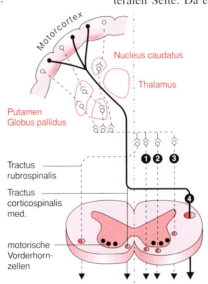

❶ = Tractus reticulospinalis med.
❷ = Tractus vestibulospinalis
❸ = Tractus reticulospinalis lat.
❹ = Tractus corticospinalis lat.

Abb. 20.7: Grob schematisierte Darstellung des Verlaufs pyramidaler und extrapyramidaler Bahnen von den motorischen Rindenfeldern bis in das Rückenmark.
Schwarz-durchgezogen = Pyramidenbahn: Ausgangspunkt *BEETZ'sche Riesenpyramidenzellen* des *Gyrus praecentralis* (= primärer motorischer Cortex), langer Verlauf - a) nach Kreuzung von ca. 85 % der Fasern in der Medulla oblongata (*Decussatio pyramidum*) im *Tractus corticospinalis lateralis* und b) ungekreuzt im *Tractus corticospinalis medialis* - zu den motorischen Vorderhornzellen. Sie enden auch an den (hier nicht dargestellten) Ursprungskernen der motorischen Hirnnerven.
Gestrichelt = extrapyramidale Bahnen: von verschiedenen anderen motorischen Rindenfeldern (*Areae extrapyramidales*) ausgehende Bahnen, die in subkortikalen Zentren mehrfach verschaltet sind: dargestellt für *Nucleus caudatus*, *Putamen* (Endhirn) und *Globus pallidus* (Zwischenhirn), nicht ausgeführt (sondern in der horizontalen Leiste der Abb. enthalten) für weitere Kerne, wie *Nucleus subthalamicus* (Zwischenhirn), *Nucleus ruber* und *Substantia nigra* (Mittelhirn) oder *Formatio reticularis* (Rautenhirn). Sie ziehen in den aufgeführten, wichtigsten Bahnen durch das Rückenmark und enden ebenfalls an den motorischen Vorderhornzellen.

verläuft (☞ *Abb. 20.7*), sind die Ausfälle nicht komplett.

Bei fokalen Herden im Gyrus praecentralis sind je nach betroffenem Areal isolierte kontralaterale Lähmungen möglich.

Pyramidenbahnsyndrom:

Trotz der Bezeichnung ist das Krankheitsbild immer Resultat der **kombinierten Schädigung pyramidaler und extrapyramidaler Bahnen oder Zentren**. Je nach Lokalisation sind auch sensorische Bahnen einbezogen. Die motorischen Ausfälle betreffend, resultiert eine **kontralaterale spastische Parese**:

1. **Parese** betrifft wegen Unterbrechung pyramidaler und extrapyramidaler Bahnen Fein- und Grobmotorik der Extremitäten.
2. **Spastik** bedeutet hier Steigerung des Muskeltonus und der Eigenreflexe. Mit geschädigt sind nahe der Pyramidenbahn verlaufende Bahnen mit inhibitorischer Wirkung auf den Streckertonus (auch die aus *Area 4* des Cortex hervorgehende Teile der Pyramidenbahn wirken inhibitorisch), nicht aber die Streckerbahnung → übermäßige Bahnung der α- und γ-Neuronen, wodurch tonische Muskeldehnungsreflexe auf spinal-segmentaler Ebene krankhaft gesteigert werden. Bei starken und schnellen Dehnungen der Muskeln können diese mit Entladungssalven reagieren = *Klonus*.

Die Spastik entwickelt sich in der Regel langsam, was durch eine akute Mitschädigung der inhibitorischen Bahnen nicht erklärt werden kann - Beteiligung weiterer, ungenügend geklärter Mechanismen.

Zu den sog. *Pyramidenzeichen* gehört die von BABINSKI beschriebene "Umkehr" eines Fremdreflexes: Zehenspreizung und Dorsalextension der Großzehe bei Bestreichen der Fußsohle, anstatt der normalerweise auftretenden Flexion der Zehen.

Die hier pathologische Reaktion ist beim Säugling physiologisch und wird später mit Entwicklung der Pyramidenbahn unterdrückt. Ihre Schädigung läßt die frühe Reaktionsform wieder hervortreten.

Häufigste Form des Pyramidenbahnsyndroms ist das *Capsula interna-Syndrom*:

Ischämie (oder Blutung aus) der *Arteria cerebri media* im Bereich der inneren Kapsel führt auf Grund der dort auf engem Raum konzentrierten Fasersysteme selbst bei geringer Ausdehnung der Läsion zu deutlichen und meist typischen Ausfällen: Hemiparese auf der kontralateralen Seite, zunächst schlaff. Die sich entwickelnde Spastik betrifft beim Bein die Strecker, so daß dieses beim Gehen zirkumduziert werden muß - sog. *WERNICKE-Gang*. Beim Arm stellt sich dagegen eine Flexionshaltung ein. Sie wird durch noch erhaltene Funktion des *Nucleus ruber* und des (homolateral verlaufenden) *Tractus rubrospinalis* (☞ *Abb. 20.7*) erklärt, denn isolierte Reizung des N. ruber führt zur Flexorenbahnung. Begleitend sind immer kontralaterale Hypästhesie (☞ Kap. 20.4.3.) und gesteigerte Eigenreflexe, oft auch kontralaterale Fazialis- und Hypoglossusparese.

Tiefer, in Richtung Stammhirn lokalisierte Schädigungen betreffen Inhibitoren der Streckerbahnung noch stärker und sind meist beidseitig → Streckerstarre aller 4 Extremitäten = sog. *Dezerebrierungsstarre*.

Spinale Spastik - ☞ Kap. 20.5.3.2.

20.5.4.2. Extrapyramidale Störungen

Sie betreffen die Basalganglien, von denen einige in *Abb. 20.7* aufgeführt sind. Putamen und Nucleus caudatus bilden das *Striatum*. Zu ihm gelangen Afferenzen aus Um- und Innenwelt des Körpers (über Thalamus bzw. Hypothalamus). Es respondiert diese Reize z.T relativ unabhängig von der Großhirnrinde als ein Subzentrum für Stützmotorik, Reaktions- und Ausdrucksbewegungen (z.B. Gestik und Mienenspiel).

Auf Transmitterebene entspricht das einem ausgewogenen Zusammenspiel zwischen *dopaminergen* und *cholinergen* Strukturen. Störungen dieses Gleichgewichts haben in etwa entgegengerichtete pathologische Auswirkungen:

- dopaminerg ↓ und/oder cholinerg ↑ → Muskeltonus ↑, Bewegungsarmut
- dopaminerg ↑ und/oder cholinerg ↓ → Muskeltonus ↓, überschießende Bewegungen

■ Parkinson-Syndrom

Mit einer Prävalenz von fast 0,3 % (1-2 % bei > 65jährigen) **eine der häufigsten neurologischen Störungen**.

20.5. Motorische Störungen

3 neurologische Kardinalsymptome:

1. Hypo- bis Akinese, die sich in einer fortschreitenden Reduzierung von Ausdrucks- und Willkürbewegungen äußert: mimische Erstarrung ohne emotional bedingte Veränderungen, kleinschrittig-schlurfender Gang ohne Mitbewegungen, Ante- und Retropulsionen; Verlängerungen von Reaktions- und Bewegungszeit (= *Bradykinese*).

Zur Erklärung wird eine Verminderung der dopaminergen Aktivierung und Unterhaltung von Bewegungen angenommen.

2. Rigor der Muskulatur infolge andauernder Muskeltonuserhöhung. Passive Bewegung gegen gleichmäßigen, "wachsartigen" Widerstand, der ruckartig nachgeben kann (= "Zahnradphänomen"). Keine Veränderungen der Eigenreflexe.

Erklärung: Cholinerge Übererregung in Striatum und Pallidum führt zu vermehrter Aktivität der tonischen Motoneurone.

3. Ruhetremor (mittel- bis grobschlägig, Frequent 4-6 Hz) durch abwechselnde Erregung antagonistischer Muskelgruppen, der in der Regel bei aktiver Bewegung verschwindet.

Er ist wahrscheinlich ebenfalls Folge cholinerger Übererregung.

Diesen charakteristischen Erscheinungen können Frühsymptome um Jahre vorausgehen (Initiativ-Einbußen, Muskelverspannungen, Geschicklichkeitsstörungen, mimische Einschränkungen u.a.), die im Hinblick auf frühzeitige Intervention (s.u.) wichtig sind.

Bezüglich (häufiger) depressiver Verstimmungen - ☞ Kap. 20.10.1., "dopaminerges System".

Organisches Korrelat der Erkrankung ist ein **Verlust von Neuronen in der Substantia nigra** (ab 50-60 % klinisch relevant) und biochemisch findet sich eine **Verminderung von Dopamin**, ihrem präsynaptischen Transmitter, **in** den von ihnen innervierten Regionen, besonders **dem Striatum** (ab ca. 70 % zu Symptomen führend).

Lokalisation und Quantifizierung von Transmittern oder ihren Rezeptoren erfolgt beim Menschen überwiegend mit der Methode der **PET** (*Positronenemissionstomographie*), mit der radioaktiv markierte Transmitter oder deren Vorläufer intrazerebral recht genau lokalisiert werden können.

Bei Patienten finden sich post mortem in den noch erhaltenen melaninhaltigen Neuronen der Substantia nigra Einschlußkörper (*LEWY-Körper*). Sie werden als Ausdruck degenerativer Veränderungen gedeutet, sind aber auch im alternden Gehirn und bei anderen Erkrankungen, z.B. dem Morbus ALZHEIMER, nachweisbar.

Die offensichtlich langanhaltende Kompensation der Verluste kommt durch Steigerung der Dopaminsynthese in den Restneuronen und up-Regulation der D_2-Rezeptoren im Striatum zustande.

Andere Transmittersysteme sind auch einbezogen, aber in ihren Auswirkungen noch umstritten:

Abnahme des *Noradrenalin*-Gehalts in Locus coeruleus und Neocortex; *Serotonin*-Verminderung in Nucleus caudatus und Hippocampus; Verminderung von *Cholecystokinin* und *Substanz P* in der Substantia nigra; Verminderung der (*GABA*-bindenden) *Benzodiazepinrezeptoren* in der Substantia nigra könnte ein Kompensationsmechanismus sein, da GABA hemmend auf dopaminerge Neuronen wirkt.

Die **Ätiologie** der Erkrankung ist ungenügend geklärt. Für eine genetische Prädisposition mit unmittelbarer Beziehung zur Erkrankung ergeben sich keine Hinweise. Vieles spricht für eine toxische Genese, die allerdings durch genetischen Polymorphismus beeinflußt wird.

Beispiel:

Das Neurotoxin *MPTP* (*1-Methyl-4-Phenyl-1,2,3,6-Tetrahydropyridin*) erzeugt bei beruflich exponierten Personen ein PARKINSON-Syndrom und experimentell bei Affen eine diesem entsprechende Erkrankung. Wie einige andere Neurotoxine auch, wird es über das Cytochrom-P450-System der Leber durch Hydroxylierung entgiftet (☞ *Abb. 18.11*, Kap. 18.6.). Unter PARKINSON-Patienten sind signifikant häufiger homo- oder heterozygote Träger der mit langsamer Hydroxylierung einhergehenden Variante des Systems (☞ Kap. 1.2.3.) zu finden → längerer Verbleib der Neurotoxine im Blut, und da sie die Blut/Hirn-Schranke passieren können, haben sie Gelegenheit, sich im lipophilen Hirngewebe anzureichern. MPTP wird dort durch die Monoaminooxidase B der Gliazellen erst in das eigentlich wirksame Toxin (*1-Methyl-4-Phenylpyridin*) umgewandelt, das wie Dopamin von dopaminergen Neuronen aufgenommen wird.

Da erst nach relativ großen Neuronenverlusten Symptome auftreten, kann eine Einwirkung von Toxinen lange zurückliegen. Durch altersbedingte

Degeneration wird die kritische Grenze dann früher erreicht.

Ätiologisch klarer sind PARKINSON-Syndrome, die im Rahmen ischämischer oder toxischer (Morbus WILSON - ☞ Kap. 18.5.3.) Schädigung der Basalganglien vorkommen oder durch Medikamente ausgelöst werden, die mit den Dopaminrezeptoren des Striatums interagieren (Neuroleptika, wie *Phenothiazine* und *Butyrophenone*; das Antiemetikum *Metoclopramid*; *Reserpin*-haltige Antihypertensiva; Calciumantagonisten vom *Flunarizin*-Typ).

Basis der (möglichst frühzeitigen) **Therapie** ist die Gabe von *L-Dopa*: Levodopa passiert im Gegensatz zu Dopamin die Blut/Hirn-Schranke (über das Transportsystem für aromatische L-Aminosäuren) und kann über die Dopa-Decarboxylase in Dopamin umgewandelt werden. Unerwünschte Nebenwirkungen an dopaminergen Synapsen in der Peripherie werden durch gleichzeitige Gabe von peripheren Decarboxylasehemmern (z.B. *Carbidopa*) eingeschränkt.

Synthetische Dopaminanaloga mit agonistischer Wirkung (z.B. *Pergolid*, *Lisurid*) wirken direkt auf D_2-Rezeptoren.

Anticholinergika (z.B. *Trihexyphenidyl*) normalisieren das veränderte Gleichgewicht dopaminerger/cholinerger Innervation durch Hemmung letzterer, wirken aber überwiegend nur vermindernd auf den Tremor.

Trends:
- In klinischer Erprobung sind *COMT-Hemmer*. Sie inhibieren die *Catechol-O-Methyltransferase*, die am Abbau der Catecholamine beteiligt ist (☞ Abb. 20.11., Kap. 20.10.1.). So wird der Bedarf an Dopa für deren Synthese vermindert → Reduzierung der therapeutisch notwendigen L-Dopa-Dosis um 40-50%
- Entwicklung geeigneter Antagonisten für Glutamat, um dessen (zusätzliche) zytotoxische Wirkung (☞ Kap. 20.1.3., "Randzone") zu vermindern
- Transplantation von fetalem Hirngewebe aus den entsprechenden Regionen
- Verbringen von Tyrosinhydroxylase in das Striatum, das so selbst Dopa produzieren könnte (vgl. Abb. 1.32, Kap. 1.4.6.), durch Applikation von Helfer-Retroviren, die das Gen des Enzyms direkt übertragen oder von genmanipulierten Fibroblasten oder Myoblasten, die das Enzym exprimieren (☞ ausgangs Kap. 1.3.5.4.). Tierexperimentell wurden so bereits Korrekturen erreicht, die 1 bzw. 1/2 Jahr anhielten

■ **Chorea minor**

Auf der Basis der Neurotransmitter ist es das "Gegenstück" zu vorangenannter Störung. Degeneration kleiner Neurone des Striatums führt zu einer Verminderung cholinerger Impulse auf das Pallidum: a) abnehmende Aktivierung tonischer Motoneurone → **herabgesetzter Muskeltonus** (vgl. Pkt. 2. bei PARKINSON-Syndrom) und b) Ausfall der cholinergen Hemmung der vom Pallidum ausgehenden Impulse zu ventrobasalen Thalamuskernen, die fördernd auf thalamo-kortikale Erregungskreise wirken → **Hyperkinese** (schnelle, irreguläre Bewegungen).

Die Erkrankung ist selten geworden und war meist Folge einer Streptokokkeninfektion (akutes rheumatisches Fieber).

Häufiger sind (meist vorübergehende) Hyperkinesen bei ischämischen Hirnschäden entsprechender Lokalisation oder degenerativ bedingt im hohen Alter (= *Chorea senilis*).

■ **Chorea HUNTINGTON** (= *Chorea major*)

Wie bei Chorea minor **Degeneration** cholinerger, zusätzlich aber auch GABAerger **Neurone** des Striatum → Überwiegen des dopaminergen Systems - Ursache des verminderten Muskeltonus und der starken Hyperkinese (rasche, widersinnige Tanzbewegungen). Später gehen auch dopaminerge und serotonerge Neuronen zugrunde, und es folgt eine diffuse **Atrophie des Neocortex**, die für die zunehmende Demenz und paranoid-halluzinatorische Psychosen verantwortlich sind. Die Erkrankung beginnt überwiegend im mittleren Lebensalter, ist unaufhaltsam progressiv und endet tödlich nach spätestens 15-20 Jahren. Prävalenz in Europa etwa 1 : 10.000.

Labordiagnostisch finden sich im Liquor verminderte GABA-Konzentrationen und - im fortgeschrittenen Stadium - verminderte Konzentrationen an *Homovanillinsäure* als Dopamin-Abbauprodukt.

Zugrunde liegt ein **genetischer Defekt** mit autosomal dominantem Erbgang. Das Gen liegt auf Chromosom 4 (4p16.3). Der "Defekt" besteht aus dem Auftreten von **CAG-repeats**: 11-34 Kopien in der Normalbevölkerung; 40-73 Kopien bei Erkrankten, bei seltenem juvenilen Auftreten > 100 Kopien; Anzahl der Kopien korreliert direkt mit der Schwere und indirekt mit dem Lebensalter, in dem die Erkrankung beginnt. Innerhalb einer Familie kann die Zahl der Kopien variieren (Veränderungen während der Meiose). Im Unterschied zur myotonen Dystrophie (☞ Kap. 20.5.1.2.) oder zum Fragilen X-Syndrom (☞ Kap. 1.4.14.) sind bei der Chorea HUNTINGTON die repeats **im kodierenden Abschnitt** des Gens (nahe dem 5'-Ende) lokalisiert.

Das Gen wird nicht nur im ZNS, sondern auch in anderen Geweben exprimiert (besonders stark während der Embryonalentwicklung). Die Funktion des Proteins (= *Huntingtin*, 348 kDa) ist unbekannt. Auch das von dem veränderten Gen kodierte Protein wird synthetisiert. Es enthält ein um die höhere Anzahl von CAG-Kopien verlängertes *Polyglutamin-Segment* nahe dem NH_2-Terminus (das Triplett CAG steht für Glutamin). Pathogenetisch wirksam ist nicht die Verminderung oder der Verlust des normalen Proteins (bei heterozygotem bzw. homozygotem Vorliegen des veränderten Gens), sondern offenbar neue Eigenschaften des veränderten Proteins, die nichts mit der Funktion des normalen Proteins zu tun haben müssen (vgl. Mutation des CuZn-Superoxiddismutase-Gens bei amyotropher Lateralsklerose - ☞ Kap. 20.5.3.3.). Diese Eigenschaften sind noch ungeklärt.

Durch Einsatz von monoklonalen Antikörpern, die an das verlängerte Polyglutamin-Segment binden, wurde gefunden, daß einige Transkriptionsfaktoren solche Segmente besitzen (maximal 38 Gln).

Außerdem wurde ermittelt, daß bei 4 dominant vererbbaren Formen von zerebellaren Ataxien (☞ nachf. Kap.) Proteine mit verlängerten Polyglutamin-Segmenten auftreten.

Die molekulargenetische Diagnostik ist mittels PCR möglich (Feststellung der Anzahl der CAG-repeats), zur pränatalen Diagnostik, differentialdiagnostischen Abklärung ähnlicher neurologischer Erkrankungen und (psychologisch äußerst problematischen) prädiktiven Diagnostik bei Risikopersonen.

Abnorme unwillkürliche Bewegungen, die überwiegend extrapyramidal bedingt sind - Zusammenstellung nach phänomenologischen Gesichtspunkten:

Die Störungen können auch kombiniert vorliegen.

- **Chorea** - s.o.
- **Athetose**
  langsame, drehende oder schraubende Bewegungen (Zunge, Gesichtsmuskeln, Finger, Zehen u.a.), die sich bei Willkürbewegungen verstärken und zu Hyperextensionen oder -flexionen von Gelenken führen können. Am häufigsten (in Kombination mit Chorea = *Choreo-Athetose*) nach perinataler Hypoxie (☞ Kap. 2.1.) oder Bilirubinenzephalopathie (☞ Kap. 2.5.), auch beim LESCH-NYHAN-Syndrom (☞ Kap. 1.4.11.2.). Schädigung des Putamen und Nucleus caudatus

- **Ballismus**
  Schleuderbewegungen im Schulter- und Beckenbereich, meist halbseitig. Überwiegende Ursache sind Ischämien des Nucleus subthalamicus

- **Dystonien**
  langsame, zu abnormen Haltungen führende Bewegungen, die durch Willkürbewegungen ausgelöst oder verstärkt werden. Sie kommen durch starke Kokontraktion antagonistischer Muskelpaare zustande. Anteil und Lokalisation extrapyramidaler Schädigung ist wahrscheinlich sehr unterschiedlich, auf Grund der verschiedenen Erscheinungsformen: **fokal** als *Blepharospasmus, Schreibkrampf, spasmodische Dysphonie, Torticollis spasticus*; **segmental** als *axiale Dystonie*; **generalisiert** als *Dystonia musculorum deformans*

- Interessant ist ein in den letzten Jahren stark entwickeltes Therapieprizip für die fokalen Formen - **chemische Denervierung**: Lokale Injektion von *Botulinum-Toxin A* (eines von 7 Exotoxinen aus *Clostridium botulinum*) lähmt die Muskulatur für einen Zeitraum von ca. 3 Monaten (vgl. Botulismus, *Tab. 20.2*, Kap. 20.5.1.).

  Das Toxin besteht aus 2 Proteinketten. Die größere (100 kDa) bindet an Akzeptorproteine der motorischen Endplatte. Die kleinere (50 kDa) hat Proteinaseaktivität und spaltet spezifisch *SNAP-25* (*Synapsenassoziiertes Protein-25*), das die Ankopplung der Acetylcholinvesikel an der präsynaptischen Membran vermittelt → Unterbrechung der Erregungsübertragung

- **Pharmakabedingte Dyskinesien**
  L-Dopa und Langzeiteinnahme von *Neuroleptika* verursachen choreatische oder dystone Störungen, die in beiden Fällen mit einer up-Regulation von Dopaminrezeptoren im Striatum erklärt werden

- **Tics**
  kurze, zwanghafte Kontraktionen im Gesichts- oder Schulterbereich, zwanghafte Laut- oder Wortäußerungen. Ungeklärte Ursachen

20.5.4.3. Zerebellare Störungen

Das Kleinhirn empfängt Informationen von Großhirnrinde, Sinnesorganen und peripheren Sensoren und beeinflußt über efferente Bahnen zu Motorcortex und extrapyramidalem System als ein **beigeordnetes motorisches Zentrum** die Aufrechterhaltung des Muskeltonus und Kraftaufwand, Harmonisierung und zeitliche Koordination willkürlicher Bewegungen.

Allmählicher Verlust der motorischen Kontrollfunktion des Kleinhirns wird relativ gut kompensiert, akuter Ausfall führt dagegen zu deutlichen und typischen Erscheinungen. Sie werden mit dem Begriff **zerebellare Ataxie** zusammengefaßt und betreffen Störungen der Gleichgewichts- und Bewegungskoordination, die sich in einer Reihe von Symptomen äußern können. Nur wenige davon lassen Schadenslokalisierungen innerhalb des Kleinhirns zu (hoher Vernetzungsgrad und Fehlen einer Gliederung in Körperregionen, wie im Großhirn).

- Mit **Dysmetrie** wird ein fehlerhaftes Ausmaß der Bewegungen bezeichnet - zu weit (= *Hypermetrie*) oder zu kurz (= *Hypometrie*)
- Verminderung oder Verlust der Fähigkeit zu schnellem Wechsel antagonistischer Bewegungen = **Dys- oder Adiadochokinese**
- Bei Ausführung gezielter Bewegungen tritt Zittern auf = **Intentionstremor** (Unterschied zum Ruhetremor beim PARKINSON-Syndrom)
- *Dysarthrie* - Sprachstörung infolge mangelnder Koordination (hier meist langsame und skandierende Sprache)
- Bei Ausfällen der *Pars nodulofloccularis* (= *Archizerebellum*) entstehen wegen der dort lokalisierten Gleichgewichtsregulation Rumpfataxie, fehlerhafte Kopfhaltungen, Nystagmus (auf Lagewechsel oder schon spontan) = *archezerebelläres Syndrom*
- Isolierter Ausfäll des *Lobus anterior* (statisch-kinetische Koordination) führt zu verstärkter Stützmotorik mit Standataxie bis Streckerstarre = *paleozerebelläres Syndrom*

Es wird geschätzt, daß etwa 2/3 der Fälle mit zerebellarer Ataxie auf erworbene Ursachen zurückgehen: perinatale Komplikationen, Infektionen, Traumen. Das restliche 1/3 ist genetisch determiniert. Auf diese Erkrankungen wird nachfolgend bezüglich der zugrunde liegenden Defekte und Pathomechanismen - soweit sie aufgeklärt sind - etwas näher eingegangen, weil sie unterschiedlichen, **allgemeiner verbreiteten Schädigungsmechanismen** entsprechen:

- **gesteigerte Apoptose- und Tumorentstehungsraten** - *Ataxia teleangiectatica*
  Das **ausgesprochen vielschichtige Krankheitsbild** zeigt neben den beiden namensgebenden Erscheinungen - (zerebellare) Ataxie und Teleangiektasien (an Konjunktiven und Gesichtshaut) - Wachstumsverzögerung, vorzeitiges Altern, humorale und zelluläre Immundefizienz, stark erhöhte Raten an Leukämien und Lymphomen (70 bzw. 250fach) und auch an anderen Tumoren, Thymushypoplasie oder -aplasie, Chromosomeninstabilität, Überempfindlichkeit gegenüber energiereicher Strahlung, hohe α-Fetoproteinspiegel im Plasma u.a. Angaben zur Inzidenz: 1:40.000-300.000; autosomal rezessiver Erbgang. Die Erkrankung endet meist in der 2.-3. Lebensdekade tödlich.
  Das verantwortliche Gen (= *AT-Gen*) ist auf Chromosom 11 lokalisiert (11p22-23) und kodiert ein Protein, in dem sich 2 Domänen befinden, von denen die eine starke Homologien mit *Phosphatidylinositol-3'-Kinasen* (einbezogen in die intrazelluläre Signalvermittlung nach Bindung von Wachstumsfaktoren oder Zytokinen) und die andere Ähnlichkeiten mit einer Gruppe von Proteinen hat, die bei der DNA-Reparatur und der p53-vermittelten Arretierung des Zellzyklus in der G_1-Phase nach DNA-Schädigung eine Rolle spielen (☞ Kap. 1.1.3., "Arretierung in der G_1-Phase" und 3.2.1.5., "p53"). Da dieses Protein so multifunktionell ist, wird verständlich, warum Mutationen des Gens so unterschiedliche und gravierende Auswirkungen haben. Sie ergeben sich z.B. aus mangelnder Respons auf Wachstumsfaktoren, erhöhter Apoptoserate (☞ Kap. 1.1.3., "Apoptose") oder Zunahme von DNA-Mutationen.
  Aus der Klärung dieses homozygot seltenen Defekts ergeben sich möglicherweise weitreichende Konsequenzen. Sie deuten sich an aus dem Nachweis, daß **heterozygote Defektträger** - deren Inzidenz zwischen 0,5 und 1,5 % der Bevölkerung liegt - zwei der Krankheitscharakteristika in milderer Form bereits manifestieren: a) eine erhöhte Empfindlichkeit der DNA auf Bestrahlung (→ höhere Empfindlichkeit des normalen Gewebes auf radiologische Tumortherapie) und b) ein etwa 4fach höheres allgemeines Krebsrisiko und speziell für das Mammakarzinom eine 5-8fache Erhöhung

- **Proteine mit neuen, pathogenen Eigenschaften** - *spinozerebellare Ataxien*
  Neben den Zeichen der zerebellaren Ataxie finden sich Augenmuskelparesen, Optikusatrophie, Schluckstörungen. 4 Typen dieser autosomal dominant vererbten Erkrankungen zeichnen sich auf den zugehörigen Genen (Chromosomen 6, 12, 14) durch analoge Veränderungen aus, wie bei der Chorea HUNTINGTON - ☞ voranst. Kap. Auch hier korreliert die Anzahl gegenüber der Norm vermehrter CAG-Kopien mit der Schwere der Erkrankung, und die synthetisierten Proteine (= *Ataxine*) haben ein verlängertes Polyglutamin-Segment. Auslösung der Erkrankung bei heterozygotem Vorliegen spricht für eine pathogenetische Rolle der veränderten Proteine, die noch ungeklärt ist

- **oxidative Schädigung** - *genetisch bedingter, isolierter Vitamin E-Mangel*
  Die Krankheitsbilder sind der *FRIEDREICH'schen Ataxie* sehr ähnlich (s.u.). Im Zusammenhang mit den Ursachen für Neuropathien wurde auf diese Defekte bereits hingewiesen - ☞ Kap. 20.3.2., "Vitamin E-Mangel". Der extreme α-Tocopherolmangel geht auf die Leber zurück und kommt bei *Defizienz des α-Tocopherol-Transferproteins* durch mangelnde Übertragung des Vitamins von Chylomikronen auf VLDL und bei *Defekten des mikrosomalen Triglycerid-Transferproteins* (= *A-β-Lipoproteinämie*) durch mangelnde Bildung der plasmatischen Transportformen (VLDL, LDL) zustande. Die durch den verminderten Schutz vor oxidativer Schädigung (☞ *Abb. 4.2*, Kap. 4.1.2.) entstehenden Schäden betreffen im Zusammenhang mit der sich entwickelnden Ataxie besonders Neuronen in der Rinde des Kleinhirnwurms (Nachweis hoher Konzentrationen von Lipidperoxidationsprodukten - ☞ Kap. 4.1.3.2.), zu denen die *Tractus spinocerebellaris anterior* (Muskeltonusregulation) und *posterior* (unbewußte Propriozeption) ziehen

- **FRIEDREICH'sche Ataxie**
  häufigste genetisch bedingte zerebellare Ataxie (Angaben zur Prävalenz in Europa 1 : 25.000-50.000). In der Kindheit beginnend, meist im 3. Lebensjahrzent tödlich endend. Progressive Entwicklung aller o.g. Symptome, zusätzlich aber auch eingeschränkte oder pathologische Reflexe (BABINSKI-Zeichen - ☞ Kap. 20.5.4.1.), Einschränkungen der epikritischen Sensibilität (☞ Kap. 20.4.2.) und außerdem oft Diabetes mellitus, Kardiomyopathie, Skelettdeformitäten. Autosomal rezessiver Erbgang; Gen auf Chromosom 9 (9q13-21.1), mit unbekannter Funktion. Auftreten von GAA-repeats (200-900 bei Patienten gegenüber 7-22 bei Gesunden), die im Unterschied zur o.g. Gruppe der spinozerebellaren Ataxien die nicht-kodierende Region des Gens betreffen und eine verminderte Transkription des Gens bewirken (Analogie zu myotoner Dystrophie und Fragilem X-Syndrom - ☞ Kap. 20.5.1.2. bzw. 1.4.14.)

Durch Prionen erzeugte zerebellare Ataxien - ☞ Kap. 20.9., "Prion-Erkrankungen".

20.6. Schmerz

Hier wird nicht auf die Physiologie des Schmerzes, wie Schmerztheorien oder seine Funktion als prinzipielles Signal pathologischer Vorgänge, sondern nur auf die Pathogenese einiger typischer **Schmerzsyndrome** eingegangen, weil sich aus ihrem Verständnis Hinweise auf den auslösenden pathologischen Prozeß ergeben. Dabei ist die im Interesse einer Systematisierung vorgenommene Untergliederung in einzelne Ebenen relativ willkürlich und bestenfalls bezüglich der schmerzauslösenden Faktoren zutreffend.

Prinzipiell kann **Schmerz** durch Erregung der *Nozizeptoren*, ihrer afferenten dünnen markhaltigen (*Aδ-Fasern*) und marklosen (*C-Fasern*) Fasern oder der zentralen Bahnen und Zentren **erzeugt** werden.

Der Verlauf der **Schmerzleitung** entspricht der der Sensibilität - ☞ Kap. 20.4., Abb. 20.3.-4. Abb. 20.3 wäre nur zu ergänzen um Interneuronen zwischen Hinterhorn- und motorischen Vorderhorn- sowie sympathischen Seitenhornzellen → segmentale motorische Reflexe (Beugereflexe) bzw. sympathische Reaktionen von Gefäßen, Schweißdrüsen u.a. auf Schmerzreize.

Wichtig für das Verständnis pathologischer Abweichungen ist die **physiologische Schmerzmodulation**:

1. Afferenzkontrolle:
Neurone des Hirnstamms (*Nucleus raphe centralis*, graue Zone um den *Aquaeductus cerebri*) sowie solche aus unspezifischen Thalamuskernen senden efferente Fasern zu den Hinterhornzellen, die sie durch Serotoninfreisetzung hemmen können → Hemmung der Weiterleitung der durch die Radix dorsalis eingetretenen afferenten Schmerzsignale über den Vorderseitenstrang (vgl. *Abb. 20.3*, Kap. 20.4.2.) = Schmerzhemmung. *Morphin* und seine physiologischen Korrelate, die *Endorphine* (= **endogene Morphine**), wirken z.T. über die Stimulation dieses Systems schmerzhemmend. Die wichtigsten Vertreter der Endorphine sind die Peptide *β-Endorphin* (31 Aminosäuren), 2 *Dynorphine* (17 bzw. 8 Aminosäuren) und die aus den 5 endständigen Aminosäuren der Endorphine bestehenden *Enkephaline*. Ein wichtiges Vorläufermolekül der Endorphine ist *Proopiomelanocortin* (= β-*Lipotropin*, 91 Aminosäuren). Es ist auch Vorläufer für *Corticotropin* (= *ACTH*, 39 Aminosäuren). Diese Beziehungen machen verständlich, warum die Schmerzempfindung in Streßsituationen (die mit Corticotropinausschüttung verbunden sind - ☞ Kap. 10.2.3., "Streßantwort") unterdrückt ist (proteolytische Spaltung des Vorläufers zu Corticotropin und Endorphinen).

2. Gate-control-Theorie:
Die durch die Radix dorsalis eintretenden sensiblen Afferenzen haben im Hinterhorn (vor ihrer Weiterleitung durch den Hinterstrang) Verbindungen zu den unter 1. genannten absteigenden Hemmsystemen (in *Abb. 20.3* nicht gezeigt). Ihre Erregung (z.B. Reizung von Mechanorezeptoren durch Reiben in der Umgebung von Wunden oder transkutane elektrische Sti-

mulation sensibler Nerven) führt daher ebenfalls zur Schmerzhemmung.

20.6.1. Überwiegend peripher ausgelöste Schmerzen

Weit verbreitete chronische Schmerzen gehen auf **Wurzelkompressionen** zurück (Rückenschmerzen, Schulter/Arm-Syndrom). Sie sind mit Sensibilitätsstörungen kombiniert: Parästhesien und später Hypästhesien, da dicke markhaltige Fasern relativ schnell ausfallen. Die Erregung schmerzleitender Fasern bleibt dagegen erhalten. Die Reihenfolge trifft auch bei Kompression peripherer Nerven zu.

Die Rückenschmerzen häufig begleitenden oder primär auslösenden **Muskelverspannungen** verstärken sich selbst in einem circulus vitiosus: Anhaltende Tonuserhöhung ist mit stärkerer metabolischer Aktivität bei verminderter Durchblutung verbunden → Reizung von Nozizeptoren (Auslöser nicht sicher bekannt), deren Afferenzen segmental auf die Motoneurone wirken → weitere Tonuserhöhung und *Myalgien*.

Schmerzen nach Nervendurchtrennung, die nicht zur Regeneration geführt hat, kommen meist durch *traumatische Neurome* zustande: knäuelartige Anordnung der aus dem proximalen Teil auswachsenden Axone, zusammen mit Narbengewebe. Da die Axone ihren distalen "Counterpart" nicht getroffen haben, enden sie frei und axonal transportierte Proteine und Organellen akkumulieren dort, was zu Spontanentladungen und gesteigerter mechanischer Irritabilität führt. Der Schmerz entspricht dem Einzugsgebiet des Nerven = *projizierter Schmerz*. Der *Phantomschmerz* nach Amputation entspricht diesem - Projektion in den entfernten Anteil der Extremität. Außer Neuromen könnten *Ephapsen* zur Schmerzentstehung beitragen (s.u.). Außerdem wird eine Sensibilisierung der zugehörigen zentralen Region auf Reize diskutiert, als Anpassung an die mit der Nervendurchtrennung ausbleibenden afferenten Impulse.

Neuralgien sind anfallsartig auftretende Schmerzen im Einzugsbereich peripherer Nerven. Sie treten oft im Gefolge von *Neuritiden* auf, z.B. typischerweise nach *Herpes Zoster*, aber auch nach mechanischen Alterationen. Oft sind morphologische Veränderungen nicht nachweisbar, so daß sich keine Hinweise auf die unmittelbaren Auslöser der Schmerzen ergeben. Die *Trigeminusneuralgie* (mit Beschränkung auf den 2. und 3. Ast) wird allerdings durch moderate Berührungs- oder Kältereize im Mund- und Lippenbereich ausgelöst. Die heftigen Schmerzen überdauern jedoch den Reiz und sind von lokaler Hyperämie und motorischen Zuckungen (*Tic douloureux*) begleitet. Es schließt sich eine refraktäre Phase an. Auch hier finden sich nur selten morphologisch faßbare Ursachen, wie Wurzeldehnung oder -kompression. Ursächlich werden daher zentralnervöse Mechanismen diskutiert: a) Ausfall der Afferenzkontrolle (☞ voranst. Kap., "1."), die auch für sensible Hirnnerven zutrifft, könnte zu einer "sensorischen Epilepsie" führen (Antiepileptika sind wirksam) oder b) Überspringen sensibler Erregungen auf Schmerzfasern über "künstliche Synapsen" (= *Ephapsen*), analog wie bei der *Kausalgie* (s.u.). Ähnliche Mechanismen könnten auch für die Neuralgien anderer Lokalisation zutreffen.

Den Neuralgien ähnlich sind **Kausalgien**. Sie treten nach Verletzungen peripherer Nerven auf, die auch relativ reich an vegetativen Fasern sind (*N. medianus* oder *tibialis*). Die starken brennenden Schmerzen gehen meist über das Einzugsgebiet des Nerven hinaus. Oft finden sich auch trophische Störungen, die dem SUDECK-Syndrom entsprechen - ☞ Kap. 10.6.6., "Zellschädigung und Entzündung". Wie bei diesem, sind auch hier Sympathikusblockaden therapeutisch wirksam. Es wird angenommen, daß sich im Verletzungsbereich Kurzschlüsse zwischen den vom Grenzstrang ausgehenden efferenten sympathischen Fasern und afferenten Schmerzfasern (marklose C-Fasern) ausbilden = *künstliche Synapse* oder *Ephapse*. Die so entstehenden Schmerzen entsprechen in ihrer Kontinuität, mit tageszeitlichen und emotional bedingten Schwankungen, der sympathischen Innervation. Auch hier ist ein circulus vitiosus wahrscheinlich, da die Schmerzafferenzen auf spinaler Ebene wiederum die sympathischen Seitenhornzellen erregen können. So erklären sich die zunehmenden vasomotorischen und trophischen Störungen und ihre Ausbreitung auf (meist) die gesamte Extremität.

Infolge der vergleichbaren Mechanismen werden *Kausalgie*, *SUDECK-Syndrom* oder *sympathische Algodystrophie* und isolierte posttraumatische Osteoporosen oder Vasospasmen unter dem Begriff der **sympathischen Reflexdystrophien** zusammengefaßt. Sie alle sprechen auf Sympathikusblockade an.

20.6.2. Zentrale Schmerzen

Rückenmarksläsionen können anfangs mit Schmerzen in den sensorisch und motorisch ausgefallenen Körperregionen einhergehen, wahrscheinlich durch mechanische Reizung der proximalen Anteile der durchtrennten Bahnen - entspricht projiziertem Schmerz (☞ voranst. Kap.). Durch mechanische Reizung bestimmter Hautareale proximal des betroffenen Segments können mitunter ebenfalls solche Schmerzen ausgelöst werden, was nur durch Übertragung und Kopplung sensibler und schmerzhafter Empfindungen auf zentraler Ebene erklärbar ist. Schließlich sind im späteren Verlauf auch Spaltbildungen möglich, die - wie bei der *Syringomyelie* - (Liquor-)druckbedingte Schmerzen erzeugen.

Mit **Anästhesia dolorosa** werden Sensibilitätsverlust und Dauerschmerzen im Arm nach Ausriß der Hinterwurzeln des *Plexus brachialis* bezeichnet. Als Schmerzursache werden Spontanerregungen im verletzten Bereich des Halsmarks angenommen.

Ischämische Schädigung des Thalamus kann zum sog. **Thalamussyndrom** führen: Je nach betroffener Region entsteht Hypalgesie gegenüber Schmerzreizen in der kontralateralen Körperhälfte - durch Ausfall des Anteils der im Vorderseitenstrang geleiteten Afferenzen, die über den Lemniscus medialis den ventrobasalen Thalamuskernen zugeleitet werden (☞ Legende zu *Abb. 20.4*, Kap. 20.4.3.) - oder Hyperalgesie und Dauerschmerzen - wahrscheinlich durch Ausfall der Afferenzkontrolle (☞ Kap. 20.6., "1.").

20.6.3. Viszeral-vegetativ ausgelöste Schmerzen und Reflexe

In *Abb. 20.8* sind die strukturellen Voraussetzungen veranschaulicht.

Schmerzen innerer Organe können auf zugeordnete Hautareale in Form von Hyperalgesien übertragen werden = **übertragener Schmerz**. Bezüglich der Zuordnung der einzelnen HEAD-Zonen zu ihren viszeralen Counterparts sind Lehrbücher anderer Fachgebiete zu konsultieren (Anatomie, Physiologie, Neurologie). Außer der in *Abb. 20.8* gezeigten strukturellen Vorbedingung können die beiden Afferenzen auch auf höheren Ebenen konvergieren. In jedem Falle werden die Schmerzen aus einem Ursprungsort auf diesen und das Hautareal projiziert.

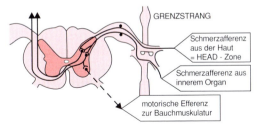

Abb. 20.8: Die durch viszerale Nerven herangeführten Schmerzafferenzen innerer Organe können z.T. auf die gleichen Neuronen der Hinterwurzel geleitet werden wie die durch Spinalnerven herangeführten Schmerzafferenzen bestimmter Hautareale (= HEAD-Zone), bevor sie im Vorderseitenstrang gemeinsam weiter verlaufen. Dargestellt ist auch die interneuronale Verbindung zu motorischen Vorderhornzellen, die motorische Efferenzen zur Bauchmuskulatur entsenden (= Fremdreflex).

Starke viszerale Schmerzen führen außerdem über segmentale Verbindungen zu den α-Motoneuronen zu **übersteigerten viszeromotorischen Reflexen** = *Abwehrspannung* der Bauchdecken. Prinzipiell gleichartig sind *viszerokutane Reflexe*, durch die sich z.B. Organerkrankungen in Störungen der Hautdurchblutung äußern.

20.6.4. Kopfschmerz

Bezüglich der aus diagnostischer Sicht vorgenommenen umfänglichen Klassifizierung verschiedener Kopfschmerzformen (z.B. des *Headache Classification Committee*) sei auf neurologische Lehrbücher verwiesen. Eine solche Klassifizierung ist derzeit pathophysiologisch nicht zu unterlegen.

Ätiologisch sind *extrakranielle Ursachen* (Verspannungen der Nackenmuskulatur oder Neuralgien sensorischer Nerven - beides ☞ Kap. 20.6.1., Nebenhöhlen- oder Mittelohrentzündungen, Refraktionsanomalien der Augen) von *intrakraniellen Ursachen* (Hirndrucksteigerung infolge Hirnödem - ☞ Kap. 20.2., Energiedefizit infolge Hypoglycämie - ☞ Kap. 18.1.1., "Hypoglycämie" - oder Ischämie - ☞ Kap. 20.1.3., Hirnhautentzündungen, Intoxikationen, Störungen der Vasomotorik) zu differenzieren.

Einer gesonderten Behandlung bedarf die **Migräne**, weil sie häufig ist, ihre Pathogenese von der anderer Kopfschmerzformen abweicht, und sie mit weiteren Ausfallserscheinungen einhergeht.

Legt man als Kriterium das Auftreten von mindestens einem Anfall/Jahr zugrunde, so leiden **ca. 10 % der Bevölkerung** unter Migräne, und bei knapp der Hälfte davon beginnt der Anfall mit einer *Aura* (s.u.).

Eine genetische Prädisposition ist unsicher, da eine familiäre Bindung bei der Häufigkeit der Erkrankung auch zufällig sein kann oder durch Auslöser auf Grund gleicher Umweltbedingungen erzeugt wird. Für einige Familien mit halbseitig lokalisierter Migräne wurde jedoch ein marker-Fragment auf Chromosom 19 gefunden.

Auch typische Auslösesituationen, wie Streß, starke Emotionen, Hunger, Alkohol u.a. sind nicht immer eruierbar.

Die **Aura** bei der sog. *klassischen Migräne* ist überwiegend visueller Natur (z.B. *Flimmerskotome*). Sie ist kurz und kommt durch Depolarisation von Neuronen (mit anschließender Untererregbarkeit) zustande. Ursache ist immer eine **Konstriktion der Arteriolen**, die zur Hypoperfusion führt. Sie beginnt ein- oder beidseitig im hinteren Teil der Hemisphäre(n) und breitet sich dann weiter aus, unabhängig vom Einzugsgebiet der hirnversorgenden Arterien. In den minderperfundierten Bereichen ist die Reaktion der Gefäße auf Blutdruckschwankungen normal = ungestörte myogene Autoregulation, aber auf pCO_2-Veränderungen vermindert = **gestörte metabolische Autoregulation** (vgl. Kap. 20.1., "Autoregulation"). Kopfschmerzattacken können bereits in dieser Phase beginnen.

Der weitere Verlauf ist gekennzeichnet durch anhaltende (dumpfe oder pochende) Kopfschmerzen und identisch mit dem bei Migräne **ohne Aura**, der sog. *einfachen Migräne*. Allerdings ist noch umstritten, ob nicht auch bei dieser Migräneform eine kurzzeitige Vasokonstriktion vorausgehen kann. In jedem Falle kommt es jetzt zu einer ausgeprägten **Dilatation intra- und extrakranieller Arterien**. Es öffnen sich auch meningeale arteriovenöse Anastomosen, so daß ein Teil des Blutes unter Umgehung des Kapillargebietes kurzgeschlossen wird.

Einziger bislang gesicherter Mediator, der diese vasomotorischen Veränderungen erzeugen kann, ist **Serotonin** (= *5-Hydroxytryptamin = 5-HT*). Es wird zu Beginn des Anfalls aus Thrombozyten freigesetzt (vgl. *Abb. 8.4*, Kap. 8.2.) und ist dann auch vermehrt im Plasma nachweisbar. Die Vielzahl von Rezeptoren ($5\text{-}HT_1$ - $5\text{-}HT_3$, mit zahlreichen Subtypen) kann je nach Freisetzungsort sowohl Vasokonstriktion als auch -dilatation erzeugen. Darüberhinaus könnte 5-HT über diese Rezeptoren Neuronen erregen, die weitere Transmitter freisetzen (z.B. *Substanz P*, einem wichtigen Transmitter an schmerzvermittelnden Synapsen) oder schmerzleitende Fasern direkt erregen.

Die späte Phase wird auch als *neurogene Entzündung* bezeichnet. Es findet sich auch eine der Entzündung vergleichbare Permeabilitätserhöhung der kleinen Gefäße (☞ Kap. 5.1.2.) mit Ausbildung eines perivaskulären Ödems. Theoretisch können hier alle wichtigen Entzündungsmediatoren einbezogen sein - und werden meist auch angeführt, besonders Histamin (☞ Kap. 5.3.) und Arachidonsäuremetabolite (☞ Kap. 5.5.) - ohne konkrete Beweisführung. Wenig verstanden sind auch die sehr häufigen vegetativen Begleitsymptome, wie Übelkeit und Erbrechen.

Zur **medikamentösen Therapie** im Anfall oder Intervall sind Pharmaka mit sehr unterschiedlichen Angriffspunkten im Einsatz (Analgetika, β-Adrenozeptorblocker, Calciumantagonisten, Mutterkornalkaloide, Serotoninantagonisten, Thrombozytenfunktionshemmer). Trend: Entwicklung spezifischer 5-HT-Rezeptorblocker und Substanz P-Antagonisten, die die Blut/Hirn-Schranke passieren.

20.6.5. Verminderte Schmerzempfindung, Prinzipien der Schmerztherapie

Periphere Ursachen der verminderten oder aufgehobenen Schmerzempfindung sind identisch mit denen für Sensibilitätsstörungen - ☞ Kap. 20.4.1. Therapeutisch werden sie durch *Leitungs-* oder *Lokalanästhesie* erzeugt.

Zu den **zentral** bedingten Formen gehört die seltene angeborene (genetisch uneinheitliche) *Analgesia congenita*, die auch mit sensiblen Ausfällen verbunden ist → Schäden an Gelenken und Wirbelsäule, da afferente Signale zur Einnahme von "Schonhaltungen" fehlen. Auf erworbener Ebene ist die *Streßanalgesie* wesentlich häufiger - Erklärung ☞ Kap. 2.6., "1.". Dauerhaft kann eine Analgesie Folge von Enzephalitiden oder Hirntraumen sein. Bei psychisch herbeigeführter Herabsetzung der Schmerzempfindlichkeit (Meditation, Trance, Hypnose) finden sich meist keine Veränderungen von Schmerzschwelle und -leitung. Offenbar werden hier Hirnareale ausgeschaltet, die für die affektiv-emotionale Schmerzverarbeitung verantwortlich sind, so daß das Schmerzereignis keine Bedeutung besitzt. Die Mechanismen sind ungenügend geklärt.

Unter den vier Wirkungsstufen der *Allgemeinanästhetika* wird Analgesie bereits in Stufe I erreicht.

Analgetika werden nach ihren Angriffspunkten in zwei große Klassen differenziert:

Hypnoanalgetika haben einen gemeinsamen, zentralen Angriffspunkt an den *Opiatrezeptoren* (vgl. Kap. 2.6., "1.").

Nicht-opioide Analgetika greifen peripher an und wirken durch überwiegende Hemmung der Bildung von Mediatoren aus Arachidonsäure auch antiinflammatorisch und antipyretisch - ☞ Kap. 5.5.5.

20.7. Epilepsie

Häufige Erkrankung, mit einer Prävalenz von 0,4-0,8 %, wenn einmaliges Auftreten eingeschlossen wird, um 5 %. Bei etwa 2/3 der Patienten ist das Leiden idiopathisch, und nur bei dem verbleibenden Drittel kann das Leiden als Symptom einer anderen Erkrankung zugeordnet werden.

Ätiologische Zuordnungen:

Hinweise auf genetische Prädispositionen sind spärlich: Häufigeres Auftreten pharmakogenetischer Mangelvarianten, wie "Langsamacetylierer" oder "-hydroxylierer" - ☞ Kap. 1.2.3. - → mögliche Analogie zum PARKINSON-Syndrom (☞ Kap. 20.5.4.2., "Ätiologie"). Perinatale Hirnschädigung durch Hypoxie, Hypoglycämie und besonders Kernikterus (☞ Kap. 2.1, 2.4. bzw. 2.5.) sind sicher wichtige Ursachen, auch Geburtstraumen mit Einblutungen. Ebenso kommen im Kindes- oder Erwachsenenalter traumatische, toxische (Drogen, Alkohol im Entzug, CO-Vergiftung) und ischämische Schädigungen in Frage. Hirnödem, Tumoren oder Hirnblutungen sowie Elektrolytverschiebungen (Exsikkose) sind weitere Ursachen.

Idiopathische und ätiologisch zuordenbare Formen unterscheiden sich nur im gegenwärtigen Kenntnisstand über mögliche auslösende Faktoren und nicht vom mechanistischen Ablauf her, der in **abnormen Entladungen von Neuronen** besteht. Er ergibt sich aus charakteristischen Veränderungen des Membranpotentials eines Neurons und/oder Störungen des Gleichgewichts exzitatorischer oder inhibitorischer Transmitter in den umgebenden Synapsen, auf die nachfolgend einzugehen ist (und die offenbar durch eine Vielzahl von Ursachen erzeugt werden können).

Epileptische Anfälle gehen mit vorübergehenden Funktionsstörungen einher, die sich nicht nur motorisch, sondern auch sensorisch oder vegetativ manifestieren können. Die **Klassifizierung nach Anfallstypen** (☞ *Tab. 20.3*) berücksichtigt dies, erlaubt Rückschlüsse auf beteiligte Regionen und Mechanismen und ist damit auch für die Auswahl der geeigneten Therapieform nützlich.

Der generalisierte tonisch-klonische Anfall wird auch als *grand mal* (frz.: großes Übel) bezeichnet (EEG ☞ *Abb.20.10*):

Bewußtseinsverlust; in der ersten, *tonischen Phase* kommt es durch schnell aufeinander folgende Entladungen zu einer tetanischen Dauerkontraktion der Muskulatur; nimmt die Entladungsfrequenz ab, entstehen Kontraktionspausen = *klonische Phase*; Bewußtseinsrückkehr nach einigen Minuten.

Die Bezeichnung *petit mal* gilt dagegen generalisierten Anfällen, die als *Absencen* imponieren (EEG ☞ *Abb.20.10*):

Berschränkung auf (auch kurze) Bewußtseinseinschränkung ohne, oder nur mit sehr geringen motorischen oder vegetativen Erscheinungen; meist in der Kindheit auftretend.

Beziehungen epileptischer Anfälle zu Schlafstörungen - ☞ Kap. 20.12.4., "Epilepsien".

Elektrophysiologische Veränderungen

Das **einzelne Neuron** in epileptischen Herden weist vor und während des Anfalls eine Tendenz zur Depolarisation auf = *paroxysmal depolarisation shift*. Er kommt in erster Linie durch einen Ca^{2+}-Einstrom in die Nervenzelle zustande. Ursachen dafür können Membranstörungen sein (auch durch epileptogene Narben) oder Veränderungen im Transmitterstoffwechsel der Synapsen (s.u.), die eine überstarke postsynaptische Exzitation erzeugen - wahrscheinlich beides. Es folgt eine **leichtere Auslösung oder spontane Entstehung von Aktionspotentialen**. Diese sind in charakteristischer Weise hochfrequent (400-800/s) = *burst*.

Anfallstyp	Charakteristikum
Partialanfälle	lokalisierte, fokale Erregung
einfache Partialanfälle mit	ohne Bewußtseinseinschränkung
motorischen Symptomen	
somatosensiblen oder sensorischen Symptomen	
vegetativen Symptomen	
psychischen Symptomen	
komplexe Partialanfälle	mit Bewußtseinseinschränkung
einfacher Anfall mit später einsetzender Bewußtseinsstörung	
Bewußtseinseinschränkung mit Anfallsbeginn	
Partialanfälle mit sekundärem Übergang zu generalisierten Anfällen	
generalisierte Anfälle	von Beginn an beide Hemisphären betroffen, mit Bewußtseinsstörung
Absencen	
klonische Anfälle	
tonische Anfälle	
tonisch-klonische Anfälle	
atonische Anfälle	

Tab. 20.3: Klassifizierung der Arten epileptischer Anfälle (*International League against Epilepsy*) auf der Basis klinischer und elektroenzephalographischer Befunde.

Es muß daher zusätzlich eine Repolarisationshemmung beteiligt sein.

Die Auslösung eines Anfalls durch solche "Schrittmacherneurone" hängt aber von der Reaktion des **Neuronenverbands** ab. Ein Anfall tritt nicht auf, solange pathologisch aktive Neuronen durch *Umfeldhemmung* (auch: *inhibitorischer Ringwall*) kontrolliert werden und isoliert bleiben. Diese Neuronen sind hyperpolarisiert, und sie erhalten verstärkt Impulse aus inhibitorischen Synapsen. Eine Ausbreitung erfolgt, wenn diese Prozesse nachlassen, was wahrscheinlich hauptsächlich durch Veränderungen im Gleichgewicht exzitatorisch und inhibitorisch wirksamer Transmitter zustandekommt - ☞ nachf. Abschnitt. Es folgt dann eine **Synchronisation der umgebenden Neuronen** mit dem primär exzitatorisch aktiven Herd. Sie erfolgt wahrscheinlich durch Neuronenverkettungen und das elektrische Feld. Bei einer *Generalisierung*, d.h. Ausbreitung über beide Hemisphären, ist von einer vorgegebenen Bereitschaft der Neurone zur Übernahme der Erregung auszugehen.

Beim *JACKSON-Anfall*, als Hauptvertreter der fokalen Partialanfälle, erregt ein kortikaler Fokus eine mit ihm verbundene Rindenzone direkt, so daß die Herde springen. Je nach Region entstehen motorische oder sensible JACKSON-Anfälle.

Eine besondere Form der Übertragung ist das *kindling* (engl.: entzünden): Wiederholte unterschwellige, hochfrequente Erregungen normaler Hirnregionen führen dort auf Dauer zu Veränderungen, z.B. zur up-Regulation von Rezeptoren in den postsynaptischen Membranen exzitatorisch wirksamer Synapsen, die einen eigenständigen epileptischen Herd entstehen lassen. Dieser kann verbleiben, wenn der Auslösemechanismus entfällt. Kindling wird als Ursache posttraumatischer Epilepsien angenommen.

Veränderungen von Transmitterstoffwechsel und -wirkungen

Sie betreffen die beiden im Hirn vorzugsweise antagonistisch wirkenden Transmitter **Glutamat und GABA** (γ-*Aminobuttersäure*).

Beide Transmitter sind an verschiedenen zentralnervösen Störungen beteiligt, z.B. den Auswirkungen des

Alkohols (☞ Kap. 18.2.2.2., "zentralnervöse und neurologische Wirkungen") oder der Ischämie (☞ Kap. 20.1.3., "Randzone"). Ihr Metabolismus ist verknüpft und weist Besonderheiten auf - ☞ Abb. 20.9.

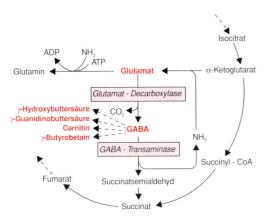

Abb. 20.9: Metabolismus von *Glutamat* und *GABA* im Hirn.

Glutamat und Glutamin machen mehr als die Hälfte des Nicht-Protein-Stickstoffs im Hirn aus. Da Glutamat die Blut/Hirn-Schranke nur schwer passiert, wird es überwiegend aus α-Ketoglutarat synthetisiert → wichtige Reaktion zur Bindung des zytotoxischen Ammoniaks. Nach Aufnahme eines weiteren NH_3-Moleküls entsteht Glutamin → Übertragung von Aminogruppen bei Synthesen. Vom Glutamat geht auch die Synthese von GABA aus. Die Glutamat-Decarboxylase ist ein hirnspezifisches Enzym. GABA kann wieder in den Citratzyklus einmünden oder zu weiteren spezifischen Transmittern metabolisiert werden (gestrichelte Pfeile), von denen z.B. γ-Hydroxybuttersäure schlaferzeugend wirkt.

Freisetzung von **Glutamat** an entsprechenden Synapsen führt zur **Exzitation**, da es nach Bindung an den postsynaptischen Rezeptor zum Ca^{2+}-Einstrom führt.

Freisetzung von **GABA** bewirkt dagegen durch Hyperpolarisation eine **Inhibition** der Erregung.

Die Beteiligung eines **Ungleichgewichts** zwischen der Freisetzung oder Wirkung von Glutamat und von GABA - zuungunsten letzterer - an der Entstehung von Epilepsien wird durch zahlreiche Befunde gestützt:

- Bei einer seltenen, äußerst schwer verlaufenden Epilepsieform im Kindesalter - der *RASMUSSEN-Enzephalitis* - werden Autoantikörper gegen Glutamatrezeptoren gebildet, die diese - wie Glutamat - aktivieren und so zu einer Dauererregung führen

- Genmanipulierte Mäuse mit Glutamatrezeptoren, die stärker Ca^{2+}-permeabel sind, entwickeln Epilepsien
- Bei post mortem-Untersuchungen der Hirne von Epileptikern findet sich in den Herden eine verminderte Aktivität der Glutamat-Decarboxylase
- Über Mikrosonden kann in menschlichen Hirnen in vivo eine verminderte GABA-Freisetzung in epileptischen Hirnzonen gegenüber identischen, intakten Hirnarealen der kontralateralen Seite nachgewiesen werden (Vergleich der beiden Temporallappen)
- Mittels Positronenemissionstomographie findet sich in epileptischen Arealen oft eine verminderte Bindung markierter Liganden für GABA-Rezeptoren
- Tierexperimentell können provozierte epileptische Anfälle durch Blockade der Wiederaufnahme von synaptisch freigesetzter GABA unterbunden werden → Verlängerung der Wirkungszeit von GABA. Einer der dafür eigesetzten Wirkstoffe mit Pharmakoncharakter ist in klinischer Erprobung (*Tiagabin*)
- Pharmaka, die die GABA-Wirkung fördern, haben antiepileptische Eigenschaften (s.u.)

Über die Mechanismen, die zur **Beendigung eines Anfalls** führen, ist nichts Sicheres bekannt. Auszuschließen ist aber wahrscheinlich eine ischämische Schädigung der Neuronen, da in den betroffenen Arealen nach dem Anfall entsprechende Veränderungen von pO_2, pCO_2 oder pH nicht gefunden werden.

Im **EEG** (*Elektroenzephalogramm*) lassen sich aus der Grundaktivität hervortretende typische Potentialschwankungen nachweisen, wenn pathologisch aktive Nervenzellen sich nahe der Ableitstelle befinden. Beispiele zeigt *Abb. 20.10*.

Das EEG kann daher der Herdlokalisation, Beurteilung des Anfallstyps und des Therapieerfolgs dienen. Zur exakten Lokalisierung eines Fokus (z.B. zur Vorbereitung einer operativen Entfernung) kommt außer der (invasiven) intrakraniellen EEG-Ableitung zunehmend die (nicht-invasive) **PET** (*Positronenemissionstomographie*) zum Einsatz: markierte Liganden für GABA-Rezeptoren (verminderte Markierung im Herd) oder markierte Glucose (Markierungszunahme im Anfall wegen hoher metabolischer Aktivität).

Mit den in der klinischen Praxis eingesetzten **Antiepileptika** wird das Ziel verfolgt, die Krampfschwelle zu erhöhen ohne Beeinflussung normaler motorischer Aktivitäten und eine Dosierung zu erreichen, bei der sedative oder hypnotische Nebenwirkungen möglichst gering sind. *Phenobarbital* und *-analoga* wirken wahrscheinlich hyperpolarisierend und verstärken so die Umfeld-

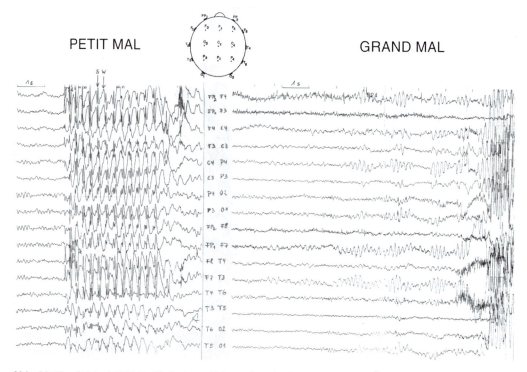

Abb. 20.10: Original-EEG-Verläufe, freundlicherweise überlassen von H. W. KÖLMEL, Erfurt.
In der Mitte sind für jede Bahn die beiden Ableitungspunkte vermerkt, deren Position sich aus dem oben gezeigten Schema ergibt.
Links: Generalisierter Anfall als *Absence*. Die Veränderungen entstehen in allen Ableitungen plötzlich aus dem Grundrhythmus und halten etwa 4 sec an: Wechsel zwischen *spikes* (auch *bi-spikes*) und *waves*, in einem Falle durch s bzw. w gekennzeichnet.
Rechts: Generalisierter tonisch-klonischer Anfall (durch Tumor verursacht), der mit fokalen Veränderungen beginnt: In rechtsseitigen und frontalen Ableitungen wird der Grundrhythmus langsamer und erfährt eine beträchtliche Amplitudensteigerung - Ausdruck der *Synchronisation*. Später treten die Merkmale auch in anderen Ableitungen auf, bis nach insgesamt ca. 6-7 sec plötzlich der *grand mal* auftritt: spikes mit sehr hoher Amplitude, die durch Muskelpotentiale überlagert sind (weiterer Verlauf nicht dargestellt).

hemmung. *Carabamazepin* und *Phenytoin* wirken "membranstabilisierend" (Beeinflussung von Ionenpermeabilitäten und -pumpen); *Benzodiazepine* verstärken die GABA-Wirkung an ihren Rezeptoren (☞ Kap. 18.4.2., "Benzodiazepine") und *Valproinsäure* hemmt den GABA-Abbau.

20.8. Demyelinisierung im ZNS - multiple Sklerose

Häufigste entzündlich-degenerative Erkrankung des ZNS; Prävalenz etwa 1 : 700. Beginn meist im jungen Erwachsenenalter.

Multiple herdförmige Demyelinisierungen, die in allen Bereichen der weißen Substanz des ZNS möglich ist. Demzufolge können afferente und efferente Bahnen oder interneurale Verbindungen befallen sein, und entsprechend vielgestaltig ist das klinische Bild. Es gibt aber häufiger befallene Stellen: Nervus opticus, periventrikuläre Region, Kleinhirn, Hirnstamm, Rückenmark.

Die Herde beginnen meist im perivenösen Bereich und breiten sich dann aus, was dafür spricht, daß die auslösende Noxe über das Blut zugeführt wird und nach Passieren der Blut/Hirn-Schranke sofort zur Wirkung kommt. Dem perivenösen Ödem folgt die Einwanderung von Monozyten/Makrophagen und Lymphozyten. Später gehen Ödem und Zellinfiltration zurück und es überwiegt eine "Sklerose" durch proliferierende Gliazellen. Die Veränderungen an den Nerven entsprechen den für *Myelinopathien* in Kap. 20.3.1. besprochenen.

Demzufolge ist multiple Sklerose ein **Myelinopathie zentraler Leitungsbahnen**. Verminderung der Nervenleitgeschwindigkeit bis zur Entstehung eines Leitungsblocks sind im Ausmaß abhängig von *p*H-Wert und Elektrolytzusammensetzung im Extrazellulärraum, der Temperatur u.a. Faktoren. Schwankungen dieser Faktoren könnten die sog. *Fluktuation* der Symptome erklären. In größeren Herden folgen der Demyelinisierung später auch Axondegenerationen.

Eine **autoimmunologische Genese** auf der Grundlage einer genetischen Prädisposition ist hochgradig wahrscheinlich:

- familiäre Häufung mit ca. 30fachem Risiko für Kinder erkrankter Eltern, verglichen mit dem Normalrisiko spontanen Auftretens
- relativ hohe Konkordanzrate bei Zwillingen - ☞ *Tab. 1.3*, Kap. 1.2.1.
- Assoziation mit Antigenen der HLA-D-Region, die typisch für Autoimmunerkrankungen sind - ☞ *Tab. 1.2*, Kap. 1.2.1.
- In den Herden werden T-Zellen und Antikörper gefunden, die gegen Myelinkomponenten gerichtet sind, sowie Zytokine, die die Immunabwehr stimulieren und zytotoxisch sind (IFN-γ - ☞ *Tab. 3.8*, Kap. 3.6.6.1. - und TNF-α - ☞ Kap. 3.6.8.)
- Die Proteine oder Epitope des Myelins, die primär als Antigene fungieren, sind nicht sicher bekannt. Kandidaten sind: a) Das *myelin basic protein*, dessen immundominante Region (Aminosäuren 84-102) bei Patienten zu stärkerer T-Zellproliferation führt als bei Kontrollen. b) αB-Crystallin, ein Hitzeschockprotein (☞ Kap. 3.6.10.), das nur bei Patienten, nicht aber Gesunden von Gliazellen exprimiert wird und hochimmunogen für T-Zellen ist. Es ist aber auch bei anderen neurologischen Erkrankungen im Hirn nachweisbar

Wie für andere autoimmunologische Erkrankungen auch, werden **Virusinfektionen als Auslöser diskutiert** (vgl. Kap. 1.2.1., "Autoimmunerkrankung"). Aktueller Kandidat ist *HHV-6B* (**h**uman **h**erpes **v**irus **6**, **V**ariante **B**). Die DNA des Virus läßt sich mittels PCR in > 70 % menschlicher Hirne post mortem nachweisen. Im Unterschied zu normalen Hirnen findet sich das Virus aber nur bei Patienten mit multipler Sklerose auch in den Markscheiden-bildenden *Oligodendroglia*, als den primären Zielstrukturen der autoimmunologischen Destruktion.

Therapeutische Prinzipien richten sich auf eine Hemmung der Immunreaktion, weshalb z.B die Gabe von Corticosteroiden üblich ist. Neuere Zugänge betreffen die Blockade des MHC class II-bindenden CD4-Rezeptors (☞ *Tab. 5.2*, Kap. 5.2.2.1.) auf T-Zellen durch Antikörper → Hemmung der T-Zell-Aktivierung und Erzeugung einer Immuntoleranz, oder die Applikation von rekombinantem IFN-β (☞ *Tab. 3.8*, Kap. 3.6.6.1.), das - wie alle Interferone - antiviral wirksam ist und darüber hinaus antagonistisch gegenüber einigen Wirkungen des IFN-γ sein soll sowie Suppressor-T-Zellen aktiviert.

20.9. Demenz - Morbus ALZHEIMER

Innerhalb der **Intelligenzstörungen** werden *Demenzen* von *Oligophrenien* insofern unterschieden, als letztere sich bereits mit der Hirnentwicklung manifestieren, so daß die für Intelligenzleistungen notwendigen Informationen eingeschränkt oder nicht aufgenommen werden konnten, während erstere nach Abschluß der intellektuellen Entwicklung entstehen.

Oligophrenie ist am häufigsten Folge genetischer Defekte, die überwiegend in Kap. 1.4. behandelt sind, aber auch bestimmter numerischer Chromosomenaberrationen (wie *Trisomie 21*). Sie kann auch Konsequenz fast aller Formen perinataler Schädigung (☞ Kap. 2.) oder einer Schilddrüsenanlagestörung (☞ Kap. 10.2.5.3.) sein.

Auch die **Demenz** kann genetisch (mit)determiniert sein = *primäre Demenz*. Sie läßt sich bezüglich des primär betroffenen Hirnbereichs einteilen in *kortikale* Formen - Morbus PICK und ALZHEIMER (s.u.) - und *subkortikale* Formen - wie bei Chorea HUNTINGTON oder PARKINSON-Syndrom (☞ Kap. 20.5.4.2.). Erworben sind *sekundäre Demenzen*, mit einem großen Spektrum möglicher Ursachen - Beispiele: ischämisch auf atherosklerotischer Grundlage (sog. Multiinfarkt-Demenz - zweithäufigste Ursache aller Demenzen nach Morbus ALZHEIMER), allgemein-hypoxisch (pulmonale oder kardiale Insuffizienz), metabolisch (hepatogene oder urämische Enzephalopathie), toxisch (Äthanol, organische Lösemittel, Schwermetalle), Vitaminmangel (Vitamin B_1, B_{12}, Folsäure, Nicotinsäure), autoimmunologisch-degenerativ (multiple Sklerose), traumatisch (schwere oder rezidivierende Kontusionen), Raumforderung (Tumoren, chronisch subdurales Hämatom, Hydrozephalus), Epilepsie (schwere psychomotorische Anfälle über lange Zeit) u.a.

Prion-Erkrankungen führen zu **Demenz und zerebellarer Ataxie** (je nach Krankheitstyp mit unterschiedlicher Dominanz). Sie sind sowohl erworben als auch auf Grund genetischer Defekte möglich. Klinisch sind lange Latenzen mit wenig Erscheinungen typisch, die übergehen in einen kurzen, schweren Verlauf mit letalem Ausgang. Histologisch finden sich ausgedehnte Neuronendegenerationen, spongiforme (schwammförmige) Auflockerung des Neuropils (Geflecht der Endfortsätze von Neuronen und Gliazellen), astrozytäre Gliose und Amyloidablagerungen (keine Zeichen für Entzündung oder immunologische Reaktionen).

Die Erkrankungen werden durch *Prionen* verursacht (durchmischte Abkürzung von *proteinaceous infectious particle*). Nicht pathogen ist das phylogenetisch bei Wirbeltieren stark konservierte PrP^C *(cellular prion protein)*, ein Sialoglycoprotein von ca. 35 kDa, das auf der Oberfläche von Zellen des Hirns und anderer Gewebe regelmäßig vorkommt. Die pathogene Form ist das PrP^{Sc} (von *scrapie*, nach der gleichnamigen Erkrankung bei Schafen - s.u.). Es wird vom gleichen Gen kodiert, erfährt aber eine (ungenügend geklärte) posttranslationale Modifikation. Dadurch bleibt es intrazellulär lokalisiert und akkumuliert dort. Außerdem ist es gegenüber proteolytischer Spaltung weitgehend resistent. Es übersteht auch stundenlanges Kochen. PrP^{Sc} wird bei verstorbenen Patienten in den Amyloidablagerungen des Hirns gefunden. Die Zytotoxizität für Neuronen besteht in der Auslösung von Apoptose (☞ s. Kap. 1.1.3., "Apoptose"). In Gliazellen führt es dagegen zur Proliferation.

Einmal vorhanden, **repliziert PrP^{Sc} sich selbst aus PrP^C**, indem es diesem seine Konformation "aufzwingt" - Modellvorstellung: $PrP^{Sc} + PrP^C \rightarrow PrP^{Sc}/PrP^C$-Komplex $\rightarrow PrP^{Sc}/PrP^{Sc}$-Komplex $\rightarrow PrP^{Sc} + PrP^{Sc}$. Es resultiert eine in etwa exponentielle Kinetik der PrP^{Sc}-Bildung aus PrP^C, die in Einklang mit dem Zeitverlauf der klinischen Erscheinungen ist (s.o.).

Selbstvermehrung des pathogenen aus dem Reservoir des physiologischen Prions und die außerordentliche Resistenz gegenüber Zerstörung passen zur Epidemiologie der bislang bei Menschen und Tieren bekannten Erkrankungsformen:

- Dem (seltenen) *GERSTMANN-STRÄUSSLER-Syndrom* liegt eine Mutation zugrunde, auf Grund der durch Austausch einer Aminosäure offenbar aus PrP^C das PrP^{Sc} wird. Familiäre Häufung der Erkrankung mit autosomal-dominantem Erbgang. Ähnliches trifft vermutlich auf die *tödliche familiare Schlaflosigkeit* zu
- Die *CREUTZFELDT-JAKOB-Krankheit* tritt wahrscheinlich überwiegend durch sporadische Mutationen auf (Inzidenz weltweit 0,5-1:1 Mio.), die genetisch meist nicht weitergegeben werden. Für einige Fälle ist die "infektiöse" Auslösung durch Gabe von gepooltem STH gesichert, das aus Hypophysen Verstorbener isoliert wurde
- Im Fore-Stamm der Ureinwohner Papua-Neuguineas war eine dort als *Kuru* (zittern) bezeichnete Erkrankung verbreitet, die klar auf Kannibalismus (ritueller Verzehr des Hirns Verstorbener) zurückgeführt werden konnte. Ausgangspunkt war wahrscheinlich eine sporadische CREUTZFELDT-JAKOB-Krankheit
- *Scrapie* ist eine bei Schafen seit dem 18. Jahrhundert bekannte Erkrankung, die in verschiedenen Varianten vorkommt, denen jeweils verschiedene PrP^{Sc}-Formen zugrunde liegen (biophysikalisch erfaßbare Unterschiede). In vitro replizieren sich diese Formen mit PrP^C jeweils unter Erhalt ihrer Spezifika
- Die **BSE** (*bovine spongiforme Enzephalopathie*, "*Rinderwahn*") wird durch ein von den Scrapie-Formen differentes PrP^{Sc} erzeugt. Es ist daher nicht gesichert, daß sie auf Scrapie zurückgeht (Speziesbarriere?). Gesichert ist jedoch für beide Erkrankungen die „infektiöse" Verbreitung innerhalb der beiden Haustierarten durch Verfütterung von Tiermehl
- Untersuchungen, ob die für BSE spezifische PrP^{Sc}-Form auch bei der CREUTZFELDT-JAKOB-Krankheit vorkommt, sind im Gange

Obwohl das Ausmaß einer Intelligenzminderung an den früher erbrachten Leistungen des Patienten oder denen von "Normalpersonen" zu ermessen ist, ist der Begriff *Demenz* dann gerechtfertigt, wenn die Einschränkung des Kurz- und Langzeitgedächtnisses so hochgradig ist, daß sie mit einfachen Tests nachweisbar ist und mindestens eine weitere intellektuelle Fähigkeit, wie abstraktes Denken, Urteilsvermögen oder Sprachkompetenz, deutlich herabgesetzt ist, so daß insgesamt der Alltag nicht mehr selbständig gemeistert werden kann. Auszuschließen sind allerdings akute Intoxikationen oder eine endogene Depression als Ursachen.

Der **Morbus ALZHEIMER** ist mit etwa 2/3 der Fälle die häufigste primäre Demenz. Die Häufigkeit steigt mit dem Alter etwa exponentiell an - ☞ *Tab. 20.4*.

	Altersgruppen [Lebensjahre]			
	30-59	60-69	70-79	80-89
Frauen	0,03	0,4	3,6	11,2
Männer	0,00	0,3	2,5	10,0

Tab. 20.4: Geschlechts- und altersdifferenzierte Häufigkeit des Morbus ALZHEIMER in Europa, in % der Bevölkerung.

Die Erkrankung erfüllt die o.g. Kriterien der Demenz. Die durch **chronische Degeneration von**

Neuronen gekennzeichnete Krankheit unterscheidet sich von vaskulär-ischämisch bedingten Formen der Demenz durch einen langsamen, schleichenden Beginn. Der Einfluß genetischer Komponenten ist je nach Zeitpunkt des Krankheitsbeginns sehr unterschiedlich und wird bei der Betrachtung unterschiedlicher Pathomechanismen mit behandelt.

Morphologische und biochemische Befunde

Die **Neuronendegeneration** betrifft vor allem *Hippocampusregion, Corpus amygdaloideum* und *Neocortex*. Sie betrifft vor allem cholinerge Neuronen = *cholinerges Defizit*.

Eine empfindlichere Reaktion auf Acetylcholin-Antagonisten läßt sich bereits durch Auftröpfeln entsprechend hochverdünnter Lösungen auf die Augen nachweisen → stärkere Pupillenerweiterung bei ALZHEIMER-Patienten als bei Normalen → Eignung als Frühtest in Erprobung.

Die Hirne von Patienten können bis zu 500 g leichter sein als normale.

Zellkörper und proximale Anteile der Dendriten enthalten große Mengen knäuelartig angeordneter **Neurofibrillen** in Form gepaarter helikaler Filamente. Sie bestehen zu einem hohen Prozentsatz aus dem übermäßig phosphorylierten *Protein τ*, einem Mikrotubuli-bindenden Protein.

Typische morphologische Substrate sind sog. **senile Plaques**, die überwiegend **aus Amyloid β** (Aβ) bestehen. Es befindet sich extrazellulär in den degenerierenden Bereichen und z.T. auch in Gefäßwänden. Aβ ist ein stark hydrophobes Peptid aus 39-43 Aminosäuren, das durch antiparallele Zusammenlagerung in β-Faltblattstruktur das typische Verhalten der Amyloide zeigt - ☞ Kap. 18.5.6., "Amyloide". In Analogie zu den dort behandelten generalisierten Amyloidosen muß für Aβ eine schädigende oder toxische Wirkung auf Neuronen angenommen werden.

Mögliche pathogenetische Mechanismen und molekulargenetische Befunde

Bemühungen um die Klärung der Pathogenese des Morbus ALZHEIMER konzentrieren sich vor allem auf die Umstände der Aβ-Bildung:

Vorläuferprotein des Aβ ist *APP* (*amyloid precursor protein*):

Nach Transkription des auf Chromosom 21 lokalisierten Gens können durch unterschiedliches Spleißen der mRNA APP-Moleküle unterschiedlicher Länge entstehen (695-770 Aminosäuren), die posttranslational durch Kohlenhydratreste komplettiert werden. Die Glycoproteine haben Homologien mit Serpinen (☞ Kap. 7.3.1.3., "Proteinaseinhibitoren"). Ein Teil des neuronal gebildeten APP wird in die Membranen eingelagert, mit einem großen extrazellulären Anteil. Es fungiert wahrscheinlich als Adhäsionsprotein (vgl. Kap. 5.2.2.1.) und ist in die Steuerung der Proliferation neuronaler und nichtneuronaler Zellen des ZNS einbezogen.

Der physiologische Abbau des APP impliziert proteolytische Spaltungen des Moleküls an unterschiedlichen Stellen. Eine Möglichkeit führt zu Aβ (= Peptid aus 11-15 Aminosäuren des transmembranalen und 28 Aminosäuren des angrenzenden extrazellulären Anteils), die bei Morbus ALZHEIMER stärker beschritten wird. Damit in Einklang steht der Nachweis verschiedener Punktmutationen im *APP-Gen* bei 2-3 % der Frühformen des Morbus ALZHEIMER, die zu übermäßig gesteigerter Aβ-Bildung führen.

Transgene Mäuse mit dem mutierten menschlichen Gen entwickeln beträchtliche Amyloideinlagerungen im Hirn.

Geringer beschritten wird hier ein anderer Weg der APP-Spaltung, der zu *APP^s* führt (*APP soluble*). Das lösliche Protein ist im Liquor nachweisbar und bei den genannten Patienten stark vermindert → Testmöglichkeit.

Bei ca. 80 % der Frühformen finden sich Mutationen eines Gens auf Chromosom 14 und bei knapp 20 % solche eines Gens auf Chromosom 1. In Analogie zum APP kodieren beide Gene ebenfalls membranspannende Proteine - *S182* bzw. *STM2*, mit 7 transmembranen Domänen (*seven transmembrane...*). Die Gene werden auch als *Presenilin 1* und *2* bezeichnet.

Die Mutationen der 3 genannten Gene werden autosomal dominant vererbt und erklären wahrscheinlich die nachgewiesene familiäre Häufung der Erkrankungsformen mit frühem Beginn (< 50 Jahre), die insgesamt aber selten sind (☞ *Tab. 20.4*)!

Die überwiegende Mehrheit der Fälle tritt im späten Lebensalter auf. Hier wurde bisher nur eine **genetische Risikokonstellation** gefunden, die sich aus dem **Apolipoprotein E-Polymorphismus** ergibt (Allele und deren Verteilung - ☞ Kap. 9.2.3.3.):

Das ε4-Allel, homo- oder heterozygot vorliegend, ist bei ALZHEIMER-Patienten deutlich über- und das ε2-Allel unterrepräsentiert. Genauere Zahlenangaben über die Höhe des relativen Risikos stehen noch aus. Die Genkopplung ist nicht ausschließlich, denn nicht alle ε4-Allel-Träger erkranken und ca. 30 % der Patienten haben das Allel nicht. Unabhängig vom Ausbruch der Erkrankung finden sich aber bei ε4-Allel-Trägern übernormale und bei ε2-Allel-Trägern unterdurchschnittliche Aβ-Akkumulationen im Hirn. In vitro-Untersuchungen verweisen auf eine stärkere Bindung des Apo E4 an APP und Aβ → Förderung der Aβ-Bildung und Präzipitation (?) und des Apo E2 an Protein τ → Hemmung der Überphosphorylierung und Neurofilamentbildung (?).

Bei Apo E4/4-Phänotypen läßt sich mittels Positronenemissionstomographie eine deutliche Verminderung der Glucosemetabolisierung in den bei Morbus ALZHEIMER betroffenen Hirnregionen nachweisen. Es bleibt zu klären, ob dies als Frühzeichen später auftretender Degenerationen zu werten ist.

Aus in vitro-Untersuchungen ergeben sich folgende Hinweise auf die **Mechanismen**, über die akkumuliertes Aβ und APP wirken könnten:

- direkte neurotoxische Wirkung des Amyloids
- APP ist in der Lage Cu^{2+} zu binden und zu Cu^+ zu reduzieren. Wenn diese Reaktion durch verstärkte Exposition von APP in der Membran oder erhöhtes Cu^{2+}-Angebot (ALZHEIMER-Patienten haben erhöhte Kupferkonzentrationen im Liquor) gesteigert wird, ergeben sich 2 Konsequenzen: a) Redoxpartner sind Sulfhydrylgruppen des Proteins, die zu Disulfidbindungen oxidiert werden → Funktionseinschränkungen des APP und b) in Gegenwart von H_2O_2 führt Cu^+ durch Rückoxidation zur Bildung der hochtoxischen Hydroxylradikale (= FENTON-Reaktion - ☞ Kap. 4.1.3.) → Neuronenschädigung.

Analogie zur amyotrophen Lateralsklerose - ☞ Kap. 20.5.3.3., "CuZn-Superoxiddismutase"

Bei der Trisomie 21 führt die dreifache Anlage von Chromosom 21 auch zu entsprechend höheren APP-Konzentrationen im Hirn. Die Erkrankung ist mit Oligophrenie verbunden, und wenn die Patienten entsprechend lange überleben, sind ALZHEIMER-ähnliche Hirnveränderungen nachweisbar

- Aβ fördert die Freisetzung von NO-Radikalen (☞ Kap. 4.1.1., "Endothelzellen") und TNF-α (☞ Kap. 3.6.8.) → zytotoxische Wirkung. IFN-γ wirkt synergistisch mit Aβ

Eine Kausaltherapie des Morbus ALZHEIMER ist gegenwärtig nicht möglich. Neue Zugänge für die (symptomatische) **Therapie** gehen in folgende Richtungen - überwiegend **Trends:**

- Hemmung des Acetylcholinabbaus im synaptischen Spalt (*Velmacrin*) → Wirkungsverlängerung
- Phosphodiesterasehemmer (*Propentofyllin*) führen a) intrazellulär zum Anstieg von cAMP, wodurch in Gliazellen die phagozytotische Aktivität gehemmt und die Produktion von *NFG* (**n**erve **g**rowth **f**actor) gefördert wird (→ Formierung neuer Verschaltungen) und b) extrazellulär zum Anstieg von Adenosin, wodurch über Hyperpolarisation und Hemmung von Ca^{2+}-Kanälen die Freisetzung bzw. Wirkung von Glutamat gehemmt wird (vgl. Kap. 20.7., "Glutamat und GABA")
- VIP (☞ Kap. 19.7.) aktiviert cholinerge Funktionen. Tierexperimentell werden lipophile VIP-Analoga nach intranasaler Applikation vom Hirn aufgenommen und wirken neuroprotektiv
- Implantation fetaler cholinerger Neuroblasten oder genmanipulierter Fibroblasten (☞ Kap. 1.3.5.4., "Fibroblasten"), die konstitutiv Acetylcholin freisetzen, in die Großhirnrinde von Tieren, bessert deren Verhaltensstörungen, die durch toxische Schädigung dieser Hirnareale erzeugt worden waren
- Entwicklung monoklonaler Antikörper, die die Zusammenlagerung der Aβ-Peptide zum Amyloid blockieren sollen

20.10. Psychosen

Das **limbische System** reguliert das emotionale Verhalten und davon ausgehend Einflüsse auf vegetative, endokrine und motorische Systeme. Morphologisches und elektrophysiologisches Substrat emotionalen Verhaltens sind verschiedene Erregungskreise des limbischen Systems, die mit dopaminergen, noradrenergen und serotonergen Regulatorkernen und bestimmten Arealen des Neocortex in Verbindung stehen. Eine Betrachtung der Psychosen auf dem Niveau somatischer Komponenten, vorwiegend durch Veränderungen im Transmitterstoffwechsel repräsentiert, ist innerhalb der komplexen pathogenetischen Abläufe nur als ergänzender Aspekt einzuschätzen.

20.10.1. Depressionen

Depressive oder manische Zustände treten als funktionelle Störungen auf, ohne nachweisbaren Ausfall von Neuronen. Die Unterscheidung in *unipolare* (nur depressive Phasen) und *bipolare* affektive Störungen (Wechsel depressiver und manischer Phasen) entspricht auch Unterschieden in Häufigkeit, genetischer Bindung, therapeutischer Ansprechbarkeit und Prognose. So wird geschätzt, daß mindestens eine depressive Episode im Leben bei 12-20 % der Erwachsenen vorkommt. Für bipolare Störungen sind auf Grund von Zwillingsuntersuchungen genetische Faktoren wahrscheinlich: Die Konkordanzraten betragen für monozygote und dizygote Zwillingspaare 69 bzw. 20 %.

Auf **Transmitterebene** lassen sich bei Depressionen verminderte Aktivitäten *dopaminerger*, *noradrenerger* und *serotonerger* Neuronen nachweisen. Tierexperimentell und auch beim Menschen ist gesichert, daß langanhaltender unbewältigbarer Streß zur Entleerung der Speicher für diese Transmitter in hypothalamischen und limbischen Regionen führt → Mangel (vgl. auch Kap. 10.2.3., "Depressionen"). Eine Differenzierung in *exogene* und *endogene Depressionen* aus dieser Sicht hat sich jedoch als nicht haltbar erwiesen. Wahrscheinlich liegen immer kombinierte Störungen im Umsatz der 3 genannten Transmitter vor. Anatomische und neurochemische Verflechtungen sowie gegenseitige Beeinflussung ihrer Freisetzung an den Synapsen, lassen Störungen in der Abstimmung ihrer Wirkkonzentrationen wichtiger erscheinen, als grobe einseitige Auslenkungen. Trotzdem ziehen quantitative Unterschiede in der Beteiligung der 3 Systeme solche in den dominierenden Symptomen nach sich - und sind bezüglich der Auswahl geeigneter Medikamente wichtig (s.u.) - weshalb eine getrennte Betrachtung erfolgt.

- **dopaminerges System**
Dopaminerge Fasern strahlen aus dem *Fasciculus telencephalicus medialis* vor allem zu *Nucleus caudatus*, *Putamen* und *Gyrus cinguli*. Verminderte Aktivität ist verbunden mit Apathie, Hoffnungslosigkeit, psychomotorischer Retardierung, Denkstörungen und eventuellen Wahnvorstellungen. Bei überwiegend psychomotorischer Hemmung wirkt L-Dopa antidepressiv. Mangelnde Dopaminbildung erklärt daher auch depressive Verstimmungen bei PARKINSON-Patienten (☞ Kap. 20.5.4.2., "PARKINSON-Syndrom").
In manischen Phasen ist die Aktivität des Systems gesteigerter. Sie können z.B. durch Dopaminagonisten ausgelöst werden

- **noradrenerges System**
Das System ist am gründlichsten untersucht und wahrscheinlich auch immer beteiligt. Die höchste Konzentration noradrenerger Neuronen ist im *Locus coeruleus*, von wo sie in weite Bereiche höherer Zentren projizieren. Verminderte Aktivität wird vor allem mit Angstzuständen und der Aufmerksamkeitsfixierung auf sich und das eigene Unvermögen in Zusammenhang gebracht und Überaktivität des Systems mit manischen Phasen.

In *Abb. 20.11* werden am Beispiel der noradrenergen Synapse die möglichen Niveaus einer Verminderung der Noradrenalinbildung oder -wirkung als Ursache depressiver Zustände veranschaulicht. Zugleich wird auf die Angriffspunkte typischer Wirkstoffe oder gebräuchlicher Antidepressiva eingegangen, deren Untersuchung diese Schlußfolgerungen erst ermöglichten.

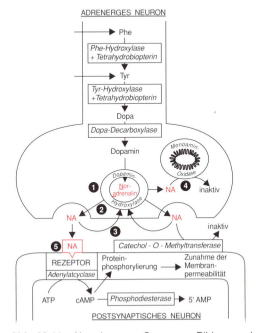

Abb. 20.11: Noradrenerge Synapse - Bildung und Wirkungen von Noradrenalin (NA).
Die Ziffern markieren Angriffspunkte von Wirkstoffen, auf die im nachfolgenden Text eingegangen wird.

Reserpin bewirkt durch Hemmung von Transportprozessen eine Entleerung und Verminderung der Speicherfähigkeit der präsynaptischen Speichergranula für NA (❶ in *Abb. 20.11*) → Mangel an freisetzbarem NA. Es kann Depressionen auslösen.

Antidepressiv wirksam sind dagegen Wirkstoffe, die direkt die Ausschüttung von NA steigern (❷ in *Abb. 20.11*), wie *Amphetamin*; den aktiven Rücktransport von NA aus dem synaptischen Spalt hemmen (❸ in *Abb. 20.11*), wie Medikamente aus der Gruppe der *trizyklischen Antidepressiva*; oder den Abbau von NA durch die mitochondrial lokalisierten Monoamin-Oxidasen hemmen (❹ in *Abb. 20.11*), wie Medikamente aus der Gruppe der *Monoaminoxidase-Hemmer*. Aus den Wirkungen der genannten Stoffe läßt sich für Depressionen eine **verringerte präsynaptische Bildung und Sekretion** des Neurotransmitters ableiten. Sie schließt wahrscheinlich alle genannten Niveaus ein und darüberhinaus eine verminderte Aktivität der *Dihydropteridin-Reductase* → mangelnde Synthese von Tetrahydrobiopterin als Coenzym der Phenylalanin- und Tyrosin-Hydroxylase (☞ *Abb. 20.11* und vgl. Kap. 14.3.1.1., "Dialyse-Enzephalopathie").

Eine **verminderte postsynaptische Wirkung** entsteht durch herabgesetzte Empfindlichkeit oder down-Regulation der Rezeptoren (❺ in *Abb. 20.11*). Sie erfolgt immer als Kompensation längerer Präsens des Transmitters im synaptischen Spalt. Denkbare Ursache ist eine Aktivitätsminderung der *Catechol-O-Methyltransferase*. Tierexperimentell sind Rezeptorveränderungen sowohl für die Auslösung depressiver Zustände nachgewiesen, als auch für die Wirkung 2 wichtiger Gruppen von Antidepressiva (*trizyklische Antidepressiva* und *Monoaminoxidase-Hemmer*)

- **serotonerges System**
Bei hoher Konzentration der Zellkörper in den *Nuclei raphes* des Hirnstamms verteilen sich serotonerge Neuronen ähnlich wie adrenerge. Das System ist besonders in die Steuerung von neuroendokrinen Funktionen (z.B. Corticotropin- und Prolactinausschüttung), Sexualität, Schlaf (☞ *Kap. 20.12*), Stimmungen und zirkadianen Rhythmen einbezogen. Die bei Depressionen nachgewiesene Verminderung von Serotoninfreisetzung und/oder -wirkung kann daher in Beziehung zu entsprechenden Symptomen gebracht werden: Suizidalität, Aufhebung zirkadianer Rhythmen der Corticotropinausschüttung (☞ *Abb. 10.1*, Kap. 10.2.) und der Körpertemperatur, subklinische Hypothyreose (☞ Kap. 10.2.5.3.), Schlafstörungen (☞ Kap. 20.12.2., "Depressionen"). Für Antidepressiva sind auch Angriffspunkte innerhalb dieses Systems nachgewiesen: Hemmung der Serotonin(rück)aufnahme und präsynaptischer, inhibitorisch wirkender Autorezeptoren

Wahrscheinliche Wirkungsmechanismen der verschiedenen Antidepressiva:

- **Monoaminoxidase-Hemmer**
führen zur Konzentrationserhöhung aller Transmitter mit Monoamincharakter. Sie verbessern die Stimmungslage und steigern die psychomotorische Aktivität

- **Trizyklische Antidepressiva**
wirken hauptsächlich durch Hemmung der Wiederaufnahme von Noradrenalin und Serotonin, wobei einzelne Präparate ausgewogen oder überwiegend auf jeweils einen der beiden Transmitter wirken, z.B. *Imipramin* (beide), *Desipramin* (Noradrenalin) oder *Clomipramin* (Serotonin). Die Präparate unterscheiden sich quantitativ in ihrer stimmungsaufhellenden oder antriebsfördernden Wirkung. Da der antidepressive Effekt erst mit einer Latenz von Tagen bis Wochen eintritt, besteht die entscheidende Wirkung der Substanzen wahrscheinlich in einer sekundären Veränderung der Rezeptordichte, z.B. down-Regulation von β- und up-Regulation von $α_1$-Rezeptoren. Die Pharmaka blockieren aber auch Rezeptoren für andere Transmitter, z.B. Acetylcholin und Histamin (→ gastrointestinale und kardiovaskuläre Nebenwirkungen)

- **Tetrazyklische Antidepressiva**
entsprechen in ihrer Wirkung den voran genannten, mit geringer ausgeprägten anticholinergen Effekten

- **Selektive Hemmung der Wiederaufnahme**
ist für Serotonin oder Dopamin möglich. Entsprechende Präparate (*Fluoxetin* bzw. *Bupropion*) werden eingesetzt, wenn Symptome dominieren, die auf das entsprechende Transmittersystem zurückführbar sind (s.o.). Vorteilhaft ist eine größere therapeutische Breite und kaum vorhandene anticholinerge Wirkung

- **Lithiumsalze**
sind in ihrer Wirkung nur ungenügend geklärt, aber die Kompetition zwischen Li^+ und Ca^{2+} bei der Neurotransmission spielt sicher eine Rolle. Dafür spricht auch die Notwendigkeit der Einhaltung eines engen Konzentrationsbereichs des Lithiumspiegels im Plasma (0,8-1,2 mmol/l). Therapeutikum der Wahl zur

Langzeitprophylaxe bipolarer Formen und zur Therapie manischer Zustände

Die medikamentöse Therapie ist durch psychologische zu unterstützen (☞ Lehrbuch Neurologie/Psychiatrie). Bei schweren uni- und bipolaren Formen ist eine **elektrokonvulsive Therapie** (= *Heilkrampf*) der medikamentösen oft überlegen: wiederholte Induktion großer epileptischer Anfälle durch kurzzeitige Wirkung pulsatiler Ströme auf die nichtdominante Hemisphäre. Die Behandlung führt zu einer Steigerung der postsynaptischen Reaktion auf dopaminerge, noradrenerge und serotonerge Stimulation.

20.10.2. Schizophrenien

Die Prävalenz dieser Gruppe von Psychosen beträgt etwa 1 %. Familiäre Häufung: Das Erkrankungsrisiko für Kinder, deren Eltern in einem oder in beiden Fällen erkrankt sind, beträgt ca. 10 bzw. 40 %. Die Konkordanzraten für di- und monozygote Zwillinge liegen bei ca. 10 bzw. 45 %. Polygene Einflüsse sind wahrscheinlich. Kenntnisse über möglicherweise einbezogene Gene sind ungenügend: Hinweise ergeben sich für große Genregionen auf den Chromosomen 6 (6p21-24) und 22 (22q11-13), deren nähere Charakterisierung noch aussteht.

In einigen Fällen wurden Mikrodeletionen auf 22q11 gefunden, einer Region, in der auch das Gen für die *Catechol-O-Methyltransferase* liegt, die außer der in *Abb. 20.11* ausgewiesenen, NA-spaltenden, auch Dopamin inaktivierende Aktivität besitzt.

Umweltfaktoren mit Bedeutung für die Entstehung oder Manifestation sind Geburtskomplikationen oder Infektionen der Mutter während der Schwangerschaft.

Vielfältige Störungen können auf verschiedenen Ebenen auftreten: vermindertes assoziatives Denken, mangelnde Kommunikation bis autistisches Verhalten, Hypo- oder Hyperkinesien, Auftreten von Halluzinationen und Wahnvorstellungen. Eine Rückführung der Vielfalt möglicher Abweichungen auf eine oder wenige Hirnleistungen ist wahrscheinlich nicht möglich. Eine Störung des Kurzzeitgedächtnisses, wo es für Entscheidungsfindungen im Sinne eines Arbeitsspeichers gebraucht wird, ist jedoch meist nachweisbar.

Der mittels Positronenemissionstomographie meßbare regionale Blutstrom wird als Maß für die Hirnaktivität genutzt. Er steigt besonders im Frontalbereich an, wenn normale Versuchspersonen entsprechende Aufgaben zu lösen haben. Bei Patienten mit Schizophrenie ist dieser Anstieg vermindert, auch im Intervall bei Verlauf in Schüben.

Auf Transmitterebene ist eine **Hyperaktivität dopaminerger Neuronen** des limbischen Systems nachweisbar. Neben vermehrter Freisetzung von Dopamin (und *Phenylethylamin* - ☞ *Abb. 18.8*, Kap. 18.4.2.) hat eine Zunahme der Anzahl und Dichte von D_2-Rezeptoren wahrscheinlich die größere Bedeutung.

- Bei akuten Formen oder Schüben kann oft ein Anstieg der Konzentration des Dopaminabbauprodukts *Homovanillinsäure* nachgewiesen werden
- Psychostimulantien, z.B. *Amphetamin*, das Dopamin und Noradrenalin freisetzt, können Psychosen auslösen (*Weckaminpsychosen*)
- Alle zur Therapie eingesetzten *Neuroleptika* greifen im dopaminergen System an, die meisten durch Blockade der D_2-Rezeptoren
- Autoptisch wird im Hirn von Patienten mit Schizophrenien eine höhere Dichte von D_2-Rezeptoren gefunden
- Bei der Analyse des regionalen Blutflusses mittels Positronenemissionstomographie weisen Patienten bei der Lösung einer Testaufgabe gegenüber Kontrollen einen verminderten Anstieg des Blutflusses im Bereich des *Gyrus cinguli* auf. Wird jedoch die gleiche Aufgabe nach Medikation des Dopaminagonisten *Apomorphin* gelöst, so ist der durch den Agonisten vermittelte Anstieg des Blutflusses bei Patienten sehr viel stärker als bei Kontrollen → größere Empfindlichkeit des dopaminergen Systems
- Wird mit der gleichen Technik die Verteilung des Blutflusses im gesamten Hirn ermittelt und statistisch ausgewertet, ergibt sich ein deutlicher Anstieg des Blutflusses während akustischer Halluzinationen in den Regionen *Hippocampus*, *Gyrus parahippocampalis*, *Gyrus cinguli*, *Thalamus* und *Putamen* → Möglichkeit zur "Kartierung" von Psychosen, deren Rückführung auf einzelne Transmittersysteme noch aussteht. Für das Putamen ist eine höhere Dichte an D_2-Rezeptoren bei Patienten nachgewiesen, die durch Neuroleptika blockiert werden können

Auch **Glutamat** und **GABA** (☞ *Abb. 20.9*, Kap. 20.7.) sind möglicherweise einbezogen. Für beide wurde eine verminderte Bildung bei Schizophrenien beschrieben, und außerdem wird das glutamaterge System durch Dopamin gehemmt. *Phencyclin* hemmt Glutamatrezeptoren und verursacht eine exogene Psychose, die der Schizophrenie sehr ähnlich ist.

Aus **Serotonin** und seinen Vorläufermolekülen können *halluzinogene Dimethylverbindungen* entstehen. Gut untersucht ist das Indol-Derivat *N-Dimethyltryptamin*, das eine dem *Mescalin* (Alkaloid aus in Mexiko beheimateten Kakteen) vergleichbare psychotrope Wirkung mit ausgeprägten optischen und akustischen Halluzinationen hat. Die Existenz entsprechender Methyltransferasen im Hirn ist nachgewiesen. Bei einer Untergruppe von Patienten mit Schizophrenie ist ein Protein vermindert, das den Transport von *Tryptophan* in serotonerge Neuronen hemmt → erhöhtes Vorläuferangebot. Bei diesen Patienten finden sich die in Abb. 20.12 aufgeführten Methylverbindungen mit potentiell halluzinogener Wirkung vermehrt in Blut und Harn.

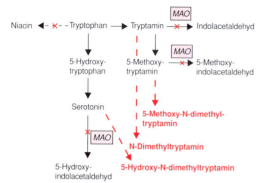

Abb. 20.12: Möglichkeit der Bildung von 3 halluzinogenen Dimethylverbindungen (rot) aus Serotonin und seinen Vorläufermolekülen durch erhöhtes Tryptophanangebot und gleichzeitig limitierende oder absolut verminderte Aktivität der Monoaminoxidase (*MAO*).

Auf die Angriffspunkte von **Neuroleptika** zur Therapie von Schizophrenien wurde vorangehend z. T. bereits eingegangen: Blockade von Dopaminrezeptoren, überwiegend D_2. Zu diesen gehören *Phenothiazine* und *Butyrophenone*. *Benzisoxazole* blockieren dagegen D_2-Rezeptoren und 5-HT_2-Rezeptoren (für Serotonin) gleichermaßen und sind in niedrigerer Dosis wirksam. *Dibenzodiazepine* haben ein breites Wirkungsspektrum: D_1-, D_2-, D_4-, 5-HT_2-Rezeptoren sowie Muscarin- (für Acetylcholin) und α-Adrenorezeptoren. Sie haben mehr Nebenwirkungen und kommen überwiegend zum Einsatz bei schweren Psychosen, die auf die anderen Medikamente nicht ansprechen. Die individuell unterschiedliche Wirkung dieser Medikamente mit verschiedenen Angriffspunkten verweist auf die pathogenetische Beteiligung auch anderer Transmittersysteme außer dem dopaminergen und die wahrscheinliche Heterogenität der unter dem Begriff Schizophrenie zusammengefaßten Psychosen.

20.11. Drogenabhängigkeit

Die Wirkung endogener Opiate (☞ Kap. 20.6., "1.") im Sinne der Schmerzhemmung und Euphorisierung ist grundsätzlich ähnlich der von exogen zugeführten Drogen. Es ist daher denkbar, daß genetisch determinierte oder altersabhängige Abweichungen im Metabolismus der Endorphine zur Suchtgefährdung beitragen. Entscheidender sind aber die sozialen Faktoren, die bei Kontakt von Jugendlichen mit der Drogenszene zur Abhängigkeit führen.

Für die meisten Drogen, mit Ausnahme der sich vom *Amphetamin* (☞ voranst. Kap., "Hyperaktivität dopaminerger Neuronen") ableitenden, ist nachgewiesen, daß Euphorie im akuten Rausch und anschließende Dämpfung und Reizabschirmung - mit Beseitigung von Angst und sich entwickelnder Gleichgültigkeit gegenüber Problemen - mit einer verminderten Glucosemetabolisierung in Teilen des limbischen Systems und des Cortex verbunden ist (Positronenemissionstomographie), als Ausdruck verminderter Aktivität.

Sucht geht bei allen Drogen mit **zwei Phänomenen** einher:

1. Toleranz (= Gewöhnung) führt zur Notwendigkeit der kontinuierlichen Dosissteigerung. Bei *Opiaten* entspricht das auf molekularer Ebene einer zunehmenden Abkopplung der Rezeptoren von ihren Effektorproteinen, z.B. G-Proteinen und Adenylatcyclase. Der Grad der Abkopplung hängt vom Zelltyp und vor allem davon ab, wie oft und wie lange der Rezeptor besetzt wird, was eine Frage der Verteilungsart und Pharmakokinetik der Droge ist → *selektive Toleranz*. Heroinsüchtige führen sich z.B. Dosen zu, die für Normale mehrfach tödlich wären → gleiche Dosis nach kurzfristigem körperlichen Entzug kann zum Tod führen.

2. Abhängigkeit entsteht, weil die Droge für normale Abläufe von Körperfunktionen notwendig wird. Sie ist nicht auf das ZNS eingeschränkt, sondern läßt sich auch auf der Ebene isolierter Organe, Gewebe oder Zellen nachweisen. Sie ist maskiert, solange die Rezeptoren besetzt sind. Ist das nicht der Fall, kommt es zu **Entziehungserscheinungen**. Abb. 20.13 (nach KEUP) veranschaulicht das für Opiate, wie *Morphin* und *Heroin*, am Beispiel noradrenerger

20.11. Drogenabhängigkeit

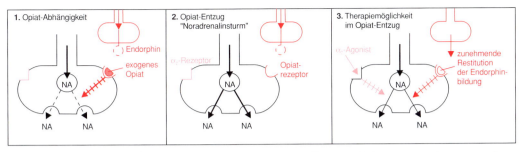

Abb. 20.13: **1.** Die exogenen Opiate verdrängen die von anderen Neuronen freigesetzten endogenen von ihren Rezeptoren und hemmen die Noradrenalinfreisetzung stärker - <u>einer</u> der Drogeneffekte (andere betreffen das dopaminerge System, s.u.).
2. Im Entzug kommt es zur verstärkten Noradrenalinfreisetzung → Erregung von α_1-Rezeptoren → Entzugssyndrom. Bei Entwöhnungsversuchen ist es am stärksten in der 7-10 Tage andauernden sog. Entgiftungsphase.
3. Durch α_2-Agonisten (z.B. *Clonidin*), die hemmend auf die Noradrenalinfreisetzung einwirken, kann das Syndrom gedämpft werden.

Neuronen des *Locus coeruleus*, in denen α_2- und Opiat-Rezeptoren vorkommen.

Cocain (aber auch vom *Amphetamin* oder *Phencyclidin* abgeleitete Drogen sowie in geringerem Umfang *Opiate*, *Ethanol* und *Nicotin*) hemmt in Teilen des limbischen Systems die Rückaufnahme von Dopamin aus dem synaptischen Spalt → Wirkungsverlängerung mit euphorisierendem und evtl. halluzinogenem (vgl. voranst. Kap., "Hyperaktivität dopaminerger Neuronen") Effekt. Für Cocain ist außerdem gesichert, daß zusätzlich Dichte und Aktivierbarkeit der postsynaptischen Dopaminrezeptoren erhöht werden. Die Toleranz erklärt sich hier aus einer Abnahme der Dopaminfreisetzung mit der Zeit.

Tierexperimentell (cocainabhängige Ratten) läßt sich durch Applikation spezifischer Agonisten für D_1- oder D_2-Rezeptoren eine Wirkungsspezifität nachweisen: erstere senken den Cocainbedarf (→ eventueller therapeutischer Ansatz, wenn sich der Befund für den Menschen bestätigen läßt), während letztere die Abhängigkeit verstärken.

Cocain hat auch Wirkungen auf das cholinerge System: Hemmung der Nicotinrezeptoren für Acetylcholin in Neuronen des ZNS und Skelettmuskelzellen und Hemmung der Muscarinrezeptoren für Acetylcholin des Herzens und der glatten Muskulatur der Gefäße. Peripher wird darüberhinaus die Freisetzung von Noradrenalin gesteigert und die Wiederaufnahme gehemmt. Es resultiert eine starke sympathomimetische Wirkung mit Anstiegen des Blutdrucks, der Herz- und Atemfrequenz. Häufige Komplikationen im Sinne von Intoxikationen, wie Herzrhythmusstörungen, ischämische Herzkrankheit (einschließlich Infarkt) und zerebrale Ischämien (einschließlich Schlaganfall) finden hierin ihre Erklärung.

Ischämische Herzkrankheit ist häufige Erkrankung und Todesursache Cocainsüchtiger. Bei längerer Abhängigkeit haben sie eine deutlich stärkere Koronarsklerose, die wahrscheinlich nicht nur auf den Risikofaktor des erhöhten Blutdrucks zurückgeht. An der Auslösung ischämischer Attacken sind Konstriktion der Koronararterien und gesteigerte Thrombozytenaggregation beteiligt. Die linksventrikuläre Hypertrophie erzeugt außerdem einen erhöhten O_2-Bedarf.

Besonders problematisch ist, daß die starke Toleranzentwicklung für Cocain sich mehr auf die psychischen als die peripher-vegetativen Wirkungen bezieht, wodurch sich mit der Dosissteigerung die Toxizität der Droge stark erhöht.

Synthetische Drogen der 2. Generation (= *Designerdrogen*, da sie aus Grundchemikalien durch Modifikation hergestellt werden) übertreffen die o.g. Drogengruppen in ihren euphorisierenden und halluzinogenen Wirkungen z.T. beträchtlich. Entsprechend höher ist die Gefährdung durch psychische oder körperliche Schäden: Die von *Amphetaminen* oder *Phencyclidinen* ausgehenden Drogen erzeugen Depressionen oder mit Schizophrenie vergleichbare Zustände, paranoide Ideen (z.B. Fliegenkönnen mit entsprechenden Unfallfolgen), Amnesien und Konzentrationsschwäche; auch Krampfanfälle. Physisch sind Leber- und Nierenschädigung, Hyperthermie (und in deren Folge Rhabdomyolyse und DIC), plötzlicher Herztod, Schlaganfall die gefürchtetsten Komplikationen. Die von *Tryptaminen* abgeleiteten Verbindungen wirken LSD-ähnlich und können Ataxie, motorische Überaktivität und Aggressivität, Blutdrucksenkung, Desorientiertheit u.a. zur Folge haben. Von *Meperidinen* und *Fentanylen* (Schmerzmittel) abgeleitete Verbindungen haben opiatähnliche Wirkungen und Nebenwirkungen. Parkinson-Syndrom sind bei ersteren und Atemlähmungen bei letzteren beschrieben.

Therapeutische Ansätze zur Entwöhnung oder Entzugserleichterung ergeben sich auf verschiedenen Ebenen:

- Endorphin-Ebene
  Agonisten, die länger an den Rezeptoren wirken → Heroinersatz; Antagonisten, die Rezeptoren blockieren → Rückfallprophylaxe, auch Therapeutika bei Heroinüberdosierung
- Noradrenalin-Ebene
  Die Wirkung ist in *Abb. 20.13* veranschaulicht → Unterstützung des Opiatentzugs
- Dopamin-Ebene
  Dopaminrezeptorblocker zeigen unbefriedigende Resultate. Der **Trend** geht daher in Richtung D_1-Rezeptoragonisten (s.o.) oder Immunisierung mit Cocainkonjugaten → gebildete Antikörper binden an Cocain und sollen so die Passage durch die Blut/Hirn-Schranke behindern

20.12. Schlafstörungen

Die Analyse der Schlafstörungen findet zunehmendes Interesse in klinischer Forschung und Praxis. Sie sind mit zahlreichen weiteren Störungen assoziiert - daher die Einordnung an das Ende des ZNS-Kapitels.

- Schlaf ist Bestandteil des **zirkadianen** Wechsels zwischen Aktivität und Ruhe - Wach-Schlaf-Rhythmus. Eine wichtige, zirkadiane Rhythmen bestimmende Hirnregion ist im Nucleus suprachiasmaticus des ventralen Hypothalamus lokalisiert
- Die Schlafperiode selbst durchläuft Phasen - **ultradianer** Rhythmus:
  1. Einschlafen und Übergang in tiefere Schlafstadien (von denen 4 differenziert werden) sind im EEG gekennzeichnet durch zunehmende Synchronisation und langsamere Frequenzen (z.B. Deltawellen). Dieser sog. langsame Schlaf ist an das Vorderhirn gebunden, aber auch Stammhirnanteile sind wichtig: noradrenerge Neuronen des Locus coeruleus sowie serotonerge Neuronen des Nucleus raphe dorsalis bleiben erregt und werden mit zunehmender Schlaftiefe aktiver, während cholinerge Riesenneuronen des Tegmentum pontis weitgehend inaktiv sind.
  2. Nach ca. 60 min kommt es unter Desynchronisation und Abflachung der EEG-Amplituden zum Absinken des Muskeltonus und typischen Augenbewegungen - *rapid eye movements*. Für diese etwa 30minütige Phase sind offenbar die unter 1. genannten Stammhirnanteile von entscheidender Bedeutung: die Aktivität der noradrenergen und serotonergen Neuronen geht zurück und die der cholinergen nimmt stark zu = sog. *reziprokes Interaktionsmodell* der Steuerung des ultradianen Schlafzyklus.
  Nach den Augenbewegungen werden 1. und 2. auch als *Non-REM-* bzw. *REM-Schlaf* bezeichnet. Normal sind 3-6 Zyklen dieser Art pro Nacht zu je 90-100 min Dauer, wobei die REM-Phasen mit zunehmender Schlafdauer oft relativ länger werden

- Unter den *Neuromodulatoren* sind einige Peptide mit schlafinduzierender Wirkung bekannt. *Substanz P* beispielsweise wirkt wahrscheinlich systemisch über eine Modulation der Bereitstellung von Adrenalin und Noradrenalin und ist in die zirkadiane Rhythmik einbezogen (abendlicher Anstieg im Blut). Weitere sind die *sleep-promoting-substance, Deltaschlaf-induzierendes Peptid* u.a.

Die voranstehend aufgeführten Regulationsebenen und -mechanismen sind unvollständig. Sie erlauben z. Zt. nur sehr begrenzt ätiopathogenetische Erklärungen klinisch-phänomenologisch klassifizierter Formen von Schlafstörungen. Es kann daher hier nur auf eine Auswahl eingegangen werden, für die pathophysiologisch faßbare Abweichungen bekannt sind. Sie folgt in etwa einer klinischen Einteilung der *Association of Sleep Disorder Clinics* aus den USA.

20.12.1. Synchronisationsstörungen

Nichtübereinstimmung zwischen zirkadianem Tag-Nacht-Wechsel und Wach-Schlaf-Phasen, die unterschiedlichen Charakter haben kann.

- **Phasenverschiebungen** sind häufig typengebunden und betreffen Rückverlagerung bei spätem oder Vorverlagerung bei zu frühem Einschlafen. Entsprechend verschiebt sich die Wachphase. Schlafumkehr (Schlaf überwiegend tagsüber) ist selten und meist bei dementen Patienten zu beobachten. Zeitliche Desorientierung und verminderte soziale Einbindung spielen dabei eine Rolle.
  Extern erzwungene Phasenverschiebungen treffen bei Zeitzonenflügen (Ost→West oder umgekehrt) oder Nachtarbeit zu. Bei ersteren erfolgt innerhalb einiger Tage eine Anpassung an den

neuen Zeitgeber → Resynchronisation von Tag-Nacht-Wechsel und Wach-Schlaf-Phasen. Bei letzterer ist das a priori nicht gegeben

- **Irreguläre Wach-Schlaf-Muster** betreffen überwiegend unregelmäßig verteilte, kurze Wach- und Schlafperioden. Sie können Begleiterscheinung bei Psychosen aber auch schweren, mit Schmerzen einhergehenden organischen Leiden sein. Unter den Infektionen können sie bei Einbeziehung des Hirnstamms auftreten: *Encephalitis letargica* durch bestimmte Influenza-Viren, im Tertiärstadium der durch Trypanosomen hervorgerufenen *Schlafkrankheit* (hier auch Schlafumkehr möglich).
  Selten sind "normale" Wach-Schlaf-Phasen, die jedoch zusammen weniger als 24 h ergeben, so daß sie überhaupt nicht mit dem Tag-Nacht-Wechsel synchronisiert sind

20.12.2. Hyposomnie

Hier definiert als unzureichender Nachtschlaf infolge von Ein- und Durchschlafstörungen.

- **Psychophysiologisch** durch emotionale Daueraktivierung infolge von seelischen Belastungen, Konflikten oder übermäßiger Reizanflutung. Sie entspricht dem *arousal* (Aufwecken, Wachrütteln) durch afferente Übererregung des aktivierenden Systems der Formatio reticularis und geht mit Desynchronisation des EEG einher. Die Konzentration der Substanz P im Blut ist oft vermindert oder der abendliche Anstieg bleibt aus. Am häufigsten sind *Einschlafstörungen,* gefolgt von *Durchschlafstörungen, Früherwachen* und *erregtem Flachschlaf*
- Im Rahmen **psychiatrischer Erkrankungen** können ähnliche Mechanismen wirksam werden wie bei den psychophysiologisch bedingten Störungen. Darüber hinaus gibt es nachfolgend aufgeführte Spezifika.
  Bei **Schizophrenien** läßt sich etwa bei der Hälfte der Patienten eine Verminderung des Tiefschlafes in der ersten Non-REM-Phase nachweisen.
  Bei **Depressionen** sind dagegen Veränderungen des REM-Schlafes typisch: Umverteilungen im zeitlichen Auftreten als sog. *Einschlaf-REM-Episoden* und ausbleibende Verlängerung der REM-Schlaf-Phasen im Laufe der Nacht. Möglicherweise überwiegt die Aktivität cholinerger Neuronen relativ die der aminergen (☞ Kleindruck eingangs Kap. 20.12., "2."). Damit in Einklang sind die in Kap. 20.10.1. behandelten verminderten Aktivitäten noradrenerger und serotonerger Neuronen. Außerdem kann durch cholinerge Stimulation auch bei Gesunden die Latenzphase bis zum Auftreten des REM-Schlafes verkürzt werden. REM-Schlaf-Entzug bei depressiven Patienten bewirkt eine Besserung der klinischen Erscheinungen.
  Schlafstörungen im **Alkoholentzug** sind gekennzeichnet durch verlängerte Einschlaflatenz, verminderten Tiefschlaf und Zunahme des REM-Schlafs
- **Motorische Störungen im Schlaf** verursachen Aufwachreaktionen, durch die eine Schlafverflachung und -fragmentierung mit vermindertem Deltaschlaf zustandekommt.

  Schon normalerweise führen Körperbewegungen im Schlaf (ca. 10 große und 100 kleine während eines normalen Schlafs) zur Desynchronisation des EEG.

  Entsprechende klinische Erscheinungen werden mit den Begriffen *restless-legs-syndrome* (Parästhesien in den Beinen, die durch Bewegung vermindert werden können) und *periodic movements in sleep* (etwa halbminütlich auftretende Myoklonien der Beinmuskulatur) beschrieben. Letztere könnten auf einen zentralen Schrittmacher zurückgehen und haben Ähnlichkeit mit dem BABINSKI-Reflex. Abweichungen im Transmitterstoffwechsel sind unsicher.

  Abzugrenzen sind häufige motorische Phänomene beim Einschlafen, wie rhythmische Kopfbewegungen bei Kindern oder Einschlafzuckungen bei allen Altersklassen

- Zu den **schlafbeeinflussenden oder -induzierten Ventilationsstörungen** gehören PICKWICK-Syndrom und Schlafapnoe - ☞ Kap. 17.4., "❺" und "❻"

20.12.3. Hypersomnie

Hier definiert als exzessive Tagschläfrigkeit.

Da unzureichender Nachtschlaf zwangsläufig diese Konsequenz hat, **sind alle im voranst. Kap. behandelten Störungen** auch hier einzuordnen. Nachfolgend wird daher nur noch auf besondere Formen eingegangen.

- Bei der **Narkolepsie** ist die Tagesmüdigkeit mit anfallsweisen Schlafattacken, die von wenigen

Sekunden bis zu 1/4 Stunde andauern können, kombiniert. Als *Kataplexie* bezeichnet, wenn die Attacken durch affektive Reize ausgelöst werden und mit starker Verminderung des Muskeltonus einhergehen. Der ultradiane Schlafrhythmus ist erheblich gestört: kein ruhiger Tiefschlaf aber dafür schneller Übergang in den REM-Schlaf - Einschlaf-REM-Episoden als typischer elektrophysiologischer Befund.

Als Mechanismus wird eine Enthemmung REM-Schlaf-auslösender Neuronen angenommen. Aus tierexperimentellen Untersuchungen (Hunderassen mit gleichen Symptomen wie bei der menschlichen Erkrankung) ergeben sich Hinweise auf verminderte Dopamin- und Serotoninbildung. Die starke Assoziation der menschlichen Erkrankung mit bestimmten HLA-Typen (besonders DR2, ☞ *Tab. 1.2*, Kap. 1.2.1.) legt eine Einbeziehung dieser Antigene in die Pathogenese nahe oder eine Kopplung der auslösenden Gene mit den betreffenden HLA-Genen. Da monozygote Zwillinge nicht 100prozentig konkordant sind (vgl. *Tab. 1.3*, Kap. 1.2.1.), spielen auch Umweltfaktoren eine Rolle (Virusinfektionen?)

- Das (seltene) **KLEINE-LEVIN-Syndrom** beginnt in der Pubertät und zeigt phasenhaft auftretende psychische Störungen, u.a. mit pathologischer Schläfrigkeit und Heißhunger. Es ist ätiopathogenetisch ungenügend geklärt

20.12.4. Parasomnien

Unter dem Begriff werden schlafbegleitende oder durch Schlaf ausgelöste Dysfunktionen verschiedener Art subsummiert. Zur Abgrenzung von den *Parasomnien* werden die in den Kap. 20.12.1.-3. aufgeführten Störungen auch als *Dyssomnien* zusammengefaßt.

- **Epilepsien** weisen z.T. enge Beziehungen zu den Wach-Schlaf-Phasen auf, die sich bei den einzelnen Anfallstypen (☞ *Tab. 20.3*, Kap. 20.7.) unterscheiden.
Generalisierte tonisch-klonische Anfälle mit Bezug zum Wach-Schlaf-Rhythmus können gehäuft im Non-REM-Schlaf auftreten = *Schlafepilepsie*. Die Patienten haben eine verkürzte Einschlaflatenz. Nach Anfällen werden REM-Schlaf-Phasen für Stunden unterdrückt.
Bei den *Aufwachepilepsien* treten generalisierte tonisch-klonische Anfälle kurz nach dem Erwachen auf und ebenso nach langer Wachzeit. Die Patienten haben lange Einschlaflatenzen und verminderten Tiefschlaf.
Klonische Anfälle sind relativ häufig nach dem Erwachen und können durch Wecken provoziert werden

- Eine empfindliche Phase für das Auftreten verschiedener Parasomnien bei Prädisponierten ist der Übergang vom Tiefschlaf mit ausgeprägten Deltawellen in andere Schlafstadien. Dies betrifft **Somnambulismus** (Schlafwandeln), **Enuresis** (Bettnässen), **Pavor nocturnus** (angstvolles Aufschrecken) oder **Alpträume**. Das physiologische Pendant in dieser Übergangsphase sind meist Lageveränderungen

- **Verhaltensstörungen im REM-Schlaf** (seltener) sind oft Begleiterscheinungen neurologischer Erkrankungen (Demenz, GUILLAIN-BARRÉ-Syndrom, multiple Sklerose, Subarachnoidalblutung u.a.). Sie sind meist gekoppelt an intensive Traumerlebnisse, die in verschiedene, z.T. aggressive Bewegungen umgesetzt werden und nicht den Persönlichkeitsmerkmalen der Betroffenen im Wachzustand entsprechen. Im Unterschied zum "normalen" Träumen, bei dem die vom Hirnstamm zum Vorderhirn geleiteten motorischen, sensorischen und vegetativen Erregungen dort nur zu Traumsequenzen integriert werden, wird hier zusätzlich die für den REM-Schlaf sonst übliche Hemmung des Muskeltonus (mit Ausnahme der Augenmuskeln) unterbrochen.

Das Auftreten von Träumen ist für alle Schlafstadien wahrscheinlich. Sie unterscheiden sich jedoch in der Art und vor allem dem Erinnerungsvermögen. Affektive, handlungsbezogene Träume sind typisch für den REM-Schlaf, während solche im Non-REM-Schlaf mehr dem Wachdenken entsprechen. Beide sind nach dem Aufwachen erinnerlich. Für Somnambulismus besteht dagegen vollständige Amnesie

21. Ernährungsstörungen

Ernährungsbedingte Dispositionen zu bestimmten Erkrankungen sind sehr eng mit den sozialen Bedingungen verknüpft und in hochindustrialisierten Ländern anders als in Entwicklungsländern, weshalb hier hauptsächlich auf Probleme der Über- und Mangelernährung eingegangen wird. Letztere betrifft dabei in unterschiedlicher Form die Bevölkerung beider Ländertypen. Den Abschluß bilden Grundlagen der parenteralen Ernährung, als wichtigem Element intensivmedizinischer Betreuung in verschiedenen medizinischen Teilgebieten.

Ein weiterer Grund für die Aufnahme eines solchen Kapitels ist ein noch immer vorhandenes Mißverhältnis zwischen der Ausbildung von Medizinstudenten auf diesem Gebiet und dem Umfang, in dem der praktisch tätige Arzt Einfluß auf Patienten und Bevölkerung nehmen könnte, auch angesichts des dafür vorhandenen Interesses und der enormen Kosten, die durch ernährungsbedingte Erkrankungen verursacht werden.

21.1. Überernährung - Adipositas

Der rezente Mensch deckte seinen Nahrungsbedarf etwa 25.000 Jahre lang als Sammler und Jäger. Seine Kost dürfte reich an Eiweißen, Ballaststoffen, Vitaminen und Mineralstoffen, aber arm an Kohlenhydraten und Fetten gewesen sein. Vor etwa 10.000 Jahren entwickelten sich Ackerbau und Viehzucht mit allmählicher Verschiebung zu kohlenhydrat- und fettreicherer Nahrung. Für beide Phasen ist zu vermuten, daß das Lebensmittelangebot am oder wenig über dem Existenzminimum lag, mit periodischen Mangelsituationen. Infolge der Selektion über einen so langen Zeitraum ist auch der heute lebende Mensch vorwiegend an diese Situation angepaßt. Mit der Entwicklung moderner Industriestaaten haben sich Nahrungsmittelangebot auf der einen Seite und Lebens-, Arbeits- und Umweltbedingungen andererseits innerhalb kurzer Zeit drastisch verändert. Die Folge davon ist in diesen Ländern ein enormer Anstieg der Übergewichtigen mit entsprechend veränderter Krankheitsdisposition.

30-50 % der Bevölkerung Deutschlands sind übergewichtig. Für andere europäische Länder sind die Zahlen ähnlich. Die Schwankungsbreite ergibt sich auch daraus, daß unterschiedliche Kriterien für Übergewicht angesetzt werden können (☞ Kap. 21.1.3., "Quantifizierung"). Während früher der Anteil von Frauen unter den Übergewichtigen deutlich über dem der Männer lag, hat sich der Unterschied in den letzten 10 Jahren ausgeglichen. Der Anteil übergewichtiger Kinder und Jugendlicher in der Bevölkerung Mitteleuropas nimmt seit etwa 20 Jahren stetig zu (regionale Unterschiede).

Zahlreiche Studien der letzten 20 Jahre belegen klar, daß Übergewicht in direkter Beziehung zur Gesamtsterblichkeit steht (alle Ursachen). Legt man als Kriterium den überwiegend verwendeten *Body-Mass Index* zugrunde (☞ Kap. 21.1.3., "Quantifizierung"), so liegt die kritische Grenze bei einem Wert von ca. 27 (undifferenziert nach Geschlechts- und Typenunterschieden). Der negative Einfluß des Übergewichts auf die Lebenserwartung ist um so höher, je früher es auftritt. Wird es bereits im Jugendalter angelegt, sind die damit verbundenen Morbiditätsrisiken sogar weitgehend unabhängig von dem späteren Gewichtsverlauf (ausgenommen beträchtliche weitere Steigerung des Übergewichtanteils, der zu weiterer Senkung der Lebenserwartung führt). Fettverteilungstypen bei Adipositas, wie etwa die besondere Gefährdung durch den *androiden Typ* (☞ Kap. 9.2.4.1., "wichtigste Merkmale,"), bleiben bei dieser Übersicht unberücksichtigt.

Typ I: gleichmäßige Fettverteilung

Typ II: stammbetonter Fettansatz (= *androider Typ*)

Typ III: viszeral-abdomineller Fettansatz (meist mit Typ II kombiniert, daher werden oft auch Typ II und III als *android* bezeichnet)

Typ IV: gluteofemoraler Fettansatz (= *gynoider Typ*)

Pathogenetische Mechanismen für die Beziehungen des Übergewichts zu Atherosklerose, Atmungsregulationsstörungen, chemischer Kanzerogenese, Diabetes mellitus Typ II, Gicht, Hypertonie, Leberverfettung und Metabolischem Syndrom sind in den entsprechenden Kapiteln behandelt. In *Tab. 21.1* sind die wichtigsten, mit Übergewicht assoziierten Erkrankungen oder Risiken zusammengefaßt.

21.1.1. Ätiologie und Pathogenese

Aus physikalischer Sicht ist Überernährung ein Bilanzproblem aus zugeführter und verbrauchter

Atherosklerose:	degenerative Gelenkerkrankungen
insbesondere ihre Risikofaktoren	Descensus uteri
Hypercholesterolämie	erhöhte Unfallrate
Hypertonie	Gallensteine
insbesondere ihre Folgen	Gicht
zerebrale Ischämie (einschließlich Schlaganfall)	Harnwegsinfektionen
ischämische Herzkrankheit (einschließlich Infarkt)	Hernien
Metabolisches Syndrom und Diabetes mellitus Typ II	Leberverfettung
Karzinome:	Lungenfunktionsstörungen
Frauen - Gallenblase, Mamma, Ovarien, Uterus	postoperative Komplikationen
Männer - Kolon, Prostata, Rektum	Varizen

Tab. 21.1: Durch Übergewicht begünstigte Erkrankungen und Risiken.
Die Reihenfolge der Aufzählung ist kein Maß für die Häufigkeit der Beziehung, da sich die Rangfolge mit dem Ausmaß des Übergewichts ändert. Die auf der linken Seite angeordneten Erkrankungen haben aber in jedem Fall eine sehr starke Beziehung, mit Risiken, die zwischen dem 2-10fachen gegenüber Normalgewichtigen liegen. Für die Karzinome ergibt sich die Beziehung wahrscheinlich aus dem mit Übergewicht meist verbundenen, höheren Fettverzehr - ☞ Kap. 3.3.2.4. "Fettanteil der Nahrung".

Energiemenge. Es gibt aber starke individuelle Unterschiede a) auf Änderungen der Zufuhr mit entsprechenden Änderungen des Verbrauchs zu reagieren (☞ auch nachf. Kap.) und b) in der Steuerung des Nahrungsbedürfnisses durch den Fettanteil an der Körpermasse.

Ca. 95 % der Adipösen können nach therapeutischer Gewichtsreduktion das erreichte Gewicht nicht lange halten, weil sie durch Hunger, Kälteempfindlichkeit oder depressive Zustände stark belastet werden.

Ursächlich kommen sowohl genetische Konstellationen (multifaktoriell) als auch Umweltfaktoren (besonders in Perinatalphase und Kindesalter) in Frage. Die Mechanismen sind nur unvollständig geklärt oder bislang nur tierexperimentell gesichert - nachfolgend eine Auswahl:

- **Leptin**
Aus der (noch in Gang befindlichen) Klärung der Bildungs- und Wirkungsweise dieses *Sättigungshormons* ergeben sich erste, molekular faßbare Hinweise auf ein Regulationssytem, das auf die Einhaltung eines bestimmten Fettanteils an der Körpermasse ausgerichtet ist = "Lipostat"-Funktion. Individuelle Variationen im "Richtwert" oder Störungen der Produktion oder Wirkung der "Stellglieder" dieses Regulationssystems sind sicher von entscheidender Bedeutung für die Pathogenese der Adipositas und mit dieser verbundener Endokrinopathien (Metabolisches Syndrom, Diabetes mellitus Typ II; ☞ Kap. 9.2.4.1. bzw. 10.5.1.2.)

1. Das vom *ob-Gen* (abgeleitet von *obesity* = Fettsucht, die sich bei Mäusen einstellt, wenn das Gen defekt ist, s.u.) kodierte **Leptin** (griech. leptos = dünn) ist ein Protein (16 kDa), das phylogenetisch stark konserviert ist. Das Gen wird nur **in Fettzellen exprimiert**, die das synthetisierte Protein in das Plasma abgeben. Synthesesteuerung durch Fettmasse und einige Hormone:
Hunger (oder Noradrenalin) → niedrige Konzentrationen von m-RNA für Leptin in Adipozyten und von Leptin im Plasma.
Nahrungsaufnahme (oder Insulin oder Glucocorticoide; diese Hormone könnten daher Vermittler sein) → Anstiege der Konzentrationen von m-RNA in Adipozyten und von Leptin im Plasma.

2. Der **Rezeptor** für Leptin (= *OB-R*) hat Homologien mit Zytokinrezeptoren (z.B. für IL-6 und G-CSF). Er wurde bislang nachgewiesen auf Endothelzellen der **Plexus chorioidei**, im **ventromedialen Hypothalamus**, in Nieren und Lunge. Rezeptoren der Plexus vermitteln wahrscheinlich den Transport des Leptins durch die Blut/Hirn-Schranke zum Hypothalamus - dem regulatorisch entscheidenden Weg - die in Nieren und Lunge dienen mögli-

cherweise der Bindung von überschüssig gebildetem Leptin.

3. Nach Bindung des Leptins an die hypothalamischen Rezeptoren **bewirkt es eine Hemmung der Synthese und Sekretion von NPY** (= *neuropeptide Y*).
NPY stimuliert die Nahrungsaufnahme und die Ausschüttung von Insulin und Glucocorticoiden und hemmt die Thermogenese und motorische Aktivität. Sein Gegenspieler ist *GLP-1* (= *glucagon-like peptide-1*), dessen Wirkung unter Leptineinwirkung überwiegt → Hemmung von Appetit, Hungergefühl und Nahrungsaufnahme und Steigerung von Wärmeproduktion und Bewegungsaktivität.

Zum Verständnis der **pathologischen Abweichungen** dieser normalerweise fein abgestimmten Regulation der Energiebalance und des Körpergewichts sei zunächst kurz auf tierexperimentelle Befunde an Mäusen eingegangen, die entscheidend für die Übertragung auf den Menschen waren:

Homozygotes Vorliegen von Mutationen des ob-Gens (bei sog. *ob/ob-Mäusen*), durch die kein oder funktionsuntüchtiges Leptin gebildet wird, führt zu extremer Fettsucht, Diabetes mellitus Typ II, eingeschränkter Thermogenese und körperlicher Inaktivität. Injektion von normalem Leptin normalisiert dies. Schädigung des Hypothalamus hat die gleiche Konsequenz, ohne Normalisierung durch Leptin. Leptininjektion in normale Tiere führt zu verminderter Nahrungsaufnahme und Gewichtsverlust.
Homozygotes Vorliegen von Mutationen des bislang nur bei Mäusen nachgewiesenen *db-Gens* (bei sog. *db/db-Mäusen*, abgeleitet von *diabetes*), das in der Nähe des Gens für den Leptinrezeptor lokalisiert ist, hat die gleichen Konsequenzen, wie die Mutation des ob-Gens. Hier normalisiert aber die Injektion von Leptin den Zustand nicht.

Bei Menschen mit Übergewicht findet sich in den bislang untersuchten Fällen keine verminderte Leptinproduktion, sondern es besteht eine strenge direkte Korrelation zwischen mRNA-Konzentration für Leptin in Adipozyten sowie Leptinkonzentration im Plasma und Body-Mass Index, prozentualem Fettgehalt an der Körpermasse und basalem Insulinspiegel im Plasma. Offensichtlich kann die erhöhte Leptinkonzentration auf zerebraler Ebene nicht umgesetzt werden. Die Störung ist daher am ehesten mit der bei db/db-Mäusen vergleichbar und auf Rezeptorebene in Plexus oder Hypothalamus oder innerhalb der Rezeptor-nachgeschalteten Signalkette zu suchen.

Hinweise aus der Charakterisierung von *NPY-Rezeptoren*: Aus tierexperimentellen Untersuchungen ergibt sich für einen Subtyp (*Y5*, bei Ratten) eine intrazerebrale Verteilung, die mit solchen Strukturen überlappt, die auch bei emotionaler Belastung aktiviert werden → gesteigerte Nahrungsaufnahme? (vgl. Metabolisches Syndrom, *Abb. 9.7*, Kap. 9.2.4.1.).

Neben der weiteren Suche nach dem molekularen Substrat der Störung beim Menschen sind neue pharmakologische Zugänge zur Gewichtsregulation durch Substanzen zu erwarten, die Leptin-ähnlich wirken, seine Produktion oder das von ihm ausgelöste Signal verstärken

- Unter den zerebralen Transmittern scheint das serotonerge System über **$5HT_{2c}$-Rezeptoren** im hypothalamischen Bereich in die Kontrolle der Nahrungsaufnahme einbezogen zu sein. Funktionseinbuße der Rezeptoren durch Mutation (tierexperimentell) oder Rezeptorblocker (als Nebenwirkung einiger Antidepressiva oder Neuroleptika möglich - ☞ Kap. 20.10.1., "Antidepressiva:" und 20.10.2., "Neuroleptika") führt zu schwer beherrschbarem Hungergefühl mit entsprechenden Folgen. Fasten oder Reduktionsdiät zum Zwecke der Gewichtsabnahme (☞ Kap. 21.1.3.) vermindert einerseits die Serotoninbildung durch relativen Mangel an Tryptophan (= essentielle Aminosäure) und geht andererseits mit (wahrscheinlich kompensatorischer) up-Regulation der $5HT_{2c}$-Rezeptoren einher → Verstärkung des Hungergefühls - und einer der Gründe für die mangelhaften Erfolge dieser Therapie

- Förderung der androiden und viszeralen Fettverteilung durch Hormone - ☞ *Abb. 9.7*, Kap. 9.2.4.1.

- **Adrenozeptoren des Fettgewebes**
  - β_1-, β_2- und β_3-Rezeptoren der Adipozyten des weißen Fettgewebes vermitteln catecholaminbedingte Lipolyse. β_3-Rezeptoren sind im viszeralen stärker als im subkutanen weißen Fettgewebe vertreten und sind darüber hinaus die entscheidenden Rezeptoren für die catecholaminvermittelte Thermogenese im braunen Fettgewebe (Entkopplung der oxidativen Phosphorylierung). Eine Punktmutation

im Gen des β_3-Rezeptors, die einen Trp→Arg-Austausch in Position 64 des Proteins zur Folge hat, führt zu verminderter Affinität. Die bislang nur heterozygot vorgefundene Mutation geht gehäuft (aber nicht immer) mit starkem Übergewicht, Insulinresistenz und frühem Auftreten von Diabetes mellitus Typ II einher

- Die Besetzung der Adipozyten mit β-Rezeptoren (→ Lipolysestimulation) und α_2-Rezeptoren (→ Lipolysehemmung) ist in verschiedenen Körperregionen unterschiedlich, z.B. relativ mehr α_2-Rezeptoren im Abdominalbereich (stärker bei Männern) und Gluteofemoralbereich (stärker bei Frauen) → Prädilektionsstellen für Fettansatz

- Knockout-Mäuse ohne Gen für ein Regulatorprotein der *Proteinkinase A* im Fettgewebe haben eine Daueraktivierung dieses Enzyms → Entkopplung der oxidativen Phosphorylierung. Sie sind resistent gegen Überfütterung trotz niedriger Leptinspiegel

• Verminderte Sekretion von *Pankreozymin* (= *Cholezystokinin*)?
Das Hormon wird beim Übergang von Mageninhalt in das Duodenum freigesetzt und wirkt über das ZNS sättigend. Genetisch fettsüchtige Versuchstiere haben geringere Pankreozyminspiegel im ZNS als Normalgewichtige

• *Endorphine* (☞ Kap. 20.6., "1.") bewirken außer Schmerzhemmung und Euphorisierung auch verminderten Nahrungstrieb und Motilitätshemmung im Gastrointestinaltrakt. Hyper- oder Hypophagie könnten somit auch Folgen veränderter Endorphinspiegel sein

• Adipositasfördernde **Umweltfaktoren** sind auf entsprechende Lebensgewohnheiten zurückzuführen, die gerade auf dem Ernährungssektor großen Einfluß haben - und sich auf Grund unterschiedlicher genetischer Konstellationen individuell verschieden auswirken können. Entscheidend sind bereits **perinatale Einflüsse**, z.B. die Überfütterung von Säuglingen: übernormale Gewichtszunahme korreliert mit höherem Anteil von Übergewichtigen auch im Erwachsenenalter. Obwohl eine klare Trennung von genetischen Faktoren nicht möglich ist, muß angenommen werden, daß die "Lipostat"-Funktion vorangenannter Regulationssysteme durch frühkindliche Prägung (vgl. *Abb. 10.5, Kap. 10.2.4.1.*) auf einen höheren Fettanteil an der Körpermasse eingestellt wird.

Allgemein ist die Risiko-Akzeptanz der Luxuskonsumption viel höher als etwa die für Kontamination von Nahrungsmitteln. Aus Analysen der Ernährungssituation ergibt sich für Industrienationen in der Regel eine zu hohe Energiezufuhr. Unter den Energieträgern ist der relative Anteil von tierischen Fetten, Stärke aus weißen Mehlen, Zucker und Alkohol wesentlich zu hoch = "leere" Energieträger, so daß diese Form der Überernährung mit deutlichem Mangel an einzelnen Nahrungsfaktoren verbunden sein kann - ☞ Kap. 21.2.2.

21.1.2. Energieverwertung und Stoffwechsel

Wenn Adipositas einer genetisch- und/oder umweltbedingten Einstellung des "Lipostats" auf einen höheren Fettanteil an der Körpermasse entspricht, dann sind Unterschiede im Energiestoffwechsel gegenüber Normalgewichtigen als Mechanismen anzusehen, die der Erhaltung dieses Zustands dienen. Ihr Ausmaß hängt davon ab, wie weit der Ist- vom Sollwert differiert. Die überwiegend vorhandenen Bemühungen Adipöser um Gewichtsreduktion erhalten diese Differenz, weshalb für die nachstehend aufgeführten Abweichungen oft schwer entscheidbar ist, ob sie "nachgeschaltet" oder ursächlich für die Adipositas (mit)verantwortlich sind.

• Gesamtenergie- und Grundumsatz sind bei Bezug auf Körpermasse zwischen Normalgewichtigen (N) und Adipösen (A) kaum unterschiedlich; bei Bezug auf fettfreie Körpermasse bei A etwas höher.
Diätetisch erzwungene Gewichtsreduktion um den gleichen prozentualen Anteil führt sowohl bei N wie bei A zu einer Verminderung des auf fettfreie Körpermasse bezogenen Gesamtenergieumsatzes, die etwas höher ist, als sich nur aus der Gewichtsreduktion errechnet = Einführung von "Sparmaßnahmen", die darauf ausgerichtet sind, das Ausgangsgewicht wieder zu erreichen. Die Reaktion verdeutlicht die mit der dauerhaften Einhaltung von Gewichtsreduktionen verbundenen Probleme

• Belastungsumsatz
- nicht-stationäre Arbeit: erhöhter Energiebedarf bei A infolge Mehrarbeit beim Transport

21.1. Überernährung - Adipositas

des eigenen Körpergewichts → **Herz-Kreislauf-Belastung**
- stationäre Arbeit: kaum Unterschiede zwischen A und N
• respiratorischer Quotient in Ruhe: bei A oft niedriger als bei N, infolge verstärkter Nutzung freier Fettsäuren zur Energiegewinnung (0,74-0,71)
• Muskeltonus und Spontanmotilität: bei A häufig deutlich vermindert
• **Energieverwertung**
Bei Personen gleichen Gewichts und gleicher körperlicher Aktivität kann die Menge der täglich aufgenommenen Nahrungsenergie stark schwanken. Wird die zentralnervöse Regulation über Hunger und Sättigung experimentell durch absichtliche energetische Über- oder Unterernährung umgangen, können viele Normalgewichtige darüberhinaus ihr Körpergewicht konstant halten. Metabolische Ursachen dafür sind:

- Förderung oder Hemmung der **Thermogenese** durch braunes Fettgewebe oder Skelettmuskulatur
- Anpassung des Ausmaßes der **Ketonkörperausscheidung** (= unvollständige Energieausnutzung) an Luxus- oder Mangelkonsumption
- Veränderung der Effektivität der mitochondrialen ATP-Gewinnung = **Glycerin-3-Phosphat-shuttle** - ☞ *Abb. 21.1.*
• Endokrine und metabolische Abweichungen, die mit Entwicklung eines **Diabetes mellitus und gesteigerter Atheroseprogredienz** einhergehen - ☞ Kap. 9.2.4.1. und 9.2.3.4.

21.1.3. Prophylaxe und Therapie

Ziel ist prophylaktisch eine ausgeglichene und therapeutisch eine negative Bilanz aus zugeführter und verbrauchter Energiemenge. Therapeutisch: gezielter Abbau von Körperfett bei Erhaltung der

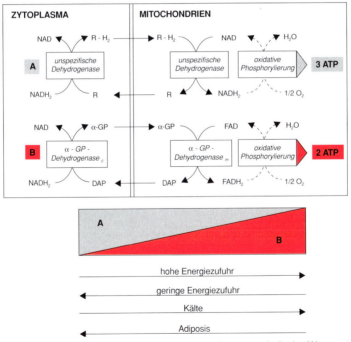

Abb. 21.1: $NADH_2$ kann die Mitochondrienmembran nicht passieren, weshalb der Wasserstoff aus dem Zytoplasma indirekt über Substrate übertragen wird.
A: Unter Beteiligung *unspezifischer Dehydrogenasen* auf beiden Seiten der Membran beträgt die ATP-Ausbeute 3 Mol/Mol H_2.
B: Für die Paarung *DAP* (= **D**ihydroxy**a**ceton**p**hosphat) und α-GP (= α-**G**lycero**p**hosphat = Glycerin-3-Phosphat) kann die mitochondrial lokalisierte α-GP-Dehydrogenase den Wasserstoff nur auf der Stufe des FAD übertragen, was die ATP-Ausbeute auf 2 Mol/Mol H_2 verringert.
Wie im unteren Teil gezeigt, können die beiden Wege je nach Bedingung unterschiedlich beteiligt sein.

"aktiven Masse". Der Therapieerfolg entspricht dem Produkt aus Höhe des täglichen Energiedefizits und der Zeitspanne, über die es durchgehalten wird. Entscheidend für die Validität der jeweils angewendeten Methode ist der **Dauererfolg**.

Strenge **Indikation** zur Therapie, wenn:

- **Übergewicht > 25 %** oder
- **Übergewicht ≤ 25 % plus** Vorliegen von **kardiovaskulären Risikofaktoren**, die mit Adipositas assoziiert sind - ☞ *Tab. 21.1*, Kap. 21.1.

Zur **Quantifizierung** können dienen:

- *Optimalgewicht* (statistisch höchste Lebenserwartung)
  Optimalgewicht [kg]

    Männer: A - 1/5(A-52)
    Frauen: A - 2/5(A-52),
    A = Körpergröße [cm] - 100

    Als weitere Optimierung können 10 % dieses Gewichts bei pyknischen Typen addiert und bei leptosomen Typen subtrahiert werden

- *Body-Mass Index* = W/H^2, W = Gewicht [kg], H = Körpergröße [m]
  Indices > 30 bei Männern und > 25 bei Frauen gelten hier als therapiebedürftige Adipositas

- Die mit besonderem kardiovaskulären Risiko einhergehende androide Form ist durch die *Taille-Hüft-Relation* erfaßbar: Umfangsverhältnisse > 1 bei Männern und > 0,85 bei Frauen bedeuten (subkutane und viszerale) abdominale Fettverteilung

- direktere Methoden zur **Messung des Fettanteils** an der Körpermasse

    - Aus *Hautfaltendickenmessungen* an mehreren standardisierten Stellen läßt sich über Gleichungen das Gesamtkörperfett berechnen
    - *Dichtemessung* durch Wasser- oder Gasverdrängung
    - Messung des *Gesamtkörperwassers*; da die fettfreie Masse konstant 73 % Wasser enthält, ist der Fettanteil aus Gesamtwasser und Gewicht errechenbar
    - *Computertomographie*; besonders geeignet zur Abschätzung des viszeralen Fettanteils

21.1.3.1. Ermittlung der Normwerte, die therapeutisch erreicht werden sollen

1. Obwohl eine dauerhafte Gewichtsreduktion bereits als Erfolg zu werten ist, sollte therapeutischer Zielpunkt primär das **Optimalgewicht** sein. Es wird nach der im voranst. Kap. angegebenen Formel errechnet oder entsprechenden Tabellen, in denen auch die Körperstruktur berücksichtigt ist, entnommen.

2. Errechnung der täglich zuzuführenden Energiemenge, die dem Gesamtumsatz bei Optimalgewicht entspricht = **Soll-Joule**.

Energieangaben erfolgen hier in *kJ*, entsprechend internationaler Festlegung. Zur Umrechnung in *kcal* ist durch 4,1868 zu dividieren.

Der Gesamtumsatz ist exakt nicht meßbar. Es gibt Tabellen, aus denen die Soll-Joule alters- und geschlechtsabhängig für verschiedene Körpergewichte und Tätigkeitsbereiche zu entnehmen sind.

Die dort enthaltenen Angaben genügen der therapeutischen Zielstellung einer Gewichtsreduktion vollauf.

Die *Tab. 21.2* und *21.3* sind als Anhaltspunkte für den Energiebedarf des "Normalverbrauchers" und einer dafür geeigneten Nahrungszusammensetzung bezüglich der Grundkomponenten gedacht.

	Männer	Frauen
Grundumsatz	6.700-8.200	5.900-6.700
Arbeitsumsatz	3.300-4.100	3.200-3.800
Gesamtumsatz	10.000-12.300	9.100-10.500

Tab. 21.2: Bereiche für den täglichen Energiebedarf [kJ] von Erwachsenen mit 70 kg Gewicht, bei leichter körperlicher Arbeit.

	g/d	kJ/g	kJ/d	% Gesamt-kJ
Eiweiß (ca. 50 % tierisch)	50- 90	17,2	840-1.510	8-15
Fett (vorwiegend pflanzlich)	25- 75	39,1	970-2.900	9-30
Kohlenhydrate	300-500	17,2	5.040-8.400	50-80

Tab. 21.3: Bereiche optimaler Zusammensetzung der Grundnährstoffe für die Ernährung Erwachsener mit 70 kg Gewicht, bei leichter körperlicher Arbeit. Vgl. *Tab. 9.6*, Kap. 9.5.1.

Durch Einschränkung der Nahrungszufuhr auf die Soll-Joule allein wird meist das Optimalgewicht nicht erreicht, auch infolge metabolischer Umstellung auf effizientere Energieverwertung (☞ Kap. 21.1.2.), so daß der errechnete Richtwert zu hoch ist. Bis zum Erreichen des angestrebten Gewichts muß daher deutlich weniger als die Soll-Joule zugeführt werden - 2 Wege: in der Regel verschiedene Varianten der *Reduktionsdiät* und bei strenger Indikation auch *Nulldiät* - ☞ nachf. Kapitel.

21.1.3.2. Reduktionsdiät

Ungeachtet verschiedener Varianten der empfohlenen Nahrungsmittel, gehören folgende Punkte zum Standard einer Reduktionsdiät:

1. Ermittlung der Soll-Joule
2. Soll-Joule - 2/5 = tägliche Energieaufnahme
3. Eiweißanteil nicht unter 70 g verringern
4. ballaststoffreiche Kost
5. Kochsalzzufuhr 3-5 g/d (vgl. Kap. 16.1.1., "salzsensitiv")
6. Ein Obsttag/Woche
7. häufige kleine Malzeiten
8. mäßige körperliche Arbeit

Punkt 2. ist am wichtigsten. Seine konsequente Einhaltung erfordert vom Patienten einen starken Willen und die Fähigkeit, mit Nahrungsmitteltabellen umgehen zu können.

Die energetische Restriktion vorwiegend durch **Verminderung des Anteils tierischer Fette** vorzunehmen ist wichtig, weil a) in Industrieländern der Fettanteil in der üblichen Nahrung mit 35-45 % meist den höchsten Anteil an der Energieversorgung hat (gefolgt von Kohlenhydraten und Alkohol) - vgl. mit den Optimalangaben in *Tab. 21.3* - b) Fett einen etwa doppelt so hohen Brennwert hat wie Kohlenhydrate - ☞ ebenfalls *Tab. 21.3*. - und c) die Rate häufiger Tumoren mit dem Nahrungsfett korreliert - ☞ Kap. 3.3.2.4., "Fettanteil der Nahrung". Der verbleibende Fettanteil sollte überwiegend pflanzlicher Herkunft (oder aus Fischölen) sein und ist bezüglich des P/S-Quotienten zu optimieren (☞ Kap. 21.2.2., "P/S-Quotient"), im Hinblick auf die Bedeutung essentieller Fettsäuren für die Verminderung der Atheroskleroseprogredienz (☞ Kap. 9.3. und 9.5.1.), die meist auch der Hauptgrund für die angestrebte Gewichtsreduktion ist.

Die Zufuhr einer ausreichenden Menge von **Ballaststoffen** (ca. 35 g/d) hat nicht nur den Zweck, das Nahrungsvolumen und damit den Sättigungseffekt der jeweiligen Malzeit etwas zu erhöhen, sondern trägt darüberhinaus zur Senkung des Plasma-Cholesterolspiegels bei (☞ Kap. 9.5.3., "Gallensäurezirkulation:"), beugt Obstipation und deren Folgen vor (☞ Kap. 19.1.4., "verminderter Passage") und könnte präventiv gegenüber der Entstehung von Kolonkarzinomen sein (☞ Kap. 3.5., "Ballaststoffen").

Als Ballaststoffe fungieren Gerüstsubstanzen aus pflanzlichen Nahrungsmitteln: hauptsächlich *Cellulose* (Polysaccharid aus 1-4-β-glycosidisch verknüpfter Glucose), *Hemicellulose* (Polysaccharide aus Pentosen - Arabinose oder Xylose - oder aus Hexosen - Galactose oder Mannose) und *Pektine* (Polymere aus 1-4-α-glycosidisch verknüpfter Galacturonsäure; die Carboxylgruppen können z.T. verestert sein oder Metallionen bilden). Pektine liegen besonders in Obst in partiell gespaltener Form vor (durch Pektinasen), und einige dieser Produkte (z.B. aus Äpfeln) haben Gallensäure- und Cholesterolsequestrierende Wirkung (☞ Kap. 9.5.3.).

Grobe Rangfolge des totalen Ballaststoffgehalts [g/100 g Frischgewicht] von Nahrungsmittelgruppen:

Flocken aus vollen Körnern = 6-12; Vollkornbrot, Hülsenfrüchte = 4-7; Normalbrot, Blattgemüse, Beerenobst = 2,5-4,5; Kartoffeln, sonstiges Gemüse und Obst = 1-2.

Extremform der Reduktionsdiät

Tägliche Zufuhr von nur 800-1.600 kJ. Die Nahrung enthält hauptsächlich Eiweiß (ca. 1,5 g Protein/kg Körpergewicht x d), unter Zusatz von Kohlenhydraten. Letztere vermindern die Ketogenese und sparen Protein ein (Verminderung der Gluconeogenese aus Aminosäuren). Hohe Flüssigkeitszufuhr (Produktion von ≥ 2 l Harn/d). Mit dieser Form kann eine der Nulldiät vergleichbare Gewichtsreduktion erreicht werden.

In der Praxis liegen Dauererfolge mit Reduktionsdiät zwischen 10 und 40 %.

21.1.3.3. Nulldiät

Unter stationärer Aufnahme **völlige Nahrungskarenz** bei bedarfsgerechter Zufuhr von Flüssigkeit, Vitaminen und Mineralstoffen.

Bei der **Stoffwechseladaptation an das Fasten** können **3 Phasen** unterschieden werden - ☞ *Abb. 21.2*.

Frühzeitig wird der Glucoseverbrauch durch Muskulatur und Fettgewebe blockiert. Der Glucosebedarf des ZNS von etwa 140 g/d wird kurzfristig aus Glycogen und mittelfristig durch Gluconeogenese gedeckt. Entscheidend ist die spätere **Umstellung des ZNS auf Ketonkörper** als Hauptverbrennungssubstrat. Daraus folgt, daß eine **kurzfrisitige Anwendung** der Nulldiät (≤ 14 Tage) **nicht sinnvoll** ist, da neben Fett noch größere Mengen Muskelprotein abgebaut werden (Gluconeogenese). Erst in der *Phase III* erfolgt eine Gewichtsreduktion von ca. 400 g/d durch überwiegenden Fettabbau - verbunden mit der Abnahme atherogener Plasmalipoproteine. Nach Erschöpfung der Fettreserve werden wieder verstärkt Proteine zur Energiegewinnung herangezogen - erkennbar an Zunahme der N-Ausscheidung und Anstieg des respiratorischen Quotienten - $\rightarrow$ Absetzen der Therapie.

Die relativ starke Gewichtsreduktion in den ersten 3 Tagen (ca. 1.000 g/d) kommt durch Wasserverlust zustande (Erholung des Kreislaufs, Ausschwemmung von Ödemen).

An der Umstellung des Stoffwechsels sind **Hormone** entscheidend beteiligt:
- kontinuierliche Abnahme des Insulinspiegels im Plasma $\rightarrow$ Glucoseverbrauch $\downarrow$, Lipolyse $\uparrow$, Aminosäuretransport $\downarrow$
- passagere Zunahme des Glucagonspiegels im Plasma $\rightarrow$ Gluconeogenese $\uparrow$
- Schilddrüsenhormone: T_3-Produktion $\downarrow$ und Zunahme des rT_3-Spiegels im Plasma $\rightarrow$ Grundumsatz $\downarrow$ = **Spareffekt** (vgl. Kap. 10.2.5.1., "2.")
- Noradrenalinausschüttung $\downarrow$ $\rightarrow$ synergistische Wirkung mit T_3 $\downarrow$

Die beiden letztgenannten Hormonveränderungen können dazu führen, daß nach einiger Zeit die tägliche Gewichtsreduktion geringer wird.

Mögliche **Komplikationen**, deretwegen stationäre Überwachung notwendig ist:
- metabolische Azidose infolge gesteigerter Ketonkörperbildung

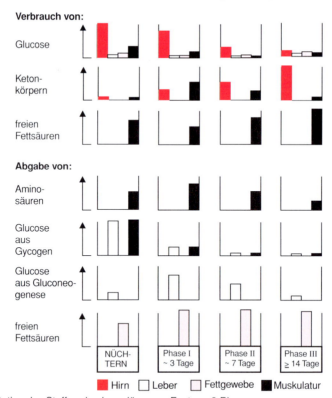

Abb. 21.2: Adaptation des Stoffwechsels an längeres Fasten - 3 Phasen.
Verbrauch und Abgabe von energetisch nutzbaren Substraten sind für 4 verschiedene Organe oder Gewebe dargestellt (in relativen Raten).

- Blutdruckabfall infolge verstärkter Na$^+$-Ausscheidung (Catecholamine ↓ → Na$^+$-Rückresorption ↓ und Reninausschüttung ↓) → arterielle Hypotonie, orthostatische Beschwerden, zerebrale Durchblutungsstörungen
- Leberverfettung und/oder -schädigung mit Anstieg der Aminotransferaseaktivitäten im Plasma

Nach Gewichtsreduktion zur Norm durch einmalige drastische Nulldiät kann nur ein geringer Prozentsatz der Behandelten das Gewicht über die nächsten Jahre halten. Bessere Erfolge durch mehrfache Nulldiäten zu etwa 4 Wochen in 6wöchigem Abstand.

Die Notwendigkeit subtiler Überwachung hat in der Praxis zur Bevorzugung der komplikationsärmeren extremen Reduktionsdiät geführt.

21.1.3.4. Bewegungstherapie

Der Vorteil körperlichen Trainings ist die antiatherogene Auswirkung - ☞ Kap. 9.5.1., "4." - die mit der Zielsetzung der Adipositastherapie übereinstimmt. Abgesehen davon, daß sich gesteigerte körperliche Aktivität nicht mit Nulldiät und nur begrenzt mit Reduktionsdiät vereinbaren läßt, ist ihr ausschließlicher Einsatz zur Gewichtsreduktion durch gesteigerten Energieverbrauch mühsam.

Z.B. werden 200 g Fettgewebe durch ca. 25 km Wandern oder 2 h Schwimmen abgebaut. Dem entspricht 1/2 Tag Fasten im Rahmen einer extremen Reduktions- oder Nulldiät.

21.1.3.5. Medikamentöse Therapie

Angriffspunkte der Pharmaka:
- Lipidmobilisation
- Steigerung des Energieverbrauchs durch Schilddrüsenhormone oder Entkoppler der oxidativen Phosphorylierung
- Appetitzügler (= *Anorektika*) sind überwiegend im Einsatz. Sie greifen im ZNS an und wurden von *Amphetaminen* und *Ephedrin* (indirekt wirkende Sympathomimetika) abgeleitet. Die Gefahr der Abhängigkeit ist immer gegeben (vgl. Kap. 20.11.)

Außer der Gefährdung durch zahlreiche Nebenwirkungen sind durch ausschließlichen Einsatz der Substanzen kaum Langzeiterfolge zu verzeichnen, da das Gewicht nach Absetzen der Therapie rasch wieder ansteigt. Die Medikamente sind daher, wenn überhaupt, nur additiv und kurzfristig zur Unterstützung der anderen Therapieformen einzusetzen.

21.2. Mangelernährung

WHO-Einschätzung der international bedeutsamen Mangelernährungsformen

1. Protein-Energieträger-Mangel → hohe Mortalität, irreversible physische und psychische Schäden; Kinder besonders schwer betroffen - ☞ nachf. Kap.

2. Xerophthalmie durch Vitamin A-Mangel → Erblindung - ☞ Kap. 18.5.5.

3. ernährungsbedingte Anämien - ☞ Kap. 11.3.1. und 11.4.

4. endemischer Jodmangel → Hypothyreose, Struma - ☞ Kap. 10.2.5.3.-4.

Für weitere, einzelne Vitamine haben extreme Mangelzustände, wie *Beriberi*, *Pellagra*, *Rachitis*, *Skorbut*, keine weltweite Bedeutung mehr.

21.2.1. Protein-Energieträger-Mangelernährung

Von ihr sind etwa 2/5 der Erdbevölkerung betroffen, vorwiegend in Entwicklungsländern. In den Auswirkungen entspricht sie weitgehend dem isolierten Proteinmangel, wie er z.B. in Ländern mit zwar energetisch ausreichender, aber einseitig pflanzlicher Ernährung vorliegt (Kochbananen, Mais, Maniok, Yucca) - geringer Anteil biologisch vollwertigen Proteins. Beide Formen der Mangelernährung können daher zusammen behandelt werden.

Für eine ausgeglichene Stickstoffbilanz ist die Zufuhr von etwa **12 % der Gesamtenergieträger als Protein** ausreichend - ca. 50 % davon tierisch (vgl. *Tab. 21.3*, Kap. 21.1.3.1.). Diese Richtzahl gilt aber nur **bei ausreichender Energiezufuhr**, da im Mangel der Energiebedarf mit aus Nahrungsprotein gedeckt wird. Außerdem ist der Proteinbedarf erhöht im Alter, bei Streß, Infektionen, Trauma, Schmerz, Angst, Schlaflosigkeit, Hitzearbeit, körperlichem Training.

Die **Folgen des Proteinmangels** sind vielgestaltig und eingreifend:

- Abbau des Proteinbestandes → negative Stickstoffbilanz, Muskelatrophie und -schwäche, allgemeine Leistungsminderung
- verminderte Immunabwehr: Bei Kindern dominiert die Verminderung der zellulären Immunabwehr (Thymushypoplasie). Bei allen Alters-

klassen finden sich Verminderung der Antikörperproduktion, der Lymphozytenzahl im Blut, der Phagozytoseaktivität und von Komponenten des Komplementsystems (besonders C3) → hohe Infektanfälligkeit
- Hypoproteinämie - erst Albumin, später Globuline betroffen (vgl. Kap. 18.5.1.) - → "Hungerödeme" (die die Gewichtsreduktion verschleiern). Damit verbunden Na^+-Retention und Hypokaliämie → Verstärkung der Adynamie
- Erythropoese ↓ → Anämie → O_2-Transport ↓
- Apolipoproteinsynthese ↓ → Leberverfettung und nachgeordnete Schäden (☞ Kap. 18.2.1.)
- Peptidhormonsynthese ↓, z.B. für STH und Insulin als anabol wirksame Hormone
- Veränderungen im Intermediärstoffwechsel durch verringerte Enzymsynthese, insbesondere: Enzyme des Harnstoffzyklus, der Entgiftung und Gluconeogenese; Verdauungsenzyme

Frühkindlicher Proteinmangel, extrem als *Kwashiorkor* in Teilen Afrikas, wirkt über die genannten Störungen hinaus stark hemmend auf Wachstum, körperliche und geistige Entwicklung und ist der Grund für die hohe, meist infektbedingte Säuglings- und Kindersterblichkeit (☞ Kap. 19.1.3., "Gesteigerte Sekretion").

21.2.2. Formen der Fehl- und Mangelernährung in Industrieländern

Die im Durchschnitt überenergetische Ernährung schließt Fehlernährung oder Mangel an Einzelfaktoren nicht aus:

- Die Versorgung mit tierischem Eiweiß ist reichlich. Bei Bevorzugung von **fettreichen Fleischwaren** (Schweinefleisch ohne sichtbares Fett enthält noch 20-25 % Fett, bei Wurstwaren besteht der überwiegende Anteil der Trockenmasse aus Fett) entsteht leicht eine ungünstige Kohlenhydrat/Fett-Relation der Energieaufnahme. Dies ist eine der Ursachen dafür, weshalb 35-45 % der Energieaufnahme aus Fetten abgedeckt werden. Hinzu kommt, daß diese Fette zu wenig ungesättigte Fettsäuren enthalten (s.u.). Daher stärkere Orientierung auf magere Fleischsorten, Fisch, Magerkäse, Quark. Der durch tierische Nahrungsmittel insgesamt bedingten Überaufnahme von Cholesterol (☞ Kap. 9.5.1., "2.") und Purinen (☞ Kap. 1.4.11.3., "sekundäre Hyperurikämien") ist nur durch Einschränkung der Versorgung mit tierischem Eiweiß auf das notwendige Maß zu begegnen (☞ z.B. *Tab. 21.3*, Kap. 21.1.3.1.)
- zur differenzierten (und z.T. umstrittenen) Wirkung **essentieller Fettsäuren** - ☞ Kap. 9.3.
  Eine Ernährungsempfehlung zur Atheroskleroseprävention ist in *Tab. 9.6*, Kap. 9.5.1. gegeben. Der **P/S-Quotient** (*polyunsaturated/saturated fatty acids*) der Nahrung bei Überwiegen tierischen Fettes liegt bei 0,2-0,3 (Butter hat z.B. 0,2). Anzustreben ist etwa 1,0, was durch entsprechende Auswahl der handelsüblichen pflanzlichen Öle erreichbar ist (z.B. Sonnenblumenöl mit 2,4)
- Verbreiteter Mangel an **Ballaststoffen** in der Nahrung führt zur Obstipation (☞ Kap. 19.1.4., "verminderter Passage"), trägt zu einem atherogenen Plasmalipoproteinprofil bei (☞ Kap. 9.5.3., "Gallensäurezirkulation:") und wird mit der Entstehung von Kolonkarzinomen in Zusammenhang gebracht (☞ Kap. 3.5., "Ballaststoffen").
  Um die empfohlene Aufnahme von etwa 35 g/d etwas zu untersetzen, sei auf die in Kap. 21.1.3.2. angeführten Gehalte ballaststoffreicher Nahrungsgruppen verwiesen
- Die **Vitaminversorgung** schließt schwere Mangelzustände für einzelne Vertreter - mit klassischen Ausfallerscheinungen - aus. Leichtere Defizite sind aber durchaus verbreitet. Sie entstehen einmal durch den hohen Anteil "leerer Kalorien" in der Nahrung und bei älteren Menschen zusätzlich noch durch Resorptionsstörungen. Sie betreffen vor allem wasserlösliche Vitamine. Darunter sind die Mangelzustände von besonderer Relevanz, durch die die beiden in Morbiditäts- und Mortalitätsstatistiken von Industrieländern führenden pathologischen Grundprozesse - Athero- und Onkogenese - verstärkt werden. Gerade für diese Vitamine müßte die Versorgung die (historisch veralteten) Normwerte eigentlich überschreiten
  - **Vitamin B_6** (*Pyridoxin*), B_{12} (*Cobalamin*) und **Folsäure**
    Ihre Zusammenfassung ergibt sich vor allem aus dem Umstand, daß Mangel eines oder mehrerer dieser Vertreter zum **Anstieg des Homocysteinspiegels** im Plasma führen - ☞

Abb. 9.9, Kap. 9.4.3.1. Die Bedeutung einer Hyperhomocysteinämie als Risikofaktor für Athero- und Thrombogenese ist in Kap. 9.4.3. bzw. 8.4.1.1. beschrieben. Darüberhinaus mehren sich Befunde über eine ursächliche Beteiligung an altersbedingten zerebralen Störungen (depressive Verstimmungen, Gedächtnisstörungen, Polyneuropathien - ☞ Kap. 20.3.2., "Mangel an Vitamun B_{12} und/oder Folsäure").

Anstiege der Homocysteinkonzentration im Plasma reflektieren einen intrazellulären Mangel dieser Vitamine und sind bereits möglich, wenn die Spiegel dieser Vitamine im Plasma noch im Referenzbereich liegen und damit ein Defizit nicht signalisieren - ☞ *Abb. 21.3*.

Im Alter steigt der Homocysteinspiegel im Plasma an, was auf Vitaminmangel zurückzuführen ist, da entsprechende Substitution den Spiegel normalisiert - ☞ *Abb. 21.4*.

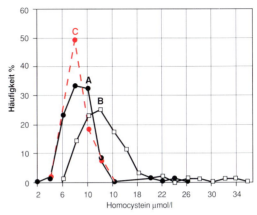

Abb. 21.4: Häufigkeitsverteilung des Homocysteinspiegels im Plasma bei jungen (= **A**, 20-40 Jahre) und älteren Personen (= **B**, > 65 Jahre). C zeigt die Verteilung bei den älteren Personen nach mehrwöchiger Substitution mit einer Kombination aus Vitamin B_6, B_{12} und Folsäure (nach JOOSTEN et al.).

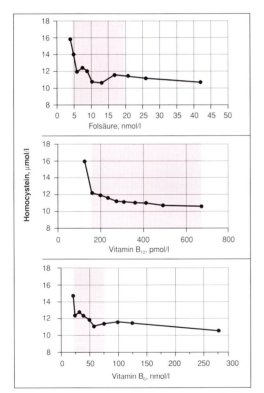

Abb. 21.3: Im Plasma Gesunder wurden simultan die Konzentrationen der aufgeführten Vitamine und des Homocysteins gemessen und gegenübergestellt (nach SELHUB et al.).
Innerhalb der normalen Referenzbereiche der Vitamine (rot) steigen bei Werten etwa unterhalb der Mittelwerte die Homocysteinkonzentrationen bereits an - als Ausdruck eines relativen intrazellulären Vitaminmangels.

Unabhängig von Homocystein führen Mangel an Vitamin B_{12} (im Alter oft durch Mangel an Intrinsic-Faktor wegen atrophischer Gastritis - ☞ Kap. 19.6.1.) und/oder Folsäure (typisch bei Alkoholabusus - ☞ Kap. 18.2.2.2., "Fehlernährung") zu makrozytären Anämien - ☞ Kap. 11.4. Deren Entstehung bedarf allerdings eines deutlicheren Mangels als die der Hyperhomocysteinämie.

Der tägliche Bedarf an den genannten Vitaminen entspricht etwa dem für die parenterale Ernährung angegebenen - ☞ *Tab. 21.4*, Kap. 21.3.4.

Die Applikationsform umgeht Resorptionsstörungen. Bei peroraler Gabe sind diese zu beachten. So muß z.B. bei Mangel an Intrinsic-Faktor die Vitamin B_{12}-Menge um mindestens 1 Größenordnung höher liegen.

Supplementierung mit Folsäure (0,4 mg/d) perikonzenptionell und in der Frühphase der Schwangerschaft senkt die Mißbildungsrate für Neuralrohrdefekte (Spina bifida bis Anenzphalie)

- **Vitamin C** (*Ascorbinsäure*) und **E** (*Tocopherol*)
  Beide Vitamine fungieren als hydrophil bzw. lipophil verteilte **Antioxidantien**, mit allgemeiner Schutzwirkung vor radikalvermittelter Schädigung - ☞ Kap. 4.1.2. "antioxidative Vitamine" - und speziell tumorprotektiver Funktion - ☞ Kap. 3.5. "Antioxidantien". Vitamin E-Mangel als Ursache von Polyneuropathien - ☞ Kap. 20.3.2. "Vitamin E-Mangel". Saisonaler oder konstanter Vitamin C-Mangel (Verluste durch Zubereitung) ist häufig. Empfehlung: 75-150 mg/d; Raucher haben einen Mehrbedarf von 50-100 mg/d. Deutlich höhere Zufuhr ist ungefährlich - vgl. z.B. Kap. 14.6., "nahrungsbedingte Hyperoxalurie".
  Für Vitamin E trifft Mangel nur dann zu, wenn die bisher gültigen Bedarfsangaben (5-30 mg/d) auf Grund der Funktion (und der Ungefährlichkeit höherer Zufuhr) angehoben werden. Pflanzliche Öle mit hohem Vitamin E-Gehalt: Weizenkeim-, Sonnenblumen-, Olivenöl (kalt gepreßt)
- Für **Vitamin B$_1$** (*Thiamin*) tritt Mangel bei verminderter Zufuhr von Vollkornprodukten auf. Der Bedarf ist abhängig von der Kohlenhydratzufuhr (Coenzym der Decarboxylasen). Wenn der angestrebten Erhöhung des Kohlenhydratanteils in der Energieversorgung (auf Kosten von Fett) gefolgt wird, ist die Vitamin B$_1$-Zufuhr zu erhöhen.
  Vitamin B$_1$-Supplementierung in der Frühphase der Schwangerschaft vermindert das Auftreten von Lippen-, Lippen-Kiefer- und Lippen-Kiefer-Gaumen-Spalten.
- Für **Vitamin A und Carotine** besteht wegen des hohen Fettverzehrs und verbreiteter Supplementierung kaum Mangel. Durch Supplementierung oder diätetisch (Leber) verursachte **überhöhte Zufuhr** von Vitamin A während der Schwangerschaft (> 8.000 IE/d) kann teratogene Auswirkungen haben - erhöhte Mißbildungsrate
- **Calcium** - ☞ Kap. 10.6.1.
- **Eisen** - ☞ Kap. 11.3.1.
- **Jod** - ☞ Kap. 10.2.5.3.-4.
- **alkoholbedingte Ernährungsschäden** - ☞ Kap. 18.2.2.2. "Fehlernährung"

21.2.3. Mangel oder Fehlverwertung von Spurenelementen

Ernährungsbedingter Mangel an Spurenelementen beim Menschen ist zwangsläufig meist mit Mangel an anderen essentiellen Nahrungsstoffen verbunden und steht in zahlreichen Wechselwirkungen zu diesen. Trotz einer Fülle an Literatur sind deshalb nur **wenige gesicherte Fakten** über pathogenetische Auswirkungen vorhanden. Hier werden deshalb nur die Elemente betrachtet, für die Mangel oder Fehlverwertung gesichert und relativ häufig ist.

Chrom

Leichte Mangelerscheinungen bei ungenügender Zufuhr unter parenteraler Ernährung oder durch höheren Bedarf, z.B. während der Schwangerschaft, unter Streß oder starker körperlicher Beanspruchung. Sie führen zu labordiagnostisch erfaßbaren Störungen, wie verminderter Glucosetoleranz und erhöhten Plasmacholesterol- und -triglyceridwerten. Substitution mit Cr(III)-Komplexen sollte nicht über lange Zeiträume erfolgen, da es intrazellulär akkumulieren kann und DNA-Schäden verursachen könnte.

Eisen - ☞ Kap. 11.3.1.

Fluor

Obwohl kein Mangel besteht, ist zusätzliche Zufuhr **kariespräventiv**. Diese kann durch Trinkwasserfluoridierung erfolgen, aber eine lokale Applikation von Fluorid durch Zahnpasten etc. ist ebenfalls wirksam.

Mechanismen:

Karies entsteht als Folge der Säurebildung aus Zuckern durch die in der Zahnplaque enthaltenen Bakterien → Demineralisierung der Zahnhartsubstanz. Fluorid aus Trinkwasser oder Zahnpflegemitteln diffundiert in die Plaque und wird dort durch verschiedene Mechanismen angereichert. Es **hemmt** dort die **bakterielle Energiegewinnung und Säurebildung** → Einschränkung des Plaquewachstums und der Demineralisierung. Die Hemmung betrifft vor allem das glycolytische Enzym *Enolase*. Diese Hemmung ist für Bakterien auf Grund von Besonderheiten ihres Glucosestoffwechsels besonders gravierend - ☞ *Abb. 21.5*.

Fluoridionen können während der Schmelzbildung und -reifung in diesen eingebaut werden. Auch posteruptiv ist dies durch De- und Remineralisationsprozesse an der Schmelzoberfläche möglich. Der so entstehende *Fluorapatit* (Formel s.u.) hat mit 10^{-120} ein geringeres Löslichkeitsprodukt als *Hydroxylapatit* mit 10^{-118} → **erhöhte Säureresistenz des Schmelzes**.

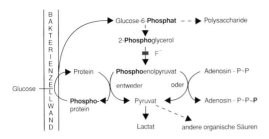

Abb. 21.5: *Phosphoenolpyruvat* ist in Bakterien nicht nur Substrat der glycolytischen ATP-Bildung, sondern auch der Phosphorylierung eines Transportproteins für Glucose durch die Zellwand. Das Protein überträgt den Phosphatrest dabei auf die Glucose (die in anderen Zelltypen nur durch ATP phosphorylierbar ist). Enolasehemmung durch F⁻ unterbricht diesen Kreislauf.

Initiale Schmelzläsionen durch säurebedingte Auflösung von Hydroxylapatit müssen nicht zur Kavität führen, sondern können infolge von **Remineralisation** reversibel sein. Dieser Prozeß wird durch Fluorid **gefördert**. Bei ausreichender Verfügbarkeit von Calcium- und Phosphationen limitieren Hydroxylionen die Bildung von Hydroxylapatit (*HAP*). Bildung von Fluorapatit (*FAP*) spart dagegen OH⁻ ein:

$10\ Ca^{2+} + 6\ HPO_4^{2-} + \mathbf{8}\ OH^- \rightarrow 6\ H_2O + Ca_{10}(PO_4)_6(OH)_2 = HAP$

$10\ Ca^{2+} + 6\ HPO_4^{2-} + \mathbf{6}\ OH^- + 2\ F^- \rightarrow 6\ H_2O + Ca_{10}(PO_4)_6F_2 = FAP$

Das Angebot von F⁻ kann das von OH⁻ um Größenordnungen übersteigen.

Überangebot von Fluorid führt zur *Fluorose* - ☞ Kap. 10.6.6., "Fluorose"

Jod - ☞ Kap. 10.2.5.3.-4.

Kupfer

Ausgeprägter Mangel beim Menschen ist selten (langzeitige parenterale Ernährung von Kindern). Da Kupfer essentieller Bestandteil des Coeruloplasmins ist, sinkt bei Mangel dessen Konzentration → Störung der Eisenmobilisation (☞ Ende Kap. 18.5.3.) → Anämien.

Magnesium

Mit einer Konzentration von 0,7-1,0 mmol/l im Plasma ist es **kein Spurenelement**. Da es an anderen Stellen nur sporadisch behandelt ist, hier eine kurze Zusammenfassung.

Mangelversorgung durch verminderte Zufuhr allein ist selten und kommt nur bei fehlerhafter parenteraler Ernährung oder extremer Unterernährung vor. Eingeschränkte Zufuhr kann aber aggravieren durch:

- **enterale Ursachen** bei Verlust der Resorptionsfläche im Ileum (z.B. Kurzdarmsyndrom - ☞ Kap. 19.3.1.2.) oder generalisierter Malabsorption mit Steatorrhoe (→ Bildung unlöslicher Mg-Seifen mit Fettsäuren). Seifenbildung auch bei akuter Pankreatitis - ☞ Kap. 19.6.3.
- **renale Ursachen:** Gesteigerter Verlust durch tubuläre Nierenschädigung, osmotische (Diabetes mellitus) oder medikamentös bedingte Diurese (Schleifendiuretika - ☞ Kap. 13.1.2., "Therapieprinzipien"). Verminderte renale Reabsorption kann Begleiterscheinung einiger Endokrinopathien sein (Hyperaldosteronismus - ☞ Kap. 10.2.3.2., Hyperparathyreoidismus - ☞ Kap. 10.6.2.1.-2.)
- **Verluste** über den Schweiß bei Hitzearbeit oder durch Laktation
- Durch Catecholamine vermittelte starke **Lipolyse** geht mit vermehrtem Einstrom von Mg^{2+} in die Adipozyten einher, wo es durch Seifenbildung fixiert wird

Ca. 60 % des Gesamt-Magnesiumbestands entfallen auf Knochen. Der Rest ist überwiegend intrazellulär verteilt und essentiell für basale Stoffwechselleistungen. Wie aus den Ursachen hervorgeht, wirkt sich Mg^{2+}-Mangel aber primär extrazellulär aus und bestimmt die **Folgen**. Da es wie Ca^{2+} im Nenner der Elektrolytformel nach SZENT-GYÖRGYI steht (☞ Kap. 10.6.5.), resultieren Symptome, die sich überwiegend aus einer Zunahme der neuromuskulären Erregbarkeit erklären lassen: Fibrillationen, Spasmen und Schwäche der Skelettmuskulatur; Hyperreflexie; Auslösung epileptischer Anfälle möglich. Erregungsstörungen am Herzen entsprechen weitgehend denen bei Hypokaliämie (die häufig mit Magnesiummangel kombiniert ist, entweder durch gleiche Ursachen oder wechselseitige Bedingung über ungenügend geklärte Mechanismen): Tachykardie, Extrasystolen (vgl. Kap. 13.1.4.). Therapeutisch ist daher in diesen Fällen Mg^{2+} <u>und</u> K^+ zu substituieren.

Nachteilig ist, daß das Ausmaß des Mg^{2+}-Mangels häufig nicht mit dem der begleitenden *Hypomagnesiämie* übereinstimmt, was u.a. durch wechselnde Anteile proteingebundenen Magnesiums zustandekommt. Zur Ermittlung der geeigneten Dosis für die perorale Magnesiumsubstitution sind daher subjektives Befinden, Symptome und EKG die geeigneteren Kriterien.

Hypermagnesiämie (infolge zu hoher therapeutischer Dosierung und/oder schwerer Niereninsuffizienz) führt ab ca. 2 mmol/l zur Reflexabschwächung und bei weiterem Anstieg zu Muskelparalyse, Somnolenz und Narkose.

Ausreichende zelluläre Mg^{2+}-Versorgung scheint den radikalvermittelten Anteil hypoxischer Schädigung zu hemmen, wahrscheinlich durch Verminderung des zellulären Ca^{2+}-Anstiegs (vgl. *Abb. 4.7, Kap. 4.2.1.*) - tierexperimentelle Evidenzen. Die Folgerung, durch Mg^{2+}-Applikation die Folgen von Myokardinfarkten zu mindern, erbrachte in klinischen Studien bislang widersprüchliche Ergebnisse.

Selen

Der Gehalt pflanzlicher und tierischer Nahrung an Selen hängt unmittelbar mit den Böden zusammen, auf die sie zurückgeht: Gesamtkonzentration und/oder Art der Selenverbindung, z.B. gut lösliche *Selenate* aus durchlüfteten, alkalischen Böden oder schwer lösliche *Selenide* oder elementares *Selen* aus nassen, sauren Böden. Aus pflanzlicher Nahrung am besten verfügbar ist proteingebundenes Selen (vorzugsweise als *Selenomethionin*), ebenso aus tierischer (*Selenocystein* und *-methionin*) - hoher Gehalt in Leber und Nieren. Im Trinkwasser liegen hauptsächlich Selenate und *Selenite* vor. Die intestinale Aufnahme von Selenat (als Symport mit Na^+ oder Antiport gegen OH^-) ist durch Sulfat, Oxalat u.a. 2-wertige Ionen hemmbar, nicht aber der (langsamere) passive Transport von Selenit.

Schwerer endemischer Mangel auf Grund extrem selenarmer Böden in Teilen Chinas führt zur *Keshan-Krankheit*: Hämolyse, Met-Hb-Bildung, Herzrhythmusstörungen, dilatative Kardiomyopathie, Myokardnekrosen.

Selen findet sich in den von verschiedenen Genen kodierten 4 Isoenzymen der *Glutathion-Peroxidase* (1. in Leber und Erythrozyten, 2. im Plasma, 3. im Gastrointestinaltrakt, 4. ubiquitär in Zellmembranen, wo es Phospholipidperoxide reduziert) und ist damit **wichtiger Bestandteil des antioxidativen Schutzsystems -** ☞ Kap. 4.1.2., "Enzyme". Weitere Selenoproteine von Bedeutung sind die *Typ-1-Jodthyronin-Dejodase* (Umwandlung von T_4 zu T_3 - ☞ Kap. 10.2.5.) und das *Plasmaselenoprotein P* (Transport- und antioxidative Schutzfunktion). Andere Selenoproteine sind funktionell noch nicht charakterisiert. Wegen der antioxidativen Schutzfunktion hat absoluter oder relativer (= krankheitsbedingt verstärkter Bedarf bei "normaler" Versorgung) **Selenmangel weitreichende Folgen**. Einige davon sind in anderen Kapiteln behandelt, wie verminderter Schutz gegenüber Tumorentstehung - ☞ Kap. 3.5., "Selen", Alkoholmyopathie - ☞ Kap. 18.2.2.2. und Pankreatitis - ☞ Kap. 19.6.3. Inverse Korrelationen des Selenspiegels im Serum (Referenzbereich 1-4 µmol/l, entsprechend 79-315 µg/l, unsicher) sowie der erythrozytären oder plasmatischen Glutathion-Peroxidaseaktivität bestehen auch mit der Schwere der Krankheitserscheinungen bei Kardiomyopathien, Myokardinfarkt, Myopathien mit überwiegender Atrophie der Typ-II-Fasern, Niereninsuffizienz, Sepsis, Traumen u.a. Die Vielfalt dieser Bezüge verwundert nicht, da letztlich davon auszugehen ist, daß ein Selendefizit alle pathologischen Prozesse fördert, die mit oxidativer Schädigung verbunden sind, darunter auch solche, die nicht unmittelbar zu akuten Erscheinungen führen, wie Athero- oder Onkogenese. Die erwähnten diagnostischen Parameter (ergänzbar durch die Bestimmung von Malondialdehyd - ☞ Kap. 4.1.3.2.) haben für eine Einschätzung nur begrenzten Wert, da sich aus tierexperimentellen Untersuchungen eine "hierarchische" Selenversorgung unterschiedlicher Gewebe ergibt, so daß sich z.B. geringe Defizite bereits an Skelett- und Herzmuskulatur auswirken; Hirn, endokrine Organe, Reproduktions- und Immunsystem aber relativ lange versorgt werden.

Neben labordiagnostisch erfaßbaren Mangelzuständen, die endemisch in Regionen mit niedrigem Selengehalt der Böden vorkommen oder bei langanhaltender parenteraler Ernährung, wird darüberhinaus eine **allgemeine Selensubstitution** angestrebt. Bislang diskutierte Richtwerte liegen zwischen 1 und 5 µg/kg Körpergewicht x d. Am geeignetsten sind Hefepräparate mit hohem Selengehalt.

Zink

Zink ist strukturdeterminierender Bestandteil vieler Proteine und für die Aktivität vieler Enzyme, Protein/Protein- und Protein/DNA-Interaktionen notwendig. Bei Kindern führt Mangel daher zu vielgestaltigen Entwicklungsstörungen: Wachstumshemmung, verzögerte Sexualentwicklung, Immunschwäche u.a. Letztere ist z.B. entscheidende Ursache für die hohe Kindersterblichkeit in Entwicklungsländern infolge infektionsbedingter

Diarrhoen - ☞ Kap. 19.1.3., "Gesteigerte Sekretion". In diesen Ländern kommt der relativ schwere Mangel durch Minderversorgung mit gut resorbierbarem Zink aus Fleisch, Fisch u.a. tierischen Nahrungsmitteln zustande. In pflanzlicher Nahrung, wie Getreide, Hülsenfrüchten u.a. ist zwar Zink enthalten, aber durch Komplexbildung mit Phytaten, Lignin und verschiedenen Faserstoffen nur schwer resorbierbar.

Leichter Mangel kann bei parenteraler Ernährung, durch Antibiotika (Komplexbildung) und Infektionen (hoher Bedarf) auftreten und sich z.B. in verzögerter Wundheilung auswirken. Substitution in Form anorganischer Salze.

Auf Grund des biologischen Antagonismus Zink/Cadmium könnte Zinksubstitution Bedeutung als Schutz vor zunehmender Cadmiumbelastung der Nahrung erlangen.

21.3. Grundelemente der parenteralen Ernährung

Patienten mit Erkrankungszuständen, Unfallfolgen u.a., bei denen eine perorale Nahrungsaufnahme über einen längeren Zeitraum nicht möglich ist, bedürfen der parenteralen Zufuhr von Energieträgern, essentiellen Stoffen, Elektrolyten und Wasser.

Wasser und Elektrolyte - ☞ Kap. 7.3.2., 13.1.1.4., 13.1.4.2.-3. und 13.2.2.

Bezüglich der **Energieträger** kann zur Begründung der zuzuführenden Komponenten von der täglichen Energiegewinnung aus körpereigenen Substanzen nach kurzfristigem Fasten ausgegangen werden - ☞ Abb. 21.6.

Optimal wäre demzufolge die vollständige Deckung des Energiebedarfs durch Kohlenhydrate und Fette zu etwa gleichen Gewichtsanteilen, so daß die notwendigerweise noch zuzuführende Menge an Aminosäuren sich auf den Proteinumsatz ohne Gluconeogenese beschränken würde.

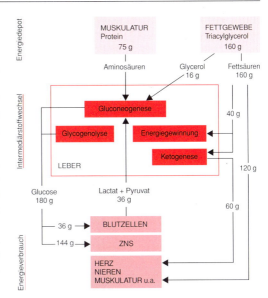

Abb. 21.6: Ungefährer täglicher Umsatz und Verbrauch von Energieträgern aus körpereigenen Resourcen nach akuter totaler Nahrungskarenz (nach CAHILL et al.).
Der Zustand entspricht in etwa Phase I in *Abb. 21.2*, Kap. 21.1.3.3. Mit Hilfe der Angaben zum Brennwert in *Tab. 21.3*, Kap. 21.1.3.1. kann der Energieverbrauch in kJ errechnet werden.

21.3.1. Kohlenhydrate

Der überwiegende Einsatz von **Glucose** ist physiologisch begründet. Infusionsziel ist, die Gluconeogenese aus Aminosäuren möglichst zu unterdrücken und Geweben, für die Glucose essentiell ist, ausreichend Substrat für die oxidative Energiegewinnung anzubieten. So ist z.B. die langwierige und belastende Umstellung des ZNS auf Ketonkörperverwertung (☞ Kap. 21.1.3.3.) zu vermeiden. Da alle übrigen Gewebe auch Glucose utilisieren können, ist ihre Gabe als ausschließlichem Energieträger theoretisch möglich. Bei Verwendung isotoner Glucoselösung würde das allerdings bei einem Energiebedarf von 10.000 kJ/d der Infusion von 10 l bedürfen → Anwendung stark hypertoner Lösungen - Gefahren: Überschreiten der Nierenschwelle, osmotische Diurese (vgl. Kap. 10.5.1.1., "Coma diabeticum"), Hypokali- und Hypophosphatämie (wahrscheinlich durch kompensatorische Insulinausschüttung). Ersteres hat (außer den Verlusten) keine ernsthaften Konsequenzen, und die beiden anderen Störungen sind über das Infusionsprogramm korrigierbar.

Häufig wird Glucose teilweise durch andere Substrate, wie **Fructose**, **Sorbitol** oder **Xylitol** ersetzt. Der Vorteil solcher Kombinationen ist umstritten. Fructose wird zwar rascher und insulinunabhängig phosphoryliert, aber zu einem großen Teil auch wieder in Glucose umgewandelt. Der rasche glycolytische Abbau im Fettgewebe kann zur Lactatakkumulation führen → Additionsazidose - ☞ Kap. 13.2.1.1. Außerdem hemmt Fru-1-P die Umwandlung von Glycogen-Phosphorylase b in a → verminderte Glycogenolyse. Sorbitol und Xylitol gehen renal verloren (keine Rückresorption). Xylitol führt zu K^+-Verlusten und verursacht eine Abnahme der Adeninnucleotidkonzentration in der Leber.

Mancherorts wird zur Einschränkung der Kohlenhydratmenge auch z.T. **Ethanol** infundiert - hoher Brennwert von 30 kJ/g. Bei Mengen von 60-80 g/d bestehen kaum Nebenwirkungen, und der sedierende und analgetische Effekt kann vorteilhaft sein. Allerdings verbietet sich die Anwendung bei Kindern und Jugendlichen sowie Patienten mit Leberschäden.

21.3.2. Fette

Voraussetzung ist, daß **Triglyceride** durch geeignete Emulgierung in einer den Chylomikronen vergleichbaren Form vorliegen → Spaltbarkeit durch *Lipoproteinlipasen* in Fettsäuren und Glycerol. Ungeeignete Emulsionen können zu Fettakkumulation im RES führen. Zu beachten ist auch eine eventuell vorhandene prokoagulatorische Wirkung bestimmter Fettemulsionen → Verbrauchskoagulopathie - ☞ Kap. 8.1.2.4.

Vorteile:

- geringe osmotische Wirkung → Infusion hochkonzentrierter Lösungen möglich
- Sicherung des Bedarfs an essentiellen Fettsäuren
- bei übermäßiger Zufuhr (ungefährliche) Ablagerung im Depotfett

Teilweiser Ersatz langkettiger durch mittelkettige Fettsäuren in den Triglyceriden (C_8 und C_{10}, z.B. aus Kokosnußöl) bewirkt bessere Wasserlöslichkeit, geringere Speicherung und *Carnitin*-unabhängige Aufnahme der Fettsäuren in die Mitochondrien → schnellere energetische Nutzbarkeit durch Fettsäureoxidation.

21.3.3. Aminosäuren

Zur Sicherung des Proteinumsatzes und für den Ersatz von -verlusten werden L-Aminosäuregemische infundiert. Sie enthalten außer den 8 essentiellen auch die anderen Aminosäuren (AS), die unter parenteralen Ernährungsbedingungen essentiell werden und als Stickstoffquellen dienen. Die zweckgerichtete Wirkung der AS ist nur bei ausreichender Versorgung mit den Energieträgern gesichert, da sie sonst als Brennstoffe herangezogen werden (vgl. Kap. 21.2.1.). Erfahrungswert: 150 kJ aus Glucose und Fett/g AS. Bei einer anzustrebenden Zufuhr von 1 g AS/kg Körpergewicht x d sind einem 70 kg schweren Patienten daher etwa 10.000 kJ an Energieträgern zuzuführen.

21.3.4. Vitamine und Spurenelemente

Vitamine werden in der notwendigen Tages- oder Wochendosis (☞ *Tab. 21.4*) als Multivitaminpräparate der Infusion zugesetzt (überwiegend wasserlösliche Vitamine) bzw. intramuskulär appliziert (fettlösliche Vitamine).

Für Spurenelemente ist in Kap. 21.2.3. als Ursache von Mangelerscheinungen öfter parenterale Ernährung angegeben. Grund ist nicht, daß eine Substitution nicht möglich wäre, sondern daß die Entscheidung zur parenteralen Ernährung aus vitalem Interesse zunächst auf die Substitution von Wasser, Elektrolyten, Energieträgern und AS ausgerichtet sein muß. Die Substitution mit Spurenelementen hat aber den gleichen Stellenwert wie die mit Vitaminen. Im Hinblick auf die Bedeutung oxidativer und radikalvermittelter Schädigungsmechanismen für den Verlauf der meisten, zur parenteralen Ernährung zwingenden, akuten Erkrankungen, ist z.B. die frühzeitige, ausreichende Gabe von Vitamin C, E und Selen besonders wichtig. Selen (als Selenomethionin) ist aber in vielen, zur Infusion geeigneten Kombinationspräparaten für Spurenelemente noch nicht enthalten.

Tab. 21.4 gibt eine Übersicht über den Vitamin- und Spurenelementbedarf bei parenteraler Ernährung.

21.3.5. Infusionsprogramm

Entscheidend ist die **Sicherung der täglich zuzuführenden Gesamtmenge** an Energieträgern, Aminosäuren, Elektrolyten, Vitaminen und Spurenelementen, unter Zugrundelegung des Körpergewichts und Beachtung der sich aus der Erkrankung ergebenden Besonderheiten (☞ nachf. Kap.).

Die Wahl der Konzentrationen für die einzelnen Komponenten richtet sich dagegen nach dem Flüssigkeitsbedarf. Durch Variation des Verhältnisses Glucose/Fett können Abweichungen der Osmolarität vermieden werden. Als günstig hat sich erwiesen, mit Kohlenhydraten als Energieträger zu beginnen und dann den Fettanteil langsam zu steigern, bis er etwa die Hälfte der Energiemenge ausmacht.

21.3.6. Zu beachtende Besonderheiten einzelner Krankheitszustände

Schweres Trauma (Unfall, Operation)

Rasche Zunahme der Noradrenalin- und Glucagonausschüttung, später Adrenalin und Cortisol = *Postaggressions-Syndrom*, das viele Tage andauern kann - vgl. Kap. 7.3.3. - → Überwiegen katabol wirksamer Hormone gegenüber Insulin und STH, sowie Insulinresistenz → Glucoseverwertung ↓ und Gluconeogenese ↑, bei stark erhöhtem Energiebedarf.

Daher Zufuhr großer Energiemengen (> 12.000 kJ/d) und evtl. von Insulin, auch bei "normalem" Insulinspiegel im Plasma. Kriterium ist die Normalisierung der Stickstoffbilanz.

Ausgedehnte Wundgebiete

Phagozytierende Zellen und Fibroblasten des Granulationsgewebes benötigen Glucose als Energieträger (☞ *Abb. 5.13*, Kap. 5.2.4.3. und Kap. 6.2.2.1.). Ihr Tagesbedarf kann 200 g erreichen. Daher ist dieser Bedarf und der des ZNS durch Glucoseinfusion zu decken, auch bei zeitweiliger Überschreitung der Nierenschwelle.

Schwere Verbrennungen

Stark gesteigerter Energie- und O_2-Bedarf, sowie enormer Wasserverlust mit Gefahr der hypertonen Dehydratation - ☞ Kap. 7.3.5. "Verbrennungskrankheit". Daher > 12.000 kJ/d in 6-7 l Flüssigkeit/d. Vorwiegend Lipidinfusion zur Vermeidung der Hyperosmolarität. Außerdem ist dem Wärmeverlust zu begegnen (Raumtemperatur ↑) und der gesteigerten Infektanfälligkeit (Antibiotika, γ-Globulin).

Septischer Schock (☞ Kap. 7.3.1.1., "septischer Schock" und 7.3.1.3., "septischer Schock") **und Verbrauchskoagulopathie** (☞ Kap. 7.3.4. und 8.1.2.4.)**:**

Kontraindikation für Lipidinfusion, da dadurch begünstigte Mikrozirkulationsstörungen das Bakterienwachstum begünstigen bzw. Fettpartikel die intravasale Gerinnung fördern können.

Beim septischen Schock liegt ansonsten eine ähnliche katabole Situation vor, wie voranst. für "Schweres Trauma" ausgeführt. Ihr ist analog zu begegnen. Durch die Beschränkung auf Glucose als Energieträger ist die opti-

Vitamine	täglich	wöchentlich	Spurenelemente	µmol/kg KG x d	Kinder (Mehrbedarf)
Biotin	100 µg		Calcium	0,1	1,0
Folsäure	400 µg		Chrom	0,003	
Nicotinamid	40 mg		Eisen	0,3	1,8
Pantothensre.	20 mg		Fluorid	0,5	0,7
Vitamin A		20.000 IE	Jod	0,015	
Vitamin B_1	10 mg		Kobalt	durch Vitamin B_{12}	
Vitamin B_2	5 mg		Kupfer	0,25	
Vitamin B_6	5 mg		Magnesium	0,2	0,25
Vitamin B_{12}	40 µg		Mangan	0,015	
Vitamin C	200 mg		Molybdän	0,003	
Vitamin D		2.000 IE	Selen	0,01	0,025
Vitamin E		70 IE	Zink	0,8	1,5
Vitamin K	150 µg				

Tab. 21.4: Aus unterschiedlichen Quellen zusammengestellte Richtwerte für den Bedarf an Vitaminen und Spurenelementen bei totaler parenteraler Ernährung.

male Menge jedoch vorsichtig auszuloten, unter Vermeidung einer osmotischen Diurese, die zum Koma führen kann (☞ Kap. 10.5.1.1., "Coma diabeticum").

Niereninsuffizienz (vgl. Kap. 14.3.3.)

Der Glucoseverwertungsstörung und katabolen Stoffwechsellage (☞ Kap. 14.3.1.3.) ist durch Insulinbeigaben zur Glucoseinfusion zu begegnen. Ersatz von Glucose durch andere Zucker (Fructose) nur, wenn keine Azidosegefahr besteht (rasche Lactatbildung). Aminosäurezufuhr ist notwendig, aber soweit zu beschränken, daß eine weitere Zunahme des Harnstoffspiegels vermieden wird. Eine Alternative ist die Gabe der korrespondierenden α-Ketosäuren. Bei Aminosäureinfusion ist die Zusammensetzung des Gemisches so zu wählen, daß es die Aminosäureimbalanz im Plasma (☞ Kap. 14.3.1.3.) ausgleicht. Ist eine individuelle Anpassung nicht möglich, so ist eine Ergänzung des Gemisches aus essentiellen Aminosäuren durch Histidin günstig.

Schwere Lebererkrankungen und hepatogene Enzephalopathie

Ein überhöhtes Angebot an Energieträgern ist zu vermeiden, da so eine Leberverfettung gefördert wird - ☞ Kap. 18.2.1. Nicht-Glucose-Zucker werden zu schnell zu Lactat umgesetzt → Additionsazidose - ☞ Kap. 13.2.1.1.

Abb. 21.7 veranschaulicht das Ausmaß der **Aminosäureimbalanz** an einem konkreten Beispiel.

Ziel der Infusionstherapie ist die Korrektur der Imbalanz durch Gabe großer Mengen von Valin, Leucin und Isoleucin, unter Vermeidung von Phenylalanin, Tyrosin, Methionin und Aspartat. Diagnostisches Kriterium ist nicht die Absolutkonzentration der genannten Aminosäuren im Plasma (die auch in *Abb. 21.7* unberücksichtigt ist), sondern der Quotient Val + Leu + Ileu/Phe + Tyr - normal 2,5-4,5.

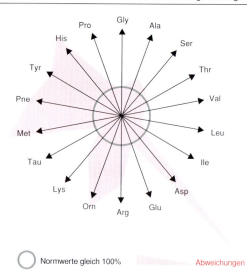

Abb. 21.7: Relative Konzentrationen verschiedener Aminosäuren im Plasma bei einem Patienten mit Leberinsuffizienz infolge fortgeschrittener Zirrhose (Koma).
Wie in Kap. 18.4.2., "Bildung falscher Neurotransmitter" ausgeführt, sind die Konzentrationen aromatischer Aminosäuren sowie Methionin und Aspartat stark erhöht und die von verzweigtkettigen Aminosäuren vermindert. Die im konkreten Fall stark erhöhte Histidinkonzentration geht auf eine Abbaustörung zurück: Endprodukte des His-Abbaus sind u.a. C_1-Körper. Sie werden auf Tetrahydrofolat übertragen, deren Bereitstellung aus Folsäure bei chronischen Lebererkrankungen oft vermindert ist (vgl. *Abb. 9.9*, Kap. 9.4.3.1.).

Gastrointestinale Erkrankungen

Bei chronisch entzündlichen Darmerkrankungen (Morbus CROHN, Colitis ulcerosa), Malabsorptionssyndrom, schweren infektiös bedingten Diarrhoen, Tumorerkrankungen und akuter Pankreatitis kann die parenterale Ernährung primär therapeutischen Wert haben:

- Ruhigstellung des Darmes mit verminderten Anforderungen an enzymatische, mechanische und Transport-Leistungen
- Aufhebung des Kontaktes mit potentiellen Nahrungsallergenen

Parenterale Ernährung im Kindesalter

Für den wachsenden Organismus ist die ausgewogene Zufuhr aller Nahrungsstoffe besonders wichtig. Wie aus *Abb. 21.8* hervorgeht, ist die auf kg Körpermasse bezogene, notwendige Zufuhr an Energieträgern, Aminosäuren und Flüssigkeit um so höher, je geringer das Lebensalter ist.

Weiter geht aus *Abb. 21.8* hervor, daß es erhebliche Unterschiede in der Relation der einzelnen Grundstoffe innerhalb der verschiedenen Altersklassen gibt. Die Infusionstherapie muß diesen Erfordernissen möglichst nahe

21.3. Grundelemente der parenteralen Ernährung

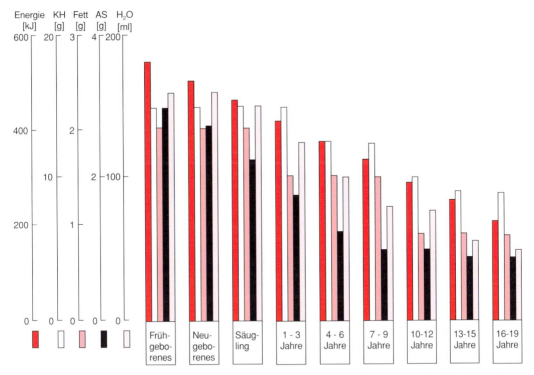

Abb. 21.8: Durchschnittliche täglich notwendige Zufuhr an Energie, Kohlenhydraten (= KH), Fett, Aminosäuren (= AS) und Wasser pro kg Körpermasse bei unterschiedlichen Altersgruppen.

kommen. Die in *Tab. 21.4*, Kap. 21.3.4. angegebenen Vitaminmengen können auch für das Kindesalter angewendet werden; bei Spurenelementen ist, wo notwendig, ein Richtwert für das Kindesalter mit angegeben.

Bei Säuglingen sollte der Anteil essentieller Fettsäuren etwa 5 % der zugeführten Energie ausmachen.

Bei Frühgeborenen ist eine Frauenmilch-angepaßte Aminosäurezusammensetzung notwendig.

Der Flüssigkeitsbedarf kann unter bestimmten Umständen (Fieber, Blutverlust durch *Kephalhämatom* bei Neugeborenen u.a.) erheblich höher sein.

Index

A

ABL 90,93
Aborteinleitung 194
Abrin 138
Absencen 499
Abstoßung, Antigene 134
Abstoßungsreaktion, MHC-vermittelte ...25
Abweichungen, strukturelle 100
Acarbose 314
ACE-Hemmer 376,377,383,391,398
Acetylsalicylsäure 253
Achalasie 447
Achlorhydrie 452
Acridinfarbstoffe 17
Actinomycin D 129
acute respiratory distress
syndrome 193,225
ADAM-STOKES-Anfall 371
Adaptation 80
Additionsalkalosen 342
Additionsazidosen 341
Adenohypophyse 287
Adenohypophysenhormone 287
Adenosindesaminase, Mangel 62
Adhäsion, feste 168
Adhäsion, passagere 168
Adhäsionsproteine 164,166
Adhäsivität, abweichende 170
Adhäsivität, gesteigerte 171
Adhäsivität, Regulation 168
Adhäsivität, verminderte 170
ADH-Defizit 304
ADH-Wirkungsverlust 305
Adiadochokinese 494
Adipositas
    Ätiologie und Pathogenese 515
    Energieverwertung und
    Stoffwechsel 518
    medikamentöse Therapie 523
    Prophylaxe und Therapie 519
β-Adrenozeptor-Agonisten 383,384
β-Adrenozeptorblocker 391,398
advanced glycation end-products 311
Afferenzkontrolle 495
Aflatoxine 104,106
AFP 121,123
AGE 311
Agnosie, sensorische 480
AIDS-Erkrankung 110
Akinese 491
Akromegalie 288,321
Akute-Phase-Proteine 175,176
Akute-Phase-Reaktion 173,176,208
Albinismus, okulokutaner 52
Albumin 440
Aldolase-B-Defizienz 50
Alkalose, metabolische 342
Alkalose, respiratorische 342
Alkaptonurie 52
Alkohol, extrahepatische
Wirkungen 394,426
Alkohol, hepatische Wirkungen 424
Alkoholabhängigkeit, genetische
Veranlagung 429

Alkoholabusus, labordiagnostische
Erfassung 426
Alkoholembryopathie 428
Alkoholhepatitis, akute 425
Alkoholismus, chronischer 427
Alkoholmyopathie 427
Alkoholsyndrom, fetales 428
Alkoholwirkungen, zentralnervöse 428
Alkylanzien 17,104,131
Alkyltransferase 19
Allergie Typ I 208,230
Allopurinol 65
Amanitine 158
AMES-Test 35
Amine, aromatische 104,105
2-Aminopurin 17
Amniozentese, Indikationen 31
Amplifikation 90
Amyloid β 505
Amyloidose 243,442,475
Analgetika-Asthma 231
Anämie
    aplastische 329
    autoimmunhämolytische 325
    Bleivergiftung 328
    Eisenmangel 326
    enzymopenische hämolytische 325
    Folsäuremangel 328
    hämolytische 49
    hämolytische (durch primäre
    Membrandefekte) 326
    immunologisch bedingte
    hämolytische 324
    isoimmunhämolytische 324
    Klassifizierung 323
    mikrozytäre hypochrome 47
    perniziöse 23,328
    renale 348
    sideroachrestische 327
    toxisch bedingte hämolytische 324
    Vitamin-B$_{12}$-Mangel 328
    Vitamin-B$_6$-Mangel 328
Anästhesia dolorosa 497
Androgenderivate 132
Angina pectoris 386
Angiogenese 205
Angiotensin II 377,382,394
Anthracycline 129,131
Antiandrogene 132
Antiarrhythmika 373
Antibiotikaresistenz 76
α$_1$-Antichymotrypsin 175,176
Antidepressiva 508
Antidiabetika, orale 314
Antiemetika 452
Antiepileptika 501
Antiestrogene 132
Antigen, carcinoembryonales 122
Antigene, onkofetale 121
Antigene, tumorassoziierte 119
Antihistaminika 185,231
Antikoagulantien 250
Antikoagulation 250
Antikörper gegen Thyreoidea-
Peroxidase 300

Antikörper, monoklonale 119,135,171
Antimetaboliten 129
Antioxidantien 126
Antiphlogistika, nichtsteroidale 192,253
Antiphospholipid-Antikörper-
Syndrom 249
antisense-m-RNA 73
Antisense-Oligonucleotide 78
Anti-TPO 300
Antitussiva 231
Anurie 346
Aortenisthmusstenose 358
Aortenklappenstenose 358
APC 94
APC-Resistenz 28,248
AP-Endonucleasen 19
Apo AI-Defizienz 270
Apo B100-Defekt 268
Apo E-Polymorphismus 268,505
Apolipoproteine, Übersicht 262
Apoptose 19,20
APUDome 465
Arachidonsäure 189,275
Arachidonsäure, Oxidationsprodukte ...191
Arachidonsäuremetaboliten 189,217
ARDS 193,225,409
Arterientransposition 359
Arterientransposition plus Ventrikel-
septumdefekt 359
Arteriolen, präkapilläre 161
Arthritis, rheumatische juvenile 23
Arthritis, rheumatoide 22
Arthrose 321
Asbest 102,408
Asbestose 408
Ascorbinsäure 126,148
Asthma bronchiale 193,226
    Ätiologie 230
    Entzündungsmediatoren 230
    Pathogenese 228
    Therapieprinzipien 231
Asthmaanfall 229
Aszites 400
AT III-Mangel 28
Ataxia teleangiectatica 20,96,494
Ataxie, spinozerebrale 494
Ataxie, zerebellare 494,504
Atelektasen 409
Atemnotsyndrom, akutes 225
Atemnotsyndrom, idiopathisches 81
Atemzentrum, pontomedulläres 411
Atenolol 373
AT-Gen 19,96,494
Atherom 256
Atherosklerose 255,310,350,386,469
    diagnostische Parameter 274
    Endothelzellschädigung 257
    Prävention, nicht-medikamentöse 281
    Restenosierung 284
    Risikofaktoren 256,276
    Risikofaktorenkonzept 276
    Therapie, medikamentöse 282
    und Adhäsion und Aggregation
    von Thrombozyten 260
    und Bindegewebsbildung 261

Stichwortregister

und essentielle Fettsäuren 275
und Hyperfibrinogenämie 281
und Hypertonie 280
und Plasmalipoproteine 262
und Rauchen 280
und T-Lymphozyten 260
Vitamintherapie 282
zelluläre Prozesse 257
Athetose 493
ATIII 236,244
ATIII-Mangel 247
Atmungsregulation, Störungen 410
Atrio-ventrikulärer Block 370
Atropin 373
Attacke, oxidative 180
Aura 498
Autoimmun-
erkrankungen 22,24,300,454,483,503
Autoimmungastritis 460
Autoimmunhepatitiden, Einteilung 420
Autoimmunhepatitis, chronische 23
Automatie, fokale 364
Automatiestörungen 363
Autoregulation, metabolische 469,498
Autoregulation, myogene 468
AV-Block 370
Axonopathien 475
Axonotmesis 474
Azidose 81,340
Azidose, metabolische 81,83,340
Azidose, respiratorische 342
Azotämie 347

B

Ballaststoffe 126,524
Ballismus 493
BARTTER-Syndrom 193
Basenaustausch 16
Bax-Protein 20
Bcl-2-Gen 20
BCR 93
Beatmung, künstliche 412
Benzpyren 104,105
Beratung, genetische 36
BERNARD-SOULIER-Syndrom 242
Beugerstarre 488
Bewegungstherapie 523
Bifaszikulärer Block 371
Bilirubinämie, transitorische 85
Bilirubinenzephalopathie 85
Bilirubinstoffwechsel 437,439
Bindegewebsbildung 205
Bindegewebsbildung, überschießende . 207
BIOT-Atmung 412
Biotransformation 35,104,425,443,444
Bisphosphoglyceratmutase-Defizienz 50
Bleivergiftung 328
Bleomycin 129
Block, alveolokapillärer 414
BLOOM-Syndrom 20
Blutgasveränderungen 414
Blutgefäße, Abdichtung verletzter 204
Blutverlust 214,323,335
Blutzuckerregulation, homöostatische .. 421
Body-Mass Index 520
BOFA 122
Botulinumtoxin 157,493
BPI-Protein 182
Bradykardie 363
Bradykinin 187

BRCA1 94,97
BRCA2 97
broad-β-disease 269
5-Bromuracil 17
Bronchialkarzinom, kleinzelliges 114
Bronchitis, chronische 404
Bronchodilatatoren 231
BSE 504
Bürde, genetische 29
BURKITT-Lymphom 111

C

C1-Esteraseinhibitor 175,176
C3 175,176
C4 175,176
Ca 15-3 123
Ca 19-9 123
Ca 72-4 123
Cadherine 88,161,164,166
CAG-repeats 492
Calcitonin, humanes 123
Calciumantagonisten 384,391,398
Calciumoxalatsteine 353
Calciumphosphatsteine 353
Calor 161
cancer antigen 123
Capsula interna-Syndrom 490
carbohydrate-deficient transferrin 426
carcinoembryonales Antigen 122,123
Carotin 148
Carotine 126
Catecholamine, Hypertonie 394
Catecholamine, positiv inotrope
Wirkung 374
Cathepsin G 182,217
cDNA-Bank 72
CD-Nomenklatur 166
CEA 122
CELSUS 161
CETP-Defizienz 271
Chalone 203
CHEDIAK-HIGASHI-Syndrom 242
Chemotaxis 163,178
Chemotaxis, Hemmstoffe 164
Chemotaxis, Substanzen 163
Chemotherapie 128
CHEYNE-STOKES-Atmung 412
Chinidin 373
Choleratoxin 157
Cholestase 430,445
Cholesterolester-Transferprotein 266
Cholesterolsteine 433
Cholesterolstoffwechsel bei Leber-
erkrankungen 430
Chorea HUNTINGTON 28,492
Chorea major 492
Chorea minor 492
Choriongonadotropin, humanes 123
Choriongonadotropinkonzentration,
erhöhte 298
Chrom 526
Chromoglicinsäure 231
Chromosomenaberrationen 15,90,92,117
Chromosomenaberrationen -
in situ-Hybridisierung 34,117
CIP1 19
Cocain 511
COCKAYNE-Syndrom 20
Coeruloplasmin 175,176,441

Colitis ulcerosa 465
Colon irritable 451
Coma diabeticum 308
Compliance 406
CONN-Syndrom 292
Cosmide 72
C-reaktives Protein 175,176,179
CREUTZFELDT-JAKOB-Krankheit ...504
CRIGLER-NAJJAR-Syndrom 438
CRP 175,176,179
Crush-Syndrom 224
CURSCHMANN-STEINERT-
Syndrom 485
CUSHING-Syndrom 292,321
Cyanid 157
Cyclobutanderivate 17
Cyclooxygenasehemmung 192
Cyclosporin A 25
cystic fibrosis transmembrane
conductance regulator 58
Cystinsteine 353
Cystinurie 53,356
Cytochrom P450 56,444

D

Darmatonie, postoperative 448,450
D-Dimer 236,249
Defekte, autosomale, Erbgang 36
Defekte, genetische, Diagnostik 30
Defekte, genetische, Häufigkeit 29
Defekte, genetische, Mechanismen 29
Defekte, genetische, Prophylaxe 35
Defekte, genetische, Therapie 37
Defekte, monogene 28
Defekte, X-chromosomale, Erbgang 36
Defensine 183
Defibrillator, implantierbarer 373
Degenerative motoneuronale
Erkrankungen 488
Dehydratation
hypertone 334
hypotone 334
isotone 333
Deletion 15,32
Demenz 503
Demyelinisierung 502
Denervierung, chemische 493
Depressionen 291,507,513
Depurinierung 16
Dermatitis herpetiformis 23
Desaminierung 16
Designerdrogen 511
D-Hormon-Mangel 317
Diabetes insipidus
renaler 305
zentraler 304
Diabetes mellitus 305
Labordiagnostik 314
Spätkomplikationen 310
therapeutische Prinzipien 314
Typ I 22,23,273,307
Typ II 273,309
Diagnostik, pränatale 30
Dialdehyde 150
Dialyse, extrakorporale 351
Dialyse-Enzephalopathie 348
Diapedese 162,168
Diarrhoe 449
Diät, beim Diabetes mellitus 314
Diät, lipidsenkende 282

Diathese, hämorrhagische 115
DIC..115,222,235
Dickdarmileus 451
Dickdarmmotilitätsstörungen................450
Differenzierungsstörungen, sexuelle.....296
Diffusionsstörungen (pulmonale) 414
Digitoxin 373
Dioxin 156
Diphtherietoxin 138,157
Diuretika 337,384,398
Divertikulosis 451
DNA-Addukte 103
DNA-Glycosylasen 19
DNA-Rekombinationstechnologie...........71
DNA-Schädigung, oxidative 16
DNA-Strangbrüche 18
DNA-Tumorviren 109
Dolor 161
DONATH-LANDSTEINER 325
Dopamin, Schizophrenie 509
Drogenabhängigkeit 510
Druck/Fluß-Kurve 227
Druckanstieg, intrakranieller.................473
Ductus arteriosus BOTALLO 193
Dumpingsyndrom 467
Dünndarmileus 449
Dünndarmmotilitätsstörungen...............448
Durchflußzytometrie 118
D-Xylose-Test..457
Dysarthrie 494
Dysfibrinogenämien 234
Dyskinesien, pharmabedingte 493
Dyslipoproteinämien, sekundäre..........273
Dysmetrie 494
Dyspepsie, funktionelle 448
Dyspnoe 412
Dysproteinämie 352
Dysregulation, orthostatische...............401
Dystonien 493
Dystrophie, myotone.............................485

E

EBSTEIN-Syndrom 359
EBV..111
EDRF 216,243,258
EEG...501
EGF 89,201
EHLERS-DANLOS-Syndrom................243
Eicosapentaensäure 275
Eisenmangel..326
Eisenverwertungsstörungen 327
EKG-Veränderungen, Infarkt 390
Eklampsie.......................................194,396
Elastase 42,59,182,217
Elastizitätshochdruck 392
Elektroenzephalogramm 501
Endokarditis 357
Endokrinopathien 286
Endokrinopathien, paraneoplastische ...113
Endotoxin 157
Endoxin 393
Energiebedarf, täglicher 520
Enolase, neuronenspezifische 123
Enteroglucagonproduktion,
gesteigerte..467
Entziehungserscheinungen..................510
Entzündung 161,204
Enuresis 514
Enzephalopathie, bovine spongiforme..504
Enzephalopathie, hepatogene..........435,532

Enzymausstattung 116
Enzymcluster...80
Enzymdefekt 29
Enzyme
  Aktivität im Serum 160
  Freisetzungsmechanismen 159
  pathologische Auswirkungen 160
  photoreaktivierende 18
Eosinophilie 178
Ephapsen 496
epidermal growth factor 89,201
Epilepsie...499,514
Epilepsie, Klassifizierung 500
EPSTEIN-BARR-Virus 111
ERB...90,100
Erbrechen 448
Ernährung, parenterale 529,531,533
Erregung, kreisende 364
Erregungsbildungsstörungen,
  heterotope 363,364,366,367
Erregungsbildungsstörungen,
  nomotope 361,362
Erregungsleitungsstörungen 369
Ersatzrhythmen 364
Ersatzsystolen 364
Erythroblastose 85
Erythropoietin 348
Erythrozyten-Reifungsstörungen 328
Estrogensubstitution............................283
Estrogentherapie 107
ETS..90
EULER-LILJESTRAND-
  Mechanismus 399
Exokrinopathie 59
Exotoxin A 157
Exsudatphase..161
Extrasystolen, supraventrikuläre..........365
Extrasystolen, ventrikuläre 367
Exzisionsreparatur.................................19

F

Faktor B 175,176
Faktor VIII 175,176
FALLOT-Tetralogie 359
FALLOT-Trilogie 359
FANCONI-Anämie 20
FANCONI-Syndrom 352
Fasten 522
Faszikelblock 371
Faszikulation 475
fatty streaks 256,259
Fehldifferenzierung 89
Fehlexpression 24,90,99
α₁-Fetoprotein 121,123
γ-Fetoprotein 122
Fettsäuren, essentielle 275,524
Fettsäuren, polyungesättigte,
  Freisetzung 275
Fettsäureoxidationsprodukte
  Inaktivierung 190
  Synthese 190
  Wirkungen außer Entzündung 193
  Wirkungen bei Entzündung 190
Fettverteilungstypen.............................515
FGF 88,89,201
Fibrate 283
Fibrillationspotentiale 475,487
Fibrin(ogen)-Spaltstücke 236

Fibrinogen 175,176
Fibrinolyse 162,222
Fibrinolyse, begrenzte 204
Fibrinolysesystem 232
fibroblast growth factor....................89,201
Fibroblastentransplantation...................38
Fibronectin 179
Fieber 193,209
Fluor 526
Fluoreszenz-in-situ-Hybridisierung 35
Fluorose...322
Fluß/Volumen-Kurven 228
Flüssigkeitssequestrierung 337
FMS 90
Folsäuremangel 278,328,476,524
FOS 90,376
Fragiles X-Syndrom................................70
FRANK-STARLING-
  Mechanismus 374,380
FREDRICKSON, Typisierung 266
Frequenzstörungen 216
FRIEDREICH'sche Ataxie 495
Fructokinase-Defizienz..........................50
Fructose-1,6-Bisphosphatase-
  Defizienz 50
Frühgeborenenretinopathie 83
Fumarylacetoacetase-Defizienz 52
Functio laesa 161
Fuß, diabetischer 313

G

GABA, Leberschaden 436
GABA, Schizophrenie 509
GABA-Metabolismus 501
GADD-Gene 19
Galactokinase-Defizienz........................50
Galactosämie 50
Galactose-1-Phosphat-Uridyltrans-
  ferase-Defizienz...........................50,51
GALEN 161
Gallensäurenwirkung, Reduzierung
  oder Ausfall.....................................453
Gallensteine 432
Gangliosidosen 69
Ganzkörperbestrahlung 128
Gastrinausschüttung, verminderte.....467
Gastrinom 466
Gastritis, bakteriell bedingte 460
Gastritis, chemisch toxische...............460
Gastritis, chronische............................459
Gastrointestinale hormonaktive
  Tumoren 465
Gasvolumen, intrathorakales...............228
Gate-control-Theorie 495
GDM 305
Gefäßneubildung 205
Gefäßpermeabilität, Zunahme.............161
Gefäßspasmen 388
Genkartierung 73
Gen-Kopie 76
Genlokalisation, Aufklärung..................73
Genmutation
  Auswirkungen 16
  numerische 16
  strukturelle 16
Genprodukte, rekombinante 74
Gensonde 31,73
Gentechnologie 71
Gentherapie 38,143

Gentransfer
  in Knochenmarkstammzellen 145
  in Tumor-infiltrierende
    Lymphozyten 143
  in Tumorzellen 144
Gerinnung 115,232
Gerinnungsfaktor XII, Aktivierung 162
Gerinnungskaskade, Schema 232
Gerinnungssystem 162
GERSTMANN-STRÄUSSLER-
Syndrom 504
Gesamtkörperwasser 333
Gestagene 132
gestational diabetes mellitus 305
Gestationsdiabetes 305
Gewebsersatz 199
Gicht 61,63,427
Gichtanfall, akuter 65
Gichttophi 65
Gifte, tierische 158
Giftung 444
Gigantismus 321
GILBERT-Syndrom 438
GLANZMANN-Thrombasthenie 242
Glioblastom 92
Globalinsuffizienz,
respiratorische 410,413,416
Globinsynthesestörungen 326
Globuline 440
Glomerulonephritis 344
Glucagonom 466
Glucocorticoide 192
Gluconeogenese, Defekte 50
Glucose-6-Phosphatase-Defizienz 50
Glucose-6-Phosphat-Dehydrogenase-
Defizienz 48
Glucosebelastung, orale 306
Glucosetoleranz, verminderte 306
Glutamat, Schizophrenie 509
Glutamat-Metabolisierung 501
Glutathion S-Transferase 106
Glutathion-Peroxidase 148
Glutenenteropathie 454
Glycatierung 264,311
Glycerin-3-Phosphat-shuttle 519
Glycogenosen 47
Glycogenosetypen 48
Glycolyse, Defekte 50
α₁-Glycoprotein, saures 175,176
Glycoproteinosen 68
Glykanose 68
Gonadoliberinanaloga 132
G-Proteine 99
graft-versus-host reaction 26
grand mal 499
Granulationsgewebe 206
Granulomatose, chronische 183
Granulomatosen 409
Granulozyten, eosinophile 178,229
Granulozyten, neutrophile,
Aktivierung 178,217,226
Granulozytenmargination 169
GRAVE's disease 301
GSH 148
GUILLAIN-BARRÉ-Syndrom 476
GUTHRIE-Test 52

H

H₂-Exhalationstest 457

Hagemann-Defekt 234
HAMMAN-RICH-Syndrom 409
Hämochromatose, idiopathische ... 23,458
Hämochromatosen, sekundäre 459
Hämoglobinabbau 437,439
Hämoglobinopathien 44
Hämophilie A 233
Hämophilie B 234
Hämopoese, Übersicht 173
Hämostase, Störungen 114
Hämsynthese 327
HANGANUTZIU-DEICHER-
Antigen 122
Haptoglobin 175,176,440
HARDY-WEINBERG-Beziehung 36
Harnkonkremente 353
Harnkonkremente, Zusammensetzung .. 354
Harnsäure 148
Harnstoffsynthese, Störungen 434
Harnstoffzyklus 434
HASHIMOTO-Thyreoiditis 24,300
HAV 419
Hb Bart's 47
HbA₁c 314
HB-EGF 201
HbS 45
HBV 110,419
HCG 123
hCT 123
HCV 419
HD-Antigen 122
HDL 265,274
HDL-Veränderungen, isolierte 270
HDV 419
Helfer-Retroviren 40
Helicobacter pylori 460,461,462
Hemeralopie 442
Hemmkörper-Hämophilie 233
Heparin 236,250
Heparin-assoziierte Thrombozyto-
penie Typ II 239
heparin-binding EGF 201
Hepatitis, akute 418
Hepatitis, autoimmune 419
Hepatitis, chronische 419
Hepatitis-A-Virus 419
Hepatitis-B-Virus 110,419
Hepatitis-C-Virus 419
Hepatitis-D-Virus 419
Hepatitis-E-Virus 419
Hepoxiline 188
hereditary nonpolyposis colorectal
cancer 20
HERING-BREUER-Reflex 411
HERMANSKY-PUDLAK-Syndrom 242
Hermaphroditismus verus 296
Herzbeuteltamponade 216
Herzfehler, angeborene 85,357
Herzfehler, erworbene 357
Herzglykoside 384
Herzinsuffizienz 376,379
  hämodynamische Mechanismen
    und Folgen 380
  neurohumorale Mechanismen 382
  therapeutische Prinzipien 383
  Ursachen 379
Herzkrankheit,
ischämische 376,377,386,387,389,391
  Schädigungsmechanismen und
    Folgen 389

Therapieprinzipien 390
  Ursachen 386
Herzrhythmusstörungen 359
Herzschrittmacher 372
Herztod, plötzlicher 368,376
Herztransplantation 373,384
Heterogenität, allelische 32
Heterosis 45
Heterozygotentest 30
Heterozygotieverlust 92
HEV 419
Hexokinase-Defizienz 50
Hexosemonophosphatshunt, Defekte 48
Hinterstrangläsion 479
Hirnarterien, Verschluß 471
Hirninfarkt 397
Hirninfarkt, kardial-embolisch 470
Hirninfarkt, manifester 469
Hirninfarkt, progredienter 469
Hirnödem
  vasogenes 473
  zytotoxisches 474
Histaminmetabolismus 184
Histaminwirkungen 184
Hitzearbeit 209
Hitzeschockproteine 142,148
Hitzschlag 210
HIV 110
HLA-locus 21
HLA-System 21
HL-Defizienz 270
Höhenadaptation 413
Homocystein 278
Homocysteinämie 277,524
Homogentisinat-Oxidase-Defizienz 52
Hormonrezeptoren 124
Hormonsekretion, Regelkreis 287
Hormontherapie, Tumoren 132
hot spots 18
HPV 111
HTLV-I 110
human papilloma viruses 111
Humanalbumin 221
HUTCHINSON-Zähne 321
Hydroxyalkenale 150
21β-Hydroxylase-Defizienz,
nicht-klassische 57
Hydroxylradikal 18,147,149
Hymenopterengifte 158
Hyperaldosteronismus 292
Hyperaldosteronismus, sekundärer 339
Hyperammonämie 434,435
Hyperbilirubinämie 81
Hyperbilirubinämie, neonatale 49,85
Hypercholesterolämie 277
Hypercholesterolämie, familiäre 267
Hypercortisolismus 292
Hyperfibrinogenämie 281,386
Hypergastrinämien 467
Hyperglycämie 306,422
Hypergonadismus 298
Hyperhomocysteinämie 278
Hyperhydratation
  hypertone 334
  hypotone 334
  isotone 334
Hyperinsulinismus 84
Hyperkaliämie 338,339,346
Hyperkalzämie 113
Hyperkalzurie, idiopathische 355

Hyperlipidämie, familiäre kombinierte 269
Hyperlipoproteinämie, sekundäre ..273,352
Hyperlipoproteinämien, Klassifizierung 267,275
Hyperlipoproteinämien, Typisierung nach FREDRICKSON 266
Hyperoxalurie 355
Hyperoxie 408
Hyperparathyreoidismus, primärer 316,354
Hyperparathyreoidismus, sekundärer 317,349
Hyperplasie, follikuläre 301
Hyperprolaktinämie 298
Hypersomnie 513
Hyperthermie 142,209
Hyperthermie, maligne 211
Hyperthyreose 301
Hypertonie 193,280,375,384,392,469
    Folgen 397
    portale 400
    primäre 393
    renale 395
    sekundäre 396
    Therapie 398
Hypertonie, pulmonale
    akute 399
    Ätiopathogenese 399
    chronische 399
    Folgen 400
Hypertonie, renale 55
Hypertriglyceridämie 48,65,270
Hypertrophie 199
Hypertrophie, kardiale, exzentrische 375
Hypertrophie, kardiale, konzentrische ..375
Hyperurikämie 63,355
Hyperurikurie 355
Hyperventilation 410,413
Hypoaldosteronismus 294
Hypoglycämie ..48,81,84,113,421,427,475
Hypogonadismus
    beim männlichen Geschlecht 297
    beim weiblichen Geschlecht 297
Hypokaliämie 338,339
Hypokinese 491
Hypoparathyreoidismus 317
Hyposomnie 513
Hypothalamus 287
Hypothalamushormone 287
Hypothermie 81,83,85,211,212,410
Hypothyreose 302
Hypothyreose, konnatale 303
Hypotonie, arterielle 401
Hypotonieformen 402
Hypoventilation 410
Hypoxie 81,85,410,416,419
Hypoxie und Leberschädigung 419
Hypoxie, inspiratorische 413
Hypozitraturie 355

I

Icterus gravis neonatorum 85
IDDM 22,305
idiopathic respiratory distress syndrome 81
Idiopathische Atemnotsyndrom 409
IgE-Antikörper 208
IGF 89,201
IHK 386,387,389,391

Ikterus 85,437
    hepatischer 85,438
    posthepatischer 440
    prähepatischer 85,438
Ileus, funktioneller 449
Ileus, mechanischer 449
Immunabwehr, Stimulierung 132
Immunabwehr, therapeutische Unterstützung 134
Immunabwehr, zelluläre 132
Immunadhärenz 179
Immundefizienz, angeborene kombinierte 60
Immunglobuline 164,165
Immunhistochemie 118
Immunkoagulopathien 234
immunological escape 133
Immunorbitopathie 300
Immuntherapie, adoptive 135
Immunthrombozytopenie 239
Immunthyreopathien 300
Immuntoxine 136
Immunzytostatika 136
Impfstoffe, rekombinante 75
In situ-Hybridisierung 117
in vitro-Fertilisierung 36
Infiltrationsatelektasen 409
Infiltrationsphase 162
Infusionsprogramm, parenterale Ernährung 530
Inkontinenz, rektoanale 451
Insertion 15
Insuffizienz
    Aortenklappe 361
    Mitralklappe 360
    Pulmonalklappe 361
    Trikuspidalklappe 360
Insulin, Substitution 314
insulin-dependent diabetes mellitus 22,305
insulin-like growth factor 89,201
Insulinmangel, absoluter 307
Insulinom 466
Insulinresistenz 281,306
Integrine 88,164,165
Integrinstruktur 167
Intentionstremor 494
Interferone 132,134,172
Interferone, Einteilung 137
Interleukin-1 132,173
Interleukin-2 132,135,175
Interleukin-3 178
Interleukin-5 178
Interleukin-6 174
Interleukin-8 178
Interleukine 172
Internalisierung 180
Inversion 15
IRDS 81,409
Ischämie 153,369
Ischämie, kardiale 386
Ischämie, zerebrale 397,468

J

JACKSON-Anfall 500
JERVELL/LANGE-NIELSEN-Syndrom 368
Jod 527
JOD 305
Jodmangelstruma 303

juvenile-onset diabetes 305

K

K^+-Konzentration, im Plasma 338
Kaliumhaushalt, Störungen 338
Kallikrein-Kinin-System 217
Kälteautoantikörper..............................325
Kältehämolysine, biphasische 325
Kammerflattern oder -flimmern 368
Kanzerogene, chemische......................103
Kanzerogene, transformations-fördernde Interaktionen 112
Kanzerogenentstehung durch metabolische Umwandlung 103
Kapillardurchblutung, Schema 161
KAPOSI-Sarkom 110
Kardiomyopathie
    dilatative 385
    hypertrophe 385
    restriktive 386
Karzinogenese 101
Karzinoide 466
Karzinom, hepatozelluläres..................111
Karzinom, kolorektales 20,96,107
Katalase 148
Katheterablation 372
Kausalgien 496
Kernikterus..85
Ketogenese..429
Killerzellen, Lymphokin-aktivierte........133
Killerzellen, natürliche..........................133
Kininase I 188
Kininase II 188
Kininogene 175,176,187
Kininsystem 162,186,217,232
    Inaktivierung 188
    Mechanismen der Freisetzung 187
    Wirkungen 187
KLEINE-LEVIN-Syndrom 514
KLINEFELTER-Syndrom 15,297
Klonierung 72,78,119
Knochenheilung 207
Knochenmarktransplantation 38,128
knockout-Tiere 76
Knollenblätterpilzgifte 158
Koagulopathien 232
Kohlenmonoxid 157
Kohlenwasserstoffe, polyzyklische ..17,104
Kokanzerogene 106
Kolonie-stimulierende Faktoren 172,178
Koma, hyperosmolar-hyper-glycämisches 309
Koma, hypophysäres 288
Koma, ketoazidotisches 309
Koma, lactazidotisches 309
Komplementaktivierung 162,197
Komplementaktivierung, Störungen 197
Komplikationen, thromboembolische ..114
Kompressionsatelektasen 409
Konduktorin 36
Kontrazeptiva 247,273,397
Kopfschmerz..497
Koproporphyrie, hereditäre 331
Koronarangiopathie 384
Koronarsklerose 386
Körperkerntemperatur 212
Krankheitsdisposition 15,21
Kretinismus..302
Kreuzreaktivität 120
Krise, thyreotoxische 302

Stichwortregister

Krisen, hämolytische 49
Kupfer 527
Kurzdarmsyndrom 455
KUSSMAUL'sche Atmung 340,410
Kwashiorkor 442

L

Lactatazidose 48
Lactoferrin 183
Lactoseintoleranz 456
Lactosetoleranztest 457
LAD 170
LAMBERT-EATON-Syndrom 114,481
L-Ascorbinsäure 126,148
Lateralsklerose, amyotrophe 488
Laxantien, Abusus 450
LCAT-Defizienz 270
LDL 264,274
LDL, Modifikation 152
LDL, modifizierte 264
LDL-Apherese, extrakorporale 284
LDL-Rezeptor 267
Leberfunktion, Übersicht 417
Leberschädigung 152,223,234,273,417,445
Leberschädigung, alkoholische 420,424
      Laborparameter 426
Leberstrukturierung, morphologische ...418
Lebertransplantation 38
Leberverfettung 423,424
Leberzirrhose 400,420,425
Leptin 516
LESCH-NYHAN-Syndrom 61,62
Letalfaktor 20,29,36
Leukämie, chronisch myeloische 93
leukocyte adhesion deficiency 170
Leukodystrophien 69
Leukotriene 188
LEWIS-Blutgruppensystem 121
Liberine 287
LI-FRAUMENI-Syndrom 96
Linksanteriorer Faszikelblock 371
Linksherzinsuffizienz 381
Linksposteriorer Faszikelblock 371
Linksschenkelblock 371
Linolensäure 275
Linolsäure 275
Lipidosen 69
Lipidperoxidation 149,264
Lipidperoxidationsprodukte 150
Lipidspeicherkrankheiten 69
Lipidstoffwechsel, Störungen 422
Lipoidose, streifige 256
Lipopolysaccharid A 157,158
Lipoprotein (a) 265,274,277
Lipoproteine, atherogene Wirkung 264
Liposome 38,39
Lipoxine 188
Lipoxygenasehemmung 192
Lithiumsalze 508
long-QT syndrom 368
Lp(a)-Spiegel, erhöhter 271
LUCEY-DRISCOLL-Syndrom 85
Luftschadstoffe 405
Lungendurchblutung, Störungen 409
Lungenembolie 254
Lungenemphysem 43,405,415
Lungenfibrose, idiopathische 409
Lungenkarzinom, kleinzelliges 92
Lungenveränderungen,
      fibrosierende 408,415

Lupus erythematodes 22
Lupus erythematodes, systemischer 23
Lymphome 112
Lymphozyten, tumorinfiltrierende 143
Lysozym 183

M

Magenentleerung, Störung 447
Magnesium 527
major histocompatibility complex 21,25
MAK 300
Makroangiopathie 310
Makrophagen 133
Malabsorption, chronische, Folgen 454
Malabsorption, generalisierte 454
Malabsorption, selektive 456
Maldigestion 452
malnutrition-related diabetes mellitus ...305
Malondialdehyd 151
Mammakarzinom 92,97,107
Mangelernährung in Industrieländern ...524
MAPK 99
MARFAN-Syndrom 243,357
Margination 162,168
Marker, biologisch erfaßbare 116
Marker, primäre, tumorassoziierte 119
Marker, sekundäre, tumorproduzierte 124
Marker, tertiäre, tumorinduzierte 125
marker-Fragmente 32
MARTIN-BELL-Syndrom 70
Maskierung, antigener Determinanten ..133
Mastzellaktivierung 186,229
Mastzellen, Mediatoren 184
Matrixproteine, extrazelluläre 205
maturity-onset diabetes 305
Megacolon congenitum 450
MEN-1 465
MEN-2 465
Mercaptane 436
Merseburger Trias 301
Metabolisches Syndrom 271
Metastasierung 87
Metformin 283
Methämoglobinämie 325
Methylentetrahydrofolat-Reductase 278
Methyltransferase 27
MEULENGRACHT-Syndrom 438
microblebbing 160
Migräne 498
Migration, subendotheliale 169
Mikroangiopathie 311
Mikrosomale Antikörper 300
MILLER-FISCHER-Syndrom 476
Minderentwicklung der Gonaden 296
Mineralfasern 102
Mineralisationsstörungen, endokrine
      Mangel- oder Fehlernährung 316
      Störungen der Calcitoninbildung 318
      Störungen der Parathormonbildung .316
      Störungen im Vit.-D-Metabolismus.317
      tetanisches Syndrom 318
missense-Mutation 16
Mitosehemmstoffe 128
Mitoxantron 129
Mittelmoleküle 347
MN-Blutgruppenantigene 121
MOD 305
Modulation, von Antigenen 134
MODY 305
molecular mimicry 24

Monarthritis 65
Monoaminoxidase-Hemmer 508
Monozyt-Makrophagen 259
Morbus ADDISON 23,294
Morbus ALZHEIMER 503,504
Morbus BASEDOW 23,300,301
Morbus BECHTEREW 23
Morbus BOECK 409
Morbus CROHN 194,464
Morbus FABRY 69
Morbus FARBER 69
Morbus FÖLLING 52
Morbus GASSER 240
Morbus GAUCHER 69
Morbus haemolyticus neonatorum ...85,325
Morbus HIRSCHSPRUNG 450
Morbus HUNTER 68
Morbus HURLER 68
Morbus HURLER/SCHEIE 68
Morbus KRABBE 69
Morbus MAROTEAUX-LAMY 68
Morbus MORQUIO 68
Morbus MOSCHCOWITZ 240
Morbus NIEMANN-PICK 69
Morbus OSLER 243
Morbus PAGET 321
Morbus REITER 23
Morbus SANDHOFF 69
Morbus SANFILIPPO 68
Morbus SCHEIE 68
Morbus SCHOLZ 69
Morbus SLY 68
Morbus TAY-SACHS 69
Morbus WALDENSTRÖM 243
Morbus WILSON 441
MOS 90
Mosaik, genetisches 49
Motilinbildung, gesteigerte 467
Motilitätsstörungen 447
MRDM 305
MSH 20
Mucolipidosen 68
Mucopolysaccharidosen 67
Mukoviszidose 58
multidrug-resistance gene 131
Multiorganversagen 222
Multiple Sklerose 502
Muskelatrophien, spinale 488
Muskeldystrophien, progressive 486
Muskelrelaxantien, Wirkverlängerung .441
Mutagene, chemische 17
Mutagene, Kontrolle und Ausschaltung .35
Mutagenitätstestung 35
Mutation
      Gen 15,90
      Genom 15
      neutrale 15
      spontane 16
      spontane Reparatur 18
Mutationsursachen 16
Myalgie 496
Myasthenia gravis 22,23,483
MYB 90
MYC 90,93,100,376
Myelinopathien 475
myocardial depressant factor 222
Myokardinfarkt 216,369,387
Myopathien 480,483
Myositiden 482
Myotonien 481

N

Na⁺-Mangel 337
Na⁺-Überschuß 337
N-Acetyltransferase 26
Nachpotentiale 364
Nachtblindheit 442
NADPH-Oxidase 180
Nanosomie 290
Narkolepsie 23,513
Narkose, Einfluß auf Säure/Basen-
Haushalt 343
Nasopharynxkarzinom 112
Natriumhaushalt, Störungen 337
Nebennierenrinde 291
Nebennierenrindeninsuffizienz,
primäre 294
Nekrose, hämorrhagische 141
Neopterin 177
Nephritis, interstitielle 345
Nephrolithiasis 54,63,65
Nephropathie, diabetische 313
Nephropathie, idiopathische
membranöse 23
Nerven, Schädigung peripherer
motorischer 487
Nervenschädigung, mechanische 474
Neugeborenenikterus, physiologischer ...85
Neugeborenen-Screening 30
Neuralgien 496
Neuroblastom 92
Neuroleptika 510
Neurome, traumatische 496
Neuronopathien 474
Neuropathie, diabetische 313
Neuropathie, multifokal motorische 476
Neuropathie, periphere 474
Neuropathien, vaskulitische 476
Neuropeptide 229
neuropeptide Y 517
Neuropraxie 474
Neurotmesis 474
Neurotransmitter, falsche 436
Neutraltemperaturbereich 83
Nicht-Glucose-Monosaccharide,
Verwertung 422
Nicotinsäure 283
NIDDM 305
Nierenerkrankung, polyzystische 54
Niereninsuffizienz 193,532
    Akkumulation toxischer
    Metabolite 347
Niereninsuffizienz, chronische 346
    Auswirkungen auf Hauptstoff-
    wechselwege 349
    endokrine Wirkungen 348
    Therapieprinzipien 350
    Wasserhaushalt 350
    zytotoxische Wirkungen 347
Nierensteinkoliken 354
Nierentransplantation 38,351
Nierenversagen, akutes
    postrenal 345
    prärenal 345
    renal 345
Nitrate 107
Nitrit 107
Nitrosamide 105
Nitrosamine 105,107
Nitro-Vasodilatatoren 391

NNR-Hormonproduktion, Regelkreis ... 291
Non-HODGKIN-Lymphom 93,110
non-insulin-dependent diabetes
mellitus 305
Non-REM-Schlaf 512
nonsense-Mutation 16
no-reflow-Phänomen 472
Noxen 146
Noxen, physikalische kanzerogene 101
NSE 123
Nucleotidsynthese, Hemmung 129,130
Nulldiät 521

O

O₂-Partialdruck, verminderter 154
O₂-Spezies, hochreaktive
    Folgen für basale Stoffwechsel-
    reaktionen 152
    pathologische Wirkungen 149
    physiologische Quellen 147
    strukturelle Folgen für Bio-
    membranen 150
ob-Gen 516
Obstipation 450
Ödem 336
    bei Glomerulonephritis 336
    bei Malabsorption oder Mangel-
    ernährung 337
    hepatisches 337,440
    kardiales 336
    nephrotisches 336,352
    renales 336
Okklusionsatelektasen 409
Oligonucleotide, synthetische 32,43
Oligophrenie 503
Oligurie 346
β-onkofetales Antigen 122
Onkogene 89,90
    dominante 91
    Produkte dominanter 97
    rezessive 91
Onkogenprodukte 100
Onkorna-Viren 89,109
Onkotoxine 139
Operationsstreß 343
Opferidentifizierung 27
Opiate, endogene 510
Opiate, exogene 511
Opsonierung 179
Opsonine 179
Optimalgewicht 520
Orotazidurie, hereditäre 66
Ösophagusspasmus 447
Osteodystrophie, renale 349
Osteogenesis imperfecta 321
Osteomyelitis 321
Osteopetrose 321
Osteoporose, idiopathische 320
Ovarialinsuffizienz 297
Ozon 156

P

P/S-Quotient 524
P450-System 27,106,443
p53 19,95,145
PAF 169,216,229
PAF, De novo-Synthese 195
PAF-Acetylhydrolasen 148,195
PAF-Metabolismus 194

PAF-produzierende Zellen 196
PAF-Rezeptorantagonisten 196
Panhypopituitarismus 288
Pankreasfunktion, exokrine, Ausfall
oder Reduzierung 452
Pankreatitis 462
PAP 123
Papillarmuskelruptur 359
Paraproteinämien 243,475
Parasomnien 514
parathyroid hormone-related protein ... 114
Parkinson-Syndrom 490
Parodontitis 321
Partialinsuffizienz,
respiratorische 413,416
Pavor nocturnus 514
PCR 33
PDGF 89,200,261
Pemphigus 23
Penumbra 472
Perfusionsschaden 419
Persistierender Ductus arteriosus
BOTALLO 358
Persönlichkeitstyp A 394
Pertussistoxin 157,181
Pflanzengifte 159
Phagosom 180,182
Phagozytose 162,179
Phagozytose, gestörte 183
Phantomschmerz 496
Phäochromozytom 305
Pharmakogenetik 26
pharming, transgene 74
Phasenverschiebungen 512
Phenoloxidase-Defizienz 52
Phenylalaninhydroxylase 53
Phenylalaninhydroxylase-Defizienz 52
Phenylketonurie 33,52
Phorbolester 106
Phosphodiesterase-Hemmer 383
Phosphoenolpyruvat-Carboxykinase 84
Phosphofructokinase-Defizienz 50
Phosphoglyceratkinase-Defizienz 50
Phosphohexoseisomerase-Defizienz 50
Phospholipase A₂ 189
Photodermatose 331
PICKWICK-Syndrom 412
Pigmentsteine 433
Plaque, atheromatöse 256
Plaqueruptur 387
Plaques, senile 505
Plasmaexpander 220
Plasmalipoproteine 263
Plasmalipoproteine, diagnostische
Parameter 274
Plasmide 72
Plasminogen 175,176,244
Plasminogenaktivator-Inhibitor-1 244
Plasmozytom 243
platelet derived growth factor 89
platelet-derived growth factor 200,261
Pneumokoniosen 408
Pneumothorax 407
Polycythaemia vera 329
Polyglobulie, symptomatische 329
Polymerase-Kettenreaktion ... 33,34,72,117
Polymorphismus, genetischer 15,21,27
Polyneuropathien 476
Polyol-Stoffwechsel 313
Polypeptid, pankreatisches 467

Polyposis coli 96
Polyposis, familiär adenomatöse 96
Polyzythämie...329
Porphyria cutanea tarda.......................331
Porphyria variegata 331
Porphyrie
    akute hepatische 330
    chronische hepatische 331
    erythropoetische 331
Porphyrinbiosynthese, Störungen 330
Potentiale, evozierte 480
Präeklampsie 194
Präexzitationssyndrome 371
Präkallikrein 175,176
Prävalenz...122
PRIND..469
Prion-Erkrankungen...............................504
Probucol 283
Procalcitonin 217
Proliferation, Signale zur 199
Proliferationsautonomie........................100
Propagation 150
Prostacyclin 188,244,261
Prostaglandin 188
Prostatakarzinom..................................107
Prostataspezifisches Antigen 123
prostatic acid phosphatase...................123
Protein C..244
Protein C-Mangel............................28,248
protein engineering.................................75
Protein S..244
Protein S-Mangel..................................248
α_1-Proteinaseinhibitor 175,176,217
α_1-Proteinaseinhibitor-Mangel...........42,59
Proteaseinhibitoren 218,219,236,244
Proteinasen 218
Proteine, bakterizide 181
Proteine, GTP-bindende........................99
Proteine, metallbindende.....................148
Proteine, Wirkung auf den Zellkern......99
Protein-Energieträger-Mangel-
ernährung..350,523
Proteinkinasen, tyrosinspezifische 98
Proteinmangel......................................523
Proteinurie, glomeruläre 351
Proteinurie, postrenale.........................352
Proteinurie, prärenale..........................352
Proteinurie, tubuläre 352
Proteinverlustsyndrom, intestinales 456
Prothrombin 175,176
Proto-Onkogen..89
    Amplifikation 91
    Fehlexpression 92
    Interaktionen 106
    Mutation 91
Protoporphyrie, erythropoetische..........331
PSA 123
Pseudocholinesterase......................27,441
Pseudohermaphroditismus
femininus..57,296
Pseudohermaphroditismus
masculinus..296
Pseudomonas aeruginosa 59
Pseudopubertas praecox 57
Psoriasis..23,194
PTCA...284
Pulmonalstenose 358
Punktmutation..32

Purinnucleotidstoffwechsel,
Defekte im..60
Purpura SCHÖNLEIN-HENOCH 243
Purpura, chronische idiopathische
thrombozytopenische............................239
Purpura, thrombotisch-
thrombozytopenische............................240
Pyramidenbahnsyndrom 490
Pyrimidinnucleotidstoffwechsel,
Defekte im..66
Pyruvatkinase-Defizienz........................50

Q

QT-Syndrom..368
Querschnittssyndrom 487

R

R- auf T-Phänomen 367
Radikalmechanismen............................155
RAF..90
RAS-Familie 90,91,100
Rauchen.................................107,280,404
RB1 94,97
Rechtsherzinsuffizienz...........................381
Rechtsschenkelblock.............................371
Reduktionsdiät 521
re-entry..364
Reepithelialisierung 206
Reflexdystrophien, sympathische 496
Reflux, gastroösophagealer..................447
Regeneration 199
Regeneration, Leber.............................199
Regulation, hormonelle 286
Reifung..80
Remnants..265
REM-Schlaf.....................................512,514
Renin/Angiotensin/Aldosteron-
System..333,394
Reparatur, genetische 38
Reparatur, postreplikative 19
Reparatursysteme, Defekte und
Störungen...20
Reperfusionsschaden........153,155,369,389
Resistenz, Zytostatika 131
respiratory burst 180
Restenosierung.....................................284
Restriktionsenzyme...........................31,71
Restriktionsfragment-
Längenpolymorphismus....................21,31
Retentionsazidose 341,346
Retentionsazidosen, tubuläre 356
Retentionsmagen..................................448
Retinoblastom...96
Retinoide 126,141
Retinopathie, diabetische......................313
Retroviren...39
RFLP...21,31
RGD-Sequenz 167
Rhabdomyolyse....................................224
Rhexisblutung.......................................470
Rhythmus, ultradianer..........................512
Ricin...136
Riesenwuchs, hypophysärer.................288
Rigor 491
Risikofaktorenkombinationen................277
RNA-Tumorviren...................................109
ROMANO-WARD-Syndrom 368
Rubor 161
Rückenmarksläsion, halbseitige............479

Rückenmarksläsion, Schmerzen 497
Rückenmarksläsion, zentrale 479
Ruhetremor 491

S

SA-Block..369
Salmonellenarthritis 23
Sarkoidose..409
Sauerstoffbrücken, intramolekulare.......151
Sauerstoff-Pneumopathie 408
Sauerstoffspezies, hochreaktive......16,146
Säure/Basen-Haushalt, Störungen..340,341
Scavenger-Rezeptoren 259,265
SCC..123
Schädigung, hypoxische ..153,154,345,389
Schaumzellen..256
SCHELLONG-Test..................................401
Schenkelblock.......................................371
Schilddrüse....................................299,349
Schilddrüsenhormonbildung,
Regelkreis..299
SCHILLING-Test....................................457
Schizophrenie................................509,513
Schlafapnoe..412
Schlafstörungen....................................512
Schlaganfall....................................397,468
    Folgen..470
    pathogenetischer Ablauf 471
    Therapieprinzipien 473
    Ursachen..469
Schlangengifte......................................158
Schluckstörungen..................................447
Schmerzempfindung, verminderte........498
Schmerzen, peripher ausgelöste...........496
Schmerzen, visceral-vegetativ
ausgelöste..497
Schmerzen, zentrale 497
Schmerztherapie, Prinzipien 498
Schnappatmung....................................412
Schock
    adaptive Veränderungen 221
    anaphylaktischer..............................216
    Hämostaseveränderungen 222
    hypovolämischer..............................214
    kardiogener......................................216
    Mediatoren 216
    neurogener 216
    Pathogenese....................................213
    Proteinasengleichgewicht.................217
    septischer..........................215,219,531
    Stoffwechselveränderungen 221
    Trauma, schweres............................224
    traumatischer...................................220
    vasodilatorischer..............................215
    Volumensubstitution 220
Schocklunge..223
Schockniere..223
Schwangerschaftsdiabetes....................309
SCHWARTZ-BARTTER-Syndrom 114
Sekretin-Pankreozymin-Test..................467
Sekretolytika 231
Sekundärtumoren 131
Selektine..164,165
Selen...528
Sensibilitätsstörungen, periphere 478
Sensibilitätsstörungen, spinale..............479
Sensibilitätsstörungen, zerebrale..........479
Sensitivität..122
Serodiagnostik......................................122
Serotonin, Schizophrenie......................509

Serpine 217
Serum-Amyloid 175,176
Serum-Amyloid A.............................442
Severe combined immunodeficiency......60
Seveso-Gift 156
shear stress 246
Shunt, portosystemischer 445
Shunt-Perfusion.................................416
Sichelzellanämie 33,44,321
sick sinus syndrome 363
Sickerblutungen, chronische 323
Silikose 408
Singulett-Sauerstoff 147,149
Sinu-atrialer Block 369
Sinusarrhythmie, phasische................362
Sinusbradykardie 363
Sinusknotensyndrom 363
Sinustachykardie 361
SIS 90,100
Sklerose, multiple 22,23
Skorbut 243
Somatostatin 289
Somatotropin 288
Somatotropin, Wirkungen 289
Somnambulismus 514
Sotalol 373
SOUTHERN-blotting 31,32,117
Spannungspneumothorax 407
Spastik 490
Speicherkrankheiten, lysosomale..........66
Spezifität 122
Spinalisierung, akute.........................487
Spinalisierung, chronische 487
Sprue, einheimische 454
Spurenelemente, Mangel oder
  Fehlverwertung von 526
squamous cell carcinoma antigen 123
SRC 90
Stase 246
Statine 287
steal-Syndrom, zerebrales 470
STEIN-LEVENTHAL-Syndrom 297
Stenose
  Aortenklappe 360
  Mitralklappe 360
  Pulmonalklappe 360
  Trikuspidalklappe 360
Steroide, gonadale 295
Steroidhormonsynthese 56
STH 288
STH-Mangel 290
STH-Überproduktion 288
Stickstoffretention 346
Stoffwechseldefekte 28
Störungen, extrapyramidale 490
Störungen, spinale motorische 487
Störungen, überwiegend pyramidal
  bedingte 489
Störungen, zentrale motorische..........489
Störungen, zerebelläre 493
Strahlenbelastung 35
Strahlentherapie 127
Strahlung, ionisierende 18,102
Strahlung, ultraviolette........17,20,101,156
Streptokinase 251
Streßantwort 291,343
Struvitsteine 353
Subclavian-steal-Syndrom 471
Subtraktionsalkalosen 342
Subtraktionsazidosen 341

SUDECK-Syndrom..............................321
Suizidgene 144
Superoxidanion 147,180,182,472
Superoxidanionenbildung, Regulation..181
Superoxiddismutase 148,488
Surfactant 82,226
Surfactantmangel 409
Synchronisationsstörungen 512
Syndrom
  adrenogenitales 23,25,56,321
  archezerebräres 494
  metabolisches 271,394
  nephrotisches 351
  neuroleptisches malignes 210
  paleozerebräres 494
  tetanisches 318
Syndrom, hämolytisch-urämisches 240
Syndrom, hepatorenales 435
Syndrom, metabolisches 310
System, dopaminerges, Depression 507
System, limbisches 506
System, noradrenerges, Depression 507
System, serotonerges, Depression........508

T

T- und Tn-Antigen 120
T$_3$-Resistenz 301
Tachykardie 361
Tachykardie, supraventrikuläre
  paroxysmale 365
Tachykardie, ventrikuläre 368
TAK 300
Tangierkrankheit 270
Täteridentifizierung 27
TC(6-4)-Produkt 18
Teleangiektasie, hereditäre 243
Termination 150
Tetanus 488
Tetanustoxin 157,489
Tetrachlorkohlenstoff 152
Tg 123
TGF-β 138,202
Thalamussyndrom 497
Thalassämie 32,46
Therapie, immunsuppressive 25
Therapie, operative von Tumoren........127
Therapie-Vektoren, retrovirale 40
Thermoregulation 210
Thiopurin-Methyltransferase 27
Thrombininhibitoren 250
Thrombolyse 251
Thrombomodulin 244
Thrombophilie 249
Thromboresistenz 245,279
Thrombose 114,243,352,398
  Antikoagulation 250
  arterielle 244
  Ätiopathogenese 244
  Diagnostik 249
  Gefäßwandschäden 245
  Hämodynamik 246
  Prophylaxe 250
  Thrombolyse 251
  Thrombozytenfunktionshemmung ...252
  und Gerinnung und Fibrinolyse 247
  und Kontrazeptiva 247
  und Trauma oder Operation 247
  und Tumore 247
Thromboxan 188,261

Thrombozyten, Blutstillung und
  Gerinnung 238
Thrombozytenaktivierung 114,162,237
Thrombozytenfunktion,
  Hemmstoffe der 252
Thrombozytenfunktionshemmung,
  medikamenteninduziert..............241,242
Thrombozytenhyperreaktivität............260
Thrombozytensturz 236
Thrombozythämie, essentielle 249
Thrombozytopathien 240,242
Thrombozytopenien 238,239
Thrombusbildung 387
Thymindimerisierung 17
Thyreoglobulin 123
Thyreoglobulin-Antikörper..................300
Thyreoiditis, subakute 23
TIA 398,469
Ticlopidin 253
Tics 493
Tiere, transgene 75
tissue factor 244
tissue factor pathway inhibitor............244
tissue polypeptide antigen 123
TNF-α 24,113,140,216
Tocopherol 126,148
Tonusabweichungen im Ösophagus 447
Toxine, bakterielle 157
t-PA 244,251
TPA 123
TPMT 27
Training 378
TRAK 300
Transcriptase, reverse 39
Transferrinrezeptor 120
transforming growth factor-β.........138,202
Transfusionsreaktionen 324
Transition 16
transitorisch-ischämische
  Attacke 398,469
Translokation 15
Translokation, reziproke 93
Transmigration 169
Transplantatabstoßung 26,193
Transplantation 25,38
Transplantat-Wirt-Reaktion 26
Transthyretin 442
Transversion 16
trapped air 404
Trauma 214,220,224,247,369,531
Tretinoin 142
Trifaszikulärer Block 371
Triglyceride 264,266,274
Triosephosphatisomerase-Defizienz 50
TSH-Rezeptor-Antikörper 300
Tubulopathien 352
Tumor 161
tumor necrosis factor..........................24
Tumorabwehr 133
Tumorabwehr, natürliche 132
Tumorkachexie 113
Tumormarker 116,119,124,125
Tumormarker, Übersicht 123
Tumor-Nekrose-
  faktor-α 113,140,174,200,216
Tumor-Nekrosefaktor-β 140
Tumorprävention 125
Tumorpromotoren 106

Stichwortregister

Tumorsuppressorgen, Verlust oder Veränderung 92
Tumorsuppressorgene 19,94
Tumorsuppressorgene, Interaktionen 106
Tumortherapie, prinzipielle Angriffspunkte 139
Tumorvaskularisierung, Hemmung 140
Tumorzellen, Eigenschaften 87
Typ-I-Diabetes 305
Typ-II-Diabetes 305
Tyrosinämie I 52
Tyrosinämie II 52
Tyrosin-Aminotransferase-Defizienz 52
T-Zell-Proliferation 175

U

Überbesiedlung, bakterielle des Dünndarms 455
Überernährung 65
UDP-Galactose-4-Epimerase-Defizienz 50
Ulcus duodeni 461
Ulcus ventriculi 461
ULLRICH-TURNER-Syndrom 15,297
Urämiesyndrom 346,475
Urat-Nephropathie 65
Uratsteine 353
Urease-exprimierende Bakterien 355
Urokinase 88,251
Uveitis anterior 23

V

Vaskularisierung, Tumoren 88
vasoactive intestinal peptide 229
Vasodilatation 161
Vasopathien 241
Vaterschaftsermittlung 27
VEGF 83,88
Vektoren 39,72
Venolen, postkapilläre 161,162
Ventilationsstörungen, obstruktive 227,404
    Grundmechanismen 404
    Krankheitsbilder 404
Ventilationsstörungen, restriktive
    extrapulmonale Störungen 407
    Funktionsmessungen 406
    Krankheitsbilder 407
    pulmonale Störungen 408
Ventrikelseptumdefekt 358
Verapamil 373
Verbrauchskoagulopathie 115,222,235,531
Verbrennungskrankheit 225,531
Verhaltensmodifikationen, sexuelle 296
VERNER-MORRISON-Syndrom 466
Verteilungsazidosen 341
Verteilungsstörungen (pulmonale) 416
Vinca-Alkaloide 128
VIPom 466
VIRCHOW'sche Trias 244
Viren, hepatotrope 419
Virilismus 57
Virusbeteiligung bei der Tumorentstehung 109
Vit.-D-Hormon-Mangel 317
Vit.-D-Hypervitaminose 318
Vitamin B_{12}-Mangel 278,328,476,524
Vitamin B_{12}-Resorptionstest 457
Vitamin B_6-Mangel 278,328,524

Vitamin C-Mangel 243,526
Vitamin E-Mangel 476,495,526
Vitamin K-Mangel 234
Vitamine, antioxidative 126,148,526
Volumen- und Osmolaritätsverschiebungen 333
    Labordiagnostik 334
    Therapie 336
    Übersicht 335
Volumen/Zeit-Kurven 227
Volumenhochdruck 392
VON WILLEBRAND-JÜRGENS-Syndrom 115,240
Vorderseitenstrangläsion 479
Vorhofflattern 365
Vorhofflimmern 365
Vorhofseptumdefekt 358

W

Wach-Schlaf-Muster, irreguläre 513
Wachstum, autonomes invasives 87
Wachstumsfaktoren 97,130,200,285
Wachstumsfaktoren, Einsatz und Beeinflussung 138
Wachstumsfaktoren, Rezeptoren für 98
WALLER'sche Degeneration 474
Wärmeautoantikörper, inkomplette 325
Wasserdefizit 333
Wasserstoffperoxid 147
Wasserüberschuß 334
Wasserumsatz 333
WATERHOUSE-FRIDERICHSEN-Syndrom 243
WERNICKE-Gang 490
Wert, prädiktiver 122
Widerstandshochdruck 392,397
Wirkungen, thrombogene 114
WOLF-PARKINSON-WHITE-Syndrom 371
WT1 94
Wundheilung
    Normalverlauf 204
    spezielle Formen 206
Wurzelkompression 496

X

Xanthinoxidase 155
Xenotransplantation 26
Xeroderma pigmentosum 20

Z

Zell/Matrix-Adhäsion 164
Zell/Zell-Adhäsion 164
Zellen, myeloische, Entwicklung 178
Zellschädigungen 146
Zellzyklus, Arretierung 19
Zentralisation 213
Z-Globuli 43
Zigarettenrauch 107,280,404
Zink 528
Zöliakie 23,454
ZOLLINGER-ELLISON-Syndrom 466
Zwergwuchs 321
Zwergwuchs, hypophysärer 290
Zyanose 414
Zystische Fibrose 58
Zytokine 130,172,200
Zytoskelett, Tumoren 115
Zytostatika 128

Klinische Lehrbuchreihe

... Kompetenz und Didaktik!

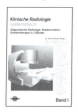 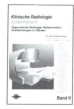 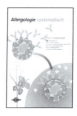 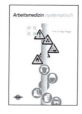 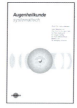 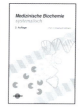

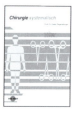 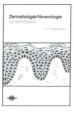 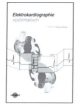 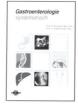 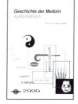 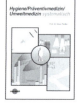

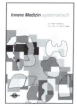 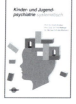 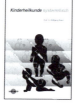 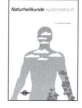 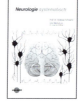 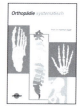

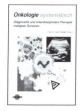 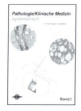 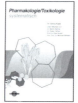 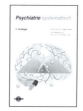 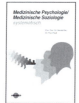 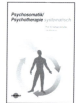

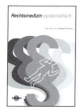 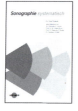 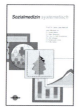 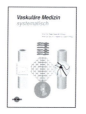 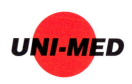

UNI-MED Verlag AG • Kurfürstenallee 130 • D-28211 Bremen
Telefon: 0421/2041-300 • Telefax: 0421/2041-444
email: buch@uni-med.de • Internet: http://www.uni-med.de